Andrej Spec, MD, MSCI
Gerome Escota, MD
Courtney Chrisler, MD
Bethany Davies, MBBS, MD, FRCPath, MRCP

ELSEVIER

感染病学

COMPREHENSIVE REVIEW OF INFECTIOUS DISEASES

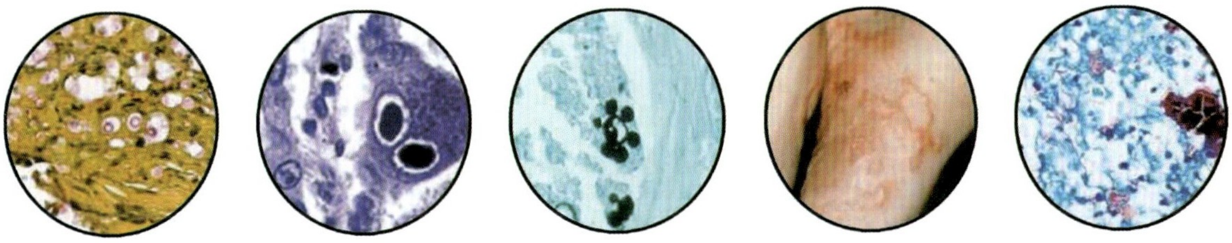

主　编　　安德烈·斯必克
〔美〕杰罗姆·艾斯科塔
考特尼·克里斯勒
〔英〕贝瑟尼·戴维斯

主　审　沈洪兵

主　译　鲍倡俊　王宏伟　曹　俊　王洪生　刘社兰

天津出版传媒集团
天津科技翻译出版有限公司

著作权合同登记号：图字：02-2020-359

图书在版编目(CIP)数据

感染病学 / (美) 安德烈 · 斯必克 (Andrej Spec) 等主编；鲍倡俊等主译. — 天津 ：天津科技翻译出版有限公司，2025.6

书名原文: Comprehensive Review of Infectious Diseases

ISBN 978-7-5433-4416-7

Ⅰ. ①感… Ⅱ. ①安… ②鲍… Ⅲ. ①感染-疾病学 Ⅳ. ①R4

中国国家版本馆 CIP 数据核字(2023)第 232995 号

Elsevier(Singapore)Pte Ltd.
3 Killiney Road, #08-01 Winsland House I, Singapore 239519
Tel: (65)6349-0200; Fax: (65)6733-1817

授权单位：Elsevier (Singapore) Pte Ltd.
出　　版：天津科技翻译出版有限公司
出 版 人：方　艳
地　　址：天津市和平区西康路 35 号
邮政编码：300051
电　　话：(022)87894896
传　　真：(022)87893237
网　　址：www.tsttpc.com
印　　刷：山东临沂新华印刷物流集团有限责任公司
发　　行：全国新华书店
版本记录：889mm×1194mm　16 开本　50 印张　1350 千字
2025 年 6 月第 1 版　2025 年 6 月第 1 次印刷
定价：550.00 元

(如发现印装问题，可与出版社调换)

主译简介

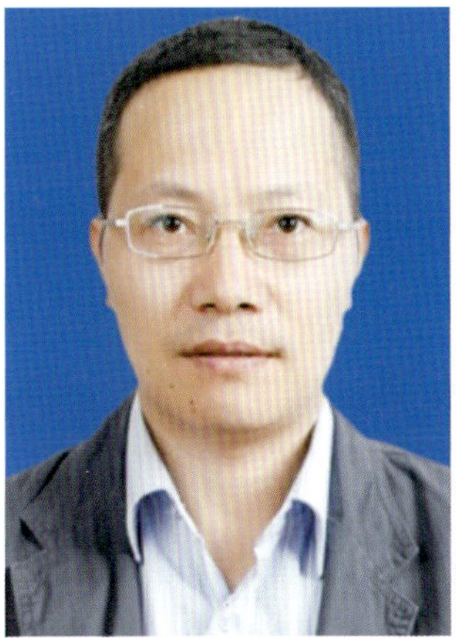

鲍倡俊　二级主任医师，江苏省疾病预防控制中心首席专家，急性传染病防制所所长，南京医科大学公共卫生学院硕士研究生导师。1997 年毕业于东南大学公共卫生学院，工作后分别于 2005 年至美国伊利诺伊州公共卫生署进修，2008 年至澳大利亚格里菲斯大学(Grifith University)人口与环境中心学习，2013 年至德国海德堡大学访问。

研究方向：病毒和细菌相关急性、新发及输入和不明原因传染病流行病学的监测、现场调查和干预研究。承担国家自然科学基金、江苏省社会发展项目、国际合作项目多项，在 *NEJM*、*BMJ*、*CID* 和 *EID* 等期刊发表论文 40 余篇。担任江苏省预防医学会流行病学专业委员会主任委员、江苏省医学会热带病与寄生虫病分会主任委员、中国微生物学会人兽共患病病原学专业委员会委员、中华预防医学会感染性疾病防控分会委员。2013 年荣获中华预防医学会科学技术奖一等奖；2014 年获江苏省科学技术奖二等奖、中华医学会医学科技二等奖；2020 年获江苏省医学会医学科技三等奖；2020 年获江苏省"十佳抗疫职工"和"五一劳动奖章"；2013 年入选江苏省第 10 批"六大人才高峰"高层次人才，2016 年入选江苏省"333 工程"第二层次人才和江苏省"科教强卫工程"医学重点人才，2016 年获江苏省"有突出贡献中青年专家"荣誉称号。

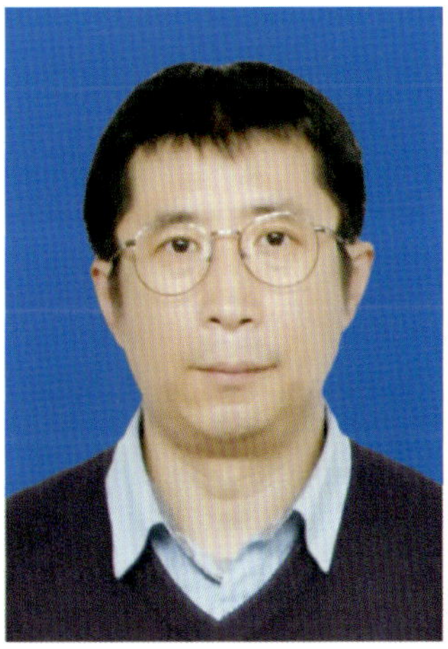

王宏伟　南京大学医学院教授、博士研究生导师，南京大学医学院副院长。英国爱丁堡大学医学院和伦敦帝国理工大学医学院博士后。担任江苏省生物技术学会常务理事、江苏省免疫学会理事、江苏省微生物学会理事。2016 年被列入江苏省高校"青蓝工程"中青年学术带头人培养计划。先后主持国家自然科学基金 5 项，主持科技部重点研发项目、公益性行业专项课题、教育部博士点课题、江苏省自然科学基金课题等科研项目 10 余项。发表 SCI 论文 50 余篇，获省部级科技进步二等奖 3 项，获得专利授权 1 项，作为副主编参编英文论著 1 部。

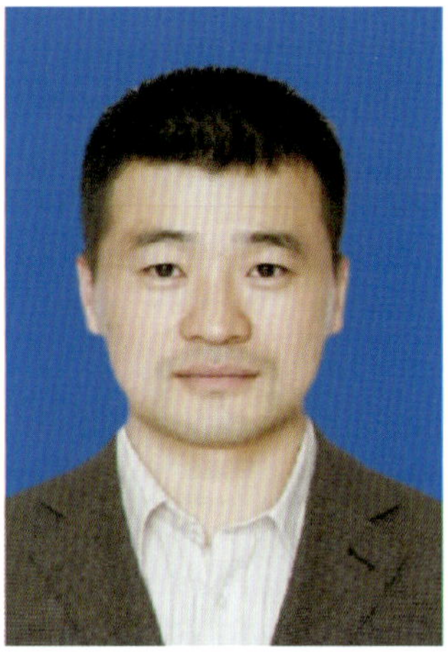

曹　俊　二级研究员，江苏省血吸虫（寄生虫）病防治研究所所长，世界卫生组织消除疟疾研究与培训合作中心主任，南京医科大学和江南大学兼职教授、博士研究生导师，复旦大学公共卫生专业学位行业导师。江苏省杰出青年基金获得者、江苏省有突出贡献中青年专家、江苏省"六大人才高峰"高层次人才和江苏省"333 工程"第二层次培养对象。兼任国家消除疟疾技术专家组成员、国家疾病预防控制局疾控领域全球卫生治理专家库专家工作组成员，国家疾病预防控制标准委员会寄生虫病标准专业委员会委员、中国地方病协会病媒生物控制专业委员会副主任委员、江苏省预防医学会寄生虫病专业委员会主任委员、江苏省医学会热带病与寄生虫学分会主任委员。

主要从事疟疾等热带病防控和相关研究工作，提出的消除疟疾新策略在全国推广，并被世界卫生组织纳入技术方案成为国际规范。近年来获国家重点研发计划和国家自然科学基金面上项目等十多项国际和国内重点科研课题资助；在 *NEJM*、*Lancet Public Health*、*NAR* 等国内外期刊发表论文 300 余篇，H 指数 25。作为第一完成人获江苏省科学技术奖与中华医学科技奖等科技奖励 6 项。2022 年被评为"全国消除疟疾工作先进个人"。

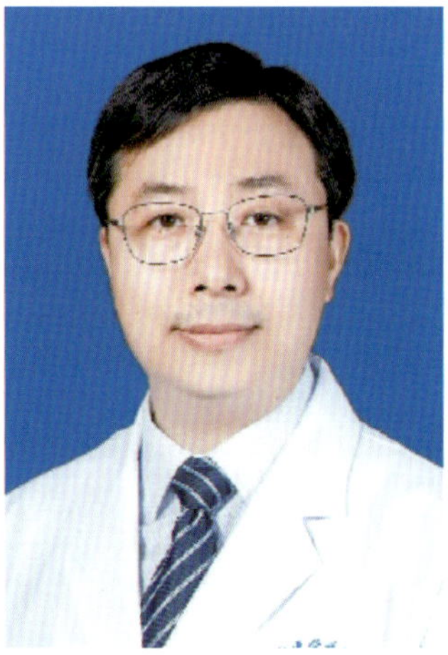

王洪生　医学博士，主任医师，博士研究生导师，北京协和医学院长聘教授，中国医学科学院皮肤病医院（研究所）麻风分枝杆菌实验室主任。2005 年毕业于北京协和医学院，获得医学博士学位；2008—2009 年在日本国立感染症研究所作为访问学者进行麻风微生物及感染免疫研究；2014—2015 年在美国加州大学洛杉矶分校研究所作为访问学者进行麻风感染免疫研究。研究方向：皮肤分枝杆菌病等感染性皮肤病的基础研究与临床防治工作。担任中国麻风病防治协会副会长、中国麻风病防治协会皮肤性病检验与诊断分会候任主任委员、中华医学会皮肤性病学分会遗传学组副组长、江苏省医学会热带病与寄生虫学分会副主任委员、江苏省医师协会热带病与寄生虫学分会副主任委员。近10 年来主持多项国家级和省部级课题；以第一作者或通讯作者在 *NEJM*、*BMJ*、*EID*、*eBioMedicine*、*EMI* 发表 100 余篇论文。

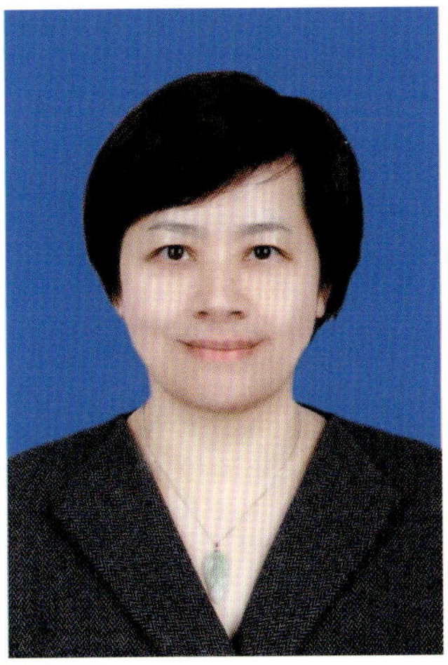

刘社兰 传染病学博士，硕士研究生导师。浙江省疾病预防控制中心传染病预防控制所主任医师，浙江省疾病预防控制中心传染病防控高级专家，浙江省公共卫生研究院新发呼吸道传染病防控研究团队负责人，美国疾病预防控制中心高级访问学者。担任浙江省预防医学会第一届社区防控专业委员会副主任委员、浙江省预防医学会第八届流行病学专业委员会委员。研究方向：针对严重威胁全球公共卫生安全和我国人民健康的新发、再现与重大呼吸道传染病，包括新型冠状病毒感染、新型禽流感/流感、猩红热及呼吸道合胞病毒等防控研究。主持或参与浙江大学新冠应急专项课题、省科技厅新冠重大专项、省自然科学基金、省部共建课题等多项课题。在《中华临床感染病杂志》《疾病控制杂志》、*Lancet Infectious Diseases*、*Nature Coummcations*、*JMV*、*EID* 等杂志发表 SCI 论文 60 多篇。主编《腺病毒感染》《呼吸道合胞病毒感染》《猩红热的预防和控制》等专著，主译《传染病学综述》。获得浙江省科学技术进步奖一等奖、二等奖各 1项。2021 年入选浙江省卫生创新人才。

译者名单

主　审　沈洪兵

主　译　鲍倡俊　王宏伟　曹　俊　王洪生　刘社兰

副主译　刘维达　李尔广　龚向东　许　可　王　兰

秘　书　嵇　红　戴　洋

译　者　(按姓氏汉语拼音排序)

艾　静　江苏省疾病预防控制中心
鲍倡俊　江苏省疾病预防控制中心
曹　俊　江苏省血吸虫病防治研究所
陈沄渟　江苏省疾病预防控制中心
程潮江　中国医学科学院皮肤病医院
程晓庆　江苏省疾病预防控制中心
戴　洋　江苏省血吸虫病防治研究所
丁晓艳　江苏省疾病预防控制中心
樊　欢　江苏省疾病预防控制中心
傅更锋　江苏省疾病预防控制中心
葛　政　中国医学科学院皮肤病医院
龚向东　中国医学科学院皮肤病医院
谷文欣　江苏省疾病预防控制中心
洪　捷　江苏省疾病预防控制中心
胡建利　江苏省疾病预防控制中心
黄昊頔　江苏省疾病预防控制中心
黄玉政　江苏省血吸虫病防治研究所
黄志强　南京大学医学院
嵇　红　江苏省疾病预防控制中心
金　辉　东南大学公共卫生学院
金鹏飞　江苏省疾病预防控制中心
井苗苗　中国医学科学院皮肤病医院

李　越　中国医学科学院皮肤病医院
李尔广　南京大学医学院
林晨曦　中国医学科学院皮肤病医院
刘社兰　浙江省疾病预防控制中心
刘维达　中国医学科学院皮肤病医院
刘元宝　江苏省疾病预防控制中心
龙思宇　中国医学科学院皮肤病医院
茅范贞　江苏省血吸虫病防治研究所
梅又铭　中国医学科学院皮肤病医院
潘　淳　中国医学科学院皮肤病医院
潘　玲　中国医学科学院皮肤病医院
彭嘉怡　中国医学科学院皮肤病医院
蒲文渊　南京大学医学院
祁　贤　江苏省疾病预防控制中心
钱慧敏　江苏省疾病预防控制中心
史灵恩　江苏省疾病预防控制中心
宋　歌　中国医学科学院皮肤病医院
宋娜娜　中国医学科学院皮肤病医院
宋培新　南京鼓楼医院
谈忠鸣　江苏省疾病预防控制中心
唐　凤　江苏省血吸虫病防治研究所
唐建霞　江苏省血吸虫病防治研究所
汪志国　江苏省疾病预防控制中心
王　兰　浙江大学医学院附属第一医院
王　乐　中国医学科学院皮肤病医院
王宏伟　南京大学医学院
王洪生　中国医学科学院皮肤病医院
王珍珍　中国医学科学院皮肤病医院
吴白群　南京市江宁区疾病预防控制中心
吴月琳　中国医学科学院皮肤病医院
熊竞抒　中国医学科学院皮肤病医院

熊亚莉　南京鼓楼医院

徐冬格　南京大学医学院

许　可　江苏省疾病预防控制中心

于树悦　苏州市卫生健康信息中心

曾　蕊　中国医学科学院皮肤病医院

张家晖　中国医学科学院皮肤病医院

张静云　中国医学科学院皮肤病医院

张美洁　中国医学科学院皮肤病医院

张润驹　浙江大学医学院附属妇产科医院

赵　娜　安徽师范大学

朱国鼎　江苏省血吸虫病防治研究所

朱文倩　中国医学科学院皮肤病医院

竺丽梅　江苏省疾病预防控制中心

编者名单

Anand Athavale, MBBS
Clinical Fellow, Infectious Diseases and Geographic Medicine, University of Texas Southwestern
Medical Center, Dallas, Texas, United States

John W. Baddley, MD, MSPH
Professor, Medicine, University of Alabama at Birmingham, Alabama, United States
Professor, Medical Service, Birmingham VA Medical Center, Alabama, United States

Thomas Charles Bailey, MD
Professor of Medicine, Division of Infectious Diseases, Washington University in St. Louis School of Medicine, Missouri, United States

Nicolas Barros, MD
Assistant Professor, Division of Infectious Diseases, Indiana University School of Medicine, Indianapolis, Indiana, United States

Merilda Blanco-Guzman, MD
Assistant Professor, Division of Infectious Diseases, Washington University in St. Louis School of Medicine, Missouri, United States

Andres Bran, MD
Assistant Professor of Clinical Medicine, Department of Medicine, University of Missouri, Columbia, Missouri, United States

Greer Burkholder, MD MSPH
University of Alabama at Birmingham, Alabama, United States

Yvonne Burnett, PharmD
Assistant Professor, Pharmacy Practice, St. Louis College of Pharmacy Missouri, United States;, Clinical Pharmacy Specialist, Division of Infectious Diseases, Washington University in St. Louis School of Medicine, Missouri, United States

Dominick Cavuoti, DO
Professor, Pathology, University of Texas Southwestern Medical Center, Dallas, Texas, United States

Courtney Chrisler, MD
Assistant Professor, Division of Infectious Diseases, Washington University in St. Louis School of Medicine, Missouri, United States

Aoife Cotter, MB BCh, BAO, PhD
Infectious Diseases Consultant, Mater Misericordiae University Hospital & St Vincent's University Hospital, Associate Professor in Medicine University College, Dublin, Ireland

James Cutrell, MD
Associate Professor, Division of Infectious Diseases and Geographic Medicine, Department of Internal Medicine, University of Texas Southwestern Medical Center, Dallas, Texas, United States

Bethany Davies, MBBS, MD, FRCPath, MRCP
Senior Lecturer in Infection, Department of Global Health and Infection, Brighton and Sussex Medical School, University of Sussex, United Kingdom

Blachy Javier Dúvila Saldaña, MD
Assistant Professor of Pediatrics, George Washington University School of Medicine and Health Science, Washington, District of Columbia, United States; Attending Physician, Division of Blood and Marrow Transplantation, Children's National Medical Center, Washington, District of Columbia, United States

Latesha E. Elopre, MD, MSPH
Assistant Professor of Medicine, Division of Infectious Diseases, University of Alabama at Birmingham, Alabama, United States

Gerome Escota, MD
Assistant Professor of Medicine, Division of Infectious Diseases, Washington University in St. Louis School of Medicine, Missouri, United States

Alice Chi Eziefula, MBBS, MA, MRCP, MRCPath
Senior Lecturer, Department of Global Health and Infection, Brighton and Sussex Medical School, University of Sussex, United Kingdom

Carlos R. Ferreira, MD
Physician, Medical Genetics Branch, National Human Genome Research Institute, Bethesda, Maryland, United States

Jennifer M. Fitzpatrick, BSc (Hons), BM, MRCP, PhD
Specialty Registrar in Infectious Disease and Microbiology, Brighton and Sussex University Hospitals, Royal Sussex County Hospital, United Kingdom

Alison G. Freifeld, MD
Professor, Division of Infectious Diseases, University of Nebraska Medical Center, Omaha, Nebraska,United States

Ige A. George, MD, MS
Assistant Professor, Division of Infectious Diseases, Washington University in St. Louis School of Medicine, Missouri, United States

Stefan George, BSc, MBChB, MRCP
Doctor, Medicine, Brighton and Sussex University Hospitals

NHS Trust, United Kingdom

Ronnie M. Gravett, MD, DTM&H
Clinical Instructor, Division of Infectious Diseases, University of Alabama at Birmingham, Alabama, United States

Yasir Hamad, MBBS
Assistant Professor, Division of Infectious Diseases, Washington University in St. Louis School of Medicine, Missouri, United States

Justin F. Hayes, MD
Assistant Professor, Division of Infectious Diseases, University of Arizona College of Medicine, Tucson, Arizona, United States

Phillip Heaton, PhD, D(ABMM)
Technical Director of Microbiology and Molecular Diagnostics, Pathology and Laboratory Medicine, Children's Hospitals and Clinics of Minnesota, Minneapolis, Minnesota, United States

German Henostroza, MD
Associate Professor, Medicine, Infectious Diseases, University of Alabama at Birmingham, Alabama, United States

Kevin Hsueh, MD
Assistant Professor, Division of Infectious Diseases, Washington University in St. Louis School of Medicine, Missouri, United States

Bernadette Johnson, BS
Program Director, Division of Infectious Diseases, University of Alabama at Birmingham, Alabama, United States

Gill Jones, MBBS, BSc, MSc, MRCP (Infectious Diseases)
FRCPath, Consultant in Microbiology and Infectious Diseases, Brighton and Sussex University Hospitals, Royal Sussex County Hospital, United Kingdom

Chris Kosmidis, MD, PhD
Senior Lecturer, Division of Infection, Immunity and Respiratory Medicine, University of Manchester, United Kingdom

Jade Le, MD
Infectious Diseases Specialist, Infectious Care Clinic, Texas Health Physicians Group, Dallas, Texas, United States

Francesca Lee, MD
Assistant Professor, Internal Medicine and Pathology, University of Texas, Southwestern, Dallas, Texas, United States

Rachael A. Lee, MD
Assistant Professor, Medicine, Infectious Diseases, University of Alabama at Birmingham, Alabama, United States Assistant Professor, Medicine, Birmingham VA Medical Center, Alabama, United States

Stephen Y. Liang, MD, MPHS
Assistant Professor of Medicine, Division of Infectious Diseases, Washington University in St. Louis School of Medicine, Missouri, United States

Todd P. McCarty, BS, MD
Assistant Professor, Medicine, Infectious Diseases, University of Alabama at Birmingham, Alabama, United States; Attending Physician, Medicine, Birmingham VA Medical Center, Alabama, United States

Carlos R. Mejia-Chew, MD
Instructor in Medicine, Division of Infectious Diseases, Washington University in St. Louis School of Medicine, Missouri, United States

Alfredo J. Mena Lora, MD, FACP
Clinical Assistant Professor, Department of Medicine, University of Illinois at Chicago, Illinois, United States

Rachel C. Moores, BA, BM BCh, PhD
Consultant in Infectious Diseases and Acute Medicine, Royal Free Hospital, London, United Kingdom

Nabeela Mughal, BSc, MBBS, MRCP (Infectious Diseases), MSc (Microbiology) FRCPath, FHEA, PGCert
Infectious Diseases and Microbiology Consultant, Chelsea and Westminster NHS Foundation Trust, Imperial College Healthcare NHS Trust, Honorary Senior Lecturer, Imperial College London, United Kingdom

Jane A. O'Halloran, MB BcH, BAO, PhD
Assistant Professor, Division of Infectious Diseases, Washington University in St Louis School of Medicine, Missouri, United States

Margaret A. Olsen, PhD, MPH
Professor of Medicine, Division of Infectious Diseases, Washington University in St. Louis School of Medicine, Missouri, United States

Jessica K. Ortwine, PharmD
Infectious Diseases Clinical Pharmacy Specialist, Department of Pharmacy, Parkland Health and Hospital System, Texas, United States; Clinical Assistant Professor, Department of Internal Medicine, University of Texas Southwestern, Texas, United States

Katie Ovens, MBCHB, DTM&H, MRCP
Specialty Registrar, Genitourinary Medicine, Brighton and Sussex University Hospitals NHS Trust, United Kingdom

Edgar Turner Overton, MD
Professor of Medicine, Division of Infectious Diseases, University of Alabama at Birmingham, Alabama, United States

Shadi Parsaei, DO
Infectious Disease Specialist, Infectious Diseases, Norton Healthcare, Louisville, Kentucky, United States

Morgan A. Pence, PhD, D(ABMM)
Clinical Microbiologist, Laboratory and Pathology, Cook Children's Medical Center, Fort Worth, Texas, United States

Joanna Peters, BSc, MBBS, MSc, MRCP, FRCPath, DTM&H
Doctor, Consultant, Infection Department, St Mary's Hospital,

Imperial College Healthcare Trust, London, United Kingdom

Rachel Presti, MD, PhD
Associate Professor, Division of Infectious Diseases, Washington University in St. Louis School of Medicine, Missouri, United States

James R. Price, FRCPath, PhD, MRCP, MBBS, BSc (Hons)
Clinical Lecturer in Infectious Diseases and Microbiology, Department of Global Health and Infection, Brighton and Sussex Medical School, University of Sussex, United Kingdom

Laurie Proia, MD
Associate Professor of Medicine, Division of Infectious Diseases, Rush Medical College, Chicago, Illinois, United States

Martha Purcell, BSc (Hons), MSc, MBBS, MRCP
Doctor, Microbiology and Infection Department, Royal Sussex County Hospital, Brighton, United Kingdom

Aadia Rana, MD
Associate Professor of Medicine, Division of
Infectious Diseases, University of Alabama at Birmingham, Alabama, United States

Krunal Raval, MD
Second Year Fellow, Infectious Diseases, Barnes-Jewish Hospital, St. Louis, Missouri, United States

David J. Ritchie, PharmD, BCPS
Clinical Pharmacy Specialist, Infectious Diseases, Pharmacy, Barnes-Jewish Hospital, St. Louis, Missouri, United States; Professor, Pharmacy Practice, St. Louis College of Pharmacy, Missouri, United States

Martin Rodriguez, MD
Professor of Medicine, Department of Medicine, Division of Infectious Diseases, University of Alabama at Birmingham, Alabama, United States

Alberto San Francisco Ramos, MB, MRCP, FRCPath
Doctor, Infectious Diseases and Microbiology, Brighton and Sussex University Hospitals, Royal Sussex County Hospital, United Kingdom

Carlos Santos, MD, MPHS
Associate Professor of Medicine, Division of Infectious Disease, Rush University Medical Center, Chicago, Illinois, United States

Tonya Scardina, PharmD, BCPS, BCIDP
Pharmacy Antimicrobial Stewardship Coordinator, Ann and Robert H. Lurie Children's Hospital of Chicago, Illinois, United States

Ilan S. Schwartz, MD, PhD
Assistant Professor, Division of Infectious Diseases, Department of Medicine, Faculty of Medicine & Dentistry, University of Alberta, Edmonton, Alberta, Canada

Hema Sharma, BM, BSc, MSc, PhD, DTM&H, MRCP (ID), FRCPath
Doctor, Infectious Diseases, Medical Microbiology and Virology, Infectious Diseases and Medical Microbiology, Royal Free Hospital, London, United Kingdom

Racheol Sierra, MBChB, BSc, MRCP, MSc, FRCPath
Consultant Medical, Microbiology and Infectious Diseases, Western Sussex Hospitals NHS Foundation Trust, Worthing, United Kingdom

Andrej Spec, MD, MSCI
Assistant Professor, Division of Infectious Diseases, Washington University in St. Louis School of Medicine, Missouri, United States

Nicholas Van Wagoner, MD, PhD
Associate Professor, Department of Medicine, Division of Infectious Diseases, University of Alabama at Birmingham, Alabama, United States

Paschalis Vergidis, MD, MSc
Assistant Professor of Medicine, Division of Infectious Diseases, Mayo Clinic, Rochester, Minnesota, United States

Meredith Welch, MD
Assistant Professor, Infectious Diseases, University of Alabama at Birmingham, Alabama, United States

Wesley Willeford, MD
Medical Director of Disease Control, Jefferson County Department of Health, Birmingham, Alabama, United States

James Henry Willig, MD, MSPH
Associate Professor, Department of Medicine, Division of Infectious Diseases, University of Alabama at Birmingham, Alabama, United States

Alexandria Wilson, PharmD, BCPS
Associate Professor, Pharmacy Practice, St. Louis College of Pharmacy, Missouri, United States; Clinical Pharmacy Specialist, Infectious Diseases, Department of Medicine, Washington University in St. Louis School of Medicine, Missouri, United States

Adrienne D. Workman, MD
Fellow, Infectious Diseases, University of Texas Southwestern Medical Center, Dallas, Texas, United States

Andrea J. Zimmer, MD
Assistant Professor, Division of Infectious Diseases, University of Nebraska Medical Center, Omaha, Nebraska, United States

中文版序言

感染性疾病贯穿整个人类文明史，从欧洲中世纪的黑死病、肆虐全球的天花到近代流感大流行，不仅造成数亿人病死，导致社会变革和更替，也催生了现代医学体系与公共卫生制度。近年来，人感染动物（禽）流感、埃博拉、COVID-19 和猴痘等新发传染病持续警示：人类与病原体的博弈远未终结。对临床诊疗和防控体系而言，感染性疾病提出了多重挑战，如快速准确的诊断、抗生素耐药性的管理、院内感染的控制、疾病防控监测体系的重新构建、早期预警能力的提升、新型疫苗研发等。面对新发传染病（如 COVID-19）和再发感染病（如耐药结核）的双重威胁，临床医学与公共卫生领域必须深化医防融合，构建协同高效的应急响应体系。唯有通过多学科联动、技术创新和政策支持的综合措施，才能有效应对感染性疾病的持续威胁，为全球健康安全提供坚实保障。

Comprehensive Review of Infectious Disease（中译名《感染病学》）是由学术出版公司 Elsevier 出版的一部专著，由华盛顿大学安德烈·斯必克等四位感染病领域杰出的中青年专家主编，全书共 6 部分 52 章（第 52 章为自测题）内容，详细论述了感染病学的最新理论知识和实践经验，涵盖高阶微生物学、根据系统或病原体划分的综合征和疾病、免疫受损宿主的感染等内容，还涉及了一些热点问题和具有挑战性的领域。江苏省疾病预防控制中心鲍倡俊主任医师牵头并联系国内临床、高校及疾病防控等十余家单位，组织经验丰富的一线临床工作者、疾控和科研人员等 70 余位专家共同完成了本书的翻译工作。本书的结构设计旨在全面覆盖感染性疾病的各个领域，在内容呈现方面创新性采用临床可视化策略，精选 800 余幅高清显微图像、典型皮损照片及影像图片，通过病理解剖示意图与真实病例资料对照，实现致病机制与临床表现的立体化解析。各章还特别设置“临床要点”“病原体特征”等重点提示，有助于夯实核心内容，构建完整的知识框架。为强化学习效果，第 6 部分还配备自测题及答案，构建起“学习-测评-反馈”的闭环学习体系。

本书的出版有助于广大感染病医师、疾控工作人员和科研人员全面掌握该领域的各方面知识，借鉴国际上感染性疾病领域的最新科研成果和先进诊疗技术，进一步提高对感染性疾病的认识、评估和应急处理能力，切实提高感染性疾病防控的理论知识水平和实战能力。

本书适合各级医院感染科、内科、急诊科及其他相关科室的临床医生、研究生、进修医师、医学生，疾控机构负责急、慢性感染病和不明原因疾病预防控制的专业技术人员，以及从事感染性疾病与免疫学相关基础研究的科研工作者阅读。相信本书的出版将有助于我国感染病学学科建设，进一步健全感染病防治体系和应急管理系统，从而更好地捍卫公众健康，社会效益巨大。故欣然为之作序并推荐此书。

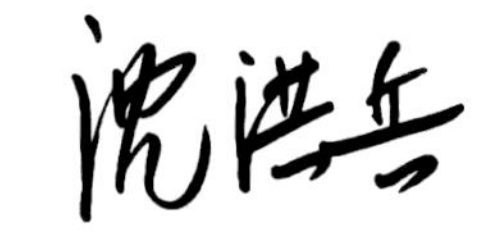

中国工程院　院士

2025 年 5 月

中文版前言

《感染病学》是由美国密苏里州华盛顿大学圣路易斯医学院传染病学系副教授安德烈·斯必克组织编写的专业著作。我们很荣幸能够参与本书的翻译工作。

在我国抗击新型冠状病毒感染疫情的关键时期，各地的疾病预防控制中心和急性传染病防治所工作都非常繁忙。此时，收到天津科技翻译出版有限公司的邀请函，邀请我们翻译这部《感染病学》，在浏览该书的内容后，我们欣然答应翻译此书。

答应翻译此书的理由如下：

首先，《感染病学》不仅详细论述了感染性疾病领域最常见的概念和病变，还涵盖了感染性疾病涉及的挑战性领域，例如，临床相关微生物学和感染性疾病药理学、人类免疫缺陷病毒和抗反转录病毒疗法、免疫受损宿主的感染、感染性疾病皮肤表现、感染模拟、感染控制和预防等。

其次，该书不仅有丰富的基础内容，对感染性疾病领域的新研究方向和热点话题也进行了讨论，并给出启发性的意见和建议。更重要的是，该书详细介绍了国际上感染性疾病防控先进的理念和技术，有助于国内感染性疾病医师和公共卫生管理人员拓宽国际视野，加深对感染性疾病的理解和认识，进一步提高应对突发传染病的能力。

最后，经历了抗击新型冠状病毒感染疫情战斗的广大医务工作者对感染病知识的更新有着极大的需求，本书是补充、更新专业知识的最佳读本之一，值得一读。

感谢天津出版传媒集团和天津科技翻译出版有限公司对我们的信任，尽管译者已尽最大努力，书中仍难以避免存在纰漏，甚至错误，望广大读者不吝指正。

鲍倡俊　王宏伟　曹　俊

王洪生　刘社兰

序 言

毫无疑问，对于那些对临床实践感兴趣的人来说，感染性疾病是一个极好的专业。与其他临床专业的医生相比，感染性疾病临床医生的研究领域涵盖科学研究、患者诊疗以及公共卫生管理。预防、诊断和治疗方面的创新不断丰富这一领域。感染性疾病临床医生在许多场合被公认为是真正的医学“侦探”，解决了对其他医生具有挑战性的诊断难题。对于患者个人来说，对于复杂的感染，由感染性疾病医生进行诊断、治疗和护理可以挽救生命。一些新的传染病不断出现、旧的传染病死灰复燃，加上抗生素耐药性，这些对感染性疾病领域提出了新的挑战。对于这些新出现的感染性疾病，临床医生会发出预警，对公众进行宣教，确定治疗方法，并制订预防和控制管理措施来阻止疾病的传播。艾滋病病毒的感染从一代人的普遍致命性感染转变为一种可控的慢性疾病，展示了医学的力量，也展示了技术的革新和进步。正如埃博拉和寨卡病毒感染的防控经验告诉我们的那样，这些新出现的感染确实是全球性的，需要一支受过良好教育和有准备的临床队伍来应对。

虽然对于一名感染科临床医生来说，这无疑是激动人心的时刻，但对于一名对感染性疾病感兴趣的实习生和希望通过几年前的培训方式学习新知识的临床医生来说，这也是令人望而生畏的。我们显然需要有助于临床医生学习的资源。认证(和再认证)考试是现代社会用来展示专业知识的一种方式。正是因为这个原因，我很高兴支持有才华的编辑和作者团队来出版这本新的学习指南。编者团队都是刚完成培训的年轻教员并且都了解备考的实际情况。他们组建了一个令人印象深刻的国际编者小组，一方面收集整理感染性疾病领域最新信息；另一方面也整理新颖的“研究辅助工具”和允许自我测试的典型问题。这是一项艰巨的任务，我们要祝贺所有相关人员取得如此出色的成果。我相信读者会惊喜地发现这是如此实用的一本书，因为无论是在准备考试的过程中还是在日常的教学实践中，都会经常用到这本书。

Bill Powderly

前 言

感谢你们阅读我们的心血之作。我们编写这本书时有一个明确的愿景:那就是每一位实习医生新到感染性疾病科工作时，他会在工作的第一天就意识到原来自己还有那么多的知识需要学习。

感染性疾病是迄今为止最大的医学领域,涵盖所有器官系统,可发生于生命的各个阶段,并有各种不同类型的诊断。

这都是由于许多医院的感染性疾病医生经常要成为“疾病检测员”,查明疾病本质上不具有传染性。这样的检测过程具有挑战性,但同时也是感染性疾病医生们终身学习的动力。我们让实习医生们带着这本书,最初是为了让书和他们一起开启感染性疾病住院医生阶段,并让实习医生们在住院医生培训期间随时查阅和参考这本书。当培训结束时,他们会将整本书都通读一遍，把重要的或感兴趣的那一页折角、给文字加下划线或重点标记(或两者兼有),所有的自测题都看过也都做了好几遍,甚至在感染性疾病医生的不同阶段都可以阅读这本书。所以,当住院医生培训结束的时候,他们的学习也随之完成,实习医生们现在已经是主治医师,他们也不会担心专业考试了,因为他们早就做好了充足的准备。这就是我们第一次编写这本书时的想法。我们确保每一章都是由来自感染性疾病各个领域(包括微生物学和药理学)的专家、最近在该领域崭露头角并取得优异成绩的中青年专家,或者了解该研究和实践领域复杂性所带来挑战的专家编写的。来自世界各地的感染病各个领域的专家,使这本书中感染病的内容和观点更加全面和丰富。

然而,随着书稿的编写,我们了解到这本书也可以为许多其他读者提供独特的服务。对于那些要参加专业考试的医生来说,这是一本很好的复习参考资料,因为不管是初次参加专业认证考试还是需要重新认证的医生,都只有几个月的准备时间。对于那些不从事感染性疾病工作但希望进一步了解这个复杂领域的读者来说,这本书是一个全面系统、通俗易懂的参考资源;对于那些希望在这一具有多种形态的领域中取得更好的成绩的住院医生、低年资医生和医学生来说,这是一本不可多得的专业参考书。对于任何从事感染性疾病预防、诊断、治疗,以及公共卫生管理的相关医学专业人士来说,这都是一本出色的参考书。

因此，这本书的体例结构逐渐改为涵盖感染性疾病的各个领域以及所有对本书感兴趣的读者需要的信息。这本书一开始讲述的是高阶微生物,不是因为真正的微生物学问题在专业考试中很常见,而是因为它是该领域的基础,并能使学习其他问题更为容易。接下来是药理学部分,讨论我们在感染性疾病实践中每天使用的药物。这部分章节易于阅读,但更多的是作为参考。然后第3部分和第4部分深入到感染性疾病领域,讨论症状管理,以及大篇幅的感染性疾病。第5部分重点讨论了诸如感染预防、成人免疫接种、旅行医学等主题内容。

在每一部分中,每一章都是作为一个独立的内容板块来编写的,包含了掌握这个主题所需要的一切信息。我们从不同的角度来阅读同一个主题内容,每一次对这个主题内容的回顾和每一个新的视角都会强化我们的知识和理解深度,直到完全理解,并且为应对考试做好准备。

说到专业考试的问题,书中专门有一部分整理了这些问题。我们相信,这些问题将对感染性疾病的预防、诊断和治疗以及公共卫生管理方面有很大的帮助,读者在回答问题的同时也可以学习一些重要的知识。

最后,必须承认,书中难免会有疏漏。感染性疾病是一个很庞大、复杂,并且不断变化的领域。有些内容在写这本书的时候是真实的,但到出版的时候情况已发生改变,而读者阅读时又不可同日而语了,这可能经常发生。但仍能够制订一些保障措施。因此,恳请读者们,我们一同努力来提升此书的内容质量。如果您看到错误、遗漏或助记符意义不明,请通过邮箱 infectiousDiseaseReview@gmail.com 联系我们。当策划下一版本之时,所有通过审核的内容都会被添加到新版本的书中,相应的读者也会被列在"编者名单"之中。

最后,再次感谢各位读者,谢谢您阅读这本书。为编写本书我们倾注了全部心血,希望它对您的学习能有所帮助。

Andrej Spec

Gerome Escota

Courtney Chrisler

Bethany Davies

资格考试介绍

一、简介

美国内科医学委员会(ABIM)开设的感染病专业资格考试,是奖学金培训的关键部分,证明学员具备成为传染病医生的基本能力。该考试虽然并不完善,但它是评估医生医学知识和能力的较为客观的方法。

学员通过 ABIM 考试之后,每 10 年接受一次再认证(MOC)。MOC 考试的目的是确保执业医生了解最新的临床实践,并保持在该领域执业的能力。截至撰写本文时,ABIM 针对 MOC 的新近两年评估,尚未适用于感染病领域。

二、内容与结构

- 初始认证:4 个环节,每个环节最多 60 个问题(大约 240 个问题)。
- MOC:3 个环节,每个环节最多 60 个问题(大约 180 个问题)。

类别	问题占比(%)
细菌性疾病	27
HIV	15
抗菌治疗	9
病毒性疾病	7
旅行与热带医学	5
真菌	5
非 HIV 受损免疫宿主	5
接种疫苗	4
感染控制和预防	5
普通内科、重症监护和外科	18

三、形式

- 资格考试采用多项选择题的形式,主要基于病例,每个病例都有一项最佳答案。
- 受试者需要做出诊断,选择或解释诊断,或推荐最佳治疗方法(即从患者场景中分析和汇总足够的诊断线索)。

• 有时也会提出关于感染过程的潜在病理生理学(即基础科学)问题。

• 体格检查的临床图像和X线片、革兰染色、组织病理学和显微镜下的其他特征在资格考试中非常常见。

• 预计有些问题会很长,可包含多个暴露史,可能与问题的最佳答案有关,也可能与此无关,通常起到分散注意力的作用。应通过流行病学、实验室检测和潜伏期来缩小差异。

• 在将这些试题用于评分之前,要经过一次重要的审查过程。换句话说,当这些试题第一次出现在考卷上时,是测试题目是否合适,而不是测试受试者的表现。太难或太容易的试题,或与上次考试时出现较大差距的试题,都要进行测试后验证。此过程可能导致:

1.答案/试题保持不变。

2.根据最初内容更改实际答案。

3.产生多项正确答案(例如,以A和B作为选项的一部分)。

4.所有答案均正确(以上所有选项)。

这些问题将从题库中被删除,不计入考生的分数。

有些题目可能太难,或者太模糊(即难以选择最佳答案),或者需要了解新近的数据(即新的主流出版物、最近的基础科学发现、新的抗生素),才能作答。这些题目可能是预测试,最终可能不计入分数。考试前,题目是根据统计表现标准确定的,然后再将其纳入下一个考试周期的实际题库。也就是说,如果这个题目看起来很不恰当,那么它很有可能不会计入你的分数。

四、方案

由ABIM创建方案,方案每年一更新,作为考生对资格考试自我评估的指南。想获得更多信息,请于此网站下载方案:http://www.ABIM.org/about/exam-information/exam-blueprints.aspx(从下拉菜单中选择Infectious Disease,其中一项用于首次认证,另一项用于再认证)。

五、考试当天

考试通常安排在每年的秋季(11月左右)。想获得更多信息,请访问https://www.abim.org/certification/exam-information/infectious-disease/exam-content.aspx。关注以下注意事项:

• 建议在考试开始前30分钟到达。如果在预约时间后才到达,可能不允许进入考场。

• 在考试前几天或前几周熟悉考试场地(前往方式及周边环境)。

• 携带能证明身份的证件。

  • 一级证件:由政府颁发的,印有考生照片和签名(如驾照、护照、州身份证)。

  • 二级证件:印有考生照片和签名(如社会保障卡、信用卡、ATM卡)。

  • 注意:卡上所印姓名必须与考生提供给ABIM的姓名一致。

所有个人物品(如手机、笔记本电脑、平板电脑、手表、钱包、包、计算器等)不得带入考场。在考试开始前,监考者会为考生提供单独的储物柜存放物品。但请注意,考场不会对考生个人物品承担责任。储物柜会比较小,所以不要带大书包、大部头的书等。

• 可以带食物/饮料;考场不提供冷藏室或用餐的休息室,也不能将饮食带到考场。

• 其他不允许携带的物品:夹克/外套、笔记本、钢笔、铅笔。

• 建议带一件较厚的衬衫或毛衣,放在储物柜中。一些考场可能很冷,做好自我准备。考生可在考间休息时更换衣服,但不允许在考场上穿脱衣物。

• 考场为每位考生提供一个可擦除笔记本和一个耳机/头戴式耳机,分别用于记笔记和隔离噪声。

• 重要的医疗用品(如糖尿病用品、硝酸甘油)可以带到考场,但需事先向 ABIM 提交申请。

• 如果考生需要这种药品,需提前联系考场,以确保考试顺利进行。

• 如果考生需要帮助,例如,如果需要调整显示器,或者需要离开考场,可以举手示意监考者。

• 每个考试阶段之间都会安排休息时间。休息是可以选择的。如果考生选择不休息,可继续下一阶段。然而,有 240 多个问题,可能产生倦怠,这是需注意的一个问题。建议合理安排这一天,其间伸展肌肉或呼吸新鲜空气,有助于考生顺利度过这个考试过程。

• 如有其他问题,请联系 ABIM。详情访问网站 https://www.ABIM.org/Contact.aspx。

六、及格分数与通过率

• 以 200~800 的标准化分数表出具分数报告。

• 标准化及格分数由 ABIM 确定,具体根据循证的方法。阅卷组由数十名考试评分员组成,他们给每一道题打分(他们心中想象一个勉强通过委员会的专业医生正确回答问题的可能性)。然后对评分者所有问题的得分进行平均化,并确定标准化的及格分数。每隔几年对该分数进行一次审查,以确定其合理性。要通过考试,考生的标准化分数必须大于等于标准化及格分数。

• 首次参加考试者的通过率如下表所示。

	2014	2015	2016	2017	2018
首次认证	88%	94%	98%	97%	98%
再认证	91%	89%	94%	90%	93%

七、小贴士

• 这本书不要只读一次,应尽量多读,至少读两次。重复阅读可以加强学习,促进对关键概念的记忆。

• 在专科培训的第一天,或再早一些,就开始为资格考试做准备。

• 不要依赖你的记忆力。写下从培训、阅读和讲座中获得的临床经验和学习要点。你会发现,随着时间的推移,阅读这些笔记不仅有助于为资格考试做准备,还可以为管理临床患者积累经验。

• 如果答错了一个问题,或者对书中的一个概念感到不熟悉,将其记下来,反复理解记忆。这样做,有助于形成高效的自我学习方法。

• 随着资格考试日期的临近,制订一个适合自己的复习时间表。

• 最好做一份模拟习题,与实际考题越接近越好(如本书中的习题,以及相关的在线扩展性习题)。试着自己作答。如果没有正确的答案,阅读问题后面的解释并记下笔记。再复习一遍这些笔记,让概念留在脑海之中。

• 使用 ABIM 认证教程进行考试练习,使您了解资格考试的实际考试方式,并熟悉在计算机屏幕上作答。

可参考相关教程:

http://www.abim.org/certification/exam-information/internal-medicine/exam-tutorial.aspx.

此流程与考生即将参加的内科学考试几乎相同,如果时间紧张,且考生熟悉该考试的情况,则可能不需要为此花费时间。

• 了解自己的长处和短处。直面弱点,提前计划。例如,进行相关复习之后考生在感染控制和预防方面仍然掌握得较差,那么在考试前几天再复习一次相关内容。

• 不要死记硬背。另外,请阅读此"资格考试介绍"至少两遍,谨记。

资源

More information about the board exam can be found in www.abim.org.

Helpful websites that will give you more tips on how to study for the board exam:

https://knowledgeplus.nejm.org/how-we-help/board-review-study-tips/.

https://knowledgeplus.nejm.org/blog/10-mistakes-studying-for-the-boards/.

https://knowledgeplus.nejm.org/blog/strategies-working-abim-board-questions/.

缩写词

AB 抗生素
ABSSSI 急性细菌性皮肤病和皮肤结构感染
ACV 阿昔洛韦
ADR 药物不良反应
AFB 酸性杆菌
AKI 急性肾衰竭
ALP 碱性磷酸酶
ALT 丙氨酸转氨酶
AmB 两性霉素 B
ANC 中性粒细胞绝对计数
ANS 自主神经系统
ARDS 急性呼吸窘迫综合征
ART 抗反转录病毒疗法
ASC 抗菌药物管理委员会
AST 天冬氨酸转氨酶
AUC 曲线下面积
BAL 支气管肺泡灌洗
BBB 血脑屏障
BCG 卡介苗
BHIVA 英国 HIV 协会
BMT 骨髓移植
BSE 牛海绵状脑病
BSI 血液感染
BUN 血液尿素氮
BV 细菌性阴道炎
CAP 社区获得性肺炎
CAUTI 导管相关性尿路感染
CBC 全血细胞计数
CF 补体固定
CFU 菌落形成单位
CIED 心脏植入电子设备
CJD 克雅病
CK 肌酸激酶
CKD 慢性肾脏疾病
CLABSI 中心线相关血流感染
CLM 皮肤幼虫移行症
CMI 细胞介导免疫
CMV 巨细胞病毒
CNNA 培养阴性的中性粒细胞增多性腹水
CNS 中枢神经系统
CoNS 凝固酶阴性葡萄球菌
CPE 细胞病变效应
CRAG 隐球菌抗原
CrCl 肌酸酐清除率
CRP C 反应蛋白
CRS 先天性风疹综合征
CSF 脑脊液
CT 计算机断层扫描
CVC 中心静脉导管
CXR 胸部 X 线片
DEET 避蚊胺
DFA 直接荧光抗体
DIC 弥散性血管内凝血
EBV EB 病毒
ECG 心电图
EIA 酶联免疫分析
EIR 昆虫学接种率
ELISA 酶联免疫吸附试验
EPP 易暴露程序
ERCP 内镜逆行胰胆管造影
ESR 红细胞沉降率
EVD 室外引流
FBC 全血细胞计数
FLQ 氟喹诺酮类药物

FVS　胎儿水痘综合征
GAS　A 组链球菌
GBS　B 组链球菌
GCS　格拉斯哥昏迷评分
GDH　谷氨酸脱氢酶
GI　胃肠道
GNR　革兰阴性杆菌
GPR　革兰阳性杆菌
GVHD　移植物抗宿主病
HE　苏木精伊红染色
HAART　高效抗反转录病毒疗法
HACEK　嗜血杆菌、聚集杆菌、心杆菌、腐蚀埃肯氏菌、金氏菌
HAI　医院获得性感染
HAV　甲型肝炎病毒
HBIG　乙型肝炎免疫球蛋白
HBsAg　乙型肝炎表面抗原
HBV　乙型肝炎病毒
HCC　肝细胞癌
HFMD　手足口病
HHV　人类疱疹病毒
Hib　乙型流感嗜血杆菌
HIV　人类免疫缺陷病毒
HNIG　人正常免疫球蛋白
HPLC　高效液相色谱法
HPV　人乳头状瘤病毒
HRT　激素替代疗法
HSCT　造血干细胞移植
HSE　单纯疱疹性脑炎
HSV　单纯疱疹病毒
IBS　肠易激综合征
ICP　颅内压
IDSA　美国传染病学会
IDU　静脉用药
IGRA　干扰素 γ 释放测定
IM　感染性单核细胞增多症
INR　国际标准化比率
IPV　脊髓灰质炎灭活疫苗
IUD　宫内节育器
IUFD　胎儿宫内死亡
IUGR　宫内生长受限
IVDU　静脉用药/使用者
IVIG　静脉注射免疫球蛋白
JEV　日本脑炎病毒
LCMV　淋巴细胞性脉络膜脑膜炎病毒
LFT　肝功能试验
LMWH　低分子肝素
LP　腰椎穿刺
LTBI　潜伏性结核病感染
LVAD　左心室辅助装置
MAC　分枝杆菌复合体
MAIC　鸟分枝杆菌细胞内复合体
MALDI-TOF　基质辅助激光解吸电离飞行时间
MASCC　癌症支持性护理跨国学会
MCL　黏膜皮肤利什曼病
MCS　机械循环支持
MDDR　分子耐药性检测
MDR　多药耐药
MDRO　耐多药微生物
MDR-TB　耐多药结核病
MERS　中东呼吸综合征
MI　心肌梗死
MIC　最小抑菌浓度
MMR　麻疹腮腺炎和风疹(疫苗)
MNBA　单菌非中性粒细胞性细菌病
MRI　磁共振成像
MRSA　耐甲氧西林金黄色葡萄球菌
MSM　男男性行为者
MSSA　耐甲氧西林金黄色葡萄球菌
MTBC　结核分枝杆菌复合体
MTCT　母婴传播
NAAT　核酸扩增试验
NASH　非酒精性脂肪性肝炎

NGU 非淋菌性尿道炎
NNRTI 非核苷反转录酶抑制剂
NRTI 核苷反转录酶抑制剂
NSAID 非甾体抗炎药
NTM 非结核分枝杆菌
OI 机会性感染
OPV 口服脊髓灰质炎口服疫苗
PCP 肺孢子虫肺炎
PCR 聚合酶链反应
PD 腹膜透析
PD 药效学
PET 正电子发射断层扫描
PHA 多微生物菌剂
PID 盆腔炎
PIV 副流感病毒
PJP 吉氏肺孢子虫肺炎
PK 药代动力学
PML 进行性多灶性白质脑病
PMN 多形核白细胞
PPD 纯化蛋白衍生物
PPH 产后出血
PPROM 早产胎膜早破
PrP 朊病毒相关蛋白
PWLH 与 HIV 感染者共同生活者
RGM 快速生长的分枝杆菌
SARS 严重急性呼吸系统综合征
SCID 严重联合免疫缺陷
SCr 血清肌酸酐
SGM 缓慢生长分枝杆菌
SIR 标准化感染率
SLE 系统性红斑狼疮
SLEV 圣路易斯脑炎病毒
SOT 实体器官移植
SSI 手术部位感染
SSPE 亚急性硬化性全脑炎
SSTI 皮肤和软组织感染
STI 性传播感染
SVR 持续病毒学反应
TAF 替诺福韦阿拉芬酰胺
TB 结核病
TBM 结核性脑膜炎
TDF 富马酸替诺福韦
TDM 治疗药物监测
TEE 经食管超声心动图
TMP - SMX 甲氧苄啶 - 磺胺甲噁唑
TNF 肿瘤坏死因子
TSE 传播性海绵状脑病
TST 结核菌素皮肤试验
UTI 尿路感染
VAE 呼吸机相关事件
VAP 呼吸机相关性肺炎
VCL 内脏利什曼病
VIN 外阴上皮内瘤变
VLM 内脏幼虫移行症
VP 脑室腹膜
VZIG 水痘-带状疱疹免疫球蛋白
VZV 水痘带状疱疹病毒
WCC 白细胞计数
WNV 西尼罗河病毒
XDR 广泛耐药

目 录

第1部分 高阶微生物学

第1章 细菌学

Morgan A. Pence

定义

需氧菌：在富氧环境中生存并生长的细菌。

兼性厌氧菌：在无氧或富氧环境中均可生长，但在无氧环境中生长更好的细菌（如第三梭状芽孢杆菌，多为放线菌属）。

厌氧菌：能在无氧环境中生存的细菌。

杆菌：杆状细菌（如革兰阴性杆菌）；注意，不要与芽孢杆菌属混淆。

球菌：球形/圆形的细菌。

棒状杆菌：呈棒状；对与棒状杆菌及相关属革兰染色呈一致形态的细菌的统一描述。

类白喉菌：革兰阴性棒状杆菌（棒状杆菌及其相关菌属）的临床细菌术语。

革兰阴性菌：革兰染色时，由于细胞壁中肽聚糖层较薄而使染色剂结晶紫无法着色的细菌；革兰阴性菌因番红染色而呈粉色。

革兰阳性菌：革兰染色时，由于细胞壁中肽聚糖层较厚而使染色剂结晶紫着色的细菌。

革兰染色不定菌：革兰染色时，部分保留染色剂结晶紫颜色的细菌；常见于杆菌属、梭菌属、不动杆菌属及肺炎链球菌。

微需氧菌：在低浓度氧气环境中才能生长的细菌，过高的氧气浓度可能会抑制其生长（如弯曲杆菌属）。

非发酵菌：不能利用葡萄糖生长的革兰阴性杆菌（如假单胞菌、无色杆菌、不动杆菌等）。注意，非发酵菌与非乳糖发酵革兰阴性杆菌（指在麦康凯或其他含乳糖琼脂上缺乏反应或乳糖利用）不同。这两个术语有时互换使用，但这样不准确。

专性需氧菌：仅在有氧环境中生长的细菌（如铜绿假单胞菌）。

专性/严格厌氧菌：仅在无氧环境中生长的细菌（如脆弱拟杆菌）。

螺旋体：螺旋形细菌；既不是革兰阳性菌也不是革兰阴性菌。

革兰染色

1.主要用于细菌染色。

2.区分革兰阳性菌与革兰阴性菌。

方法

1.将少量标本或细菌培养物涂抹在载玻片上并晾干。

2.通过甲醛（首选）或加热（会使细菌形态扭曲）将标本固定在载玻片上。

3.将结晶紫试剂加到载玻片上。

4.加入碘酒与结晶紫形成复合物，并与革兰阳性菌细胞壁致密的肽聚糖层结合。

5.加入丙酮-乙醇溶液，可洗去革兰阴性菌细胞壁肽聚糖薄层中的碘结晶紫复合物。

6.加入番红试剂对革兰阴性菌进行复染色。用低倍镜估算载玻片上的多形核细胞（PMN）和上皮细胞，用高倍镜对细菌进行计数。

细菌分类

基于生长条件(需氧和厌氧)、革兰染色反应和形态学对细菌进行分类(图1.1至图1.3,表1.1和表1.2)。

血培养

收集

1.皮肤部位适当的消毒是必要的,用于预防血培养污染。

2.一套血培养由一个需氧瓶和一个厌氧瓶组成。

即使厌氧菌的分离率较低,但仍要收集。大多数细菌在厌氧瓶中生长得更快。

3.使用抗生素前要分部位进行2组以上的血培养。

如果怀疑有间歇性菌血症,每天最多进行3组血培养。

体积

体积是血培养成功的最重要因素。

1.大部分患者血液中的细菌浓度为1~5CFU/mL。

2.采血量过少很可能无法发现菌血症。

3.成年人:每组血培养需要采集20mL的血标本(每瓶10mL)。

4.儿童:基于体重和年龄的指导原则。

(1)以体重为基础的指南建议采集患者总血容量的1%~4%。

(2)如果使用儿童专用血培养瓶,每瓶最多可加入5mL血液标本。

说明

1.常见污染物

(1)革兰阳性厌氧球菌。

(2)芽孢杆菌。

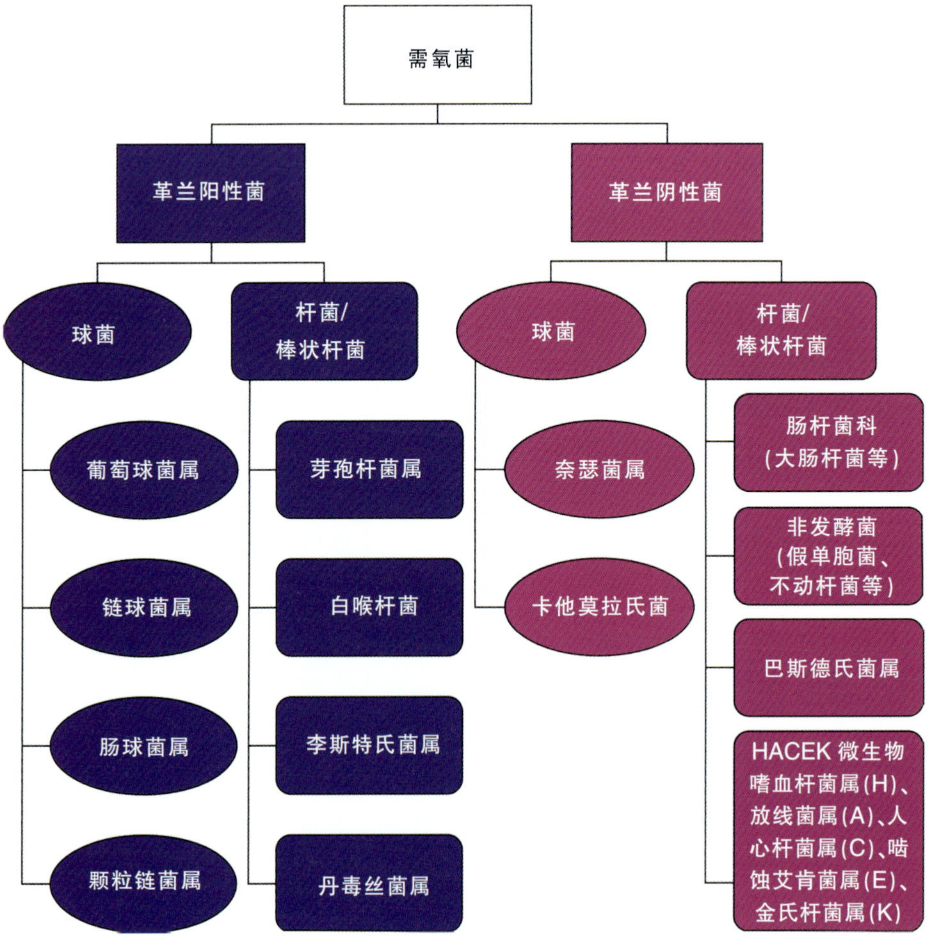

图1.1 需氧菌分类。

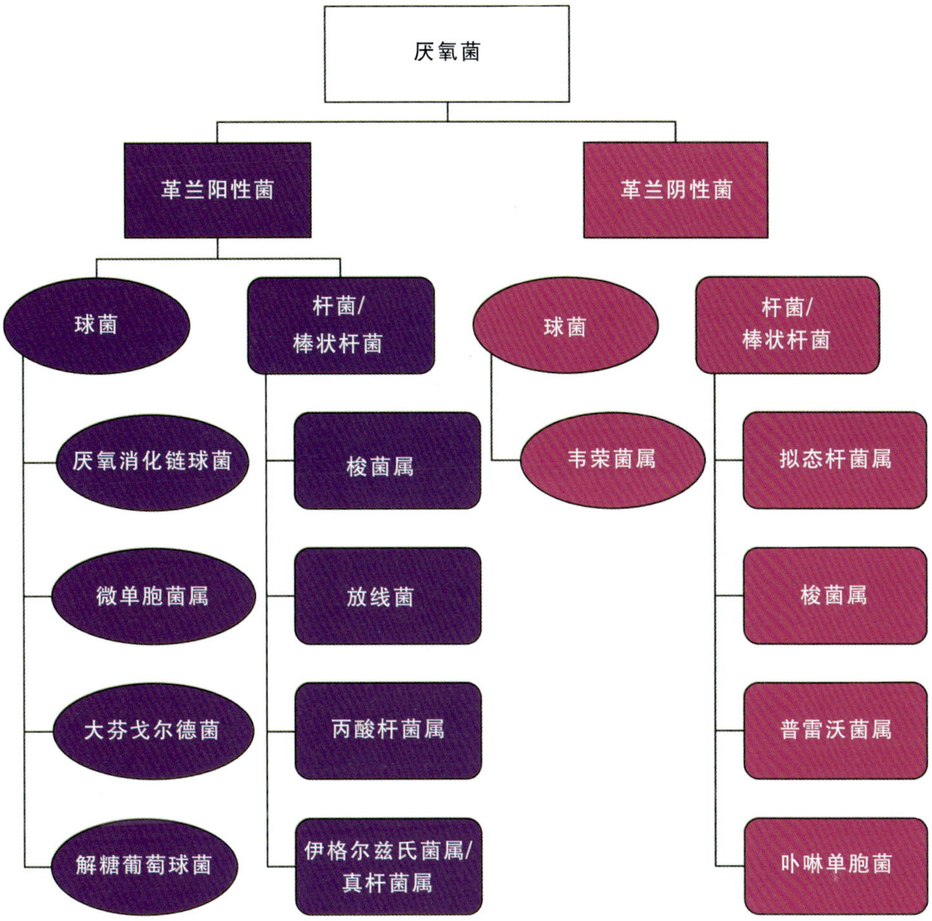

图 1.2 厌氧菌分类。

(3)凝固酶阴性葡萄球菌(非路邓葡萄球菌)。

(4)革兰阳性棒状杆菌。

(5)非致病奈瑟菌属。

(6)草绿色链球菌(在血液病/肿瘤患者中可致病)。

2.与胃肠道肿瘤相关的微生物

(1)溶脂链球菌(*Streptococcus gallolyticus*)、婴儿链球菌(*Streptococcus infantarius*)、非解乳糖链球菌(*Streptococcus alactolyticus*)、黄体链球菌(*Streptococcus lutetiensis*)、马链球菌(*Streptococcus equinus*)(原牛链球菌群)。

(2)腐败梭菌

1)也与血液系统恶性肿瘤相关。

2)琼脂上呈密集形态。

3.血培养假阴性的原因

(1)样品量太少。

(2)采样前已使用抗生素。

(3)微生物不能在标准血培养瓶中生长(巴尔通体属等)。

标本的细菌培养(表 1.3 至表 1.6)

1.细菌培养的成功取决于标本的质量。

2."垃圾"标本→实验垃圾。

常规培养

1.标本量越多越好。

常见的误解就是微生物实验室只需要少量的标本。

2.组织和抽吸液/体液优于拭子。

3.如果只有拭子,植绒拭子是首选。

通常,人造棉拭子每 100 个细菌中只有 3 个细菌会转接到培养皿上。

4.对于伤口标本,皮肤消毒是关键。

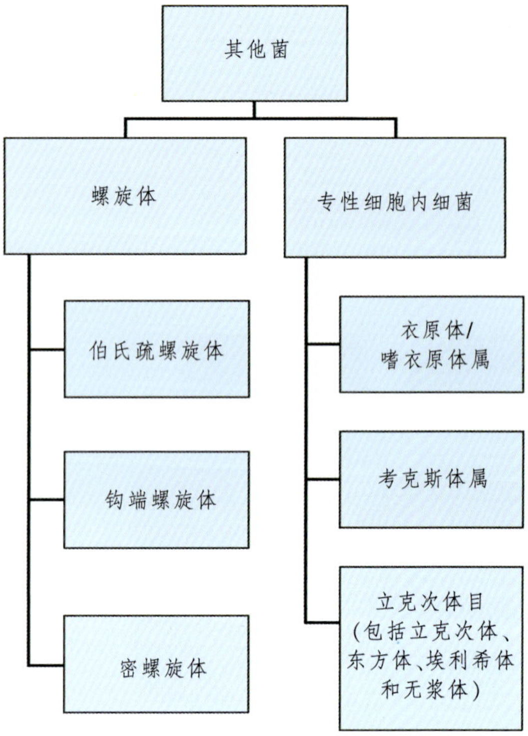

图 1.3 其他菌的分类。

标本应从病变的边缘采集。

5.不要采集压疮性溃疡的浅表层拭子。

厌氧培养

1.厌氧菌群正常定植的部位不适合进行厌氧培养。如下所示,包括但不限于:

(1)口。

(2)咽和鼻咽拭子。

(3)粪便。

(4)浅表伤口标本,包括压疮浅表拭子。

(5)尿液(除非收集耻骨弓上的抽吸液)。

(6)阴道和宫颈拭子。

2.以下标本可以用于厌氧培养:

(1)血液。

(2)深部伤口/通过外科手术或抽吸收集的脓肿。

(3)深静脉窦标本。

(4)无菌的体液。

(5)组织标本。

厌氧运输

厌氧菌、厌氧培养的标本必须采用厌氧运输,确保厌氧菌可培养。

(1)厌氧运输瓶。

(2)注射器抽出空气并密封。

(3)$1cm^3$ 或更大的组织标本可以放入无菌杯。

(4)不建议使用拭子,如需要,必须使用厌氧拭子。

粪便培养

1.粪便必须立即插入卡布(Cary-Blair)或改良卡布转运培养基中。

粪便中的病原体将在数分钟后死亡。

2.如果直接取粪便进行培养,敏感性将降低,尤其是志贺氏菌和弯曲菌。

相关病原体

节肢动物传播的病原体(表 1.7)

1.临床上重要的节肢动物媒介包括跳蚤、虱子、螨虫和扁虱。

2.节肢动物可以传播多种微生物,包括细菌、病毒和寄生虫。

生物威胁(BT)因子(表 1.8)

1.由于这些微生物具有高度传染性,当怀疑有生物威胁因子时,应通知临床微生物实验室。实验室可采取必要的预防措施,防止实验室人员暴露于传染源。

2.大部分临床实验室属于"哨兵"实验室,其工作就是"识别、排除和描述"任何可疑的生物威胁因子。如果某个生物威胁因子不能被排除掉,该分离株应当被送到当地的公共卫生实验室。

3."哨兵"实验室无须准确鉴定可疑的生物威胁因子。

可疑的生物威胁因子不应使用基质辅助激光解吸电离飞行时间(MALDI-TOF)质谱或自动鉴定平台进行检测(见下文"鉴定方法")。

咬伤相关重要病原体(人或动物)

1.厌氧口腔菌群(普雷沃菌属等)。

2.艾肯菌属。

3.巴斯德氏菌。

4.中间葡萄球菌/假中间葡萄球菌。

5.咽峡炎链球菌组。

心内膜炎相关重要病原体

1. HACEK 微生物(由于现有的血培养系统复苏良好,培养阴性的可能性较小)。

(1)嗜血杆菌属(*Haemophilus*)。

(2)放线菌属(*Aggregatibacter*)。

表 1.1 革兰染色说明

革兰染色结果	可能的微生物	图片
成簇的革兰阳性球菌	1.葡萄球菌(包括金黄色葡萄球菌和凝固酶阴性葡萄球菌) 2.微球菌(常见于四链球菌) 3.气球菌 4.罗氏菌(以前称为口腔球菌)	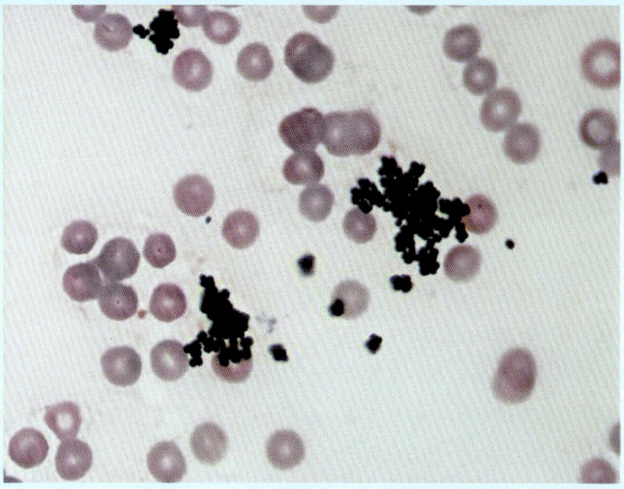
成对的革兰阳性球菌(柳叶刀形)	1.肺炎链球菌(可能被染色成革兰不定菌或革兰阴性菌)	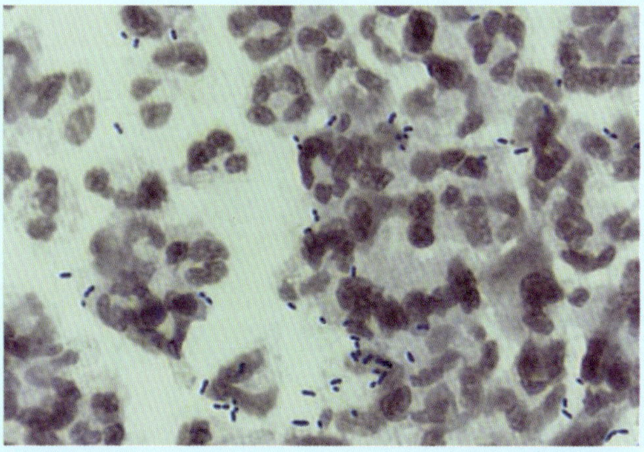
成对和链状的革兰阳性球菌	1.病毒群链球菌(包括一些肺炎链球菌分离株) 2. β-溶血性链球菌(如化脓性链球菌) 3.肠球菌 4.非营养型和颗粒链菌(以前称为营养变异链球菌)	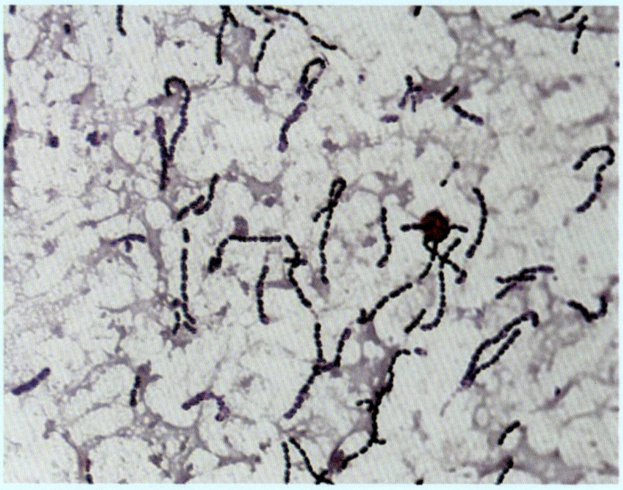

(待续)

表 1.1(续)

革兰染色结果	可能的微生物	图片
规整的革兰阳性杆菌	1.芽孢杆菌(可能是大的、长方形的,可能有芽孢) 2.梭菌(可能是大的、长方形的,可能有芽孢) 3.李斯特氏菌(可能出现球杆菌状) 4.乳酸菌 5.埃格特菌	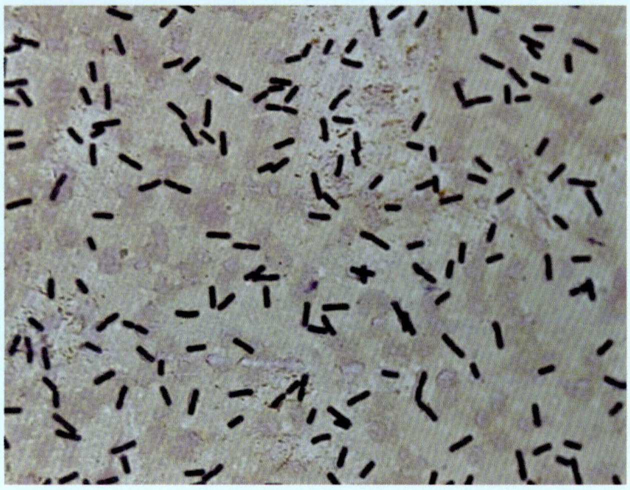
棒状革兰阳性杆菌	1.棒状杆菌 2.表皮菌(旧称短棒菌苗属) 3.念珠菌(组织病理学上可见硫颗粒) 4.丹毒丝菌属	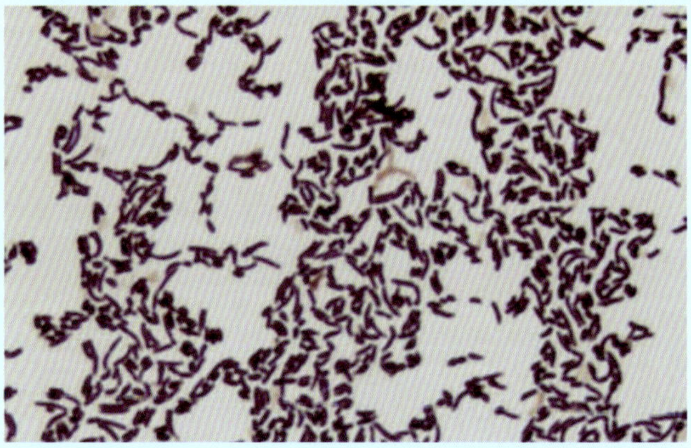
串珠状革兰阳性杆菌	1.分枝杆菌 2.诺卡氏菌属 3.念珠菌(珠状形态在组织病理学上更常见)	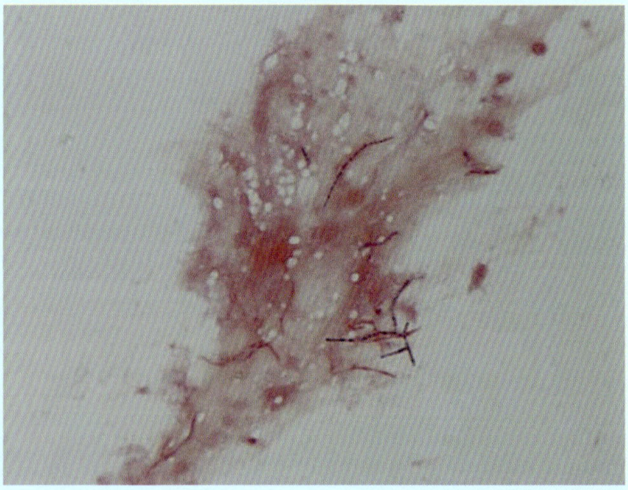

(待续)

(3)人心杆菌属(*Cardiobacterium*)。

(4)啮蚀艾肯菌属(*Eikenella corrodens*)。

(5)金氏杆菌属(*Kingella*)。

2.巴尔通体属(*Bartonella*)。

3.布鲁氏菌(*Brucella*)。

4.衣原体/嗜衣原体属(*Chlamydia/Chlamydophila*)。

5.伯纳特立克次体(*Coxiella burnetii*)。

6.军团菌(*Legionella*)。

表1.1(续)

革兰染色结果	可能的微生物	图片
分枝丝状革兰阳性杆菌	1.诺卡氏菌属 2.链霉菌属 3.戈登氏菌属 4.冢村菌属	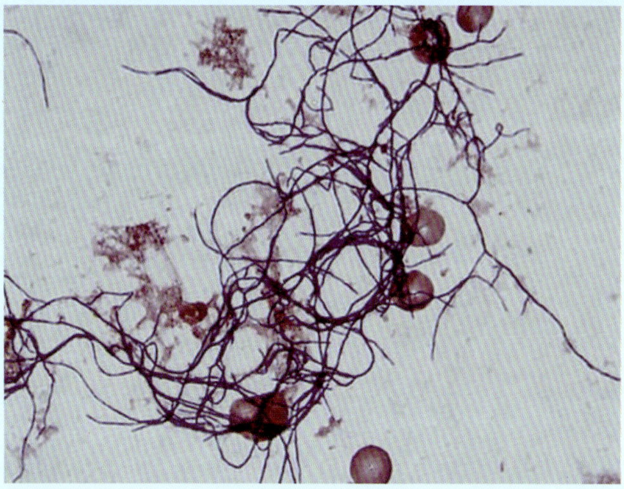
革兰染色不定杆菌	1.杆菌(相关菌属:芽孢杆菌、赖氨酸杆菌) 2.梭菌属 3.阴道加德菌 4.纤毛菌	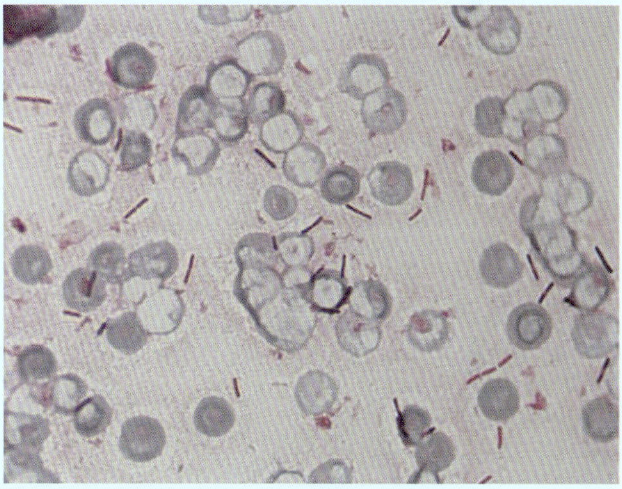
革兰阴性球菌	1.韦荣球菌 2.氨基酸球菌属 3.巨型球菌	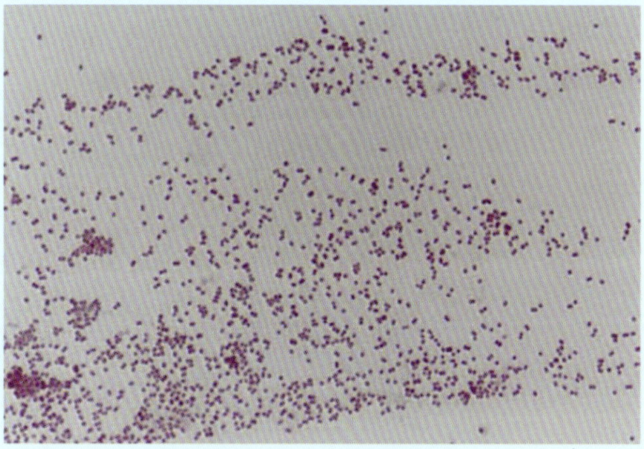

(待续)

表 1.1(续)

革兰染色结果	可能的微生物	图片
革兰阴性双球菌	1.奈瑟菌属(包括脑膜炎奈瑟菌和淋病奈瑟菌) 2.卡他莫拉氏菌	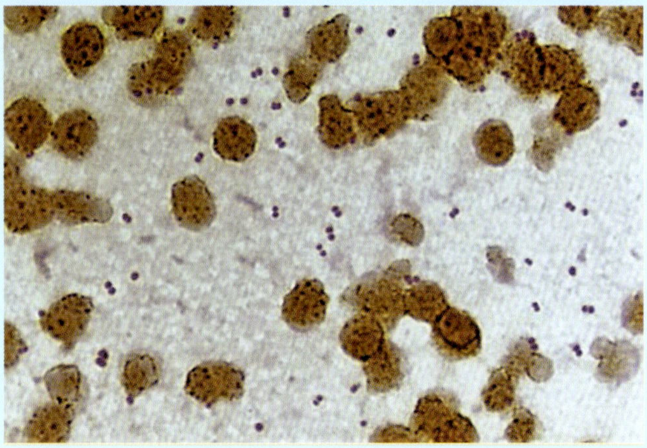
革兰阴性球杆菌	1.嗜血杆菌 2.不动杆菌(可能革兰染色不定) 3.杆菌属 4.莫拉克斯菌属 5.出血性脓毒性巴斯德氏菌 6.拟杆菌 7.土拉弗朗西斯菌(兔热病) 8.布鲁氏菌	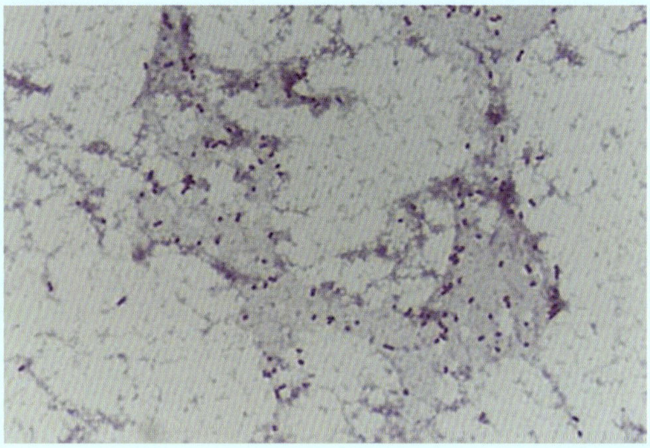
微小革兰阴性杆菌/质量低劣的革兰染色剂	1.土拉弗朗西斯菌(兔热病) 2.布鲁氏菌	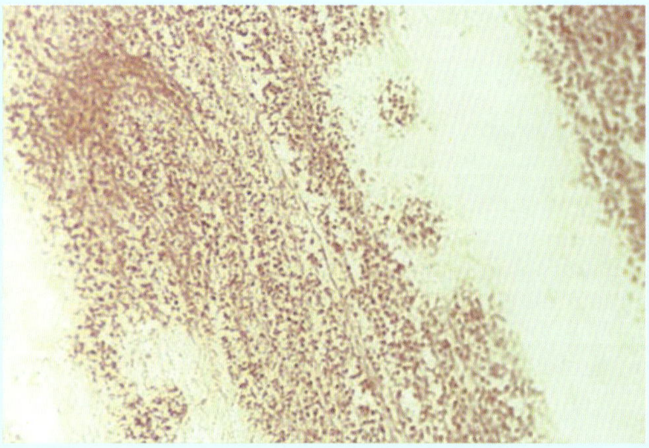

(待续)

7.支原体(*Mycoplasma*)。

8.惠普尔养障体(*Tropheryma whipplei*)。

囊性纤维化患者相关重要病原体

1.金黄色葡萄球菌(*Staphylococcus aureus*)。

2.无色杆菌属(*Achromobacter spp*)。

3.洋葱伯克霍尔德菌(*Burkholderia cepacian*)。

4.担子菌属(*Inquilinus limosus*)。

5.潘多拉菌属(*Pandoraea spp*)。

6.铜绿假单胞菌(*P. aeruginosa*)。

7.嗜麦芽寡养单胞菌(*Stenotrophomonas maltophilia*)。

8.其他非发酵菌。

表 1.1(续)

革兰染色结果	可能的微生物	图片
革兰阴性杆菌	1.肠杆菌科 2.非发酵菌(如假单胞菌、无色杆菌、不动杆菌) 3.HACEK 菌 4.巴斯德氏菌 5.厌氧革兰阴性杆菌 6.芽孢杆菌(虽然属于革兰阳性菌,但也会被染色成革兰不定菌或革兰阴性菌) 7.梭菌(虽然属于革兰阳性菌,但也会被染色成革兰不定菌或革兰阴性菌)	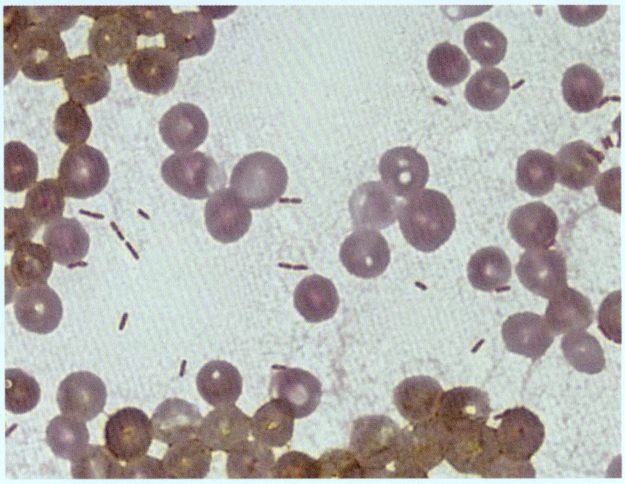
革兰阴性纺锤杆菌	1.具核梭杆菌 2.纤毛菌 3.嗜二氧化碳噬细胞菌	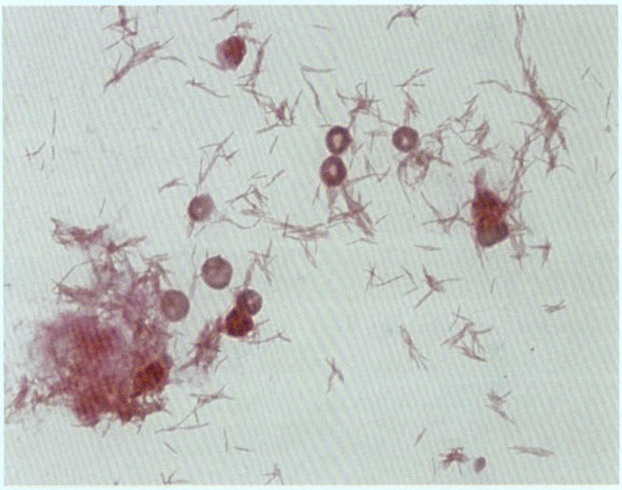
革兰阴性弯曲杆菌	1.弯曲杆菌 2.螺杆菌 3.弓形杆菌 4.厌氧螺菌 5.弧菌(逗点状)	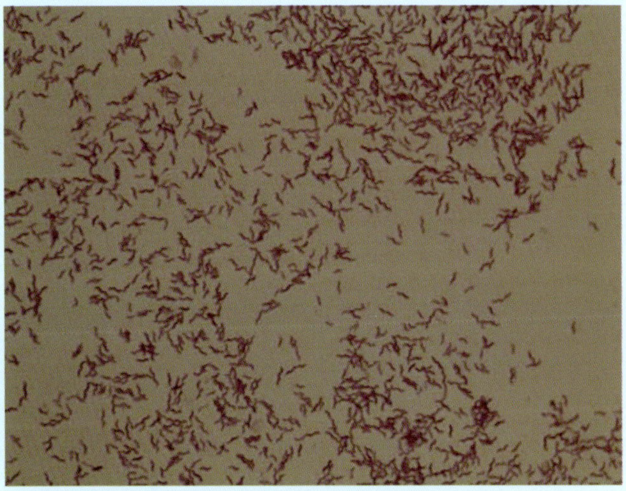 From Inokuchi R, Ishida T, Maeda J, Nakajima S, Yahagi N, Matsumoto A. Am J Emerg Med. 2014;32(7):812e.1.

表 1.2 革兰染色关键词

关键词	可能的细菌
革兰阴性双球菌–脑脊液	脑膜炎奈瑟菌(*Neisseria meningitidis*)
革兰阴性双球菌–生殖器来源、尿液、关节液	淋病奈瑟菌(*Neisseria gonorrhoeae*)
革兰阴性双球菌–呼吸道来源	卡他莫拉氏菌(*Moraxella catarrhalis*)
较大、盒形	芽孢杆菌(*Bacillus*)
	梭菌(*Clostridium*)
革兰染色不定	不动杆菌(*Acinetobacter*)
	芽孢杆菌(*Bacillus*)
	梭菌(*Clostridium*)
	纤毛菌(*Leptotrichia*)
	肺炎链球菌(*Streptococcus pneumoniae*)
柳叶刀形状	肺炎链球菌(*S. pneumoniae*)
海鸥状/鸥翼	弯曲菌(*Campylobacter*)
芽孢	芽孢杆菌及相关菌属(类芽孢杆菌、赖氨酸芽孢杆菌、梭菌)
体型较小的革兰阴性杆菌	布鲁氏菌(*Brucella*)
	弗朗西斯菌(*Francisella*)

表 1.3 重要的术语变更/分类变更

曾用名	现用名
伴放线杆菌(*Actinobacillus actinomycetemcomitans*)	伴放线团聚杆菌(*Aggregatibacter actinomycetemcomitans*)
沙尔氏杆状放线杆菌(*Actinobaculum schaalii*)	沙尔氏杆状放线菌(*Actinotignum schaalii*)
迪氏拟杆菌(*Bacteroides distasonis*)	迪氏副拟杆菌(*Parabacteroides distasonis*)
艰难梭菌(*Clostridium difficile*)	艰难梭菌(*Clostridioides difficile*)
产气肠杆菌(*Enterobacter aerogenes*)	产气克雷伯菌(*Klebsiella aerogenes*)
	(注意:固有耐药性仍然与肠杆菌属相同)
河生肠杆菌(*Enterobacter amnigenus*)	河生莱略特氏菌(*Lelliottia amnigena*)
格尔维亚肠杆菌(*Enterobacter gergoviae*)	格尔维亚多源杆菌(*Pluralibacter gergoviae*)
嗜泡嗜血杆菌(*Haemophilus aphrophilus*)	嗜泡团聚杆菌(*Aggregatibacter aphrophilus*)
缓慢嗜血杆菌(*Haemophilus segnis*)	缓慢团聚杆菌(*Aggregatibacter segnis*)
消化链球菌属(*Peptostreptococcus spp.*)	厌氧球菌(*Anaerococcus*)
(只剩下厌氧消化链球菌是消化链球菌属)	陌生菌(*Atopobium*)
	大芬戈尔德菌(*Finegoldia magna*)
	微小小单胞菌(*Parvimonas micra*)
	嗜胨菌(*Peptoniphilus*)
	斯莱克氏菌(*Slackia*)
痤疮丙酸杆菌(*Propionibacterium acnes*)	痤疮丙酸杆菌(*Cutibacterium acnes*)
"米勒"链球菌群(*Streptococcus "milleri" group*)	咽峡炎链球菌群(*Streptococcus anginosus group*)
(该分类名称未得到确认)	[包括:咽峡炎链球菌(*S. anginosus*)、中间链球菌(*Streptococcus intermedius*)、星群链球菌(*Streptococcus constellatus*)]

表 1.4 常规细菌培养基——需氧培养

培养基/主要用途	存在	不存在
血琼脂平板/明确溶血	多数的革兰阳性和阴性病原体	嗜血杆菌 某些聚集杆菌属 某些淋病奈瑟菌分离株 弗朗西斯菌 颗粒链菌属/贫养菌 常规细菌培养方式无法生长的微生物(表 1.14)
巧克力琼脂	几乎所有微生物,包括苛刻菌 只能在巧克力平板上生长的细菌: 嗜血杆菌 某些聚集杆菌属 某些淋病奈瑟菌分离株 弗朗西斯菌 颗粒链菌属/苛养菌	某些棒状杆菌在巧克力琼脂上不如在血琼脂上生长得好 常规细菌培养方式无法生长的微生物(表 1.14)
麦康凯琼脂/乳糖发酵	不挑剔的革兰阴性杆菌 肠杆菌科 大多数非发酵菌	革兰阳性菌(某些芽孢杆菌可能有突破性的生长) 苛刻革兰阴性菌,包括但不限于: 芽孢杆菌 HACEK 菌 弗朗西斯菌 莫拉克斯菌 奈瑟菌 巴斯德氏菌

中耳炎相关重要病原体

1.厌氧菌。

2.肠杆菌科(新生儿)。

3.流感嗜血杆菌。

4.卡他莫拉氏菌。

5.铜绿假单胞菌。

6.金黄色葡萄球菌。

7.肺炎链球菌。

8.化脓链球菌。

新发病原体(表 1.9)

1.近年来,陆续有一些新发病原体被报道。

2.虽然一些微生物可能确实属于新发病原体,但由于生化鉴定方法的局限性,许多微生物之前可能被错误鉴定。

人畜共患病病原体(表 1.10)

1.人畜共患疾病是在动物和人类之间自然传播的传染病。

2.除了表 1.10 中的细菌性人畜共患病病原体外,许多病毒、真菌和寄生虫也能引起人畜共患疾病。

胃肠道感染

食源性疾病:细菌相关(表 1.11)

1.许多细菌和细菌毒素导致的疾病与污染或未煮熟的食物有关。

2.美国疾病预防控制中心(CDC)估计,全球每年有 4800 万食源性疾病患者,导致 128 000 人住院,3000 人死亡。

表 1.5 生化特征

生化指标	阳性	阴性
α-溶血(琼脂变绿)	草绿色链球菌组(包括肺炎链球菌) 某些肠球菌	葡萄球菌
β-溶血	金黄色葡萄球菌 β-溶血链球菌 产气荚膜梭菌(双溶血环) 气单胞菌属 大肠杆菌 绿脓假单胞菌	大部分凝固酶阴性的葡萄球菌 草绿色链球菌组(除咽峡炎链球菌组外,可形成β-溶血)
过氧化氢酶(主要用于革兰阳性菌)	葡萄球菌 芽孢杆菌 棒状杆菌	肠球菌 链球菌 气球菌属 放线菌 梭菌
凝固酶	金黄色葡萄球菌 中间葡萄球菌 伪中间葡萄球菌 施氏葡萄球菌	其他葡萄球菌
氧化酶(革兰阴性)	气单胞菌属 莫拉氏菌属 奈瑟菌属 巴斯德氏菌 类志贺邻单胞杆菌 假单胞菌(除了浅黄假单胞菌和栖稻假单胞菌)	所有的肠杆菌科除了类志贺邻单胞杆菌 不动杆菌属 嗜麦芽寡养单胞菌
靛基质(革兰阴性)	气单胞菌属 大肠杆菌 摩氏摩根氏菌 类志贺邻单胞杆菌 普通变形杆菌 普罗维登斯菌 巴氏杆菌	不动杆菌属 假单胞菌

粪便中的病原体

1.作为金标准的粪便分离培养正在被非培养检测(如抗原检测和分子检测)替代。

2.如果使用粪便培养,请与实验室核对筛查病原体的种类。

(1)所有实验室都可检测沙门氏菌和志贺氏菌。

(2)有些实验室可检测气单胞菌和邻单胞菌。

(3)有些实验室增加了特殊的弯曲杆菌琼脂。

1)弯曲杆菌培养只能检测空肠弯曲杆菌和大肠弯曲杆菌。

2)其他菌种会受到抑制。

3.产志贺毒素大肠杆菌(STEC)

(1)有些实验室只使用山梨醇麦康凯检测大肠杆菌O157。

(2)有些实验室使用酶免疫分析法检测STEC的

表 1.6 生化关键词

关键词	图片		可能的病原体
可能的 革兰阴性杆菌 β-溶血 金属光泽 麦康凯琼脂上有绿色素 氧化酶阳性	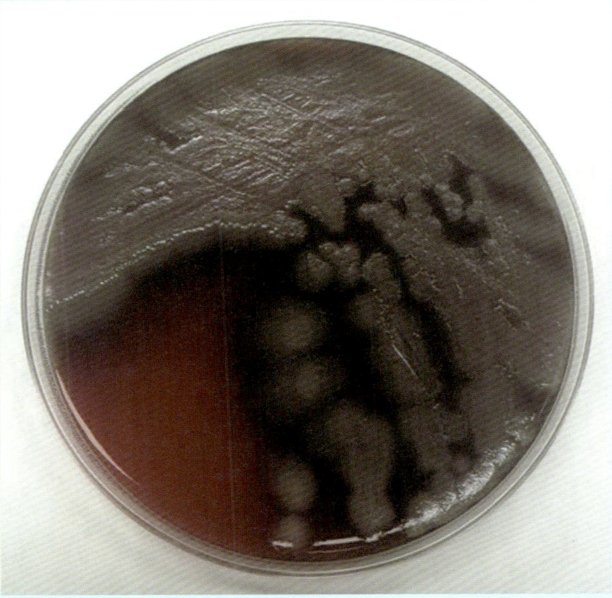	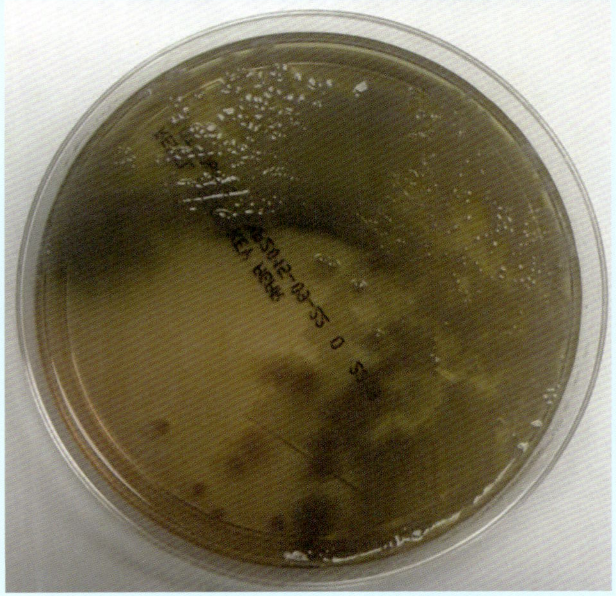	铜绿假单胞菌
革兰阴性杆菌 β-溶血 氧化酶阴性 靛基质阳性 乳糖发酵	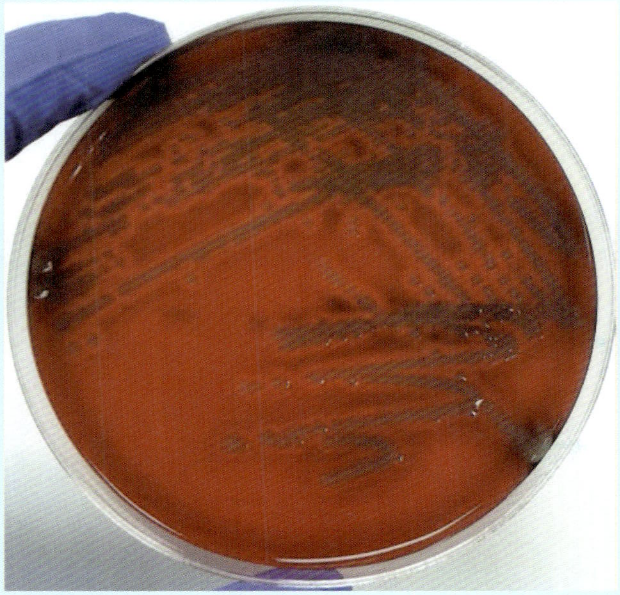	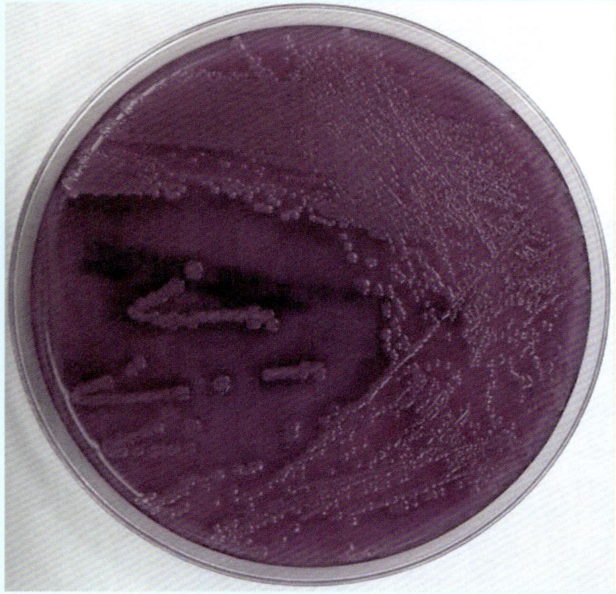	大肠杆菌

（待续）

表 1.6(续)

关键词	图片	可能的病原体
不可能的 革兰阳性球菌 β-溶血 黄色素 触酶阳性	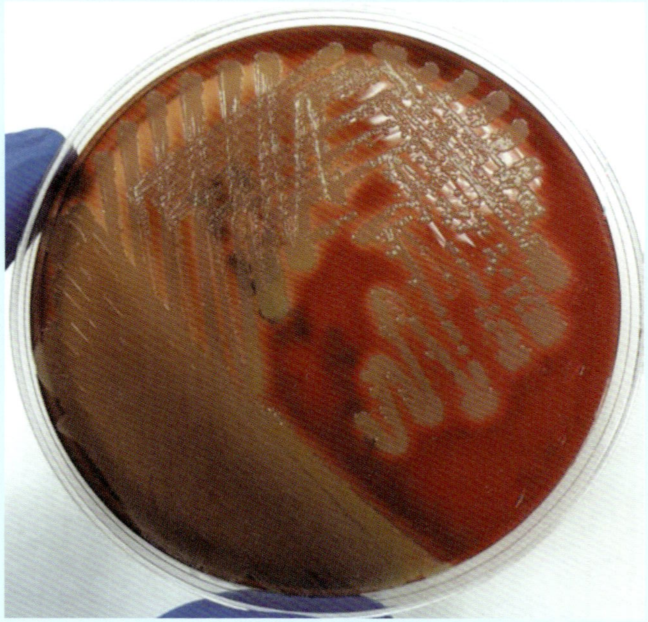 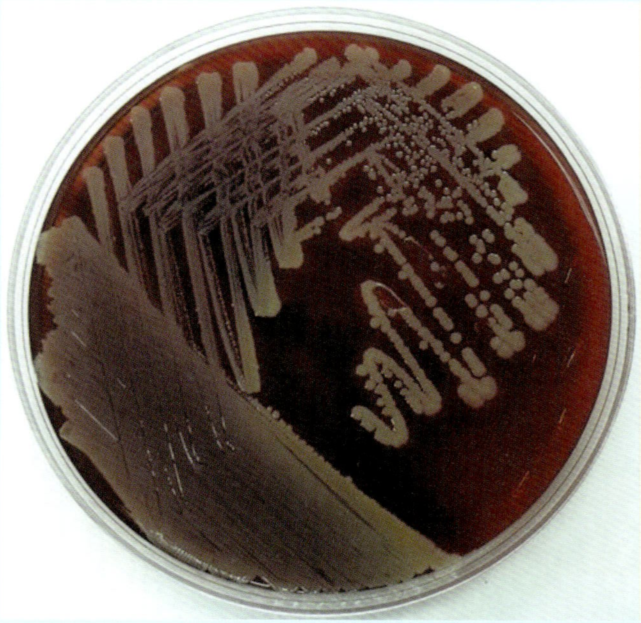	金黄色葡萄球菌

表 1.7 节肢动物传播的病原体

节肢动物	相关病原体	相关疾病
跳蚤	斑疹伤寒立克次体	斑疹伤寒
	鼠疫耶尔森菌	鼠疫
虱子	热巴尔通体	五日热
	回归热螺旋体	回归热
	普氏立克次体	流行性斑疹伤寒
螨虫	由小株立克次体	立克次体痘
	恙虫病东方体	恙虫病
扁虱	嗜吞噬细胞无形体	无形体病
	赫姆斯疏螺旋体	回归热
	帕克螺旋体	回归热
	墨西哥疏螺旋体	回归热
	埃利希氏体属	埃里希体病
	土拉弗朗西斯菌	兔热病
	非洲立克次体	非洲蜱咬热
	帕氏立克次体	斑点热立克次体病
	立氏立克次体	落基山斑点热

控制中心推荐)。

4.粪便标本必须在 30 分钟内处理或放入运输缓冲液中。

志贺氏菌和弯曲杆菌在传代前即逐渐死亡。

5.抗原检测

(1)弯曲杆菌抗原:检测空肠弯曲杆菌和大肠弯曲杆菌。

(2)O157 抗原:低发病率下阳性预测值较差。

6. PCR/分子检测

(1)最常用的是胃肠多重检测。

(2)GI 多重检测的目标因生产厂家而异。

(3)与传统分离培养相比提高了敏感性。

(4)还可以检测死亡细菌;感染 1~4 周后结果可能仍呈阳性。

7.志贺毒素的检测(ELISA 或 PCR)

(1)检测与 STEC 相关的志贺毒素 1 和 2。

检测并不意味着感染志贺氏菌。

(2)不提供关于血清型的信息→只提供公共卫生需要的血清型信息→无临床用途，因为任何血清型都能引起溶血性尿毒症综合征(HUS)。

(3)与仅产生志贺毒素 1 的 STEC 相比,产生志贺毒素 2 或志贺毒素 1 和 2 的 STEC 与严重疾病的相关性更强。

鉴定方法

有些微生物的名称近期发生了变更(见表 1.3)。

生化检测方法(见表 1.4 至表 1.6)

1.生化检测包括简单的斑点试验,如过氧化氢酶、氧化酶、凝固酶及复杂的生化检测。

2.斑点试验可以在数分钟内筛查或鉴定某些微生物,如金黄色葡萄球菌和化脓性链球菌。

3.对于大多数细菌,生化检测需要数小时,有的甚至需要数天。

4.对生化反应迟缓的微生物(固有的或存在生物被膜等)用生化鉴定比较困难。

5.商业化仪器/数据库未及时更新最新的分类变更或最新的微生物。

MALDI-TOF 质谱

1.基于蛋白质含量的鉴定 → 主要是核糖体蛋白,因其在细菌细胞中相对丰富。

2.仅需要单个菌落就可以鉴定。

3.方法

(1)将菌落涂抹到靶板上,并覆盖基质液。

(2)激光照射菌落/基质,使蛋白质离子化。

(3)在电场的作用下,蛋白质通过真空飞行管,以与其质荷比成正比的速率击中探测器。

(4)将获得的频谱或指纹图谱与数据库进行比较,以确定该菌的种类。

4.在数分钟内即可快速、准确地鉴定出需氧菌和厌氧菌。

5.此鉴定技术的精准度仅次于基因测序。

与生化检测相比,可以更精准地鉴定细菌种群。

细菌分离株的 16S rDNA 测序

1. 16S rDNA 基因的部分(更常用)或完整测序。

2.仅依靠 16S 基因对所有的细菌属来说是不够的。

有些细菌属种的鉴定需要对额外的靶基因进行测序。

表1.8 生物威胁因子

微生物	地区/位置	疾病	高危人群/危险因素	微生物特征
炭疽芽孢杆菌 蜡样芽孢杆菌的炭疽生物变种	全球分布 (蜡样芽孢杆菌的炭疽生物变种仅在非洲有报道)	炭疽	动物产品接触者 牲畜业从业人员 兽医	粗大的革兰阳性杆菌,常呈链状 过氧化氢酶阳性 非溶血性(蜡样芽孢杆菌的炭疽生物变种可产生明显的β-溶血) 无动力
布鲁氏菌	全球分布,特别是: 墨西哥及南、中美洲 加勒比海 地中海盆地 东欧 中东	布鲁氏菌病	食用未煮熟的肉或生奶制品 兽医 屠宰厂工人 猎人	微小的革兰阴性杆菌 氧化酶阳性 尿素酶阳性 可能被质谱误鉴定为苍白杆菌
鼻疽伯克霍尔德菌	中南美洲 中东 亚洲 非洲	鼻疽病	兽医 马匹看护者 屠宰场工人	革兰阴性球杆菌 生长缓慢 麦康凯培养基上可变生长 氧化酶变量 黏菌素耐药
类鼻疽伯克菌	热带地区,尤其是东南亚和澳大利亚	类鼻疽	农业工人 有开放性皮肤伤口、糖尿病或慢性肾病者	均匀的革兰阴性杆菌 菌落呈"干裂地面"状 霉味(不要主动闻平板) 氧化酶阳性 黏菌素耐药 可能被质谱误鉴定为泰国伯克霍尔德菌
土拉弗朗西斯菌	北美 欧洲 亚洲	兔热病	捕猎/剥皮野兔、麝鼠、草原土拨鼠的猎人 被蜱虫和鹿蝇叮咬 在兔窝上割草	微小革兰阴性杆菌 氧化酶阴性 过氧化氢酶弱阳性 只生长在巧克力培养基上(在血培养基上可突破性生长)
鼠疫耶尔森菌	美国西部 南美 非洲 欧洲和亚洲有零散病例	鼠疫	跳蚤叮咬 捕猎/剥皮兔子或其他啮齿动物的猎人	"安全别针"/两极染色(吉姆萨染色;一般很少进行革兰染色) 菌落呈煎鸡蛋形态 氧化酶阴性 靛基质阴性

3.通常限于参考实验室或大型科研实验室。

4.实验周期较长。

标本的广谱PCR/16S测序

1.用于一般培养或其他诊断方法无法鉴定的无菌标本。

(1)也可以用于石蜡包埋的组织标本。

(2)可用于包括泛细菌、泛真菌或泛-AFB。

2.广谱PCR随机引物用于扩增标本中的细菌DNA,测序用于确定标本中的病原体。

必须是无菌部位标本或正常菌群才可以扩增。

3.操作

(1)染色中发现病原体可增加敏感性(革兰染色或病理染色)。

表 1.9　新发细菌性病原体

病原体	临床表现
沙氏放线菌	尿路感染
丙酸棒杆菌	呼吸道感染、心内膜炎
柯氏棒状杆菌	乳房脓肿
纤毛菌属	中性粒细胞减少患者的菌血症
假中间葡萄球菌	犬咬伤感染
路敦葡萄球菌	病理/临床表现类似金黄色葡萄球菌的凝固酶阴性葡萄球菌感染

表 1.10　人畜共患病病原体

动物	相关病原体
鸟类	衣原体/鹦鹉衣原体
猫	巴尔通体
	巴斯德氏菌(常为多杀巴斯德氏菌)
农场动物(牛、羊、山羊、鸡等)	炭疽杆菌
	布鲁氏菌
	伯纳特立克次体
	弯曲杆菌
	大肠杆菌(产志贺毒素)
	猪丹毒丝菌
	钩端螺旋体
	沙门氏菌
鱼	猪丹毒丝菌
	海豚链球菌
	弧菌
犬	弯曲杆菌(2017 年的暴发疫情与宠物店的犬有关)
	钩端螺旋体
	巴斯德氏菌(常见为犬巴斯德氏菌和多杀巴斯德氏菌)
	中间葡萄球菌/假中间葡萄球菌(又名犬的金黄色葡萄球菌)
水蛭	气单胞菌属
兔子	土拉弗朗西斯菌病
爬行动物	沙门氏菌
啮齿动物	钩端螺旋体
	沙门氏菌(2015—2017 年的暴发疫情与宠物豚鼠有关)
	螺旋藻
	念珠状链杆菌
	鼠疫耶尔森菌

(2)敏感性低于病原体特异性 PCR/NAAT 试验。

4.周期较长。

表 1.11　食源性疾病相关细菌

食品	微生物
猪肠	小肠结肠炎耶尔森菌
鸡蛋	沙门氏菌
肉汤	产气荚膜梭菌
家庭罐装蔬菜和水果	肉毒梭状芽孢杆菌
蜂蜜	肉毒梭状芽孢杆菌
牡蛎	创伤弧菌
家禽	弯曲菌
	沙门氏菌
鲜奶/芝士	产志贺毒素大肠杆菌
	布鲁氏菌
	弯曲杆菌
	伯纳特立克次体
	李斯特氏菌
	沙门氏菌
大米	蜡样芽孢杆菌

抗生素敏感性试验(AST):方法

1. K-B 纸片扩散法和微量肉汤稀释法是需氧菌的两种参考方法。

2. FDA 批准的其他方法不属于参考方法。

3.厌氧菌的参考方法为琼脂稀释法。

(1)由于方法要求比较严格且培养时间较长,厌氧菌敏感性试验不属于常规操作。

(2)厌氧菌的药敏试验通常仅限在参考实验室中进行。

(3)厌氧菌感染通常由多种微生物引起并进行一般性治疗(而不是像大多数需氧菌感染那样有针对性),所以通常不需要 AST。

(4)由于低水平的耐药性增加,AST 可能适用于无菌部位感染。

(5)全美国的厌氧菌 AST 记录在临床实验室标准协会 M100 文件中,网上可免费查用。

K-B 纸片扩散法(图 1.4)

1.药物从浸渍的纸片扩散到琼脂上,形成一个圆形梯度。

2.测量抑制环的直径。

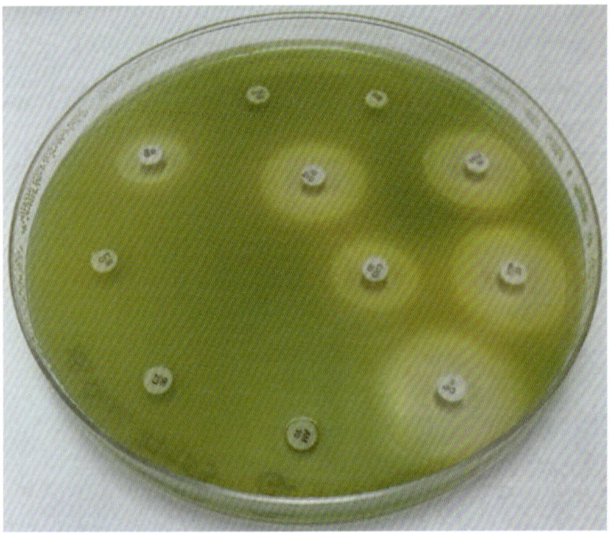

图 1.4 K-B 纸片扩散法。

3.耐药结果[易感(S)、剂量依赖性敏感(SDD)、中介(I)或耐药(R)]根据耐药环直径进行定义。

4.未给出最低抑菌浓度(MIC)。

MIC 试验

1.MIC 是体外抑制细菌生长的最低抗生素浓度。

2.由于试验的差异性,MIC 实验的固有误差为±1倍稀释度。

因此,报告为 2μg/mL 的 MIC 值实际上可能是 1μg/mL 或 4μg/mL。

肉汤微量稀释法

1.在 96 孔板中用 2 倍稀释液制备抗生素。

2. MIC 是抑制细菌生长的最低抗生素浓度。

自动化药敏试验(图 1.5)

1.是否含有 2 倍稀释的抗生素。

有些仪器仅包括少量的抗菌浓度,并使用生长算法来估算 MIC 值。

2.必须使用 FDA 提供的折点,除非实验室对CLSI批准折点进行验证试验。

梯度扩散(Etest,Liofilchem)(图 1.6)

1.纸片扩散法和肉汤微量稀释法的结合。

2.药敏试纸条分布抗生素浓度梯度(每条 1 种抗生素)。

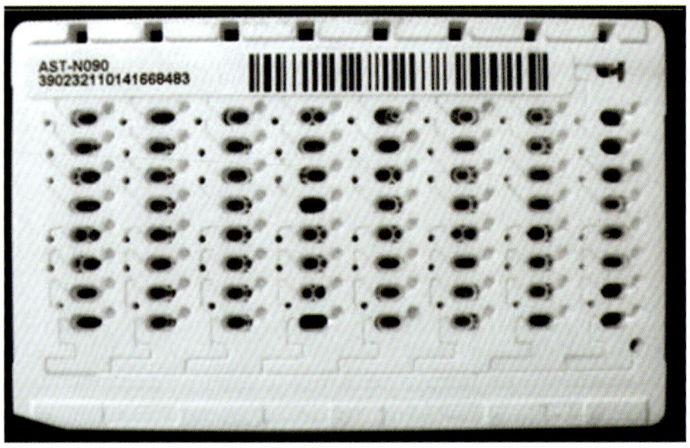

图 1.5 Vitek 自动药敏卡。

3.药物在琼脂中扩散。

4. MIC 为椭圆环与条带相交处的值。

5.药敏试纸条比 2 倍稀释包含更高的抗生素浓度,但报告结果时应用 2 倍稀释法。

6.除非实验室对 CLSI 的折点进行验证试验,否则必须使用 FDA 折点。

琼脂稀释法(仅厌氧菌)(图 1.7)

1.在凝固前,将不同浓度的抗生素添加到琼脂培基上。

2.将细菌重悬至标准浓度,然后将每株分离株的少量悬液加入各浓度的抗生素培养皿中。

3.抑制生长的最低浓度就是 MIC 值。

抗生素敏感试验:解释

易感(S)

1.当使用治疗感染部位的推荐剂量时,分离株可被常规抗生素浓度抑制。

2.可能有临床疗效。

剂量依赖性敏感(SDD)

1.抗生素敏感性取决于给药方案。

2.为了达到必要的水平,应使用更高的剂量,更频繁地给药,或两者兼之。

3.应参考药品说明书中的建议剂量和器官功能进行调整。

中介(I)

1.应答率可能低于敏感株。

2.身体不同部位药物集中浓度决定临床疗效[如

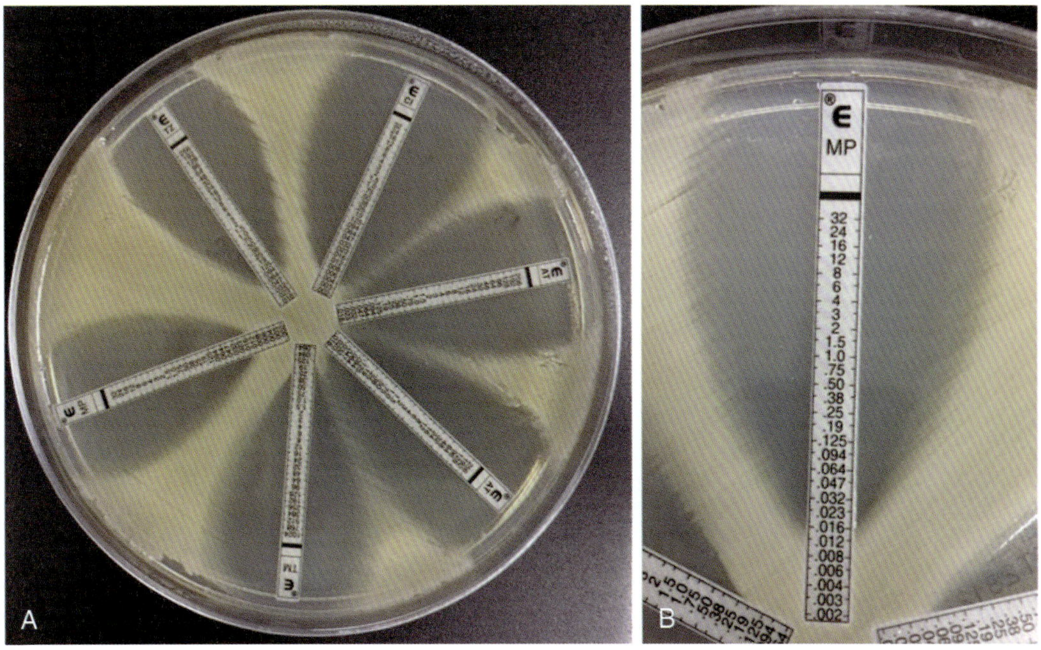

图 1.6　梯度扩散法。

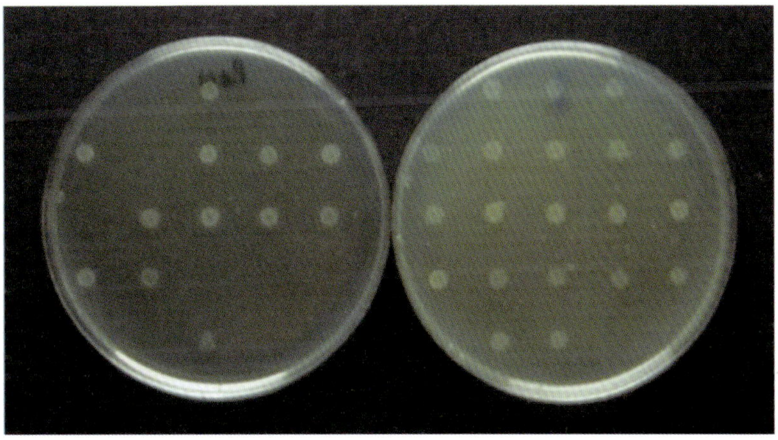

图 1.7　琼脂稀释法：抗菌培养基（左）和生长对照培养基（右）。（From Ison CA，Lewis DA. Gonorrhea. In：Morse SA，Holmes KK，Moreland AA，Ballard RC，eds. Atlas of Sexually Transmitted Diseases and AIDS. Elsevier；2010.）

尿液中的氟喹诺酮类药物或甲氧苄啶–磺胺甲噁唑（TMP–SMX）含量]或使用高于正常剂量的药物。

耐药（R）

1.当使用治疗感染部位的推荐剂量时，通常可达到的抗生素浓度不会抑制分离株。

2.临床疗效尚未在治疗研究中得到可靠证明。

不敏感（NS）

使用范畴为由于缺乏或很少出现耐药株而仅有一个敏感折点的菌株。

抗生素耐药模式：固有耐药（表 1.12）

更多信息可参阅 CLSI M100 文件（每年更新，网上可免费下载）。

SPICE 菌

1.携带染色体 AmpC β–内酰胺酶。

2. AmpC β–内酰胺酶导致对青霉素（哌拉西林除外）、氨苄西林/舒巴坦、阿莫西林/克拉维酸、第一、二代头孢菌素和头霉素类耐药。

3. AmpC 基因在暴露于 β-内酰胺抗生素后可不受抑制，这可导致对第三代头孢菌素、哌拉西林/他唑巴坦和厄他培南耐药。

4. SPICE 菌包括：

(1)沙雷氏菌属。

(2)铜绿假单胞菌。

(3)靛基质阳性变形杆菌(普通变形杆菌属、普罗维登斯菌属、摩氏摩根氏菌)。

(4)弗氏柠檬酸杆菌复合体。

(5)肠杆菌属。

黏菌素耐药细菌

1.大部分革兰阳性细菌。

2.伯克霍尔德菌。

3.担子菌属。

4.淋球菌和脑膜炎奈瑟菌。

5.潘多拉菌属。

6.变形杆菌(变形杆菌、普罗维登斯菌属、摩根氏菌属)。

7.沙雷氏菌属。

万古霉素耐药细菌

1.大部分革兰阴性细菌。

2.无害芽孢梭菌。

3.鹑鸡肠球菌和石蜡肠球菌(染色体 vanC 所致)。

4.猪红斑丹毒丝菌。

5.乳酸菌(嗜酸乳杆菌和德尔布鲁氏乳杆菌除外)。

6.明串珠菌属。

7.片球菌属。

8.魏斯菌属。

获得性耐药机制

革兰阳性菌

1. mecA、mecC：编码青霉素结合蛋白 2a(PBP2a)。

(1)导致葡萄球菌对甲氧西林耐药。

1)mecA：在美国最常见。

2)mecC：在欧洲有报道，在美国比较罕见。

(2)苯唑西林和(或)头孢西丁被用作检测甲氧西林敏感金黄色葡萄球菌(MSSA)与耐甲氧西林金黄色葡萄球菌(MRSA)的指示药物，而非甲氧西林。

1)头孢西丁对 mecA 的检测更敏感。

2)苯唑西林对 mecC 的检测更敏感。

(3)PBP2a 免疫层析法也可用于鉴定 MSSA 和 MRSA(仅 mecA)。

1)可以直接在细菌菌落上进行。

2)检测时间约为 7 分钟。

3)允许在等待全部抗生素敏感性结果时快速鉴别 MSSA/MRSA。

(4)甲氧西林敏感的葡萄球菌对萘夫西林、β-内酰胺/抑制剂组合及头孢菌素和碳青霉烯类敏感。

(5)耐甲氧西林葡萄球菌对除头孢洛林(美国以外的头孢吡普)外的所有 β-内酰胺酶都有耐药性，必须对其进行活性检测。

2.万古霉素介导的金黄色葡萄球菌(VISA)。

(1)对万古霉素敏感性降低。

(2)不是获得性耐药机制，也不是固有耐药；当金黄色葡萄球菌暴露于万古霉素时表型是基于基因表达的改变。

(3)多重基因组变化可能是 VISA 表型变化的原因；最显著的是细胞壁厚度的增加。

3. vanA、vanB：编码细胞壁前体以 D-丙氨酰-乳酸酯为尾部，而不是 D-丙氨酰-d-丙氨酸。

(1)编码肠球菌中的万古霉素耐药(VRE)；很少报道在金黄色葡萄球菌中的万古霉素耐药(VRSA)。

(2)vanA：在美国最常见，对替考拉宁耐药。

(3)vanB：对替考拉宁敏感。

革兰阴性菌

1.超广谱 β-内酰胺酶(ESBL)

(1)通过可移动元件获得基因。

(2)超过 900 个变种型被发现。

(3)大多数 ESBL 可引起青霉素、第一代到第三代头孢菌素，有时甚至是第四代头孢菌素的耐药性。

(4)高水平的表达可能导致厄他培南耐药。

2. AmpC β-内酰胺酶

(1)参考前文的 SPICE 微生物，携带染色体AmpC β-内酰胺酶的细菌列表。

(2)AmpC β-内酰胺酶基因也可以通过可移动

表 1.12　固有耐药性

微生物	固有耐药性
革兰阴性需氧杆菌	克林霉素
	万古霉素(异常罕见)
非葡萄糖发酵革兰阴性杆菌	厄他培南
洋葱伯克霍尔德菌复合体	氨苄西林
	哌拉西林
	替卡西林
	氨苄西林/舒巴坦
	阿莫西林/克拉维酸
	第一、二代头孢菌素
	头霉素类
	厄他培南
	黏菌素
	磷霉素
	注:洋葱伯克霍尔德菌复合体的染色体基因需要发生突变才能出现对下列抗生素的耐药性。2019 年之前 CLSI M100 文件将下列抗生素列为固有耐药,但 2019 年文件指出,没有足够的证据确定体外抗生素试验敏感的菌株是否会在体内产生
	哌拉西林/他唑巴坦
	除头孢他啶外的第三、四代头孢菌素
	氨曲南
	亚胺培南
	氨基糖苷类
弗氏柠檬酸杆菌复合体	请参阅下文 SPICE 菌
柠檬酸杆菌	氨苄西林
	哌拉西林
	替卡西林
肠杆菌(包括产气克雷伯菌)	请参阅下文 SPICE 菌
大肠杆菌	对具有抗革兰阴性杆状菌活性的抗生素没有固有耐药性
克雷伯菌(非产气克雷伯菌)	氨苄西林
	替卡西林
变形杆菌(变形杆菌属、摩根氏菌属、普罗维登斯菌属)	黏菌素
	呋喃妥因
	四环素/替加环素
	亚胺培南的 MIC 值会升高
	* 同样请参阅下文 SPICE 菌
绿脓假单胞菌	氨苄西林
	氨苄西林/舒巴坦
	第一、二代头孢菌素
	头霉素类
	头孢曲松钠
	厄他培南
	复方磺胺甲噁唑
	呋喃妥因

(待续)

表 1.12(续)

病原体	固有耐药性
沙门氏菌和志贺氏菌	第一、二代头孢菌素,头霉素类
	氨基糖苷类
黏质沙雷氏菌	呋喃妥因
	黏菌素
	*同样请参阅下文 SPICE 菌
嗜麦芽寡养单胞菌	哌拉西林
	氨苄西林/舒巴坦
	阿莫西林/克拉维酸
	哌拉西林/他唑巴坦
	除头孢他啶外的第一、三代头孢菌素
	头霉素类
	氨曲南
	亚胺培南
	美罗培南
	厄他培南
	氨基糖苷类
	四环素
	磷霉素
革兰阳性需氧菌	黏菌素
	多黏菌素 B
	萘啶酸
肠球菌	头孢菌素
	氨基糖苷类
	克林霉素
	复方磺胺甲噁唑
粪肠球菌	被列为肠球菌的抗生素和奎奴普丁/达福普丁
石蜡肠球菌和鹑鸡肠球菌	被列为肠球菌的抗生素和奎奴普丁/达福普丁
	万古霉素
李斯特氏菌	头孢菌素

元件获得。

3.碳青霉烯酶

(1)通过可移动元件获得基因。

(2)导致对大多数 β-内酰胺抗生素耐药,非全部。

(3)耐药谱取决于碳青霉烯酶的类型。

(4)美国最常见的是肠杆菌科及非发酵肠杆菌科中的耐碳青霉烯酶肺炎克雷伯菌(KPC)。

(5)其他碳青霉烯酶

1)金属-β-内酰胺酶:NDM、IMP、VIM 等。

2)苯唑西林酶:OXA。

- 有些对头孢菌素敏感,但对碳青霉烯类耐药。
- 可能存在于染色体上。

耐药菌潜在的治疗方案

MRSA

1.万古霉素。

2.头孢洛林。

3.达托霉素。

4.利奈唑胺。

5.特地唑胺。

VRE

1.达托霉素。

2.多西环素。

3.利奈唑胺。

4.特地唑胺。

5.奥利万星。

6.喹奴普丁/达福普丁(仅粪肠球菌)。

产碳青霉烯酶微生物

1.头孢他啶/阿维巴坦。

对金属-β-内酰胺酶无活性。

2.黏菌素。

3.美罗培南/法硼巴坦(vaborbactam)。

对金属-β-内酰胺酶和氧青霉素酶活性有限。

4.替加环素。

脑脊液渗透不佳的抗生素

1.仅通过口服途径使用抗生素。

2. β-内酰胺酶抑制剂(舒巴坦、他唑巴坦、克拉维酸)。

3.第一、第二代头孢菌素。

4.头霉素类。

5.克林霉素。

6.氟喹诺酮类。

7.大环内酯类。

8.四环素类。

覆盖厌氧菌的抗生素

1.氨苄西林/青霉素。

仅推荐用于革兰阳性厌氧菌。

2. β-内酰胺/β-内酰胺酶抑制剂组合。

3.头霉素类。

4.碳青霉烯类。

5.克林霉素。

耐药性>20%，除了坏死梭杆菌/具核梭杆菌、厌氧革兰阳性球菌和痤疮丙酸杆菌。

6.甲硝唑。

7.莫西沙星。

8.四环素。

需氧放线菌(不要与放线菌混淆)

1.根据生长特征的相似性对需氧放线菌进行分组。

(1)土壤中的丝状细菌。

(2)无遗传关系。

2.革兰阳性杆菌具有某种形式的分化(分化不会在所有生长阶段发生)。

3.由于生长速度缓慢,通常在真菌培养基(而非细菌培养基)中分离。

如果不确定,除了细菌培养,还要进行真菌培养。

4.除链霉菌外,大多数临床相关的需氧放线菌,由于其细胞壁中存在分枝杆菌酸，经改良的抗酸染色可呈阳性。

(1)改良的抗酸染色包含硫酸脱色步骤。

(2)使用盐酸作为脱色剂的传统抗酸染色剂(用于分枝杆菌属)时,需氧放线菌通常呈阴性。

5.需氧放线菌包括:

(1)戈登氏菌属。

(2)诺卡氏菌(表1.13)

1)最常见、临床上重要的需氧放线菌。

2)由于宿主免疫功能低下,尤其是血液科/肿瘤科患者(免疫活性宿主中的罕见感染),可引起肺部感染、脑脓肿、皮肤感染。

3)菌落呈白色、干燥,随着时间推移呈橙色。

4)杆状菌呈串珠状,比链霉菌更精细。

5)细胞壁中的霉菌酸使抗酸染色呈阳性。

6)TMP-SMX是首选治疗方法,但由于某些细菌对TMP-SMX耐药,通常使用双重覆盖。

6.红球菌属。

7.链霉菌属(表1.13)

(1)第二常见分离株,一般为需氧放线菌。

(2)通常作为污染物而非病原体。

表 1.13 需氧放线菌

项目	诺卡菌属	链霉菌属
吉姆萨染色	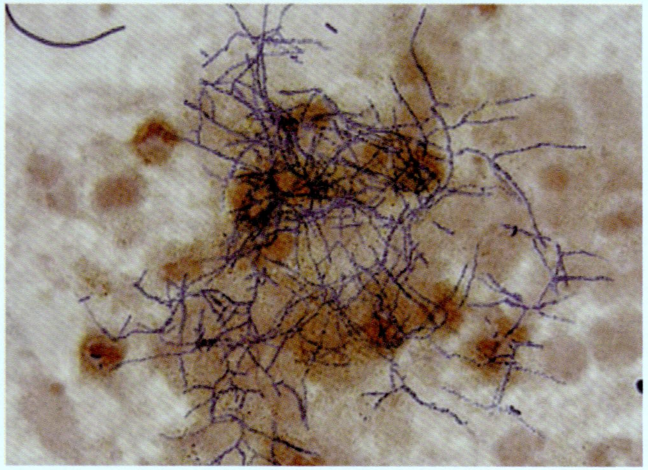	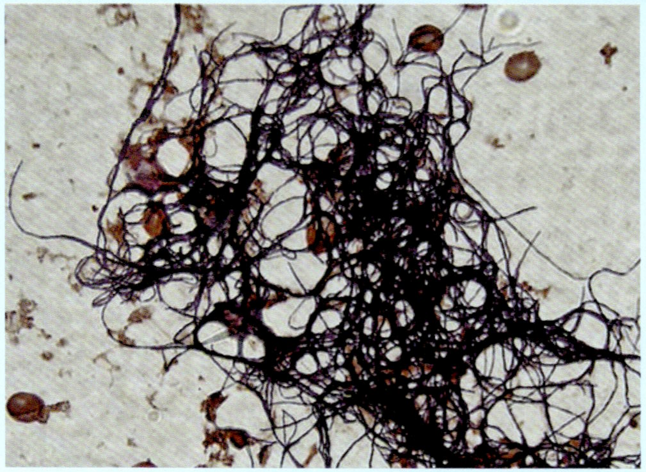
改良抗酸染色	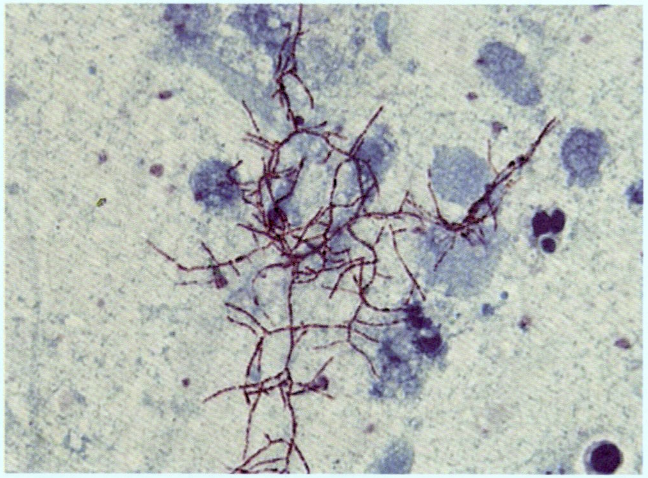	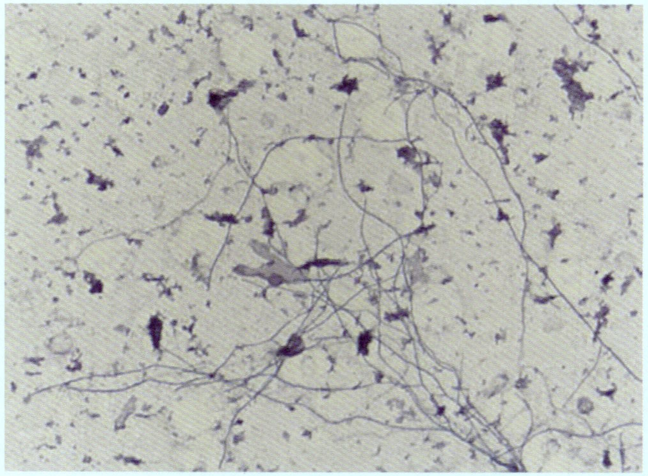

（待续）

表 1.13(续)

项目	诺卡菌属	链霉菌属
菌落形态	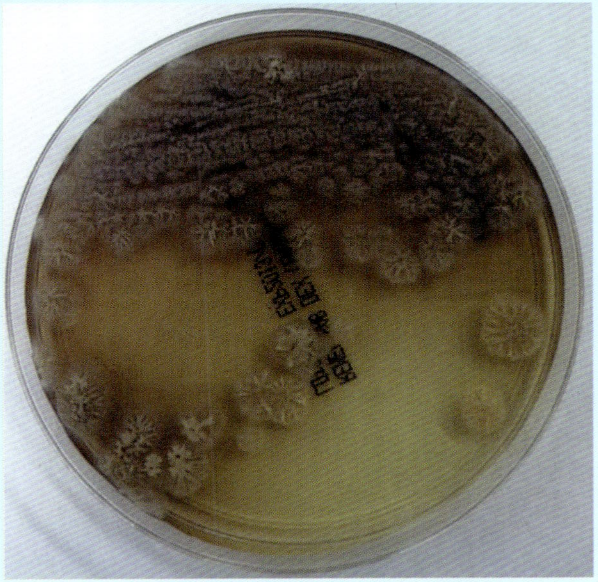 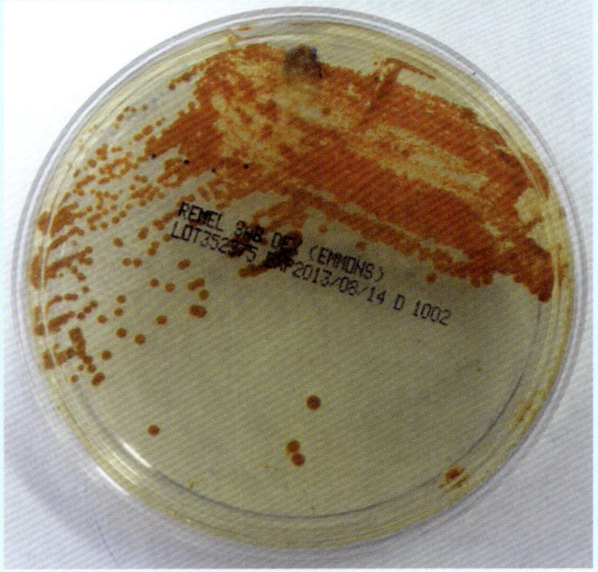	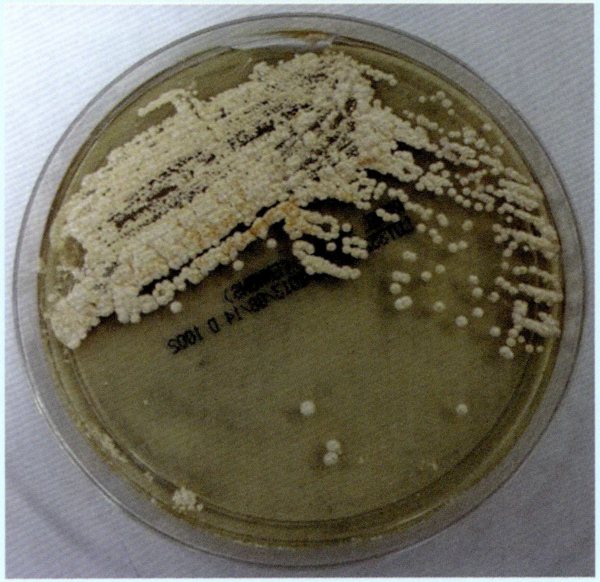

(3)比诺卡氏菌粗的杆菌。

(4)改良抗酸染色呈阴性。

8.冢村菌。

常规培养基中无法生长的细菌

虽然常规细菌培养可以培养大部分细菌病原体,但也有一些值得注意的难养病原体不能在常规培养中生长,需要专门的检测(表 1.14)。

抗酸杆菌(AFB)/分枝杆菌(见第 32 章和第 33 章)

1.分枝杆菌主要是环境微生物,其细胞壁中含有大量分枝杆菌酸。

2.在染色过程中,分枝杆菌不易被酸脱色。因此,其被称为 AFB。

3. AFB 分为:

(1)结核分枝杆菌群(MTBC)。

(2)麻风分枝杆菌。

(3)非结核分枝杆菌(NTM)。

1)也称为非结核分枝杆菌(MOTT)或非典型分枝杆菌。

2)NTM/MOTT 是一组多样化的环境分枝杆菌。

- 引起疾病的能力各不相同。
- 不会在人与人之间传播。

3)NTM/MOTT 进一步分为:

- 缓慢生长分枝杆菌(SGM)。
- 快速生长分枝杆菌(RGM)。

诊断方法:MTBC

PPD/结核菌素皮肤试验(TST)

1.皮内注射结核菌素纯化蛋白衍生物 0.1mL。

2. 48~72h 后观察结果。

3.适用于检测<5 岁检测儿童。

结果解释

1.硬结≥5mm 确认为阳性。

(1)免疫抑制患者[包括人类免疫缺陷病毒(HIV)感染者、移植患者、高剂量肾上腺皮质激素患者等]。

(2)近期接触过结核病患者。

(3)胸部 X 线检查显示纤维化改变与既往结核病一致。

2.硬结≥10mm 确认为阳性。

(1)来自高负担国家的新移民(<5 岁)。

(2)静脉注射吸毒者。

(3)分枝杆菌实验室人员。

(4)4 岁以下的儿童。

(5)高危人群。

(6)高风险聚集地的居民和雇员。

(7)暴露于高风险成人的婴儿、儿童和成人。

3.硬结≥15mm 确认为阳性。

(1)任何人,包括无已知风险因素人群。

(2)不正确的试验管理。

4.假阳性原因

(1)不正确的试验管理。

(2)既往卡介苗(BCG)接种或 BCG 癌症治疗。

(3)感染 NTM/MOTT。

(4)过敏性皮肤。

5.假阴性原因

(1)不正确的试验管理。

(2)不正确的解释。

(3)皮肤过敏。

(4)近期感染结核病(暴露后 8~10 周内)。

(5)非常陈旧的结核病感染(多年)。

(6)年龄<6 个月。

(7)近期接种活病毒疫苗。

(8)某些病毒性疾病(如麻疹、水痘)。

(9)严重的结核病。

γ-干扰素释放试验(IGRA)

1.检测时间(约 24h)比 TST 快,但价格昂贵。

2.优先级

(1)接种过卡介苗(作为疫苗或癌症治疗)者。

(2)无法返回接受后续随访者。

3.测量对 MTBC 的免疫应答。

(1)将患者的血液与结核分枝杆菌抗原一同孵育。

(2)如果被感染,T 细胞将识别抗原并释放 γ-干扰素(IFN-γ)。

表 1.14 常规培养基上无法生长的细菌的诊断试验

病原体	诊断方法
嗜吞噬细胞无形体	PCR/NAAT
	血清学——感染后 2 周
巴尔通体属	血清学
	PCR/NAAT
百日咳鲍特氏菌/副百日咳鲍特氏菌	呼吸系统标本进行 PCR/NAAT
伯氏疏螺旋体	血清学
	如果患者未去过莱姆病流行区但出现假阳性，则不需要检测
	通过免疫印迹试验进行确认
	PCR/NAAT
螺旋体（反复发热）	通过显微镜在血涂片中寻找螺旋体
	PCR/NAAT
	血清学
沙眼衣原体	PCR/NAAT
	细胞培养
	主要用于性虐待案件，不是美国所有的州都接受 PCR 结果
衣原体/鹦鹉衣原体	血清学：IgM 和 IgG
衣原体/肺炎衣原体	呼吸道标本的 PCR/NAAT
伯纳特立克次体	血清学
	抗体Ⅰ期>Ⅱ期表明既往或长期感染
	抗体Ⅱ期>Ⅰ期表明急性期感染
埃里克体	PCR/NAAT
	血清学
	只检查恰菲埃里希氏体；埃文埃里克体镜检会有交叉反应
	显微镜检
	吉姆萨染红后镜检发现桑葚体；敏感性较差
金格杆菌	PCR/NAAT 检测关节液的脓毒性关节炎
	培养对于其他临床标本/表现（菌血症、心内膜炎、伤口感染）通常是足够的
肉芽肿克雷伯菌	多诺万菌属的细胞在准备好的组织挤压物或活检时可见
杜氏嗜血杆菌	专门培养基分离培养；只能在参考实验室中检测
	敏感性<80%
	检查前排除梅毒和单纯疱疹病毒（HSV）
幽门螺杆菌	非侵入性
	尿素呼气试验
	敏感性为 90%~95%并且特异性 IF 含铋化合物，质子泵抑制剂和抗生素在检测前 2~4 周停止使用
	粪便抗原
	敏感性为 90%~95%并且特异性 IF 含铋化合物，质子泵抑制剂和抗生素在检测前 2~4 周停止使用
	血清学
	由于缺乏实用性，不推荐使用
	侵入性（十二指肠或胃活检）
	尿素呼气试验；也被称为弯曲杆菌样生物（CLO）试验
	敏感性为 90%~95%

（待续）

表 1.14(续)

微生物	诊断方法
	特异性为 95%~100%
	组织病理学/免疫组化
	分离培养
	需要专性培养基
	活检标本采集时,必须放置在适当的运输介质中
军团菌	分离培养
	需专性培养基
	检测所有种类
	尿抗原
	仅检测嗜肺军团菌 1 型
	在美国某些地区,嗜肺军团菌导致的军团菌感染<50%
	PCR/NAAT 检测呼吸道标本
	与实验室确认 PCR 是仅检测嗜肺军团菌还是检测所有种类;PCR 检测所有种类可区分嗜肺军团菌,但不能区分其他种类
钩端螺旋体	分离培养
	血液和脑脊液:出现症状前 1 周
	尿液:发病后 7~10 天
	血清学
	仅 IgM:前 7~10 天不敏感
生殖道支原体	PCR/NAAT
人支原体	PCR/NAAT
	专性培养基分离培养
	运输必须使用支原体运输培养基
肺炎支原体	PCR/NAAT
恙虫病东方体	血清学(CDC)
	PCR/NAAT(CDC)
立克次体	血清学
螺旋藻	使用吉姆萨染色、瑞特染色或暗视野显微镜可观察在血液和感染组织中的形态
	细菌多病原 PCR/测序
	50%的患者非梅毒螺旋体梅毒试验呈假阳性
梅毒螺旋体	非密螺旋体试验:检测由梅毒螺旋体破坏细胞释放分子的相关抗体
	快速血浆反应素(RPR)
	高浓度可导致假阴性的"前滞"反应
	如果检测呈阴性,但高度怀疑梅毒,要求实验室稀释样本,以排除"前滞"反应
	假阳性结果可能由梅毒螺旋体亚种雅司螺旋体(雅司病病原体)、密螺旋体(皮肤病病原体)、梅毒分枝杆菌(MTB)、立克次体病所致
	滴度可监测患者治疗效果
	性病研究实验室(VDRL)
	敏感性为 30%,特异性为 90%
	密螺旋体试验
	荧光密螺旋体抗体吸附试验(FTA-ABS)
	梅毒螺旋体明胶颗粒凝集试验(TP-PA)

(待续)

表 1.14(续)

微生物	诊断方法
	一旦感染,FTA-ABS 或 TP-PA 将终身阳性
	FTA-ABS 或 TP-PA 阳性结果无法区分是急性期感染还是既往感染
	两种试验均会与其他密螺旋体产生交叉反应
惠普尔养障体	肠活检组织病理学
	泡沫巨噬细胞的过碘酸希夫(PAS)染色(惠普尔病的特征)
	免疫组织化学
	PCR/NAAT
脲原体	PCR/NAAT

4.其中有两款在美国上市。

(1)QuantiFERON-TB Gold(QFT)

检测 IFN-γ 的释放量。

(2)TSPOT.TB

检测 IFN-γ 产生细胞的数量。

5.结果解释

(1)阳性。

(2)阴性。

(3)不确定/边界。

6.假阳性原因

(1)感染 NTM/MOTT

最值得注意,但不限于:堪萨斯分枝杆菌、海洋分枝杆菌、苏尔盖分枝杆菌。

7.假阴性或不确定原因

(1)年龄>65 岁。

(2)免疫缺陷。

(3)播散性肺结核。

(4)肺外结核病。

快速 DNA 结核试验

1.临床标本中结核分枝杆菌和利福平耐药株的 PCR 检测。

2. FDA 批准用于痰液标本。

一些实验室已经验证了其他标本来源,如支气管肺泡灌洗液和脑脊液。

3.必须与分离培养结合使用。

4. MTB/RIF 表现(痰液标本)

(1)涂片阳性标本:97%~99%的敏感性,98%~99%的特异性。

(2)涂片阴性标本:61%~74%的敏感性,98%~99%的特异性。

诊断方法:所有分枝杆菌属

涂片镜检

1.分枝杆菌的细胞壁中含有大量的分枝菌酸。

(1)不要用革兰染色剂染色。

(2)用碳品红染色。

(3)染色后不易被酸脱色,因此耐酸。

2.方法

(1)金胺罗丹明染色可用于标本的直接染色。

(2)Kinyoun 抗酸染色用于确认阳性的金胺罗丹明染色,并用于染色阳性培养物的生长(图 1.8)。

不应与改良的抗酸染色相混淆,后者用于需氧放线菌。

培养

1.培养物接种在液体和固体培养基上。

(1)有些菌种在液体培养基中生长得更好;有些在固体培养基中生长得更好。

(2)液体培养基需培养 6 周,固体培养基需培养 8 周。

2.分类:RGM 和 SGM(表 1.15)。

(1)指稀释标本或继代培养时的生长速率。

(2)7 天内生长→更有可能是 RGM。

然而,高负荷标本的 MTBC 和其他 SGM 可能在 3~4 天内从原始标本生长。

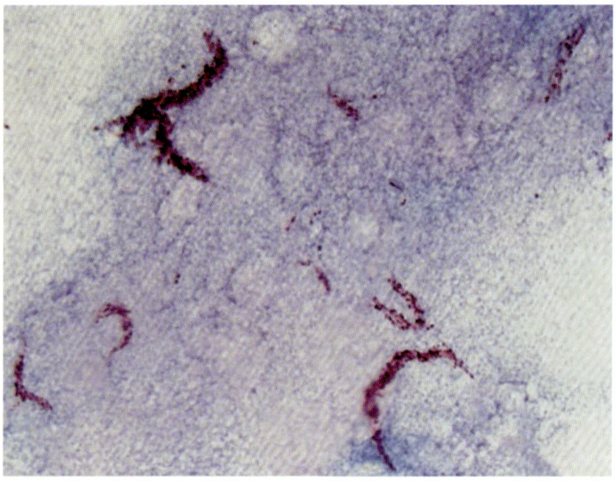

图 1.8 Kinyoun 抗酸染色阳性。

(3)7 天后生长→可能是 SGM。

然而,低负荷标本的 RGM 可能需要 1 周或更长时间才能从原始标本生长。

培养物的鉴定方法

DNA 探针

1.用于阳性培养物(肉汤或固体培养基)。

2.市售 DNA 探针

MTBC。

1)鸟分枝杆菌-胞内复合体(MAIC)。

2)堪萨斯分枝杆菌。

3)戈登分枝杆菌。

MALDI-TOF 质谱

1.用于阳性培养物(肉汤或固体培养基)。

2.进行质谱分析之前需要灭活和提取步骤来分解分枝菌酸并且灭活潜在的 MTBC→其余过程与非抗酸细菌相同。

3.准备/灭活步骤必须在生物安全(BSL)2+或BSL 3 级实验室中进行。

4.灭活后,可在常规实验室恢复检查(BSL 2)。

5.并非 MTBC、MAIC、脓肿分枝杆菌组和偶发分枝杆菌组的所有种类或亚种都能被区分。

6.需要通过测序以进行全面鉴定。

高效液相色谱(HPLC)

1.用于阳性培养物(肉汤或固体培养基)。

2.分枝杆菌种类不同,细胞壁中分枝菌酸的组成也不同。

3.提取分枝菌酸进行高效液相色谱分析,并产生图谱。

4.将 HPLC 图谱与图谱库进行比较,并根据相似性进行鉴定。

5.不能区分 MTBC、MAIC、脓肿/龟分枝杆菌组和偶发分枝杆菌组中的种类或亚种。

需要测序以进行全面鉴定。

6.以前,HPLC 是最常用的 AFB 鉴定方法,但现在正在被 MALDI-TOF 取代。

测序

1.可在阳性培养物或标本上直接进行(通常是 PCR 和测序结合)。

2.诊断分枝杆菌的金标准,但与其他方法相比,技术难度更大,实验周期更长。

3.最常用的是 16S rRNA 基因。

rpoB 和 hsp65 基因对于某些复合物或密切相关种类的分化是必需的。

4. MTBC、MAIC、脓肿分枝杆菌组和偶发分枝杆菌组等种类/亚种区分所必需。

AST

1. MTBC 分离株必须进行。

2.通常按照 NTM/MOTT 要求执行。

(1)可能不需要 AST,取决于分离株的种类。

(2)SGM

1)MAIC:只有克拉霉素、莫西沙星和利奈唑胺证明了体内外的相关性。其他结果不能预测临床反应。

2)堪萨斯州分枝杆菌:建议只检测克拉霉素和利福平。如果一线药物有耐药性,还可以检测其他二线药物。

3)海洋分枝杆菌:阿米卡星、环丙沙星、克拉霉素、多西环素、乙胺丁醇、莫西沙星、利福平和 TMP-

表 1.15 生长快速分枝杆菌和生长缓慢分枝杆菌

种类	临床表现	注意
生长缓慢分枝杆菌(SGM)		
结核分枝杆菌复合群	肺病 波特病	住院患者需采取空气隔离措施 需要通过测序以进行准确的物种级别鉴定 牛分枝杆菌对吡嗪酰胺具有内在抗性
鸟分枝杆菌-胞内复合体(MAC/MAIC)	免疫功能低下患者的肺部疾病 温德米尔湖夫人综合征 热水浴缸肺 儿童单侧颈部淋巴结炎	需要通过测序以进行准确的物种级别鉴定
嵌合分枝杆菌	心脏手术中由于加热冷却器被污染而引起的感染	通过 DNA 探针、质谱和 HPLC 鉴定是否为 MAC/MAIC 需要测序进行明确的鉴定
戈登分枝杆菌	罕见病原菌 大部分病例与污染相关	独特的橙色/黄色的菌落
嗜血分枝杆菌	皮肤、骨骼和关节感染 儿童单侧颈部淋巴结炎	需要在 30~32℃和血红素条件下培养生长 如怀疑,应通知实验室,确保使用合适的培养基
堪萨斯分枝杆菌	在美国第二常见引起热水浴缸肺病 可类似肺结核 肺外感染并不常见	可导致 IGRA 的假阳性
麻风分枝杆菌	麻风病	不能进行分离培养 诊断依靠切口皮肤涂片或皮肤刮痕/活组织检查
海分枝杆菌	鱼缸肉芽肿	培养需要 28~30℃ 可导致 IGRA 的假阳性
斯氏分枝杆菌	罕见 可类似肺结核	可导致 IGRA 的假阳性
溃疡分枝杆菌	布鲁里溃疡	培养基上非常难/缓慢生长 培养需要 29~33℃ 培养可能需要 8~12 周 如怀疑,应通知实验室,确保合适的培养条件及延长培养周期
蟾蜍分枝杆菌	慢性肺病患者肺部感染 肺外则不常见	嗜热细菌的最适生长温度为 42~43℃
生长快速分枝杆菌(RGM)		
脓肿分枝杆菌组	最常见的 RGM 肺部感染,尤其是囊性纤维化患者 肺移植禁忌证 免疫功能低下患者的弥散性感染 软组织感染 中耳炎	由脓肿分枝杆菌脓肿亚种、脓肿分枝杆菌牛肝亚种、脓肿分枝杆菌马氏亚种组成 对抗菌剂具有很强的耐药性 脓肿分枝杆菌亚种可能含有诱导型 erm 基因 脓肿分枝杆菌牛肝菌亚种含有 erm 基因,导致对大环内酯类药物耐药 脓肿分枝杆菌马氏亚种不含 erm 基因 需要通过测序以进行准确的亚种水平鉴定
龟分枝杆菌	局部和弥散性皮肤感染 大多数弥散性感染发生在免疫抑制患者中,特别是正在接受全身皮质类固醇治疗的患者 与 2011—2012 年因文身墨水被污染而暴发的疫情有关	最佳孵育温度为 28~32℃ 35~37℃标准温度可生长,但可能会延迟生长
偶发分枝杆菌组	局部皮肤感染 美甲店获得性疖病 骨和关节感染 中枢神经系统感染	猪分枝杆菌是偶发分枝杆菌中第二常见的分离菌(偶发分枝杆菌之后) 需要通过测序以进行准确的物种级别鉴定

SMX 存在药物敏感性折点/解释标准。

4)其他 SGM 没有药物敏感性折点。如果进行检测,可能参考堪萨斯分枝杆菌解释标准,取决于执行的实验室。

(3)RGM

1)AST 结果与肺部感染的临床症状无关。

2)氨基糖苷类、头孢西丁和 TMP-SMX 的 AST 结果已被发现与肺外疾病的临床症状相关。

琼脂比例法

1.琼脂比例法是 MTBC 药敏试验的参考方法,现已被肉汤法取代,肉汤法更容易操作。

2.试验周期长达 28~35 天(MTBC)。

3.使用建立的抗菌浓度进行检测。

(1)利福平:1μg/mL。

(2)异烟肼:0.1μg/mL 和 0.4μg/mL。

(3)乙胺丁醇:5μg/mL。

(4)吡嗪酰胺:100μg/mL。

4.将在含抗生素培养基中生长与在无抗生素培养基中生长进行比较。

如果含抗生素培养基比无抗生素培养基生长≥1%,则认为该菌株对该药物具有耐药性。

5.每种抗生素均被报告为易感或耐药。不报告 MIC 值。

肉汤法

1.可采用微量肉汤法或大量肉汤法。

2.微量肉汤法

在 96 孔板中进行检测。使用加倍稀释,并测定 MIC 值。

3.大量肉汤法

以指定的浓度进行试验,类似于琼脂法的比例。无须测定或报告 MIC 值。

4.可使用的市售仪器

(1)BD BACTEC MGIT。

(2)bioMerieux BacT/ALERT。

(3)ThermoFisher VersaTREK。

5. SGM 的周期为 12~35 天,RGM 为 6~12 天。

耐药分子检测(MDDR)试验(CDC)

1.仅供 MTBC 使用;由疾控中心执行。

2.需要阳性 NAAT/PCR 沉淀物或分离株。

3.使用 PCR 结合测序方法。

4.检测与一线和二线药物耐药性相关的基因位点,包括:

(1)利福平。

(2)异烟肼。

(3)吡嗪酰胺。

(4)乙胺丁醇。

(5)氟喹诺酮类。

(6)卡那霉素。

(7)阿米卡星。

(8)卷曲霉素。

5.周期为 2~3 天。

6.敏感性为 55.2%(卷曲霉素)~97.1%(利福平)。

7.特异性为 91%(卷曲霉素)~99.6%(氟喹诺酮类和卡那霉素)。

8.更多信息请访问:www.cdc.gov/tb/topic/laboratory/mddrusersguide.pdf。

耐药结核分枝杆菌

1.耐多药(MDR)

对至少 2 种主要一线药物耐药:利福平和异烟肼。

2.多重/超级耐药(XDR)

MDR 分离株对 3 种或 3 种以上二线药物耐药。

病理染色(表 1.16)

1.在活检和组织中,有几种病理染色可辅助感染诊断。

2.大多数情况下,不应将病理学作为一线检查,应与培养和其他检查结合使用。

表 1.16　病理染色

染色	图片
吉姆萨改良染色 细菌增强染色与传统伊红染色相比 可能由于非特异性染色而难以解释 主要用于诊断幽门螺杆菌所致的胃炎，包括幽门螺杆菌、海尔曼螺杆菌	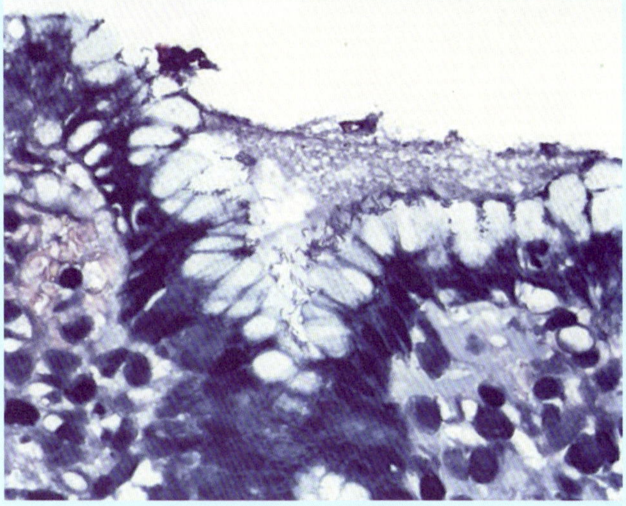 Courtesy Irene Castaneda-Sanchez, MD.
幽门螺杆菌免疫标记 与吉姆萨染色相比，提升了敏感性和特异性 较长的周期和较高的成本	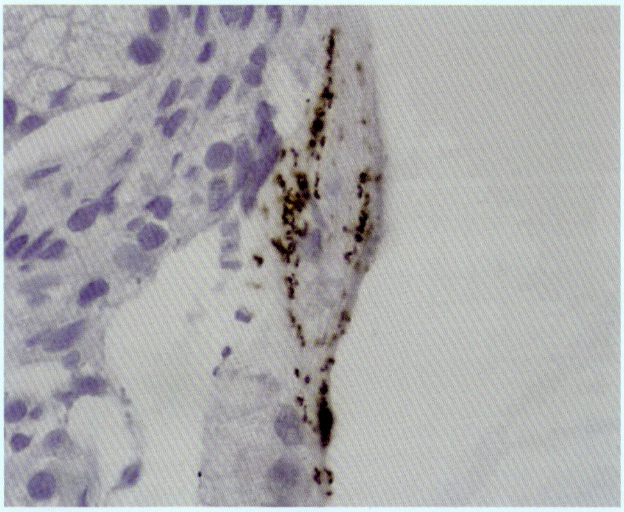 Courtesy Irene Castaneda-Sanchez, MD.
PAS 染色 检测多糖，包括黏多糖 巨噬细胞在固有层呈 PSA 阳性是惠普尔病的典型现象	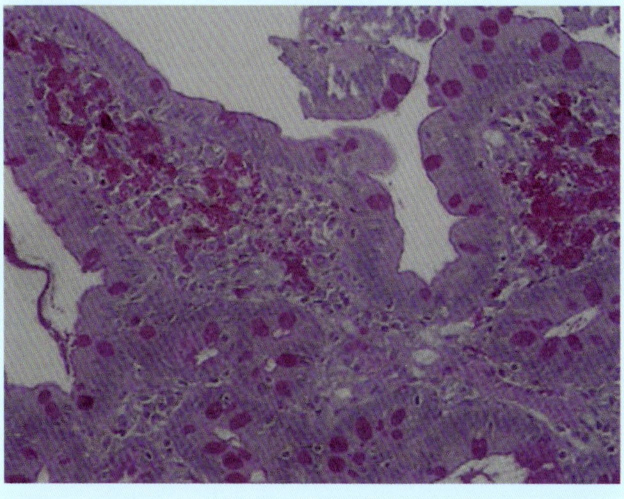 With permission from Elsevier. The Lancet. From Prof Thomas Marth, et al. Tropheryma whipplei infection and Whipple's disease. Lancet Infect Dis. 2016;16(3): e13-e22

（待续）

表 1.16(续)

染色	图片
组织革兰染色 与革兰染色的理念相同,用于适应染色组织切片的培养 可能由于组织中的非特异结合而难以解释	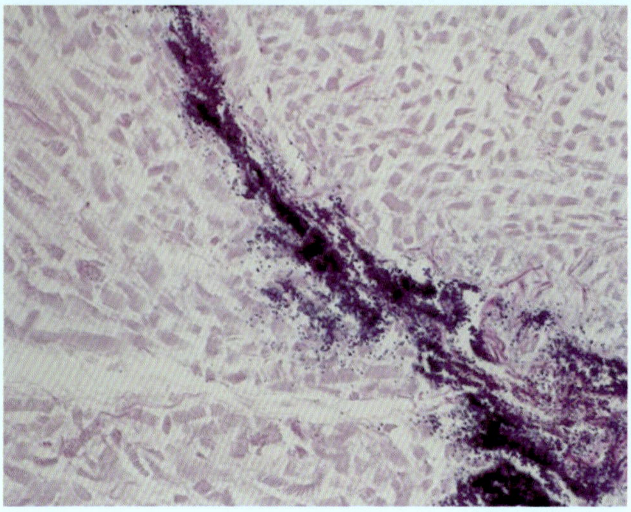 Courtesy Irene Castaneda-Sanchez, MD.
Warthin- Starr 银染法 硝酸银染色剂用于检测: • 螺旋体(密螺旋体、伯氏疏螺旋体、钩端螺旋体) • 幽门螺杆菌 • 巴尔通体(提示细菌性肝血管瘤病或细菌性肝紫癜) 在金黄色的背景下,微生物呈现深棕色至黑色 可能由于非特异染色而难以解释	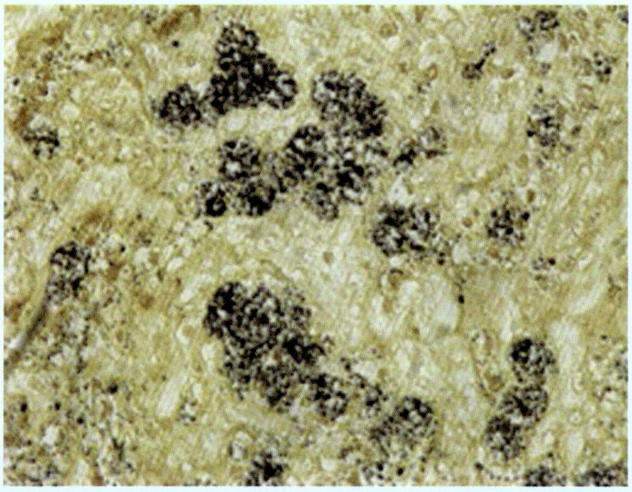 From Draganova-Tacheva RA, Domsky S. Clinical Microbiology Newsletter 2009;31(19):150-152. Fig.2.
AFB 染色(Ziehl-Neelsen/Kinyoun/Fite) 分枝杆菌染色后呈粉色/红色 Ziehl-Neelsen(ZN)和 Kinyoun 是最常用的 Fite 染色主要用于麻风杆菌, 使用 ZN 和 Kinyoun 染色时经常脱色 Fite 染色也用于诺卡氏菌染色 阴性结果不能排除分枝杆菌	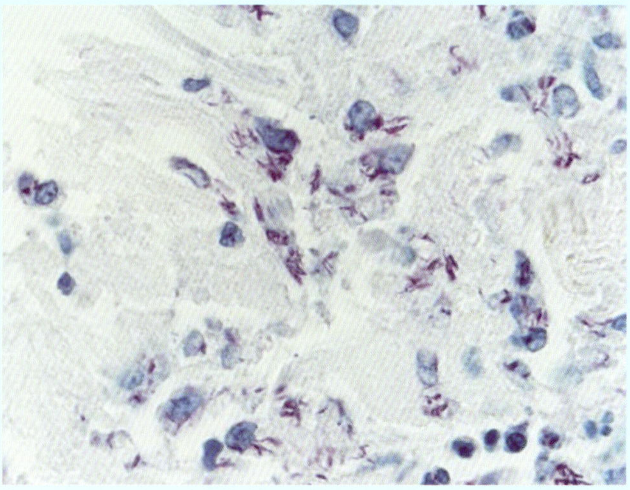

(谈忠鸣 钱慧敏 译 谈忠鸣 校)

推荐阅读

1. Carroll KC, Pfaller MA, Landry ML, et al. *Manual of Clinical Microbiology*. 12th ed. Sterling, VA: ASM Press; 2019.
2. Procop GW, Koneman EW. *Koneman's Color Atlas and Textbook of Diagnostic Microbiology*. 7th ed. Philadelphia: Wolters Kluwer Press; 2016.
3. Clinical Laboratory Standards Institute M100: Performance Standards for Antimicrobial Susceptibility Testing (published yearly). Free online version: http://em100.edaptivedocs.net/dashboard.aspx.

第 2 章

真菌学

Krunal Raval, Morgan A. Pence, Andrej Spec

医学上重要真菌的分类

1.可以根据系统发育特征、显微结构或临床表现等方式对真菌进行分类。

2.以下是基于形态特征的分类，分为酵母菌、双相真菌(在体温下呈酵母菌相和在室温下呈霉菌相)和霉菌。尽管这种分类方法不遵循该菌种的真实系统发育，但却是实验室和临床诊断最广泛采用的分类方法(图 2.1)。

3.此分类能将真菌可视化分到特定类别中(并因此遵循现实诊断模式)，但也需要培养比较。即使是经验丰富的微生物学家和病理学家也会犯错，尤其是在组织方面。

4.在本章中，参考图 2.1 建立真菌感染的框架。

定义

对于真菌感染患者，并非以下所有名词在日常临床实践中都很重要。但是，其在许多文本中经常被使用，并且以此作为参考。此外，还突出标记了一些更常见和重要的术语(图 2.2)。

关节孢子(*Arthroconidia*)：菌丝在分隔处断裂形成的有性孢子，存在于球孢子菌中。

担孢子(*Basidiospore*)：担子结构上形成的有性孢子，可见于蘑菇。隐球菌属于此类真菌，具有担孢子，故隐球菌与蘑菇的关系比其他酵母菌(如念珠菌)更密切。

芽分生孢子(*Blastoconidium*)：菌丝、假菌丝或单细胞(酵母菌)出芽形成的分生孢子。

分生孢子梗(*Conidiophore*)：一种特殊的菌丝结构，可作为柄，在其上形成分生孢子。

分生孢子(*Conidia*)：在菌丝或分生孢子梗的侧面或末端形成的无性繁殖体。与大分生孢子相比，小分生孢子更小。这些通常构成霉菌的感染性颗粒，包括地方性组织胞浆菌。

暗色真菌(*Dematiaceous*)：细胞壁有黑色素，此类真菌呈棕色或黑色。

皮肤癣菌(*Dermatophyte*)：能够从角蛋白中获取营养并感染皮肤、毛发或指甲的一类真菌。更多是一种功能分类，而并非形态分类。

双相型真菌(*Dimorphic*)：在环境温度下为霉菌相，在体温下为酵母菌相(或球状，如球孢子菌病)。这种特征意味着球孢子菌不是真正的双相真菌，但为方便起见，多数文献都将其纳入此类。

地方性真菌(*Endemic fungus*)：在特定地域发现的真菌，其中有许多地理区域不断外扩，一方面是由于发现了新的地方性区域；另一方面是由于全球气候的变化，以及尚未引起人们的注意的真菌或生态变化。

梭形(*Fusiform*)：纺锤形或“独木舟”形的分生孢子。有时也称为香蕉形。最常见于镰刀菌属。

脐(*Hilum*)：分生孢子末端附着的瘢痕。

透明菌丝(*Hyaline*)：指不产生色素、菌丝透明的一类霉菌，希腊语意为“玻璃”。如透明软骨一般，能够透过光线。

菌丝(*Hypha*)：真菌的丝状结构。

丝状真菌(*Hyphomycete*)：能够产生无色(透明)或有色(暗色)菌丝的一种无性真菌。

菌丝体(*Mycelium*)：多个菌丝的聚集体，代指整个真菌菌落。

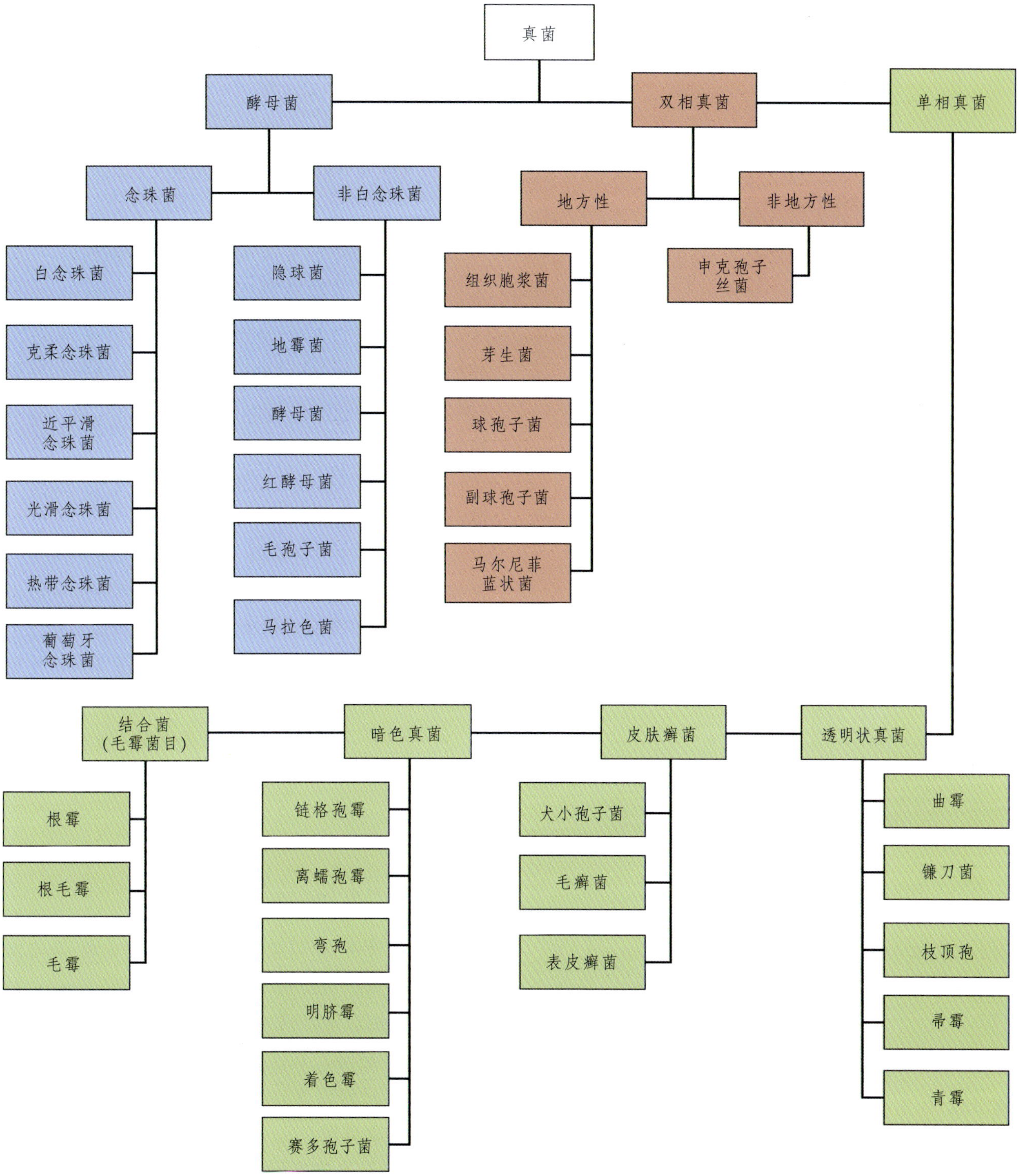

图 2.1　医学上重要真菌的分类。

单相真菌(*Monomorphic*)：能在体温和室温下保持相同形态的一类真菌。

瓶梗(*Phialide*)：能够产生并排出分生孢子的细胞结构，新分生孢子无尖端，而长度增加。

假菌丝(*Pseudohyphae*)：细胞出芽形成的细胞链，类似真正的菌丝，但分隔处有缩窄，在念珠菌属中最常见。有时甚至连经验丰富的病理学家和微生物学家也无法分辨(图 2.3)。

孢子囊(*Sporangium*)：一种密闭的囊状结构，无性孢子在此结构中分裂而形成，该术语为接合菌所特有。

孢囊梗(*Sporangiophores*)：支撑孢子囊的特殊菌

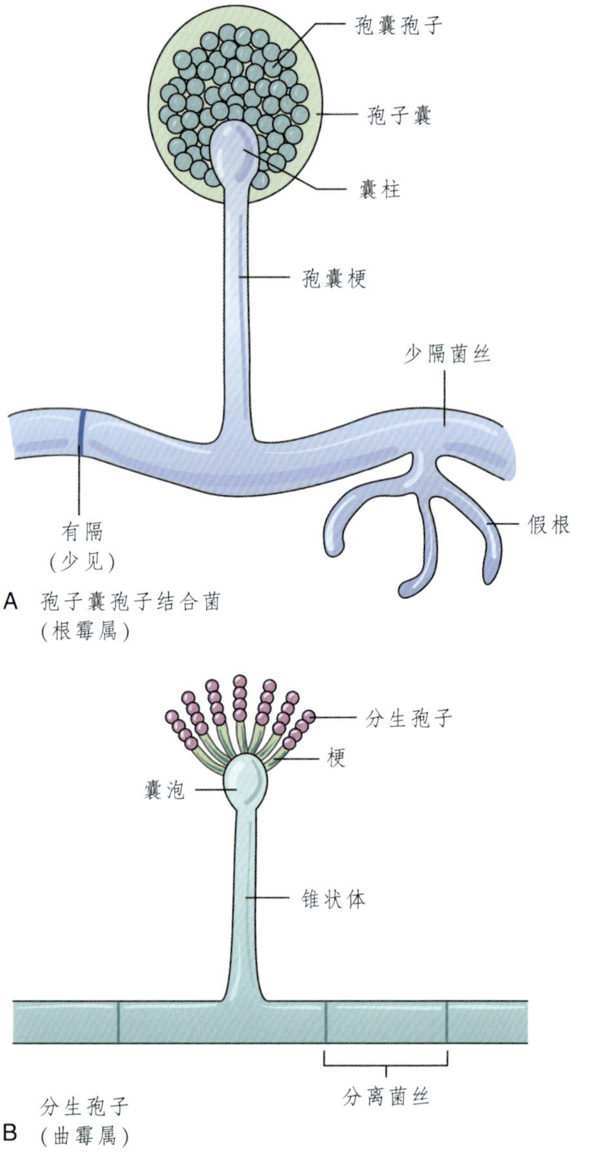

图 2.2 真菌的结构和分类。(From Murray PR, Rosenthal KS, Pfaller MA. Medical Microbiology. p.567 -5734.e1. Elsevier; 2016.)

丝分枝,该术语为接合菌所特有。

假根(*Rhizoid*):从菌丝延伸出来的根状结构。

酵母(*Yeast*):真菌的单细胞成员,出芽生殖。

接合菌(*Zygomycetes*):该菌丝有宽、无隔、不规则、90°直角的分枝菌丝,通常描述为波浪形或带状。

接合孢子(*Zygospore*):接合菌特有的有性孢子。

酵母菌和酵母样真菌(表 2.1)

1.在血液感染中,最常由念珠菌类酵母菌引起。

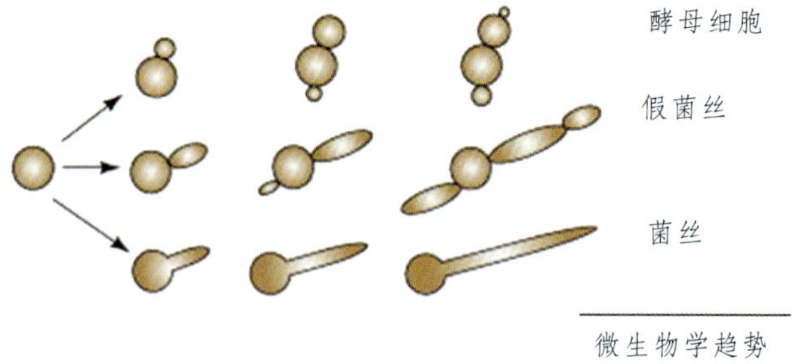

图 2.3 菌丝和假菌丝。(From Arnaud MB, Costanzo MC, et al. Trends in Microbiology. 2009;17(1):295-303.)

然而,其可通过假菌丝和椭圆孢子与隐球菌相鉴别(第二常见),其中隐球菌外形较大、圆形,通常有可见荚膜,不形成假菌丝。

2.其他较不常见的真菌包括具有不同形态的红酵母菌属、马拉色菌属。

3.除厚皮马拉色菌外,所有马拉色菌都需要含油培养基进行培养。标本需要放在含橄榄油或吐温的培养基中,以提供生长所需的脂肪酸。如果临床上怀疑马拉色菌感染,请提前告知微生物学实验室使用含油的培养基进行培养。

4.可以在培养基上进行吐温吸收实验,利用吐温,来评估孔周围亲脂性酵母的生长和(或)反应(沉淀)程度。

念珠菌间的差异

1.白念珠菌、热带念珠菌、都柏林念珠菌、季也蒙念珠菌(*C. albicans, C. tropicalis, C. dubliniensis, C. guilliermondii*):为典型的念珠菌属,对氟康唑和棘白菌素类药物敏感,其他大部分描述均是与最常见的白念珠菌相比较而言的。

2.光滑念珠菌(*C. glabrata*):第二常见的念珠菌,许多分离株对氟康唑耐药,甚至那些对氟康唑敏感的菌株也具有较高的 MIC 值。大多数分离株仍然对棘白菌素类药物敏感,但近来报道的耐药率似乎呈上升趋势。

3.近平滑念珠菌(*C. parapsilosis*):对氟康唑敏感,但对棘白菌类药物的 MIC 增加。在静脉置管和植入设备中形成生物膜,与耐药增加相关。

4.克柔念珠菌(*C. krusei*):对氟康唑天然耐药,但

表 2.1　酵母菌和酵母样真菌

真菌	临床特征	微生物特征	高危人群或要点	图片
念珠菌	血液感染、中心导管植入相关的感染、皮肤感染及胃肠道插管 肺炎极其不常见，需要活检确诊	圆形到椭圆形的孢子，成簇的芽生孢子形成假菌丝，有分隔	血液系统肿瘤、中性粒细胞减少症、移植患者、中心静脉置管、腹部透析、胃肠外营养	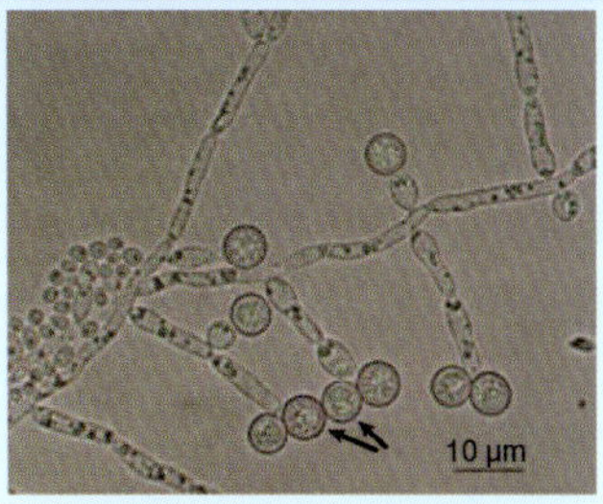 From Lobo RA, Gershensen DM, Lentz GM, Valea FA. Comprehensive Gynecology. 7th ed. Elsevier; 2017.
隐球菌	脑膜脑炎、肺炎、皮肤感染、播散性感染、败血症	圆形芽生酵母，无菌丝和假菌丝	机会性感染 HIV 患者（CD4<100/μL）、移植患者、接受糖皮质激素治疗的患者、肿瘤患者或者肝病患者	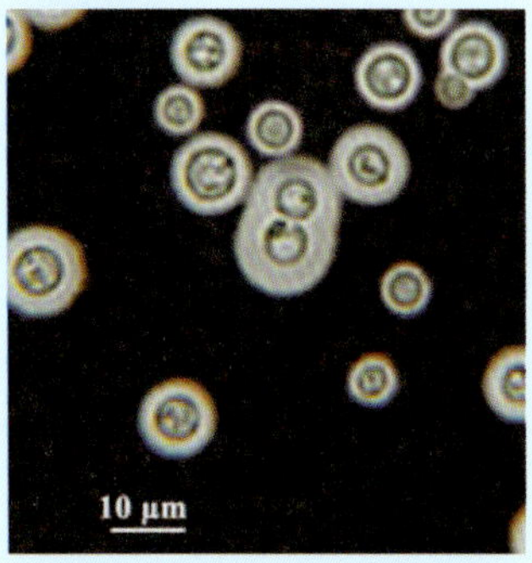 From Magill AJ, Hill DR, Solomon T, Ryan ET, eds. Hunter's Tropical Medicine and Emerging Infectious Diseases. 9th ed. Elsevier; 2013.
毛孢子菌属	血液感染、播散性感染、肺炎	菌丝（分隔），假菌丝，桶状的关节孢子，多形态的出芽酵母（芽生分生孢子）	血液系统肿瘤（中性粒细胞减少症）、AIDS、大面积烧伤、中心静脉置管、心脏瓣膜手术病史、隐球菌抗原交叉反应	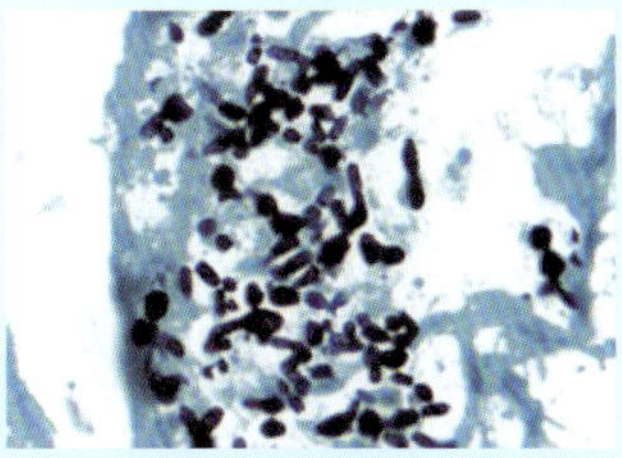 From Procop G, Pritt B, eds. Pathology of Infectious Diseases. Elsevier; 2015.
地霉属	血液感染、播散性感染、肺炎	关节孢子成单细胞链状排列，长方形或者桶状，可见真正的菌丝	血液系统肿瘤（中性粒细胞减少症）、免疫受损患者有心脏瓣膜手术史	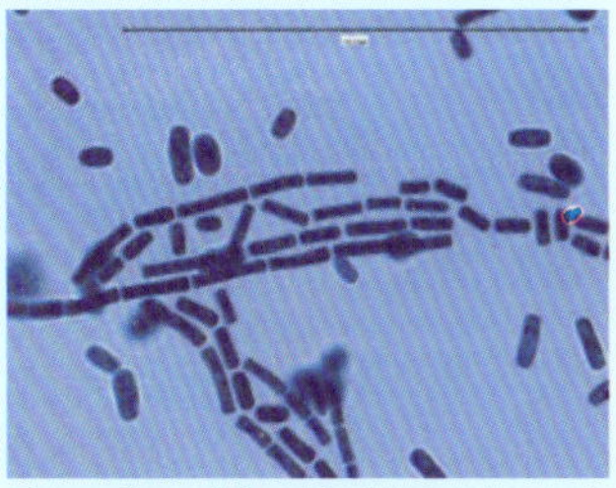 From http://thunderhouse4-yuri.blogs pot.com/2012/05/geotrichum-candidum.html.

（待续）

表 2.1(续)

真菌	临床特征	微生物特征	高危人群或要点	图片
红酵母菌属	血液感染、中心导管置管相关的感染	单细胞芽生分生孢子，呈球状或细长状，无菌丝或者假菌丝	免疫受损患者接受中心置管或体内有其他装置	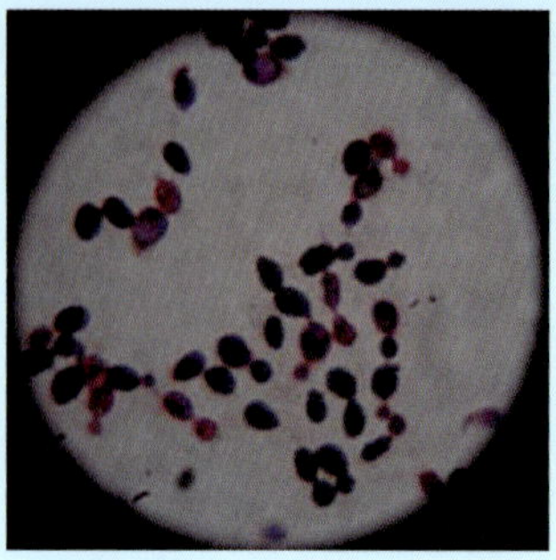 From Rajmane VS, Rajmane ST, Ghatole MP. Diagn Microbiol Infect Dis. 2011;71 (4): 428–429.
酵母菌属	血液感染、益生菌相关的感染	单细胞，圆形、椭圆形到细长的芽生孢子，多形态的出芽酵母	极少引起感染（与使用益生菌有关除外），但有报道耳念珠菌感染病例被误诊为酵母菌属。如果 MALDI-TOF 不能鉴定，需要考虑耳念珠菌感染 在免疫受损的宿主中引起机会性感染肺炎，尤其 HIV 感染的患者(CD4≤200/μL)	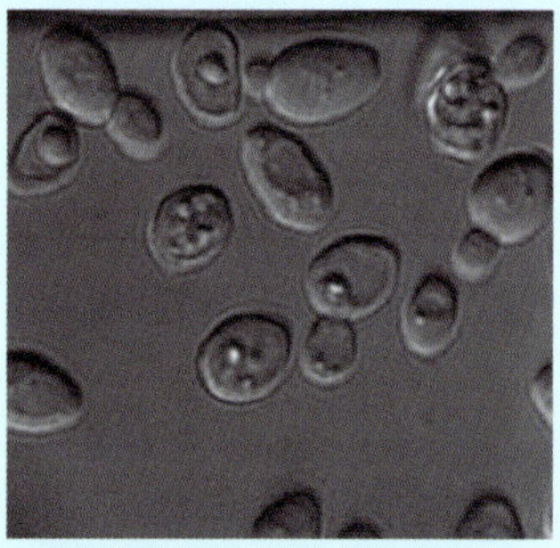 From Lagoutte D, Nicolas V, Poupon E, et al. Biomed Pharmacother.2008;62(2):99–103.
杰氏肺囊虫	肺炎	圆形到卵圆形，无出芽，逗点状厚壁孢子		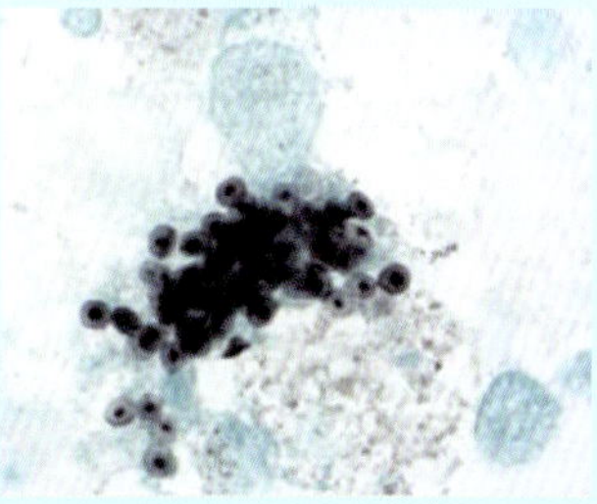 From Long SS, Prober CG, Fischer M. Principles and Practice of Pediatric Infectious Diseases. 5th ed. Elsevier; 2018.

对棘白菌素类药物敏感。其降低了对两性霉素 B 和氟胞嘧啶的敏感性。最常见于血液系统恶性肿瘤患者，可能是唑类药物预防真菌感染所致。

5.葡萄牙念珠菌(*C. lusitaniae*)：对两性霉素 B 耐药，但对氟康唑和棘白菌素类药物仍然敏感，是非常稀有的菌种。

6.耳念珠菌(*C. auris*)：一种新出现的全球性病原体，对氟康唑具有高度耐药性，许多分离株还显示出对两性霉素 B 和棘白菌素耐药(基于假定的临床折点)。许多鉴定方法将其与酿酒酵母菌属(*Saccharomyces spp*)以及希木龙假念珠菌(*C. haemulonii*)混淆。可以通过 MALDI-TOF 或测序来识别。

双相型真菌(表 2.2)

1.双相型真菌在环境温度中以霉菌形式存在，而

表 2.2　双相型真菌

真菌	临床特征	微生物特征	高危人群或要点	图片
组织胞浆菌	肺炎、网状内皮系统（肝脏、脾脏、骨髓）、肾上腺、播散性感染	37℃时呈现小的卵圆形出芽酵母菌(2~5μm)。菌丝分隔，圆形/珍珠状分生孢子，25~30℃时呈现大疣状凸起的大分生孢子；其与光滑念珠菌难以鉴别，有重叠区域，且都不能形成假菌丝	地方性疾病，尤其流行于美国密西西比和俄亥俄州河谷，部分流行于拉丁美洲的免疫受损的人群[血液肿瘤、器官移植、获得性免疫缺陷综合征(AIDS)患者]，但也可感染免疫正常人群	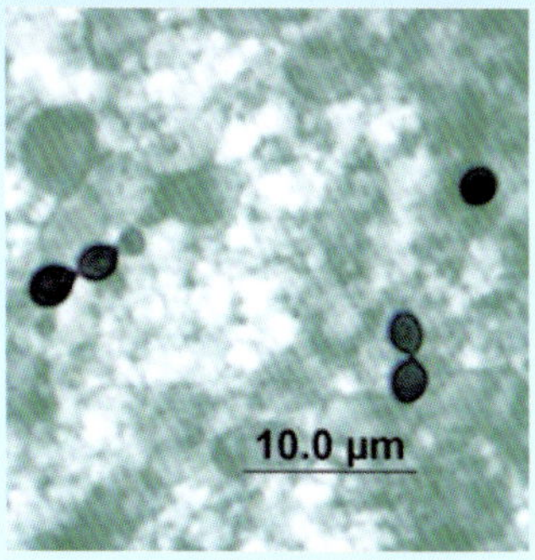 From Kradin RL. Diagnostic Pathol Θ ogy of Infectious Disease. 2nd ed. Elsevier; 2018.
芽生菌	肺炎、骨髓、皮肤感染、脑部脓肿及播散性感染	37℃时呈现宽的出芽酵母(7~15μm)，中间或者末端分隔分枝的菌丝，25~30℃时呈现厚壁孢子	高度集中在美国北部密西西比、俄亥俄州河谷、圣劳伦斯航道，以及非洲土著、南美及亚洲，同时影响免疫正常人群和免疫受损人群；芽生菌病存在B字开头的特征：芽生菌病(Blastomycosis)、宽的出芽酵母(Broad Based Budding)、呼吸(Breath)、脑(Brain)、骨(Bone)、皮肤(Body covering)假上皮样增生（病理上表现类似鳞状细胞癌）	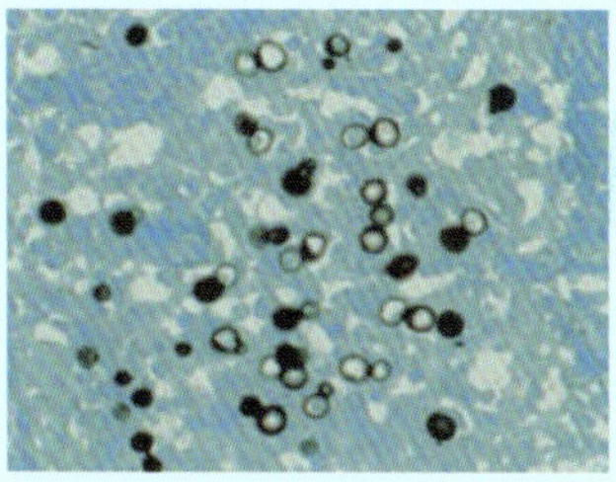 From Husain AN. Thoracic Pathol ogy. [High–Yield Pathology Series.] Elsevier, 2012.
球孢子菌	肺炎、脑膜炎及播散性感染	37℃时呈现圆的厚壁球囊含内生孢子，25~30℃时表现为分隔、分枝的菌丝及厚壁关节孢子	地方性流行于美国西南墨西哥北部、美国中部和南部	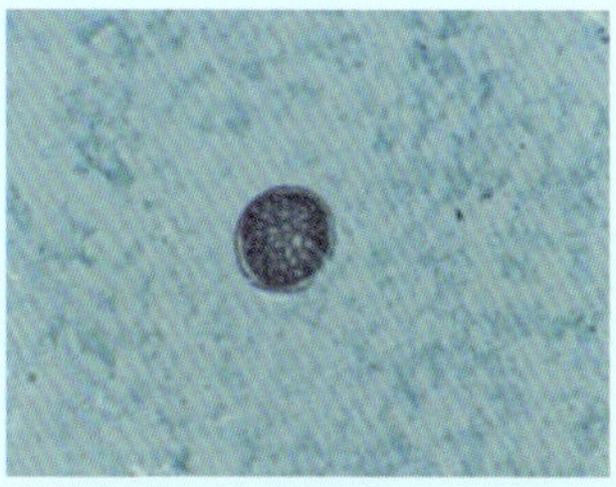 From Husain AN. Thoracic Pathol ogy. [High-Yield Pathology Series.] Elsevier, 2012.
副球孢子菌	肺炎、播散性感染	37℃时呈现大的、圆的厚壁出芽(类似“船舵”样外形)酵母菌(5~50μm)，25~30℃的表现为中间分隔分枝的菌丝或者末端厚壁孢子	地方性流行于南美(主要是男性农民)	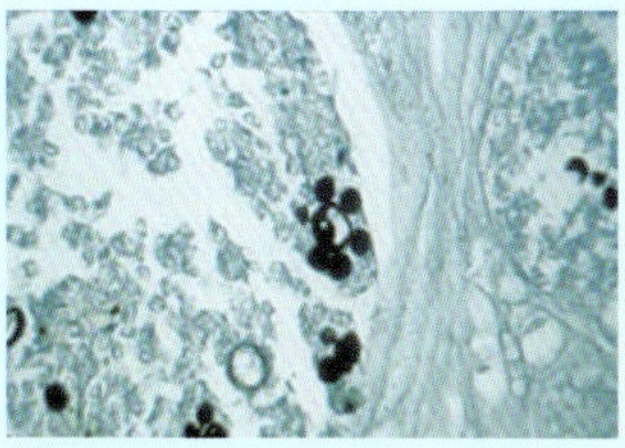 From Ramos-e-Silva M, Saraiva, L do Espirito Santo. Dermatol Clin.2008; 26(2):257–269.

(待续)

表 2.2(续)

真菌	临床特征	微生物特征	高危人群或要点	图片
马尔尼菲篮状菌(旧称马尔尼菲青霉)	播散性感染、皮肤、中枢神经系统和骨感染	37℃时呈现小的、椭圆形非出芽酵母菌,光滑的分生孢子末端有4~5个梗基,25~30℃时每个梗基有4~6个瓶梗	流行于中国的西南和南方以及东南亚等一些免疫受损的人群(AIDS患者、肿瘤患者、器官移植者),培养可产生红色色素	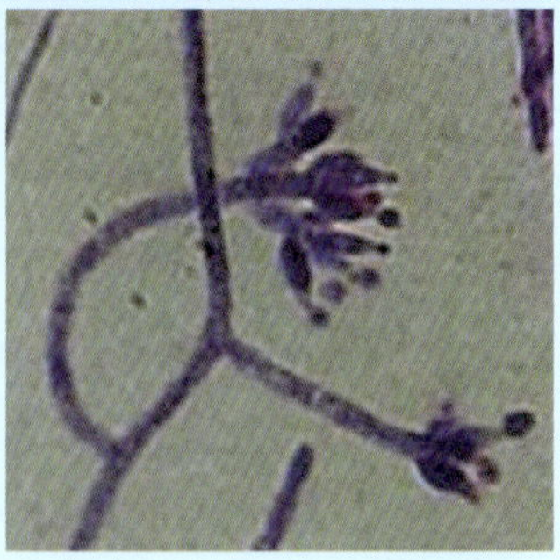 Reprinted with permission from Elsevier. The Lancet. From Limper AH, Adenis A, Le T, Harrison TS. Fungal infections in HIV/AIDS. Lancet Infect Dis. 2017;17(11):e334–e343. 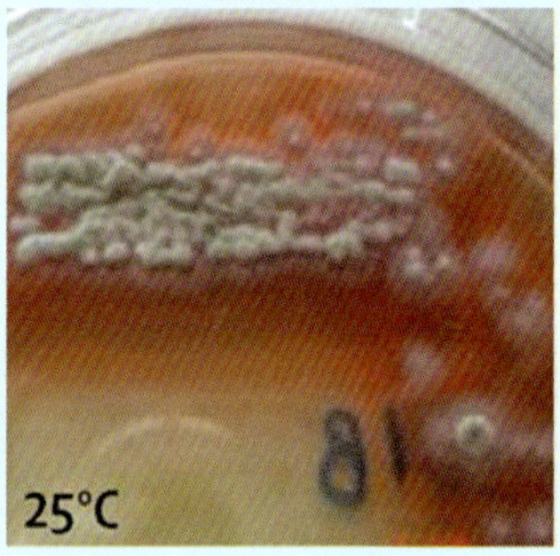 Reprinted with permission from Elsevier. The Lancet. From Limper AH, Adenis A, Le T, Harrison TS. Fungal infections in HIV/AIDS. Lancet Infect Dis. 2017;17(11):e334–e343.
孢子丝菌病	淋巴、皮肤、肺炎及播散性感染	37℃时呈小的梭形出芽酵母菌,25~30℃时呈现窄的分隔菌丝,分生孢子梗直角分枝、尖端变细	园丁/农民,也称"玫瑰园丁病"	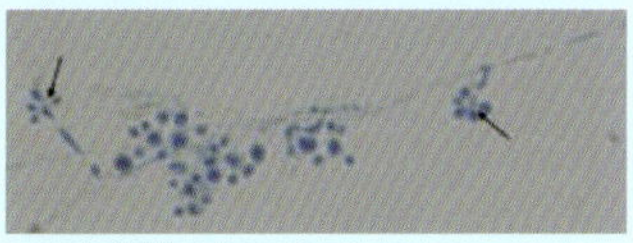 From Rifai N, et al., eds. Tietz Textbook of Clinical Chemistry and Molecular Diagnostics. 6th ed. Else vier; 2018.
伊蒙菌:需要重新分类,有可能改变	肺炎、皮肤感染	37℃时呈现大的厚壁出芽酵母菌,25~30℃时呈现有隔菌丝、直角分枝、圆分生孢子	来自流行地区、AIDS患者(CD4<100/μL),免疫受损宿主(肿瘤、器官移植)	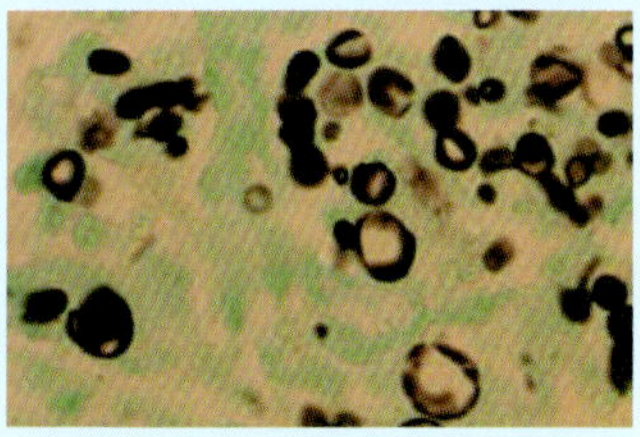 From Bottone EJ, Clinical Microbiol ogy Newsletter. 2011;33(17):131–134.

在体温中以酵母菌形式(或球状,如球孢子菌病)存在。

2.此类感染潜伏期长,暴露后可存在数十年。

3.可在健康个体中引发疾病,但免疫力低下宿主发展成严重或播散性疾病的风险更大。

4.确诊地方性真菌病可通过病原体培养,但考虑到微生物生长速度慢,通常使用血清学和抗原检测方法。

5.地方性真菌不是宿主共生菌,因此,培养为阳性结果即代表感染。

6.由于环境变化和人口迁移,地方性真菌病的地域分布正发生增长和变迁。

7.双相型真菌培养对实验室人员具有高度传染性。如果怀疑该菌,请通知微生物实验室。

接合菌

1.毛霉感染在人类中可表现为各种综合征,尤其是免疫功能低下和糖尿病患者。

2.破坏性鼻-眶-脑和肺部感染是该类真菌引起的最常见综合征(图2.4)。

3.根霉属、毛霉属和根毛霉属是引发感染的最常见致病菌。

4.小克银汉霉属(*Cunninghamella*)、横梗霉属(*Lichtheimia*)(旧称梨头霉,*Absidia*)、瓶霉属(*Saksenaea*)及鳞质霉属(*Apophysomyces*),很少引发感染。

5.显微镜下结构相似,菌丝宽而无隔、不平行,孢囊梗长而无分支。

6.可通过以下方面进行形态学鉴别:

(1)毛霉属(*Mucor spp*):孢囊梗有分枝,无假根(图2.5A)。

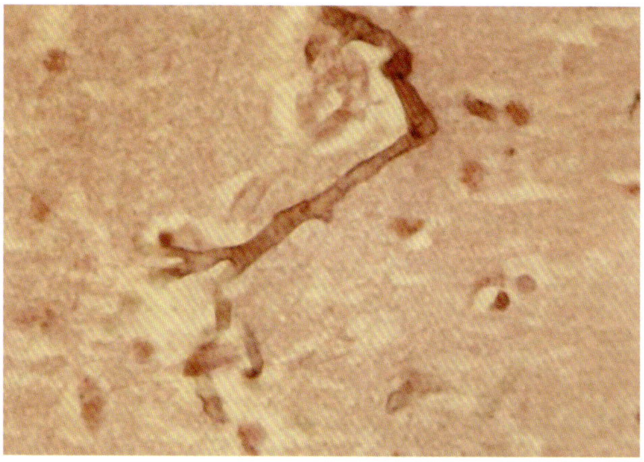

图2.4 根毛霉引起的侵袭性鼻窦炎。

(2)根霉属(*Rhizopus spp.*):孢囊梗无分枝,有假根,且假根位于孢囊梗起源处的菌丝正下方(图2.5B)。

(3)根毛霉属(*Rhizomucor spp*):孢囊梗有分枝,有假根,且假根远离孢子梗起源处(图2.5C)。

7.毛霉菌病的高风险人群,包括血糖控制不佳的糖尿病患者、血液系统恶性肿瘤患者、移植受者(实体或HSCT)、铁超载或螯合的患者。

8.对于严重感染,通常使用两性霉素B诱导治疗。

9.在诱导阶段之后,或者对轻到中度感染患者,可用泊沙康唑或艾沙康唑降级治疗。

透明丝孢霉(表2.3)

1.最常见的是曲霉和镰刀菌。其他常见的透明丝孢霉在真菌培养中也常见(青霉菌和拟青霉菌)。

2.建议考虑临床背景,因为包括曲霉属在内的透

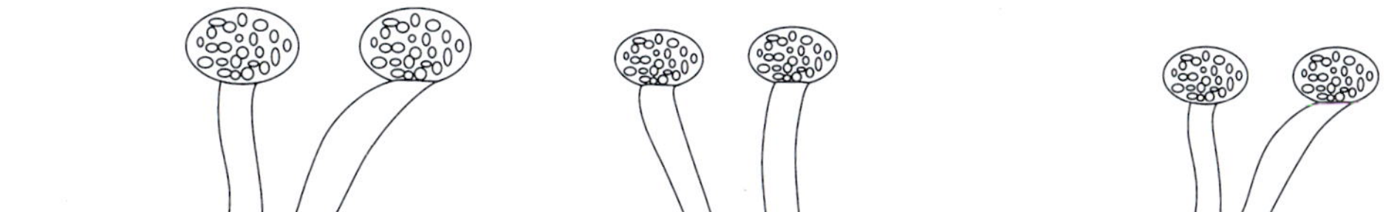

图2.5 3种常见的毛霉菌。(A)毛霉属;(B)根霉属;(C)根毛霉属。

明丝孢霉可为污染菌。

3.曲霉(*Aspergillus*)

(1)在免疫功能低下的宿主中,通常可引起肺、中枢神经系统及鼻窦感染(图 2.6)。

(2)在活检组织中,可见狭窄(3~6μm 宽)、分隔、透明菌丝,呈 45°锐角分枝(图 2.6)。

4.镰刀菌(*Fusarium*)

(1)通常见于干细胞移植后的植入阶段,引起皮疹和发热,镰刀菌相关灰指甲经常导致甲周蜂窝织炎。其他进入机体的门户是肺和鼻窦。

(2)镰刀菌的药物敏感性变异很大。

(3)尖孢镰刀菌(*F. oxysporum*)对两性霉素 B 的 MIC 值较低。

(4)腐皮镰刀菌(*F. solani*)和多枝镰刀菌(*F. reticulatum*)在体外对两性霉素 B 具有较高的 MIC 值。

(5)菌种鉴定前,应优先进行经验性治疗,可选择两性霉素 B 和伏立康唑。

5.通常,对于大多透明丝孢霉感染,治疗建议包括:

(1)两性霉素 B 用于严重感染。

(2)伏立康唑/艾沙康唑用于轻/中度病例。

6.对于多数曲霉感染,宜选择伏立康唑治疗。

表 2.3 透明丝孢霉

真菌	临床特征	微生物特征	高危人群或要点	图片
曲霉	累及肺、中枢神经系统、鼻窦、眼,具有播散性	分隔菌丝,分生孢子终止于囊泡周围辐射状的瓶孢子柄	长期中性粒细胞减少症、使用类固醇、免疫功能低下的宿主(恶性肿瘤患者、移植受者)	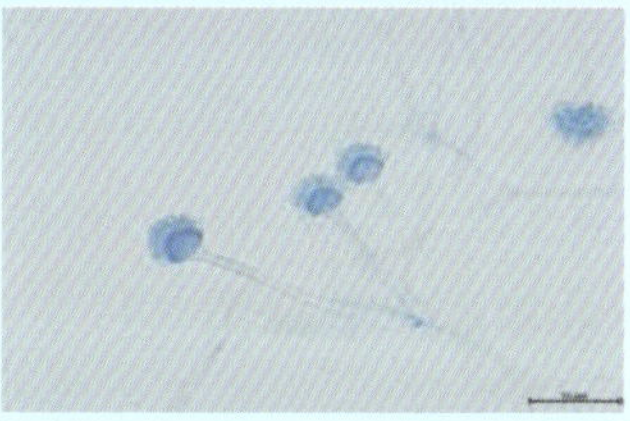 From Yoshida H, Seki M, Umeyama T, et al. J Infect Chemother. 2015;21(6):479–481.
镰刀菌	累及鼻窦(鼻窦炎)、皮肤、肺(肺炎),具有播散性	具有独木舟形大孔菌的分隔菌丝 不同于其他透明菌丝(通常是污染物),其能在体内形成孢子,并通过血液传播,产生阳性血液培养物	免疫受损宿主(恶性肿瘤患者、移植受者)	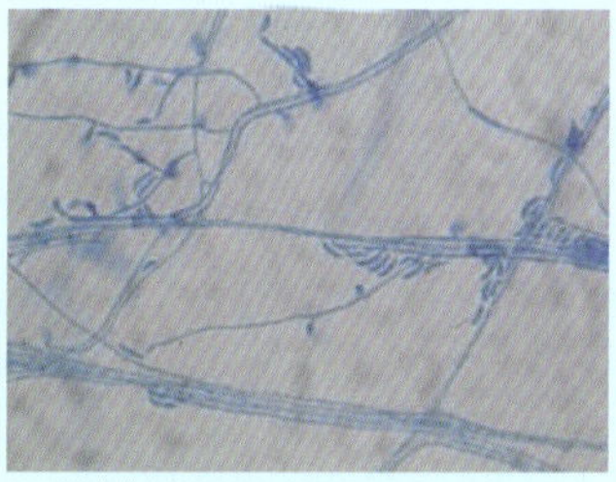 From Narayanan G, Nath R. Mayo Clinic Proc. 2016; 91 (4):542–543. © 2016.

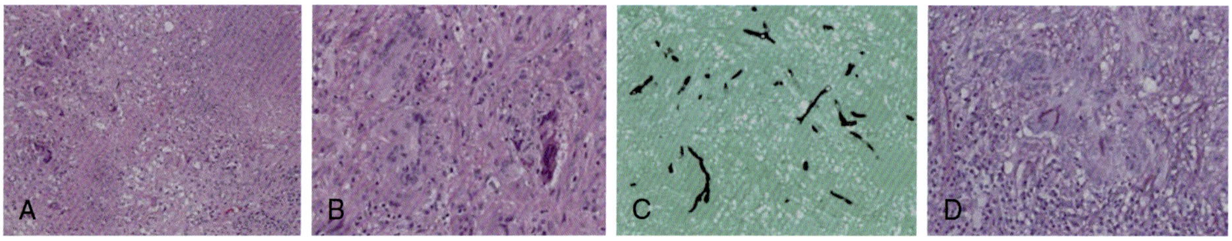

图 2.6 侵袭性脑曲霉病。(A)低倍镜下显示慢性肉芽肿性炎症。(B)高倍显微镜下具有空隙的多核巨细胞即为真菌菌体。(C)分隔锐角分枝菌丝(Gomori 六胺银染色)。(D)多核巨细胞内可见真菌菌丝(PAS 染色)。[From Bokhari R, Baeesa S, Al-Maghrabi J, Madani T. Isolated cerebral aspergillosis in immunocompetent patients. World Neurosurg. 2014;2(1-2):e325-e33.]

暗色真菌(表 2.4)

1.土壤中的常见病原体,其通常为外伤性接种。与接合菌和透明丝孢霉相似,还可引起血液系统恶性肿瘤、造血干细胞移植和中性粒细胞减少症患者的感染性疾病。

2.手术清创和抗真菌药物(两性霉素 B 或伏立康唑)是主要治疗手段。

3. Fontana-Mason 染色法可使暗色霉菌中的黑色素着色,可鉴别组织中透明丝孢霉与暗色丝孢霉。

4.最常见的暗色真菌可用 A、B、C、E 来记忆,但没有 D。分别为链格孢属(*Alternaria*)、离蠕孢属(*Bipolaris*)、弯孢(*Curvularia*)、明脐霉属(*Exserohilum*)。

5.赛多孢是属于透明丝孢霉,还是暗色丝孢霉,仍存在争议,因其确实可以产生可扩散黑色素,但在大量菌丝内并没有发现黑色素。通常被归类为暗色真菌。

两性霉素耐药真菌

1.在真菌感染患者中,仅有少数菌种能够耐两性霉素。这对于广泛药敏试验非常有用。

2.具体如下:

(1)葡萄牙念珠菌(*C. lusitaniae*)(对两性霉素的 MIC 值较高)。

(2)部分耳念珠菌(*C. auris*)分离株。

(3)部分镰刀菌属(*Fusarium spp*)。

(4)土曲霉菌(*Aspergillus terreus*)。

(5)部分尖端赛多孢(*Scedosporium apiospermum*)。

(6)所有多育节荚孢霉(*Lomentospora prolificans*,旧称多育赛多孢)。

(7)申克孢子丝菌(*Sporothrix schenckii*)。

(8)波氏假阿利什霉(*Pseudallescheria boydii*)。

诊断方法

直接显微镜检查

1. KOH 处理临床标本,有助于显微镜直接观察真菌。

2.荧光增白剂染色,可提升荧光显微镜下的观察识别。

血培养

1.大多数酵母菌,包括念珠菌属,从血液中培养出来比较容易。

2.大多数双相真菌引起的播散性感染病例,血培养可呈阳性,但非常缓慢且不灵敏。

3.可以从血液中分离出单相耐热的霉菌,包括但不限于曲霉菌、赛多孢、枝顶孢、镰刀菌以及接合菌。曲霉菌和其他透明丝孢霉引起血液感染较为罕见,但却是最常见的污染菌。然而,由于血液可能被污染,在解释霉菌阳性的血培养时,必须结合临床并谨慎对待。

组织培养

1.多数真菌可在 Emmons 改良的沙氏葡萄糖琼脂培养基(SDA)或马铃薯葡萄糖琼脂培养基(PDA)上生长。

2.固定前对组织的压碎和处理会破坏霉菌的形态,尤其是在接合菌中。在培养前不要用力挤压组织。

温度

应在 25℃下培养,以帮助鉴定双相真菌。温度更高时,不利于真菌培养,将导致较少的真菌产物。

培养时间

1.不同真菌时间不同,一般需要 4 周。

2.念珠菌属通常在 3 天内生长。

3.霉菌可能需要长达 4 周的培养。

4.真菌生长缓慢,导致对血清学、抗原检测方法以及经验性治疗的高度依赖。

染色(图 2.7)

乳酸酚棉蓝染色

1.乳酸酚棉蓝染色被用作固定液和染色剂,从培养皿的菌落中鉴定真菌结构。但对组织染色没有作用。

2.乳酸充当清洁剂,并有助于保留真菌结构,而

表 2.4 暗色真菌

真菌	临床特征	微生物特征	高危人群或要点	图片
链格孢属	外伤性感染、播散性感染	暗色分隔菌丝，交替有分隔的分生孢子	血液系统恶性肿瘤、器官移植、中性粒细胞减少	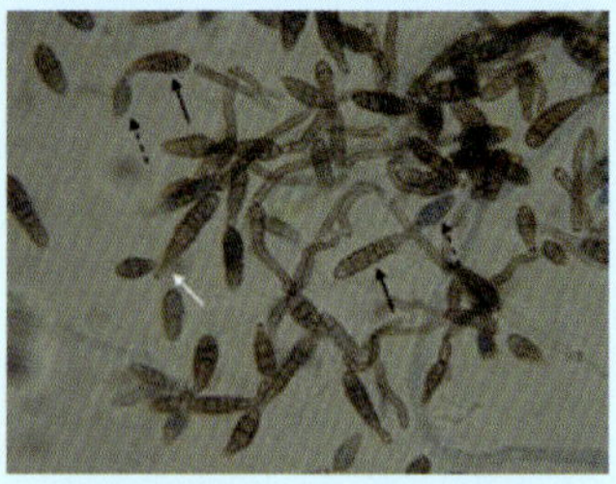 From Rifai N, et al., eds. Tietz Textbook of Clinical Chemistry and Molecular Diagnostics. 6th ed. Elsevier; 2018.
离蠕孢属	外伤性感染、播散性感染	菌丝暗色分隔，分生孢子有分隔、呈长形、两端变尖（故称“双极孢霉”）	血液系统恶性肿瘤、器官移植、中性粒细胞减少	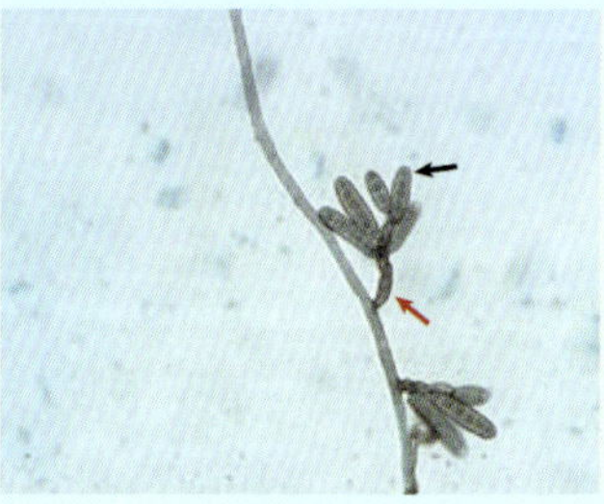 From Murray PR, Rosenthal KS, Pfaller MA. Medical Microbiology. 8th ed. Elsevier; 2016.
弯孢	外伤性感染、播散性感染	暗色分隔菌丝，分生孢子有分隔、弯曲	血液系统恶性肿瘤、器官移植、中性粒细胞减少	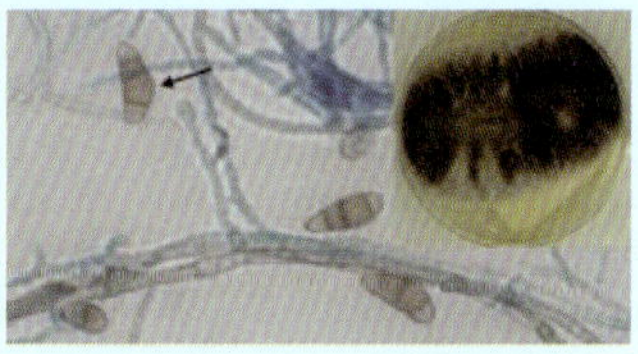 From Rifai N, et al., eds. Tietz Textbook of Clinical Chemistry and Molecular Diagnostics. 6th ed. Elsevier; 2018.
多育赛多孢属	肺炎、眼睛、中枢神经系统、皮肤、播散性感染	有隔菌丝，分生孢子肿胀或呈长形	免疫受损的患者（恶性肿瘤、移植受者），对抗真菌药物抵抗，需要联合治疗	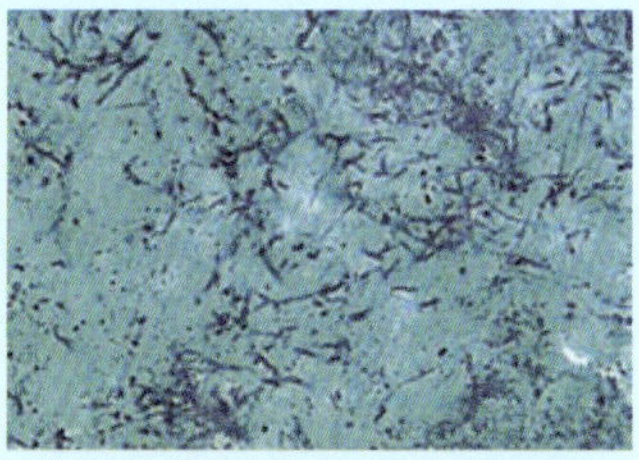 From Procop G, Pritt B. Pathology of Infectious Diseases. Elsevier; 2015.
明脐霉属	暗色丝孢霉病累及皮肤、软组织、中枢神经系统和肺部	暗色出芽酵母样细胞，能产生分隔菌丝和烧瓶样产孢细胞	由于暴发自然灾害（龙卷风）和注射受污染的类固醇	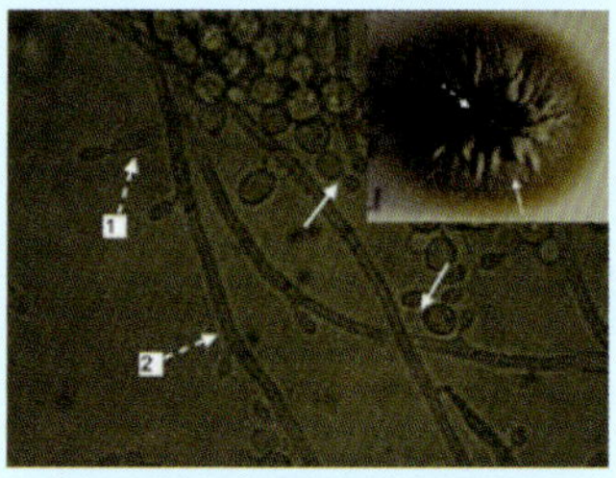 From Rifai N, et al., eds. Tietz Textbook of Clinical Chemistry and Molecular Diagnostics. 6th ed. Elsevier; 2018.

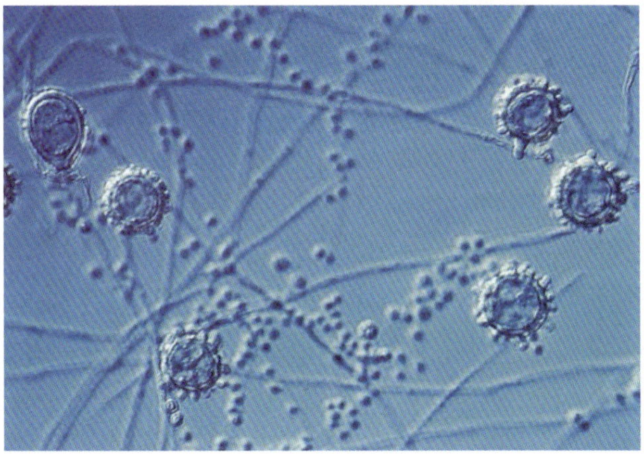

图 2.7 显微镜下显示组织胞浆菌的小分生孢子和大分生孢子。(Reprinted with permission from Warnock DW Fungi: Superficial; subcutaneous and systemic mycoses. In Barer MR et al. Medical Microbiology: A Guide to Microbial Infections, 19th edn. Elsevier, 2019.)

棉蓝主要起染色的作用。

3.最常用于显微镜检查真菌培养物。

钙荧光白染色(图 2.8)

1.与纤维素和甲壳素结合,在长波紫外线下发出荧光。

2.可用于筛查几乎所有真菌。

直接荧光抗体染色(图 2.9)

1.荧光标记的抗体直接检测抗原。

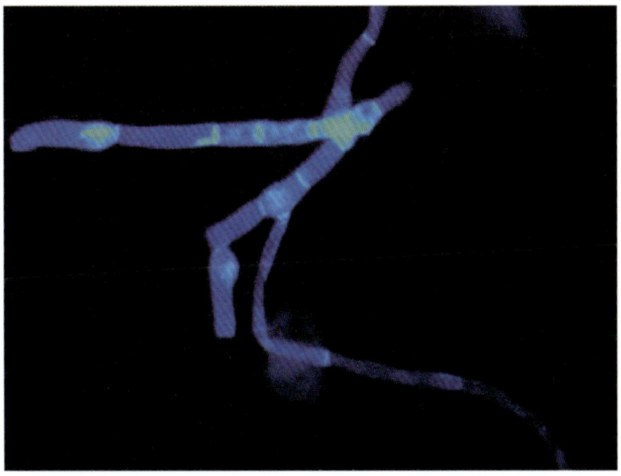

图 2.8 临床标本中的淡紫拟青霉(旧称拟青霉)。鼻窦标本带有分枝分隔的菌丝(钙荧光白染色)。(Courtesy Anna F. Lau, NIH.)

2.常用于检测杰氏肺囊虫(*Pneumocystis jirovecii*)。

3.最常用的技术是荧光素耦联的单克隆抗体,可同时显示滋养体和包囊。

吉姆萨染色(图 2.10)

1.典型应用于疟疾和其他寄生虫,以及某些细菌(耶尔森菌和衣原体)。

2.在真菌中,用于检测骨髓或血液涂片中胞内荚膜组织胞浆菌。

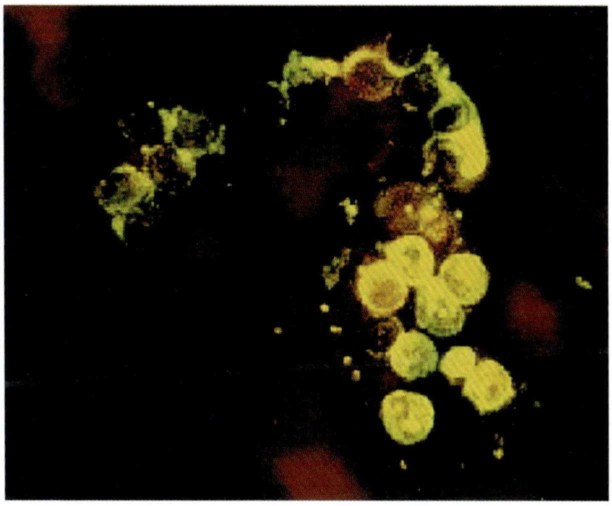

图 2.9 杰氏肺囊虫(支气管肺泡灌洗液)。直接免疫荧光试验高度敏感,可显示绿色荧光染色的胞体及其细胞外产物。(Reprinted with permission from Cibas ES and Ducatman BS. Cytology: Diagnostic Principles and Clinical Correlates. 4th edn. Saunders, 2014.)

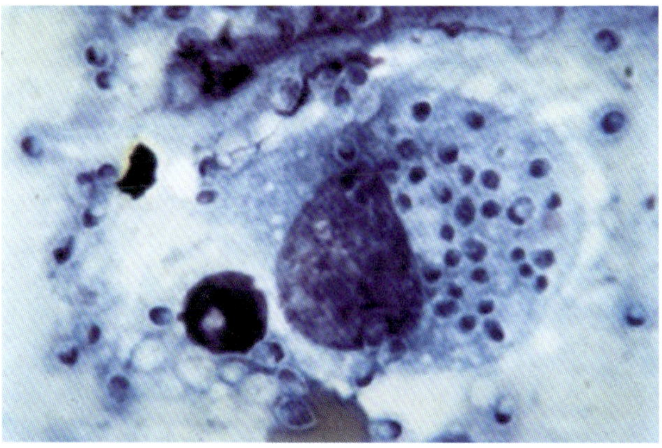

图 2.10 吉姆萨染色显示细胞内酵母样的荚膜组织胞浆菌。(Reprinted with permission from Murray PR, Rosenthal KS and Pfaller MA. Medical Microbiology, Elsevier, 2016.)

Gomori 六胺银(GMS)染色(图 2.11 和图 2.12)

1. GMS 是尸检和活检中检测和识别真菌的重要诊断工具,也是筛选真菌最常见和最通用的染色方法。

2.真菌细胞壁的黏多糖成分与硝酸银反应,将其还原为金属银,从而表现为棕色到黑色。

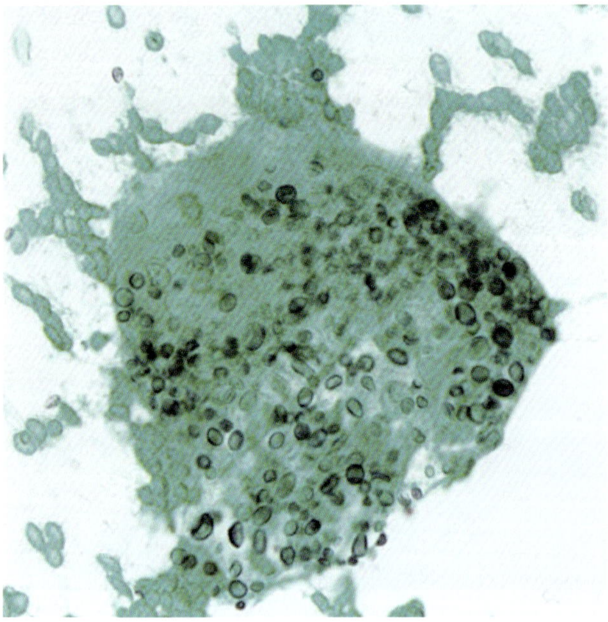

图 2.11 GMS 染色显示大小不一的圆形酵母(GMS 染色,×400)。(From Kradin RL. Diagnostic Pathology of Infectious Disease. Elsevier; 2018.)

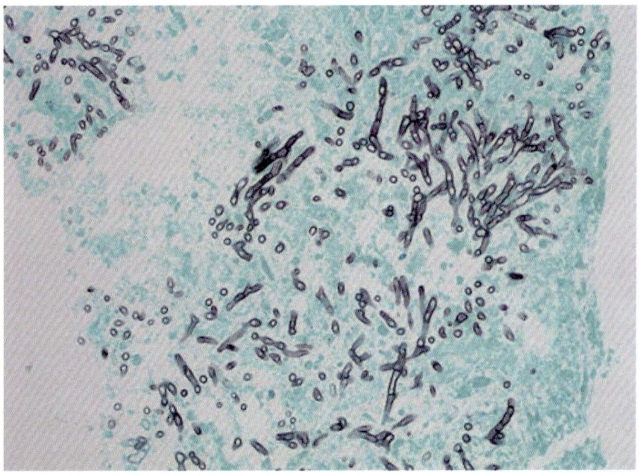

图 2.12 GMS 染色显示有隔菌丝呈锐角分枝(×200)。[From Husain AN, Chang A. Diagnosis in pediatric transplant biopsies. Surg Pathol Clin. 2010;3(3):797–866.]

3.在淡绿色背景下,真菌被勾勒出清晰的黑色,菌丝内部呈炭灰色。

PAS 染色(图 2.13)

1.与 GMS 类似,为广泛使用的真菌染色剂。

2.过碘酸与含有 1,2–乙二醇或羟基基团的碳水化合物反应,将该基团转化为 1,2–醛,然后与品红亚硫酸反应形成洋红色。

3.如果使用复染剂,如浅绿色等,有助于真菌鉴定。

黏蛋白胭脂红染色(图 2.14)

1.用于新生隐球菌/格特隐球菌荚膜黏多糖的组织学可视化。

2.在组织染色时,显示荚膜为明亮的胭脂红,通常有刺状或扇形外观。

3.用于组织中隐球菌与其他酵母菌的鉴别。

4.在无荚膜隐球菌菌株中可呈罕见假阴性结果,但这些菌株无毒,且很少引发疾病。

5.还可染色鼻孢子菌和皮炎芽生菌。

Fontana–Masson 银染色(图 2.15)

1. Fontana–Masson 是一种组化技术,其在还原银时可氧化黑色素和黑色素样色素, 从而产生可见的黑色。

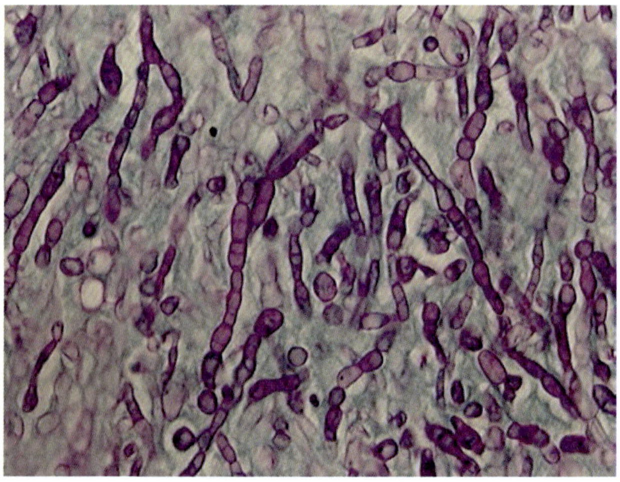

图 2.13 显示粗球孢子菌丝以及关节孢子。当暴露在空气中时,粗球孢子菌通常会产生关节孢子。狭窄、透明、分枝的菌丝可能被初诊者认为是曲霉菌等。而经典的球囊通常存在于结节的较深处(PAS 染色,×1000)。(From Procop G, Pritt B, eds. Pathology of Infectious Diseases. Elsevier; 2015.)

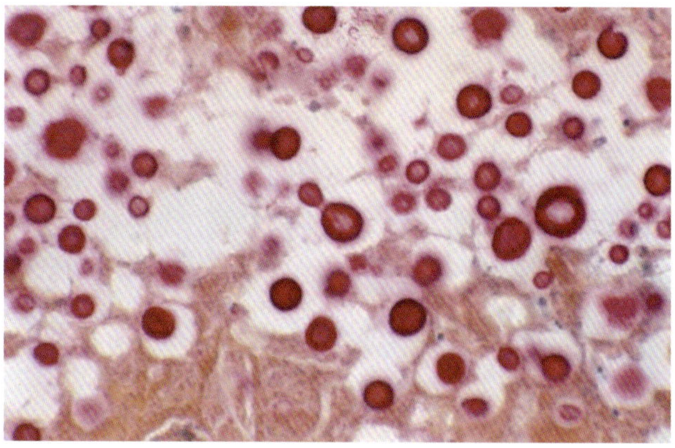

图 2.14　黏蛋白胭脂红染色的新生隐球菌(×1000)。(From Murray PR, Rosenthal KS, Pfaller MA. Medical Microbiology. Elsevier; 2016.)

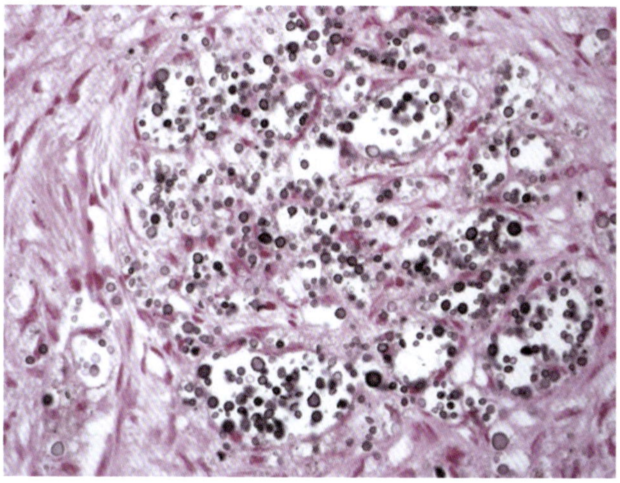

图 2.15　Fontana–Masson 银染色有助于鉴定"无荚膜"新型隐球菌的突变体(×400)。(From Kradin RL. Diagnostic Pathology of Infectious Disease. Elsevier; 2018.)

2.可用于鉴别产黑色素的真菌(如隐球菌和暗色真菌)与不产黑色素的真菌(如双相真菌和透明丝孢霉菌)。

3.荚膜缺陷/黏蛋白胭脂红染色阴性的隐球菌，Fontana–Masson 银染色呈阳性。

印度墨汁染色(图 2.16)

1.提供深色背景，突显透明酵母细胞和荚膜结构。对检测含有荚膜结构的微生物很重要。

2.荚膜不会被染料染色，在酵母周围形成清晰光晕。

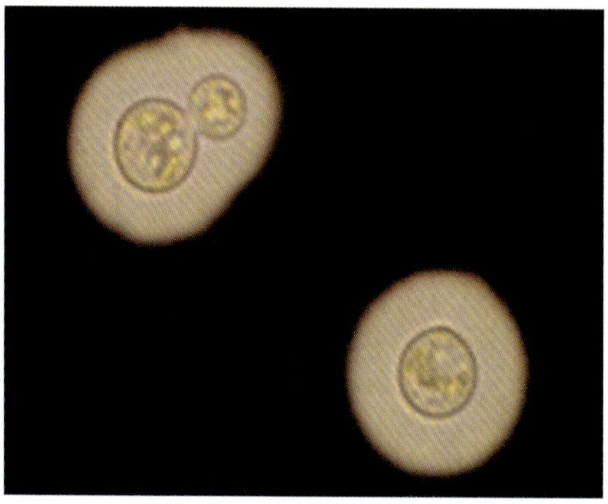

图 2.16　印度墨汁染色。隐球菌性脑膜炎患者脑脊液中经印度墨水染色看到包在荚膜内的酵母细胞。[From Perfect JR, et al. Cryptococcosis. Infect Dis Clin North Am. 2016;0 (1):179 - 206. Courtesy of JR Perfect, MD, Durham, NC.]

3.主要用于脑脊液中隐球菌的鉴定。然而，随着抗原检测技术的发展，其具有更高的敏感性和特异性，目前墨汁染色基本不再使用。

血清学、抗原和分子检测

1.血清学和分子检测是诊断真菌感染的重要方法。

2.大多数情况下，在临床和流行病学背景下可供参考或辅助真菌诊断。

3.病原体培养耗时，临床医生常依赖这些检测方法。

T2 念珠菌检测

方法

T2 念珠菌检测平台(T2 生物系统)是一种使用 MRI 技术的快速诊断方法，能够直接在全血中灵敏地、特异地检测念珠菌，无须培养或核酸提取。

说明

1.在两项主要研究中，比较了血培养和 T2 念珠菌检测，结果提示有 98%的阳性一致性、100%的阴性一致性、91%的敏感性以及 99%的特异性。

2.在多数念珠菌中，可检测到低至 1~10CFU/mL 的念珠菌血症。

3.需要更多的临床试验来进一步验证。

使用

1. T2 念珠菌检测利用 T2MR 技术定性检测 5 种

念珠菌：

(1)白念珠菌。

(2)热带念珠菌。

(3)近平滑念珠菌。

(4)克柔念珠菌。

(5)光滑念珠菌。

2.稀有菌种不能被鉴定。

(1,3)-β-D-葡聚糖检测

方法

1,3-β-D-葡聚糖是许多真菌细胞壁的成分，可通过测定β-D-葡聚糖来明确真菌感染。常用于念珠菌属，但有明显的交叉反应。

说明

1.取决于β-D-葡聚糖的浓度：

(1)阴性(<60pg/mL)。

(2)不确定(60~79pg/mL)。

(3)阳性(>80pg/mL)。

2.各项研究表明，其敏感性为55%~95%，特异性为77%~96%。

3.在感染侵袭性真菌的血液恶性肿瘤患者中有更高的特异性。

注意事项

1.与半乳甘露聚糖检测类似，当患者接受静脉注射免疫球蛋白(IVIG)和静脉注射青霉素制剂时，可出现假阳性。

2.其他真菌感染呈阳性，包括肺孢子菌。

3.如果检测肺泡灌洗液，敏感性要高很多。

使用

1.对单一真菌种类缺乏特异性。

2.在临床背景下，用于检测免疫低下宿主念珠菌病和侵袭性曲霉病。

3.组织胞浆菌和杰氏肺囊虫也可产生阳性结果。

4.隐球菌和接合菌呈阴性。

半乳甘露聚糖抗原检测

半乳甘露聚糖是曲霉细胞壁的主要多糖成分。

方法

这种诊断方法是一种双夹心ELISA方法，其包含B 1-5呋喃半乳糖特异性EBA2单克隆抗体。

说明

1.待检样本仅包括血清和肺泡灌洗液。

2.吸光度≥0.5被认为呈阳性，敏感性为82%，特异性为81%，用于诊断侵袭性曲霉病。阳性预测值<50%，而阴性预测值>90%。然而，在大多数临床情况下，低预检验概率限制此试验应用。

3.确定感染的可能性时，应考虑临床背景。

使用

1.对侵袭性曲霉病诊断最有用，尤其在血液系统恶性肿瘤患者等高危人群中。

2.检测肺泡灌洗液不能区分真菌定植与侵袭性感染。

3.镰刀菌、青霉菌和组织胞浆菌由于其细胞壁中存在半乳甘露聚糖，因此，可产生假阳性结果。

注意事项

1.在接受哌拉西林/他唑巴坦或阿莫西林/克拉维酸盐治疗的患者中存在交叉抗原反应，可观察到假阳性结果。在停用抗生素长达5天后，检测结果可能呈阳性。然而，使用2010年后生产的抗生素剂型几乎无阳性结果。

2.抗真菌药会产生假阴性结果。

3.接受IVIG后也很少出现假阳性结果。

隐球菌抗原(CrAg)检测

检测血清和脑脊液(CSF)中的隐球菌多糖抗原。在脑膜脑炎和播散性疾病中具有高度特异性和敏感性，在肺部疾病中也可呈阳性。

方法

1. CrAg具有较高的敏感性和特异性。

2.乳胶凝集和夹心ELISA方法被用来检测隐球菌抗原。

3.然而，一种较新的侧向层析检测方法更简单、更便宜、更快、更准确，被广泛应用于抗原检测。

使用和说明

1. CrAg滴度与病原载荷和预后无关。

2.大部分假阴性结果常见于局限性肺部感染。

3.不应通过滴度评估治疗反应，因荚膜多糖可持续数月至数年，且尚未证明下降与预后或复发有关。

注意事项

很少有假阳性结果，特别是乳胶凝集试验，假阳性可见于阿萨希毛孢子菌、罗氏菌(旧称口腔球菌)和嗜二氧化碳噬细胞菌。

组织胞浆菌抗原检测

方法

ELISA 方法检测荚膜半乳甘露聚糖。

使用和说明

1.可用于诊断具有临床表现和流行病学危险因素的组织胞浆菌病患者。

2.有助于组织胞浆菌病的定性诊断。

3.定量分析有助于确定疾病严重程度，提高再现性，并监测治疗期间抗原清除程度。

4.最常用于尿液样本的检测，也可用于血液和脑脊液检测，在播散性患者和免疫抑制患者中具有更高敏感性。

5.在 HIV 患者中具有最高水平和最佳性能特征。

6. 75%的中枢神经系统受累患者的脑脊液抗原呈阳性。

7. 90%的肺部弥漫性受累患者的肺泡灌洗液抗原呈阳性。

注意事项

1.芽生菌病、球孢子菌病、篮状菌病和副球孢子菌病可能出现假阳性结果。

2.与芽生菌病的交叉反应性较高，以至于尿抗原常用于诊断芽生菌病和组织胞浆菌病。

3.假阴性结果很常见，尤其在肺部和其他局限性感染，以及免疫功能正常或免疫程度轻度抑制患者中。

组织胞浆菌抗体检测

方法

1.补体固定试验，采用酵母和菌丝的组织胞浆菌素，更为灵敏且应用广泛。

2.免疫扩散方法，将结果报告为 M 或 H 沉淀条带，更具特异性。

使用和说明

1.阳性结果代表急性感染或既往感染，因初始感染后抗体滴度升高而持续数年。

2. M 带较早变为阳性，并且在已暴露的大多数患者中均可见。

3. H 带仅见于<20%的感染病例，对播散性感染、慢性空洞性肺组织胞浆菌病或更严重的急性肺组织胞浆菌病具有较高的特异性。

4. H 带在感染 6 个月后消失，而 M 带持续数年。

5. H 带和 M 带同时存在提示组织胞浆菌病活跃。

6.单独出现 M 带提示早期或慢性疾病。

7.血清转阳发生于暴露后 2~6 周。

8. 1:32 或更高滴度对急性感染高度敏感。

9.在滴度较低的情况下，决定治疗前应考虑临床背景和流行病学。

注意事项

1.在球孢子菌病、芽生菌病以及一些肉芽肿病(如结节病和结核病)中可见假阳性结果。

2.免疫抑制患者出现假阴性结果。

芽生菌抗体检测

方法

免疫扩散试验，检测皮炎芽生菌 A 抗原的抗体。

使用和说明

1.与其他地方性真菌病，尤其与荚膜组织胞浆菌发生交叉反应。

2.对芽生菌病的特异性和敏感性较差，并且与地方性真菌病(尤其是荚膜组织胞浆菌)存在高度交叉反应，使其不太常用于芽生菌病的诊断，在临床上较少使用。

注意事项

与荚膜组织胞浆菌和其他真菌病存在交叉反应，因此应用较少。

球孢子菌抗体检测

方法

1. ELISA 检测及测定 IgG 和 IgM 水平。

2.免疫扩散试验(ID)检测试管沉淀素型抗体(IgM)。

3.补体固定试验(CF)，是指检测感染患者标本抗体与球孢子菌抗原形成免疫复合物后导致的补体消耗水平。用来检测 IgG。

4.可对血清和脑脊液进行检测。

说明和使用

1. IgM 在出现临床症状后 1 周内变化,可持续 2~3 个月。IgG 在出现临床症状的 3~6 周内被检测到,可持续长达 2 年。

2. ELISA 高度敏感,可用作球孢子菌病的筛查试验。

3.免疫扩散试验呈高度特异性,因此,在 ELISA 呈阳性后,具有较好的一致性。

4. CF 提供抗体浓度的定量测量,应在免疫扩散试验阳性后进行。

5. CF 抗体滴度>1:16 可高度预测播散风险。较高的滴度预示着预后不良。

6.对 CF 型抗体滴度的连续测定具有诊断价值,并且能够监测预后及对治疗的反应。

7.抗球孢子菌抗体阳性提示近期感染或活动性感染。感染恢复后,抗体随之转阴。

8. CSF 中抗体的检测对脑膜炎具有高度特异性。

注意事项

1.假阴性试验可见于球孢子菌感染早期。

2.假阴性可见于免疫受损宿主(包括 HIV)。

球孢子菌抗原检测

1.尿液和血清中抗原的定性和定量分析检测。

2.由于敏感性差,不常用于免疫正常的患者。

3.然而,对于具有相应临床表现的血清阴性的免疫功能低下患者,抗原检测有助于诊断。

4.抗原水平可作为严重感染中真菌负荷的替代性标志,可用于监测治疗反应。

(孔雪 译 刘维达 校)

第 3 章

病毒学

Phillip Heaton

定义

抗原漂移(*Antigenic drift*):病毒核苷酸点突变随时间积累,会产生抗原性不同的子代病毒,这一现象称为抗原漂移。抗原漂移是季节性流感疫苗需要每年更新的原因。

抗原转移(*Antigenic shift*):对于基因组分节段的病毒,两株或更多的病毒组合或重组遗传物质而产生新的病毒株,这一现象称为抗原转移。2009 年 H1N1 亚型流感病毒就是由抗原转移产生的新病毒。

衣壳(*Capsid*):包裹和保护病毒核酸的蛋白质外衣。

细胞病变效应(*Cytopathic effect*,*CPE*):病毒感染引起宿主细胞结构的改变。

囊膜(*Envelope*):来源于宿主细胞膜用来保护病毒衣壳的一层外膜。病毒囊膜来自宿主细胞膜,也含有病毒蛋白,在病毒结合和感染细胞过程中发挥作用,同时也可能在病毒免疫入侵中起重要作用。

基因型检测(*Genotypic assay*):利用测序和与之相似的方法,分析病毒核苷酸序列来判断病毒的生物学特征,如药物敏感性等。

红细胞吸附试验(*Hemadsorption*):将红细胞吸附到细胞单层,分离流感病毒时用来判断细胞病变。

IC50:即半数最大抑制浓度或 50%抑制浓度,是可使病毒复制减少 50%的抗病毒制剂浓度。这是已报道的病毒表型抗药性分析的方法之一。

裂解(*Lytic*):病毒复制的主要方式,可导致被感染细胞的破坏。

负义(*Negative-sense*):在病毒 RNA 基因组中,RNA 链的方向是 3'-5',在翻译前需要在 RNA 聚合酶作用下产生病毒 RNA。

允许性(*Permissive*):适合病毒复制的细胞系。

表型分析试验(*Phenotypic assay*):病毒在药物存在的情况下生长,据此分析药物的敏感性。

蚀斑减少试验(*Plaque reduction assay*):用于测定抗病毒药物的 IC50。用稀释的药物与已知量的病毒相互作用,计算蚀斑数,当药物存在的蚀斑数达到不含药物孔中蚀斑数的一半时,即为 IC50。

聚合酶链反应(*Polymerase chain reaction*,*PCR*):一种将单拷贝 DNA 复制出数百万拷贝的分子生物学技术。

正义(*Positive-sense*):病毒 RNA 基因组链方向是 5'-3',可以作为 mRNA 进行蛋白质翻译。这些病毒不需要 RNA 聚合酶,裸露的基因组可能也有感染性,虽然感染力远低于完整病毒。

实时 PCR(*Real-time PCR*):一种基于 PCR 的技术,利用荧光染料或探针实时检测扩增靶标的产生。

反转录 PCR(*Reverse transcriptase-PCR*,*RT-PCR*):一种特殊的 PCR,反应的初始物质是 RNA,需要首先将其转为 DNA。

血清型(*Serotype*):根据病毒的抗原特性对病毒进行种内分类。

小瓶培养技术(*Shell vial assay*):一种细胞培养分析方法,使用低速离心使患者样本与细胞单层接触,使病毒复制加快,检测也相应加快。通常通过检测病毒特异性抗原来鉴定病毒。

嗜性(*Tropism*):病毒对宿主细胞或组织类型的特异性。嗜性由病毒表面的蛋白与细胞膜上称为受体的蛋白相互作用的能力所决定。

病毒血症(*Viremia*):病毒出现在血液中。

病毒学实用知识

1.依据列于图 3.1 中的特征对病毒进行分类。

2.与 DNA 病毒相比,RNA 病毒更容易变异,这是因为 RNA 聚合酶对产生的 RNA 缺乏校对功能而表现出较高的错配率。这一机制会导致流感病毒发生抗原漂移,HIV 产生耐药性。

3.病毒的蛋白外衣或衣壳能够保护病毒基因组,通常呈二十面体或螺旋对称,构成了病毒的几何结构。

4.一般来说,囊膜病毒不如无囊膜病毒稳定,囊膜由细胞膜组成,对湿度、去污剂和热敏感。无囊膜病毒对极端环境适应力更强。

5.囊膜病毒可能会通过改变抗原性来逃逸宿主免疫系统。这种情况在囊膜 RNA 病毒中特别明显,这是由其基因组编码抗原的基因的突变积累所致。

6.常见的病毒学诊断方法见表 3.1。

7.通常,病毒培养是诊断的金标准,但已经逐渐被实时 PCR 和其他核酸扩增策略替代。

8.培养法最大的好处是可以分离到新病毒和变异株。

呼吸道病毒(表 3.2)

腺病毒

1.无囊膜的双链 DNA 病毒。

2.通过飞沫或气溶胶传播。

3. 7 个具有多种血清型的种类,可引起多种疾病。检测方法通常包括病毒培养或 NAAT。根据临床表现进行标本采集。

4.腺病毒引起的其他疾病

(1)急性呼吸道疾病。

(2)急性出血性结膜炎(红眼病、病毒性结膜炎)。

(3)儿童和骨髓移植患者的出血性膀胱炎。健康儿童可能会出现自限性疾病。

(4)性传播感染可导致男性的尿道炎和结膜炎,女性的生殖器溃疡。

(5)主要发生在免疫缺陷患者和新生儿中的一种传播性疾病。

5.组织病理学检查可能会观察到涂抹细胞(图 3.2)。

需要注意的是,涂抹细胞并不具有特异性。

呼吸道合胞病毒(RSV)

1.囊膜病毒,基因组是单链负义 RNA。

2.经直接接触、飞沫或污染物传播。

3.包括 A、B 两个抗原亚型,A 亚型最具致病性。

4.引起婴幼儿细支气管炎和肺炎等下呼吸道感染。成人感染症状较轻,表现为咽痛、鼻塞和咳嗽等上呼吸道感染。

5.有证据表明,年轻时期的感染与未来的哮喘有相关性。

流感病毒

1.流感病毒有 3 个属。甲型流感病毒致病性最强,一般在流行季节的早期出现;乙型流感发生在流行季节的晚期,症状略轻。丙型流感主要在儿童中流行。

2.流感病毒具有分节段的基因组,可导致甲型流感病毒与感染其他物种的流感毒株 RNA 节段进行交换或重配。这种重配可能会出现引起流感大流行的毒株。

3.易发生抗原漂移。流感病毒复制过程容易发生核苷酸错配,导致流感疫苗的靶标抗原发生改变,由此产生抗原漂移。抗原漂移是每年都需要接种流感疫苗的原因。

4.流感患者可能引起二次细菌性肺炎。常见的细菌包括肺炎链球菌、流感嗜血杆菌和金黄色葡萄球菌。

5.流感的耐药性

(1)M2 蛋白的氨基酸突变导致病毒对 M2 通道阻滞剂产生抗性,美国大多数甲型流感产生了抗性。M2 阻滞剂对乙型流感无效。

(2)神经氨酸酶蛋白底物结合位点发生某些突变,病毒会产生对神经氨酸酶抑制剂的抗性。

临床上一般不开展流感耐药性检测;但对于免疫缺陷患者,需要进行耐药性检测。商业化实验室可以提供神经氨酸酶抑制试验,但首选的方法是测序。

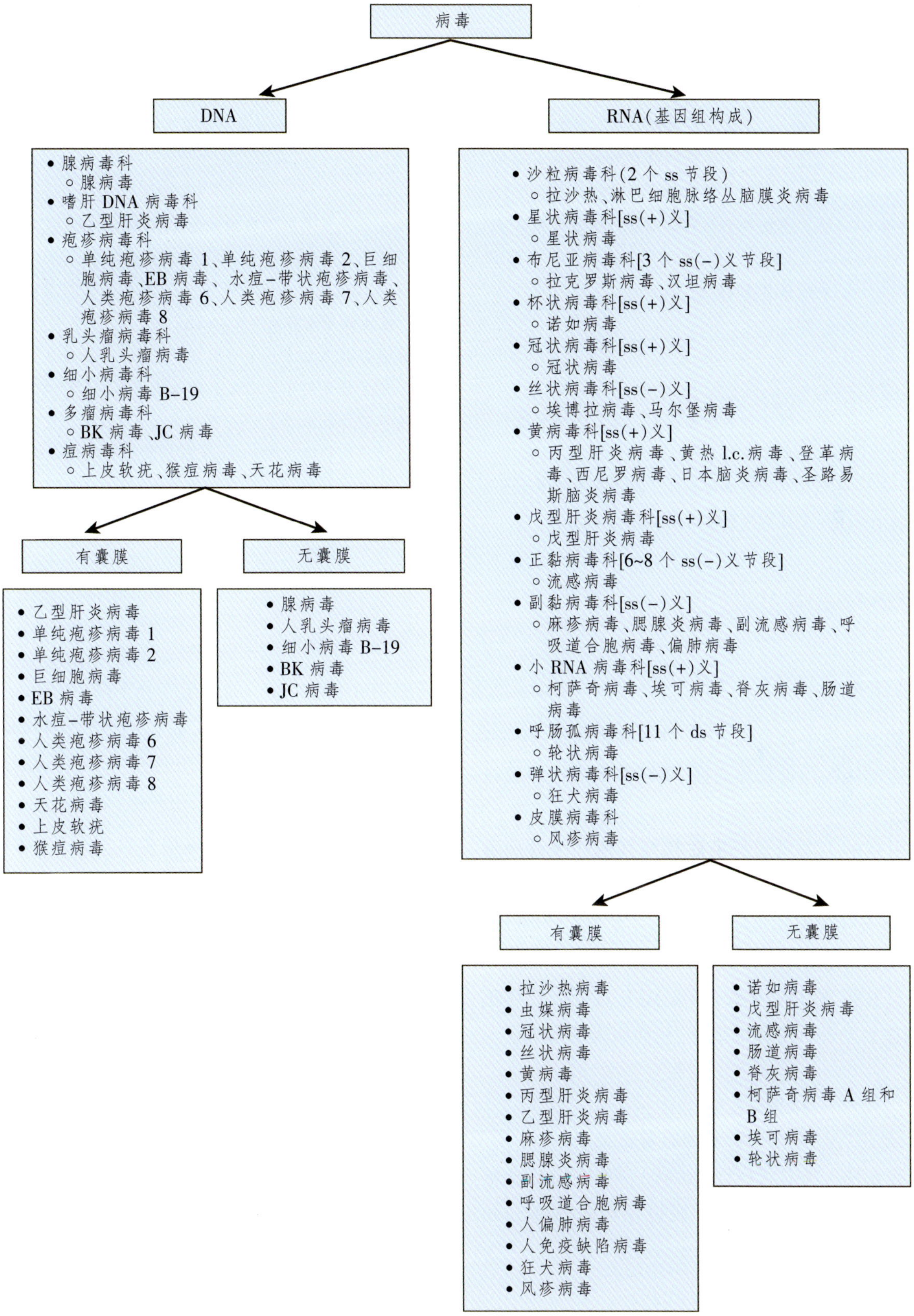

图 3.1　根据核酸类型和有无囊膜对病毒进行分类。+,正;-,负;ss,单链;ds,双链。

表3.1 病毒学诊断方法

方法	特点	备注
组织学	有助于检测病毒性疾病在组织中的进展情况。使用特定抗体和染色对特定病毒进行鉴定。可作为PCR阳性但没有引起侵袭性疾病的病毒诊断的补充	许多病毒引起的组织变化是非特异性的。如果考虑使用免疫组织化学法,可能会受限于实验室的抗体选择
病毒培养	将标本接种于细胞单层上,病毒增殖并产生CPE	敏感性和特异性受限于实验室能够获得的细胞系。有些病毒培养可能需要数周时间,如巨细胞病毒
NAAT	对病原体DNA或RNA进行核酸扩增的总称	如果扩增和检测的序列发生突变,实验过程会遇到一些问题。在虫媒病毒病检测中,NAAT并非首选(事实上,在虫媒病毒检测中,NAAT应用也越来越普遍——译者注)。NAAT并不能区分复制中的病毒和病毒残留核酸(见"组织学")
抗原检测	包括快速和非快速检测。检测患者标本中的病毒蛋白	敏感性取决于抗原含量。一些特殊情况,如在成人中某些呼吸道病毒的抗原水平不高,抗原检测就会遇到一些问题
抗体检测	检测特定病毒的抗体。如果疾病发展过程中抗体升高4倍,则具有诊断意义	抗体检测在流行病学研究中作用巨大,但有些情况下可能会作为一种检测选择,如虫媒病毒感染。病毒也会偶尔出现抗体交叉反应

CPE,细胞病变效应;NAAT,核酸扩增试验。

人偏肺病毒(MPV)

1.基因组为单链负义RNA的有囊膜病毒。

2.通过接触污染物体表面、飞沫和较大气溶胶进行传播。

3.引起的上呼吸道感染症状与其他呼吸道病毒相似。下呼吸道感染类似RSV和副流感病毒(PIV),表现为细支气管炎和吼哮。

4.几乎所有<5岁的儿童都会被感染。

5.与RSV和PIV类似,感染MPV可能会破坏正常的咽鼓管功能和细菌的清除,从而引发中耳炎。

冠状病毒

1."外形"呈"皇冠"状,基因组是正义RNA。

2.有6种人类冠状病毒(HCoV)。4种HCoV全球分布,其他2种是严重急性呼吸道综合征(SARS)和中东呼吸道综合征(MERS)。

3.通过呼吸道飞沫传播。

人类冠状病毒(全球分布)

1.地方流行性人类冠状病毒包括OC43、229E、NL63和HKU1,呈全球分布。

2.冬季是HCoV流行的高峰,典型表现为上呼吸道感染(URTI),春季的发生率会下降。

3.根据OC43和229E获得的资料,潜伏期为2~5天。

SARS

1.一种人畜共患病,蝙蝠是自然宿主,病毒由蝙蝠传给其他动物如果子狸等,然后再传播给人类。

2.自2004年以来无任何病例报道。

MERS

1. 2012年沙特阿拉伯首次报道。

2.在骆驼中发现病毒的频率较高,因此,认为MERS病毒由骆驼传播给人类,但这一看法并不十分确定。

3. 2012年,与MERS CoV相关的报道病例有2220例,其中790例死亡。

4.自2014年以来,无任何病例报告。

肠道病毒

1.名称来自病毒在人体的肠道部位复制,但并不引起肠道疾病。

2.属于小RNA病毒科,正义RNA基因组的小型无囊膜病毒。

表 3.2 呼吸道病毒的季节性、检测方法和注意事项

病毒	季节性	潜伏期	检测方法选择 (Cx、Ab、Ag、NAAT)[a]	注意事项[b]
腺病毒	全年流行，冬到夏季高发	3~10 天	NAAT=Cx=Ag>>>Ab	培养和 NAAT 法在腺病毒引起的其他疾病中应用最多
呼吸道合胞病毒(RSV)	秋末到春天流行，1 月为流行高峰	2~8 天	NAAT>Ag>Cx>>>Ab	1.由于大量的混合感染且无法预测疾病的严重性，新的细支气管炎 AAP 指南认为没有必要检测 RSV 2.由于病毒量很少，较少对成人进行抗原检测
流感病毒	11 月至次年 3 月，冬季为流行高峰。通常甲型过后乙型流行	1~4 天	NAAT≥Cx=Ag>>>Ab	1.如果病毒在引物和探针结合部位发生突变，NAAT 可能为阴性 2.最近，FDA 抗原检测标准要求更加严格。抗原检测成人不如儿童敏感
人偏肺病毒	冬春季	3~5 天	NAAT>>Ag>Cx>>Ab	1.病毒生长困难，直接检测缺乏敏感性 2. 5 岁以下婴幼儿几乎 100%感染
人冠状病毒	冬春季	2~14 天	NAAT	1. NAAT 检测通常作为成套检测的一部分，CDC 和公共健康实验室开展 NAAT 专门检测除外 2.血清学可用于流行病学研究
肠道病毒(EV)	夏秋季	3~6 天	NAAT>>Cx>>>Ag=Ab	与鼻病毒不同，EV 细胞培养结果需要较长时间。通过测序与鼻病毒进行鉴别。许多商品化分子生物学试剂不能鉴别 HRV 和 EV，但可以根据感染身体的部位进行鉴别，如脑脊液常见于 EV 感染而非 HRV
鼻病毒(HRV)	全年流行	1~2 天	NAAT≥Cx=Ag	鼻病毒是肠道病毒的一种，因此，有些 NAAT 与肠道病毒有交叉反应
副流感病毒(PIV)	PIV-1：每年秋季流行，奇数年有高峰 PIV-2：每年秋季流行，但可能每隔一年有一次周期性流行 PIV-3：春夏季流行 PIV-4：无季节性	2~6 天	NAAT≥Cx>Ag>>Ab	1.NAAT 是一种标准检测方法，但通常作为成套检测的一部分 2.抗原检测用于确认培养结果

[a] Cx，培养；Ab，血清学；Ag，抗原检测；NAAT，核酸扩增试验。=表示选择具体试验方法时，要考虑一些因素，如检测的标本是否合适、检测所需的时间等。

[b] 更多的信息参见下面的章节。

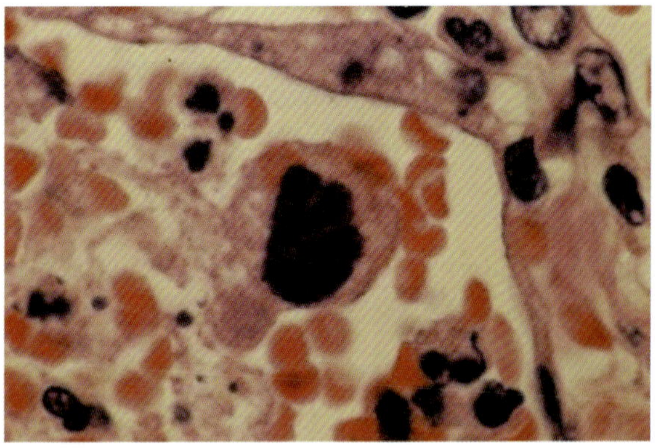

图 3.2 肺活检样本显示的涂抹细胞。腺病毒感染细胞中的涂抹细胞，细胞核增大，细胞核内有嗜碱性包涵体，周围有一层薄的细胞质（HE 染色，×400）。(From Rhee E.G. and Barouche GH. Adenoviruses. In：Bennett JE，Dolin R，Blaser MJ，eds. Mandell，Douglas，and Bennett`s Principles and Practice of Infectious Diseases. Updated 8th ed. Elsevier；2015.)

3.肠道病毒没有囊膜，因此较为稳定，存活时间较长。

(1)主要通过粪-口途径传播，也可通过呼吸道传播。

(2)肠道病毒有 15 种(肠道病毒 A~L 和鼻病毒 A~C)，其中有 7 种可以感染人类(肠道病毒 A~D 和鼻病毒 A~C)。不同种属的血清型可引起多种临床综合征(表 3.3)。

1)CPE 特征与鼻病毒难以区分，因此，需要通过测序与特定的 NAAT 法进行鉴定。

2)由于与鼻病毒相似，有些肠道病毒的 NAAT 检测法会与鼻病毒发生交叉反应。

3)非脊髓灰质炎肠道病毒会引起各种临床疾病，从普通感冒到心肌炎和脑膜炎。

鼻病毒

1.属于小 RNA 病毒科，是 100 多种非脊髓灰质炎肠道病毒中一种。

2.其是引起普通感冒的最主要病原体，病毒滴度在鼻腔最高。

(1)占普通感冒病例的 50%以上。

(2)也会引起鼻窦炎和中耳炎。

人副流感病毒(PIV)

1. PIV 是基因组为负义 RNA 的有囊膜病毒。

2.通过飞沫和污染物传播。

3. PIV 可引起 75%的吼哮病例，其他病因包括流感、麻疹和 RSV。

4.影像学表现为声门下狭窄和下咽气球样变，呈经典的“尖塔”征(图 3.3)。

5.鼻咽是开展 NAAT 和培养的理想标本采集部位。

病毒性胃肠炎(表 3.4)

腺病毒

参见前文腺病毒。

星状病毒

1.电镜观察下病毒有类似星星的外形，因此得名。

2.无囊膜病毒，基因组为单链正义 RNA。

表 3.3 疾病及其最常见的相关肠道病毒血清型

病毒	疾病
柯萨奇 A 病毒(CV-A)	疱疹性咽峡炎、手足口病(HFMD；美国最常见的血清型是 CV A6 和 A16)、出血性结膜炎(血清型为 CV A24)
肠道病毒	急性弛缓性麻痹(脊髓灰质炎病毒)、呼吸道疾病(2014 年美国 EV-D68 引起的暴发)、出血性结膜炎(EV-70)、HFMD(血清型 EV71 是引起世界范围内流行的主要病原体)、脑炎、无菌性脑膜炎、肌炎
埃可病毒	无菌性脑膜炎(EV-13、EV-18、EV-30)、呼吸道疾病
脊髓灰质炎病毒	脊髓灰质炎
柯萨奇 B 病毒(CV-B)	心肌炎、疱疹性咽峡炎(发生率小于 CV-A)
鼻病毒	普通感冒、中耳炎、鼻窦炎、急性哮喘发作

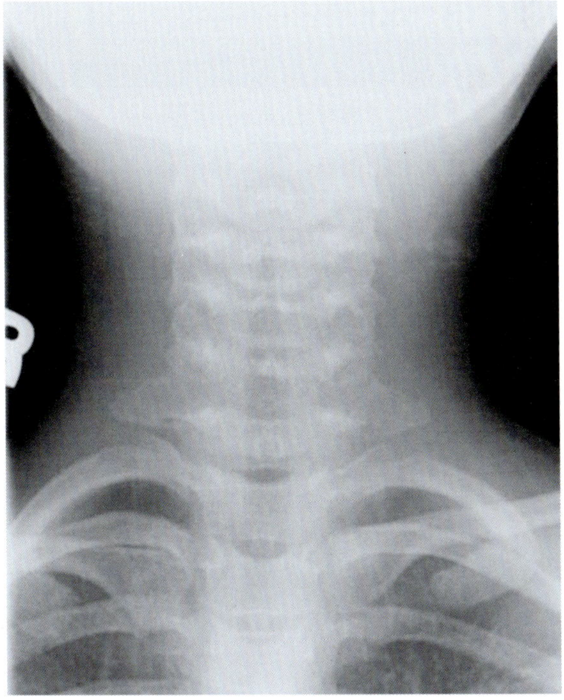

图 3.3 颈部X线片显示典型的声门下狭窄或"尖塔"征。(Lin HW, Kakarala K, Ostrower ST, Leonard DS. Laryngotracheobronchitis complicated by spontaneous pneumomediastinum. Int J Pediatr Otorhinolaryngol. 2010;74:221-224.)

3.世界范围内流行,没有季节性,但在美国,该病毒冬季更容易发生。

4.通常经被污染的食物或水,通过粪-口途径感染传播。

诺如病毒

1.与札如病毒一起属于杯状病毒科。

2.无囊膜,基因组为单链正义RNA。

3.是美国病毒性胃肠炎最常见的病原体。

4.通过粪-口途径传播,传播迅速。

5.最常见于冬季。

轮状病毒

1.属于呼肠孤病毒科。

2.无囊膜病毒,基因组为11节段的双链RNA。

3.是世界范围内引起5岁以下儿童病毒性腹泻的最重要病原体。

轮状病毒非常稳定,感染率很高(感染剂量范围为1~5个病毒粒子)。洗手和常见的消毒措施对轮状病毒无效。

4.通过粪-口途径传播。

5.目前美国批准上市的两种疫苗:RotaTeq和Rotarix。

(1)RotaTeq适用于2月龄、4月龄和6月龄幼儿。

(2)Rotarix适用于2月龄和4月龄幼儿。

虫媒病毒(表3.5)

1.接近90%的虫媒病毒感染发生在夏季和早秋(九月)。

2.登革热病毒是全球范围内最常见的虫媒病毒,而西尼罗病毒则是美国最常见的虫媒病毒。

(1)登革热病毒有4个血清型,人类感染某一血清型后不能免于其他血清型的感染。

(2)再次感染第二种血清型登革热病毒,会引起免疫增强效应,这种强烈的免疫应答会导致更严重的疾病。

3.大多数虫媒病毒感染引起的病毒血症窗口期很短,因此,虫媒病毒的血清学实验通常选用ELISA法。

(1)黄热病毒和登革热病毒不适用ELISA法。

(2)发热症状出现后1~2周即可检测到IgM,几个月后下降。

(3)急性和恢复期血清IgG升高4倍,表明近期

表 3.4 病毒性胃肠炎特征

病毒	季节性	潜伏期	检测方法[a]	备注
诺如病毒	秋季、冬季	1~3天	NAAT	暴发与游轮和人员密集场所有关。高度接触性传播
轮状病毒	全年流行,冬季高发	2天	Ag≥NAAT	NAAT是胃肠多重成套检测的一部分
札如病毒	全年流行	1~2天	NAAT	
星状病毒	全年流行	1~2天	NAAT	

[a] NAAT,核酸扩增方法;Ag,抗原检测。

表 3.5 虫媒病毒的特征

病毒	媒介	自然宿主	潜伏期	疾病/症状	地理分布
诺如病毒	库蚊	鸟类	2~14 天	80%无症状，可出现脑膜炎、脑炎、急性弛缓性麻痹	全球
圣路易斯脑炎病毒	库蚊	鸟类	5~15 天	发热、头痛、恶心、不适、脑炎、定向障碍、颈部僵硬，如累及中枢神经系统则会晕眩	北美和南美，大多数发生在美国
东部马脑炎病毒	伊蚊、库蚊、轲蚊	鸟类，马是终末宿主	4~10 天	寒战、发热、不适、关节痛、肌痛。脑炎患者可能会昏迷。33%的患者死亡	墨西哥湾沿岸和五大湖沿岸的淡水硬木沼泽
西部马脑炎病毒	跗斑库蚊在传播中涉及鸟类，黑色伊蚊在黑尾杰克兔中传播	鸟类和黑尾杰克兔，马是终末宿主	5~10 天	症状从轻微发热到脑炎。5%~10%的患者死亡	全球分布，美国大多数患者出现在密西西比河西部
黄热病毒	伊蚊(主要是埃及伊蚊)	热带雨林中的猴子	3~6 天	发热、肌痛、关节痛、呕吐、乏力和虚弱。少部分病例会发展为严重疾病，表现为发热、黄疸、出血、休克和多器官衰竭	南美和中美洲部分地区、非洲亚撒哈拉地区、一些加勒比海岛屿
登革热病毒	埃及伊蚊、白纹伊蚊	人是唯一的脊椎类宿主	4~10 天	严重头痛、眶后痛、肌痛、关节痛伴“断骨热”和皮疹。严重登革热症状发生在症状出现后的3~7天，引起严重出血、呼吸窘迫或器官衰竭	全球
拉克罗斯病毒	三列伊蚊	花栗鼠和松鼠。人是终末宿主	5~15 天	发热、头痛、恶心、呕吐、乏力。死亡罕见	美国中西部、大西洋中部和东南各州
蜱传脑炎病毒	硬蜱	–	4~28 天	疾病早期表现为类似流感的非特异性症状。疾病的后期会出现脑膜炎或脑炎	欧洲和亚洲
基孔肯雅病毒	埃及伊蚊和白纹伊蚊	人和猴子	1~12 天	发热、肌痛、关节痛、结膜炎、恶心、呕吐、皮疹	全球

发生过感染。

(4)国家公共卫生实验室或 CDC 可能会应用蚀斑减少中和试验(PRNT)来鉴定特定病毒。

PRNT 采用标准定量的病毒与系列稀释的患者血清混合并培养。病毒和血清混合物铺陈到单层细胞上，进而病毒具有感染细胞的能力。与无血清病毒培养对照相比，蚀斑减少 50%是测定的终点。

4.相同属的虫媒病毒一般都有交叉反应，如西尼罗病毒、拉克罗斯病毒、圣路易斯脑炎病毒(都属于黄病毒属)。常规的血清学实验很难区分西尼罗病毒与圣路易斯脑炎病毒。

5.在某些情况下，IgM 可在感染后持续数月或数年。

出血热病毒

1. 5 个病毒科(包括黄病毒科、布尼亚病毒科、沙粒病毒科、丝状病毒科和副黏病毒科)可引起病毒性出血热(VHF)。

2.所有病毒都是 RNA 病毒,需要在动物或昆虫宿主中生存。

人类不是这些病毒的宿主。

3.可以通过 ELISA、抗原检测、中和试验或NAAT方法进行诊断。

埃博拉病毒

1.属于丝状病毒科,基因组为单链负义 RNA。

2.潜伏期为 3~21 天。

3.初期临床症状包括发热、寒战、呕吐、腹泻、肌痛和食欲缺乏。

(1)5~7 天内从腰部以上出现皮疹,并出现皮肤脱落。

(2)不同的器官组织出现症状,如严重水样腹泻、呕吐、心包炎以及葡萄膜炎等。

(3)出血发生在症状出现后的 5~7 天内,但大量出血并不常见。

4.平均死亡率为 50%,但在不同疫情中的死亡率为 25%~90%。

5.果蝠被认为是埃博拉病毒的自然宿主。

6.人通过与感染动物及其体液和分泌物的密切接触而感染。

通过直接接触感染者的体液和分泌液而出现人际传播。

7.实验室发现的异常指标包括 AST 和 ALT 水平升高、白细胞减少、高或低血细胞压积、血小板减少、凝血酶原和部分凝血活酶时间延长、电解质失衡、蛋白尿、血尿素氮和肌酐升高。

8.埃博拉病毒特异性诊断试验包括抗原和抗体检测,以及应用反转录 PCR 和反转录实时 PCR 的 NAAT 法。NAAT 应用在国家健康实验室及紧急授权使用的一些埃博拉评估和治疗中心。

(1)细胞培养和上述诊断试验在 CDC 进行。

(2)关于埃博拉诊断方面的更完整综述见“推荐阅读”部分(Broadhurst 等)。

9.埃博拉病毒检测除需要血培养外,疟疾检测、流感病毒(如果处于高流行期)、全血细胞和分类、尿液分析、肝功能、血浆凝血酶原时间、碳酸氢钠钾、血尿素氮、肌酐和葡萄糖等检测项目,在埃博拉病例的调查(PUI)中都要考虑。

疱疹病毒(表 3.6)

所有的疱疹病毒基因组都是 DNA, 在细胞核内复制。其导致患者终身感染,但有许多患者 PCR 阳性却没有典型症状,这种现象很难解释。

单纯疱疹病毒 1 和单纯疱疹病毒 2

1. 2005—2010 年美国的调查显示,HSV-1 在 14~49 岁人群中的血清阳性率为 53.9%, 而 HSV-2 为 15.7%。

2.初次感染 HSV-1 和 HSV-2 后,存在潜伏期和可能的再激活。

(1)HSV-1 的原发感染通常表现为牙龈炎,而 HSV-2 通常出现生殖器疱疹。

(2)HSV-1 越来越多地通过性传播,不通过实验室检测无法与 HSV-2 进行区分。HSV-2 口腔感染的发生率也在不断增加。

3.疾病复发是由于病毒再激活并沿着神经轴突到达口腔和生殖器部位。与 HSV-2 相比,HSV-1 引起的复发性生殖器疱疹较为罕见。

4.由 HSV 引起的感染包括新生儿疱疹、眼部疱疹、脑炎和病毒血症。在免疫功能低下的患者中,HSV 感染可能会引起严重的突发性肝炎, 通常可以通过 NAAT 法对血液样本进行检测确诊。

诊断方法

1.细胞培养

24 小时至 1 周时间内出现 CPE,取决于病毒滴度。

2. NAAT 检测

(1)由于其敏感性高和周转时间快,取代培养法成为金标准。

病变部位 PCR 阳性持续的时间比细胞培养长。

(2)CSF 的一种检测手段。

表 3.6 疱疹病毒的特征

病毒	疱疹病毒亚型	传播途径	潜伏期	潜在感染	检测方法[a]
单纯疱疹病毒 1/2 型(HSV-1 和 HSV-2)	α	患者的分泌液	1天至3周	背根神经节 HSV-1:三叉神经节 HSV-2:骶神经节	NAAT>Cx>Ag>Ab
水痘-带状疱疹病毒(VZV-3)	α	气溶胶	10天至3周	背根神经节、三叉神经节和脑神经节	NAAT>>Cx≥Ag>Ab
EB 病毒(EBV-4)	γ	唾液和其他体液	4~8 周	B 细胞和上皮细胞	Ab>NAAT
人巨细胞病毒(HCV-5)	β	与感染者直接或密切接触。多种体液可发现病毒	3~12 周	髓系祖细胞	NAAT≥Cx>Ag=Ab
人疱疹病毒 6 型(HHV-6)	β	唾液、飞沫、器官移植和垂直传播	9~10 天	整合进宿主 DNA 的近端粒	NAAT>Ab
人疱疹病毒 7 型(HHV-7)	β	唾液,尚不清楚存在于其他体液中的病毒在感染中的作用	-	淋巴细胞	NAAT,虽然该方法经常不被认可
卡波西肉瘤相关病毒(HHV-8)	γ	性传播、唾液、器官移植和输血	-	淋巴细胞	NAAT>潜伏相关核抗原的 IHC

[a] NAAT,核酸扩增试验;Cx,培养;Ag,抗原检测;Ab,血清学;IHC,免疫组织化学。=表示选择具体试验方法时,要考虑一些因素,如检测的标本是否合适、检测所需的时间等。

(3)如果实验室完成对 NAAT 有效性的评估,FDA 没有批准的标本(如眼、喉咙和直肠拭子等)也可以进行检测。

3.抗原检测

(1)采用免疫荧光法直接对患者标本进行 HSV 检测。

(2)标本的质量对检测的敏感性影响很大。

4.抗体检测

(1)在不存在病变的情况下,可用来检测近期感染。

(2)只有针对糖蛋白 G 抗体的抗体检测方法才能区分 HSV-1 和 HSV-2。

5.药物耐药性和敏感性试验

(1)阿昔洛韦耐药性的改变,通常是由于胸苷激酶基因的移码突变。

(2)可以进行表型或基因型(测序)检测。

蚀斑减少试验是检测 HSV-1 药物敏感性的金标准。

水痘-带状疱疹病毒(VZV)

1.属于 α 疱疹病毒亚科。

2.分布广泛,感染通常发生在接种疫苗前的儿童童年早期。

3.初次感染出现可视性水痘。

(1)由于发生率低,有时会与手足口病混淆。

(2)初次感染也可导致脑炎。播散性感染可能在免疫功能低下的患者中出现(甚至病毒再激活)。

(3)如果感染发生在妊娠早期或中期,婴儿可能出现先天性 VZV。

引起婴儿出生体重低、瘢痕、神经系统缺陷、肢体和手指畸形以及死亡。

4. T 细胞免疫功能下降可能会引起病毒再激活,临床表现为带状疱疹。

偶有 CNS 感染发生,但无水痘皮疹症状。

诊断方法

在许多标本中都能发现水痘,包括组织、血液、CSF 以及各种体液。

1.组织病理学

Tzanck 涂片法(图 3.4):

1)检查囊泡底部的细胞标本是否存在多核巨细胞。

2)HSV 感染表现出相同的现象,因此,该方法不具有特异性。

2.抗原检测

(1)采用 VZV 抗体通过标度指数计算(DFA)法直接对临床标本进行抗原检测。

样本中要含有细胞以保证检测成功。

(2)周转时间比细胞培养更快(约 2h),也更敏感。

3.血清学

常用来评估疫苗接种的效果。

4.NAAT

(1)是检测临床标本中 VZV 最敏感的方法,已成为诊断 VZV 的金标准。

(2)NAAT 为检测 CSF 中病毒的推荐方法。

(3)疹泡消失时,可以在结痂病变中检测到病毒。

(4)NAAT 用来检测不同来源标本中的 VZV。

1)对于免疫功能低下的患者,血液可能是最有效的检测标本。这些患者可能未出现特征性水疱疹,但也有传播带状疱疹的可能。

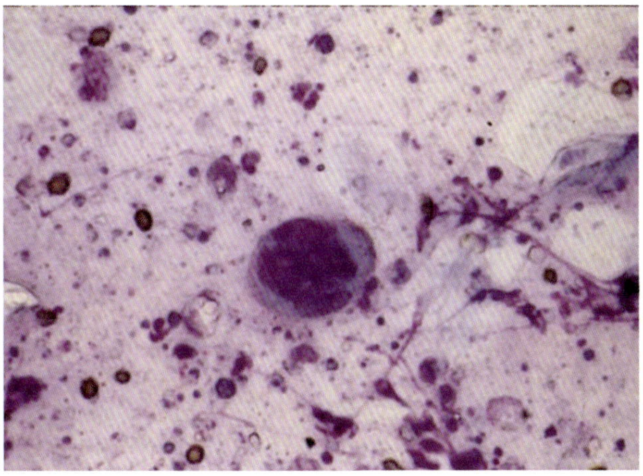

图 3.4 Tzanck 涂片中显示的多核巨细胞。

2)VZV PCR 检测在健康患者中也可能呈阳性(2%~3%)。

5.细胞培养

(1)由于细胞与病毒的相互作用特性,需要约 2 周才能出现 CPE。培养是否成功需要 DFA 法验证。

使用小管培养法可以缩短培养时间。

6.药物敏感性和抗病毒抑制试验

(1)在免疫功能正常的感染者中,很少出现对抗病毒药物产生抗性的 VZV;但对于长期服用阿昔洛韦或其类似物的免疫功能低下的患者,VZV 可能会出现耐药性,这是个需要关注的问题。

(2)VZV 对阿昔洛韦、伐昔洛韦、喷昔洛韦和泛昔洛韦等耐药是由于病毒的胸腺嘧啶核苷激酶或 DNA 聚合酶发生了突变。

(3)与 HSV 和巨细胞病毒(CMV)相似,VZV 对膦甲酸钠和西多福韦耐药是由于 DNA 聚合酶出现突变。

(4)测序是检测药物敏感性最常用的方法;但是如果怀疑有新突变,一些大的研究机构也可能采用蚀斑减少试验。

EB 病毒(EBV)

1. EBV 属于 γ 疱疹病毒亚科,也称为人疱疹病毒 4 型。

2.几乎所有人在其一生中的某个时期都可能感染 EBV,几乎 100%的人在 40 岁时会出现血清阳性。

3.在移植人群中,从血清阳性供体到血清阴性受体的传播是一种重要的 EBV 传播方式。

4.初次感染 EBV 常表现为传染性单核细胞增多症。

5.疾病的其他形式包括:

(1)Burkitt 淋巴瘤和鼻咽癌。

(2)移植受者的移植后淋巴增生性疾病。

(3)HIV 和移植患者的口腔毛状白斑。

病毒在 B 细胞和上皮细胞内潜伏。

诊断方法

1.对大多数 EBV 感染病例采用血清学方法诊断。

(1)异嗜性抗体检测采用红细胞或乳胶凝集法,检测在单核细胞增多症中多克隆 B 细胞增殖时产生的抗红细胞抗体。

1)感染发生后约3周出现异嗜性抗体,数周后下降。通常抗体能以低水平持续存在长达1年。

2)成人和儿童可能缺少异嗜性抗体。

3)CMV感染可能会造成假阳性。

(2)EBV特异性血清学试验可以用来检测EBV感染(图3.5,表3.7)。

1)检测的抗体包括:病毒衣壳抗原(VCA)的IgG和IgM抗体、早期抗原(EA)的IgG抗体、EB病毒核抗原(EBNA)的抗体。

2)最早出现的是VCA的IgM,接着是VCA的IgG,然后是EA和EBNA-1的IgG。

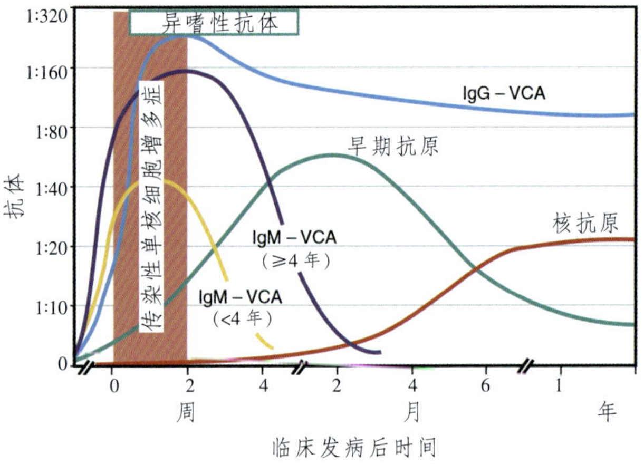

图3.5 EBV抗体产生和抗原表达示意图。病毒衣壳抗原(VCA)的IgM出现较早,可持续4~6周,在成人患者中可能持续8周。VCA的IgG抗体在2~4周达到高峰并可持续终身。EBNA抗体的产生需要数月时间,但可持续终身。早期抗原(EA)的IgG抗体上升缓慢,2~3周达到高峰,在6周下降到不可检测的水平。但15%~20%的病例可能会有持续多年的抗EA的IgG。(Kliegman R,Stanton B,Behrman RE,et al.,eds. Nelson Textbook of Pediatrics. 20th ed.Elsevier;2016.)

(3)EBV在常见的培养病毒的细胞上不生长。

(4)EBV在唾液中传播时间长达6个月,因此,NAAT法不推荐用于检测唾液。

(5)免疫组织化学(IHC)和原位杂交(ISH)用来检测组织中的病毒。

检测的抗体包括针对潜伏膜蛋白-1(LMP-1)、潜伏膜蛋白-2(LMP-2)、EBNA-2和其他蛋白的抗体。

2. ISH的靶标是EB病毒编码RNA(EBER)的非编码区。EBER在病毒感染的任何阶段或潜伏期内都能出现,因此,该方法是一种比IHC更敏感的金标准。关于这些病毒转录产物的功能,目前并不清楚。

3. NAAT可以定性和定量。

定量NAAT法有助于获得可趋势化的病毒载量。

1)病毒的高载量与发生移植后淋巴增殖性疾病的可能性呈正相关。

2)0.5 log的病毒载量变化都有重要的临床意义。

人巨细胞病毒(CMV)

1. CMV全球分布,老年人群中血清阳性率几乎100%。

2.感染通常无症状,大多数儿童和成人发生早期感染(6岁后的感染率为58.9%)。

3.可能会出现类似单核细胞增多症样疾病,但嗜异性抗体阴性。

4.免疫功能正常的危重患者中发现的CMV通常是病毒再激活引起的,而不是初次发病。

5.免疫功能低下人群感染很常见,有时会引起严重疾病。初次感染和再激活的情况都存在。

(1)移植患者中CMV疾病往往与移植器官有关,如肺移植患者的肺炎。

表3.7 EBV特异性血清学试验结果解读

感染	VCA[a] IgM	VCA IgG	EA[b] IgG	EBNA[c]
无暴露	-	-	-	-
近期感染	+	+	+	-
既往感染	-	+	-	+

[a] VCA是病毒的衣壳抗原,组成病毒的外衣或外壳。

[b] EA是早期抗原,是感染早期或裂解期产生的抗原。

[c] EBNA或EB核抗原,是在病毒生活周期中有特殊作用的一组蛋白。血清学试验的靶标EBNA-1能够维持病毒基因组的稳定。

(2)CMV 疾病的延后发生是预防和治疗提前使用的抗病毒药物所致。

6.先天性 CMV 疾病的表现有肝脾大、心肌炎、中枢神经系统缺陷、耳聋、肺炎等。

诊断方法

传统上组织培养分离是 CMV 诊断的金标准,但由于在特异性和敏感性方面的完美表现,NAAT 已经很大程度上取代了传统方法。

1.组织病理学显示类似猫头鹰眼的核内包涵体的大细胞(图 3.6)。

(1)组织病理学诊断工作量大,虽然通过 IHC 可以提高敏感性,但与其他方法相比敏感性仍较低。

(2)与更敏感的 NAAT 相比,组织病理学法与疾病表现的相关性更好。

2.血清学方法用来判断免疫功能正常患者的既往或新近感染情况,也用于器官移植前血清状态的评估。

(1)对于评估免疫功能正常个体的既往或新近感染非常有用。

(2)也用于器官移植前血清状态的评估。

(3)判断患者的新近感染,主要依据 IgG 滴度增加 4 倍或检测到 IgM。

3.检测 IgM 抗体有助于诊断 CMV 新近感染。

(1)类风湿因子、对 EBV-VCA 的交叉反应以及其他非特异性免疫复合物等,都可能导致假阳性。

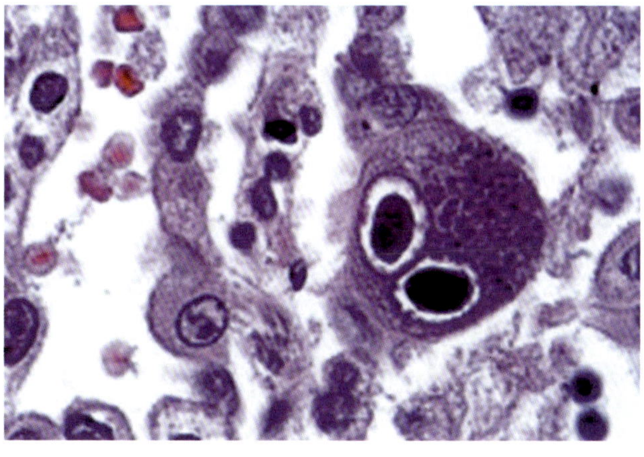

图 3.6 CMV 特征性猫头鹰眼状包涵体。(Mack M,Gregg K. Diagnosis and management of infections in hospitalized immunocompromised patients. Hosp Med Clin. 2014;3(3):e378.)

(2)只有 70%的先天性 CMV 患者存在 IgM。

4. IgG 亲和力检测有助于判断患者是否有新近或既往的 CMV 感染。

(1)在妊娠女性和移植受者中非常有用。

(2)在有和无变性试剂(如尿素)的情况下,测量 IgG 抗体结合的强度。抗体结合的强度随着时间而增加。

(3)ELISA 检测中产生的光密度(O.D.)值,可通过等式计算亲和力:亲和力=尿素中的 O.D.值/正常缓冲液中的 O.D.值。

1)≥0.6 是高亲和力,提示在实验前至少 3 个月内感染。

2)≤0.5 是低亲和力,提示新近感染或者是低亲和力的 IgG 持续存在。

该结果不如高亲和力结果在临床上有诊断意义。

5. CMV 抗原血症的检测比传统培养法更敏感,但已经很大程度上被 NAAT 法取代。

(1)通过检测被膜磷蛋白 pp65 来量化病毒。

(2)在检查的白细胞中,pp65 在抗原阳性的细胞内表达。

(3)还没有统一的硬性判断临界值,因此,被 NAAT 替代的趋势不可避免。

6.细胞培养出现阳性结果需要 1~4 周,但小瓶培养法可以缩短至 24h。

7. NAAT 检测法已成为诊断 CMV 感染的标准,既可定性也可定量。

(1)定性 NAAT 法对于检测组织或罕见标本中的 CMV 非常有用。

(2)定量 NAAT 法可区分活动性与潜伏性感染。

1)高病毒载量与系统性 CMV 疾病相关,血液 PCR 阴性对系统性疾病也有较高的阴性判断价值。

2)病毒载量增加或降低 0.5 log 或更多,具有重要的临床意义。

3)在抗病毒治疗中,病毒载量增加意味着可能产生了耐药性。

4)FDA 批准的非标签定量平台已经用于检测 BAL 液,已作为诊断肺移植患者 CMV 肺炎的辅助手段。需要标准化的方法和更多的研究来确定有意义的阈值。

耐药性

1.耐药性的产生是由于UL97(胸苷激酶)或UL54(DNA聚合酶)发生基因突变。

(1)UL97突变引起对更昔洛韦的耐药性。

1)更昔洛韦的耐药性通常是长期用药的结果。

2)器官移植中,90%的更昔洛韦耐药发生在供体(D)阳性而受体(R)阴性的实体器官移植患者当中。D+/R-患者中出现更昔洛韦耐药的CMV感染概率为5%~12%。

3)在未进行高效抗反转录病毒治疗(HAART)的HIV感染者中,更昔洛韦耐药性的比例原为20%,现为5%。

4)引起更昔洛韦耐药性的突变经常发生在密码子460、520和590-607。

(2)UL54突变引起对西多福韦、膦甲酸钠和更昔洛韦的交叉耐药性。

1)UL54和UL97基因都出现更昔洛韦耐药性突变的患者,容易产生对更昔洛韦更高水平的耐药。

2)UL54突变频率远低于UL97突变,通常发生在UL97突变后。虽然概率低,但UL54单独突变也可能发生,如一些服用西多福韦或膦甲酸钠代替更昔洛韦的患者。

2.蚀斑减少试验是检测耐药性表型的金标准。其最大的用处是可以发现新的耐药性突变,但试验需要的时间比测序更长。

3.测序法是检测已知耐药突变的金标准,试验要求的病毒载量为1000拷贝/毫升或者581IU/mL。

IU是国际单位的缩写,是进行CMV定量试验评估的标准单位。IU是世界卫生组织用来校准FDA批准的方法以及LDT试验的测量单位。

1)当样本被不同的实验室和平台检测时,由于CMV定量试验千差万别,产生的病毒载量范围也很广,针对这一情况建立IU标准。标准品用于实验室间的校准和更为统一的病毒载量计数。

2)1IU/mL在1.5~2.0拷贝/毫升之间,换算方式取决于实验室使用的方法。

4.通常,Sanger测序法需要有基于PCR的模板,有效检测要求约25%的病毒发生突变。

5.下一代测序法可以从临床标本中直接测序,仅有5%的病毒发生突变也能被检测到。

对少量病毒的突变需要谨慎分析,确保与临床的相关性。

人疱疹病毒6型(HHV-6)

1. HHV-6是幼儿急疹(玫瑰疹)的病原体。

2. 2岁前婴幼儿HHV-6的血清阳性率>90%,HHV-6B是美国最常见的病原体。

HHV-6A较HHV-6B的致病性低。

3. HHV-6能够整合到人类染色体中。约1%的人群有HHV-6与染色体DNA的种系整合。

4.免疫功能低下患者的感染通常由病毒的再激活所致,可能表现为播散性感染、脑炎、移植物抗宿主反应、HSCT后急性边缘脑炎(PALE),以及许多其他症状和疾病。

检测中有很大比例的假阳性,因此,诊断非常困难。

5.推荐通过间接荧光抗体试验进行抗体定量检测,以跟踪抗体滴度的消长。

6.初次感染后,在病毒活动期产生IgM抗体并持续2~3个月。

7.在检测急性感染时,NAAT法比血清学更敏感。

(1)血浆或血清样本检测不出HHV-6,除非存在活动性感染或染色体整合病毒。

(2)定量检测可以跟踪病毒载量,这对于判定免疫功能低下患者是否存在急性感染尤其有用。

人疱疹病毒7型(HHV-7)

1. HHV-7属于β疱疹病毒亚科,血清阳性率为60%~90%。

2.在母乳、尿液和宫颈分泌物中发现了HHV-7,但尚不清楚其在传播中发挥的作用。

3.在免疫功能正常的患者中,5%的玫瑰疹病例由HHV-7引起。

也与儿科患者的热性惊厥有关。

4. NAAT法是首选的检测方法。

卡波西肉瘤相关疱疹病毒(人疱疹病毒8型)

1.属于γ疱疹病毒亚科。

2.不同地区的血清阳性率差别很大。

在卡波西肉瘤流行的乌干达，血清阳性率为 50%，而在美国则低至 6%。

3.卡波西肉瘤(KS)

(1)病变出现在皮肤(图 3.7)、口腔和内部器官。

皮肤、器官和口腔的红棕色斑块或结节。

(2)在非洲流行。

(3)病毒是 KS 形成的必要而非充分条件。

(4)有 4 种形式的 KS。

1)非洲流行性：主要发生于儿童。

2)器官移植相关性。

3)AIDS 相关性。

- 最具侵入性的一种形式。
- 在男男性行为者中更常见。

4)经典 KS：影响老年免疫功能正常的地中海欧洲男性。

4.原发性渗出性淋巴瘤

最常见于男性 HIV 携带者。

5.多中心性卡斯尔曼病

(1)血管滤泡淋巴结增生。

(2)最常见于 HIV 感染者。

诊断方法

1.免疫组织化学

使用针对病毒蛋白潜伏相关性核抗原(LANA-1)的单抗。

2. NAAT 法

(1)检测中应用最多的方法。

(2)可从商业参考实验室获取。

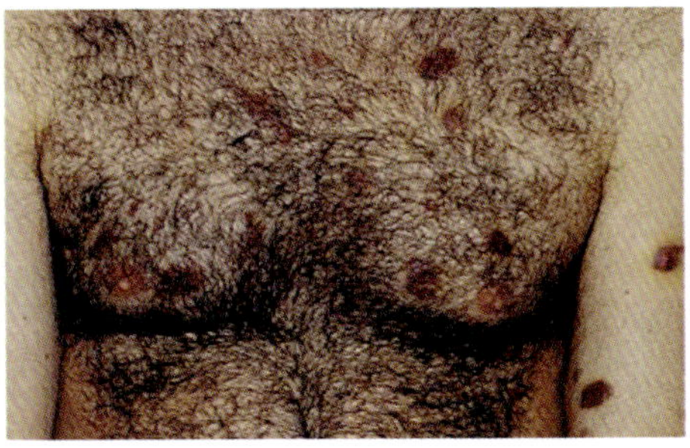

图 3.7 HIV 患者多处卡波西肉瘤病变。(Morse SA, Ballard RC, Holmes KK, Moreland AA. Atlas of Sexually Transmitted Diseases and AIDS. 4th ed. Elsevier; 2010.)

肝炎病毒(表 3.8)

肝炎的详细介绍见第 22 章。

甲型肝炎病毒(HAV)

1. HAV 是无囊膜病毒，基因组为单链正义 RNA。

2. HAV 全球分布，但在卫生条件差的地区更为常见。

3.大多数病毒通过粪便排出，发病期间患者会出现病毒血症。

4.采用血清学法检测 IgM 进行诊断。IgG 会持续终身，因此，检测 IgG 和全抗体没有诊断价值。

5.未经 FDA 批准的 NAAT 法。实验室研发的 NAAT 法主要应用于确认血清学试验结果。

乙型肝炎病毒(HBV)

1. HBV 是有囊膜病毒，基因组为部分双链的环状 DNA。

2.有 8 个研究明确的基因型(A~H)，最近发现了 2 个较为少见的基因型(I、J)。

(1)B 和 C 是与慢性乙肝相关的两个主要基因型。

(2)使用前 S 或 S 基因的线性探针试验或测序鉴定基因型。

3. HBV 的传染性是 HIV 的 50~100 倍。

4.急性和慢性乙肝病毒感染的血清学进程见图 3.8，表 3.9。

5. HBsAg 是 HBV 的表面抗原，提示患者有很强的传染性。

阳性列表检测需要重复试验以确保结果的可靠性。

6. HBeAg 由乙肝病毒基因组前核心/核心蛋白的 RNA 翻译和加工而来。

7. HBeAg 是病毒处于活跃复制状态的标志，阳性患者有很强的传染性。

8.定量 NAAT 法可与血清学试验一起用于患者的最初诊断，也可用于对慢性感染患者的监测。

9.为了解释不同检测方法之间的差异，WHO 制订了相关标准，这可能对从不同实验室获得检测结果的患者有帮助。

表 3.8 肝炎病毒的特征

病毒	传播途径	潜伏期	检测方法[a]	备注
甲型肝炎病毒(HAV)	粪-口途径、血液	15~150 天	Ab>NAAT	IgM Ab 是首选的检测方法
乙型肝炎病毒(HBV)	静脉注射用药、性传播、血液暴露(如针刺)、垂直传播	45~160 天	Ab=Ag=NAAT	10 个基因型
丙型肝炎病毒(HCV)	静脉注射用药、性传播、血液暴露(如针刺)、医源性传播	14~180 天	NAAT=Ab	7 个基因型,在美国大多数通过血液感染
丁型肝炎病毒(HDV)	参见 HBV, 但围生期和性传播不如 HBV 常见	30~180 天	Ab,偶尔需要	复制需要 HBV 辅助
戊型肝炎病毒(HEV)	粪-口途径,主要通过被污染的水传播	14~60 天	NAAT=Ab	

[a] NAAT,核酸扩增试验;Ag,抗原检测;Ab,血清学。=表示选择具体试验方法时,要考虑一些因素,如检测的标本是否合适、检测所需的时间等。

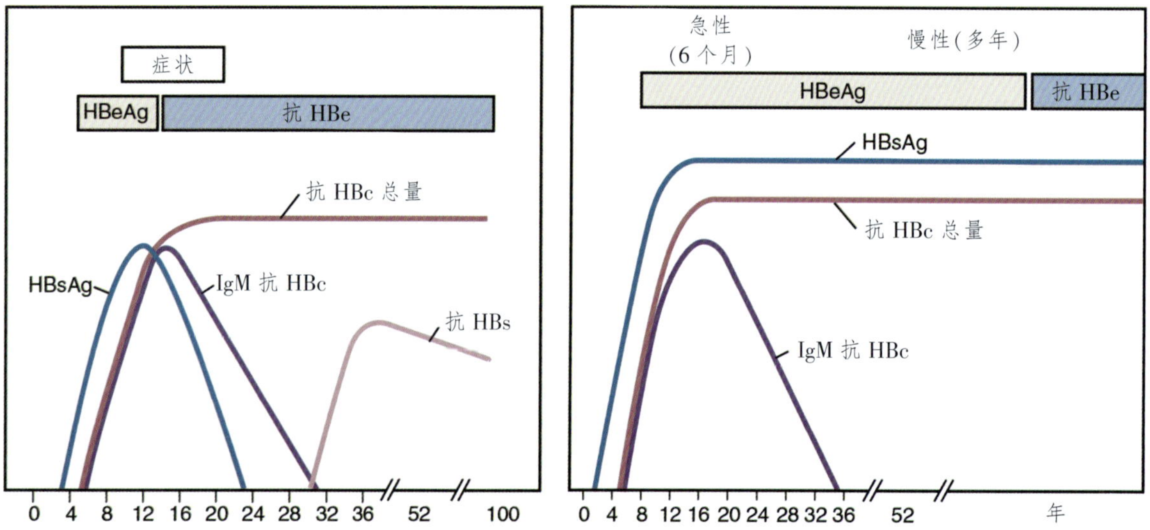

图 3.8 乙型肝炎感染血清学曲线。左边的曲线显示急性感染的恢复情况,乙肝表面抗原(HBsAg)下降,抗乙肝表面抗原抗体(抗HBs)产生。右边的曲线显示感染乙型肝炎病毒后发展为慢性乙型肝炎感染。出现乙肝 e 抗原(HBeAg),未出现 HBeAg 抗体,这是病毒处于活跃复制状态的特征。(Mandell GL, Bennett JE, Dolin R, eds. Mandell, Douglas, and Bennett`s Principles and Practice of Infectious Disease. 7th ed. Elsevier; 2010.)

10.耐药性定义为,符合要求的患者 HBV DNA在最低 DNA 水平出现≥1log 的变化,并通过至少 1 个月的随访重复检测得到证实。

11.敏感性试验主要通过测序法,虽然也有商品化的线性探针试验法。

12. DNA 聚合酶上的反转录酶部位发生突变,可以产生对核苷和核苷类似物的耐药性。

13. Sanger 和下一代测序技术可以用来进行基因分型。

下一代测序平台可以检测到少数病毒变异体(突变体), 这些少量变异体在治疗过程中可能出现大量增殖。

丙型肝炎病毒(HCV)

1. HCV 属于黄病毒科,基因组为正义 RNA。

2.有 7 个基因型。

在美国流行的主要是基因型 1、2 和 3。

3.约 25%的患者能够自动清除感染,但其余的会

表 3.9 乙型肝炎血清学试验结果解读

解读	HBsAg	抗 HBc	抗 HBs	HBeAg	抗 HBe
急性感染	+	+总抗 +IgM	–	+	–
慢性感染,病毒复制	+	+总抗 –IgM	–	+	–
慢性感染,病毒不复制	+	+总抗 –IgM	–	–	+
恢复的既往感染	–	+总抗 –IgM	+	–	+或–
接种疫苗	–	–总抗 –IgM	+	–	–

发展为慢性 HCV。

(1)病毒包膜蛋白的突变躲避了宿主免疫系统的识别,导致慢性 HCV。

(2)白介素 28 变异体 rs129790860 用于预测聚乙二醇干扰素和利巴韦林治疗的效果。现在临床上有起直接作用的抗病毒药物,上述白介素 28 变异体与治疗效果的相关性变得不再重要。

1)纯合 CC 基因型常导致持续的病毒学反应(SVR)/清除。

2)杂合 C/T 基因型比 SVR 更容易发生慢性感染。

3)纯合 T/T 基因型与慢性感染相关。

4.肝活检中纤维化的数量与疾病进展相关,而非病毒载量或基因型。

5.推荐用血清学方法进行筛查。血清学试验结果的解读见表 3.10。

如果抗 HCV 阳性,则会持续终身。

6. NAAT 可用于诊断血清转阳前的急性感染,血清转阳可能需要 4~6 周。对于慢性感染和免疫功能低下患者,NAAT 也可显示病毒是否处于复制状态。

NAAT 也可以用于抗 HCV 试验的补充。

7.基因分型有助于确定治疗方案和疗程。

(1)通过对 5'–非翻译区(UTL)、核心和 NS5b 基因等靶点进行测序来完成基因分型。

(2)基因型 1 和 3 逐渐成为世界范围内流行的主要基因型,基因型 2 也呈全球分布。基因型 4 主要流行于非洲亚撒哈拉地区中部、北非和中东。基因型 5 主要流行于非洲亚撒哈拉地区南部。基因型 6 主要在亚洲流行,但病例较少。

(3)进一步将基因型 1 分为 1a 和 1b,1a 对西咪匹韦(simeprevir)联合治疗更容易产生耐药性。

8.药物敏感性检测采用基因测序分析。

(1)NS3 基因突变会引起对蛋白酶抑制剂的耐药性。

(2)活性位点附近的突变引起对核苷抑制剂的耐药性。

(3)基因型 1a 和 1b 的 NS5a 基因靶点测序分析。

丁型肝炎病毒(HDV)

1. HDV 基因组是环状 RNA,被 HBV 表面抗原包裹,形成有感染性的病毒粒子。

表 3.10 丙型肝炎血清学试验结果解读

解读	抗 HCV	HCV RNA	备注
新近感染	+	+	
既往感染	+	–	可能出现假阳性。用不同的试验方法进行确认。如果重复的血清学检测阳性,感染的可能性较大
阴性	–	–	如果在急性期,血清转化前可以尝试使用 NAAT

2. HDV 的复制需要 HBV 的存在，特别是 HBV 表面抗原和宿主细胞的复制机制。

3.流行地区包括地中海、中东、亚洲中部和南部、日本、格陵兰、非洲之角和西非、亚马孙盆地和南太平洋群岛。

由于检测技术的缺乏，HDV 的流行情况可能被严重低估。

4.通过检测 HDV 总抗体来诊断 HDV 感染。

尚无市售试剂，但有些实验室研发出实时 PCR 技术对丁型肝炎 RNA 进行检测和定量。

1)可用来验证血清学试验结果并监测治疗效果。

2)尚无定量分析的标准，因此，不同实验室的结果无法进行比较。

戊型肝炎病毒(HEV)

1.属于戊型肝炎病毒科。

2. HEV 无囊膜，基因组为单链正义 RNA。

3. HEV 呈全球分布，估计每年有 2000 万人感染，主要流行于东亚和南亚。

4.感染通常是自限性的。

5. NAAT 是诊断急性 HEV 感染的金标准，试验的敏感性取决于患者的疾病表现，病毒血症在黄疸前期最高，1 周后进入黄疸期。

6.在高流行率地区，血清学检测 IgM 是常规诊断 HEV 的首选方法。但在流行率较低的地区，如美国，诊断 HEV 需要结合验证过的 NAAT 技术。

反转录病毒(表 3.11)

HIV(见第 36~39 章)

1.属于反转录病毒科，基因组为单链正义 RNA。

2.病毒与细胞受体结合，通过与细胞膜融合进入胞浆，利用病毒自身的 RNA 多聚酶将单链基因组 RNA 转录出互补 DNA(cDNA)。

3. RNA 从 cDNA 移除，cDNA 复制出双链 DNA，通过病毒整合酶与细胞 DNA 整合，形成前病毒。

4. HIV-1 分为 3 个组：M(有 8 个进化系/亚型)、N、O。

5.大多数 HIV-1 感染属于 M 组。

6. O 组代表病毒“离群值”，主要分布在非洲中西部。

7. N 组是由一个研究团队在 1998 年发现的。他们从 1 名 1995 年死亡的喀麦隆女性身上分离出HIV 变异株，她的血清与猴免疫缺陷病毒包膜抗原反应，而与 M 组和 O 组抗原不反应。这个变异株命名为 N 组，表明既不属于 M 组也不属于 O 组。

(1)N 组感染病例较为罕见，迄今为止只报道了 19 个病例，其中 16 例通过测序确诊。

(2)P 组已经被发现，似乎与来自大猩猩而非黑猩猩的猴免疫缺陷病毒更为相似。P 组病例极其罕见，只占 HIV 感染病例的 0.06%。

8. HIV-2 在西非流行，但与 HIV-1 相似，同样有能力引起 AIDS。

9.在复制过程中，gp 120 首先与受体 CD4 结合，随后 HIV 与协同受体 CXCR4 或 CCR5 结合，促进融合并进入细胞。

(1)T 细胞嗜性病毒与 CXCR4 相互作用，而淋巴嗜性病毒与 CCR5 相互作用。

(2)马拉维诺仅对使用 CCR5 作为协同受体的病毒有效，因此，用药时必须通过病毒嗜性试验进行确认。

10. HIV 感染的 3 个阶段

急性反转录病毒综合征

1)最初暴露后的一段时间，病毒血症迅速上升，CD4+T 细胞被破坏。

2)持续 1~2 周，呈单核细胞增多症样综合征。

3)CD4+T 细胞计数恢复，病毒载量保持稳定。

11. HIV 慢性感染(临床潜伏期)

(1)病毒低水平复制，CD4+细胞缓慢衰减。

(2)如果患者未接受抗反转录病毒治疗，潜伏期平均为 10 年。

(3)在此期间，病毒载量与 CD4+T 细胞下降率相关。

12.获得性免疫缺陷综合征(AIDS)

(1)定义为 CD4+T 细胞计数<200 个细胞/微升。

(2)可能出现由病毒、细菌、真菌和原生动物引起的机会性感染，以及其他一些 AIDS 定义的疾病。

如肺孢子虫肺炎、卡波西肉瘤、累及脑部的弓形

表 3.11 反转录病毒的特性

病毒	传播方式	疾病	诊断方法[a]	分布	备注
HIV-1 和 HIV-2	性、输血和垂直传播、IV 用药和器官移植	AIDS	Ab、Ag 和 NAAT 联合应用	世界性分布 HIV-2 在西非发现	在健康看护环境中，通过针刺或皮肤损伤发生的传播为 0.3%(未采取暴露后预防措施)，由黏膜暴露于感染的血液而发生的传播为 0.09%
人嗜 T 细胞病毒 1 (HTLV-1)和人嗜 T 细胞病毒 2(HTLV-2)	性传播、哺乳、IV 用药和输血	成人 T 细胞白血病/淋巴瘤和 HTLV-1 相关脊髓病/热带下肢轻瘫	Ab 用于筛查，有反应结果的筛查样本，需要进行确认	世界性分布。流行于日本西南部、加勒比海地区、非洲亚撒哈拉地区、中南美洲、中东和罗马尼亚	最近发现了 HTLV-3 和 HTLV-4

[a] NAAT，核酸扩增试验；Ag，抗原检测；Ab，血清学；IV，静脉注射。

虫病和消耗性疾病。

诊断试验

1. HIV 的诊断通过血清学、抗原检测和核酸检测相结合的方法进行(图 3.9)(详细的内容参见推荐阅读，Branson 等)。

(1)第 4 代诊断流程从筛查 HIV-1 和 HIV-2 抗体以及 p24 抗原开始。窗口期从 3 周缩短到 2 周。

(2)在初始筛查中呈阳性反应的样本，进行HIV-1 和 HIV-2 的确认和区分。

1)一些实验室仍然使用蛋白免疫印迹(WB)来确认 HIV-1。阴性或不确定的样本，需要检测 HIV-2 抗体。

2)在某些人群中，如动物园管理员、兽医技术人员和兽医等，在筛查和 HIV-2 确认试验中嗜异性抗体可能呈假阳性。

(3)如果鉴别试验不能确定或无反应，可能需要进行 HIV-1 的 NAAT 检测。

2.床旁测试可快速检测唾液、全血和血清。

(1)敏感性低于实验室方法，唾液的敏感性低于全血或血清。

(2)反应结果必须通过实验室方法进行确认(常用是第 4 代组合试验)。

如果试验结果无反应，以及存在由于这些试验方法的较长窗口期而引起的高风险，则需要考虑重新测试。

3.患者可能处于感染的急性期，特别是处于高风险或确定新生儿感染时，进行定性 RNA NAAT 检测是有用的。

4.病毒载量定量测定法和量化 HIV-1 RNA。

类似于定性检测，可作为血清学筛查的补充或验证试验。

1)实时 PT PCR 试验的线性范围为 20~40 个拷贝数/毫升至 1000 万个拷贝数/毫升。

2)具有临床意义的病毒载量变化≥0.5 log。

5. HIV-1 药物易感性检测可以通过基因型或表型来完成。

(1)HIV 突变体由易错聚合酶产生，并在治疗期间选择。

(2)表型检测是在药物存在的情况下测定病毒的复制，但该方法工作量大，耗时长，因此限制了其在临床实践中的应用。

6.基因型检测包括对反转录酶和蛋白酶基因进行测序，以确定是否存在对核苷反转录酶抑制剂

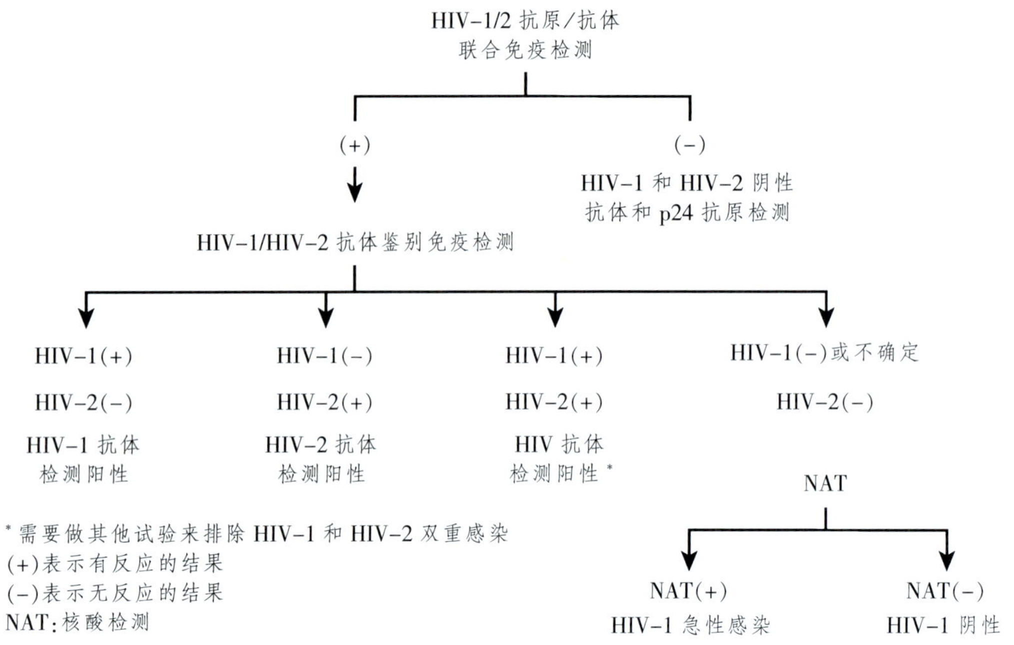

图 3.9 CDC 推荐的实验室检测流程。[From Fordan S, Bennett B, Lee M, Crowe S. Comparative performance of the Geenius™ HIV343 1/HI-2 supplemental test in Florida's public health testing population. J Clin Virol. 2017;91(344):79-83.]

(NRTI)、非核苷反转录酶抑制剂(NNRTI)、蛋白酶抑制剂(PI)和整合酶抑制剂的耐药性。

(1)当 HIV 突变使病毒的反转录酶能够区分抑制剂和自然产生的 NTP 时,就出现对 NRTI 的耐药性。

(2)RT 结合位点的突变导致对 NNRTI 的耐药性。

(3)底物裂口(PI 结合点)的突变,导致 PI 的耐药性。

(4)整合酶抑制剂耐药性的出现是由于酶活性位点周围的突变。

7.美国国际抗病毒学会更新了导致耐药性的突变列表。

人嗜 T 细胞病毒(HTLV)

1. HTLV 1~4 属于反转录病毒科,基因组为单链正义 RNA。

2. HTLV-2 与恶性肿瘤的关系尚未明确。

3.血清学方法可用于诊断。血清学结果需要确认,并进行 HTLV-1 和 HTLV-2 的鉴别。

4.当血清学检测结果出现不一致情况时,NAAT 试验可以用于确认。

具有临床意义的其他病毒(表 3.12)

麻疹

1.属于副黏病毒科,基因组为单链负义 RNA。

2.主要发生在冬春季。

3. Koplik 斑是麻疹的病理学特征, 发生在皮疹出现前 2~3 天(图 3.10)。

皮疹开始于头部的发际线,持续数天向下蔓延,直至足部,皮疹仿佛从头上倾泻而下。

4.并发症包括中耳炎、肺炎和腹泻。

免疫功能低下患者的并发症包括 Hecht 肺炎、麻疹包涵体脑炎,以及无皮疹和 Koplik 斑的严重麻疹引起的死亡。

5.亚急性硬化性全脑炎(SSPE)是麻疹的一种致命并发症,由 CNS 持续的麻疹感染引起。

发生在麻疹感染后 7~10 年。

6.麻疹的诊断方法包括 IgM 和 IgG 血清学、NAAT 和病毒培养。

(1)IgG 需要成对的急性和恢复期血清。抗体滴度增加 4 倍,需要考虑近期感染。

(2)对于 NAAT 测试,需要皮疹出现后 5 天内采集的咽拭子。皮疹出现后 5 天收集尿液样本。

腮腺炎

1.属于副黏病毒科,有囊膜,基因组为单链负义 RNA。

2.人是已知的腮腺炎病毒唯一宿主。

3.腮腺炎病毒感染率的降低使得临床诊断更加困难。

4.感染包括前驱期,随后出现非特异性呼吸道症状、腮腺炎和腮腺唾液腺肿胀。

5.并发症包括睾丸炎、卵巢炎、乳腺炎,以及脑膜脑炎。

6.作为 NAAT 试验的一种方法,实时 PCR 法是首选的检测方法。其他检测方法包括 IgM 检测和细胞培养。病毒培养在实验室并不实用。

风疹

1.属于皮膜病毒科。病毒有囊膜,基因组为单链负义 RNA。

2.人类是风疹病毒唯一已知的宿主。在冬末和春季,感染发生在温带地区比在热带地区更为频繁。

3.先天性风疹综合征可导致死产、死亡、耳聋、白内障,以及其他继发于子宫内风疹病毒感染的出生缺陷。

(1)与妊娠后期发生的感染相比,11 周前发生的感染与出生缺陷的相关性更强。

(2)用于检测 IgM 和 IgG 的血清学。

感染后 5~40 天 IgM ELISA 呈阳性。该方法速度快,成本低。

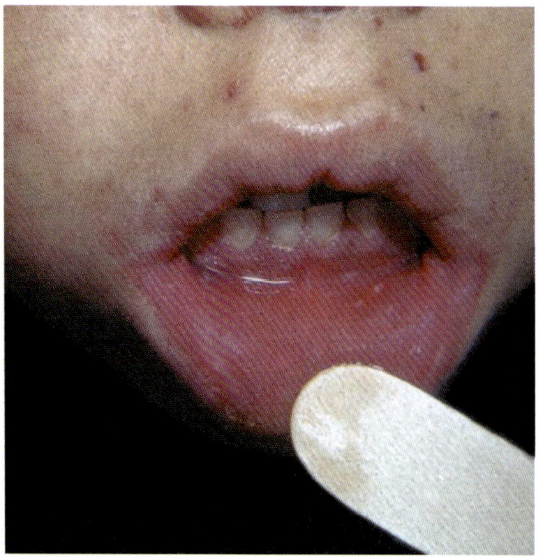

图 3.10　Koplik 斑是在类似盐粒的红斑背景下的小白点。它们是麻疹的特征。(From Fitzpatrick JE, High WA, Kyle WL. Urgent Care Dermatology: Symptom-Based Diagnosis. Elsevier; 2018.)

表 3.12　部分病毒的特性

病毒	潜伏期	传播方式	临床表现	诊断方法[a]
麻疹	7~18 天	气溶胶、飞沫和污染物	3C 征——咳嗽、鼻炎、结膜炎。Koplik 斑,皮疹从面额开始,向下蔓延至躯干和肢端	NAAT=Ab>Cx
腮腺炎	12~18 天	呼吸道飞沫和污染物	非特异性症状,发热、腮腺肿大	Ab>NAAT=Ag=Cx
风疹	12~23 天	呼吸道飞沫和受污染的分泌物	儿童开始出现的症状一般是皮疹,从面部向足部扩散 成人可能有一个低热的前驱期	Ab=Cx>NAAT
狂犬病病毒	3~8 周,也可能数月	来自感染的哺乳动物	开始表现为无特征的流感样症状,被咬部位有刺痛和痒感 随着疾病发展,出现的症状有脑功能障碍、躁动、谵妄、兴奋性、高脂血症	Ag>Ab=NAAT=Cx

[a] NAAT,核酸扩增试验;Cx,培养;Ag,抗原检测;Ab,血清学。=表示,检测方法的选择应基于一些因素,如被测样品类型是否适合该方法要求,检测需要的时间等。

(3)IgG 亲和力试验可用于区分新近与既往感染。也可以通过用配对的急性和恢复期血清来检测抗体，滴度增加 4 倍可区分。后一种方法在临床上用处不大，因为获得恢复期血清需要等待较长的时间。

4.用咽拭子和尿液进行 NAAT 检测。这是在产后风疹皮疹出现 5 天内最敏感的检测方法。

狂犬病

1.属于弹状病毒科，基因组为单链负义RNA。

2.传播给人类的哺乳动物在很大程度上取决于栖息活动地点。

在美国，常见的狂犬病动物有蝙蝠、浣熊、臭鼬和狐狸。

3.诊断技术采用直接荧光抗体法检测抗原，该方法是确定人类狂犬病风险的金标准。

NAAT 和中和试验可用于诊断人类狂犬病病例，两种方法中 NAAT 更为敏感。

(祁贤 译/校)

推荐阅读

1. Centers for Disease Control and Prevention. National Center for Emerging and Zoonotic Infectious Diseases (NCEZID). https://www.cdc.gov/ncezid/index.html.
2. Broadhurst MJ, Brooks TJG, Pollock NR. Diagnosis of Ebola virus disease: past, present, and future. *Clin Microbiol Rev.* 2016;29:773–793.
3. Branson SM, Wesolowski LG, Bennett B, Werner BG, Wrobleski KE, Pentella MA. Laboratory testing for the diagnosis of HIV infection: updated recommendations. Centers for Disease Control and Prevention, Association of Public Health Laboratories, National Center for HIV/AIDS, VH, and TB prevention, Division of HIV/AIDS Prevention. June 27, 2014.
4. Berry M, Gamieldien J, Fielding BC. Identification of new respiratory viruses in the new millennium. *Viruses.* 2015;7:996–1019.
5. Cuthbert JA. Hepatitis A: old and new. *Clin Microbiol Rev.* 2001;14:38–58.
6. Gerlich WH. Medical virology of hepatitis B: how it began and where we are now. *Virol J.* 2013;10:239.
7. Hakki M, Chou S. The biology of cytomegalovirus drug resistance. *Curr Opin Infect Dis.* 2011;24:605–611.
8. Jorgensen JH, Pfaller MA, Carroll KC, et al. *Manual of Clinical Microbiology.* 11th ed. Washington, DC: American Society of Microbiology; 2015.
9. Richman DD, Whitley RJ, Hayden FG. *Clinical Virology.* 4th ed. Washington, DC: American Society of Microbiology; 2017.
10. Royston L, Tapparel C. Rhinoviruses and respiratory enteroviruses: not as simple as ABC. *Viruses.* 2016;8:16.
11. Upadhyayula PS, Yang J, Yue JK, Ciacci JD. Subacute sclerosing panencephalitis of the brainstem as a clinical entity. *Med Sci.* 2017;5:26.

第 4 章 寄生虫学

Alice Chi Eziefula, Martha Purcell

寄生虫学概述

医学上重要的寄生虫主要分为 3 类：单细胞原虫、多细胞蠕虫和体外寄生虫。通常根据各自形态和在人体宿主中的寄生部位等特征来对其进行深入了解和认识。其生命周期复杂，通常涉及发育阶段之间的重大结构变化。人类可能作为一个必要的、适宜的或偶然的宿主而被感染。本章主要讨论医学上重要蠕虫和原虫的分类、流行病学及鉴定(图 4.1)。疾病的临床表现见第 34 章和第 35 章。

原虫(表 4.1 至表 4.3)

1.原虫是简单的单细胞真核生物，可营自生或寄生生活，通常按运动方式分为阿米巴原虫、纤毛虫、鞭毛虫和顶复门原虫(不运动)。肠道原虫通常通过粪–口途径传播，而血液和组织原虫通常需要节肢动物作为媒介。

2.鉴定方法见表 4.13。

3.也可参见第 34 章。

肠道和泌尿生殖系统阿米巴原虫、鞭毛虫和纤毛虫

本节将讨论寄生于人体泌尿生殖系统和肠道的阿米巴原虫、鞭毛虫和纤毛虫。

概述

1.单细胞真核生物见表 4.4。

2.与人类感染有关的病原体包括两个不同的阶段：活跃的摄食滋养体阶段和具有传染性的、休眠的包囊阶段。

(1)当环境条件不利于繁殖时，这些微生物进入包囊期。

(2)包囊囊壁较厚，具有保护性，可经粪–口途径传播至新宿主。

(3)在新宿主体内适宜的 pH 值和酶促条件下会发生脱囊作用。

(4)一些缺乏包囊形式的原虫也可以传播至人类宿主。

3.繁殖是通过二分裂方式进行无性生殖。

流行病学

1.通过被粪便污染的食物和水进行传播。

2.较高的患病率与社会经济条件差、不良个人卫生、公共卫生设施差及男男性行为有关。

3.氯化消毒可能无法清除供水中的包囊，需要通过过滤清除。

鉴定

1.诊断主要依靠实验室显微镜检查(图 4.2)。

(1)显微镜下独特的结构特征是诊断的依据。

(2)镜检人员必须能够区分所有种类；形态和特征可以重叠。

2.肠道疾病不宜使用免疫诊断方法。

肠道和泌尿生殖道原虫的分子检测

1. 2013 年，FDA 批准了首个可同时识别导致感染性肠胃炎的 11 种病原体的检测方法，包括隐孢子虫、贾第鞭毛虫和溶组织内阿米巴。

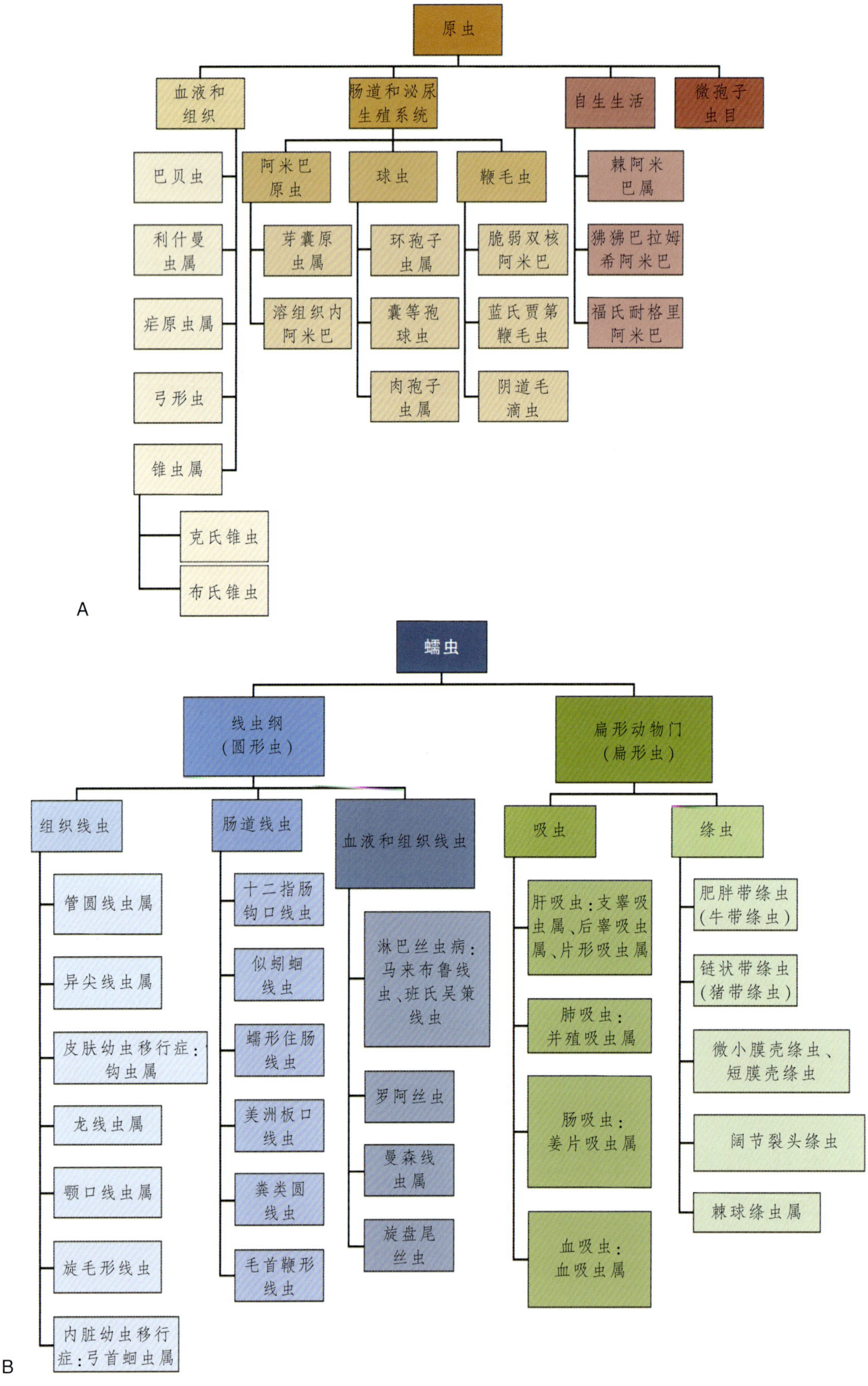

图 4.1 医学上重要寄生虫分类：(A)原虫。(B)蠕虫。

表 4.1 主要原虫的流行病学

微生物	地理分布	传播途径
棘阿米巴属	未明确	水
巴贝虫	北美、欧洲	蜱传播、输血
结肠小袋纤毛虫	呈世界性分布	人畜共患(猪)、水[a]、粪-口途径
人芽囊原虫	未知	粪-口途径、水
隐孢子虫	呈世界性分布	水、粪-口途径、人畜共患
囊等孢球虫属	呈世界性分布	粪-口途径,疑似人畜共患
溶组织内阿米巴	呈世界性分布	水、粪-口途径、食物传播
蓝氏贾第鞭毛虫	呈世界性分布	水、粪-口途径、食物传播
利什曼原虫[b]		雌性白蛉、输血
杜氏利什曼原虫	印度、巴基斯坦、东非、中国	
热带利什曼原虫	中东、中亚	
硕大利什曼原虫	中东、印度、巴基斯坦	
埃塞俄比亚利什曼原虫	埃塞俄比亚、肯尼亚	
墨西哥利什曼原虫	中美洲、德州	
亚马孙利什曼原虫	南美	
恰加斯利什曼原虫	拉丁美洲	
巴西维纳尼亚利什曼原虫	拉丁美洲	
耐格里属	呈世界性分布	淡水、鼻内暴露
疟原虫	非洲、亚洲、南美洲、中美洲、大洋洲	雌性按蚊、输入受感染血液
肉孢子虫属	未知	食物传播(肉)
刚地弓形虫	呈世界性分布	人畜共患(猫)、食物(肉)、输血或器官移植、先天性
阴道毛滴虫	呈世界性分布	分娩(?)、性传播
锥虫属		
克氏锥虫	南美洲和中美洲	锥蝽
布氏冈比亚锥虫	西非	采采蝇
布氏罗得西亚锥虫	东非	采采蝇

[a] 摄入被粪便污染的水。

[b] 其他利什曼原虫也可能感染人类,但不常见。(From Korpe PS, Ravdin JI, Petri WA. Introduction to protozoal diseases. In: Bennett JE, Dolin R, Blaser MJ, eds. Mandell, Douglas, and Bennett's Principles and Practice of Infectious Diseases. Updated 8th ed. Elsevier; 2015.)

2. FDA 还批准了阴道/宫颈拭子和尿液中阴道毛滴虫的扩增方法。

3.其他一些病原体的分子检测技术正在开发或处于临床试验中。

阿米巴原虫

诊断

滋养体和包囊用于诊断阿米巴原虫的阶段,均可在粪便中发现。

显微镜检查

1.在新鲜盐水玻片中可以观察到滋养体的运动。

2.细胞质内含物;滋养体中的红细胞和包囊中的拟染色体。

3.包囊的特征变化较少;仅在新鲜湿片上可见。

4.建议使用新鲜和固定标本的碘染色来明确鉴定滋养体和包囊(油浸,×1000)。

5.为确保鉴定的可靠性,需要观察多个包囊/滋

表 4.2 原虫引起的主要临床症状

微生物(疾病)	主要临床症状
棘阿米巴属	角膜炎、肉芽肿性阿米巴脑炎
巴贝虫(巴贝虫病)	发热、不适、肝脾大和溶血性贫血,尤其是无脾症
结肠小袋纤毛虫(小袋虫病)	结肠炎
人芽囊原虫(芽囊原虫病)	腹泻
隐孢子虫(隐孢子虫病)	自限性非炎症性腹泻;儿童和免疫力低下的成年人的慢性严重腹泻,AIDS 患者可能出现胆管炎
囊等孢球虫属(囊孢子虫病)	腹泻
脆弱双核阿米巴	腹泻
溶组织内阿米巴(阿米巴病)	腹泻、结肠炎、肝脓肿
蓝氏贾第鞭毛虫(贾第鞭毛虫病)	非炎症性腹泻伴吸收不良
利什曼原虫(皮肤和内脏利什曼病)	皮肤或黏膜溃疡;内脏疾病伴发热、肝脾大
细胶丝目	肉芽肿性阿米巴脑炎
耐氏虫属	脑膜脑炎
疟原虫(疟疾)	阵发性发热、寒战、头痛、肝脾大
肉孢子虫属	肌炎、发热
刚地弓形虫(弓形虫病)	发热、不适、淋巴结病;脉络膜视网膜炎;先天性异常;在免疫缺陷宿主中出现脑炎、心肌炎、肺炎
阴道毛滴虫(滴虫病)	阴道炎、尿道炎
锥虫属(非洲昏睡病和恰加斯病)	发热、淋巴结病、脑膜脑炎、心肌炎;巨食管症和巨结肠症,充血性心脏病

AIDS:获得性免疫缺陷综合征。(From Korpe PS, Ravdin JI, Petri WA. Introduction to protozoal diseases. In: Bennett JE, Dolin R, Blaser MJ, eds. Mandell, Douglas, and Bennett's Principles and Practice of Infectious Diseases. Updated 8th ed. Elsevier; 2015.)

养体。

6.不明生物应向相关部门报告,并要求重复取样。

溶组织内阿米巴

流行病学

1.地理分布:呈世界性分布,但主要分布在热带地区。某些城市地区(墨西哥和南美)的侵袭性疾病发病率高于世界其他地区。

2.较高发病率的风险因素

(1)中低收入国家,以及工业化国家的新移民。

(2)男男性行为导致粪-口传播。

(3)无症状感染者作为食物加工人员在传播中起着重要作用。

3.统计数据:估计有 5 亿人被感染,其中 5000 万人出现广泛症状,有 11 万人死亡。对于每种侵袭性疾病,会有 10~20 个无症状感染者向外界排出包囊。

4.其他宿主:溶组织内阿米巴可以从人类宿主传播给其他人、灵长类动物、犬和猫。

5.溶组织内阿米巴、迪斯帕内阿米巴、莫西科夫斯基内阿米巴和孟加拉内阿米巴形态相同(粪便显微镜检查)。

(1)可以通过粪便抗原或 PCR 检测来区分。

(2)新的诊断方法出现前的发病率可能具有一定的误导性。

6.致病性

(1)溶组织内阿米巴是一种致病原虫,可导致结肠炎和肠外阿米巴病。

迪斯帕内阿米巴是非致病性的。

(2)以前认为莫西科夫斯基内阿米巴营自生生活且无致病性,但最近研究表明感染可引起非侵袭性腹泻。

(3)孟加拉内阿米巴的致病性尚未明确。

7.性传播阿米巴病

(1)与肛交后口交或口-生殖器性交有关,主要发生在男男性行为群体中。

(2)1978—1988 年,旧金山 20~39 岁的男男性行

表 4.3 临床上重要原虫的诊断方法[a]

疾病	首选诊断方法
阿米巴病	
肠道	粪便抗原或 PCR 检测、血清学试验、结肠镜检查
肝脏	超声或 CT、血清学试验、PCR 检测肝脓肿穿刺物
阿米巴角膜炎	角膜刮片镜检和培养
巴贝虫病	薄涂片吉姆萨或瑞特染色、PCR 检测、血清学试验
隐孢子虫病	粪便抗原或 PCR 检测、粪便样本的抗酸和金胺-罗丹明染色
贾第虫病	粪便抗原或 PCR
肉芽肿性阿米巴性脑炎	脑组织活检
利什曼病	
皮肤和皮肤黏膜	PCR、抗原检测、活检、印片、培养、血清学试验
内脏	PCR、抗原检测、骨髓或脾脏穿刺、印片、培养、血清学试验、淋巴结活检
疟疾	薄厚血涂片的吉姆萨或瑞特染色、抗原检测、PCR 检测
原发性阿米巴性脑膜炎	脑脊液检查、脑脊液阿米巴滋养体湿片检查、CSF PCR、阿米巴原虫培养
弓形虫病	血清学试验、PCR 检测、组织的瑞特或吉姆萨染色、抗原检测
毛滴虫病	生殖器分泌物中的显微镜检查、培养、PCR 检测或抗原检测
锥虫病	
恰加斯病	新鲜血液或吉姆萨染色的涂片、PCR 检测、异体接种诊断法；慢性疾病的血清学试验
非洲昏睡病	吉姆萨染色血涂片、PCR 检测、血清学试验、脑脊液检查

CSF：脑脊液；PCR：聚合酶链反应。

[a] 另见表 4.13。(From Korpe PS, Ravdin JI, Petri WA. Introduction to protozoal diseases. In: Bennett JE, Dolin R, Blaser MJ, eds. Mandell, Douglas, and Bennett's Principles and Practice of Infectious Diseases. Updated 8th ed. Elsevier; 2015.)

为者中有症状的阿米巴病的发病率增加了 10 倍。

(3)大多数溶组织内阿米巴感染是无症状的，但 HIV 感染者患侵袭性疾病的风险可能更高。

8.为了从人类宿主中消除溶组织内阿米巴，一种阻断阿米巴定植的疫苗正在研发中。

生命周期

溶组织内阿米巴的生命周期见图 4.3。

鉴定

肠道感染通常通过粪便或内镜样本的显微镜检查来诊断。

1.样本和显微镜检查

(1)粪便中可见滋养体和包囊(图 4.4)。

溶组织内阿米巴包囊通常长度为 12~15μm；滋养体>20μm，大小为 10~60μm。

(2)组织或脓肿液中仅见滋养体。

(3)湿片上可见含吞噬红细胞的滋养体。

(4)通常需要对固定标本进行三色或铁苏木精染色。

2.面临的挑战

区分致病性和非致病性物种。

(1)溶组织内阿米巴只能通过含有吞噬红细胞的滋养体或阳性免疫测定法来确认，否则诊断为溶组织内阿米巴/迪斯帕内阿米巴(见图 4.4)。

(2)波列基内阿米巴、莫西科夫斯基内阿米巴和齿龈内阿米巴可能与溶组织内阿米巴相混淆。

(3)哈门内阿米巴由于包囊和滋养体较小，可与溶组织内阿米巴相鉴别(图 4.5)。

3.免疫测定

(1)可用于鉴定内阿米巴属，以及区分溶组织内阿米巴和迪斯帕内阿米巴。

(2)ELISA 试剂盒基于新鲜粪便中的黏附分子进行检测。

(3)检测简单、特异且灵敏。

4.血清学试验

(1)用于诊断肠外疾病，特别是阿米巴肝脓肿。

(2)即使确实存在肠道疾病，其结果指标也很低

表 4.4 人类肠道和泌尿生殖系统的原虫感染

类型	种类	致病性
阿米巴	溶组织内阿米巴	+
	迪斯帕内阿米巴	–
	莫西科夫斯基内阿米巴	±致病性仍存在争议，儿童可能致病
	孟加拉内阿米巴	±致病性仍存在争议，罕见，未在文中讨论，像莫西科夫斯基内阿米巴、孟加拉内阿米巴类似于溶组织内阿米巴和不等内阿米巴
	哈门内阿米巴	–
	结肠内阿米巴	–
	波列基内阿米巴	–
	齿龈内阿米巴	–
	微小内蜓阿米巴	–
	布氏嗜碘阿米巴	–
	芽囊原虫属	±取决于存在的亚型；目前仍在分类中
鞭毛虫	脆弱双核阿米巴	+
	蓝氏贾第鞭毛虫(十二指肠、小肠)	+
	阴道毛滴虫	+
	人毛滴虫(毛滴虫属)	–
	口腔毛滴虫	–
	迈氏唇鞭毛虫	–
	人肠滴虫	–
	肠内滴虫	–
纤毛虫	结肠小袋纤毛虫	+

From Garcia LS. Protozoa. In Cohen J, Powderly W, Opal S, eds. Infectious Diseases.4th ed. Elsevier; 2017.

且难以解释，因此，不推荐用于诊断肠道疾病。

5.组织学

组织内滋养体可用 PAS 染色或苏木精-伊红(HE)染色鉴定。

芽囊原虫属(旧称人芽囊原虫)

流行病学

1.该复合体包括许多不同的亚型/菌株和种类，通常被称作人芽囊原虫。

(1)致病性尚有争议，但在免疫功能低下的人群中更容易发生。

(2)在有症状和无症状患者中均可发现包囊。

2.粪便样本的检出率很高。调查估计，高达 23% 的美国人口受到感染，100%的低收入国家人口可能受到感染。

3.研究表明，有人畜共患病传播的可能(例如，宠物)。

4.包囊可在水中存活长达 19 天。

诊断

1.在粪便样本中可发现包囊。

2.通常大小为 6~40μm，并包含一个较大的中心体(图 4.6)。

3.使用的染色方法包括丹托尼碘染和三色染色。

4.在治疗芽囊原虫之前，必须先排除其他病原体。

鞭毛虫

诊断

1.比阿米巴更多样化的原虫。

2.通过粪便样本(贾第虫属和脆弱双核阿米巴)和泌尿生殖系统样本(阴道毛滴虫)诊断。

3.滋养体特征包括运动类型、形状、细胞核数量、波状膜、吸盘(或黏附盘)、胞口、螺旋槽、鞭毛的数量和位置。

4.包囊特征包括细胞核的形状、大小、数量和位置，原纤维的缺失或排列。

5.显微镜检查

(1)直接或浓缩湿片。

(2)碘染色片。

(3)建议所有样本使用永久性染色剂。

蓝氏贾第鞭毛虫(十二指肠贾第鞭毛虫、肠贾第鞭毛虫)

流行病学

1.人畜共患的原虫，在包括人类在内的许多宿主中引发疾病。

2.呈世界性分布，不同国家的感染率为 2%~15%。

3.活包囊在受污染的食物和水中通过粪-口途径

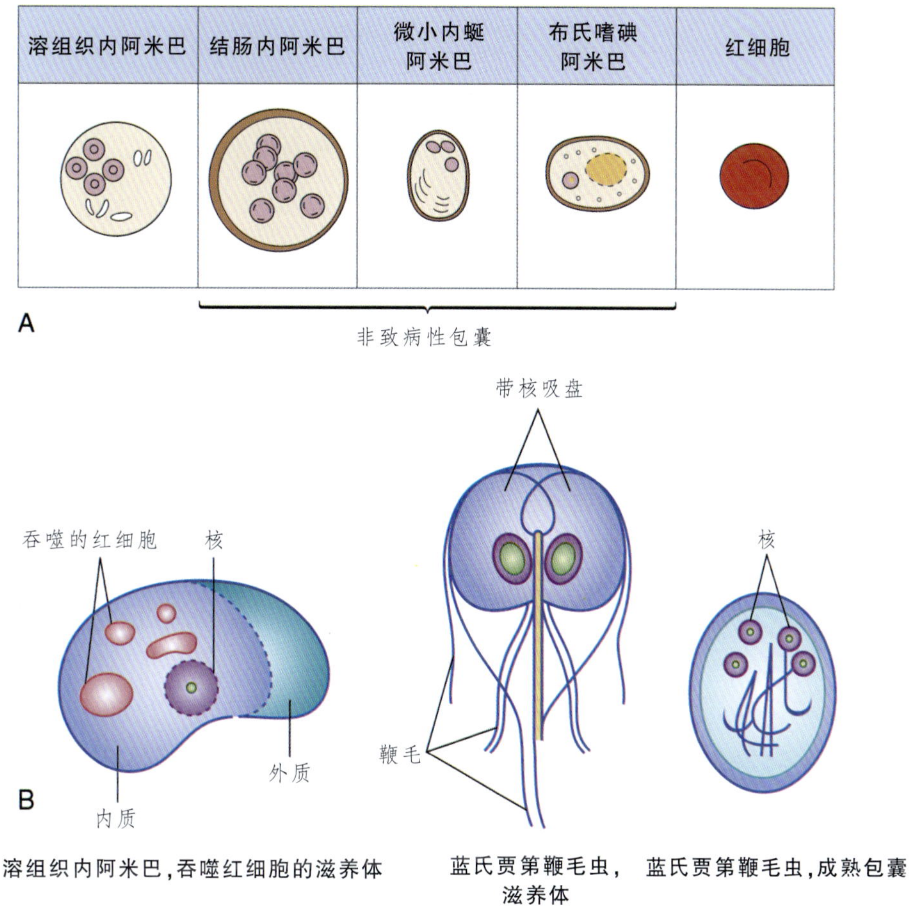

图 4.2　肠道原虫的示意图。(Upper panel from Goering R, Dockrell H, Zuckerman M, Chiodini P. Mims' Medical Microbiology and Immunology. 6th ed. Elsevier; 2013. Lower panel from Greenwood D, Slack R, Barer M, Irving W. Medical Microbiology: A Guide to Microbial Infections: Pathogenesis, Immunity, Laboratory Diagnosis, and Control. 18th ed. Elsevier; 2012. pp. 642-654.)

传播。

4.感染所需要的剂量较低，包囊阶段小，对环境和化学物质抵抗力较强，可耐受消毒水的处理。

5.危险因素

(1)近距离的群居生活。

(2)公共卫生设施条件差；暴发与供水有关。

(3)男男性行为者：肛交/口交。

(4)营养不良/胃切除术/药物治疗导致胃酸分泌减少。

(5)饮用溪水(野生/家养动物的潜在保虫宿主)的徒步旅行者/露营者。

(6)旅行者腹泻的常见原因。前往疫区的游客更容易出现症状。

生命周期

蓝氏贾第鞭毛虫的生命周期见图 4.7。

鉴定

1.易漏检，因此需要检查多个粪便样本。

2.诊断方法

(1)粪便中检出包囊(偶尔可见滋养体)。

通常长 11~12μm、椭圆形、4 个核(图 4.8)。

(2)建议使用永久性染色进行明确诊断。

使用三色染色和 HE 染色。

(3)可在湿片上检查十二指肠吸出物和吞线试验黏液。

(4)黏膜活检：组织病理学方法和三色/吉姆萨染色。

(5)免疫测定

1)酶免疫分析法、荧光分析法(FA)和免疫层析流动分析法。

2)结果仅限于鉴定是否存在蓝氏贾第鞭毛虫。

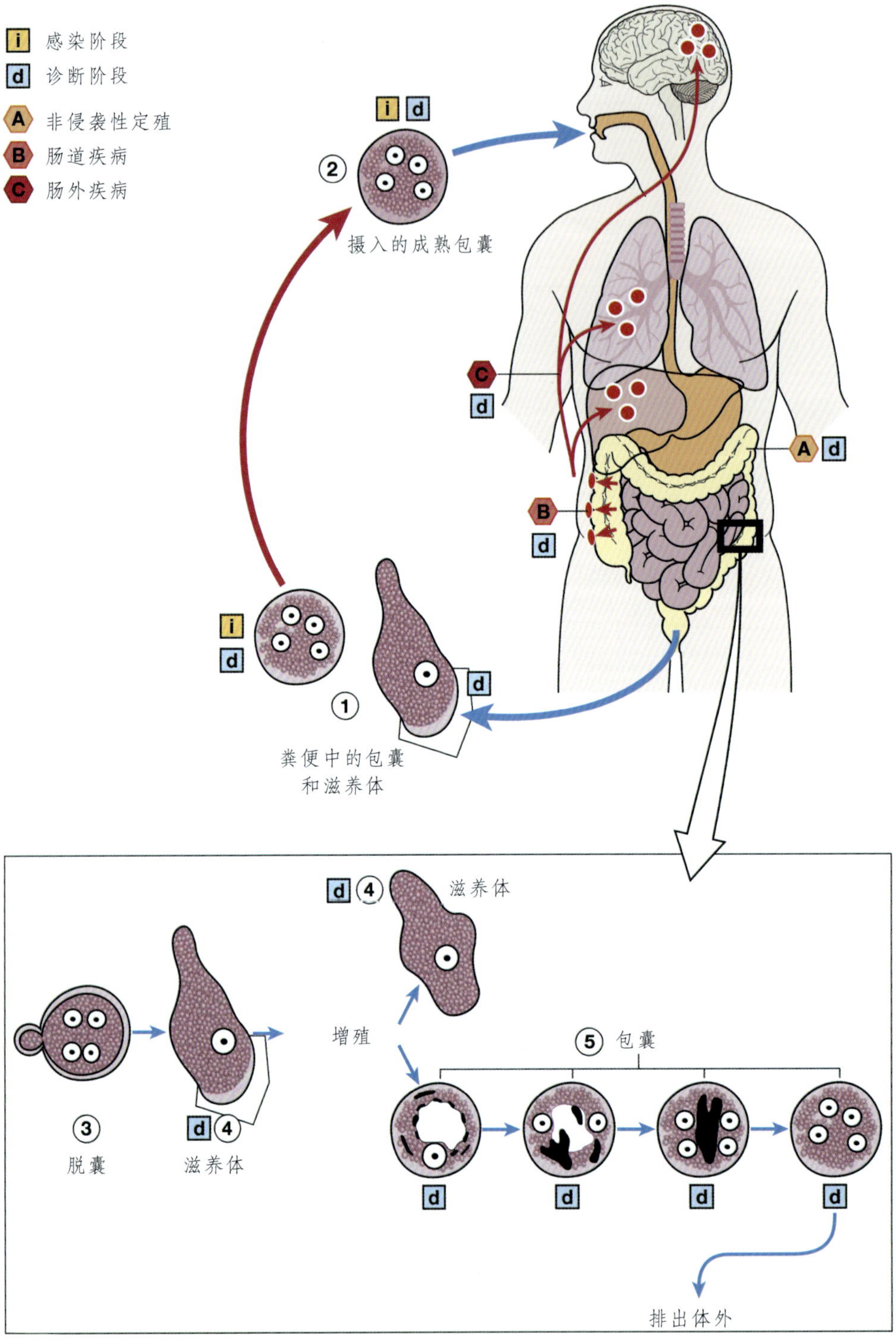

图 4.3 溶组织内阿米巴的生命周期。(From Long S, Pickering L, Prober C. *Principles and Practice of Pediatric Infectious Diseases*. 5th ed. Elsevier; 2018.)

脆弱双核阿米巴

流行病学

1.以前认为,其通过感染蛲虫的卵来躲避胃酸。

2.最近的研究表明,包囊的形式和可能的生命周期类似于其他肠道原虫。

3.感染具有自限性,难以鉴别,因此,可能会漏报感染。

4.在 HIV 患者中,有些与肠易激综合征(IBS)、过敏性结肠炎和腹泻有关。

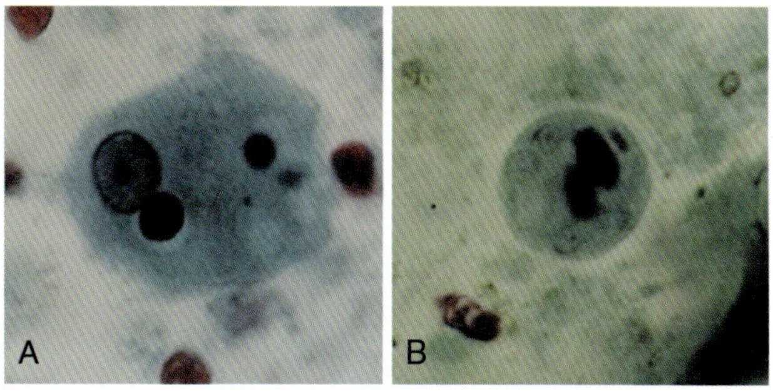

图 4.4 (A)含吞噬红细胞的溶组织内阿米巴滋养体。(B)溶组织内阿米巴/迪斯帕内阿米巴包囊。(From Garcia LS. Protozoa. In:Cohen J,Powderly W,Opal S,eds. Infectious Diseases. 4th ed. Elsevier;2017.)

鉴定

1.易漏检,需要永久性染色和多个样本进行诊断。

2.必须与微小内蜓阿米巴、布氏嗜碘阿米巴和哈门内阿米巴进行区分。

3.特征

滋养体可为单核或双核;长度为9~12μm。

4.细胞核碎片化,染色质形成"四分体"。

5.包囊罕见。

6.大小多变。

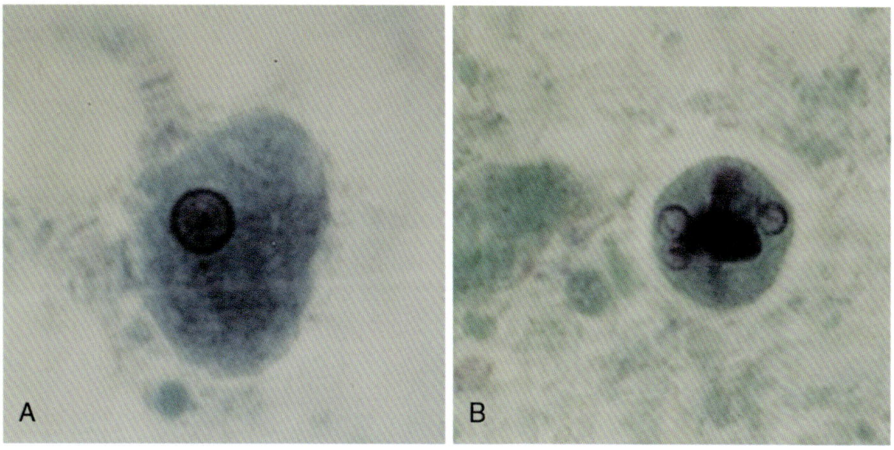

图 4.5 哈门内阿米巴。(A)滋养体;(B)包囊最多包含4个核,拟染色体边缘光滑、呈圆形(三色染色)。注:哈门内阿米巴比溶组织内阿米巴/迪斯帕内阿米巴小;滋养体<12μm,包囊<10μm。(From Garcia LS. Protozoa. In:Cohen J,Powderly W,Opal S,eds. Infectious Diseases. 4th ed. Elsevier;2017.)

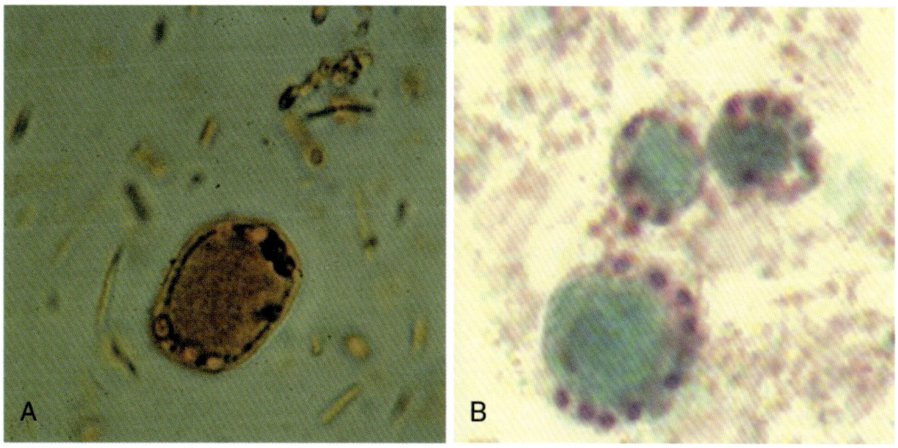

图 4.6 芽囊原虫。(A)虫体中央形成大的"空"区域(看起来像液泡),外围有多个核(丹托尼碘染色)。(B)三个中心体形成,大的空泡被核包围(三色染色)。(From Garcia LS. Protozoa. In:Cohen J,Powderly W,Opal S,eds. Infectious Diseases. 4th ed. Elsevier;2017.)

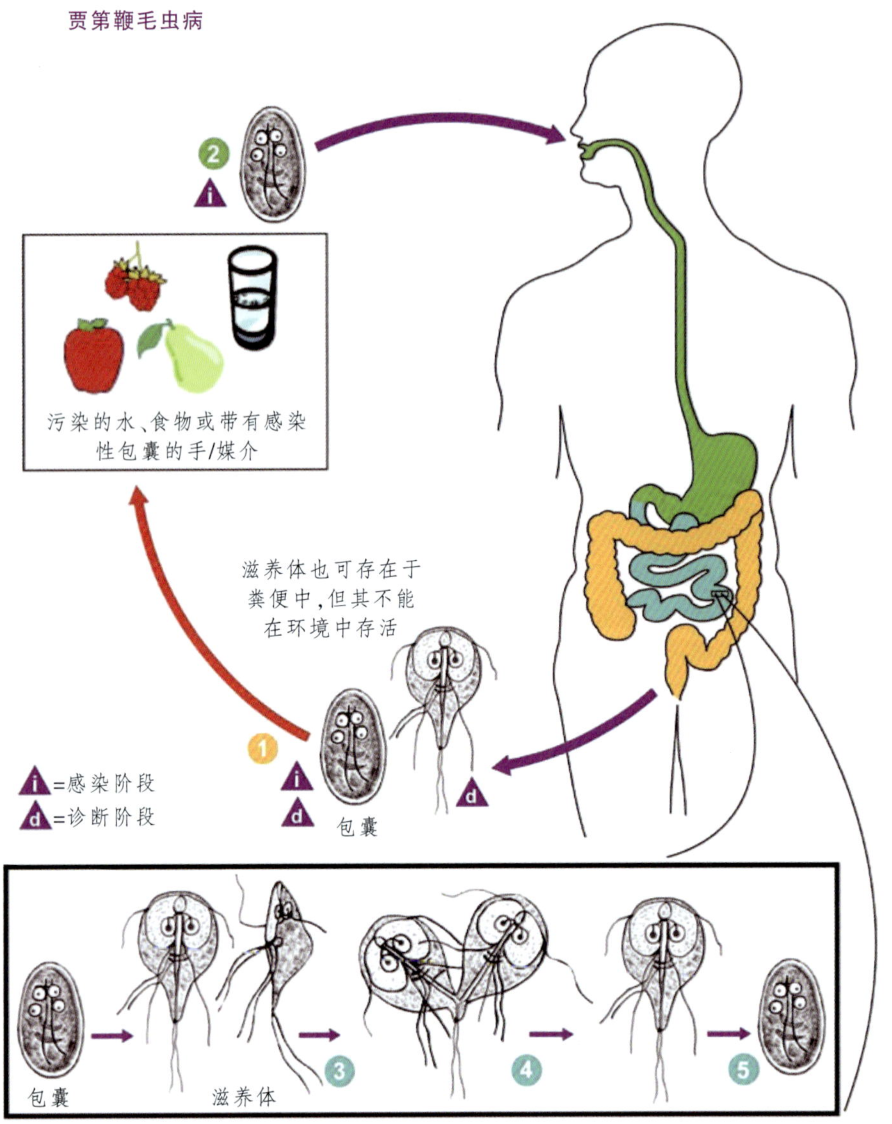

图 4.7 蓝氏贾第鞭毛虫的生命周期。(From Rifai N, et al., eds. Tietz Textbook of Clinical Chemistry and Molecular Diagnostics. 6th ed. Elsevier; 2018.)

阴道毛滴虫

参见第 21 章。

1.通过性接触传播。

2.识别无症状感染者可阻止进一步的传播。

3.可表现为无菌性脓尿。

鉴定

1.通过在阴道液、前列腺液和新鲜尿液湿片中找到运动的滋养体来鉴定。

2.滋养体呈一种紧张的、不稳定的运动状态，体外侧前 1/2 处，有一波动膜。

3.诊断方法

(1)盐水湿片。

(2)染色涂片。

(3)培养(快速接种到培养基进行生长和显微镜检查)是最可靠的方法。

(4)金标准是 NAAT。

(5)酶免疫分析法已被开发用于阴道拭子的鉴定。

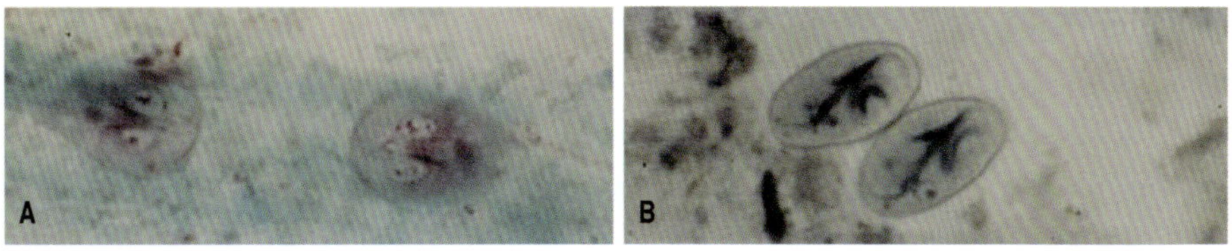

图 4.8　蓝氏贾第鞭毛虫。(A)滋养体;(B)包囊。(From Garcia LS. Protozoa. In:Cohen J,Powderly W,Opal S,eds. Infectious Diseases. 4th ed. Elsevier;2017.)

(6)据报道,单克隆抗体技术有效。

纤毛虫

结肠小袋纤毛虫

1.通过摄入被污染的水或食物中的感染性包囊传播。

2.家猪是人类感染最重要的宿主。

3.在以猪为主要家畜的地区(新几内亚)发病率较高。

4.在公共卫生设施条件和个人卫生状况较差的地区,流行会蔓延。

鉴定

1.滋养体尺寸大(40~50μm),具有特定的形状,在直接盐水片上快速旋转运动,因而易被识别(图 4.9A)。

2.包囊不容易被识别,但仍可通过浓集方法来识别(图 4.9B)。

肠道球虫和微孢子虫

1.机会致病病原体:在其他免疫功能低下的患者(器官移植、化疗患者)中,是引起 HIV 感染相关性腹泻和肠道疾病的重要病原体。

2.在免疫功能正常的人群中也可能导致普遍的肠道感染。

鉴定

1.粪便光学显微镜检查是鉴定的主要手段。

2.对于肠道球虫和微孢子虫的检测可能需要特别的要求。

3.总结见表 4.5。

球虫

球虫是专性细胞内原生动物,属于顶器复合门,

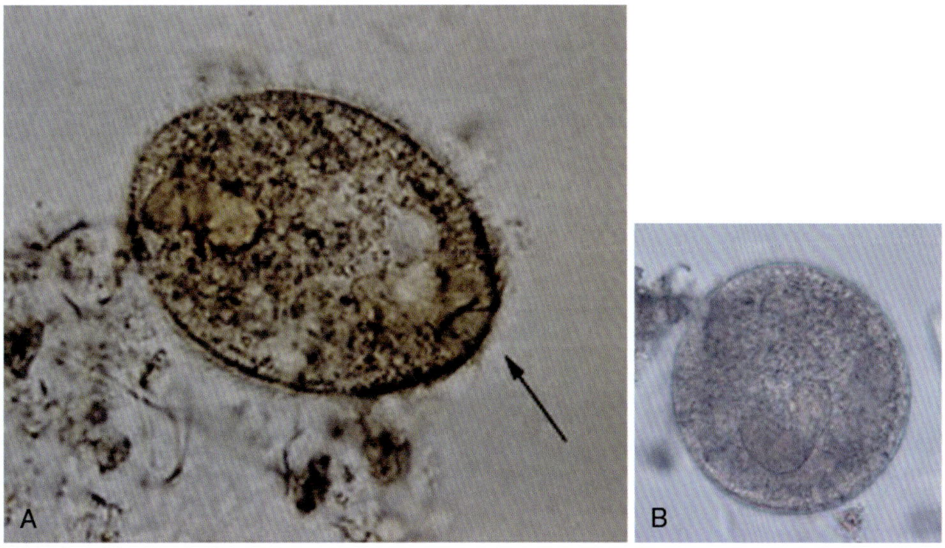

图 4.9　结肠小袋纤毛虫。(A)滋养体;(B)包囊。(From Suh KN,Kozarsky P,Keystone JS. In:Bennett JE,Dolin R,Blaser MJ. Mandell, Douglas,and Bennett's Principles and Practice of Infectious Diseases. Updated 8th ed. Elsevier;2015.)

表 4.5 肠道球虫和微孢子虫的诊断

	肠道球虫			微孢子球虫	
微孢子虫种	隐孢子虫	环孢子虫	囊等孢球虫	肠道	全身
常规诊断试验					
光学显微镜检查、粪便	+	+	+	+	(+)
光学显微镜检查、尿液、其他可能的体液	–	–	–	–	+
抗原检测、粪便	+	–	–	–	–
分子检测	+	+	–	+	+
培养	–	–	–	–	–
血清学	–	–	–	–	–
活检	肠	肠	肠	肠	感染器官
病原体形态学					
染色法	IF、AF	AF	AF	铬变素、荧光增白剂卡尔科弗卢尔	铬变素、荧光增白剂卡尔科弗卢尔、特殊组织染色
球虫卵囊/微孢子虫孢子的大小	4~6μm	8~10μm	长 23~33μm，宽 10~19μm	1~3.5μm	1~3.5μm
物种鉴定	分子分析	分子分析	分子分析	电镜检查、分子分析	电镜检查、分子分析
粪便浓集技术	FEA	FEA	FEA	–	–

IF，免疫荧光染色；AF，抗酸染色；FEA，甲醛-乙酸乙酯浓集法。

From Garcia LS. Protozoa. In：Cohen J，Powderly W，Opal S，eds. *Infectious Diseases*. 4th ed. Elsevier；2017.

可感染小肠肠上皮细胞。对人类具有致病性的球虫有4种：隐孢子虫、环孢子虫、囊等孢球虫和肉孢子虫。

隐孢子虫属

1.目前确定的有30种，其中有14种可导致人类疾病。

2.人隐孢子虫在人类中最常见。

3.牛种微小隐孢子虫是世界上最常见的人畜共患病种属。

4.在资源匮乏的国家，在HIV患者和儿童中还发现了其他人畜共患病的种属。

(1)中度的公共卫生学意义：火鸡隐孢子虫、兔隐孢子虫、猫隐孢子虫、旅者隐孢子虫。

(2)轻度的公共卫生学意义：鼠隐孢子虫、微小隐孢子虫、安氏隐孢子虫、犬隐孢子虫、猪隐孢子虫、费氏隐孢子虫、泛在隐孢子虫。

流行病学

1.地理分布：在各大洲均有发现。

2.发病率：工业化国家为1%~3%，中低收入国家为5%~10%。

(1)血清流行病学研究表明其发病率可能比现有数据更高，提示诊断不足或存在无症状感染。

1)传播途径：粪-口途径。

- 人和动物是感染性卵囊的来源。
- 所需低感染剂量：10个卵囊。

3.危险因素：年龄<2岁的儿童、感染HIV、接触被污染的水/食物、接触被感染的动物/人、性接触、院内传播。

4.占免疫功能低下的艾滋病患者慢性腹泻的10%~20%。

生命周期

隐孢子虫生命周期如图4.10所示。

鉴定

1.粪便样本的光学显微镜检查。

(1)使用抗酸染色或免疫荧光检测粪便涂片中的卵囊(图4.11A，D)。

(2)测量卵囊大小以区分其他球虫(见表4.5)。

直径通常为4~5μm。

(3)浓缩粪便样本可提高检测敏感性。

(4)可能需要多个样品来提高诊断率。

(5)空肠活检显示 10%的粪便镜检阴性患者存在隐孢子虫。

(6)粪便抗原和基于 PCR 的技术可提高诊断率,但尚未得到广泛应用。

2.细胞学技术

十二指肠抽吸物和肠内刷取物的显微镜检查。

3.组织学技术

HE 染色后光镜下呈嗜碱性。

4.血清学试验

主要用于流行病学调查。症状出现后约 2 周内

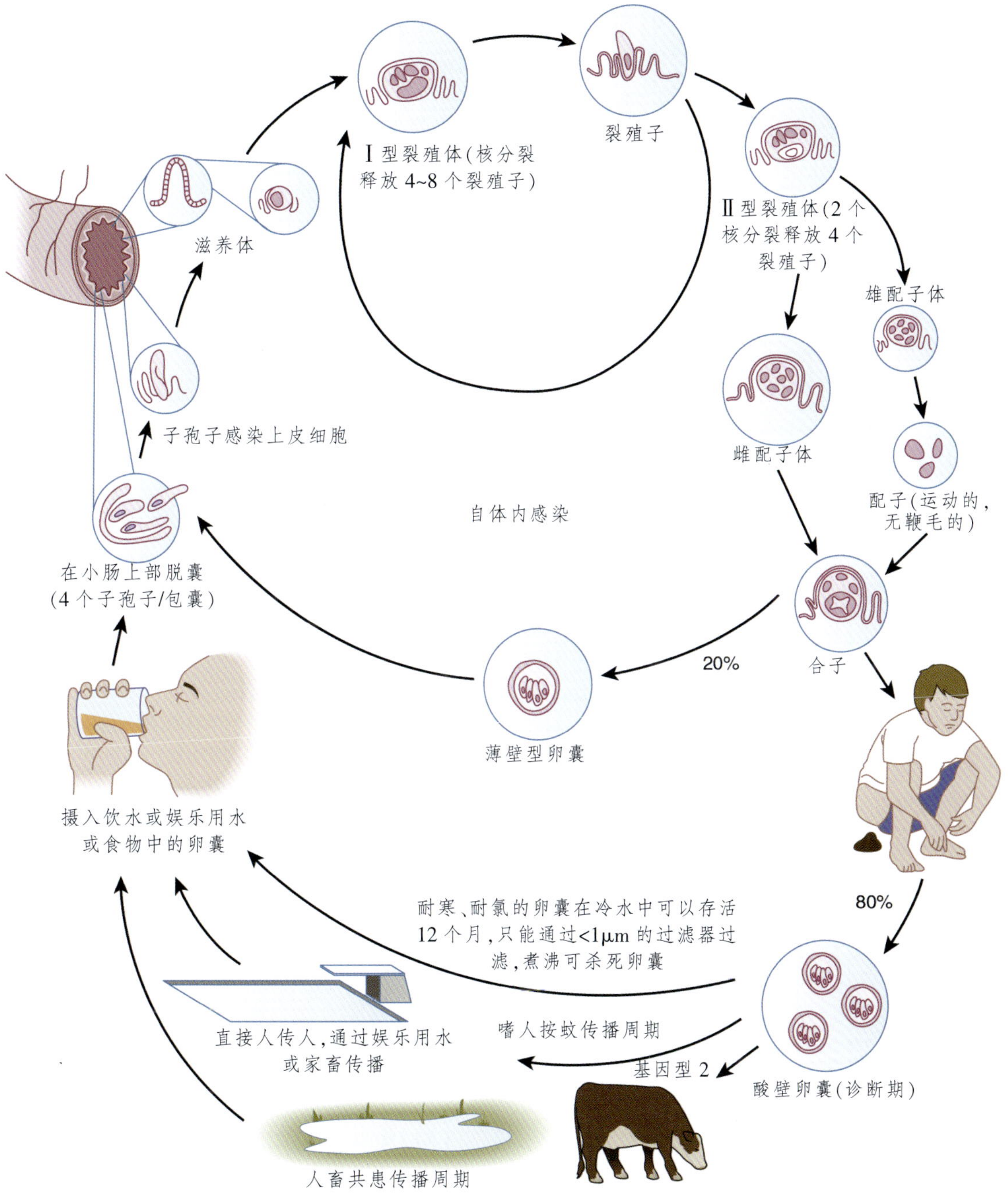

图 4.10 隐孢子虫的生命周期。(Redrawn with permission from Kosek M, Alcantara C, Lima AAM, et al. Cryptosporidiosis: an update. Lancet Infect Dis. 2001;1:262–269.)

IgM/IgG 呈阳性。

环孢子虫属

卡宴环孢子虫

曾被称为蓝藻样体。

流行病学

1.地理分布:热带和亚热带地区。

2.传播途径:通过来自上述国家/地区被污染的新鲜水果和蔬菜经粪-口途径传播。

(1)美国的疫情与进口的树莓、罗勒、豌豆、莴苣和香菜有关。

(2)迄今为止,没有冷冻或罐头相关食品传播疾病的报道。

3.卵囊第 1 次脱落时是未成熟的;必须产生孢子才具有传染性,这个过程需要数天到数周的时间,因此,不太可能直接在人与人之间传播。

4.温暖和潮湿的环境有利于孢子形成。

鉴定

1.使用光学显微镜检查新鲜粪便湿片上的卵囊。

(1)由于卵囊排出率低,可能难以检测。

(2)使用甲醛-乙酸乙酯(FEA)沉淀法检查粪便浓缩物的抗酸染色涂片,使回收率最大化。

不是常规检测,因此需要特别要求。

(3)卵囊的抗酸能力不同;呈粉红色到深红色,许多卵囊未着色(图 4.11B,E)。

(4)环孢子虫卵囊直径为 8~10μm。

(5)在紫外光下(蓝色/绿色)自发荧光。

2.基于 PCR 的分子技术检测粪便样本已有报道。

贝氏囊等孢球虫

1.曾被称为贝氏等孢球虫。

2.贝氏囊等孢球虫可引起囊等孢球虫病(曾被称为等孢球虫病)。

3.仅感染人类。

流行病学

1.地理分布:非洲、亚洲和南美洲的部分地区。

2.通常发生在发展中国家的 AIDS 和慢性腹泻患者中。

3.传播途径:未知,可能是通过水/食物摄入卵囊传播。

人与人之间的传播不常见,可能由于未成熟包囊形成孢子所需的时间较长(1~2 天)。

鉴定

1.光学显微镜检查新鲜粪便湿片或粪便浓缩物抗酸染色涂片中的卵囊(图 4.11C,F)。

(1)长 28~30μm。

(2)卵囊间歇性排出;可能需要检查多个样本。

2.小肠的组织学检查可提示肠细胞内存在寄生虫。

肉孢子虫属

1.人肉孢子虫和猪人肉孢子虫(曾被称为人等孢子球虫)。

(1)人类是其终末宿主。

(2)可引起肠肉孢子虫病。

2.纳氏肉孢子虫

(1)人类是一个偶然的、中间宿主。

(2)可引起肌肉肉孢子虫病。

(3)罕见。

流行病学

1.通过食用被感染的牛/猪的生肉而患病。

2.人类很少出现有症状的胃肠道感染,但无症状感染者分布广泛。

3.肌肉肉孢子虫病的病例大多来自马来西亚的农村地区。

鉴定

1.粪便的光学显微镜检查显示卵囊或孢子囊。

(1)大小为 10~15μm;无法区分种类。

(2)然而,脱落的卵囊数量较少,易漏检。

2.光学显微镜检查染色的肌肉活检标本,可作为肌炎或血管炎的证据。

微孢子虫

专性细胞内形成孢子的真核生物:微孢子虫门。

(1)超过 190 个不同的属和 1200 种。

(2)至少鉴定出 16 种能够感染人类的微孢子虫(表 4.6)

(3)已被重新归类为真菌,但以前被归为原虫,并由寄生虫实验室处理。

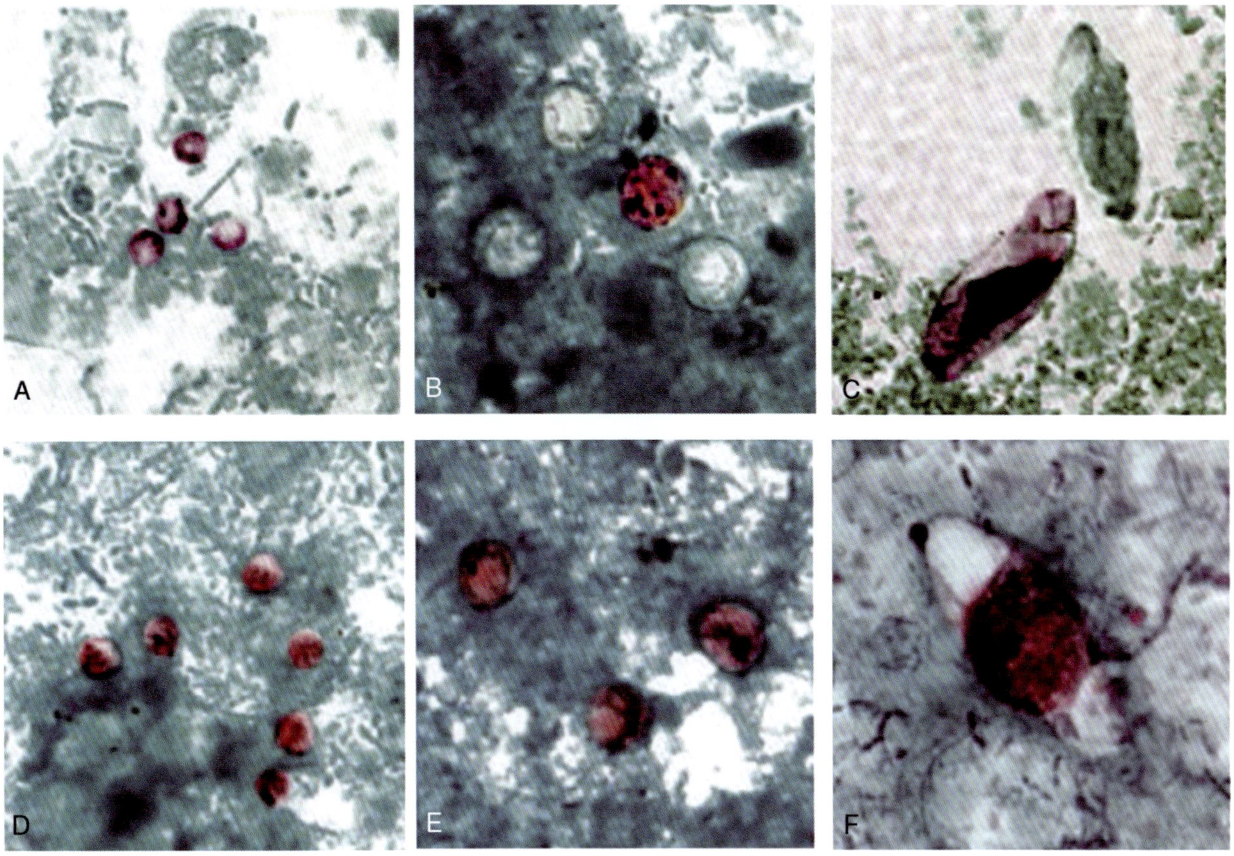

图 4.11　使用改良抗酸染色法和藏红染色法，比较(A,D)隐孢子虫、(B,E)环孢子虫和(C,F)贝氏囊等孢球虫，原始放大倍数×1000。[From Cama VA, Mathison BA. Infections by intestinal coccidia and Giardia duodenalis. Clin Lab Med. 2015;35 (2):423-444. ⓒ 2015. Fig. 1 Public domain images, courtesy of DPDx, Centers for Disease Control and Prevention, Atlanta, USA.]

流行病学

1.地理分布：病例呈世界性分布。

2.传播途径

(1)可通过摄入孢子传播。

(2)可通过气溶胶传播。

3.来源

(1)孢子存在于粪便、尿液和呼吸道分泌物中。

(2)动物和被感染的人，以及食物、水和土壤都是潜在的传染源。

(3)最常见于 HIV 感染者，但在器官移植受者、化疗及免疫功能正常人群(旅行者、老年人、儿童)中均可见病原体。

鉴定(图 4.12)

1.挑战：病原体很小(1~3.5μm)，染色处理会妨碍对孢子的观察。

2.粪便显微镜检查

(1)至少要检查 3 份粪便样本。

(2)色谱 2R 染色(最特异)或化学荧光染色(敏感但假阳性高)后，在 1000 倍光学显微镜下检查。

(3)根据孢子大小的差异可以进行初步的属鉴定(肠微孢子虫属 1~1.5μm，脑炎微孢子虫属 2~3μm)。

(4)必须使用电子显微镜或分子分析来鉴定属。

(5)免疫荧光技术很有前景，但目前还未得到广泛应用。

3.组织学检查

十二指肠和回肠末端组织中可能检出微孢子虫。

1)活检可用于免疫抑制情况下的持续性腹泻。

2)粪便显微镜检查最敏感，因为感染可能分布不均。

3)需要经验丰富的病理学专家进行可靠的鉴定。

4.细胞学诊断

(1)在十二指肠抽吸物、胆汁、尿液、支气管肺泡

表4.6 感染人类的微孢子虫

种和属	已报道的感染	动物宿主[a]
脑炎微孢子虫属		
兔脑炎微孢子虫[b]	肝炎、腹膜炎、脑炎[c]、尿道炎、前列腺炎、肾炎、鼻窦炎、角膜结膜炎、膀胱炎、腹泻[d]、蜂窝织炎、播散性感染	哺乳动物(兔子、啮齿动物、食肉动物、灵长类动物)
何氏脑炎微孢子虫[b]	角膜结膜炎[c]、鼻窦炎、肺炎、肾炎、前列腺炎、尿道炎、膀胱炎、腹泻、播散性感染	鹦鹉类(鹦鹉、爱情鸟、长尾小鹦鹉)、鸟类(鸵鸟、蜂鸟、雀)
肠脑炎微孢子虫	腹泻[c]、肠穿孔、胆管炎、肾炎、角膜结膜炎	哺乳动物(驴、犬、猪、牛、山羊、灵长类动物)
肠微孢子虫属		
毕氏肠微孢子虫	腹泻[c]、消瘦综合征、胆管炎、鼻炎、支气管炎	哺乳动物(猪、灵长类、牛、犬、猫)、鸟类(鸡)
糙多孢微孢子虫属		
人糙多孢微孢子虫[b]	肌炎、角膜结膜炎[c]、鼻窦炎	未知
毒害糙多孢微孢子虫[b]	脑炎、播散性感染、角膜炎	未知
多孢子虫属		
罗氏多孢微孢子虫	肌炎	未知
多孢子属微孢子虫	肌炎[c]	鱼
安卡尼亚孢虫属		
水泡安卡尼亚孢虫	肌炎	未知
按蚊微孢子虫[d]	角膜结膜炎、肌炎、皮肤感染	蚊子
康氏微孢子虫	播散性感染	未知
微粒虫属		
眼微粒虫	角膜结膜炎[c]	未知
条纹微孢子虫属		
角膜条纹微孢子虫	角膜结膜炎[c],尿路感染	未知
管孢虫属(Tubulinosema)		
T. acridophagus	肌炎、播散性感染(皮肤、肝脏、腹膜、肺和视网膜脱落)	昆虫(果蝇和蚱蜢)
内网虫属		
内网孢虫属微孢子虫	肌炎	鳞翅目昆虫
微孢子虫属		
非洲微孢子虫	角膜溃疡[c]	未知
锡兰微孢子虫	角膜溃疡[c]	未知

[a] 除人类外发现有寄生虫的动物。

[b] 寄生虫可以在组织培养中生长。

[c] 在免疫功能正常宿主中,有报道的病例。

[d] 以前称为短粒虫属和微粒虫属。(From Korpe PS, Ravdin JI, Petri WA. Introduction to protozoal diseases. In: Bennett JE, Dolin R, Blaser MJ, eds. Mandell, Douglas, and Bennett's Principles and Practice of Infectious Diseases. Updated 8th ed. Elsevier; 2015.)

灌洗液、脑脊液、结膜刮片或拭子、痰液和鼻腔分泌物/鼻拭子中检测到孢子。

(2)对疑似散播性微孢子虫病的患者应进行尿沉渣检查。

5.电子显微镜检查

(1)金标准。

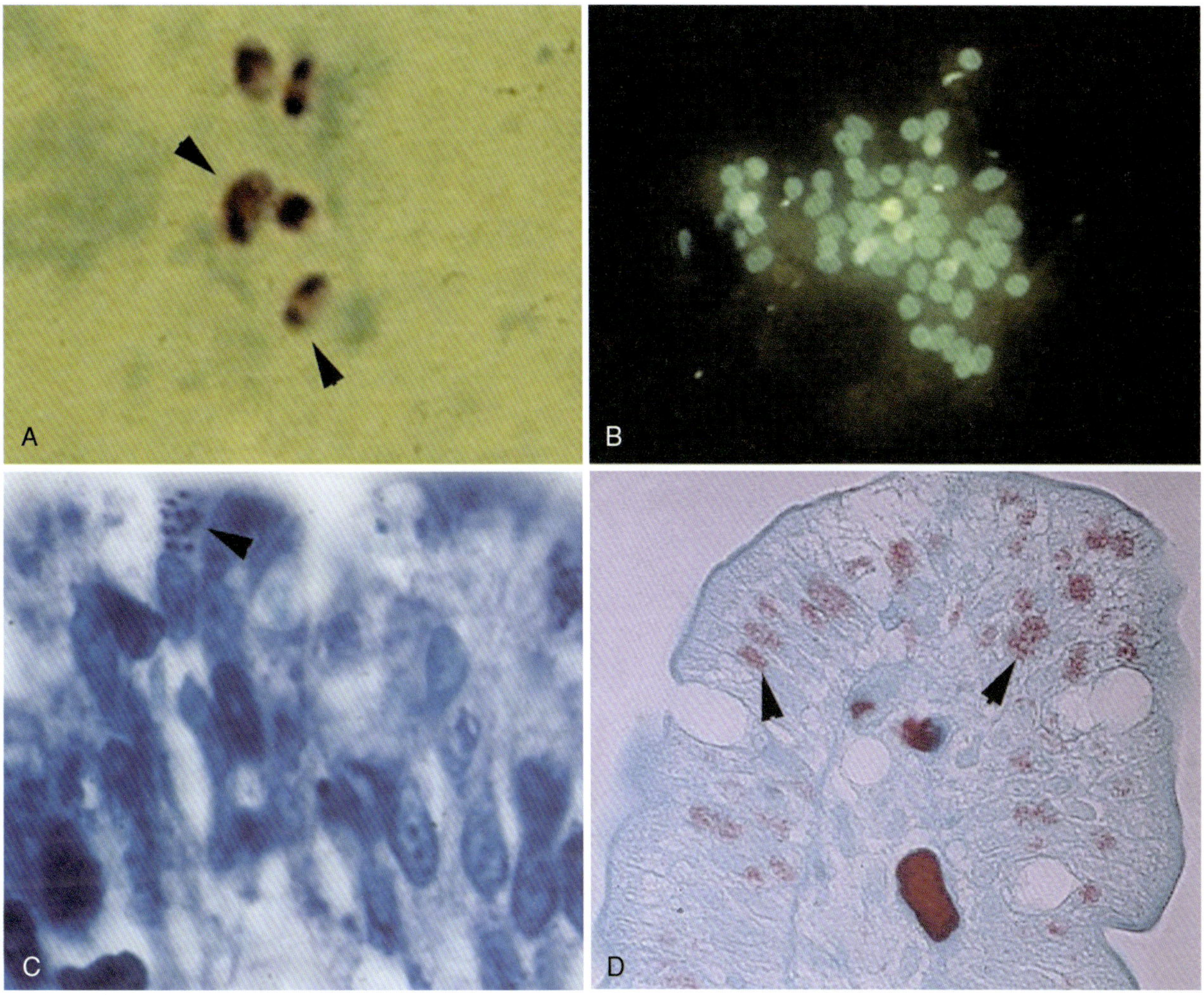

图 4.12 微孢子虫的鉴定。(Panels A and C from Bennett JE, Dolin R, Blaser MJ, eds. Mandell, Douglas, and Bennett's Principles and Practice of Infectious Diseases. Updated 8th ed. Elsevier; 2015. Panel B courtesy ES Didier, Tulane National Primate Research Center and currently at University of California, Davis. Panel D courtesy D Kotler, St. Lukes-Roosevelt Hospital Center and JM Orenstein, George Washington University School of Medicine, Washington DC.)

(2)微孢子虫的超微结构可区分大多数的种属。

6.血清学试验

缺乏可靠的用于人类感染的检测方法。

7.细胞培养

要求高且昂贵。

8.分子生物学技术

(1)已经开发了种类特异性和通用的微孢子虫引物,以及用于检测 4 种微孢子虫的寡核苷酸微阵列芯片。

(2)微孢子虫的分子诊断已用于样本检测,包括新鲜/固定的粪便、肠组织和尿液。

自生生活阿米巴(表 4.8)

已知能引起人类感染的自生生活阿米巴包括:

1. Excavata 超级群组

福氏耐格里阿米巴。

2. Amoebozoa 超级群组

(1)棘阿米巴属。

(2)狒狒巴拉姆希阿米巴。

(3)巴氏阿米巴最近在 38 岁头痛和癫痫患者的脑组织活检中被发现。

3.定义为兼性寄生虫阿米巴,即这些阿米巴可在外界自生生活或侵入宿主营寄生生活(图4.13)。

4.可导致人类和动物的中枢神经系统感染。

5.与溶组织内阿米巴一样,通过产生细胞质突起(叶状伪足)来移动。

福氏耐格里阿米巴

到目前为止,已经发现了多个种属,但只有福氏耐格里阿米巴会引发人类中枢神经系统疾病。

生命周期

1.呈一过性鞭毛状态,包括滋养体形成和分裂,囊变阶段(见图4.13,图4.14)。

2.滋养体以细菌为食,并进行二分裂增殖。

3.在不利条件下则转变为有抵抗力的囊性期。

流行病学

1.广泛分布于世界各地的所有环境中。

2.具有嗜热性,可在高达45℃的温度下存活。

3.人类中枢神经系统感染与夏季和水上活动有关,包括湖泊、池塘、游泳池、潜泳。

4.常见于<11岁的儿童,75%以上为男性。

鉴定

1.光学显微镜下可在脑脊液中观察到活动的阿米巴。

2.脑脊液涂片吉姆萨染色和三色染色可见细胞核形态。

3.滋养体有一个球形细胞核,核仁大,位于中央,有多个细胞器(图4.15)。

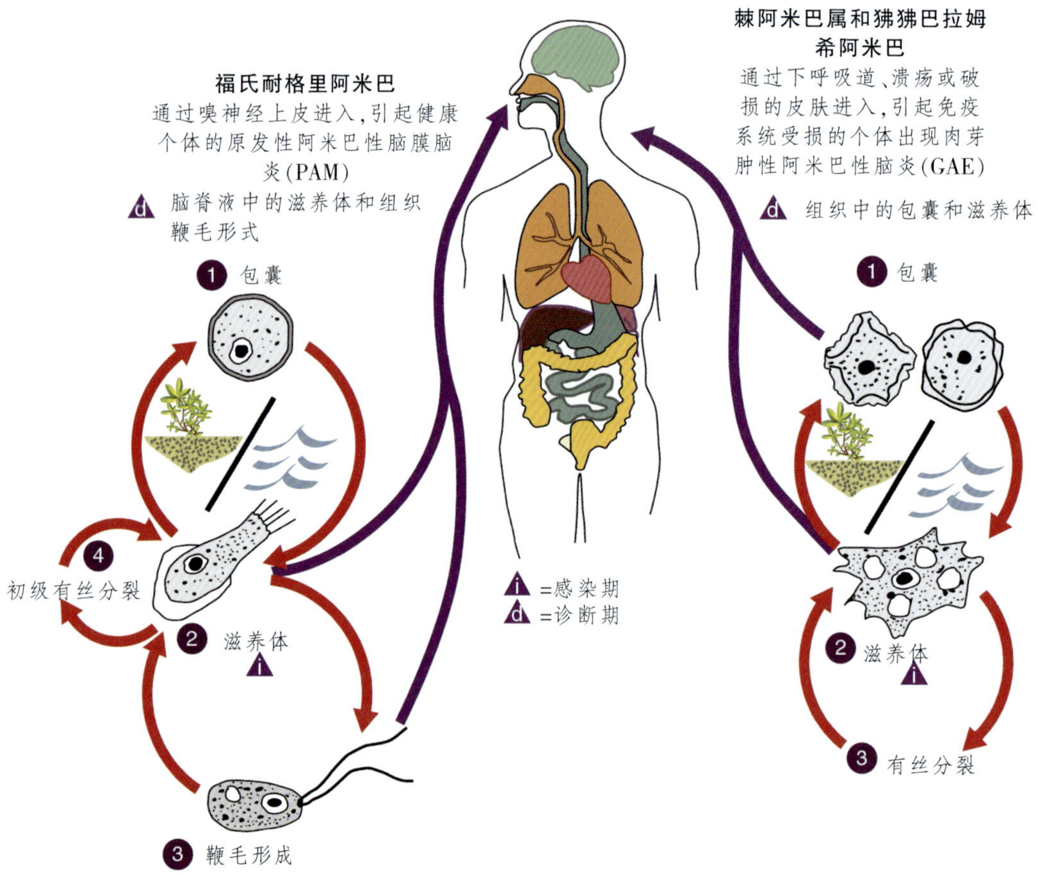

图4.13 医学上重要的自生生活阿米巴的生命周期。(From Bennett JE, Dolin R, Blaser MJ, eds. Mandell, Douglas, and Bennett's Principles and Practice of Infectious Diseases. Updated 8th ed. Elsevier; 2015. Courtesy Division of Parasitic Diseases/Centers for Disease Control and Prevention.)

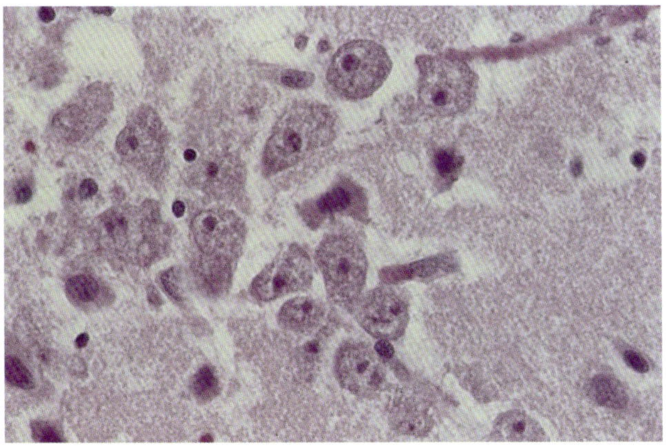

图 4.14 福氏耐格里阿米巴滋养体和包囊。(From Rittenhouse Cope J, Yoder JS, Visvesvara GS. Protozoa: Free living amebae. In: Cohen J, Powderly W, Opal S, eds. Infectious Diseases. 4th ed. Elsevier; 2017.)

4.包囊呈单核圆形,中央有直径为7~14μm的致密核仁。

5.常用HE染色切片进行回顾性鉴定。

6.可在细菌涂布的琼脂培养基上培养,2~4h内可出现鞭毛。

7.已经开发出一种实时PCR检测技术,可以在数小时内鉴定出脑脊液样本中的DNA。

棘阿米巴属

1.传统上,依据形态学在属内进行分组(表4.7),现在也使用基因型进行分组(T1~T7)。

2.分组与致病性无关,各组的虫种都可能导致人类患病。

3.与人类疾病关系最大的是卡氏棘阿米巴复合体(第Ⅱ组和T4基因型)。

生命周期(见图4.13)

1.包括能摄食和增殖的滋养体期及有抵抗力的

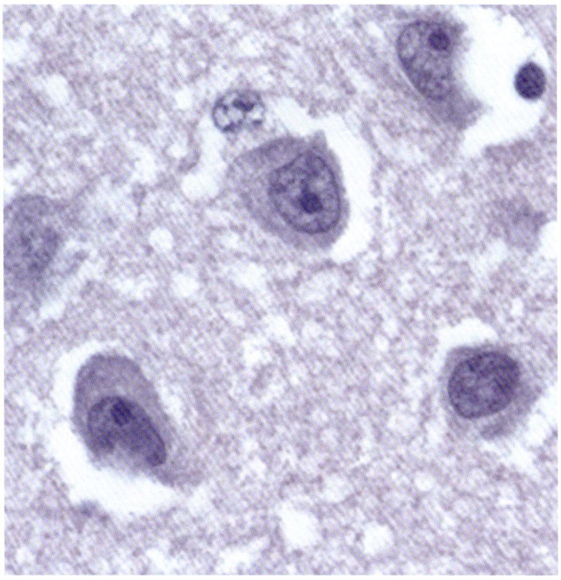

图 4.15 脑组织中的福氏耐格里阿米巴滋养体。(Courtesy Division of Parasitic Diseases/Centers for Disease Control and Prevention.)

包囊期。

2.滋养体无核,以细菌为食,并通过二分裂增殖。

流行病学

1.已从土壤、淡水/海水/矿泉水、下水道、水池、热水浴缸、空调系统、细胞培养和尸检标本中分离出来。

2.在管道系统的生物膜进行定植,体现了公共卫生的重要性。

3.角膜炎最常见于戴隐形眼镜的人群,以及当使用被污染的水储存和处理隐形眼镜,或佩戴隐形眼镜在被污染的水中游泳、淋浴或洗澡时(图4.16)。

4.中枢神经系统感染主要发生于免疫功能低下的患者。

5.充当病原菌的宿主,如军团菌、禽分枝杆菌复合体和单核增生李斯特氏菌。

表 4.7 棘阿米巴属

形态学分组	滋养体大小	包囊大小	种类
类群Ⅰ	较大,30~125μm	16~35μm	似星棘阿米巴、科曼多尼棘阿米巴、塔式棘阿米巴、巴尔斯棘阿米巴
类群Ⅱ	15~45μm	18μm或更小	卡氏棘阿米巴、多噬棘阿米巴、条脊棘阿米巴、哈氏棘阿米巴
类群Ⅲ	15~45μm	包囊形态不同且<18μm	柯氏棘阿米巴、罗氏棘阿米巴、琳氏棘阿米巴

表 4.8 医学上重要的自生生活阿米巴总结

	福氏耐格里阿米巴	棘阿米巴属(非角膜炎疾病)	棘阿米巴属(角膜炎疾病)	狒狒巴拉姆希阿米巴
疾病	原发性阿米巴性脑膜脑炎(PAM)	肉芽肿性阿米巴性脑炎(GAE);肉芽肿样皮损;鼻窦感染	阿米巴性角膜炎	肉芽肿性阿米巴性脑炎;肉芽肿样皮损;鼻窦感染
流行病学	大多数人类病例与接触娱乐用的暖淡水有关	可存在于土壤、水、空气中	角膜外伤、隐形眼镜卫生差、与美国眼力健公司的完全湿润配方(一种隐形眼镜清洗剂)有关	可存在于土壤、水、空气中
高危人群	健康儿童和青少年,通常为男性	免疫功能受损个体	>80%的病例为隐形眼镜佩戴者	免疫功能受损个体;健康儿童和老年人;西班牙人
体征和症状	头痛、颈部强直、癫痫发作	头痛、颈部强直、行为改变、昏迷、鼻窦疾病、皮肤溃疡	剧烈疼痛、畏光、流泪;早期有树突状上皮病变;出现基质环	头痛、颈部强直、癫痫发作、脑积水、鼻窦感染、皮肤结节
病程	前驱期数日,呈暴发性,不经治疗1~2天内死亡	前驱期数周至数月,呈亚急性,急性期数周内死亡	前驱期数天,出现亚急性慢性角膜炎	前驱期数周至数月,呈亚急性,急性期数周内死亡
实验室诊断	脑脊液湿片可见活动的阿米巴;脑脊液多形核细胞增多症;脑组织未见包囊;脑脊液聚合酶链反应	脑脊液湿片中阿米巴少见;脑组织中可见包囊:由IFA、IIF或PCR进行最终鉴定	角膜刮片或活组织检查以发现滋养体或包囊;共聚焦显微技术	阿米巴几乎不能从脑脊液中分离出来,但脑脊液中蛋白质含量很高;通过IFA、IIF和PCR检测脑组织可见包囊
独特的形态学特征	泡状核;阿米巴出现蛞蝓样移动;出现鞭毛期;包囊表面毛孔齐平	泡状核;指状伪足从表面突出;双层囊壁,有孔		泡状核具有单个或多个核仁;培养过程中有阿米巴样运动和"蜘蛛状"运动;3层囊壁
体外培养	无菌、细菌化和特定的培养基;组织培养细胞;在≥37℃条件下生长最佳	无菌、细菌化和特定的培养基;组织培养细胞;最适生长温度为37℃(CNS分离株)或30℃(角膜分离株)		轴突培养基;组织培养细胞;最适生长温度为37℃(细菌培养基无效)
头部CT/MRI	非特异性	占位性或环形强化病变	不适用	占位性或环形强化病变
抗菌治疗	鞘内和静脉注射两性霉素B、唑类、利福平、米替福辛	潘他米丁、唑类、氟胞嘧啶、磺胺嘧啶、米替福新、阿米卡星IV和IT;伏立康唑	聚六亚甲基双胍、氯己定、普罗帕脒、己脒定;外用和口服伏立康唑	潘他米丁、阿奇霉素、氟康唑、磺胺嘧啶、氟胞嘧啶、米替福新

CNS:中枢神经系统;CT:计算机断层扫描;IFA:免疫荧光抗体染色;IIF:间接免疫荧光染色;IT:鞘内注射;IV:静脉注射;MRI:磁共振成像;PCR:聚合酶链反应。(Modified from Visvesvara GS, Moura H, Schuster FL. Pathogenic and opportunistic free-living amoebae: Acanthamoeba spp. Balamuthia mandrillaris, Naegleria fowleri, and Sappinia diploidea. FEMS Immunol Med Microbiol. 2007; 50:1-26.)

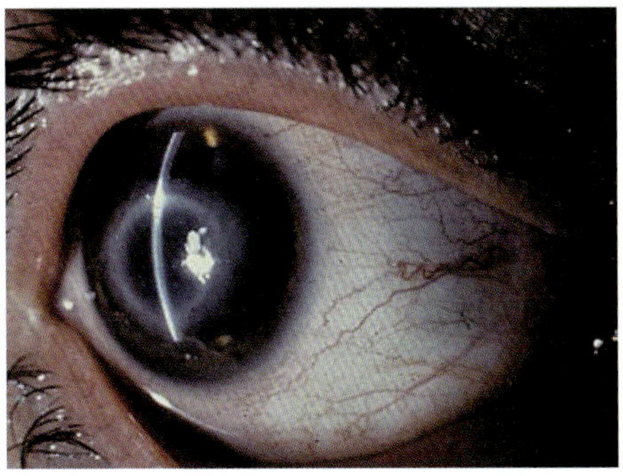

图 4.16　棘阿米巴角膜炎。(From Visvesvara GS, Roy SL, Maguire JH. Pathogenic and opportunistic free-living amebae. In: Guerrant RL Walker DH, Weller PF, eds. Tropical Infectious Diseases: Principles, Pathogens and Practice. 3rd ed. Elsevier; 2011.)

鉴定

1.脑脊液中肉眼很难观察到。

2.可在 30℃(角膜/皮肤)或 37℃(大脑/肺)下,用活检组织(大脑、皮肤、肺、角膜)于革兰阴性菌层的营养琼脂中培养。

3.阿米巴在孵育数天后分化成包囊(图 4.17)。

(1)阿米巴:细胞核居中,核仁大且染色致密,细胞质颗粒细,细胞器多(图 4.17B)。

(2)包囊:单核,双壁,包括外囊(皱褶、含蛋白质)和内囊(星形、椭圆形、多边形、含纤维素)(图 4.17C)。

4.根据包囊/滋养体形态学鉴定为不同的种属。

5.需要通过血清学试验、同工酶分析或 DNA 图谱进行形态分析。

鉴定物种最可靠的技术是 18S rDNA 测序。

狒狒巴拉姆希阿米巴

1.分子研究表明只有一种基因型。

2.生命周期见图 4.13。

3.滋养体形状不规则,大小为 12~60μm,单核/双核,核仁位于中央(图 4.18A)。

4.包囊为单核球形,大小为 12~30μm,波状外囊和球形内囊(图 4.18B)。

流行病学

1.已从土壤、活检/尸检样本中分离出来。

2.血清学研究表明,暴露比发病更常见。

3.西班牙裔人群更容易感染。

4.被感染的供体移植后会发生感染。

鉴定

1.在细菌覆盖的琼脂培养基上不会生长。

2.用脑提取物接种猴肾细胞培养物后可在无菌培养基中生长。

血液和组织中的原虫

本文讨论了疟原虫属、巴贝斯虫属、弓形虫属、利什曼原虫属和锥虫属。由这一组寄生虫引起的疾病具有很大的社会经济影响。

疟疾

关键概念

1.疟疾是由球虫寄生引起的:即疟原虫属。

2.由按蚊叮咬传播。

3.已知可感染人类的 5 种疟原虫

(1)恶性疟原虫:致病性最强,如不治疗则致命,无复发。

(2)间日疟原虫:致病性较弱,但可复发;严重病例很容易被识别。

(3)卵形疟原虫:致病性较弱,可复发,不常见。

(4)三日疟原虫:致病性弱,罕见,无复发。

(5)诺氏疟原虫:是一种人畜共患病,东南亚的灵长类疟疾(感染长尾和猪尾猕猴),也可感染人类并导致严重疾病,繁殖周期最短。

流行病学

1.疟疾是影响人类的最具破坏性的寄生虫病,世界上有近 50%的人口面临风险,2017 年有 2.12 亿疟疾病例,有 43.5 万人死于疟疾。

2.传播强度以昆虫学接种率(EIR)衡量,表示每人每年被有传染性的蚊子叮咬的次数。

3.大多数死亡病例(>80%)发生在撒哈拉以南非洲的儿童中,传播强度很高(EIR 为 0.1~1000,甚至>1000)。在亚洲,传播强度比较低(EIR 基本<1),但是由于人口较密集,发病率也很高。

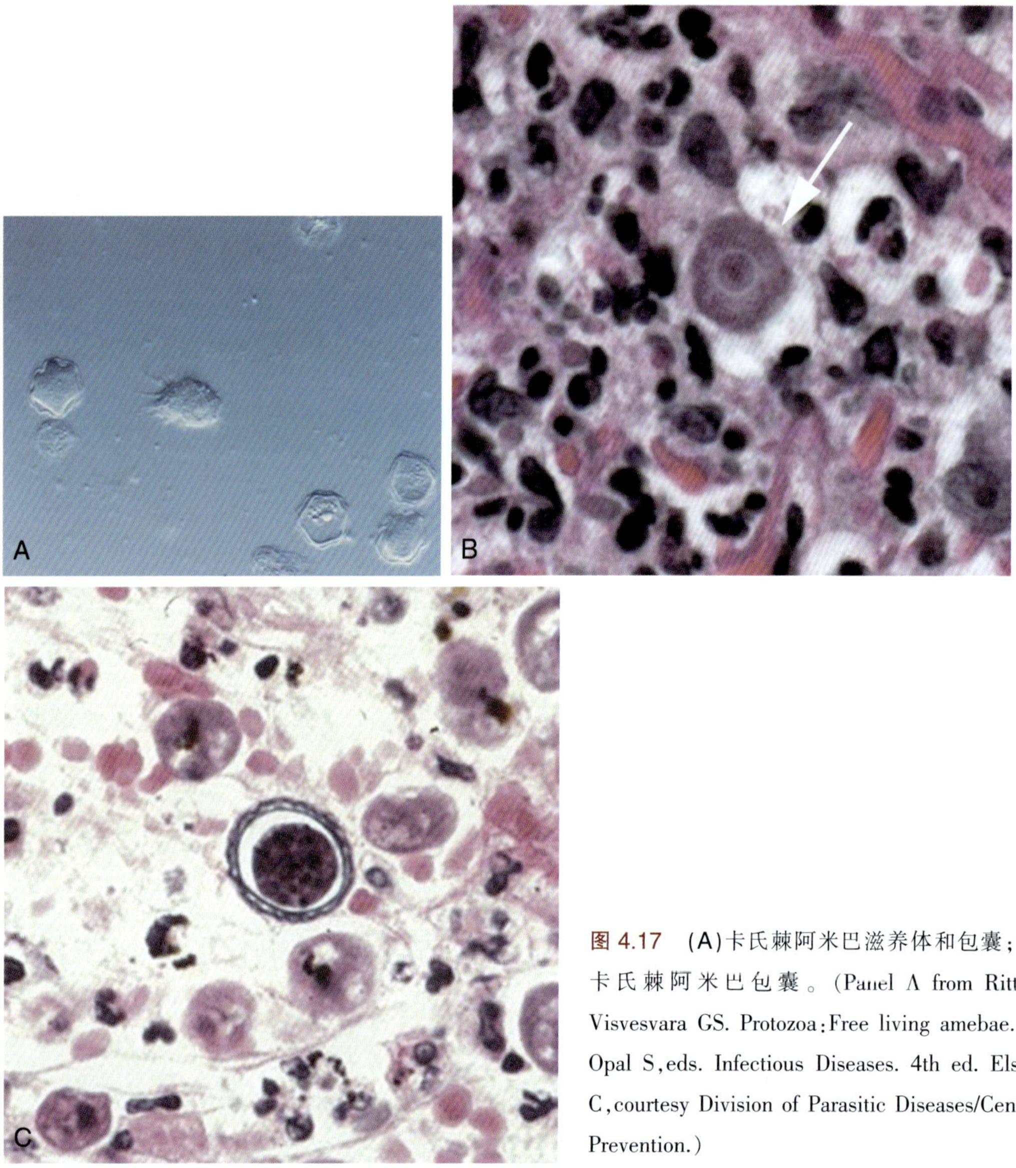

图 4.17 (A)卡氏棘阿米巴滋养体和包囊;(B)棘阿米巴滋养体;(C)卡氏棘阿米巴包囊。(Panel A from Rittenhouse CopeJ, Yoder JS, Visvesvara GS. Protozoa:Free living amebae. In:Cohen J, Powderly W, Opal S, eds. Infectious Diseases. 4th ed. Elsevier;2017. Panels B and C, courtesy Division of Parasitic Diseases/Centers forDisease Control and Prevention.)

4.疟疾的分布取决于气候条件,蚊子体内寄生虫的发育(孢子形成)只能在16~33℃以及海拔<2000米的条件下发生。

5.疟疾在资源匮乏的地区最为流行,处于贫穷的恶性循环中。例如,其会影响生育率、经济增长率和入学率。

6.地理分布

(1)恶性疟原虫在所有的热带地区普遍存在,以撒哈拉以南的非洲地区出现的频率最高。

(2)间日疟主要在亚洲流行(约占所有亚洲疟疾病例的50%),但在中美洲、南美洲、北非和中东也有流行。

间日疟在撒哈拉以南非洲地区很少见,因为大多数人缺乏Duffy血型抗原(间日疟原虫感染的受体)。在撒哈拉以南非洲地区检测到间日疟原虫水平很低,所有病例可能都是Duffy抗原阳性。

(3)卵形疟原虫主要在非洲和亚洲流行。

(4)三日疟原虫目前仅在东南亚流行。

(5)恶性疟原虫和间日疟原虫混合感染很常见,特别是在东南亚地区。

7.传播条件

(1)蚊媒因素

1)媒介寿命。

2)叮咬习惯。

3)降雨季节:蚊子依靠降水繁殖。

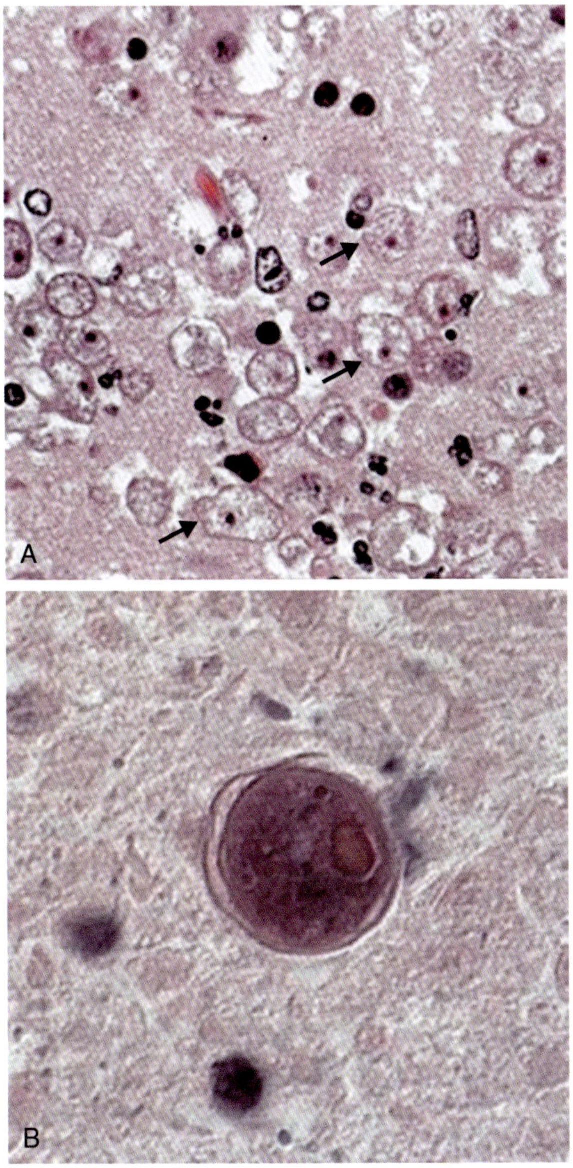

图 4.18　脑组织中的狒狒巴拉姆希阿米巴。(A)滋养体；(B)包囊。(Panel A courtesy Division of Parasitic Diseases/Centers for Disease Control and Prevention. Panel B courtesy Division of Parasitic Diseases/Centers for Disease Control and Prevention and the University of Kentucky Hospital, Lexington, Kentucky.)

4)人类接近蚊子滋生地(沼泽、水坑、湿地、稻田、废弃的汽车轮胎)。

(2)人类传染性因素：在人体感染期间，一小部分寄生虫发育成配子体，这是蚊子的感染形式。人类的配子体密度使叮咬的雌性按蚊得以继续传播。

(3)血红蛋白病可对严重疟疾起到保护作用，并在疟疾流行地区出现平衡多态现象，即杂合子可以免受严重疾病(例如，镰状细胞病、G6PD 缺乏症、地中海贫血和美拉尼西亚卵形红细胞症)的侵袭。

临床要点

一些重要的定义：

(1)输入性疟疾发生在离开流行地区的旅行者中。

(2)当被感染的蚊子被飞机运送出流行区时，可能会发生机场疟疾。

(3)输血疟疾是由感染疟疾的血液和血液制品引起的。

发病机制

疟原虫的生命周期(图 4.19)

1.子孢子自雌性按蚊口器注入人体血液。

2.在肝细胞中繁殖 5~7 天，形成肝脏裂殖体，然后，以裂殖子的形式释放到血液中。

在间日疟原虫和卵形疟原虫中，休眠体在肝脏中持续存在并引起后来的复发。

3.裂殖子通过唾液酸残基侵入红细胞。

PfRh5 是重要的寄生虫配体。

4.在红细胞中，环状滋养体形成并发展为裂殖体。

5.裂殖体破裂并释放出 6~36 个裂殖子，引起促炎级联反应。

(1)每 48h(恶性疟原虫、间日疟原虫和卵形疟原虫)。

(2)24h(诺氏疟原虫)。

(3)72h(诺氏疟原虫)。

6.寄生虫的数量随着每个红细胞周期的增加而增加。

毒力因子

细胞粘连：

(1)恶性疟原虫裂殖体将寄生虫蛋白整合到红细胞膜上(例如，PfEMP，由高度变异的 VAR 基因家族编码)，使其附着在血管内皮细胞上。

其附着于内皮表面蛋白，如 CD36、胎盘中的硫酸软骨素 A(CsA，胎盘中)和 ICAM-1(脑中)。

(2)进一步的黏性、与未感染红细胞凝集及其他

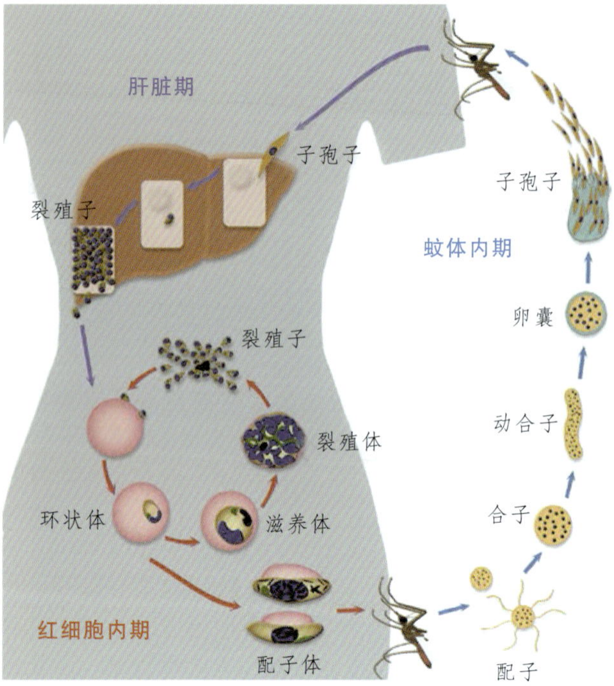

图 4.19 疟原虫的生命周期。(From Malaria, Genomic and Personalised Medicine. Ponts, Le Roch; 2013: 1191–1210.)

感染的细胞/血小板的自动凝集进一步减少了微血管的灌注(图4.20)。

(3)在患有晚期疾病的儿童中发现血脑屏障通透性增加及颅内压升高,在成年人中很少见。全身血管通透性轻度增加。

(4)促炎细胞因子肿瘤坏死因子(TNF)、白介素-1(IL-1)、干扰素-γ(IFN-γ)在致命性疾病中占主导地位。高TNF可能导致病情加重、昏迷、低血糖、高原虫血症和死亡。恶性疟原虫中的糖基磷脂酰肌醇(GPI)刺激TNF和淋巴毒素的产生,并上调脑中ICAM-1和VCAM-1的表达。

预防和控制

1.媒介控制:①环境控制:减少/清除滋生地(生物细菌杀幼虫剂、灭蚊鱼);②化学控制:使用拟除虫菊酯或二氯二苯基三氯乙烷(DDT)杀虫剂在室内[室内滞留喷洒(IRS)]、室外或养殖区喷洒。杀虫剂抗药性是一重大难题。

2.减少人类与媒介的接触:使用经杀虫剂处理的蚊帐(ITN,ITN可以大幅度降低儿童死亡率)。挑战:杀虫剂抗药性、分布和种群覆盖率。有条件的旅行者可以使用:纱窗、空调、防护服、驱虫剂(如DEET)。

3.药物预防

(1)靶向预防:疟疾高发区的妊娠女性(IPTp)、儿童(IPTc)和婴儿(IPTi)使用抗疟药物进行间歇推定治疗(IPT)。

(2)前往流行地区的旅行者采取的预防措施取决于耐药性、传播水平和并发症的类型。

4.病例管理:及时有效的病例诊断和治疗。

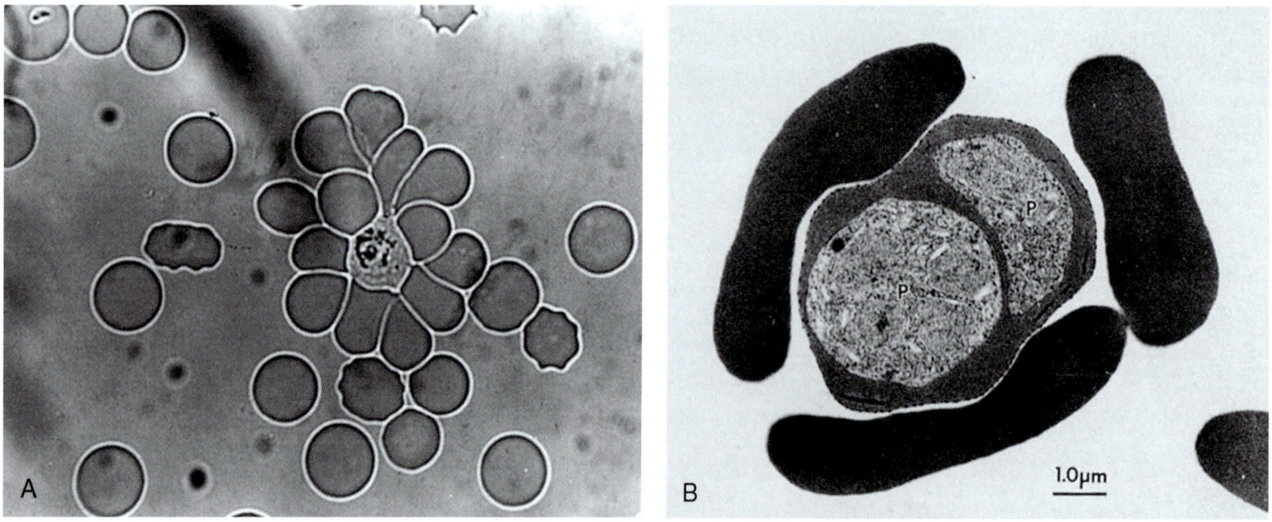

图 4.20 被感染和未被感染红细胞的凝集。(A)间日疟原虫;(B)恶性疟原虫。(From Farrar J, et al., eds. Manson's Tropical Diseases, 23rd ed. Elsevier; 2014.)

5.疟疾疫苗

(1)恶性疟原虫基因组非常复杂并且具有高度变异的抗原表面蛋白,因此,疫苗开发具有挑战性。

(2)细胞和抗体介导的免疫随着在高流行地区的暴露而产生。

(3)RTS,S 是第一种基于恶性疟原虫环子孢子抗原的许可疫苗。

(4)疗效有限:对幼儿恶性疟疾提供部分保护。目前在 3 个非洲国家试行(自 2019 年起)。

6.消除疟疾:综合实施疟疾控制手段,将传播减少到零。

(1)考虑使用分子检测方法治疗有症状和大量无症状(寄生虫血症极低)感染的患者。

(2)这对于阻止东南亚新出现的青蒿素耐药性疟原虫的传播及减少非洲的死亡和发病率至关重要。

(3)新的抗疟药正在研发中。

诊断

1.任何从疟疾流行国家回来的人在 2 个月内(可能在肝脏中持续长达 1 年)出现发热可诊断为疟疾。

2.迅速发展为重症意味着迫切需要准确的诊断。

3.临床诊断不可靠。

4.金标准是显微镜检查。制备薄血膜进行寄生虫血症的形态测定和定量分析(图 4.21 和图 4.22)。

5.恶性疟原虫出现裂殖体表明病情严重。

6.基于 PfHRP2 和 PfLDH 抗原的快速诊断试验(RDT)无须经验丰富的显微镜检查人员(图 4.23),但缺乏定量、种类(Pf 除外)和阶段特异性。

临床要点

如果事先服用过抗疟药，则需要在 48h 内 3 次涂片阴性才能排除疟疾。如果仍高度怀疑,则使用 PCR 检测。

巴贝虫病

一种新出现的蜱传人畜共患寄生虫病(见第 30 章和第 34 章)。

流行病学

1.超过 100 种巴贝虫寄生于家养和野生的哺乳动物和鸟类中,特别是牛。

2.只有少数会引发人类感染。

(1)在美国,田鼠巴贝虫引起的巴贝虫病最多,北太平洋海岸的邓肯巴贝虫也是如此，主要媒介是肩突硬蜱。

(2)大多数病例发生在康涅狄格州、马萨诸塞州、新泽西州、纽约州、罗得岛州、明尼苏达州和威斯康星州。

(3)在欧洲,分歧巴贝虫最常见,与牛感染有关,并通过篦子硬蜱传播。

(4)亚洲也有病例报道。

生命周期(图 4.24)

1.蜱媒吸入被感染的血液。

2.巴贝虫在蜱媒的唾液腺中发育成子孢子,在蜱媒的吸血过程中沉积在宿主的皮肤中。

3.巴贝虫子孢子进入红细胞并转化为可移动的滋养体。

4.梨形滋养体通过异步出芽复制形成 2~4 个裂殖子,裂殖子可侵入其他红细胞并形成配子体,配子体可感染蜱媒。

(1)实际上,人类是终宿主,很少出现以感染者为食的蜱导致进一步传播的情况。

(2)输血会导致人与人之间的传播。

鉴定

1.急性疾病:薄/厚膜显微镜下,红细胞中可见寄生虫。

(1)薄膜:吉姆萨染色,在放大 100 倍下观察(图4.25)。

(2)厚膜:检测较低水平的寄生虫血症(牛巴贝虫)。

(3)裂殖子呈篮状且通常位于细胞外,四分孢子位于红细胞中(马耳他十字),缺乏疟疾色素(疟原虫色素)。

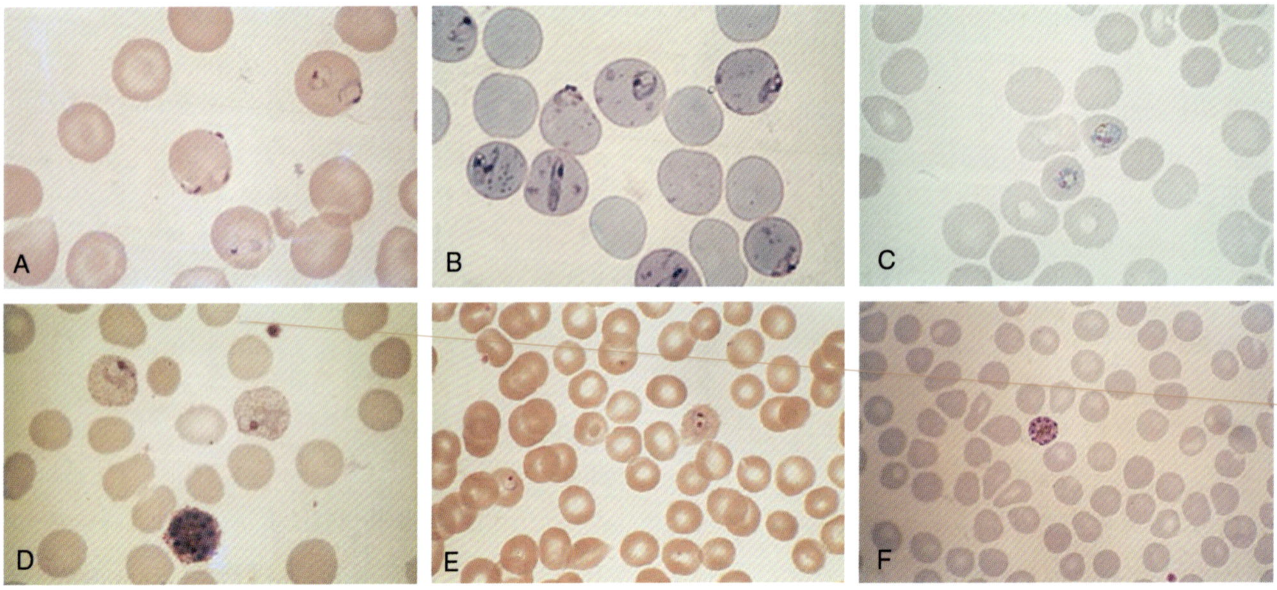

图 4.21 用薄血膜进行疟原虫种属鉴定。(From Ferri FF, Ferri's Color Atlas and Text of Clinical Medicine. Elsevier; 2009.)

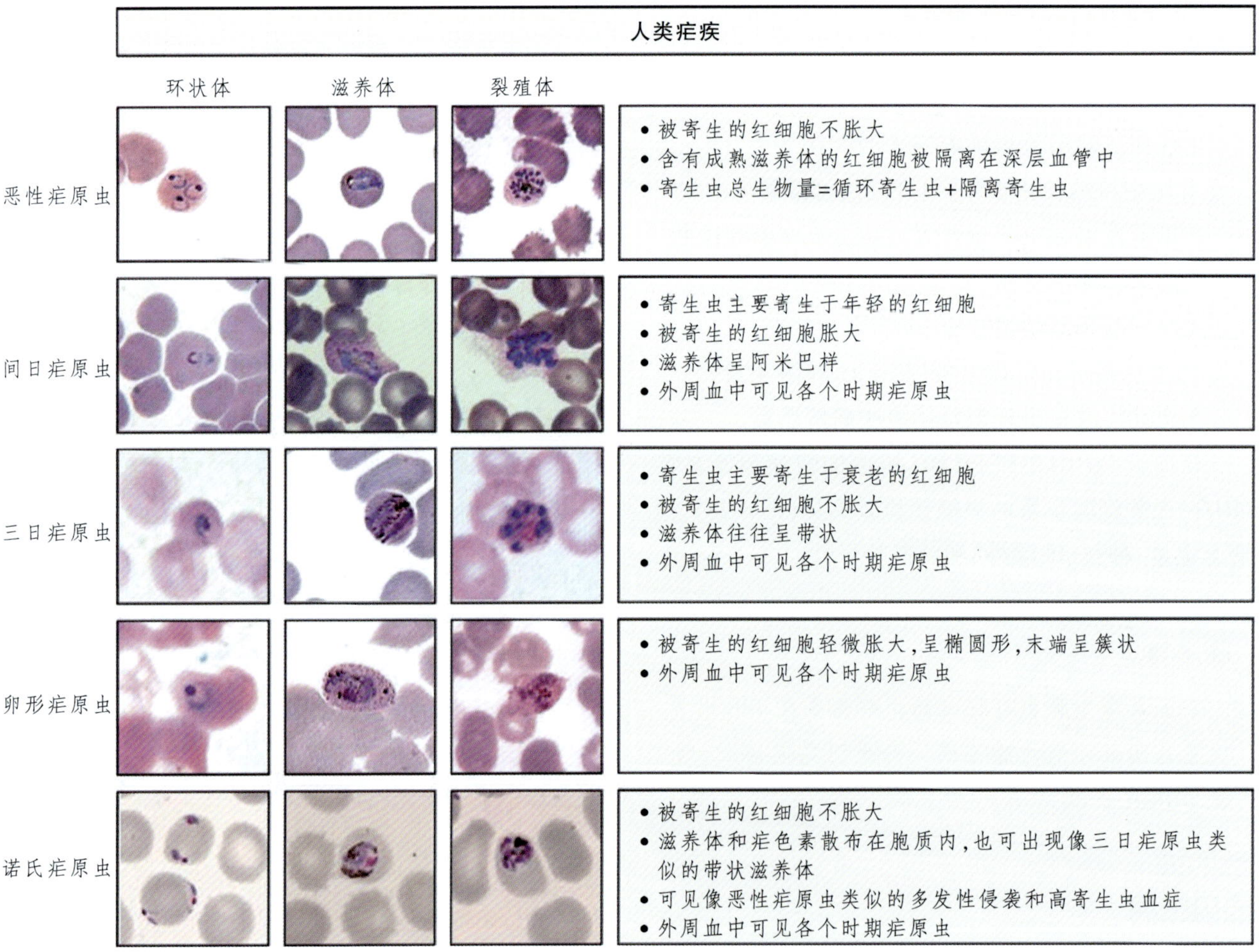

图 4.22 人类疟疾的特征性显微表现。除绝大多数隔离在深部血管中的含有成熟滋养体的恶性疟原虫红细胞外,所有寄生虫阶段均在外周血中可见。从临床疟疾患者的样本中制备薄血膜,用改良的 Field 染色法染色,并在 1000 放大倍率下油浸进行光学显微镜检查。(Reproduced with permission from Elsevier. The Lancet. From Ashley E, et al.Malaria. Lancet Infect Dis. 391(10130): 1608-1621.)

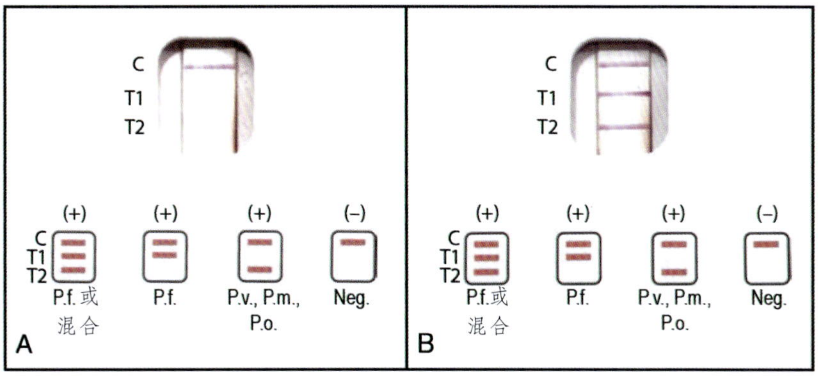

图 4.23 疟疾快速诊断试验。(From Bain B, Dacie and Lewis Practical Haematology. 12th ed. Elsevier; 2016.)

2.慢性感染:可用 ELISA 和 IFAT 法检测各阶段血液中的蛋白质。

血清学检查可用于检测伴有低寄生虫血症的慢性鼠巴贝虫感染。

3.免疫层析试验(ICT)是一种快速诊断方法,用于检测针对特定抗原的抗体,是为巴贝虫属开发的,但尚未推广应用。

4.分子方法,如针对急性期和慢性期感染的基于 PCR 的方法,目前正在开发。

弓形虫病

1.一种由刚地弓形虫引起的人畜共患感染性疾病。

2.属于顶复门原虫。

3.在急性期很少出现症状(但可能类似于单核细胞增多症)。

4.感染持续终身。

5.妊娠期感染(母婴传播)或免疫抑制者感染可导致严重的临床症状,如神经系统疾病和眼科疾病。

流行病学

1.预计有 30%的人被感染。

2.通常经口传播。

3.终宿主是猫科动物,包括家猫,但可以感染许多哺乳动物或鸟类。

4.地理分布:巴西、中非和中美洲的血清阳性率最高。

5.传播条件

(1)温暖、潮湿的气候和较低的海拔有利于寄生虫生长。

(2)主要为食源性感染;通过未过滤的水或未煮熟的肉摄入卵囊。

(3)人畜共患传播:通过接触猫的粪便或其他受感染的动物传播。

(4)先天性:经胎盘传播。

(5)通过人与人之间输入被污染的血液传播,实体器官移植传播的情况很少见。

生命周期(图 4.26)

1.生命周期各阶段:卵囊、速殖子(快速复制子)和占主导地位的缓殖子(慢速复制子)。

2.双相生命周期:在猫体内完成有性生殖,在人或动物体内完成无性生殖。

(1)猫从猎物身上摄取包囊。

(2)卵囊在猫科动物肠道内发育繁殖,并通过粪便排泄。

(3)第二宿主摄入含有包囊的生肉或生水。

(4)速殖子期被摄入,感染有核细胞并破裂,出现症状。

(5)速殖子被隔离在组织细胞中,并转变为缓殖子,导致慢性感染。

鉴定

1.可以通过染色组织和体液涂片来检查是否有滋养体和包囊。

2.诊断通常基于血清学检测,通常需要一种算法来解释。

(1)IgM

1)1 周内呈阳性,阳性>12 个月。

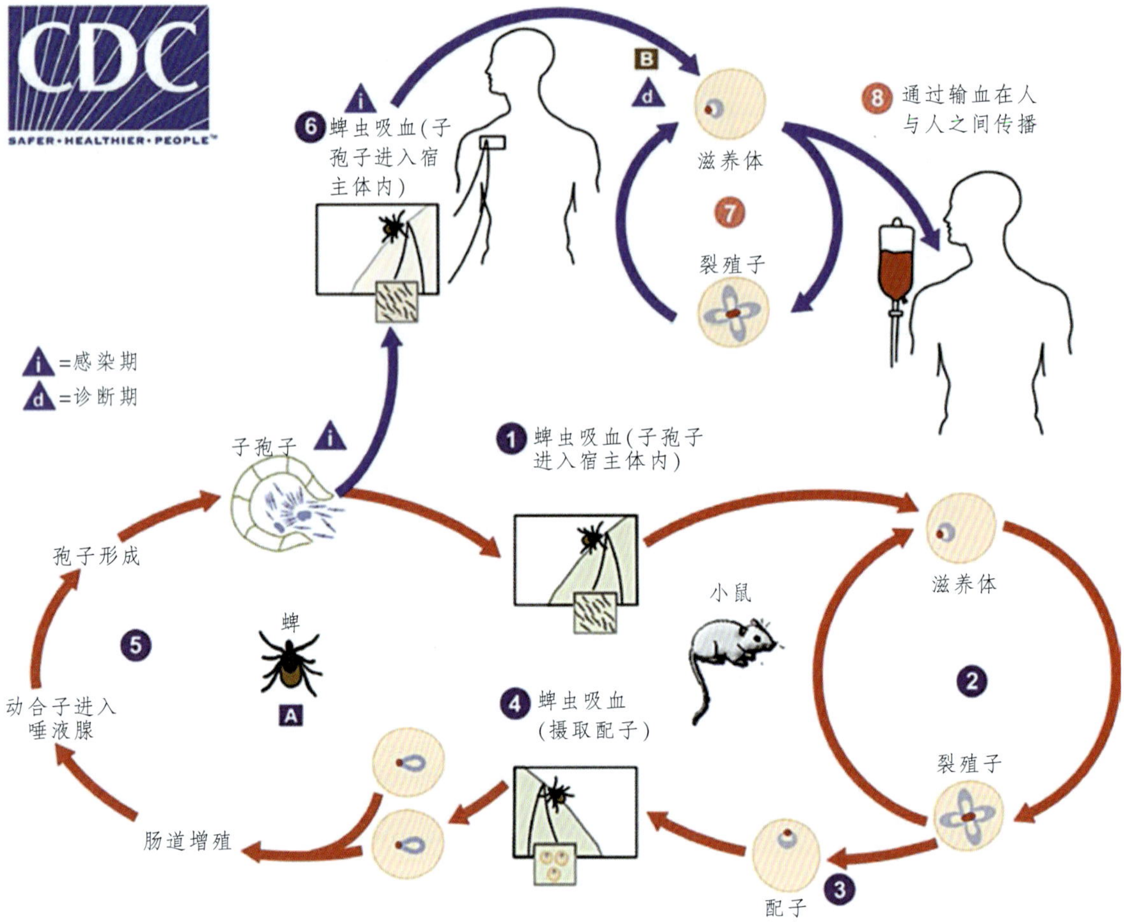

图 4.24 巴贝虫生命周期。(From Rifai N, et al., eds. Tietz Textbook of Clinical Chemistry and Molecular Diagnostics. 6th ed. Elsevier; 2018. Courtesy of the CDC DPDx: http://www.cdc.gov/dpdx/.)

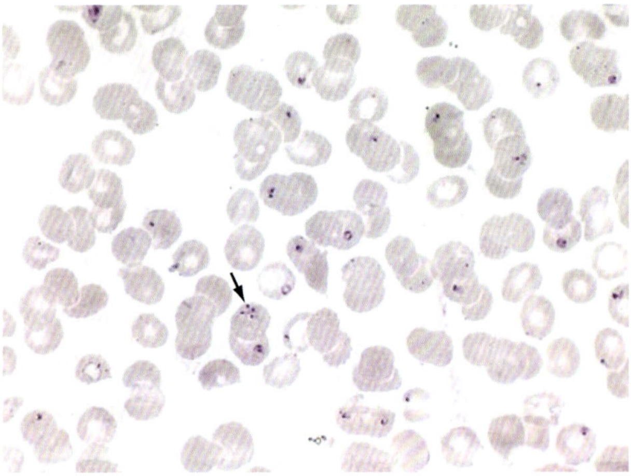

图 4.25 薄血膜中的巴贝虫。(From Gelfand JA, VAanier EG. Babesia species. In: Bennett JE, Dolin R, Blaser MJ, eds. Mandell, Douglas, and Bennett's Principles and Practice of Infectious Diseases. Updated 8th ed. Elsevier; 2015.)

2)缺乏特异性是弓形虫特异性 IgM 的主要问题。

(2)IgG

1)两周后呈阳性。

2)一线检测方法,通常使用 ELISA。

(3)亲和力是指特异性 IgG 的功能亲和力。

1)低亲和力通常在早期出现,但可能会持续数月。

2)高亲和力至少在感染 4 个月后才会出现。

(4)萨宾-费尔德曼染色试验是参考的金标准。

1)这是一种中和试验:活的微生物在患者弓形虫特异性 IgG 和补体存在的情况下被裂解。

在动物中培养活速殖子仅限于在专业参考实验室中进行。

2)完全定量且高度敏感。

3)仅检测 IgG。

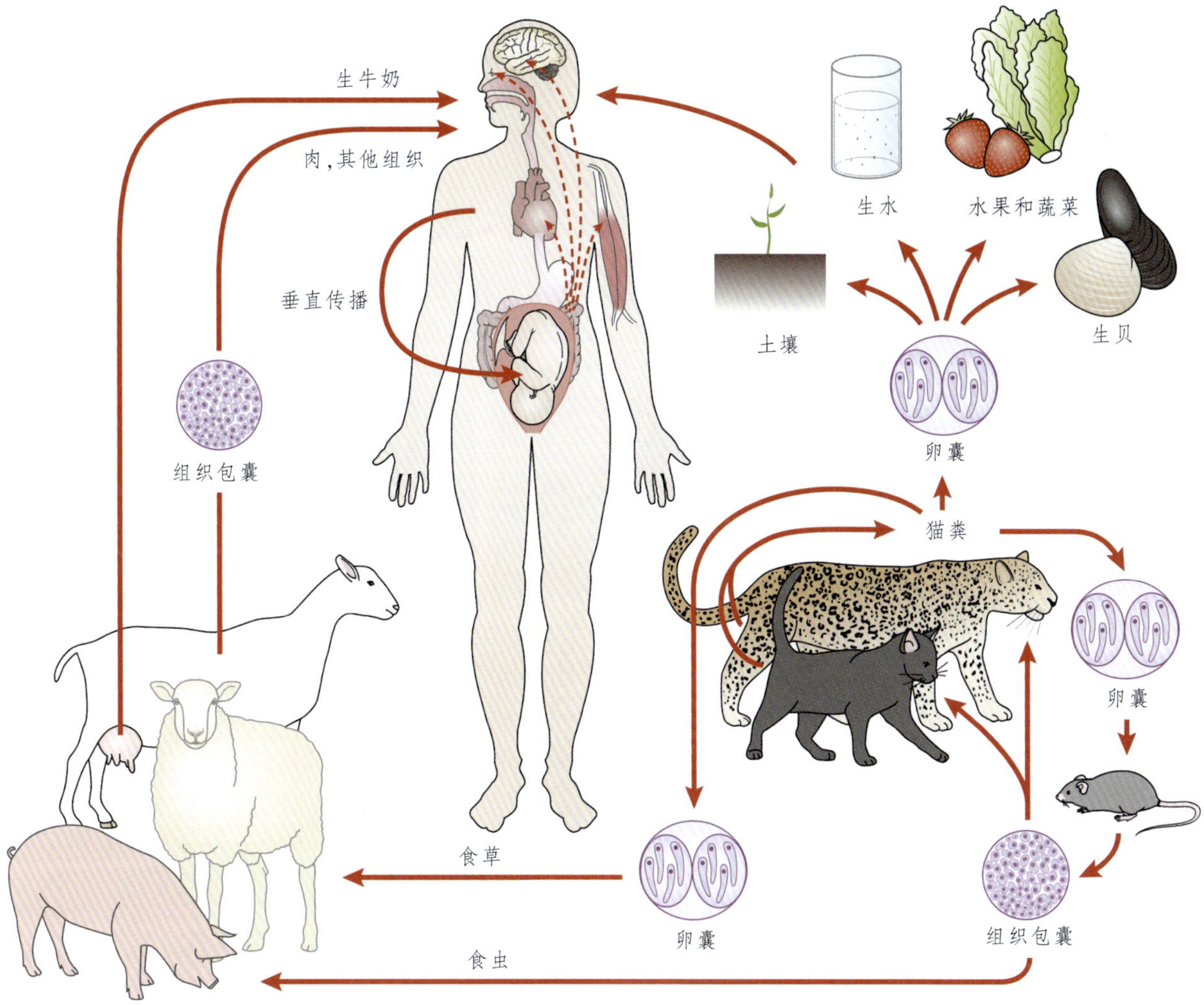

图 4.26　刚地弓形虫的生命周期。(From Montoya JG, Boothroyd JC, Kovacs JA. Toxoplasmosis gondii. In: Bennett JE, Dolin R, Blaser MJ, eds. Mandell, Douglas, and Bennett's Principles and Practice of Infectious Diseases. Updated 8th ed. Elsevier; 2015.)

(5)如果 IgG 和 IgM 均为阳性，则需要使用替代试验进行确认。

3.间隔 2 周使用系列血清学试验诊断母体感染；应出现血清转阳或 IgG 亲和力增加。

4.对于胎儿诊断，羊水中弓形虫 DNA 的 PCR 检测最敏感。

5.基于 PCR 的方法也是对免疫抑制且可能有播散性疾病患者的最可靠诊断工具。

临床要点

妊娠第 12~16 周的高亲和力 IgG 结果可排除妊娠期感染。

利什曼病

分类

1.一组由利什曼原虫引起的慢性寄生虫感染(图 4.27)。

2.感染可能会导致 3 种临床症状。

(1)内脏利什曼病(VL，黑热病)。

(2)黏膜皮肤利什曼病(MCL)。

(3)皮肤利什曼病(CL)。

3.属于动基体目(具有动基体的有鞭毛的原虫)。

4.通常按地理区域分为两组(表 4.9)。

(1)新大陆利什曼原虫(美国)。

(2)旧大陆利什曼原虫(非洲、欧洲、亚洲)。

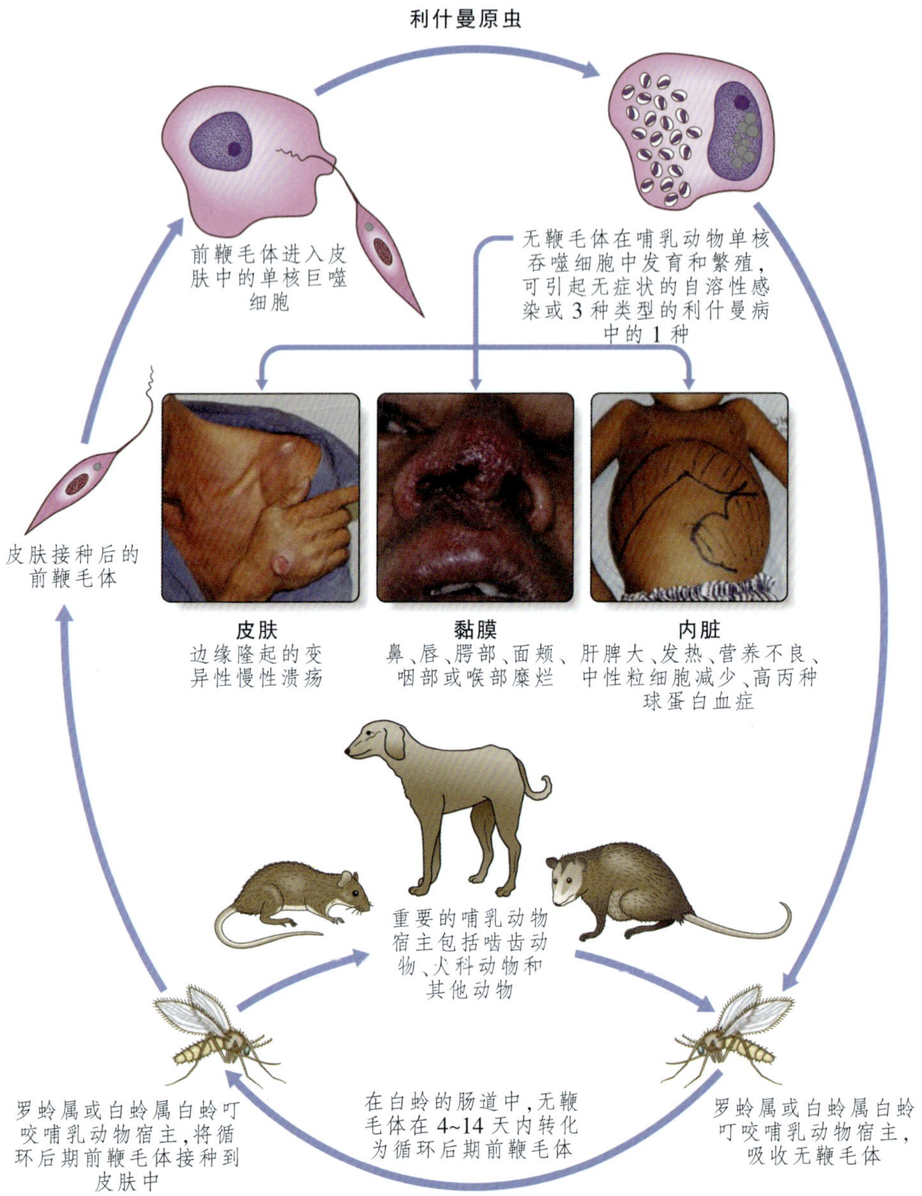

图 4.27 感染人类的不同临床形式利什曼原虫的生命周期。(From Jeronimo SMB, de Queiroz Sousa A, Pearson RD. Leishmaniasis. In: Tropical Infectious Diseases: Principles, Pathogens and Practice. Elsevier; 2011.)

流行病学

1.传播途径：白蛉(白蛉属)在动物与人之间(人畜共患)以及人与人之间(人类传染病)传播。每年有 20 万~40 万例内脏利什曼病和 70 万~120 万例皮肤利什曼病病例。

2.地理分布

(1)90%的内脏利什曼病发生在印度、尼泊尔、孟加拉国、苏丹、埃塞俄比亚和巴西。

(2)90%的皮肤利什曼病发生在巴西、秘鲁、阿尔及利亚、沙特阿拉伯和中东国家。

3.内脏利什曼病

(1)病原体：杜氏利什曼原虫、婴儿利什曼原虫(图 4.28)、利什曼原虫。

(2)由于人口流动、饥荒、内战和气候导致的流行病。

(3)在非洲，合并感染 HIV 很常见。

(4)婴儿利什曼原虫和恰加斯利什曼原虫频繁导致亚临床感染和自限性感染。

4.皮肤利什曼病

(1)旧大陆：在城市地区，热带利什曼原虫导致人类皮肤利什曼病。硕大利什曼原虫和婴儿利什曼原虫也会导致同样的疾病。

(2)新大陆：墨西哥利什曼原虫和巴西利什曼原虫复合感染。

生命周期

1.白蛉媒介摄取含有被巨噬细胞感染的血液(见图 4.27)。

2.利什曼原虫以前鞭毛体的形式生活在昆虫的肠道中。

3.前鞭毛体在昆虫的中肠和后肠中复制并迁移到口腔。

4.当新的宿主被叮咬并且前鞭毛体进入巨噬细胞时会被感染。

5.前鞭毛体转化为无鞭毛体，并在巨噬细胞内繁殖。

6.当宿主细胞破裂时，无鞭毛体被其他细胞吞噬。

7.受累器官取决于机体的向性(表 4.9)。

鉴定

1.标准方法：吉姆萨染色可显示组织中的无鞭毛体(图 4.28)。

也可以在 26~28℃适宜的培养基上培养(可能需要 2 周才能生长)。

2.样本采集

(1)皮肤病变：50%~70%的皮肤利什曼病和黏膜皮肤利什曼病患者可在溃疡边缘涂片或溃疡积液中镜检出寄生虫。

(2)内脏利什曼病：骨髓、淋巴结和脾脏抽吸物是首选样本。脾脏最敏感，但有脾破裂的风险。

3.组织/血液/涂片的 PCR 检测：敏感性更高，但尚未在全球范围内应用。

4.血清学试验：ELISA、IFAT 和 DAT 可用于利什曼原虫的诊断，但需要经过培训的实验室人员。现有新的 RDT 可用。

锥虫病

1.由动基体目、锥虫科和锥虫属的血鞭毛原虫引起的感染。

2.较为关键的诊断特征是含有线粒体 DNA 的动基体。

3.在临床和地理上有两种不同的情况(表 4.10)：

表 4.9 影响人类的重要利什曼原虫

亚属	群组	主要致病原虫	主要宿主	地理分布	主要寄生部位
利什曼原虫	杜氏利什曼原虫	杜氏利什曼原虫	人类	印度次大陆	内脏
		婴儿利什曼原虫	犬	地中海盆地与中国	内脏
		恰加斯利什曼原虫	犬	中南美洲	内脏
	热带利什曼原虫	热带利什曼原虫	人类	东地中海国家、中东和中亚的城镇	皮肤
	硕大利什曼原虫	硕大利什曼原虫	鸟类、沙鼠和其他啮齿类动物	北非、西非、中东和中亚	皮肤
	埃塞俄比亚利什曼原虫	埃塞俄比亚利什曼原虫	蹄兔	东非	皮肤
	墨西哥利什曼原虫	墨西哥利什曼原虫			
		亚马孙利什曼原虫	森林鼠类和有袋动物	北美洲、中美洲和南美洲	皮肤
维纳尼亚	巴西利什曼原虫	巴西利什曼原虫	贫齿动物、负鼠、啮齿类动物和犬	南美洲和中美洲	黏膜
		秘鲁利什曼原虫	犬、野生有袋动物和啮齿类动物	秘鲁	皮肤
	圭亚那利什曼原虫	圭亚那利什曼原虫	树懒和树栖食蚁兽	南美洲	皮肤
		巴拿马利什曼原虫	树懒	中美洲和哥伦比亚	黏膜

From Garcia LS. Protozoa. In：Cohen J，Powderly W，Opal S，eds. Infectious Diseases. 4th ed. Elsevier；2017.

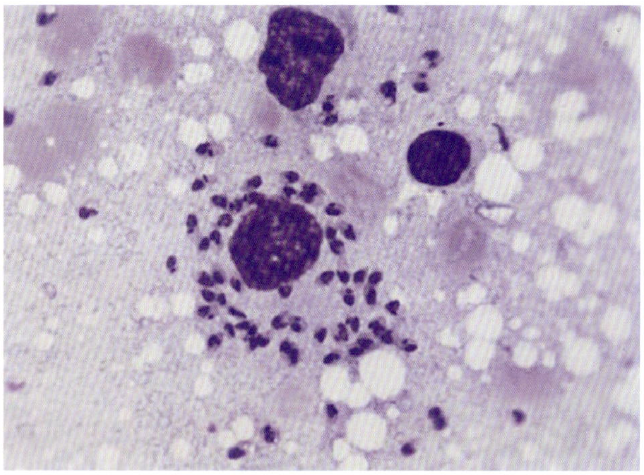

图 4.28 骨髓吸出物中的婴儿利什曼原虫无鞭毛体。(From Davidson R. Leishmaniasis. In:Cohen J,Powderly W,Opal S, eds. Infectious Diseases. 4th ed. Elsevier;2017.)

(1)美洲型:恰加斯病,克氏锥虫。

(2)非洲型:昏睡病,布氏冈比亚锥虫病(慢性病)和布氏罗得西亚锥虫病(急性重症)。

非洲锥虫病(昏睡病)

由布氏锥虫的两个亚种引起的两种形式的非洲锥虫病。

1.布氏冈比亚锥虫:最常见,发生在西非,为慢性感染。

2.布氏罗得西亚锥虫:不常见,发生在东非,为急性疾病。

流行病学

1.布氏冈比亚锥虫:西非中部地方性流行病,占所有病例的 97%。

人类是主要的宿主,为人源性感染。

2.布氏罗得西亚锥虫:与在东非长途旅行有关,在旅行者中很常见。

(1)仅占所有病例的 3%。

(2)野生哺乳动物是主要的宿主,为人畜共患传染病。

3.疾病监测和控制措施取得成效。

4. 2011 年估计有 2 万例患者。

传播途径

1.媒介:仅限于非洲撒哈拉以南地区的舌蝇属(采采蝇)。

(1)31 种不同的蝇类传播这种疾病。

(2)布氏冈比亚锥虫:通过栖息在沿河流域植物的舌蝇传播。

表 4.10 两种锥虫感染的主要区别

	西非布冈比亚锥虫	东非布氏罗得西亚锥虫
寄生虫	布氏冈比亚锥虫	布氏罗得西亚锥虫
主要传播媒介	须舌蝇	须舌蝇、刺舌蝇
主要栖息地	沿河流	热带草原、干灌木丛
高发地区	中非共和国、刚果(金)、南苏丹、北乌干达	乌干达东南部、坦桑尼亚
主要宿主	人、猪、犬	羚羊、牛
疾病类型	慢性(单位:年)	急性(单位:月)
原虫血症	较低	中等
诊断	抽吸淋巴结、血液(浓缩法)	血液
	脑脊液(腰穿)	脑脊液(腰穿)
血清学	锥虫病卡片凝集试验	无
治疗		
第一阶段	喷他脒	舒拉明钠
第二阶段	硝呋莫司和依洛尼塞结合治疗(NECT)	美拉胂醇
替代治疗方案	美拉胂醇、依洛尼塞	美拉胂醇和硝呋莫司
疾病控制	积极寻找病例并治疗,诱捕舌蝇	诱捕舌蝇,治疗

Adapted from Pepin J.:African trypanosomiasis. In:Strickland G.T.,ed. Hunter's tropical medicine and emerging infectious diseases,8th ed. Philadelphia:Saunders;2000.643-654.

(3)布氏罗得西亚锥虫：通过栖息在热带草原的舌蝇传播。

2. 70%的病例发生在刚果(金)。

3.传播与户外活动有关，如洗衣服、钓鱼、打猎和农耕。

生命周期

1.蝇媒吸食含有锥虫的血液。

2.锥鞭毛体在舌蝇的中肠转化和繁殖，并迁移至唾液腺。

3.在舌蝇体内完成一个循环需要 2~3 周。

4.在人体内，锥鞭毛体进行无性繁殖并扩散到血液和淋巴系统。

5.晚期可侵入中枢神经系统。

鉴定

显微镜检查

(1)血液、脑脊液、淋巴结穿刺物或骨髓穿刺液的反复镜检(图 4.29)。

(2)更有可能在急性疾病和布氏罗得西亚锥虫感染宿主中发现寄生虫。

(3)可以用浓缩法，如微量血细胞比容离心测定法、微型离子交换离心法和荧光显微法。

(4)诊断晚期疾病(CNS)需进行 CSF 检查。

1)对脑脊液进行离心。

2)检出锥虫且每微升白细胞计数>5 可以确诊(WHO 标准)。

(5)血清学检查：布氏冈比亚锥虫卡片凝集试验(CATT)(需要进行验证试验)。

(6)分子检查：PCR 测试仅在参考实验室中进行。

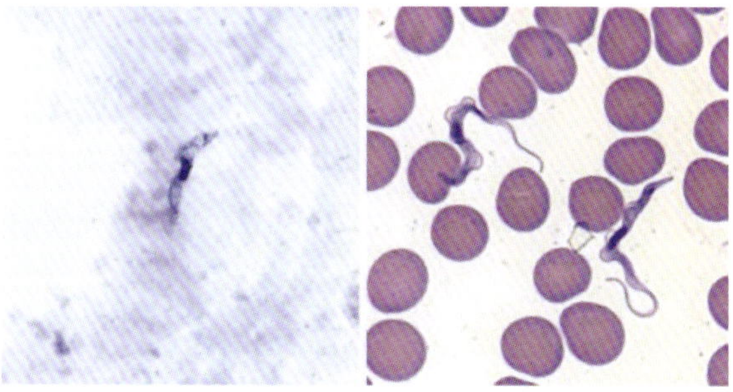

图 4.29 厚血膜和薄血膜上的布氏锥虫锥鞭毛体。(From Kliegman R，Stanton B，Behrman RE，et al. Nelson Textbook of Pediatrics. 20th ed. Elsevier；2016.)

美洲锥虫病(恰加斯病)

由克氏锥虫引起的一种人畜共患病，在拉丁美洲流行。

根据地理相关性和临床表现，将克氏锥虫分为 6 个不同的亚型(Tc Ⅰ ~ Ⅵ)，其中 Tc Ⅰ 是北亚马孙地区国家引起恰加斯病的主要原因。

流行病学

1.在 21 个拉丁美洲国家流行。

2.每年有 600 万~8000 万人感染，超过 1 万人死亡。

3.在过去的 20 年中，由于疾病流行国家积极采取措施，疾病控制有了很大的改善。

4.从拉丁美洲移民的感染者。

5.据记载有 150 多种哺乳动物被感染。

传播途径

1.猎蝽科半翅目类昆虫(猎蝽)：锥蝽。

(1)致病性锥蝽主要寄居于南锥体国家和秘鲁。

(2)长红猎蝽和二分锥蝽是南美洲北部和中部的病媒。

(3)大锥蝽是巴西中部和东部的病媒。

(4)由于积极的疾病控制措施，现在这些病媒分布不是很广泛。

2.传播方式：垂直传播(4%~7%的儿童会被母亲感染)、输血传播、器官移植传播和经口传播。

生命周期

克氏锥虫的生命周期见图 4.30。

鉴定

1.急性期：在外周血中很容易发现寄生虫(图 4.31)。

(1)新鲜血液涂片：直接通过显微镜就可以观察到寄生虫(也可以使用吉姆萨染色的厚膜)。

(2)浓度：3~5mL 血液凝结并离心，上清液用于血清学检测，沉淀物用于显微镜检查寄生虫。

(3)微量比积离心测定法：将 100μL 的血液在肝素化试管中离心，在显微镜下可在血清和细胞的交界面观察到克氏锥虫。

(4)如果怀疑为先天性克氏锥虫病，则需要 6~9 个月的血清学检测。

(5)慢性期：2 个月后，循环中的寄生虫数量减少。

(6)基于血清学检测结果进行诊断。

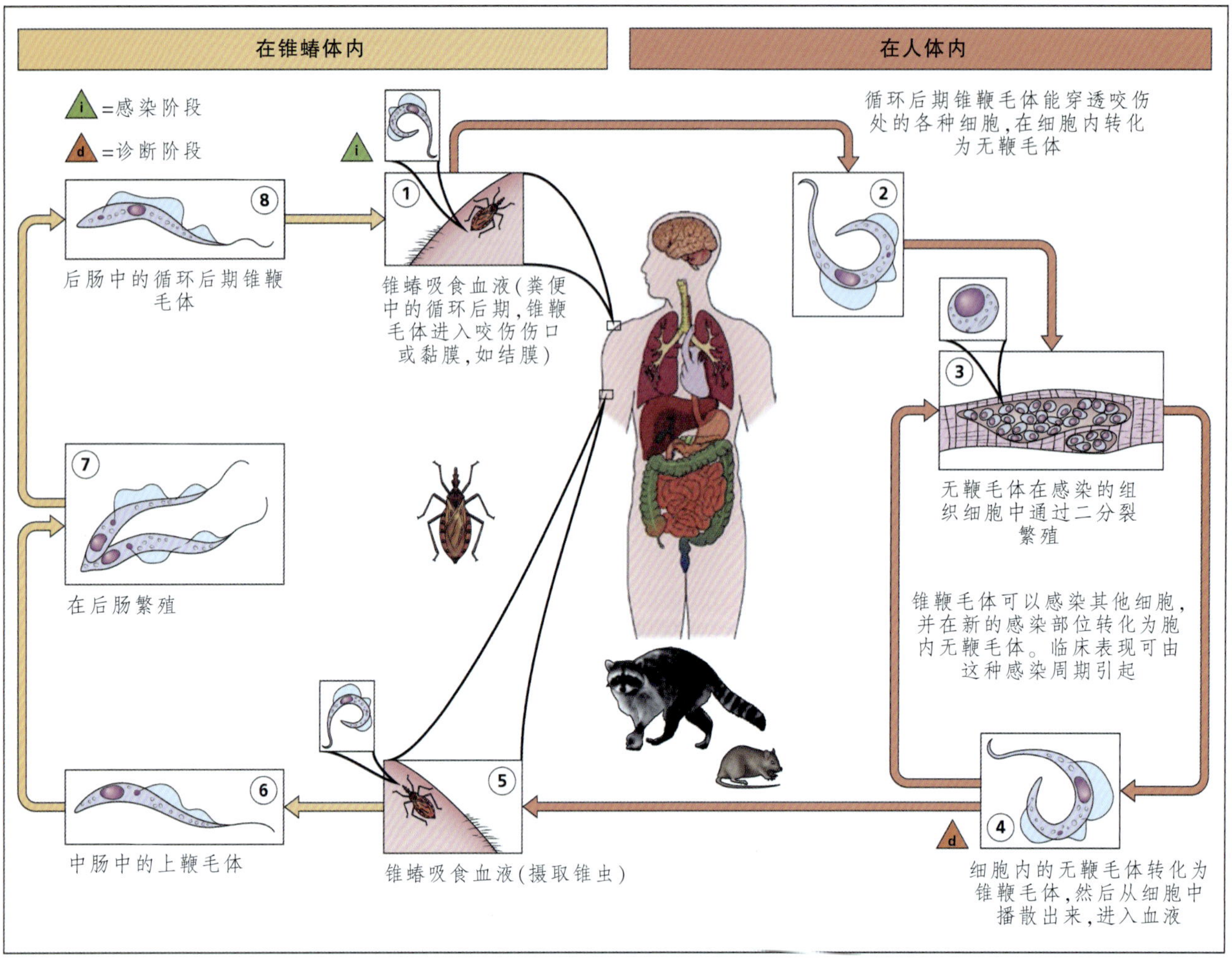

图 4.30 克氏锥虫的生命周期。(From Miles MA. Chagas disease. In:Cohen J,Powderly W,Opal S,eds. Infectious Diseases. 4th ed. Elsevier;2017.)

(7)正在研发用于急性和慢性疾病的 PCR 方法。

蠕虫

1.人类最常见的寄生虫感染。超过十亿人至少被一种蠕虫感染。

2.在食物和水短缺或供应不足的热带国家发病率最高，大量无脊椎动物媒介和恶劣的卫生条件易于虫卵对食品的污染。

3.以食物、水、土壤、节肢动物和软体动物为媒介传播给人类。

4.可在肠道、肝、肺、血液中发现，偶见于脑。

5.蠕虫包含自生生活期和寄生蠕虫。

6.两个门类(见图 4.1B)。

(1)线性动物门：圆形虫。

(2)扁形动物门：扁形虫包括吸虫纲(吸虫)和绦虫纲(绦虫)。

7.多数蠕虫可通过成虫、虫卵或幼虫鉴定(图 4.32)。

线虫(圆形蠕虫)

1.线虫是不分体节的圆形蠕虫，雌雄异体。交配后，雌虫产出虫卵，发育为幼虫。经过数次蜕皮后发育为成虫。

2.线虫是最常见的人类寄生虫。人的一生可以同时且连续地被不同种类的线虫感染。

3.最大的线虫种类寄生在人体肠道中。其他可在血管/组织寄生或移行。

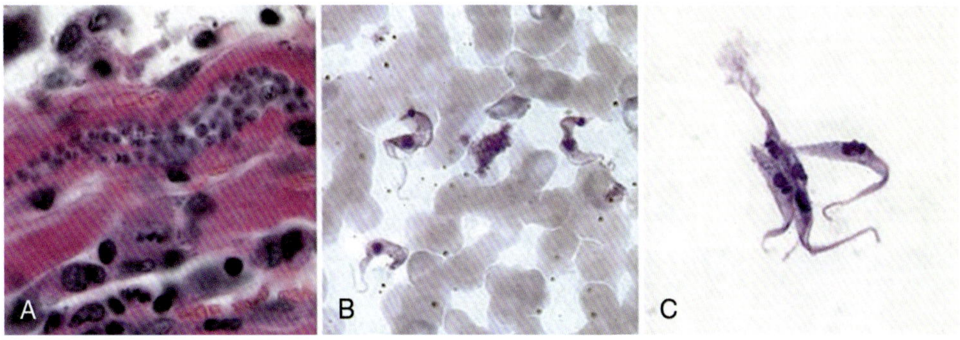

图 4.31 (A)心脏组织中的克氏锥虫无鞭毛体(HE 染色)。(B)薄血涂片中的 3 个克氏锥虫锥鞭毛体(吉姆萨染色)。(C)培养的克氏锥虫上鞭毛体。标记细胞核前动基体的位置。(From Kliegman R, Stanton B, Behrman RE, et al. Nelson Textbook of Pediatrics. 20th ed. Elsevier; 2016.)

肠道线虫

土壤传播的蠕虫(STH)或线虫

1.包括似蚓蛔线虫、美洲板口线虫、十二指肠钩口线虫以及毛首鞭形线虫(图 4.33)。

(1)全球约有 27 亿人被感染。

(2)传播途径:接触被污染的土壤。

(3)影响分布的因素:气候、土壤类型、习俗、环境卫生、生命周期。

2.粪类圆线虫:经土壤传播,流行于非洲、南美洲和亚洲地区。喜气候温暖、卫生条件差和湿度高的环境。

3.蠕形住肠线虫(蛲虫):主要分布于温带地区,全球约有 2 亿人被感染,幼童中较常见,在男男性行为人群中发病率较高。

4.生命周期见图 4.34。

似蚓蛔线虫(蛔虫)

1.每天可产卵 24 万个。

虫卵并非立即具有感染性,需经 18 天至数周后,胚细胞在土壤中分裂发育,才具有感染性。

2.虫卵随粪便排出,被人误食,进入肝脏,最终到达肺部,进入肺泡。

3.随着咳嗽和吞咽动作,幼虫进入消化道并发育成熟。

4.成虫通常寄生在小肠内,但可能会因蛔虫幼虫移行而导致较重的疾病负担。

(1)成虫寿命为 1~2 年。

(2)雄虫和雌虫的长度均可>30cm。

5.研究发现,蛔虫病与猪有关,也可能由猪蛔虫引起。

钩虫

临床上的重要种类有美洲板口线虫和十二指肠钩口线虫。

1.雌虫产卵,虫卵随人类粪便排入土壤。

2.在温暖且潮湿的条件下,幼虫从虫卵内孵出。

经 5~10 天发育和 2 次蜕皮,发育为感染性第三期丝状蚴。

3.感染期幼虫穿入足部/身体表面的皮肤或通过饮水进入人体。

常因赤足行走在被污染的土壤上而被感染。

4.通过血液循环移行到肺部,沿支气管树上行并被吞咽。

5.在肠道中 5 周内发育成熟。

(1)雌虫长 10~13mm,雄虫长 6~11mm。

(2)钩虫成虫以钩齿或板齿咬附在肠黏膜上,并利用负压将一小块组织吸入颊腔(图 4.35)。其还可释放抗凝剂和水解酶,造成患者慢性失血。

毛首鞭形线虫(鞭虫)

1.虫卵随粪便排出后沉积在土壤中,发育 15~30 天后具有感染性。

呈特有的桶状,两头各有一突起(见图 4.33)。

2.虫卵经土壤污染的食物或手被人吞食,在肠道

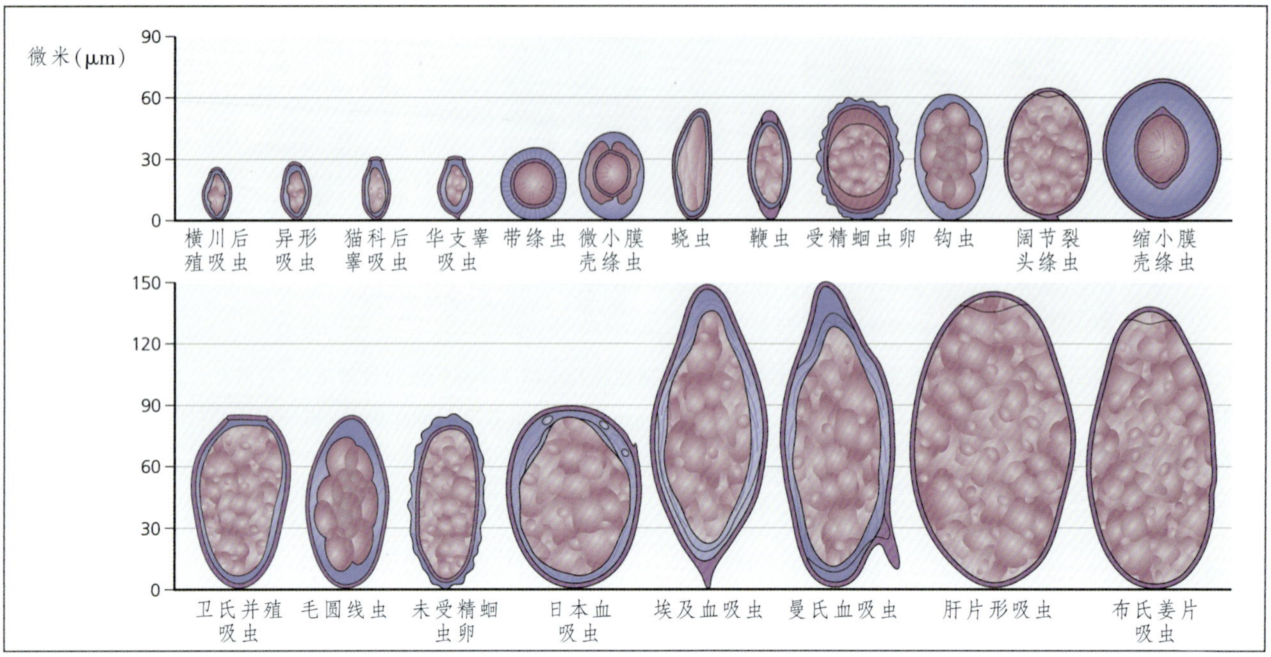

图 4.32 蠕虫虫卵的相对大小。(From Lindquist HD, Cross JH. Helminths. In Cohen J, Powderly W, Opal S, eds. Infectious Diseases. 4 th ed. Elsevier; 2017.)

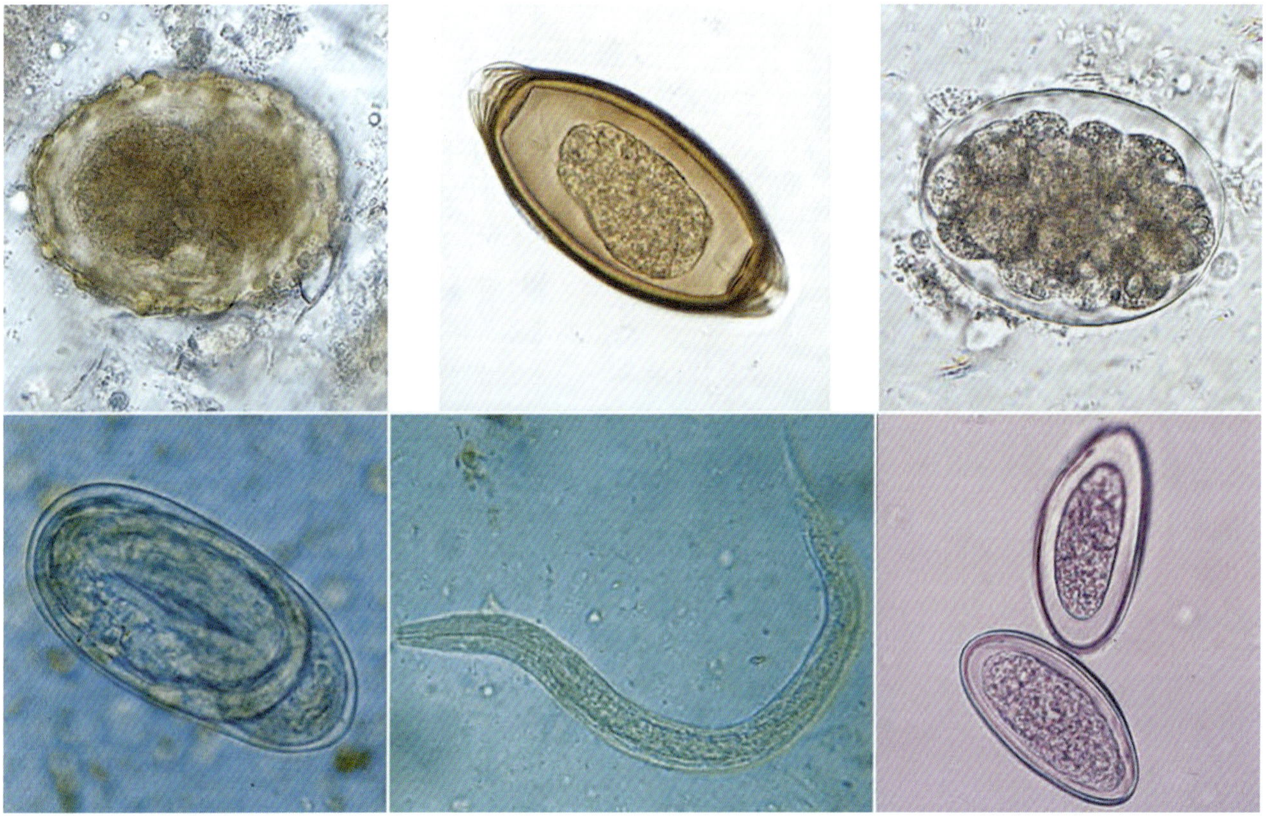

图 4.33 常见肠道线虫的虫卵和幼虫。[From Maguire JH. Intestinal nematodes (roundworms). In: Bennett JE, Dolin R, Blaser MJ, eds. Mandell, Douglas, and Bennett's Principles and Practice of Infectious Diseases. Updated 8 th ed. Elsevier; 2015]

内孵化后移行至结肠。

3.成虫寄生于大肠。

(1)其将自身固着在结肠黏膜上,一端侵入肠黏膜,另一端游离在肠腔中(图 4.36B)。以组织液、消化组织和血液为食。

(2)长 3~5cm,寿命约为 1 年。

临床要点

蛔虫、钩虫、鞭虫不会在人与人之间传播,因为它们均需要足够长的时间在体外发育,完成生命周期。

粪类圆线虫

1.雄虫和雌虫自生的生命周期(图 4.37)。

2.雌虫只存在于寄生周期("寄生孤雌生殖雌虫")。

3.雌虫长 1.5~2.5mm,其食管和阴门位于距尾端 1/3 处。

(1)雌虫在肠上皮产卵。

(2)虫卵孵化后,自生的第一期幼虫随粪便排出,转化为第二期和第三期感染性丝状蚴。

(3)感染性第三期幼虫穿过皮肤并通过血液循环进入肺部。

(4)经过支气管树后被吞咽,侵入肠黏膜并在此发育成熟。

(5)土壤中的幼虫也可以成为自生的成虫,并产生感染性丝状蚴。

临床要点

自体感染:感染性丝状蚴可以直接侵入肠道下段或肛周区域,进入新的感染周期。

在免疫功能低下的宿主中可能难以控制,从而导致过度感染。

蠕形住肠线虫(蛲虫)(图 4.38)

1.成虫寄生在人体肠道内并在此交配。

2.夜间,雌虫从盲肠下行至肛门。

3.雌虫产卵于肛周皱襞,6h 内虫卵孵化。

4.虫卵污染手指或散落在床单上,形成经肛门–手–口途径的传播。

5.在潮湿、阴冷的条件下,虫卵可保持感染性长达 20 天。

6.被摄入后,幼虫需 5~6 周才能发育成熟。

菲律宾毛线虫(毛细线虫症)

1.可在肠道内繁殖。

2.极小,雌虫长 2.5~5mm。

(1)虫卵需在水体中孵化。

(2)被淡水鱼食入后,虫卵在鱼体内发育为感染期幼虫。

(3)人食用被感染的鱼后,幼虫在人体内发育成熟。

(4)雌虫产出的虫卵在肠道内发育成熟。繁殖迅速,感染可能具有致命性。

组织线虫

皮肤幼虫移行症(CLM)

流行病学

1.犬钩虫幼虫,如巴西钩口线虫和犬钩口线虫,可引起皮肤匐行疹。

2.在全球范围内流行,尤其是气候温暖地区。

3.也可引发肠炎(犬钩口线虫)。

生命周期

1.钩虫幼虫在皮肤内无法完成生命周期,因此其会在表皮内移行。

2.如果经皮肤/皮下组织移行,则会产生红斑。

内脏幼虫移行症(VLM)

流行病学

1.当虫卵被人体摄入后,弓蛔虫属(猫/犬蛔虫)的幼虫会引起内脏幼虫移行症。

2.在全球范围内流行:热带地区感染率高于温带地区,农村地区高于城市地区。

3.其他危险因素:养犬、暴露于公园和游乐场及年龄<20 岁。

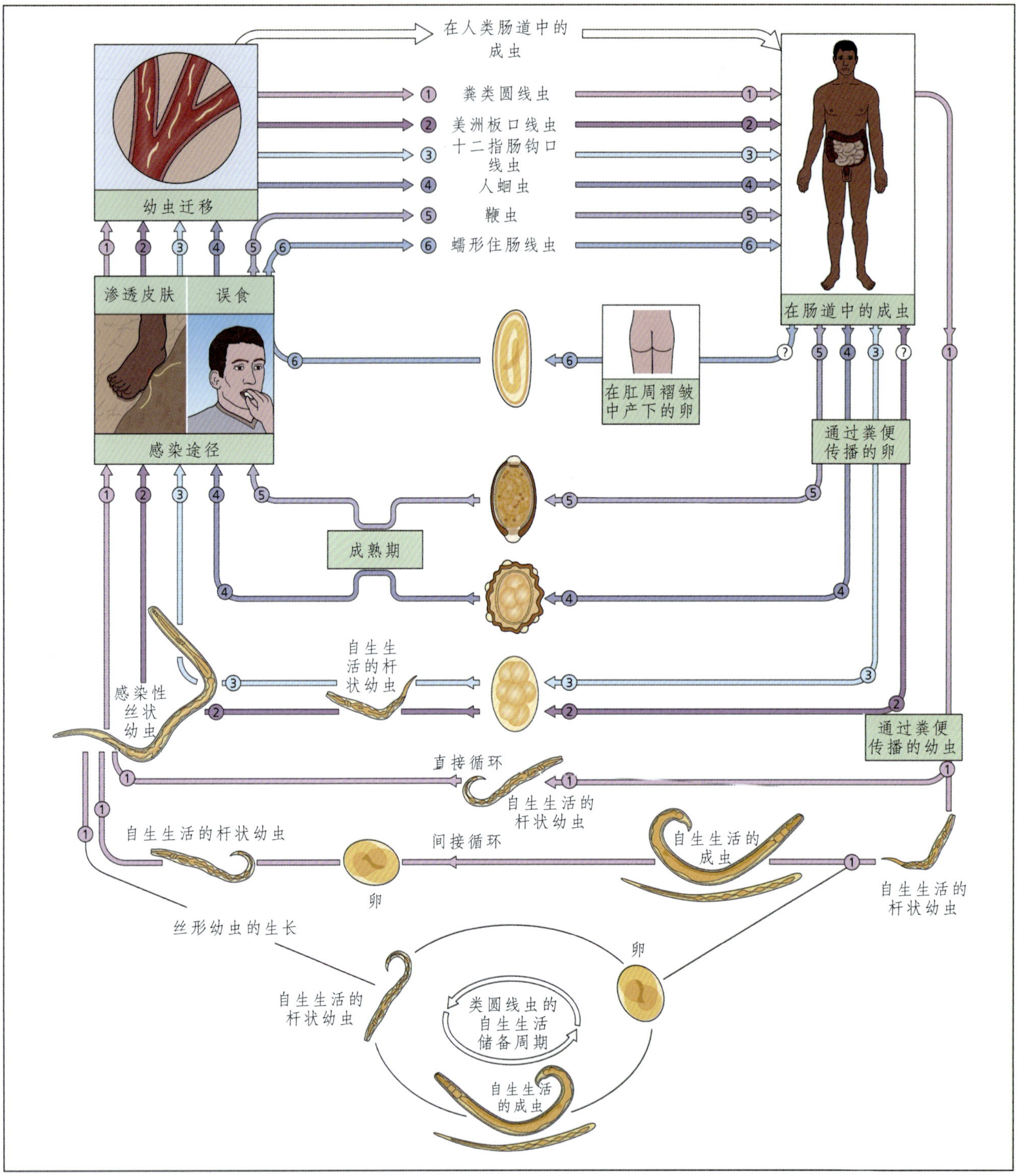

图 4.34 重要的人类线虫的生命周期。(From Lindquist HD, Cross JH. Helminths. In: Cohen J, Powderly W, Opal S, eds. Infectious Diseases. 4 th ed. Elsevier; 2017.)

生命周期

1.人类是偶然宿主。

2.被感染的犬/猫的粪便中有弓蛔虫虫卵。需经2~4周的发育后才具有传染性,且传染性可能会持续数年。

3.人体摄入弓蛔虫虫卵,幼虫孵出后即可被感染。

4.幼虫穿透肠壁并通过血液循环进入肝脏、心脏和眼睛(眼部幼虫移行)等组织器官。

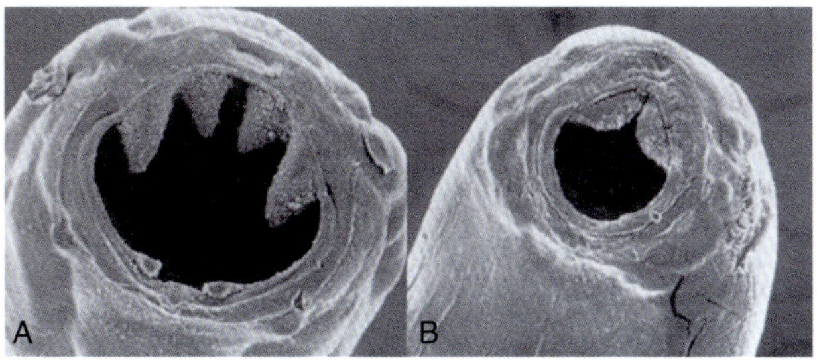

图 4.35　十二指肠钩口线虫(A)和美洲板口线虫(B)的口囊。(Courtesy Dr. David I. Pritchard. From Hotez PJ, Pritchard DI. Hookworm infection. Sci Am. 1995;272:70–74.)

5.宿主对幼虫移行的炎性反应会引起组织损伤(嗜酸性肉芽肿)。

神经幼虫移行症

流行病学

1.浣熊贝蛔虫:浣熊贝蛔虫引起神经幼虫移行,可导致儿童重型脑炎和成人眼部感染。

2.幼童和残障人士最易感,因其更有可能将被污染的手指/土壤/物品放入口腔。

3.罕见:美国记录的病例<25 例,但可能存在漏诊/误诊。

生命周期

1.浣熊线虫的虫卵(浣熊贝里斯蛔虫)被人体摄入后孵化,并穿过各种组织(对神经组织有倾向性),造成儿童嗜酸性粒细胞性脑炎、VLM 和成人眼部病变。

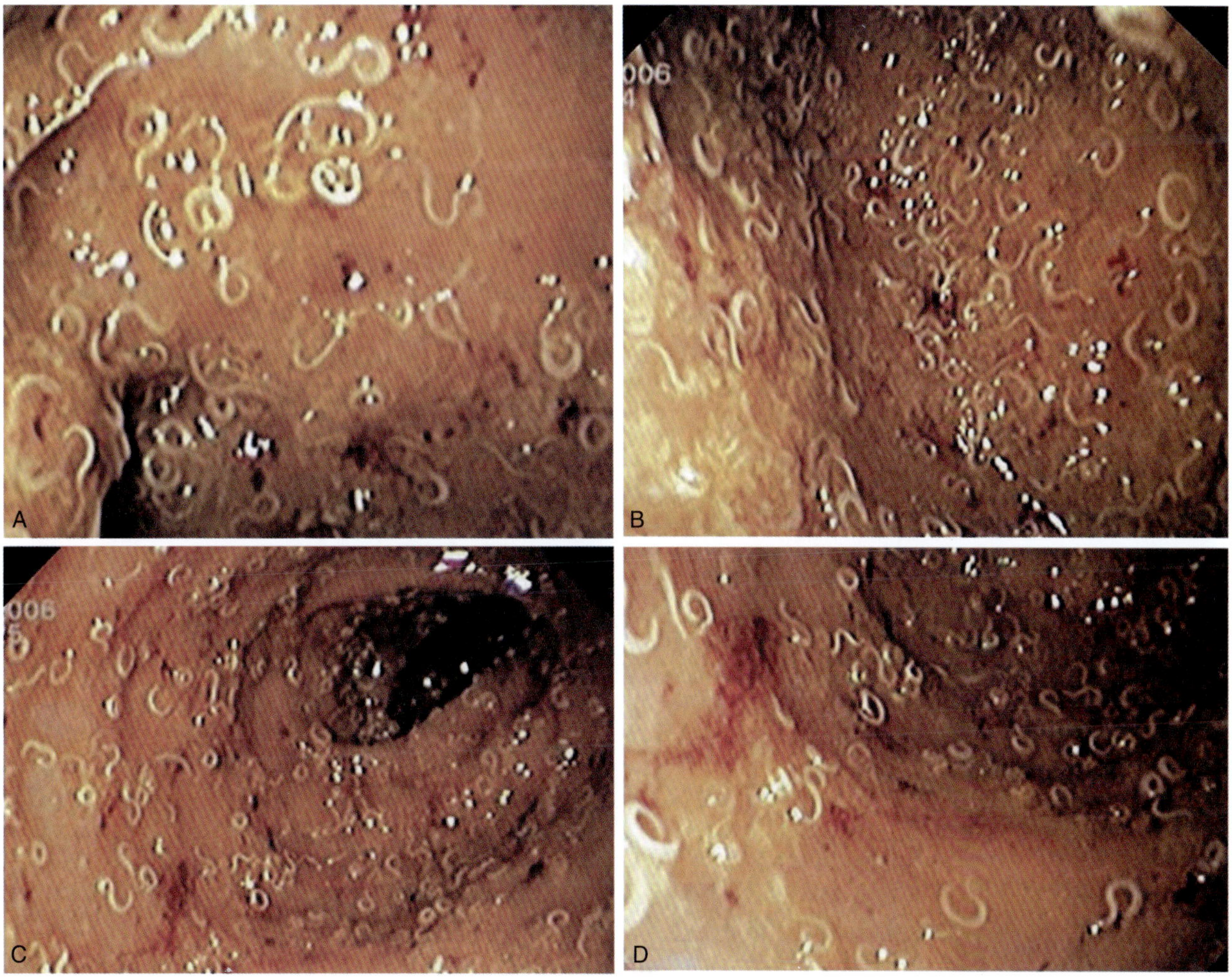

图 4.36　鞭虫成虫。[From Khuroo MS, Khuroo NS. Trichuris dysentery syndrome: a common cause of chronic iron deficiency anemia in adults in an endemic area(with videos). Gastrointest Endosc. 2010。71(1):200–204. © 2010.]

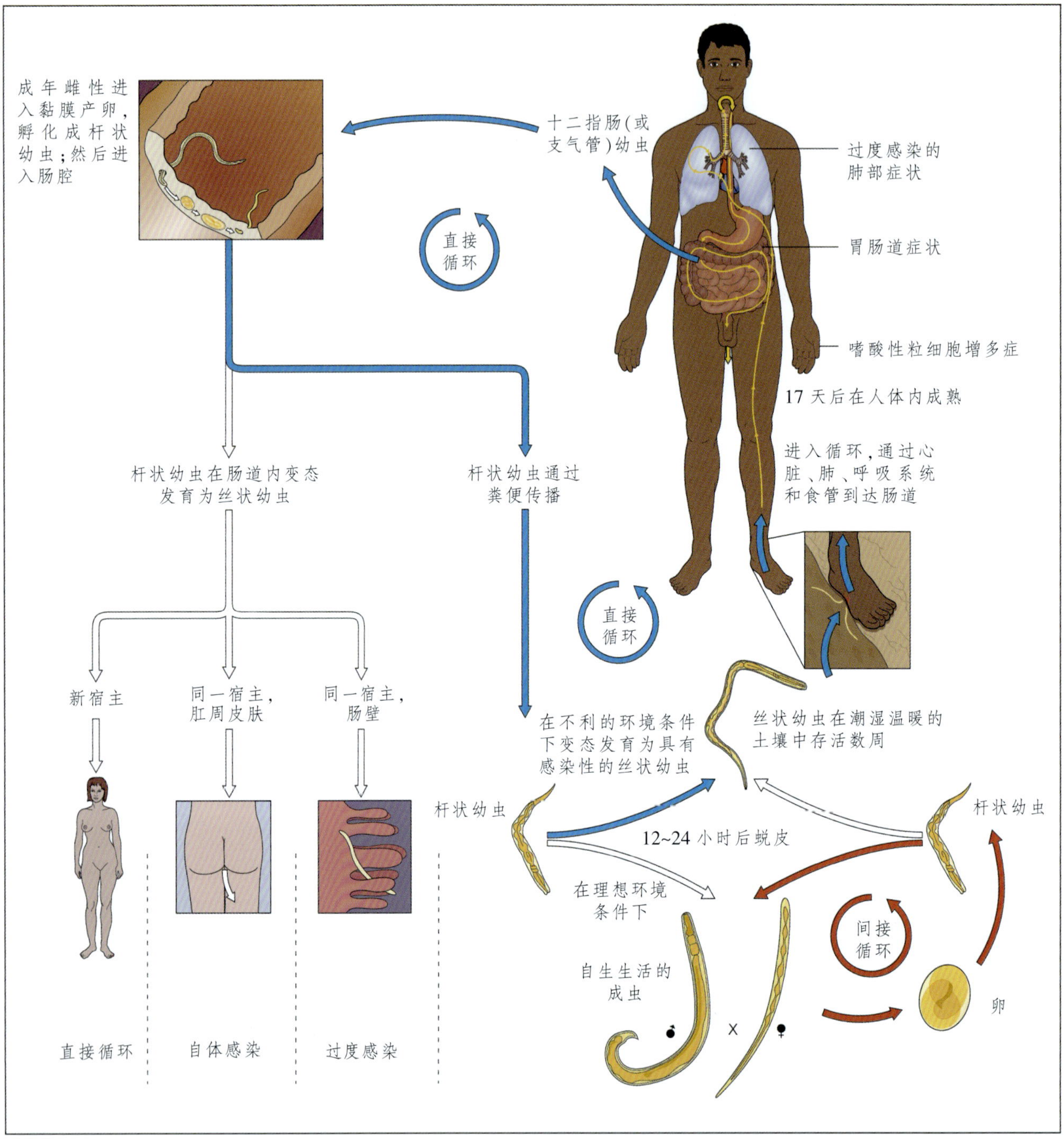

图4.37 粪类圆线虫的生命周期。(From Kelly P, Mutengo M. Parasitical infections of the gastrointestinal tract. In: Cohen J, Powderly W, Opal S. Infectious Diseases. 4th ed. Elsevier; 2017)

2.与弓蛔虫相比，更具有破坏性，因其幼虫会在人类宿主体内持续生长，广泛游走，且与弓蛔虫相比不容易导致死亡。

旋毛虫病

流行病学

1.旋毛形线虫。

2.其他毛形线虫属也与人类疾病相关。

3.在全球范围流行，尤其是温带气候地区：最常见于美国和欧洲部分地区。

4.通过食用被感染的猪/野生动物肉来传播，其他宿主包括：肉食哺乳动物和鸟类。

生命周期

1.因食用未煮熟的含幼虫包囊的肉类(通常为猪

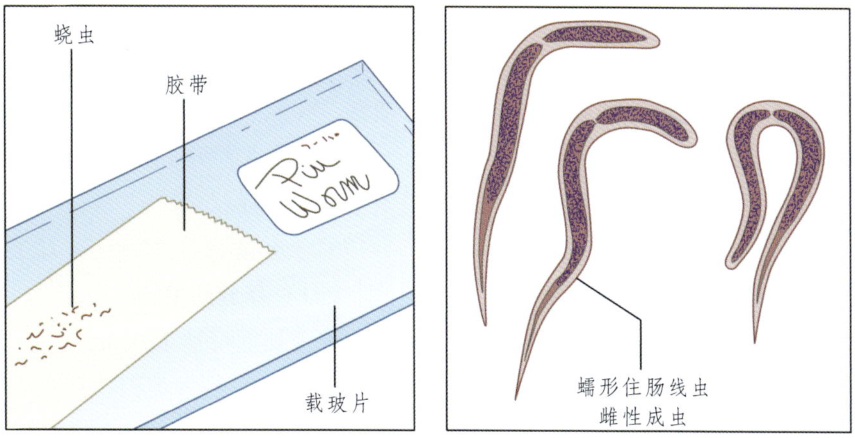

图 4.38 肛周区域的蠕形住肠线虫成虫。(From Buttaravoli PM, Leffler SM. Minor Emergencies. 3rd ed. Elsevier; 2012)

肉)而感染。

2.摄入后,幼虫从包囊内逸出,侵入小肠黏膜并在此发育成熟。

3.发育为成虫后返回肠腔中并繁殖。

(1)雌虫长 2~4mm,寿命约为 4 周。

(2)新生幼虫随血液循环移行至横纹肌细胞,感染后形成包囊(图 4.39)。

管圆线虫病

流行病学

1.由软体动物传播到鼠类肺部线虫而引起:广州管圆线虫。

2.在亚洲、太平洋岛屿、澳大利亚、印度、非洲、加勒比海和美国部分地区的鼠类中流行。

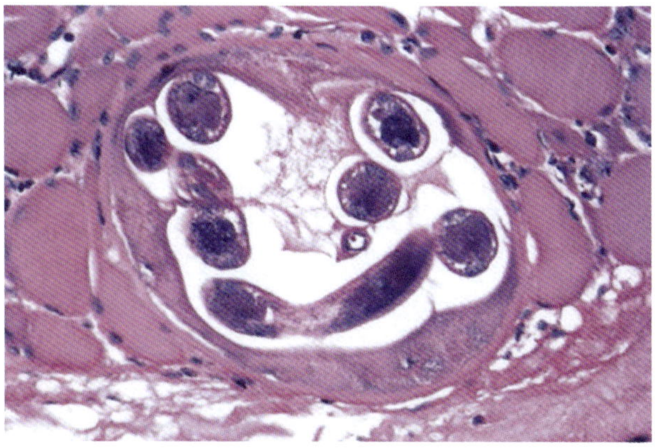

图 4.39 骨骼肌细胞中的旋毛形线虫幼虫。(From McAdam AH. Sharpe AH. Infectious Diseases. In: Kμmar V, ed. Robbins and Cotran Pathologic Basis of Disease. 8th ed. Saunders Elsevier; 2009.)

3.已报告的人类感染病例主要在中国台湾地区和泰国,因食用螺类而感染。

(1)在中国台湾地区的儿童和泰国成年男性中较为流行。

(2)被污染的农产品也可能是传染源之一。

4.哥斯达黎加管圆线虫:在哥斯达黎加,大多是食入蛞蝓的儿童被感染。鼠类也是其自然宿主。

生命周期

1.雌虫产生的虫卵发育为幼虫后移行,被鼠吞食后随鼠粪便排出。

2.鼠吞食含幼虫的中间宿主螺类后,幼虫再次进入鼠体内。

3.这些幼虫具有嗜神经性:其移行至鼠脑组织并在此发育为成虫,随后又移行至肺部。

4.人类会在食入螺类后偶然被感染:嗜酸性粒细胞性脑膜炎。

人类不会传播广州管圆线虫和哥斯达黎加管圆线虫。

异尖线虫病

1.由简单异尖线虫和拟地新线虫的第三期幼虫导致。

2.海洋哺乳动物均为自然宿主。

3.因食用生的海鱼/鱿鱼而感染。

(1)食用含幼虫的未煮熟/生/腌制鱼。

日本的发病率较高。

(2)鲑鱼、鲱鱼、鳕鱼、鲭鱼、大比目鱼、红鲷鱼和鱿鱼。

幼虫肉眼可见(2~3cm),常寄生在鱼的肌肉组织中。

可被经验丰富的寿司厨师识别。

(3)偶然宿主,不会继续传播。

颚口线虫属

1.棘颚口线虫最常见于人类。

2.已报道的感染病例通常在泰国和日本,南美和中美洲及非洲也有病例报道。

3.多见于成年人。

4.犬和猫是第一自然宿主,鱼/青蛙/蛇是第二自然宿主。

5.寄生宿主是指幼虫不再发育但仍具有感染性的宿主,如鸟类、蛇或青蛙。

6.人类通过下列途径被感染:

(1)食用未煮熟或生的鱼/青蛙/家禽/蛇肉。

(2)饮用水中含有被感染的剑水蚤。

麦地那龙线虫病

流行病学

1.由麦地那龙线虫引起。

2.又称几内亚蠕虫病。

3.在无法获得安全饮用水的农村贫困地区易于流行。

4.在乍得、埃塞俄比亚和马里仍被视为地方病。

南苏丹、苏丹、刚果(金)和安哥拉的传播阻断尚未得到WHO的认证。

5.感染年龄多在15~40岁。

6.以季节性的小型甲壳动物(剑水蚤属)为媒介进行传播。

7.死水中含有传播幼虫的媒介。如池塘、河床干枯的水池和浅层裸井。

8.通过更好地提供安全饮用水和教育计划,已经将其基本消灭。

生命周期

1.幼虫被吞食后,穿过肠壁进入腹腔和腹膜后腔(图4.40)。

2.幼虫发育成熟后进行交配。雄虫死亡,雌虫经结缔组织移行到皮肤表面。

3.雌虫通常在下肢远端产生水疱,破裂后形成溃疡。

4.被感染者为了缓解下肢不适,会将下肢浸入凉水中以缓解症状。

5.与水体再次接触后,雌虫从皮下组织出现(图4.41),释放幼虫。

雌虫长度可达120cm。

6.传播途径:人类因饮用水中含带幼虫的桡足动物而被感染。

血液和组织线虫(丝虫感染)

1.线虫寄生于人体淋巴、皮下和皮肤组织中(表4.11)。

2.预计将感染全球约1.8亿人口。

3.通常在热带和亚热带气候地区通过节肢动物传播。

淋巴丝虫病

流行病学

1.班氏吴策线虫:流行于亚洲、非洲、中南美洲、太平洋岛屿。

2. 90%的感染由班氏吴策线虫引起。

3.流行程度取决于蚊媒、气候、人口及卫生条件。

(1)最常见的媒介:城市/郊区的库蚊。

(2)太平洋岛屿的传播媒介是伊蚊。

(3)非洲的传播媒介是按蚊。

4.未见已知的动物保虫宿主。

5.马来布鲁线虫(亚洲农村和印度尼西亚)和帝汶布鲁线虫(印度尼西亚)在南亚和东亚地区(曼蚊属,以按蚊和伊蚊为媒介)引发丝虫病。猫和猴子可以作为保虫宿主。

6.在全球范围内,以上3种线虫感染了约1.2亿人。

生命周期

1.成虫可在晚上10点到次日凌晨2点产出微丝蚴。

2.蚊虫在夜间叮咬吸血,微丝蚴随血液进入蚊体,在蚊体内发育10~14天进入感染期。

3.在下一次叮咬时:感染期幼虫进入宿主并发育为成虫。

4.再次进入下一周期,感染可持续数年。

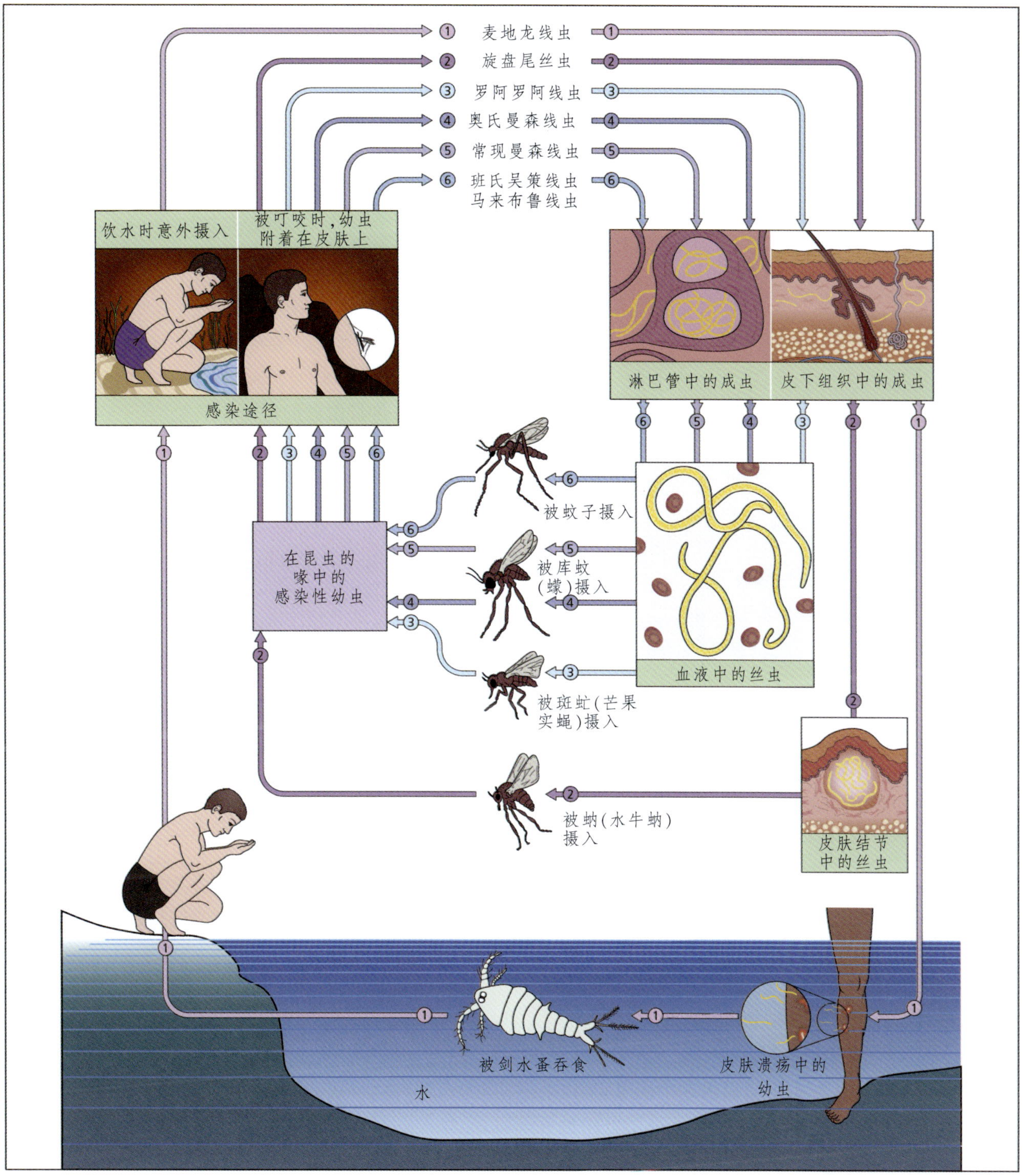

图 4.40　重要人类线虫的生命周期。(From Lindquist HD, Cross JH. Helminths. In: Cohen J, Powderly W, Opal S, eds. Infectious Diseases. 4th ed. Elsevier; 2017.)

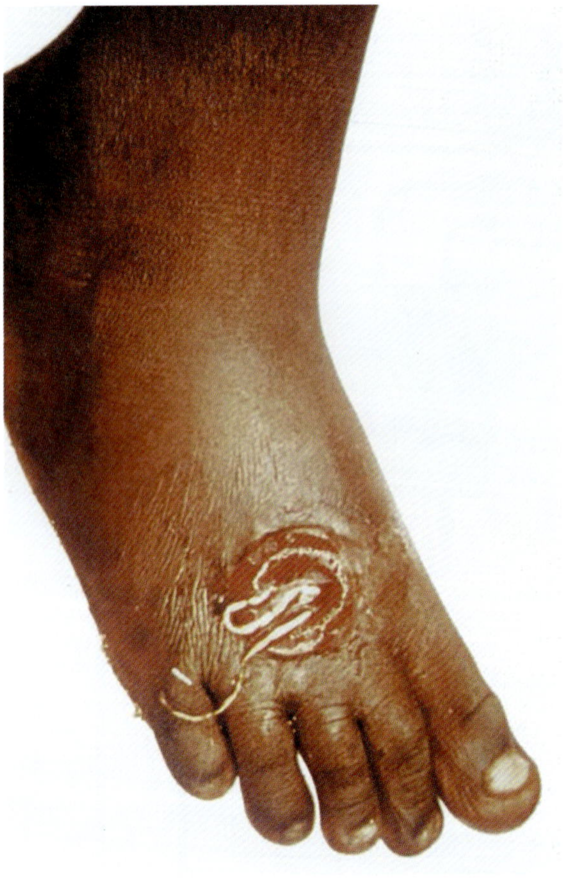

图4.41 雌性成虫(麦地那龙线虫)出现在足部皮肤上。(From KazuraJW. Tissue nematodes. In:Bennett JE,Dolin R,Blaser MJ,eds. Mandell,Douglas,and Bennett's Principles and Practice of Infectious Diseases. Updated 8th ed. Elsevier;2015.)

盘尾丝虫病(河盲症)

流行病学

1.旋盘尾丝虫

(1)在非洲26个国家流行。

(2)也流行于南美洲/中美洲的6个国家。

2.约有1800万人受影响(其中撒哈拉以南的非洲地区占99%);27万人失明,50万人残疾。

3.蚋是其传播媒介。

蚋的幼虫需要在活水中发育,因此,传播发生在邻近水源的地方。

4.男性比女性更易被感染(职业暴露)。

生命周期

1.成虫寄生在皮下组织中。

雌虫长度可达50cm。

2.微丝蚴沉积在皮肤上,昆虫通过叮咬皮肤而感染。

3.感染期幼虫会在下一次叮咬时被传播。

幼虫移行数月后定居并形成包囊。

罗阿丝虫病

流行病学

1.罗阿丝虫:非洲眼虫。

2.流行于非洲西部和中部地区。

居民中发生的感染通常多于旅行者。

3.以鹿蝇(斑虻)为传播媒介。

(1)在热带雨林的树冠中繁殖。

(2)白昼叮咬吸血,善于移行。

4.风险因素:年龄增长、潮湿季节、被感染地区的停留时间。

5.猴可以作为保虫宿主。

生命周期

1.寄生于皮下组织甚至结膜。

成虫长3~7cm,可能会迁移。

2.微丝蚴具有昼现周期性,在中午达到高峰。

3.斑虻吸血摄入微丝蚴。

4.感染性幼虫可在媒介内发育10~13天。

5.再次吸血时,经叮咬,幼虫被传播到人体。

曼森线虫病

1.奥氏曼森线虫:南美和加勒比海岛屿。

传播媒介:蠓、蚋。

2.常现曼森线虫:中非和南美。

3.链尾曼森线虫(链尾线虫病):西非和中非/乌干达的热带雨林。

传播媒介:蠓。

吸虫

1.很多种类都可以导致感染,但只有少数被认为是致病的(图4.42)。

2.吸虫寄生在血管、肠道、胆管和肺部。

3.其身体两侧对称,腹背部平坦,呈叶形。外皮复杂,无体腔。

4.各生长发育阶段可能存在很大的形态差异。

表 4.11　引起线虫感染的寄生虫

寄生虫	全球感染人数	相关疾病	媒介	地理分布	成虫寄生部位	微丝蚴寄生部位	带鞘微丝蚴	微丝蚴的周期性
班氏吴策线虫	1.2 亿	淋巴丝虫病	蚊	全球热带和亚热带地区	淋巴组织 亚周期(5%)	血液	+	夜间活动(95%)
马来布鲁线虫	1000 万	淋巴丝虫病	蚊	亚洲、印度、菲律宾	淋巴组织 亚周期(25%)	血液	+	夜间活动(75%)
帝汶布鲁线虫	<80 万	淋巴丝虫病	蚊	印度尼西亚、东帝汶	淋巴组织	血液	+	夜间活动
罗阿罗阿线虫	1200 万	罗阿丝虫病	鹿虻	中非、西非	皮下组织	血液	+	昼行性
旋盘尾线虫	3900 万	盘尾丝虫病	蚋	非洲(99%)、美洲、也门	皮下组织	皮肤、眼睛	–	无
奥氏曼森线虫	未知	曼森线虫病	蠓、蚋	美洲南部和中部、加勒比地区	未确定	血液	–	无
常现曼森线虫	未知	常现丝虫病	蠓	美洲南部和中部、非洲	体腔、肠系膜、肾周组织	血液	–	无
链尾曼森线虫	未知	链尾丝虫病	蠓	非洲	未确定	皮肤	–	无

From Nutman TB. Filarial infections. In: Cohen J, Powderly W, Opal S, eds. Infectious Diseases. 4th ed. Elsevier; 2017.

5.均需要螺类作为第一中间宿主，这意味着不存在人与人之间的直接传播。

6.图 4.43 展示了一些常见的人类吸虫虫卵。

肝/肺吸虫

肝吸虫

流行病学

这 3 种吸虫均通过食用生的/未煮熟的淡水鱼/蟹传播。

1.华支睾吸虫

(1)最常见，约有 700 万人被感染。

(2)地理分布：远东地区。

(3)螺类是第一中间宿主，鱼类是第二中间宿主。

(4)老年人群更易感。

2.麝猫后睾吸虫

(1)在东南亚流行。

(2)约有 1000 万人感染。

(3)人群普遍易感。

(4)螺类与淡水鱼类分别为第一和第二中间宿主。

(5)保虫宿主：犬、猫及其他哺乳动物。

3.猫后睾吸虫

流行于西欧和西伯利亚。

生命周期

1.雌雄同体的蠕虫(长 1.5cm)在胆管中产卵，虫卵随粪便排出。

2.螺类(沼螺、锥蜷、豆螺)吞食虫卵。

3.虫卵孵出毛蚴并发育成尾蚴。

4.自由游动的尾蚴可感染第二中间宿主并形成囊蚴：鱼类(鲤科鱼/鲤鱼)。

5.人因食用有囊蚴的鱼类而感染。

6.在人体肠道/胆道系统内发育为成虫。

肝片形吸虫病(羊肝吸虫)

流行病学

1.由肝片形吸虫引起。

人是偶然宿主。

2.在全球范围内均有发现：流行于绵羊饲养地区。

绵羊、山羊和牛是自然宿主。

3.人类感染最常见于欧洲、南美、中东地区。

玻利维亚和秘鲁的发病率最高。

4.人因食入生长在淡水中的水/绿叶植物而感染。

食入水芹通常与感染的暴发有关。

5.巨片吸虫在生命周期、病理特征和临床疾病方面与之相似。

主要发生在热带和亚热带地区：

非洲、夏威夷、西太平洋、东南亚地区。

生命周期

1.肝片形吸虫

(1)体前端有一锥形突起的4cm大型吸虫。

(2)囊蚴被人食入后，在十二指肠脱囊，穿过肠壁、腹膜和肝囊到达胆道系统，发育为成虫后在此孵出虫卵。

虫卵数量较少，可能不到30%。

(3)中间宿主螺类感染后，孵出尾蚴。

(4)与布氏姜片吸虫相似：离开椎实螺后，尾蚴可在水生植物上结囊。

肺吸虫

流行病学

1.卫氏并殖吸虫：可以导致严重的疾病。

2.流行于日本、韩国、菲律宾和泰国。

3.通过食用被尾蚴污染的海鲜(蟹/蝲蛄)传播。

(1)第一中间宿主：螺类(短沟蜷属)。

(2)第二中间宿主：溪蟹和蝲蛄。

(3)保虫宿主：犬、猫和其他哺乳动物。

生命周期

1.长约1.2cm(咖啡豆形状)，寄生在肺周组织，通常在双肺均可发现。

2.虫卵随唾液或粪便排出(吞咽呼吸道分泌物后)。

3.一旦进入水中，螺类便会作为繁殖的中间宿主。

4.尾蚴以甲壳类动物作为第二宿主并结囊，摄入人体后脱囊。

肠吸虫

布氏姜片吸虫(大型肠吸虫)

流行病学

1.最大的人体肠道吸虫。

2.流行于泰国、印度和孟加拉国。

3.猪是其保虫宿主，螺类是重要的传播媒介。

4.尾蚴从螺类中孵出后在植物上转化为包囊(如水芹、竹子、荸荠)。

5.通过生食被污染的植物传播。

生命周期

1.最大的肠道吸虫：5~7cm。

2.与前述的肝吸虫类似，虫卵随粪便排出，毛蚴感染中间宿主螺类，发育为尾蚴后离开螺类。

3.而囊蚴附着在水生植物上，被人类摄入。

4.人食入后，囊蚴脱囊而出，发育为成虫。

5.寄生于人体肠道，附着于黏膜，寿命约为1年。

棘口吸虫/异形吸虫/后殖吸虫

1.主要在中东和远东地区有病例报道。

2.所有病例均通过生食第二中间宿主进行传播。

(1)棘口吸虫的中间宿主是螺类/鱼类。

(2)异形吸虫/后殖吸虫的中间宿主是鱼类。

血吸虫

血吸虫病(裂体吸虫病)

流行病学

1.主要流行于热带和亚热带地区(表4.12)，估计有2亿感染者(撒哈拉以南的非洲地区占85%)。

2.传播水平取决于螺类宿主的可及性和人类行为。

3.在5~15岁人群中感染率和感染密度(尿液/粪便中的虫卵数)最高。

4.传播途径：人类将虫卵排泄到水中，淡水螺类被感染，人在水中活动时感染螺类中的尾蚴。

生命周期

1.成虫寄生在静脉血液系统中。

(1)雌雄异体，有口吸盘和腹吸盘。雄虫长0.5~2cm，雌虫长1.5~2.5cm。

(2)平均寿命为3~5年，但最长可存活30年。

2.虫卵经小静脉移行，侵入肠腔或膀胱。然后随尿液/粪便排出。

虫卵可能随血液循环进入其他组织/器官。

3.毛蚴会感染合适的螺类宿主。

4.螺类孵出的尾蚴可穿透人体皮肤。

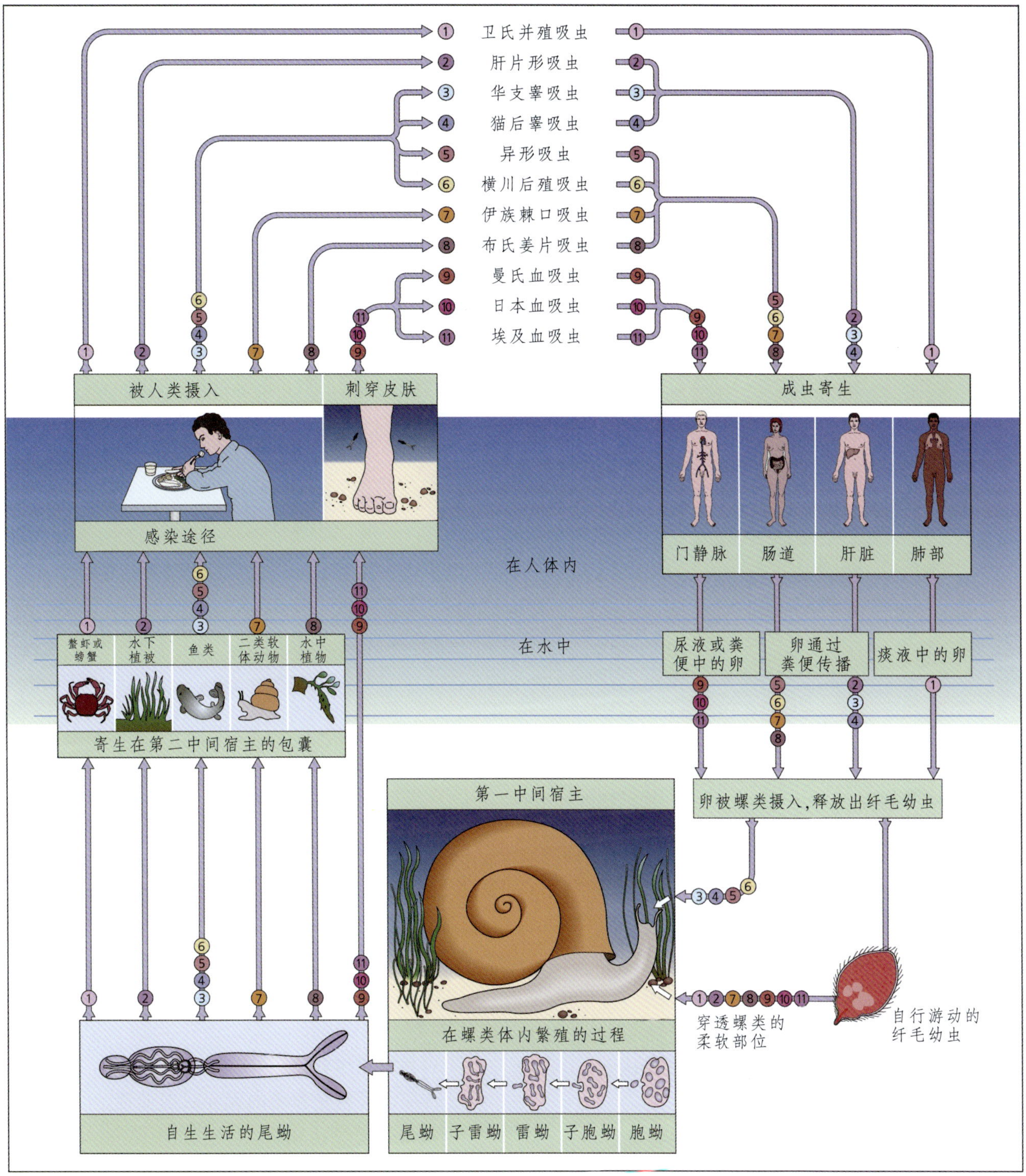

图 4.42　重要人类吸虫的生命周期。(From Lindquist HD, Cross JH. Helminths. In: Cohen J, Powderly W, Opal S, eds. Infectious Diseases. 4th ed. Elsevier; 2017.)

5.在人体内，幼虫移行至肺部，在门静脉血管内发育成熟后配对。配对后移行至肠道或泌尿生殖系统的静脉系统中。

6.尾蚴穿透皮肤后 4~6 周产出虫卵。

绦虫

1.绦虫有带附着器官(吸盘/钩子)的头节。

2.虫体由头节颈部连续产生的节片组成。成熟的

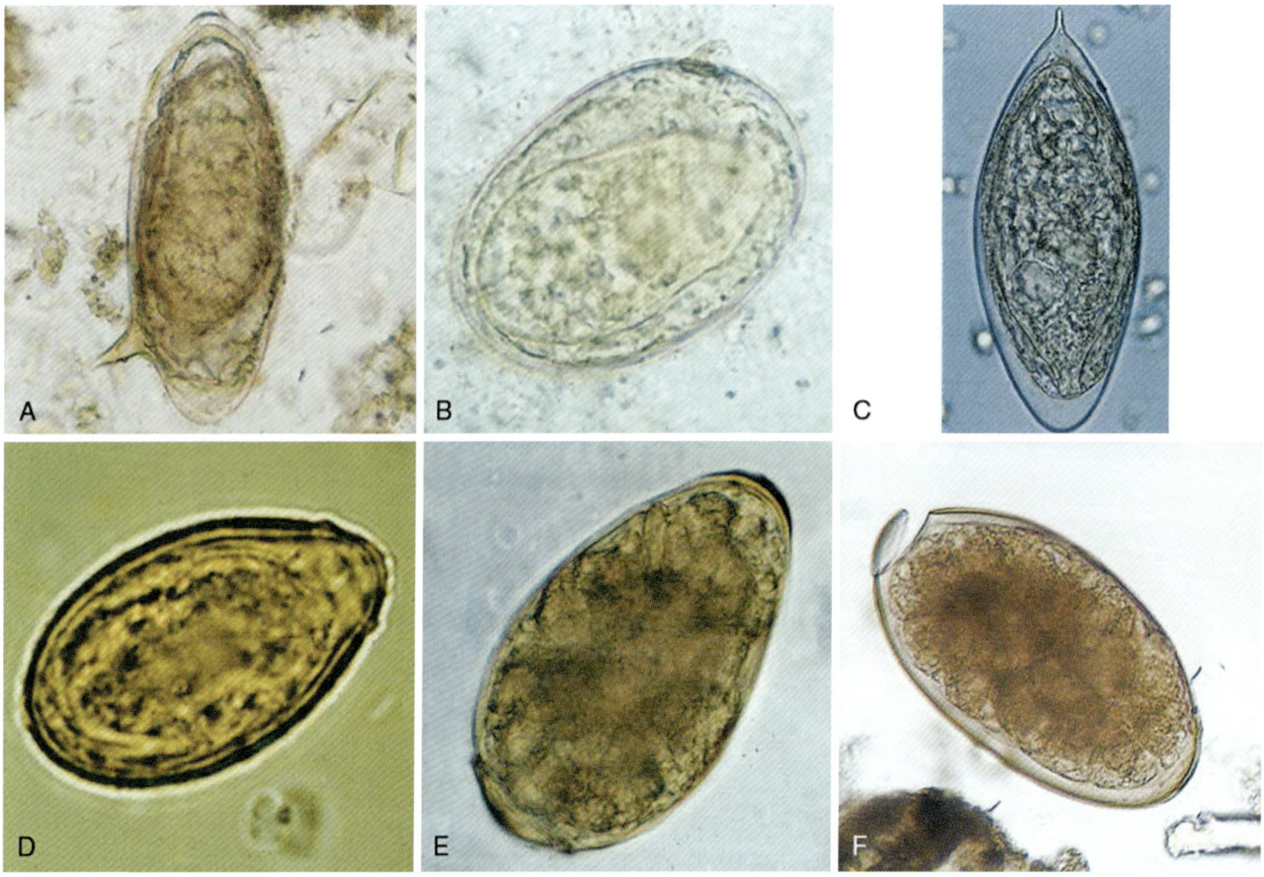

图 4.43 常见的人类吸虫虫卵。(A)曼氏血吸虫;(B)日本血吸虫;(C)埃及血吸虫;(D)华支睾吸虫;(E)卫氏并殖吸虫;(F)肝片形吸虫(注意部分开放的卵盖)。(From Maguire JH. Trematodes. In:Bennett JE,Dolin R,Blaser MJ,eds. Mandell,Douglas,and Bennett's Principles and Practice of Infectious Diseases. Updated 8th ed. Elsevier,2015.)

节片是雌雄同体的。孕节可从虫体上脱落,随粪便完整排出或产出虫卵随粪便排出。

3.虫体长(阔节裂头绦虫 2~15m)短(微小膜壳绦虫 1.5~4cm)不一。

4.以肠道绦虫或侵袭性幼虫包囊的形式引起人类感染(图 4.44)。

肥胖带绦虫(牛带绦虫)

流行病学

1.无严重致病性。

2.在全球范围内流行,成年人易感,非洲和亚洲的发病率最高。

生命周期

1.虫卵被牛摄入后,在其肌肉内发育成囊状幼虫(囊尾蚴阶段)。

2.人食用被感染的肉类后,囊尾蚴进入人体肠道发育为成虫。

成虫长度通常>5m。

链状带绦虫(猪带绦虫)

流行病学

1.可导致囊尾蚴病。

2.传染源通常是家中的无症状携带者。

3.在全球范围内流行,墨西哥、中美洲、南美洲、西南亚和非洲发病率最高。

4.人类可能是链状带绦虫的中间宿主和终末宿主。

生命周期:囊尾蚴病

虫卵在胃部酸性环境中孵化,六钩蚴侵入组织(脑部、肌肉、皮肤、眼睛),导致神经性和眼部疾病。

(1)因免疫豁免,脑部和眼睛极易受影响。

(2)包囊可以保持休眠状态数年。

表 4.12 血吸虫种类的特征

血吸虫种类	分布	螺类中间宿主	成虫寄生部位	虫卵排出途径	虫卵形态助记符(见图 4.43)
埃及血吸虫	亚洲和中东	水泡螺	膀胱静脉	尿液	埃及血吸虫=端小棘
间插血吸虫	非洲中部和西部	水泡螺	肠系膜静脉	粪便	
日本血吸虫	亚洲 注意:家畜/野生动的保虫宿主	钉螺			日本血吸虫=似上升的太阳
曼氏血吸虫	非洲、中东、南美洲	双脐螺			曼氏血吸虫=近端小棘
湄公血吸虫	东南亚	开放拟钉螺			

生命周期:猪带绦虫病

1.虫卵被猪摄入后,在其肌肉内发育成囊状幼虫(囊尾蚴阶段)。

2.食用生的或未煮熟的含有囊尾蚴的猪肉。

3.在肠道内,囊尾蚴 2 个月内发育为成虫。

(1)成虫利用其头节固定在小肠肠壁。

(2)长度为 2~7m。

(3)成虫可存活数年。

4.孕节可脱落(每天大约脱落 6 节,每节产生 5 万个虫卵)。

5.虫卵可在环境中生存数天至数月。

临床要点

人们食用未煮熟的猪肉不会感染囊尾蚴病。如果猪肉中含有幼虫包囊,食用未煮熟的猪肉可能会导致绦虫病(肠道绦虫)。

微小膜壳绦虫(短膜壳绦虫)

流行病学

1.北美最常见的绦虫。

2.在卫生条件较差的环境中生活的儿童尤为常见。

生命周期

1.虫卵随粪便排出后具有感染性。

2.传播途径

(1)通过被污染的食物、水和手摄入虫卵(见图4.44)。

(2)可偶然摄入昆虫中间宿主。

3.摄入后,虫卵孵出六钩蚴,发育为似囊尾蚴后生长为成虫。

成虫长 15~40mm,一般寿命为 4~6 周。

4.自体内部感染可持续数年。

阔节裂头绦虫(鱼绦虫)

1.最大的人类绦虫。

(1)成虫长度可达 9.14m。

(2)可存活长达 30 年。

2.主要分布在北半球;在斯堪的纳维亚半岛正逐渐减少。现可在西伯利亚、俄罗斯和日本发现。

(1)智利/乌干达也有病例报道。

(2)可能传播到全球各地。

3.需要鱼类/甲壳类(桡足动物)中间宿主。

淡水鱼:如鲑鱼、鳟鱼、鲈鱼、梭子鱼。

4.人类是终末宿主;保虫宿主有熊/犬/食肉动物。

5.传播途径

(1)食用含有裂头蚴的生鱼。

(2)风干/熏制/腌鱼也是危险因素。

6.长期或重度感染可能因缺乏维生素 B_{12} 而导致巨幼细胞性贫血。

(1)寄生虫介导的维生素 B_{12} 内因子复合物在肠道内解离。

(2)成虫摄取和利用维生素 B_{12}。

裂头蚴病

1.由移行的迭宫绦虫属幼虫期感染。

2.在全球范围流行,但报道的病例大多数来自东南亚地区。

也可能发生在北美洲,但很少见。

3.猫和犬都是其终末宿主。

4.小甲壳类动物是第一中间宿主。爬行动物/两栖动物/鸟类是第二中间宿主。

5.传播途径

(1)通过食用未加工/未煮熟的中间宿主而感染。

(2)在亚洲南部也有报道使用动物组织作为伤口或眼患治疗药膏而感染的病例。

6.通过被污染的水、水产食品及使用新鲜动物作为伤口药膏后进入人体胃肠道或皮下组织，可移行导致组织和眼部炎症。

在人类宿主中可寄生长达20年。

细粒棘球绦虫

流行病学

1.全球范围内均有囊型棘球蚴病病例。

2.发病率最高的地区:地中海、中亚、中国西部、西伯利亚、北非、东非、南美洲南部地区。

(1)在农村放牧地区,犬生食被感染动物的内脏。

(2)农村的流行地区发病率为5%~10%。

3.犬是终末宿主、绵羊是中间宿主。

风险因素:放牧牲畜、养犬、靠近动物屠宰场、卫生条件差。

4.传播途径

(1)通过接触被污染的土壤/水/食物/手后意外食入感染。

(2)无人与人之间的传播途径。

5. G1/G2株导致大多数的人体感染。

生命周期

1.犬绦虫的虫卵被人类摄入。

2.虫卵在十二指肠内孵出六钩蚴并侵入其他组织。

靶器官:肝和肺,较少见于肾脏、脾脏、脑、心脏。

3.在组织中,经数月至数年发育形成单房棘球蚴。

4.囊内含有原头蚴繁殖的生发囊。

5.如果包囊破裂,原头蚴孵出,造成播散并进一步形成囊肿。

6.人是偶然宿主,因此,其生命周期并不完整。

多房棘球绦虫

流行病学

1.引起泡型棘球蚴病。

2.仅在北半球流行。

北美、中欧大陆如法国、瑞士、奥地利、俄罗斯、中亚,以及中国大部分地区。

3.浣熊和狐狸是终末宿主。

家犬是另一个重要传染源。

啮齿动物是中间宿主。

4.传播途径

(1)通过误食被食肉动物粪便污染的土壤/水/食物而感染。

(2)接触被污染的皮毛(通常是犬)后,经手-口途径摄入虫卵。

生命周期

肝脏中幼虫的生长处于持续增生阶段,导致周围组织的浸润。

1.以囊外芽生的形式无限增殖。

2.发育为多房棘球蚴。

3.外观似恶性肿瘤。

肠道病原体的鉴别

1.这些寄生虫大多数寄生于肠道内。粪便检查可用于诊断(简单、便宜、无创)。

2.还应检测血液、尿液和唾液。

3.活检可用于检测侵入组织的生物体。

4.诊断方法总结见表4.13和表4.14。

标本类型和诊断方法

粪便和胃肠道样本

1.显微镜检查

(1)新鲜样本湿片法,需采集多个样本,最好隔日取样,共3份。

1)对于软便最好在排出后1h内检查(可能含有滋养体和包囊)。

2)成形粪便最多可保存1天,并可冷藏过夜。

(2)可以使用碘液染色,但原虫比蠕虫卵/幼虫更适用。

(3)因为虫卵浓度可能较低,所以浓聚技术更有效:沉淀技术和甲醛-乙酸乙酯技术。

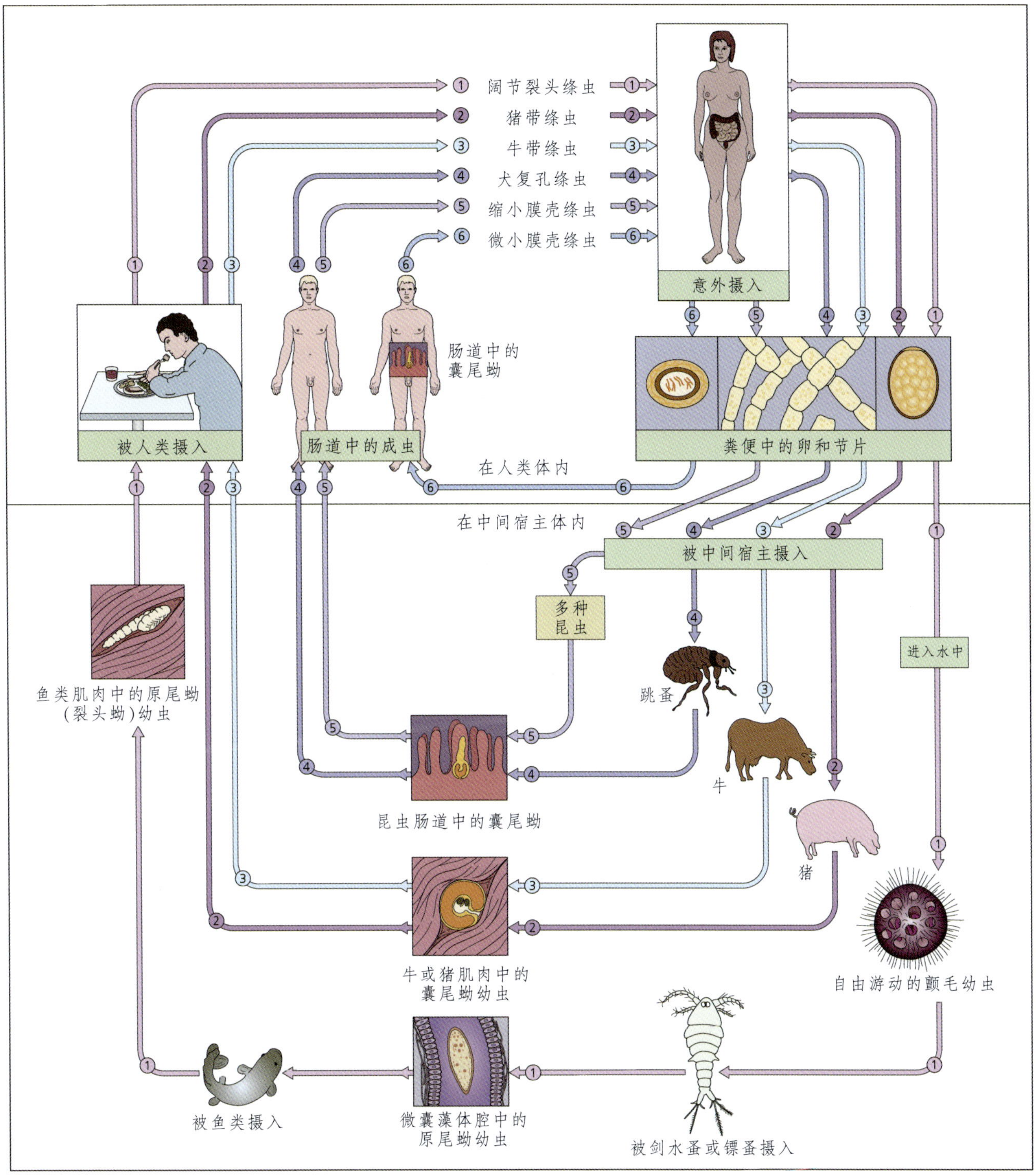

图 4.44　重要人类绦虫的生命周期，成虫寄生在肠道内。(From Lindquist HD, Cross JH. Helminths. In: Cohen J, Powderly W, Opal S, eds. Infectious Diseases. 4th ed. Elsevier; 2017.)

(4)改良加藤法可以浓缩粪便，使用甘油来辅助虫卵可视化，并可以估计虫卵的数量。

2.粪便培养：针对钩虫和类圆线虫。培养耗时且专业化，但可以提高诊断率，并且与血清学不同，培养可以识别活动性(而非既往)感染。

3.木炭培养：将粪便与木炭和水混合，存放在潮湿的滤纸上，放置于培养皿中数日。待幼虫迁移到木炭上，用贝尔曼装置移走(在水中浸泡 10~12h，然后用橡胶管拉出,放入玻璃瓶进行检查)。

(1)Harada-Mori 技术:将粪便涂抹在滤纸上,然后垂直存放在装有少量水的试管中。4~10 天后检查水中是否有幼虫。

(2)特异性的琼脂培养基可用于粪类圆线虫的培养。

蛲虫、绦虫和蛔虫卵。

4.肛周拭子(棉签在干燥的容器中)

(1)用透明胶带/玻璃纸胶带贴在肛周皮肤上,置于玻片上,在显微镜下检查。

(2)最好在早晨洗澡或排便前采样。

(3)连续3天以上采集的样本阴性可排除感染。

5.十二指肠液镜检:贾第鞭毛虫、粪类圆线虫、蛔虫和吸虫。

(1)吞线试验:吞咽明胶胶囊加重的吸水尼龙线(肠试验),同时牢牢握住近端。游离端附着在患者的面部,4h 后拉出。在显微镜下检查附着在末端的胆汁黏液。

(2)儿童线长 90cm,成人线长 140cm。

(3)提前 12h 禁食。

6.扁虫、绦虫节片和吸虫显微镜检查前应清洗。标本用甲醛溶液固定,并染色鉴定。

痰液/支气管肺泡灌洗液

1.在3级防护水平的1级生物安全柜中处理。

2.可能查见的寄生虫

(1)蛔虫、隐孢子虫、钩虫幼虫、卫氏并殖吸虫、粪类圆线虫。

(2)清晨首先采集样本。

(3)将痰液与氢氧化钠混合消化去污后离心;检查沉渣中虫卵/幼虫。

(4)还要检查粪便中的虫卵,并考虑对成虫进行(肺)组织取样。

3.如果怀疑有肺吸虫,送检若干份痰标本以查找虫卵。

临床要点

患者有咳嗽、发热和嗜酸性粒细胞增多、嗜酸性粒细胞性胸腔积液等症状,生食螃蟹/蝲蛄后,疑似肺吸虫感染。

尿液

1.可以辅助诊断埃及血吸虫。

(1)尿液中几乎没有虫卵。

(2)尿量在一天中各不相同:10:00~14:00 尿量最多。

(3)末段尿虫卵最多。

(4)送检大量尿液(最好放在冰上),并通知实验室立即检查,进行离心沉淀。

(5)应使用不含硼酸的无菌容器。

2.还可以检测免疫抑制患者尿液中的微孢子虫。

临床要点

无论是在中午排出的全部尿液,还是在 24h 内收集的末段尿液,都会给出最佳结果。

血液

1.显微镜检查

(1)推荐使用吉姆萨染色法检测和鉴定血液中的寄生虫。

(2)由于红细胞溶解,寄生虫更集中,故使用厚血膜进行筛查。

(3)厚血膜阳性时,使用薄血膜鉴别虫种。

(4)可用荧光染料对核酸进行染色(例如,定量分析法 QBC 中的吖啶橙)。

(5)在外周血涂片上可查见的寄生虫包括疟原虫属、锥虫属、微丝蚴、巴贝斯虫属。

1)用 10 倍物镜筛选整个涂片来检测较大的寄生虫,如微丝蚴。

2)使用 100 倍油镜查找疟原虫等较小的寄生虫。

2.微丝蚴

(1)应送检适量(20mL)抗凝血液(柠檬酸盐)。

(2)采血时间应与微丝蚴血症高峰期一致。

1)日间采血(10:00-14:00):罗阿罗阿丝虫。

2)夜间采血(22:00-02:00):淋巴丝虫病(班氏丝虫、马来丝虫、帝汶丝虫)。

3)任意时间:盘尾丝虫、奥氏丝虫。

3.疟原虫属

(1)WHO 建议至少查找 100 个视野,每个视野大约包含 20 个白细胞，才能将厚血膜记为阴性。

(2)美国标准建议至少查找 300 个视野。

(3)如需要对恶性疟原虫进行定量，通常针对红细胞。

1)如果寄生虫血症较高(如>10%)，则计数 500 个红细胞。

2)如果寄生虫血症较低，则计数>2000 个红细胞。

3)将无性期与配子体分开计数。

(4)如已使用抗疟药，需在 48h 后查找 3 张血涂片，结果均为阴性才能排除疟疾。

脑脊液

1.嗜酸性粒细胞增多提示寄生虫感染。

2.镜检离心沉淀物以寻找以下虫种：

(1)棘阿米巴、广州管圆线虫、阿米巴变形虫、微孢子虫；脑炎微孢子虫、福氏耐格里阿米巴；任何导致 VLM 的线虫、绦虫；猪带绦虫、棘球属。

(2)严重感染者脑脊液中可检出旋毛虫幼虫。

(3)检查福氏耐格里阿米巴虫时，需使用脑脊液 3 级防护水平的安全柜。

3.参考实验室可采用 PCR 检测自生生活阿米巴。

组织

多数情况下，常规 HE 染色的切片适用于寄生虫感染的检查。

1.骨骼肌。

2.疑似旋毛虫感染(旋毛虫病：肌炎、嗜酸性粒细胞增多症、发热、肌酸激酶升高、乳酸脱氢酶升高和食用未煮熟的野味)。

3.一般技术：ELISA 更可靠且可行。

4.从肌肉疼痛部位取材送检。

(1)组织学常规 HE 染色。

(2)压碎处理后低倍镜下查找幼虫。

(3)PCR 检测用于种属和基因型的分子鉴定。

5.膀胱、生殖组织(卵巢切除或宫颈活检)和直肠活检可用于血吸虫病的组织学检查。

皮肤组织

1.旋盘尾丝虫病(疑似症状：皮下或肌内结节、瘙痒、皮炎和脱色、硬化性角膜炎)。

2.从肩胛骨、髂嵴和下肢上取 6 个 1~2mg 皮肤剪裁(使用角巩膜器械)。

3.置于盐水(在微量滴定板上)中>24h，并在低倍镜下查找微丝蚴。

4.皮肤剪裁中也可检出常现曼森线虫微丝蚴(皮炎、瘙痒、淋巴结病)，其钩形尾部可与旋盘尾线虫进行区分。

包虫囊液

棘球绦虫属：

应在 3 级防护水平的 1 级排气保护柜中处理。

疑似利什曼原虫的皮损

从病灶边缘直径 2~4mm 处进行全厚穿孔活检。

(1)与甲醛溶液组织学检查同时进行印迹涂片显微镜检查、接种培养、PCR 检测。

(2)培养样品需要在室温下使用专门的培养基(可能需要 3 周)。

(3)皮肤切刮涂片：从病灶边缘取样至载玻片中，风干，用甲醇固定，行吉姆萨染色。

(4)注意：皮肤切刮涂片同样适用于麻风病的诊断。

疑似利什曼原虫的骨髓和脾脏穿刺检查

样品用于制备镜检的风干玻片，接种到培养物中，并进行 PCR 检测。

> **临床要点**
>
> 骨髓穿刺物是诊断利什曼原虫感染的首选样本。尽管脾穿刺更敏感，但即使在影像引导下，也有发生危及生命的大出血的风险。

分子检测

1.当微生物未能通过镜下检出时，许多分子检测则派上用场。

2. PCR 检测(PCR 检测、定量检测和荧光原位杂交检测)已开发，但可能只在参考实验室中可行。

(1)英国：利什曼原虫、微孢子虫、溶组织内阿米巴、贾第鞭毛虫、隐孢子虫、自生生活阿米巴和疟原

表 4.13 肠道病原体的实验室诊断

病原体	诊断方法
肠道原虫	
溶组织内阿米巴和非致病性阿米巴(迪斯帕内阿米巴、哈门内阿米巴、结肠内阿米巴、布氏嗜碘阿米巴、微小内蜒阿米巴)	1.粪便镜检 (1)湿法直接涂片检查活动性滋养体 (2)浓缩卢戈碘液染色湿法浓集检查包囊 (3)永久性三色染色检查包囊和滋养体 2.肝脓肿样本显微镜检查 永久性三色或 HE 染色法 3. ELISA 法检测粪便标本中的半乳糖抑制凝集素抗原 4.间接荧光抗体(IFA)检测疑似阿米巴脓肿(和阿米巴肿) 5.培养及酶谱分析 6. PCR;通常可在参考实验室进行 7.溶组织内阿米巴滋养体中缺乏摄取的红细胞时,难以和迪斯帕内阿米巴区分。存在摄入的红细胞是溶组织内阿米巴的明确诊断特征 8. 95%的病例 14 天后 IFA 试验呈阳性,但应通过醋酸纤维素沉淀试验进行确认
蓝氏贾第鞭毛虫	1.粪便镜检 (1)碘液染色或生理盐水涂片用于检查包囊和滋养体 (2)永久性三色染液检查包囊和滋养体 2.如果粪便标本呈阴性,则行吞线试验(肠试验)、十二指肠抽吸液或活组织检查 (1)直接涂片检查活动性滋养体 (2)永久性三色染液检查包囊和滋养体 3. ELISA 试验检测粪便标本中的抗原 4.间接免疫荧光试验检测粪便标本中的特异性单克隆抗体 5.直接荧光抗体试验检测细胞壁抗原 6.免疫层析试验 7.血清学试验(作用有限,因为无法区分现有感染和既往感染)
人芽囊原虫	粪便镜检 (1)碘液染色或生理盐水涂片检查包囊 (2)永久性三色染液检查包囊
脆弱双核阿米巴	1.粪便镜检 永久性三色染液检查滋养体
结肠小袋纤毛虫	1.粪便镜检 直接碘染色或生理盐水涂片(新鲜或浓集标本)
人/微小隐孢子虫	1.粪便镜检 (1)直接浓集涂片检查包囊 (2)永久性抗酸染色(改良品红)或金胺 O(荧光)染色 2.单克隆抗体免疫荧光法 3.免疫层析测试 4. PCR 用于物种鉴定(PCR 仍然主要是一种参考实验室技术) 5.肠道活组织检查 HE 染色或甲苯胺蓝永久性染色
环孢子虫	1.粪便镜检 永久抗酸染色(改良品红)或金胺 O(荧光)染色

(待续)

表 4.13(续)

病原体	诊断方法
贝氏等孢球虫	1.粪便镜检
	永久抗酸染色(改良品红)或金胺O(荧光)染色
线虫类(线虫)	
似蚓蛔线虫	1.粪便镜检
	直接或浓聚检查粪便标本虫卵(受精和未受精的)
	2.低倍镜检查排出的虫体
十二指肠钩口线虫和美洲板口线虫(钩虫)	1.粪便镜检
	直接或浓聚(卢戈氏碘液染色)检查粪便标本中的虫卵或幼虫
	2.注:检查口部结构,区分钩虫幼虫和粪类圆线虫幼虫.钩虫有一长管状口腔,而粪类圆线虫的口腔较短。钩虫也比粪类圆线虫大3~4倍
粪类圆线虫	1.粪便镜检
	直接或浓聚(卢戈氏碘液染色)检查粪便标本中的杆状蚴和丝状蚴
	2.粪便培养技术检查幼虫(琼脂平板法和贝尔曼法):用于轻度感染
	3.重度感染时痰液显微镜检查幼虫
	4.肠道活组织检查
	HE染色
毛首鞭形线虫	1.粪便镜检
	新鲜粪便直接或浓聚检查虫卵;少见成虫
蠕形住肠线虫	1.镜检虫卵
	透明纤维素胶带肛周或肛拭子
	2.肛门检查成虫
	3.注:粪便或尿液样本中可能偶见虫卵或成虫——应在清晨洗澡前采集样本
吸虫类(吸虫)	
布氏姜片吸虫	1.直接镜检粪便中虫卵和成虫
	2.注:在粪便中很少发现成虫
华支睾吸虫	1.镜检粪便/十二指肠引流液中的虫卵
	2.直接涂片和浓聚法
异形吸虫	直接镜检粪便中的虫卵和成虫
绦虫类(绦虫)	
猪带绦虫	1.镜检粪便中的虫卵和节片
	2. ELISA 检测寄生虫抗原
	3.血清学方法诊断猪囊尾蚴病
	4. PCR 法鉴别猪带绦虫和牛带绦虫
	5.注:清洗后可通过查找孕节或头节鉴别猪带绦虫和牛带绦虫
牛带绦虫	镜检粪便中的虫卵和节片
微小膜壳绦虫	镜检粪便中的虫卵
阔节裂头绦虫	涂片镜检粪便中的虫卵或节片

From Kelly P, Mutengo M. Parasitical infections of the gastrointestinal tract. In: Cohen J, Powderly W, Opal S. Infectious Diseases. 4th ed. Elsevier; 2017.

表4.14 主要蠕虫感染的显微镜诊断

显微诊断			
寄生虫	阶段	标本类型	其他方法
蛔虫(线虫)			
肠道线虫			
蛔虫(大型肠蛔虫)	卵	粪便	鉴别虫体
毛首鞭形线虫(鞭虫)	卵	粪便	
十二指肠钩口线虫、美洲板口线虫(钩虫)	卵、幼虫	粪便	
粪类圆线虫(粪虫)	幼虫	粪便、十二指肠液、痰液	血清学诊断[a]
蠕形住肠线虫(蛲虫)	卵	肛周皮肤拭子;偶尔在粪便中	玻璃纸胶带试验. 鉴定皮肤上的成虫
组织寄生线虫			
旋毛形线虫(旋毛虫)	幼虫	肌肉活检	血清学诊断[a]
麦地那龙线虫(几内亚龙线虫)			鉴定伸出伤口的虫体
班氏丝虫、马来丝虫(淋巴丝虫病)	微丝蚴	血液、尿液(乳糜尿时)	血清学诊断、抗原检测(血液)
罗阿丝虫(非洲眼虫)	微丝蚴	血液	鉴定眼内成虫,血清学诊断
旋盘尾丝虫(河盲症)	微丝蚴	皮肤	从切除的结节中鉴别成虫
巴西钩虫、其他物种(皮肤幼虫移行症、爬行疹)			检查皮疹
犬弓首线虫、猫弓首线虫(内脏幼虫移行症)浣熊贝蛔虫	幼虫	肝脏和其他组织的活组织检查(通常非必要)	血清学诊断[a](首选)
吸虫(吸虫类)			
曼氏血吸虫、埃及血吸虫、日本血吸虫、湄公血吸虫	卵	粪便、直肠组织、尿液(埃及血吸虫)	血清学[a]抗原试验(血清和尿液)
布氏姜片吸虫(肠吸虫)	卵	粪便	
异形吸虫(肠吸虫)	卵	粪便	
横川后殖吸虫(肠吸虫)	卵	粪便	
华支睾吸虫、后睾吸虫属(肝吸虫)	卵	粪便、胆汁	血清学诊断
肝片形吸虫(肝内吸虫)	卵	粪便、胆汁	血清学诊断
并殖吸虫(肺吸虫)	卵	痰液、粪便	血清学诊断[a]
绦虫(绦虫类)			
肠绦虫			
牛带绦虫(牛肉绦虫)	卵	粪便	鉴别节片(片段)
微小膜壳绦虫(短膜壳绦虫)	卵	粪便	
阔节裂头绦虫(鱼绦虫)	卵	粪便	鉴别节片
链状带绦虫(猪肉绦虫)	卵	粪便	鉴别节片;粪便抗原检测;血清学诊断
绦虫幼虫			
细粒棘球绦虫(囊型包虫病)	原头蚴、小钩	囊液	血清学诊断[a]、CT、MRI或超声可诊断
多房棘球绦虫(泡型包虫病)	幼虫	肝活检组织	血清学诊断
囊尾蚴(猪带绦虫幼虫)	幼虫	脑活检组织	血清学诊断[a]、颅脑CT或MRI可诊断

[a] 佐治亚州亚特兰大市疾病控制和预防中心寄生虫病科提供血清学检测。(From Maguire JH. Introduction to helminth infections. In: Bennett JE, Dolin R, Blaser MJ. Mandell, Douglas, and Bennett's Principles and Practice of Infectious Disewses. Updated 8th ed. Elsevier; 2015.)

虫(用于检测不明感染:玻片反复阴性的疟疾感染、混合感染或诺氏疟)。

(2)PCR检测是微孢子虫感染的首选检测方法:比光学显微镜的敏感性高100倍;半定量检测可以反馈治疗效果;可以区分形态相同的微生物。

血清学和抗原检测

1.阿米巴血清学检测:常用试验为IFAT。阿米巴性肝脓肿阳性率为95%,结肠阿米巴阳性率为75%。

2.囊尾蚴病:可检测血清和脑脊液中的抗体及抗原。

3.肝片吸虫病:由于有时无法查找到虫卵,可用血清学方法检测。血清学方法是感染早期最有效的检测方法。

4.丝虫病:假阳性(常见于钩虫感染,偶见于蛔虫感染)和假阴性结果影响血清学检测的准确性;阴性结果并不能排除感染。

5.棘球蚴病:也会受到假阳性和假阴性结果的影响。诊断结果需结合临床情况和影像学结果判定。

6.内脏和皮肤黏膜利什曼病:MCL通常呈阳性;VL:尤其当合并感染HIV时,阴性血清学结果不能排除VL。可用DAT(效价>1600报告为阳性)和rK39进行测试。rK39可检测杜氏利什曼原虫种复合体抗体。

7.血吸虫病:暴露6周后呈阳性;应要求已知接触过疫区河水的患者使用。不能区分既往(治疗过的)感染和活动性感染。旋毛虫病患者呈假阳性。

8.粪类圆线虫病:应用于调查不明原因的嗜酸性粒细胞增多症或存在疑似临床影像学表现的患者。与丝虫抗体发生交叉反应。

9.弓蛔虫病:首选的诊断方法。可检测血清、房水、玻璃体液和脑脊液。血清学检测阴性结果不排除眼部弓形虫感染。

10.弓形虫病:参见前述关于弓形虫鉴定的章节。

11.旋毛虫病:可靠的诊断试验。

12.非洲锥虫病:血清和脑脊液血清学检测有效。

13.美洲锥虫病:用于慢性感染(有症状或筛查)的血清学检测。可与利什曼原虫抗体交叉反应。

肉眼检查

1.麦地那龙线虫病:典型表征为皮肤水疱和成虫伸出(见图4.41)。

2.淋巴丝虫病:腹股沟淋巴结、阴囊或乳房的多普勒超声显示淋巴管充盈,可能显示活动的成虫出现"丝虫舞"征象。

3.裂隙灯检查眼睛可发现旋盘尾丝虫微丝蚴。

4.罗阿罗阿丝虫感染。卡拉巴丝虫性肿块:面部和四肢出现短暂的(数天至数周)10~20cm的血管水肿性肿胀。眼虫:可见成虫结膜下移行。

(戴洋 朱国鼎 译 曹俊 校)

推荐阅读和参考文献

1. CDC: Laboratory Identification of Parasites of Public Health Concern. https://www.cdc.gov/dpdx/az.html.
2. Public Health England: UK Standards for Microbiology Investigations: Investigation of specimens other than blood for parasites. https://assets.publishing.service.gov.uk/government/uploads/system/uploads/attachment_data/file/622944/B_31i5.1.pdf.
3. UK NEQAS Parasitology. http://www.ukneqasmicro.org.uk/parasitology/index.php/ct-menu-item-2.

第2部分 抗微生物药物

第5章 抗生素

Yvonne Burnett, David Ritchie

抗生素分类及作用机制

抗生素的分类和基本作用机制详见表5.1。作用位点如图5.1所示。

抗生素

作用于细胞壁的药物

β-内酰胺类

作用机制

1.通过与青霉素结合蛋白(PBP)结合，抑制细菌细胞壁合成(图5.2)。

2.杀灭细菌。

安全性

药物不良反应(ADR)：胃肠道不适和超敏反应最常见。少见但严重的不良反应包括：电解质异常、间质性肾炎、癫痫抽搐、肝功能和血液学异常。

> **临床要点**
>
> β-内酰胺类的口服生物利用度通常不高。建议使用静脉制剂治疗严重感染。

青霉素类

天然青霉素

1.青霉素G。

2.青霉素V。

抗菌谱

1.窄谱青霉素：适用于β-溶血链球菌和青霉素敏感的肺炎链球菌感染及某些厌氧菌感染(消化链球菌属、放线菌属)，如苍白密螺旋体和多杀巴斯德氏菌。

2.天然青霉素不具有葡萄球菌或革兰阴性菌的活性(多杀巴斯德氏菌除外)。

临床应用

梅毒、A组链球菌性咽炎的首选药物。

剂量/治疗药物监测(TDM)

1.青霉素G：12~30百万单位/天，每4~6h 1次，静脉注射，或静脉持续输注。

2.青霉素V：250~500mg口服，每6h 1次。

3.苄星青霉素G：1.2~2.4百万单位，肌内注射，每天1次。

4.需要根据肾功能调整剂量。

安全性

1. ADR：类似其他β-内酰胺类抗生素。青霉素G钾可能引起高钾血症。一旦出现高钾血症，可选用青霉素G钠。

2.禁忌证：对青霉素过敏。

3.药物相互作用：无显著药物相互作用。

4.监测：血清肌酐(SCr)、血清电解质、全血细胞计数(CBC)；皮疹/超敏反应。

> **临床要点**
>
> 1.天然青霉素的半衰期短，因此，必须频繁给

表 5.1 抗生素的基本作用机制

抗生素类别	作用机制
破坏细胞壁	
β-内酰胺类	与青霉素结合蛋白结合,青霉素结合蛋白是肽聚糖合成所必需的酶
青霉素	
头孢菌素	
头霉素类	
碳青霉烯	
单环β-内酰胺类	
β-内酰胺酶抑制剂	结合β-内酰胺酶,防止β-内酰胺类在其作用下失活
糖肽类	干扰肽聚糖的交联
脂糖肽类	干扰肽聚糖的交联,破坏细胞膜电位
环状脂肽	引起细胞膜去极化,干扰细胞膜内外离子梯度
多黏菌素	破坏细菌细胞膜
磷霉素	灭活丙酮酸转移酶
抑制蛋白质合成	
氨基糖苷类	促使30S核糖体亚基提前解离肽链
四环素类	在30S核糖体亚基处抑制多肽链延长
噁唑烷酮类	在50S核糖体亚基处抑制蛋白合成起始
链霉菌素(MLS)	在50S核糖体亚基处抑制多肽链延长
大环内酯类	
克林霉素	
链阳霉素	
硝基呋喃类	活性中间产物干扰细菌核糖体
氯霉素	在50S核糖体亚基处抑制肽酰转移酶活性,阻止肽链延长
抑制核酸合成	
氟喹诺酮类	结合DNA解旋酶的α亚基
硝基咪唑类	破坏细菌DNA(硝基还原后产生细胞毒性产物)
抗代谢药	
叶酸拮抗剂	抑制二氢叶酸还原酶和二氢蝶呤合成酶,干扰叶酸生物合成

Modified from Murray PR, Rosenthal KS, Pfaller MA. Antibacterial agents. In: Medical Microbiology. 8th ed. Elsevier; 2016.

药或通过连续输注给药。

2.青霉素静脉制剂和肌内注射制剂不可互相替代。若将肌内注射制剂进行静脉注射,则可能导致心脏骤停甚至死亡。

抗葡萄球菌青霉素类

1.萘夫西林。

2.苯唑西林。

3.双氯西林。

4.氟氯西林。

抗菌谱

1.对窄谱青霉素酶稳定。

2.菌谱进一步包括甲氧西林敏感的葡萄球菌种(MSSA)。

3.该组抗生素不能覆盖革兰阴性菌或厌氧菌(消化链球菌属除外)。

临床应用

MSSA感染首选药物。

剂量/TDM

1.萘夫西林1~2g,每4h 1次,静脉注射。

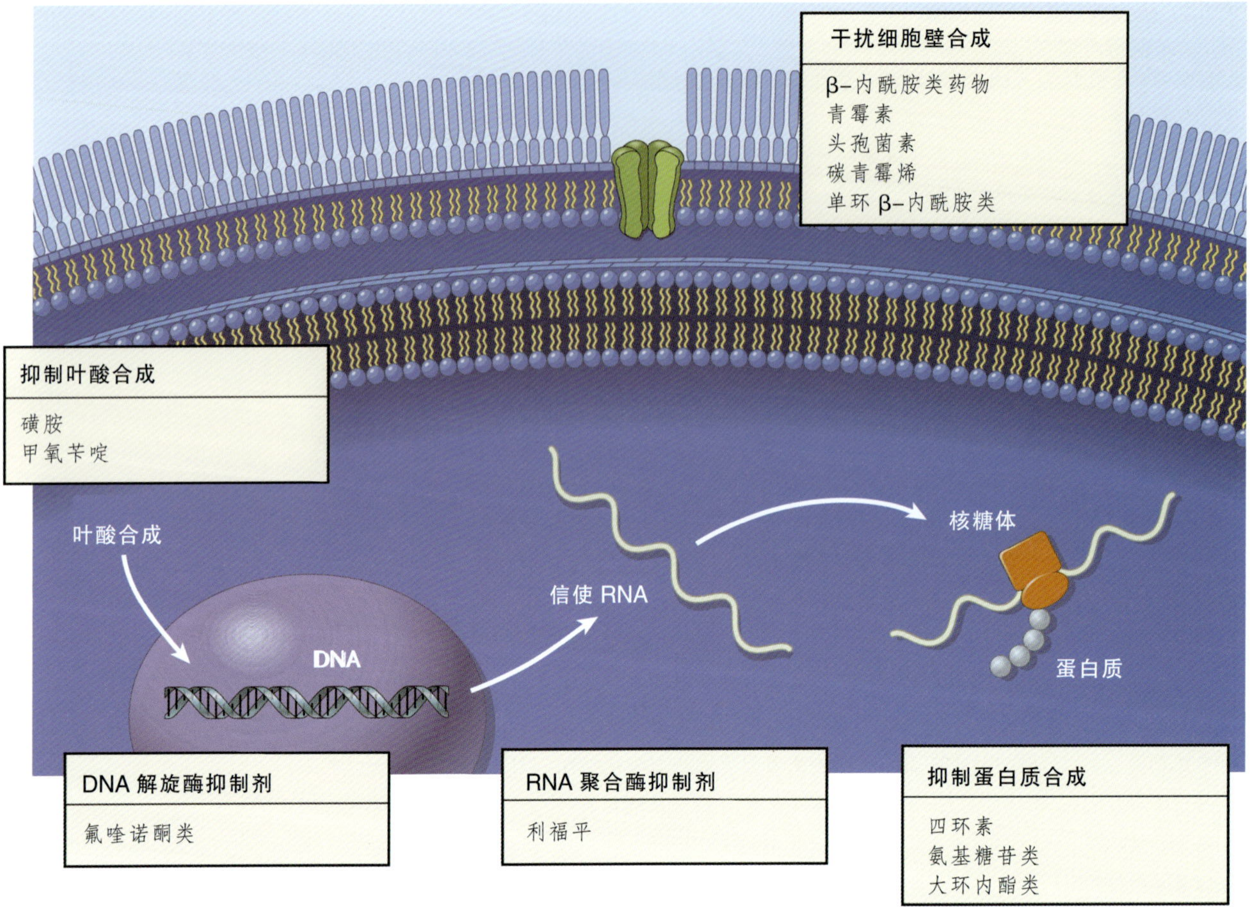

图5.1 各类抗生素的作用位点。(From Raffa RB,Rawls SM,Beyzarov EP. Drugs used in infectious disease. In: Netter's Illustrated Pharmacology. Updated ed. Elsevier;2014.)

2.苯唑西林1~2g,每4h 1次,静脉注射。

3.双氯西林125~500mg,每6h 1次,口服。

4.氟氯西林500mg,每6h 1次,口服;1~2g,每4~6h 1次,静脉注射。

5.即使肾功能不全,也无须调整剂量。

6.肝功能受损患者,应当减少萘夫西林或苯唑西林的剂量。

安全性

1. ADR:类似其他β-内酰胺类抗生素。药物性肝炎更常见于苯唑西林和氟氯西林。中性粒细胞减少和静脉炎更常见于萘夫西林。

2.禁忌证:过敏。

3.药物相互作用:无显著药物相互作用。

4.监测:SCr、肝功能、血清电解质、CBC;皮疹/过敏反应。

临床要点

1.抗葡萄球菌β-内酰胺类药物治疗MSSA感染比万古霉素更有效,是治疗MSSA感染的首选药物。

2. 如果萘夫西林或苯唑西林发生药物不良反应,可换用头孢唑啉治疗MSSA感染(脑膜炎除外)。

氨基青霉素类

1.阿莫西林。

2.氨苄西林。

抗菌谱

1.能很好地覆盖链球菌(包括β-溶血性和肺炎链球菌)。

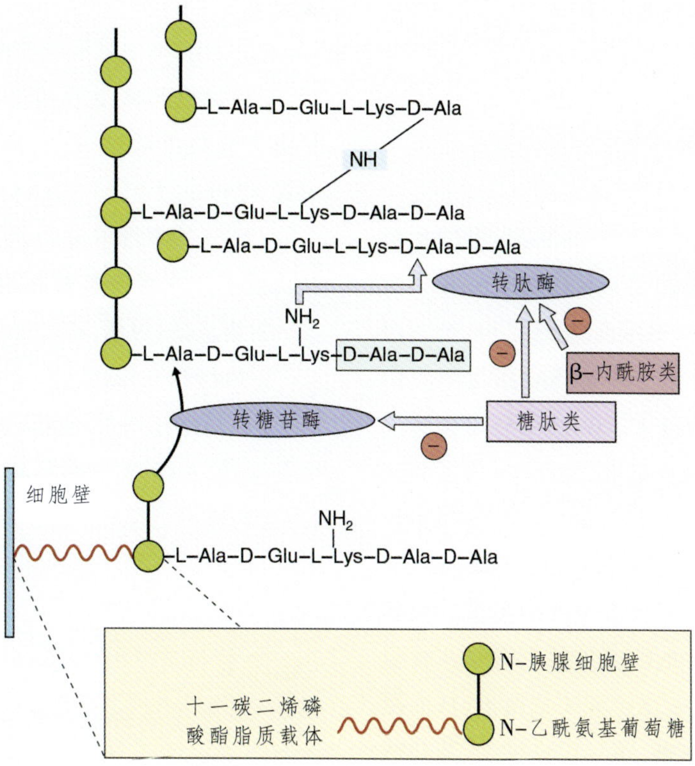

图 5.2 β-内酰胺类及糖肽类抗生素的作用机制。(From Carley AC,Stratman EJ,Lesher JL,McConnell RC. Antimicrobial drugs. In: Bolognia JL,Schaffer JV,Cerroni L,eds. Dermatology. 4th ed. Elsevier; 2018.)

2.由于大多数葡萄球菌产青霉素酶,因此,其对葡萄球菌覆盖较弱。

3.对肠球菌株的敏感菌株有抗菌活性。

4.有部分抗革兰阴性菌活性。但应基于药敏试验选用。

临床应用

阿莫西林是急性中耳炎和链球菌性咽炎的首选药物。氨苄西林被推荐用于单核李斯特氏菌感染。治疗肠球菌感染时,应与氨基糖苷类药物合用以发挥杀菌作用。

剂量/TDM

1.阿莫西林 250~1000mg,每 8~12h 1 次,口服/静脉注射。

2.氨苄西林 8~12g/d,每隔 3~6h,分次静脉注射或连续输注。

3.需要根据肾功能调整剂量。

安全性

1. ADR:类似其他 β-内酰胺类抗生素。

2.禁忌证:过敏。

3.药物相互作用:无显著药物相互作用。

4.监测:SCr、血清电解质、CBC;皮疹/过敏反应。

临床要点

1.氨苄西林也可口服(常用剂量为每 6h 250~500mg),但口服生物利用度很低。因此,当考虑从静脉注射氨苄西林转换为口服用药时,首选口服阿莫西林。因为阿莫西林的生物利用度更高,耐受性更好,给药频率更少。

2.氨苄西林静脉制剂混合后在冷藏条件下只能稳定 3 天。因此,不是门诊给药的理想药物。

3.氨苄西林 2g,每 4h 1 次,静脉注射,联合头孢曲松 2g,每 12h 1 次,静脉注射,用于治疗氨苄西林敏感的肠球菌性心内膜炎。

青霉素/β-内酰胺酶抑制剂复合制剂

1.阿莫西林/克拉维酸。

2.氨苄西林/舒巴坦。

3.哌拉西林/他唑巴坦。

抗菌谱

1.青霉素中添加β-内酰胺酶抑制剂，可增加对革兰阴性菌和厌氧菌的覆盖。

2.阿莫西林/克拉维酸、氨苄西林/舒巴坦：抗菌谱与氨基青霉素类似，但增加了对MSSA、肠道革兰阴性杆菌(GNR)和厌氧菌的覆盖。β-内酰胺酶抑制剂通过抑制青霉素酶，避免青霉素失活，保留了其抗MSSA的活性。

3.哌拉西林/他唑巴坦：抗菌谱最广的青霉素。哌拉西林对革兰阴性菌及厌氧菌有更好的覆盖，包括铜绿假单胞菌和肠球菌。他唑巴坦保护哌拉西林免于被β-内酰胺酶降解，进一步扩大了抗菌谱，从而覆盖了产β-内酰胺酶的厌氧菌、革兰阴性杆菌、葡萄球菌和肠球菌。

作用机制

β-内酰胺酶抑制剂在结构上类似于β-内酰胺类抗生素。联合给药时，β-内酰胺酶抑制剂与β-内酰胺酶结合，使青霉素获得更广的抗菌谱。

临床应用

1.适用于经验性治疗混合需氧和厌氧菌感染，如腹腔内感染或糖尿病足感染。

2.基于氨基青霉素的复合制剂：上、下呼吸道感染、尿路感染(UTI)。

3.哌拉西林/他唑巴坦：医院内感染的经验性治疗，包括医院获得性肺炎。

4.阿莫西林/克拉维酸：犬和猫咬伤(尤其是猫咬伤)、刺伤、手部伤或免疫抑制患者的一线预防性用药。

剂量/TDM

1.阿莫西林/克拉维酸500~125mg，每天3次，口服；或875~125mg，每天2次。

2.氨苄西林/舒巴坦1.5~3g，每6h 1次，静脉注射。

3.哌拉西林/他唑巴坦3.375g，每6h 1次；或4.5g，每6~8h 1次，静脉注射。

4.需要根据肾功能调整剂量。

安全性

1. ADR：类似其他β-内酰胺类抗生素。

(1)阿莫西林/克拉维酸盐可能会引发腹泻，主要是由于克拉维酸盐成分，所有口服制剂中其剂量不超过125mg。

(2)氨基青霉素复合制剂：肝毒性罕见报道。对肝功能不全患者应监测肝功能。

2.禁忌证：过敏。

3.药物相互作用

(1)当哌拉西林/他唑巴坦与万古霉素联用时，急性肾损伤(AKI)发生率更高。

(2)监测：SCr、血清电解质、肝功能、CBC；皮肤过敏反应。

临床要点

1.门诊使用氨苄西林/舒巴坦时，同样要考虑氨苄西林的稳定性问题。

2.舒巴坦单药即可覆盖某些不动杆菌属，大剂量氨苄西林/舒巴坦的复合制剂可用于治疗不动杆菌感染。

3.复合制剂中的β-内酰胺酶抑制剂不能针对所有种类的β-内酰胺酶。例如，对产超广谱β-内酰胺酶(ESBLS)和产AmpC β-内酰胺酶的革兰阴性菌的活性较差。

头孢菌素类

头孢菌素通常分为第1代至第4代，抗菌谱各有特点。从第1代到第4代，抗革兰阴性菌活性逐代增加，而抗革兰阳性菌活性(尤其对葡萄球菌)则不然。请参阅以下各代中有关抗菌谱和活性的具体信息。值得注意的是，头孢菌素对肠球菌或MRSA没有活性(头孢洛林除外)。

第一代头孢菌素类药物

1.头孢唑啉。

2.头孢氨苄。

3.头孢羟氨苄。

抗菌谱

有益于MSSA和链球菌，具有一些肠道GNR活性。头孢菌素中革兰阴性菌谱最少，厌氧活动差。与其他头孢菌素一样，不覆盖肠球菌或 MRSA。

临床应用

1.对于侵袭性 MSSA 感染，头孢唑啉被认为与萘夫西林或苯唑西林等效，脑膜炎除外。

2.急性细菌性皮肤和皮肤结构感染（ABSSSI）、MSSA 感染，以及预防手术部位感染。

3.治疗下尿路感染，尤其是在妊娠期间。

剂量/TDM

1.头孢唑啉 1~2g，每 8h 1 次，静脉注射。

2.头孢氨苄 250~1000mg，每 6h 1 次，静脉注射。

3.头孢羟氨苄 500mg，每 12h 1 次，口服。

4.需要根据肾功能调节剂量。

安全性

1. ADR：类似其他 β-内酰胺类抗生素。

2.禁忌证：过敏。

3.药物相互作用：无显著药物相互作用。

4.监测：SCr、血清电解质、CBC；过敏性皮疹。

临床要点

1.头孢唑啉是治疗 MSSA 感染（脑膜炎除外）的首选。

2.不能透过血脑屏障，不用于治疗中枢神经系统感染。

3.对于接受血液透析的患者，头孢唑啉可以在透析结束后的当天，方便地给药，使其成为治疗 MSSA 菌血症的有效选择。如果下次透析预计在 48h 内进行，推荐剂量为 2g；如果下次透析预计在 72h 内进行，则推荐剂量为 3g。

第二代头孢菌素类药物

1.头孢呋辛。

2.头孢丙烯。

3.头孢西丁。

4.头孢替坦。

抗菌谱

1.相比第一代头孢菌素，具有更广的革兰阴性菌抗菌谱，同时能中等程度覆盖革兰阳性菌。对流感嗜血杆菌和淋病奈瑟球菌产生的 β-内酰胺酶稳定。同其他头孢菌素类一样，不能覆盖肠球菌和 MRSA。

2.头孢西丁和头孢替坦又被归类为头霉素，具有抗厌氧活性。可用于腹腔感染和腹部外科手术感染的预防。但是随着脆弱拟杆菌耐药率升高，用于腹部感染时应慎重。

临床应用

上呼吸道感染、社区获得性肺炎（CAP）、妇科感染、腹部手术感染的预防（头霉素类）。

剂量/TDM

1.头孢替坦 1~2g，每 12h 1 次，静脉注射。

2.头孢西丁 1~2g，每 6~8h 1 次，静脉注射。

3.头孢呋辛 750~1500mg，每 8~12h 1 次，静脉注射；250~500mg，每 12h 1 次，口服。

4.头孢丙烯 500mg，每 12h 1 次，口服。

5.需要根据肾功能调整剂量。

安全性

1. ADR：类似其他 β-内酰胺类抗生素。

头孢替坦若在饮酒期间给药可能会引起双硫仑样反应，通过抑制维生素 K 的合成使凝血时间延长。

2.禁忌证：过敏。

3.药物相互作用：无显著药物相互作用。

4.监测：SCr、肝功能、CBC；过敏性皮疹。

临床要点

1.与其他第二代头孢菌素不同，头霉素类（头孢西丁、头孢替坦）在体外对 ESBL 稳定。由于临床经验有限，如果考虑使用这些药物治疗由产 ESBL 微生物引起的感染，应谨慎。

2.与第一代头孢菌素相似，第二代头孢菌素不易透过血脑屏障，不应用于中枢神经系统感染。

第三代头孢菌素类

1.头孢曲松。

2.头孢噻肟。

3.头孢他啶。

4.头孢地尼。

5.头孢泊肟。

6.头孢克肟。

抗菌谱

与第一代和第二代药物相比，具有更广的抗革兰阴性菌活性(肠道GNR)。大部分保留了抗链球菌和MSSA活性(头孢他啶除外)。头孢他啶对铜绿假单胞菌有活性。

临床应用

下呼吸道感染、肾盂肾炎、脑膜炎、淋病、院内感染(头孢他啶)、腹腔内感染(与甲硝唑联用)、ABSSSI。

剂量/TDM

1.头孢噻肟1~2g,每8h 1次,静脉注射;治疗脑膜炎,2g,每4h 1次,静脉注射。

2.头孢曲松1~2g,每24h 1次,静脉注射;治疗脑膜炎,2g,每12h 1次,静脉注射;治疗淋病,250mg,肌内注射1次。

对于侵袭性MSSA感染使用更高剂量:每天2~4g。

3.头孢他啶1~2g,每8h 1次,静脉注射。

4.头孢地尼300mg,每12h 1次,口服。

5.头孢泊肟100~200mg,每12h 1次,口服。

6.头孢克肟,每天总量400mg,间隔12~24h。

7.需要根据肾功能调整剂量(头孢曲松除外)。

安全性

1. ADR:类似其他β-内酰胺类抗生素。

(1)头孢曲松:可能引起胆汁淤积,致高胆红素血症。

(2)头孢他啶:据报道有神经毒性;肾功能不全者风险升高。

2.禁忌证:过敏;新生儿(头孢曲松)。

3.药物相互作用

(1)头孢曲松与含钙的静脉注射药物/溶液联用时,可在新生儿的肺和肾脏中产生沉淀。

(2)头孢地尼:铁盐可通过形成不溶性铁——头孢地尼复合物降低头孢地尼的血药浓度；结果可能会出现红色的非血性粪便。

4.监测:SCr、肝功能(LFT)、CBC;皮肤过敏反应。

临床要点

1.某些第三代头孢菌素(头孢曲松、头孢噻肟和头孢他啶)能够透过血脑屏障,因此,可用于治疗中枢神经系统感染。

2.虽然头孢曲松没有明显的抗肠球菌活性,但氨苄西林(2g,静脉注射,每4h 1次)与头孢曲松(2g,静脉注射,每12h 1次)联合用药可有效治疗氨苄西林敏感肠球菌引起的心内膜炎。

3.这些药物对产AmpC β-内酰胺酶的生物没有活性,对ESBL的活性不一致。

第四代头孢菌素类

头孢吡肟。

抗菌谱

对革兰阴性菌有广泛的抗菌活性，包括铜绿假单胞菌。抗革兰阳性菌活性类似第一代头孢菌素。对AmpC β-内酰胺酶稳定,对ESBL的稳定性不明确。无抗厌氧菌活性。

临床应用

院内感染、肺炎、脑膜炎、中性粒细胞减少所致的发热。

剂量/TDM

1.头孢吡肟1~2g,每8h 1次,静脉注射;治疗脑膜炎或铜绿假单胞菌感染,2g,每8h 1次,静脉注射。

2.需要根据肾功能调整剂量。

安全性

1. ADR:类似其他β-内酰胺类抗生素。

神经系统毒性已有报道,老年人、肾功能不全且接受大剂量者为高危人群。

2.禁忌证:过敏。

3.药物相互作用:无显著药物相互作用。

4.监测:SCr、血清电解质、CBC;精神状态;皮肤过敏反应。

临床要点

1.头孢吡肟是院内感染初始治疗的经验性用药。治疗社区获得性感染或敏感性病原体时,尽可能降为窄谱抗生素。

2.类似第三代头孢菌素,头孢吡肟能透过血脑屏障,因此,可用于治疗中枢神经系统感染。

抗MRSA头孢菌素

头孢洛林。

抗菌谱

抗革兰阴性菌活性与第三代头孢菌素相当，对革兰阳性菌的覆盖更广，包括MRSA。有良好的抗链球菌活性。对产AmpC β-内酰胺酶或ESBL的病原体、铜绿假单胞菌、肠球菌或厌氧菌无抗菌活性。

临床应用

FDA批准用于ABSSSI和社区获得性肺炎。

剂量/TDM

1.头孢洛林600mg，每12h 1次，静脉注射。

超说明书剂量600mg，每8h 1次，通常用于侵袭性MRSA感染，如MRSA菌血症和心内膜炎。

2.需要根据肾功能调整剂量。

安全性

1.药物不良反应：类似其他β-内酰胺类抗生素。

用药疗程较长(>21天)时可能引起中性粒细胞减少。

2.禁忌证：过敏。

3.药物相互作用：无显著药物相互作用。

4.监测：SCr、血清电解质、CBC；皮肤过敏反应。

临床要点

1.头孢洛林对MRSA具有抗菌活性，因其能与青霉素结合蛋白2a结合，这与大多数其他β-内酰胺类药物不同。

2.头孢洛林被归类为具有抗MRSA活性的头孢菌素。

3.由于其抗MRSA活性，头孢洛林已被用于治疗侵袭性感染，如菌血症、心内膜炎、骨髓炎和其他药物治疗失败和(或)耐药菌引起的医院获得性肺炎。

头孢菌素/β-内酰胺酶抑制剂复合制剂

1.头孢唑烷/他唑巴坦。

2.头孢他啶/阿维巴坦。

抗菌谱

1.具有广泛的革兰阴性菌抗菌谱，包括铜绿假单胞菌。头孢他啶和头孢唑烷均为第三代头孢菌素，具有抗铜绿假单胞菌活性，抗革兰阳性菌和厌氧菌活性较差。

2.头孢唑烷针对多重耐药铜绿假单胞菌而研发，联用他唑巴坦可抵抗某些β-内酰胺酶。

3.阿维巴坦是一种新型β-内酰胺酶抑制剂，在结构上与β-内酰胺类药物无关，能够抑制ESBL。对许多碳青霉烯酶具有活性，金属β-内酰胺酶(MBL)除外。由于更强的β-内酰胺酶抑制活性，头孢他啶/阿维巴坦比头孢唑烷/他唑巴坦具有更广的肠杆菌科抗菌活性。

临床应用

1.用于治疗多重耐药假单胞菌感染、产ESBL的病原体感染(尤其头孢他啶/阿维巴坦)、复杂腹腔感染、复杂泌尿系统感染。

2.头孢他啶/阿维巴坦也适用于肺炎克雷伯菌及产碳青霉烯酶(KPC)的耐碳青霉烯肠杆菌(CRE)感染。

剂量/TDM

1.头孢唑烷/他唑巴坦1.5g，每8h 1次，静脉注射。

2.头孢他啶/阿维巴坦2.5g，每8h 1次，静脉注射。

安全性

1. ADR：类似其他β-内酰胺类抗生素。

头孢他啶/阿维巴坦：详见第三代头孢菌素。

2.禁忌证：过敏。

3.药物相互作用：无显著药物相互作用。

4.监测：SCr、血清电解质、CBC；皮肤过敏反应。

临床要点

1.此类药物的抗厌氧菌活性不明确，故治疗腹腔内感染时，需要加用甲硝唑以覆盖厌氧菌。

2.应与微生物实验室确认敏感性，以免出现耐药。

碳青霉烯类

1.厄他培南。

2.美罗培南。

3.亚胺培南/西司他汀。

4.多利培南。

抗菌谱

革兰阴性菌抗菌谱最广。抗菌谱包括MSSA、链球菌、铜绿假单胞菌(厄他培南除外)、放线菌属(厄他培南除外)、产AmpC β-内酰胺酶和ESBL的肠杆菌科及厌氧菌。中等抗肠球菌活性(厄他培南除外)。

临床应用

院内感染(若怀疑铜绿假单胞菌则不使用厄他培南)、产ESBL的病原体感染、腹腔内感染、需氧/厌氧菌混合感染、脑膜炎(美罗培南)。

剂量/TDM

1.厄他培南1g,每24h 1次,静脉注射。

2.美罗培南500~2000mg,每8h 1次,静脉注射。

3.亚胺培南/西司他汀500~1000mg,每6~8h 1次,静脉注射。

4.多利培南500mg,每8h 1次,静脉注射。

5.需要根据肾功能调整剂量。

安全性

1. ADR:类似其他β-内酰胺类抗生素。

2.癫痫发作的风险增加,亚胺培南的风险最高。避免在有癫痫发作风险的高危患者中应用,根据肾功能减量,可降低癫痫发作风险。

3.禁忌证:过敏。

4.药物相互作用:可降低丙戊酸的血药浓度。碳青霉烯类可降低癫痫发作的阈值,必要时换用其他抗菌药。

5.监测:SCr、肝功能、CBC;皮肤过敏反应。

临床要点

1.西司他汀并非β-内酰胺酶抑制剂,与亚胺培南制成复合制剂能预防亚胺培南代谢为肾毒性产物。

2.厄他培南适用于产ESBL菌感染,但不适用于院内感染,因为院内感染必须覆盖假单胞菌。

碳青霉烯/β-内酰胺酶抑制剂复合制剂

美罗培南/法硼巴坦。

抗菌谱

参见碳青霉烯抗菌谱部分。法硼巴坦是针对碳青霉烯酶(MBL除外)的β-内酰胺酶抑制剂,使美罗培南能有效覆盖产肺炎克雷伯碳青霉烯酶的耐碳青霉烯肠杆菌。

临床应用

FDA批准用于复杂泌尿系感染。

剂量/TDM

1.美罗培南/法硼巴坦4g,每8h 1次,静脉注射。

2.需要根据肾功能调整剂量。

安全性

详见碳青霉烯类药物。

临床要点

美罗培南/法硼巴坦最适用于确诊或疑似由产KPC肠杆菌引起的感染,尤其是要求的抗菌谱更广时。

单环β-内酰胺类

氨曲南(单环β-内酰胺抗生素)。

抗菌谱

对铜绿假单胞菌和大多数革兰阴性菌具有抗菌活性。无明显革兰阳性菌或厌氧菌活性。

临床应用

治疗对β-内酰胺严重过敏患者的院内感染。

剂量/TDM

1.氨曲南1~2g,每8h 1次,静脉注射。

2.需要根据肾功能调整剂量。

安全性

1. ADR:类似于其他β-内酰胺类抗生素。

2.禁忌证:过敏(见临床要点)。

3.药物相互作用:无显著药物相互作用。

4.监测:SCr、肝功能、CBC;皮肤过敏反应。

临床要点

1.适用于对β-内酰胺类抗生素有严重过敏反应的患者。如果患者对头孢他啶有过敏反应,则应避免使用氨曲南,因为氨曲南与头孢他啶具有相同侧链。

2.囊性纤维化患者的吸入制剂。

糖肽类

1.万古霉素。

2.替考拉宁。

作用机制

通过模拟末端D-丙氨酸-D-丙氨酸五肽链，干扰细菌细胞壁中肽聚糖的交联。

抗菌谱

适用于革兰阳性菌感染：葡萄球菌(MSSA和MRSA)、链球菌和肠球菌(粪肠球菌>屎肠球菌)。无抗革兰阴性菌活性。对某些革兰阳性厌氧菌(如难辨梭菌和痤疮丙酸杆菌)具有一定的抗菌活性。

临床应用

1.静脉内给药是MRSA感染的首选药物和院内感染的经验性治疗药物。

2.难辨梭菌相关性腹泻(仅限口服或灌肠给药)。

3.预防MRSA携带者/植入物手术的感染。

4.腹膜透析相关腹膜炎。

剂量/TDM

1.万古霉素15~20mg/kg，每8~12h 1次，静脉注射。

需要根据肾功能调整剂量。

2.替考拉宁6~12mg/kg，前3剂每12h 1次，静脉注射，后续为每天1次。

TDM

1.万古霉素

(1)测量谷浓度，既确保疗效(整个给药期间血药浓度足够)，又同时监测毒性。如谷浓度过高，则会增加肾毒性(见下文)。

(2)侵袭性感染的谷浓度目标：15~20μg/mL。

(3)谷浓度的最低值应>10μg/mL；低于此浓度可诱导耐药，降低疗效。

(4)谷浓度应在血液浓度稳定后(3~4剂以后)，下一次预计给药前的30min采血。

2.替考拉宁

(1)只在延长用药疗程时才需要。

(2)目标谷浓度≥20mg/L但<60mg/L(感染性心内膜炎应>30mg/L)。

(3)1级药代动力学，故给药剂量减半药物浓度也减半。

(4)以200mg为单位进行剂量递增。

(5)万古霉素125mg或500mg，每6h 1次，口服(仅用于治疗艰难梭菌感染)。

安全性

1. ADR

(1)肾毒性：风险因素包括谷浓度过高、长时间用药。应谨慎地与其他肾毒性药物同时使用。与哌拉西林/他唑巴坦同时给药也可能增加急性肾损伤的风险。

(2)与万古霉素相比，替考拉宁肾毒性发生率较低。

(3)输液反应：红人综合征是一种组胺介导的反应，与输液速度有关。患者可出现皮肤潮红(主要分布于躯干和手臂)、发热，还可能发生低血压。减慢输液速度、预先使用苯海拉明可预防该不良反应。

(4)耳毒性：已有报道，可能与万古霉素血药浓度较高有关。并无确凿证据支持。

2.禁忌证：过敏。

3.药物相互作用：谨慎使用其他肾毒性药物。

4.监测：SCr、CBC、万古霉素谷浓度、输液反应。

临床要点

1.万古霉素虽然对MSSA有抗菌活性，但比抗葡萄球菌β-内酰胺类药物(萘夫西林、苯唑西林、头孢唑啉)杀菌速度慢。因此，抗MSSA首选抗葡萄球菌β-内酰胺。

2.对于葡萄球菌感染，万古霉素MIC≤2mg/L时判定为敏感；然而，对于葡萄球菌引起的严重感染，万古霉素MIC为2mg/L时，应考虑使用其他药物。与万古霉素MIC<2mg/L的菌株相比，此类菌株引起的感染预后更差。

3.万古霉素谷浓度的采血时间非常重要。调整万古霉素剂量前，确保患者已接受3~4剂并按时抽取谷浓度。

4.口服万古霉素无明显的全身吸收，却能达到非常高的肠道浓度。静脉使用万古霉素不能充分渗透肠道。治疗艰难梭菌相关性腹泻时，万古霉素可口服。患者肠蠕动受限时，则经直肠灌肠给药。

脂糖肽类

1.特拉万星。

2.奥利万星。

3.达巴万星。

作用机制

通过模拟末端D-丙氨酸-D-丙氨酸五肽链，干扰细菌细胞壁中肽聚糖的交联。此外，脂糖肽会破坏细胞膜电位、改变细胞通透性。脂糖肽是一种杀菌剂。

抗菌谱

类似于万古霉素。

临床应用

ABSSSI和肺炎(仅特拉万星)。

剂量/TDM

1.特拉万星10mg/kg，每24h 1次，静脉注射。

需要根据肾功能调整剂量。

2.奥利万星1200mg，单次静脉注射>3h。

未研究肌酐清除率(CrCl)<30mL/min的情况。

3.达巴万星1000mg，第1天，静脉注射；1周后500mg静脉注射，或单次1500mg，输注时间>30min。

需要根据肾功能调整剂量。

安全性

1. ADR

(1)特拉万星：新发肾毒性或原有肾毒性恶化；QTc间期延长；味觉障碍；泡沫尿。

(2)长效脂糖肽(达巴万星、奥利万星)：临床试验中报告了恶心、呕吐、腹泻和皮疹；输液反应(类似红人综合征)。

(3)奥利万星：在临床试验中报告了发生骨髓炎的病例。

2.禁忌证

特拉万星：

1)对基线肾功能受损(CrCl<50mL/min)的患者慎用，治疗医院获得性肺炎的死亡率高于万古霉素。

2)妊娠：治疗前应进行妊娠试验以排除妊娠。在动物研究中观察到，其会影响胚胎发育。仅在获益大于风险时使用。

3.药物相互作用

(1)特拉万星

1)可能干扰凝血试验(aPTT、PT、INR)，但不会干扰抗凝药物。如果不能更换其他抗凝药，进行凝血试验的同时应同步监测血药谷浓度。

2)与其他延长QTc间期的药物同时使用时，QT间期延长的风险增加。

(2)奥利万星：抑制华法林代谢(增加出血风险)；还会干扰PT(24h)和aPTT(48h)：分别在这些时间段内避免使用华法林和肝素。

4.监测：SCr、肝功能(长效制剂)、CBC；血清妊娠试验(特拉万星)；输液反应。

临床要点

1.脂糖肽是通过修饰万古霉素的结构而合成的，结构上与万古霉素有相关性。如果患者对万古霉素过敏，这些药物可能会产生交叉反应。

2.奥利万星和达巴万星

(1)修饰结构以延缓清除，为长效脂糖肽。

(2)可能是依从性不佳患者的潜在治疗选择。

(3)目前只有FDA批准用于治疗ABSSSI，将其用于更具侵袭性的感染(MRSA菌血症、心内膜炎和骨髓炎)正在探索中。

特拉万星比万古霉素具有更快的杀菌作用；可能对其他MRSA治疗无反应的患者有效。

环状脂肽类

达托霉素。

作用机制

与革兰阳性菌的细胞膜结合，通过诱发细胞内离子外流引起快速去极化，从而导致细胞死亡(图5.3)；是一种杀菌剂。

抗菌谱

广泛的抗革兰阳性菌活性(MSSA、MRSA、链球菌和肠球菌)。对革兰阴性菌和厌氧菌抗菌活性差。

临床应用

治疗由耐药革兰阳性菌引起的ABSSSI；治疗葡萄球菌菌血症或心内膜炎；可用于肠球菌性心内膜炎。

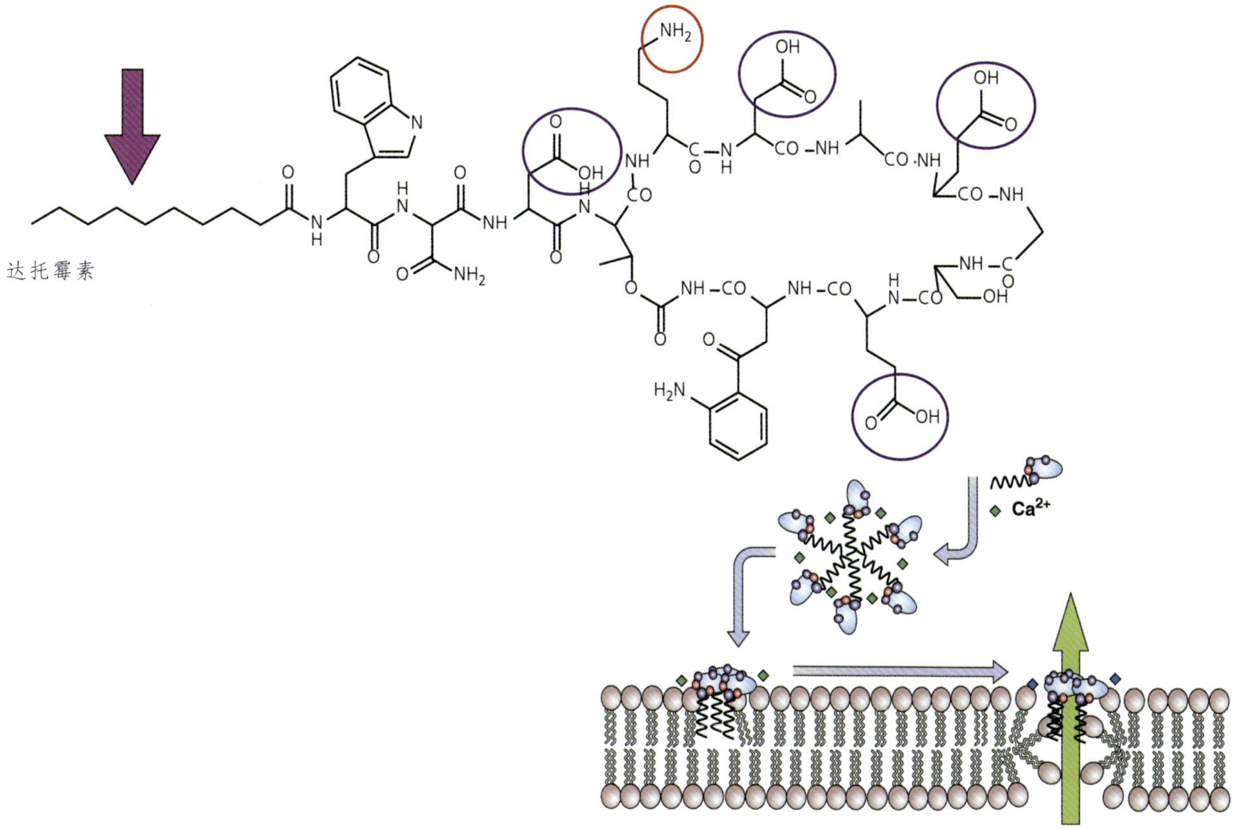

图 5.3　达托霉素的化学结构及其作用于细胞膜的机制。(From Van Bambeke F,Glupczynski Y,Mingeot-Leclercq M-P,Tulkens PM. Mechanisms of Action. In: Cohen J,Powderly W,Opal S.,eds. Infectious Diseases. 3rd ed. Elsevier; 2010.)

剂量/TDM

1.达托霉素 4~8mg/kg,每 24h 1 次,静脉注射。

对于更具侵袭性和(或)耐药性的感染,可给予更高剂量 10~12mg/kg。

2.需要根据肾功能调整剂量。

安全性

1. ADR

(1)肌病/横纹肌溶解(同时使用 HMG-CoA 还原酶抑制剂会增加风险)。

(2)嗜酸性粒细胞性肺炎。

2.禁忌证:过敏。

3.药物相互作用

他汀类:可能会增加骨骼肌毒性的风险;应用达托霉素后应考虑暂停这些药物。

4.监测:SCr、肌酸激酶、肌肉疼痛/乏力。

临床要点

1.达托霉素被肺表面活性物质灭活,不用于治疗肺炎。

2.在 MRSA 感染和万古霉素治疗失败的患者中要谨慎使用,因为一些对万古霉素高 MIC 的菌株对达托霉素也可能不敏感。

3.达托霉素和一些 β-内酰胺类药物具有协同作用,正在研究其作为某些顽固性感染的补救治疗。

多黏菌素类

1.黏菌素(甲磺酸黏菌素)。

2.多黏菌素 B。

作用机制

作为去污剂,结合并破坏革兰阴性菌的细胞

膜，导致细胞内容物外渗，进而导致细胞死亡；是一种杀菌剂。

抗菌谱

1.革兰阴性菌，包括多重耐药铜绿假单胞菌、不动杆菌属和克雷伯菌属。

2.对革兰阳性菌无抗菌活性。

3.不能覆盖以下革兰阴性菌：变形杆菌属、普罗维登西亚菌属、伯克霍尔德菌属、沙雷氏菌属和革兰阴性球菌（如奈瑟菌属）。

临床应用

通常是针对多重耐药革兰阴性菌的最后手段。

剂量/TDM

1.黏菌素，每天5mg/kg（黏菌素活性的基础量），静脉注射，分2次给药；剂量计算要根据理想体重。

2.需要根据肾功能调整剂量。

3.多黏菌素B 15 000~25 000IU/kg，每天分2次给药，静脉注射。

安全性

1. ADR

（1）肾毒性：剂量依赖性急性肾衰竭已有报道。与黏菌素相比，多黏菌素B的肾毒性更小。

（2）神经毒性：罕见，但可能表现为头晕、虚弱、精神状态改变或感觉异常（尤其是口和面部）。神经肌肉阻滞和致命的呼吸骤停也有报道。

2.禁忌证：过敏。

3.药物相互作用：谨慎使用其他肾毒性药物。

4.监测：尿素氮、SCr；精神状态；尿量。

临床要点

1.因为这些通常是最后一线药物，所以经常与其他药物联合使用。数据表明，联合用药比单药治疗可能更有效。

2.黏菌素

（1）黏菌素是母体化合物甲磺酸黏菌素钠的前体药物。经肾脏清除后，只有约30%的黏菌素水解为黏菌素。在美国，剂量是基于黏菌素活性基质的毫克数，即活性成分的估计值（400mg甲磺酸黏菌素=150mg黏菌素活性基质）。

（2）黏菌素剂量标准因国家而异。美国是以黏菌素活性基质的毫克数为单位。欧洲（以及世界其他大部分地区）则以国际单位（IU）计量。

1）1mg黏菌素活性基质=2.7mg甲磺酸黏菌素=30 000IU。

2）1000IU=8mg甲磺酸黏菌素=30mg黏菌素活性基质。

3.多黏菌素B

（1）不被肾脏清除，因此，可能对泌尿系统感染无效。最新数据表明，其无须根据肾功能调整剂量。

（2）多黏菌素B以毫克或国际单位给药。

（3）1mg=10 000IU。

（4）吸入用多黏菌素可用于减少革兰阴性菌定植，尤其是囊性纤维化患者。

磷霉素

作用机制

通过使丙酮酸转移酶失活来抑制细菌细胞壁合成，丙酮酸转移酶是产生肽聚糖所必需的酶；是一种杀菌剂。

抗菌谱

1.对大肠杆菌、铜绿假单胞菌、沙雷氏菌、变形杆菌、克雷伯菌属、柠檬酸杆菌属、肠球菌属有良好的抗菌活性。

2.对链球菌和厌氧菌的抗菌活性较差。

临床应用

用于治疗无并发症的膀胱炎。

剂量/TDM

磷霉素3g，口服1次。

安全性

1. ADR：胃肠道（恶心、呕吐）反应。

2.禁忌证：过敏。

3.药物相互作用：无显著药物相互作用。

4.监测：SCr。

临床要点

1.仅适用于无并发症的尿路感染，因为除下尿路外无法达到杀菌浓度；不用于肾盂肾炎或尿路感染继发的脓毒症。

2.磷霉素对许多产 ESBL 的病原体仍具有活性。

3.美国以外的一些国家生产静脉制剂来治疗严重的革兰阴性菌感染。

蛋白质合成抑制剂

氨基糖苷类

1.庆大霉素。
2.妥布霉素。
3.阿米卡星。
4.链霉素。

作用机制

通过与细菌 30S 核糖体亚基结合抑制蛋白质合成(图 5.4);是一种杀菌剂。

抗菌谱

对大多数革兰阴性菌有效,包括肠道革兰阴性杆菌、假单胞菌和不动杆菌属。对厌氧菌、非典型呼吸道病原菌和革兰阳性菌的活性较差。当与 β-内酰胺类或糖肽类联合使用时,对革兰阳性菌(葡萄球菌、链球菌、肠球菌)表现出中等活性。

临床应用

1.严重的革兰阴性菌感染,如医院获得性肺炎、脓毒症、发热合并中性粒细胞减少症,通常与 β-内酰胺类联合使用。

2.对心内膜炎、骨髓炎和脓毒症的革兰阳性菌有

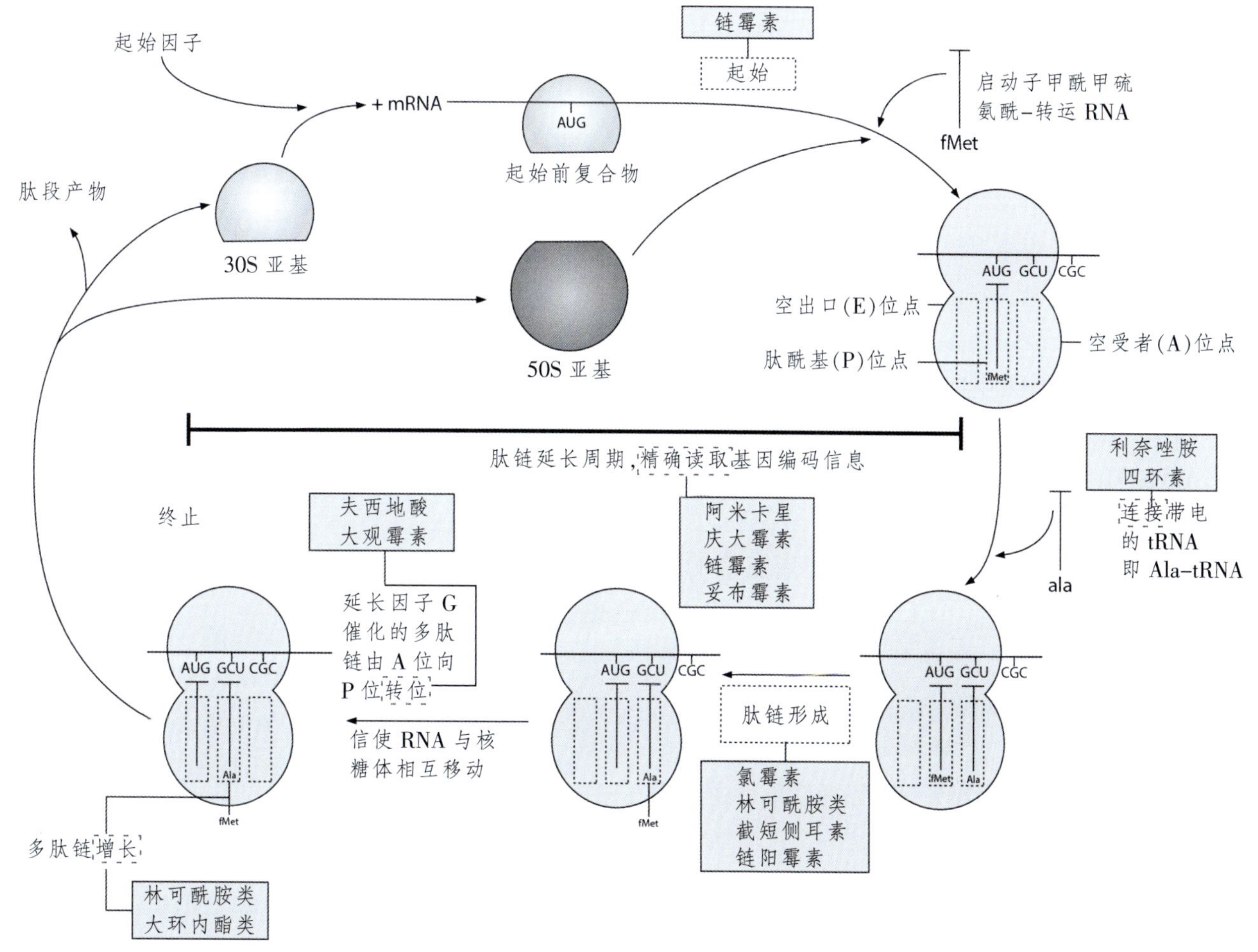

图 5.4　干扰蛋白质合成的抗生素。(From Chopra I. Modes of action. In: Finch RG,Greenwood D, Norrby SR, Whitley RJ, eds. Antibiotic and Chemotherapy. 9th ed. Elsevier; 2010.)

协同抗菌作用(主要是庆大霉素)。

3.耐药分枝杆菌感染的联合治疗(链霉素和阿米卡星)。

剂量/TDM

1.庆大霉素或妥布霉素

(1)常规给药:每天总剂量为3~5mg/kg,每8h 1次,静脉注射。

血药峰浓度:8~10μg/mL;谷浓度:<1~2μg/mL。

(2)延长给药间隔:5~7mg/kg,每天1次,静脉注射。

(3)谷浓度:<1μg/mL。

(4)协同治疗革兰阳性菌:庆大霉素1mg/kg,每8~12h 1次,静脉注射。

峰浓度:3~4μg/mL;谷浓度<1μg/mL。

2.阿米卡星

常规给药:每天总剂量为7.5mg/kg,每8h 1次,静脉注射。

峰浓度:25~40μg/mL;谷浓度:<8μg/mL。

3.延长给药间隔:15~20mg/kg,每天1次,静脉注射。

4.在输注后6~14h内检查随机水平,并在医院特定的验证列线图上绘图以确定合适的给药间隔。

5.谷浓度:<4μg/mL。

6.需要根据肾功能调整剂量。

安全性

1. ADR

(1)肾毒性:可能发生急性肾衰竭,且与剂量相关。

(2)肾衰竭的机制是急性肾小管坏死。

(3)每天多次给药比每天1次给药急性肾衰竭的风险更高;适当考虑延长间隔给药。

(4)确保达到足够的谷浓度,并使用正确的给药剂量以避免剂量依赖的不良反应。

(5)限制用药疗程、避免同时使用肾毒性药物也可能有助于预防肾毒性。

(6)耳毒性:可能引起前庭(眩晕、不平衡、恶心、呕吐)或耳蜗(耳鸣、听力损失)毒性,通常不可逆。

(7)血药峰浓度高是风险因素之一。

(8)即便达到最佳血药浓度、每天给药1次,仍可出现不良反应。

(9)神经肌肉阻滞:接受高剂量和在全身麻醉或神经肌肉阻滞剂后立即给药的患者风险更高;可能会加剧重症肌无力患者的肌无力症状。

2.禁忌证:同时使用肾毒性药物或肾功能严重受损的患者慎用。

3.药物相互作用:避免同时使用肾毒性药物。

4.监测:尿素氮/SCr;疗程>2周,基线及此后每周检查听力;根据给药方案适时测定血药浓度。

临床要点

1.毒性通常是剂量相关的。确保剂量基于正确的体重和肌酐清除率。

用药剂量应基于理想体重,但有两个例外:肥胖患者应根据调整后的体重给药,而体重不足的患者应根据实际体重给药。

2.常规剂量

(1)负荷剂量,然后是维持剂量,维持剂量给药间隔由肾功能确定,后续监测血清药物浓度。

(2)对于下列患者,首选常规给药方式,而非延长给药间隔:肌酐清除率<30mL/min的患者、妊娠女性、烧伤体表面积>20%的烧伤患者、腹水患者。

(3)测量峰浓度(药物输注完成后30分钟)和谷浓度(下一次给药前30分钟)。

(4)延长给药间隔。

(5)更高的单次给药剂量,以延长的间隔给药。具体剂量及给药间隔由肾功能和随后的血清药物浓度决定。

(6)利用显著的抗生素后效应及浓度依赖性杀灭病原体;给药/监测更方便;与传统相比可能更安全。

(7)虽然不常规监测血药峰浓度,但药效学目标是峰浓度至少为病原体MIC的10倍。

(8)使用医疗机构特定的列线图绘制输注后6~14h的随机血药浓度水平,以确定给药间隔。绘制谷浓度以监测药物的清除率,目标通常低于检测下限。

3.协同抗革兰阳性菌作用

(1)单药氨基糖苷类不能达到抗革兰阳性菌活性的有效细胞内浓度。在青霉素或氨苄西林中加入庆大霉素可对肠球菌、草绿色链球菌、牛链球菌和葡萄球菌产生协同杀灭作用。这种治疗方法用于心内膜炎和植入假体材料相关性感染。

(2)注意,协同作用的剂量低于常规氨基糖苷类治疗剂量。

(3)链霉素也已用于该适应证。

四环素和甘氨酰环素

1.四环素。

2.多西环素。

3.米诺环素。

4.替加环素(甘氨酰环素)。

作用机制

通过与细菌 30S 核糖体亚基结合抑制蛋白质合成;是一种抑菌剂。

抗菌谱

1.四环素:对非典型呼吸道病原体、立克次体、螺旋体、疟原虫、葡萄球菌(包括 MRSA)、肺炎链球菌和嗜麦芽窄食单胞菌(米诺环素)具有良好的抗菌活性。对大多数革兰阴性杆菌、厌氧菌、肠球菌和 β-溶血性链球菌的活性较差。

2.甘氨酰环素(替加环素):对非典型呼吸道病原体、肠球菌、葡萄球菌(包括 MRSA)、肺炎链球菌具有良好的抗菌活性。涵盖厌氧菌和大多数革兰阴性杆菌(铜绿假单胞菌、变形杆菌属、普罗维登西亚属除外)。

临床应用

1.无并发症的上/下呼吸道感染(鼻窦炎、支气管炎、社区获得性肺炎)。

2.蜱传疾病的首选药物。

3. ABSSSI、梅毒,以及炭疽、鼠疫、兔热病的替代选择。

4.预防/治疗疟疾(多西环素)。

5.替加环素:社区获得性肺炎、腹内感染、ABSSSI。

剂量/TDM

1.四环素 250~500mg,每 6~12h 1 次,口服。

需要根据肾功能调整剂量。

2.多西环素 100mg,每 12h 1 次,静脉注射或口服。

3.米诺环素 200mg 首剂次负荷剂量,静脉注射或口服,此后每 12h 100mg。

4.替加环素 100mg 首剂负荷剂量,此后每 12h 50mg,静脉注射。

需要根据肝功能调整剂量。

安全性

1. ADR:光敏感;胃肠道不适(用一整杯水送服);牙齿发育时使用可致恒齿黄染;组织色素沉着;颅内高压;前庭毒性(米诺环素)、食管溃疡、胰腺炎。

(1)替加环素:恶心、呕吐、肝毒性、胰腺炎。

(2)在Ⅲ期和Ⅳ期临床试验的 Meta 分析中,全因死亡率与接受对照治疗的患者相比有所增加。肾功能恶化、复杂感染或有合并症的患者风险可能增加。

2.禁忌证:妊娠女性和<8 岁的儿童会产生牙齿变色,在发育中的牙齿和长骨中形成四环素沉积。

3.药物相互作用

(1)华法林:可能增加华法林的血清浓度。

(2)钙、铁、含矿物质的复合维生素、制酸剂和乳制品:四环素与二价阳离子螯合,显著降低其生物利用度。至少间隔 2h 给药。

(3)四环素是 CYP3A4 酶的底物;CYP3A4 诱导剂或抑制剂同时给药可能会改变四环素的血药浓度。

4.监测:SCr、肝功能。

临床要点

1.口服四环素时应空腹以增加总吸收。

2.替加环素在组织中分布良好;然而,其在血液中的浓度较低,因此,不适合治疗血液感染。

噁唑烷酮类

1.利奈唑胺。

2.泰地唑胺。

作用机制

通过与 50S 核糖体亚基结合,阻断稳定的 70S 复合物形成,阻止翻译,从而抑制细菌蛋白质的合成;是一种抑菌剂。

抗菌谱

1.广泛的革兰阳性菌覆盖,包括 MSSA、MRSA、链球菌、肠球菌(包括耐万古霉素的肠球菌)。

2.对分枝杆菌中等覆盖。

3.对厌氧菌和革兰阴性菌的活性较差。

临床应用

由耐药革兰阳性菌引起的感染,包括肺炎、ABSSSI和尿路感染。泰地唑胺目前仅被FDA批准用于ABSSSI。

剂量/TDM

1.利奈唑胺600mg,每12h 1次,静脉注射或口服。

2.泰地唑胺200mg,每天1次,静脉注射或口服。

安全性

1. ADR

(1)骨髓抑制,尤其是在利奈唑胺治疗约2周后。

血小板减少最常见。但是,应监测所有细胞系。泰地唑胺没有太多长期使用经验,但少数研究表明情况类似。停药后可能可逆。

(2)周围和视神经病变,主要发生在治疗4周后,可能不可逆。如果出现视力受损或丧失的征象,应停止用药。

(3)可能会因线粒体毒性而导致乳酸性酸中毒。长疗程治疗应监测恶心、呕吐、不明原因的酸中毒/低碳酸氢盐水平。

2.禁忌证:同时使用或在2周内使用单胺氧化酶(MAO)抑制剂。

3.药物相互作用

(1)血清素能药物:利奈唑胺是一种温和的MAO抑制剂,当与血清素能药物,如选择性血清素再摄取抑制剂(SSRI)同时使用时,患者发生血清素综合征的风险会增加。在动物研究中,极少或没有证据表明泰地唑胺会抑制MAO。

(2)富含酪胺的食物可能会导致突发和严重的高血压(高血压危象或血清素综合征),应避免食用。如陈年奶酪、红酒、啤酒、腌肉和大豆。

4.监测:肝功能、CBC;感觉/视力减退和长期治疗的碳酸氢盐水平。

临床要点

1.由于利奈唑胺主要发挥抑菌作用,故应避免将其用于菌血症的常规治疗。

2.正在服用SSRI的患者考虑使用利奈唑胺时,建议尽可能停用SSRI。有些SSRI的半衰期相对较长,停药后数天,5-羟色胺再摄取仍受到抑制。因此,患者可能仍处于5-羟色胺综合征的风险中。应监测患者血清素综合征的体征和症状。

3.泰地唑胺用于治疗更严重的感染尚无明确数据和经验;然而,每天给药1次,同时规避了利奈唑胺的MAO抑制效应,使其成为一种潜在的治疗选择。需要进一步的研究来评估泰地唑胺在治疗中的地位。

大环内酯类、林可酰胺类、链霉菌素(MLS)

大环内酯类

1.阿奇霉素。

2.克拉霉素。

3.红霉素。

作用机制

通过与50S核糖体亚基结合抑制细菌蛋白质合成;是一种抑菌剂。

抗菌谱

对非典型呼吸道病原体,如肺炎链球菌、流感嗜血杆菌、卡他莫拉氏菌、非典型分枝杆菌、幽门螺杆菌(克拉霉素)、沙眼衣原体、淋病奈瑟球菌和化脓性链球菌具有良好的抗菌活性。对葡萄球菌、肠球菌、肠道革兰阴性杆菌和厌氧菌的活性较差。

临床应用

治疗上呼吸道和下呼吸道感染、衣原体感染、淋病、非典型分枝杆菌感染和幽门螺杆菌感染(克拉霉素)。

剂量/TDM

1.阿奇霉素250~500mg,每天1次,静脉注射或口服。

2.克拉霉素250~500mg,每12h 1次,静脉注射或口服。

3.需要根据肾功能调整剂量(克拉霉素)。

安全性

1. ADR

(1)胃肠道:与大环内酯类药物相关的严重腹泻、恶心和呕吐;大剂量单次给药方案的发生率最高。

(2)肝毒性:肝坏死、肝衰竭甚至死亡。肝病患者慎用,出现肝炎症状时应立即停药。

(3)QTc 间期延长和室性心律失常。

(4)可能会加剧重症肌无力患者的肌无力症状。

2.禁忌证:既往使用大环内酯出现过胆汁淤积性黄疸或肝功能不全。

3.药物相互作用

(1)通过 CYP3A4 代谢(红霉素>克拉霉素>阿奇霉素);CYP3A4 酶抑制剂可能增加其血药浓度。

(2)克拉霉素和红霉素是强效 CYP3A4 酶抑制剂。可能会增加经 CYP3A4 代谢药物的血药浓度。

(3)延长 QTc 间期的药物:可进一步延长 QTc 间期。

4.监测:肝功能、SCr、CBC;QTc 间期。

临床要点

1.阿奇霉素的半衰期相对较长,因此,其给药疗程短。

2.红霉素仍然可用,但很少用作抗感染药物。相反,由于显著的胃肠道不良反应,其主要用作促胃动力剂。

3.克拉霉素与阿莫西林和质子泵抑制剂联合使用以根除幽门螺杆菌感染。

4.耐大环内酯肺炎链球菌的发病率增高已受到关注。可能适用于门诊治疗的轻度至中度社区获得性肺炎患者。针对严重肺炎,则应选用其他药物或加用对肺炎链球菌有活性的 β-内酰胺类药物。

非达霉素

非达霉素。

作用机制

一种抑制梭菌属核糖体蛋白质合成的大环内酯类药物;是一种杀菌剂。

抗菌谱

艰难梭菌。

临床应用

治疗艰难梭菌相关性腹泻。

剂量/TDM

非达霉素 200mg,每 12h 1 次,口服。

安全性

1. ADR:胃肠道反应(恶心、腹泻、腹痛/痉挛)。

2.禁忌证:过敏。

大环内酯类过敏患者慎用。

3.药物相互作用:无显著药物相互作用。

4.监测:未指定监测指标。

临床要点

1.非达霉素是一种大环内酯类抗生素;不被胃肠道吸收。针对肠道内的艰难梭菌并保护正常菌群。

2.与口服万古霉素治疗艰难梭菌同等有效,但在预防艰难梭菌感染复发方面更胜一筹。

林可酰胺类

克林霉素。

作用机制

通过与 50S 核糖体亚基结合抑制细菌蛋白质合成;是一种抑菌剂(在较高浓度下对某些病原体产生杀菌作用)。

抗菌谱

对革兰阳性厌氧菌(难辨梭菌除外)、化脓性链球菌、金黄色葡萄球菌(包括许多 MRSA)具有抗菌活性。对革兰阴性厌氧菌的活性较低,包括拟杆菌属。也对沙眼衣原体、肺孢子菌属、放线菌属、弓形虫属具有抗菌活性。对肠球菌和革兰阴性需氧菌的活性较差。

临床应用

1.用于口腔感染/牙科感染预防、ABSSSI 和腹腔内感染。

2.坏死性筋膜炎或其他毒素介导感染的辅助治疗。

剂量/TDM

1.用于克林霉素 600~900mg,每 6~8h 1 次,静脉注射。

2.克林霉素 150~450mg,每 6~8h 1 次,口服。

安全性

1. ADR

(1)胃肠道:恶心、呕吐、腹泻。

(2)可导致严重甚至致死性的艰难梭菌相关性腹泻或结肠炎。

2.禁忌证:过敏。

3.药物相互作用

CYP3A4的次要代谢底物;如果与CYP3A4诱导剂或抑制剂联用,血药浓度可能会改变。

4.监测:肝功能、CBC;结肠炎的症状和体征。

临床要点

1.口服克林霉素具有很高的生物利用度;然而,口服制剂并不等同于静脉制剂。胃肠道不良反应(恶心、呕吐、腹泻)限制了口服克林霉素的剂量。

2.当菌株体外药敏试验提示对红霉素耐药但对克林霉素敏感时,应警惕交叉耐药性。实验室应进行D-试验(克林霉素诱导试验)以确认克林霉素的敏感性。如果D-试验为阳性,则该菌株可诱导克林霉素耐药,不应使用克林霉素治疗。

3.克林霉素可用于治疗坏死性筋膜炎或其他毒素介导的感染。克林霉素能减少毒素的产生,因其会阻断细菌蛋白质的翻译。

链霉菌素

奎奴普汀/达福普汀。

作用机制

通过与核糖体50S亚基上的两个不同位点结合来抑制细菌蛋白质合成;是一种抑菌剂。

抗菌谱

1.仅有抗革兰阳性菌的活性,包括耐药菌,如葡萄球菌(包括MRSA)、屎肠球菌(包括耐万古霉素菌株)、链球菌。

2.对粪肠球菌或革兰阴性菌无抗菌活性。

临床应用

用于MRSA或粪肠球菌感染的挽救性治疗。

剂量/TDM

奎奴普汀/达福普汀7.5mg/kg,每8h 1次,静脉注射。

安全性

1. ADR:肌痛和关节痛(显著);静脉炎;高胆红素血症。

2.禁忌证:过敏。

3.药物相互作用

(1)抑制CYP3A4酶;可能会增加经CYP3A4代谢的药物浓度。

(2)与生理盐水混合时会结晶;必须与5%葡萄糖溶液/其他无盐水溶剂混合并冲洗管路。

4.监测:肝功能、胆红素、肌肉和(或)关节疼痛。

临床要点

由于抑菌作用和显著的不良反应(肌痛/关节痛),该药物通常仅用于当其他治疗方案不耐受或治疗失败时。

硝基呋喃类

呋喃妥因。

作用机制

一旦被细菌蛋白质还原,反应性中间产物会干扰细菌核糖体,抑制细菌蛋白质合成、有氧能量代谢,以及DNA、RNA和细胞壁合成;是一种杀菌剂。

抗菌谱

1.对大肠杆菌、腐生葡萄球菌、克雷伯菌属、柠檬酸杆菌属、肠球菌具有抗菌活性。

2.对铜绿假单胞菌和变形杆菌的活性较差。

临床应用

无并发症的膀胱炎;预防复发性无并发症泌尿系统感染。

剂量/TDM

呋喃妥因100mg,每12h 1次,口服。

安全性

1. ADR

(1)胃肠道反应(恶心、呕吐)。

(2)可能会使尿液变色(棕色或亮黄色)。

(3)两种非常罕见但严重的肺毒性:急性肺炎(通常停药后好转)和慢性肺纤维化(停药后肺功能可能无法完全恢复)。

(4)肝毒性、周围神经病变和视神经炎:罕有报道。

2.禁忌证:无尿、少尿或显著的肾功能损害;既往使用出现胆汁淤积性黄疸或肝损害。

3.药物相互作用:无显著药物相互作用。

4.监测:SCr、肝功能。

临床要点

1.呋喃妥因仅用于无并发症的尿路感染,因其在下尿路以外不能达到杀菌浓度,故不应用于肾盂肾炎或尿路感染合并的脓毒症。

2.对许多产 ESBL 病原体保持抗菌活性。

3.呋喃妥因有两种制剂。呋喃妥因大晶型(Macrodantin),每 6h 1 次。呋喃妥因胶囊(Macrobid),每 12h 1 次。前文剂量适用于呋喃妥因胶囊。

4.这两种制剂只有在尿液中达到足够高的浓度时才具有杀菌作用。在肾功能受损的患者中,药物蓄积尚不足以达到杀菌活性。肌酐清除率<50mL/min 的患者应避免使用,但有些数据表明,其阈值应为 30mL/min。

氯霉素

氯霉素。

作用机制

通过与 50S 核糖体亚基结合来抑制蛋白质合成;是一种抑菌剂。

抗菌谱

对需氧和厌氧革兰阳性菌和革兰阴性菌有效,包括肠球菌、葡萄球菌、链球菌、肠杆菌科和伯克霍尔德菌;对螺旋体、立克次体和衣原体也有抗菌活性;对铜绿假单胞菌或不动杆菌属无效。

临床应用

1.治疗耐万古霉素肠球菌或多重耐药革兰阴性菌引起的感染。

2.也可用于土拉弗朗西斯菌、鼠疫耶尔森菌引起的脑膜炎。

剂量/TDM

1.氯霉素 25mg/kg,每 6h 1 次,静脉注射,最大剂量 1000mg,每 6h 1 次。无须根据肾功能调整剂量。

2. TDM

(1)应在输注后 1h 采血监测血清峰浓度,每 3~4 天 1 次。

(2)目标峰浓度<25mg/L。

安全性

1. ADR:特异性再生障碍性贫血(大约每 30 000 人中就有 1 人发生)、剂量相关的骨髓抑制和灰婴综合征。

2.禁忌证:过敏;避免用于近期妊娠的女性,因存在罹患灰婴综合征的风险。

3.药物相互作用:可能增加华法林的抗凝作用;利福平、苯妥英和苯巴比妥可能会降低氯霉素的血药浓度。

临床要点

1.对于严重的肝脏疾病患者,应减少剂量。

2.再生障碍性贫血的风险与剂量无关;任何氯霉素制剂(包括滴眼液),该风险尽管低但均存在。

3.由于药物不良反应的风险,应监测血药峰浓度。当峰浓度>25mg/L 时,剂量相关的骨髓抑制风险随之增加。当峰浓度>50mg/L 时,灰婴综合征的风险随之增加。

核酸合成抑制剂

氟喹诺酮类

1.环丙沙星。

2.左氧氟沙星。

3.莫西沙星。

4.德拉沙星。

作用机制

抑制细菌 DNA 复制、转录、修复和重组所需的 DNA 解旋酶(拓扑异构酶Ⅱ和Ⅳ)并促使 DNA 断裂;是一种杀菌剂。

抗菌谱

1.环丙沙星:肠道革兰阴性杆菌、非典型菌(肺炎支原体、嗜肺军团菌、肺炎衣原体)、铜绿假单胞菌。对革兰阳性菌和厌氧菌的活性较差。

2.左氧氟沙星/莫西沙星:对肺炎链球菌、肠道革兰阴性杆菌、非典型菌、铜绿假单胞菌(仅左氧氟沙星)、MSSA(莫西沙星>左氧氟沙星)、厌氧菌(仅莫西沙星)有活性。无抗肠球菌活性。

3.德拉沙星:同类药物中抗菌谱最广;革兰阴性菌(包括铜绿假单胞菌)、革兰阳性菌[链球菌、葡萄球菌(包括MRSA)、粪肠球菌]、厌氧菌和非典型菌。

临床应用

1.尿路感染(莫西沙星除外)、腹腔内感染(与其他药物联合使用)、全身性革兰阴性菌感染、假单胞菌感染(敏感病原体:环丙沙星、左氧氟沙星、德拉沙星)、ABSSSI(环丙沙星除外)、上/下呼吸道感染(环丙沙星除外)。

2.德拉沙星:获FDA批准仅用于ABSSSI。

3.环丙沙星和左氧氟沙星:对于疽、鼠疫、兔热病的治疗/预防。

剂量/TDM

1.环丙沙星400mg,每12h 1次,静脉注射;500mg,每12h 1次,口服。

对于铜绿假单胞菌感染,400mg,每8h 1次,静脉注射或750mg,每12h 1次,口服。

2.左氧氟沙星500mg,每天1次,静脉注射或口服。

对于铜绿假单胞菌感染,750mg,每天1次,静脉注射或口服。

3.莫西沙星400mg,每天1次,静脉注射或口服。

4.德拉沙星300mg,每12h 1次,静脉注射;450mg,每12h 1次,口服。

5.需要根据肾功能调整剂量(莫西沙星除外)。

安全性

1. ADR

(1)中枢神经系统:头晕、意识模糊、幻觉、癫痫发作、中毒性精神病、失眠。老年患者和已知或疑似中枢神经系统疾病的患者可能面临更高的风险。

(2)肌腱炎和肌腱断裂:跟腱断裂最常见。最常见于老年患者,尤其是在肾功能受损和联合使用皮质类固醇的情况下。一旦出现肌腱疼痛症状,应立即停药。停药后数月内仍可发生。

(3)周围神经病变:可能不可逆。首次出现感觉或感觉运动神经病变症状时,就应立即停药。

(4)可能会加剧重症肌无力患者的肌无力症状。

(5)QTc间期延长(德拉沙星除外);肝炎;糖代谢异常;光敏感;艰难梭菌相关性腹泻。

2.禁忌证:氟喹诺酮类药物因其致残风险和潜在严重不良反应,仅作为急性细菌性鼻窦炎、慢性支气管炎并发急性细菌性感染或单纯性泌尿系感染无其他用药选择时的备用方案。

3.药物相互作用

(1)钙、铁、含矿物质的复合维生素、抗酸剂、乳制品:氟喹诺酮类与二价阳离子螯合,其生物利用度显著降低。应至少间隔2h使用。

(2)QTc间期延长剂:可增强QTc间期延长剂的延长作用。

(3)环丙沙星是CYP3A4酶的轻度抑制剂;可能会增加经CYP3A4代谢的药物浓度。

4.监测:SCr、血糖、肝功能、CBC;心电图;精神状态;肌腱炎的体征和症状。

临床要点

1.抗假单胞菌的氟喹诺酮类药物:环丙沙星、左氧氟沙星和德拉沙星。

2.作用于呼吸系统的氟喹诺酮类药物:左氧氟沙星、莫西沙星。

3.除莫西沙星外,所有氟喹诺酮类药物都经肾脏清除。故莫西沙星不用于治疗泌尿系统感染。

4.许多氟喹诺酮类药物上市后由于不良反应而退出市场。这些药物通常口服方便,但应作为没有其他用药选择时的备用方案。

硝基咪唑类

甲硝唑、替硝唑。

作用机制

甲硝唑在厌氧菌细胞内被还原,然后结合并破坏细菌DNA,导致细胞死亡;是一种杀菌剂。

抗菌谱

1.厌氧菌(革兰阴性菌和革兰阳性菌)、原虫和幽门螺杆菌。

2.可能对革兰阳性口腔厌氧菌(消化链球菌属、角质杆菌属)和放线菌属的抗菌活性较低。

3.对需氧菌的活性较差。

临床应用

1.腹部厌氧菌的经验性或针对性治疗，通常与覆盖需氧菌的药物联合使用。

2.轻度至中度的艰难梭菌感染。

3.联合抗幽门螺杆菌方案中阿莫西林的替换药物。

4.阴道滴虫病和胃肠道原虫感染。

剂量/TDM

1.甲硝唑 500mg，每 8h 1 次，静脉注射或口服。

2.替硝唑 2g，每 24h 1 次，口服。

安全性

1. ADR

(1)胃肠道反应：金属味、恶心、呕吐；胰腺炎或肝炎罕见。

(2)中枢神经系统：头痛；据报道，长期治疗可能会出现可逆的周围神经病变；癫痫发作或精神状态改变罕见。

2.禁忌证

(1)妊娠患者(妊娠早期)。

(2)哺乳期避免使用替硝唑。

(3)3 天内曾饮用含乙醇(酒精)或丙二醇的饮料。

(4)2 周内使用过双硫仑。

3.药物相互作用

(1)CYP2C9 酶的轻度抑制剂：可能会增加经 CYP2C9 酶代谢的药物浓度。

(2)华法林：甲硝唑抑制华法林代谢(CYP2C9 酶)，增加抗凝作用；通常需要减少华法林的剂量。

(3)酒精：饮酒后出现双硫仑样反应。服甲硝唑期间应避免饮酒。

4.监测：肝功能、CBC、精神状态/感觉丧失。

临床要点

常用于联合治疗，经验性地覆盖厌氧菌。注意哌拉西林/他唑巴坦、碳青霉烯类药物均有抗厌氧菌活性，可能重复覆盖厌氧菌。

抗代谢药

叶酸拮抗剂

甲氧苄啶–磺胺甲噁唑(TMP–SMX)。

作用机制

通过干扰叶酸生物合成途径来抑制 DNA 合成；是一种抑菌剂。

抗菌谱

1.对 MSSA、MRSA、肺孢子菌属、寡养单胞菌属、李斯特氏菌属有良好抗菌活性。

2.对链球菌、肠道革兰阴性杆菌、沙门氏菌属、志贺氏菌属、诺卡氏菌属有中等抗菌活性。

3.对铜绿假单胞菌、肠球菌和厌氧菌的抗菌活性较差。

临床应用

非复杂膀胱炎、泌尿系感染的预防、肺孢子菌肺炎的治疗和预防以及弓形虫脑炎、MRSA 引起的 ABSSSI、敏感菌引起的中枢神经系统感染。

剂量/TDM

1.口服：每 12h 1 次；每次剂量：美国 1~2 片双倍剂量；英国 480~960mg。

2.静脉注射：间隔 6~12h 给药；每天总量：美国 8~20mg(甲氧苄啶成分)/kg；英国 120mg/kg。

3.根据体重计算给药剂量时，美国按甲氧苄啶成分计算。英国则按磺胺甲噁唑成分和甲氧苄啶成分的复合制剂剂量计算。

4.需要根据肾功能调整剂量。

安全性

1. ADR

(1)皮肤科：光敏感；磺胺甲噁唑成分通常引起不严重的皮疹，但会导致危及生命的皮肤反应，如 Stevens–Johnson 综合征和中毒性表皮坏死松解症。一旦出现皮疹，应立即停药。

(2)血液学：较高剂量时可出现骨髓抑制(如治

疗肺孢子菌的剂量)；药物引起的血小板减少也有报道，通常在停药后 1 周内开始恢复。

(3)肾脏：磺胺甲噁唑可引起急性间质性肾炎和尿路结石；甲氧苄啶可能会妨碍肌酐排泄，导致血清肌酐水平增加而不降低肾小球滤过率。

(4)高钾血症：甲氧苄啶作用类似于保钾利尿剂。

2.禁忌证

(1)对磺胺过敏。

(2)葡萄糖-6-磷酸脱氢酶缺乏症。

(3)叶酸缺乏引起的巨幼红细胞性贫血。

(4)既往引发磺胺类药物或甲氧苄啶药物性血小板减少症。

3.药物相互作用

(1)甲氧苄啶：CYP2C9 酶和 3A4 酶的主要底物；抑制 CYP2C9 酶。

(2)华法林：抑制华法林的代谢(CYP2C9 酶)，增加华法林抗凝作用；通常需要减少华法林的剂量。

(3)监测：尿素氮、SCr、血钾、CBC；皮疹。

临床要点

1.以前认为磺胺过敏的患者也可能与其他含有磺胺成分的药物(如呋塞米、氢氯噻嗪、乙酰唑胺)有交叉反应；实际发生的可能性却非常低。柳氮磺吡啶是一种非抗生素磺胺类药物，其结构与磺胺甲噁唑相似，可能存在交叉反应。

2.片剂生物利用度高。当患者耐受口服药物时，可以转化为口服(最接近的片剂剂量)。双倍剂量片剂：160mg/800mg 甲氧苄啶成分/磺胺甲噁唑成分；单剂量片剂：80mg/400mg 甲氧苄啶成分/磺胺甲噁唑成分。

3.虽然推荐作为无并发症膀胱炎的经验性治疗，但在某些地区，大肠杆菌对甲氧苄啶-磺胺甲噁唑的耐药率可能>15%。如果耐药性>15%，甚至>20%，建议使用其他药物，直到确定其敏感性，尤其是考虑治疗上尿路感染(肾盂肾炎)或尿源性脓毒症时。

4.稀释静脉制剂时需要大量液体。对于限制液体的患者，应考虑该因素。

汇总表

抗生素的特殊注意事项总结见表 5.2 至表 5.4。

表 5.2 需要根据肾功能调整剂量的抗生素

氨基糖苷类	糖肽类
β-内酰胺类[a]	脂糖肽
黏菌素	大环内酯类(克拉霉素)
环状脂肽	呋喃妥因
叶酸拮抗剂	四环素类
氟喹诺酮类	

[a] 不包括抗葡萄球菌青霉素和头孢曲松。

表 5.3 具有药物代谢相互作用的抗生素(与 CYP 酶系统相互作用)

	底物	抑制剂
环丙沙星	+	
克林霉素	+	
大环内酯类(红霉素、克拉霉素)	+	+
甲硝唑		+
奎奴普汀/达福普汀		+
甲氧苄啶-磺胺甲噁唑		+

表5.4 根据体重计算给药剂量

理想体重(IBW)	调整(给药)体重(ABW)
男性:50kg+2.3×[身高(cm)-152.4cm]	IBW+{0.4×[总体重(TBW)-IBW]}
女性:45.5kg+2.3×[身高(cm)-152.4cm]	
体重不足的患者:TBW<IBW 使用 TBW	
抗生素类/药物	**用于计算给药剂量的体重**
氨基糖苷类	IBW[a]
氯霉素[b]	TBW[a]
黏菌素	IBW
达托霉素	TBW[a]
奎奴普汀/达福普汀	TBW
TMP-SMX	TBW[a]
万古霉素	TBW

[a] 当TBW>120% IBW时,考虑对肥胖患者使用ABW。

[b] 氯霉素最大剂量为每6h 1000mg。

(宋培新 译/校)

第 6 章 抗分枝杆菌药

Tonya Scardina

引言

本章提供有关抗菌谱、临床应用、成人通用剂量、TDM、安全性、微生物活性及与抗细菌药物相关的临床注意事项的关键总结。药物按字母顺序排列。关于分枝杆菌疾病的详细讨论，见第 32 章和第 33章。

治疗目标

治疗结核病和其他分枝杆菌感染的主要目标是治愈个人，尽量降低残疾或死亡风险，并减少（结核病）传播。这需要能够根除复制和休眠杆菌的治疗，同时尽量减少耐药和不良反应（表 6.1）。

单一药物治疗很罕见，即使有，也仅用于治疗分枝杆菌感染，而非结核病。联合治疗是标准的治疗方案，包括多种已知或可能对细菌敏感的药物。

（1）单药治疗可能产生耐药。

（2）此外，在失败的治疗方案中添加单一药物也可能导致耐药。

结核病治疗阶段

敏感的结核病的治疗方案包括 2 个阶段，即强化阶段和维持阶段。

1.强化阶段（8 周）

（1）杀灭高复制率的结核杆菌，显著降低了细菌负荷。

（2）降低出现耐药的可能性。

1）与一线抗结核药物的高复制突变率相关：10^{-10}~10^{-7}。

2）杆菌对 2 种或更多抗结核药物产生耐药的可能性：个体突变率的乘积。

2.维持阶段（4~7 个月）：杀灭残余的半休眠结核杆菌。

氨基糖苷类

1.阿米卡星。

2.卡那霉素。

3.链霉素。

作用机制

通过不可逆地结合细菌核糖体 30S 亚基抑制细菌蛋白质合成；是一种杀菌剂。

临床应用

1.耐药结核病，其菌株已证实或推测对药物敏感。

（1）WHO B 组。

（2）链霉素（SM）曾经是抗结核病治疗的一线药物。然而，全球耐药的流行降低了其总体效用。

2.肺鸟胞内分枝杆菌复合体（MAC）感染。

（1）广泛的纤维空洞性肺 MAC 疾病。

（2）既往药物治疗失败的患者。

（3）大环内酯耐药的 MAC 感染。

3.利福平耐药的堪萨斯分枝杆菌感染。

4.分枝杆菌嵌合体（M. chimera）感染。

剂量/TDM

1.阿米卡星

（1）脓肿分枝杆菌：静脉注射/肌内注射：10~15mg/(kg·d)。

（2）结核分枝杆菌和复杂非结核分枝杆菌：

表6.1 分枝杆菌感染的治疗方案

结核病一线治疗	
异烟肼(INH)	
利福平(RIF)(利福喷汀,仅用于维持阶段;利福布汀[a],存在药物相互作用时可以使用)	
吡嗪酰胺(PZA)	
乙胺丁醇(EMB)	
结核病二线治疗[b]	
WHO A组	氟喹诺酮类[a]
	莫西沙星
	左氧氟沙星
WHO B组	注射用氨基糖苷类
	链霉素
	阿米卡星[a]
	卡那霉素[a]
	卷曲霉素
WHO C组	核心二线药物
	乙硫异烟胺
	丙硫酰胺
	环丝氨酸
	利奈唑胺
WHO D组	附加药物
	对氨基水杨酸
	贝达喹啉
	碳青霉烯类
	迪拉马尼
麻风病的治疗方案	
氨苯砜	
利福平	
氯法齐明	
莫西沙星	
米诺环素	
非结核分枝杆菌病一线治疗方案	
大环内酯类	
碳青霉烯类:亚胺培南/西司他丁、美罗培南	

[a] FDA尚未批准用于治疗结核病。
[b] 用于药物不耐受或耐药菌。

15mg/(kg·d)。有些临床医生更倾向于每次25mg/kg,3次/周。

(3)结节性或支气管扩张性MAC的治疗时间≥6个月:8~10mg/kg,2~3次/周。

2.卡那霉素

(1)静脉注射/肌内注射:15mg/(kg·d)(最大剂量为1g/d);1次/天或1次/12小时。

峰浓度:35~45μg/L。

(2)替代剂量:静脉注射/肌内注射:25mg/kg,3次/周。

峰浓度:65~80μg/L。

3.链霉素

静脉注射/肌内注射:15mg/(kg·d)。有些临床医生更倾向于每次25mg/kg,3次/周。

4.需要根据肾功能调整剂量。

安全性

1. ADR

(1)肾毒性:可能发生急性肾衰竭,并与剂量相关。

(2)耳毒性:可能导致前庭或耳蜗毒性,可能不可逆。导致耳毒性的因素包括长期使用氨基糖苷类药物、年龄增长、已存在听力损失及既往使用过耳毒性药物治疗。应进行连续听力图测试。

(3)神经肌肉阻滞:与阿米卡星相比,卡那霉素的风险更大。重症肌无力可能导致瘫痪和呼吸抑制。

2.禁忌证:同时服用肾毒性药物或肾功能严重受损的患者慎用。

3.监测:每周或每2周检测尿素+SCr;如果出现第Ⅷ对脑神经毒性症状,每月进行1次听力检查。如果有症状,应重复听力图和前庭测试,每周检测血清药物浓度。

临床要点

1.氨基糖苷类呈现出浓度依赖性杀菌作用。因此,浓度-时间曲线下面积(AUC)是确定其功效的主要药代动力学指标。

2.由于会出现不良反应,确保密切监测肾功能并根据肌酐清除率进行剂量调整。

3.剂量应根据肥胖患者调整后的体重进行确定。

贝达喹啉

作用机制

通过与分枝杆菌的c亚基结合来抑制分枝杆菌ATP合成酶的活性，从而阻止细菌产生ATP，最终导致细胞死亡；是一种杀菌剂。

临床应用

1.仅对结核分枝杆菌有效。

2.治疗广泛耐药（如异烟肼、利福平、氟喹诺酮和注射性药物）的结核分枝杆菌。

WHO D2组。

3.仅在无法提供有效治疗方案时使用。

剂量/TDM

口服400mg/d，连续14天，然后每周3次，每次200mg，连续治疗24周（至少与3或4种其他对结核分枝杆菌敏感的抗菌药物联合使用）。

安全性

1. ADR

（1）可能会延长QTc间期。与延长QTc间期药物一起使用可能导致延长加重。应注意监测心电图（ECG），至少包括治疗前和治疗后2、12和24周。如果患者出现确认的QTcF间期>500ms，需停止用药（包括其他延长QT间期的药物）。

（2）在一项安慰剂对照试验中发现，与安慰剂治疗相比，贝达喹啉治疗组死亡风险增加。

（3）恶心、关节痛、头痛、QTc间期延长、肝毒性。

2.禁忌证：无。

3.药物相互作用

（1）贝达喹啉是CYP3A的底物，因此，诱导或抑制CYP3A的药物会影响贝达喹啉的血药浓度。

（2）延长QTc间期的药物。

4.监测

（1）治疗前及治疗期间每个月及根据需要检测AST、ALT、碱性磷酸酶、胆红素和肝功能障碍症状（例如，疲劳、恶心、厌食、黄疸、尿色加深、肝压痛和肝大）。

（2）如果患者存在潜在的肝脏疾病或正在同时接受其他药物治疗，需要更频繁地监测。

临床要点

贝达喹啉随餐服用吸收率可提高95%，因此，贝达喹啉应随餐服用。

卷曲霉素

作用机制

通过与细菌核糖体相互作用抑制细菌蛋白质合成。

临床应用

1.仅对结核分枝杆菌有效。

2.与其他抗结核药物联合使用，是治疗结核分枝杆菌感染的二线药物。

WHO B组。

剂量

静脉注射/肌内注射15mg/kg。有些临床医生更倾向于每次25mg/kg，3次/周。

安全性

1. ADR

严重：肾毒性、耳毒性。

2.禁忌证：对卷曲霉素或本品任何成分过敏。

3.药物相互作用：卷曲霉素可能引起或加重神经肌肉阻滞。因此，建议卷曲霉素谨慎地与具有类似副作用的药物联合使用（例如，黏菌素/多黏菌素B、肌肉松弛剂、氨基糖苷类）。

4.监测：治疗前和治疗期间的听力测量及前庭功能；治疗前和治疗期间每周的肾功能；治疗前和治疗期间应频繁监测血清电解质（包括Ca^{2+}、Mg^{2+}和K^{+}）、肝功能。

临床要点

卷曲霉素与氨基糖苷类有相似的药代动力

学和毒性，但结构不同；卷曲霉素的抗菌谱仅限于分枝杆菌。

碳青霉烯类

代表药物

亚胺培南–西司他丁。

作用机制

通过与一种或多种PBP结合，抑制活跃分裂细菌的细胞壁合成。亚胺培南/西司他丁优先结合PBP2和PBP1（与细菌细胞壁延伸有关的转肽酶）。

临床应用

1.治疗偶遇分枝杆菌、龟分枝杆菌、脓肿分枝杆菌。

(1)>90%的偶遇分枝杆菌对亚胺培南敏感；40%~60%的龟分枝杆菌或脓肿分枝杆菌对其敏感。

(2)定期使用，可能有助于控制脓肿分枝杆菌肺部感染症状和进展。

2.海鱼分枝杆菌对亚胺培南相对敏感，耻垢分枝杆菌和产黏液分枝杆菌也是如此。

3.多重耐药的结核病感染使用WHO D3组。

剂量/TDM

1.亚胺培南–西司他丁，静脉注射，每6~12h 500mg（与其他抗菌剂联合使用）。

2.需要根据肾功能调整剂量。

安全性

1.药物不良反应：癫痫发作、恶心、呕吐、腹泻、肝功能异常、中性粒细胞减少、嗜酸性粒细胞增多、皮疹。

癫痫发作的风险增加，亚胺培南最高。应避免用于有癫痫病史的患者或服用亚胺培南/西司他丁出现癫痫发作的患者。

2.禁忌证：过敏。

3.药物相互作用：可能通过增加肝脏中的丙戊酸葡萄糖醛酸化来降低丙戊酸的血清浓度。考虑替代疗法，因为碳青霉烯类也可能降低癫痫发作的阈值。由于存在癫痫发作的风险，更昔洛韦和亚胺培南不应同时使用。

4.监测：SCr、肝功能、CBC、癫痫发作、皮肤过敏反应。

临床要点

为了降低与使用亚胺培南/西司他丁相关的癫痫发作风险，建议对肾功能不全患者进行剂量调整。

头孢西丁

作用机制

通过与一种或多种PBP结合，抑制分裂活跃的细菌细胞壁合成。

临床应用

1.脓肿分枝杆菌、龟分枝杆菌和偶遇分枝杆菌的经验性或根治性治疗。

2.脓肿分枝杆菌通常对头孢西丁敏感，约50%的偶遇分枝杆菌分离株易感，而龟分枝杆菌通常耐药。

剂量/TDM

1.头孢西丁2g，每4h 1次，静脉注射或3g，每6h 1次，静脉注射（最大剂量：12g/d）。

2.需要根据肾功能调整剂量。

安全性

1. ADR：腹泻、嗜酸性粒细胞增多、皮疹、溶血性贫血（罕见）、全血细胞减少症（罕见）。

2.禁忌证：过敏。

3.药物相互作用：无显著药物相互作用。

4.检测：SCr、肝功能、CBC；皮肤过敏性皮疹。

临床要点

在等待进一步菌种鉴定和药敏结果的同时，可以使用头孢西丁对快速生长的分枝杆菌感染进行经验性治疗；通常与阿米卡星和大环内酯类联合使用。

氯法齐明

作用机制

不详。

临床应用

1.瘤性(多菌型)麻风病的联合治疗。

2.结核分枝杆菌。

(1)通常不推荐用于耐多药结核病的治疗。

(2)作为治疗方案中的联合用药之一。

(3)WHO C组。

剂量/TDM

1.治疗多菌性麻风病:氯法齐明50mg/d,每月300mg,口服,与氨苯砜(每天)和利福平(每月)联合使用。

2.治疗结核病:氯法齐明100~200mg/d,口服。

安全性

1. ADR:腹痛、恶心、呕吐、腹泻;服用氯法齐明后几周内皮肤呈红黑色或橙色;毛发、尿液、汗液、粪便、痰液和其他体液变色;角膜红棕色和结膜变色;淋巴水肿(罕见)和剥脱性皮炎(罕见)。

2.禁忌证:过敏。

3.药物相互作用:与铝镁抗酸药物同时服用会降低氯法齐明的生物利用度。

4.检测:眼科检查、SCr、肝功能。

临床要点

1.氯法齐明的半衰期长,在脂肪组织中易结晶,其相关的不良反应与剂量有关。氯法齐明的副作用通常可逆,可在停药后缓解。

2.氯法齐明应与食物同时服用。

环丝氨酸

作用机制

竞争性地抑制至少2种细菌酶,这些酶或是提供D-丙氨酸,或是将D-丙氨酸整合至肽桥,从而有助于维持细菌细胞壁的完整性。

临床应用

1.当原发结核病治疗不充分时,与其他药物联合治疗活动性肺结核或肺外结核。

2. WHO C组。

剂量/TDM

初始:10~15mg/(kg·d)(最大剂量:1000mg/d),通常为500~750mg/d,分2次服用。大多数有使用环丝氨酸经验的临床医生表示,患者很少能够耐受此剂量。在确定最佳剂量时,血药浓度通常控制20~35μg/mL即可。

安全性

1. ADR:神经毒性(抽搐、嗜睡、意识模糊、震颤、眩晕)、肝功能指标升高、皮疹。

2.禁忌证:过敏;癫痫;抑郁、严重焦虑或精神病;严重肾功能不全;过量饮酒。

3.药物相互作用:与酒精同时使用会增加癫痫发作的风险;与异烟肼合用可能会增加中枢神经系统毒性。

4.监测

(1)肾脏、肝脏、血液学检查和血浆环丝氨酸浓度。

(2)每个月评估1次神经精神状态,如果出现症状则需更频繁地评估。

临床要点

吡哆醇200~300mg/d或每250mg环丝氨酸加50mg吡哆醇联合用药可治疗或预防神经毒性。

氨苯砜

作用机制

通过抑制二氢叶酸合酶(DHPS)作用于叶酸合成途径。

临床应用

治疗麻风分枝杆菌感染。

剂量/TDM

100mg,1 次/天,与 1 种或多种其他对麻风分枝杆菌有效的药物联合使用。

安全性

1. ADR

(1)常见:皮疹。

(2)严重:高铁血红蛋白血症、溶血、中性粒细胞减少症、再生障碍性贫血、肝毒性。

2.禁忌证:对氨苯砜过敏。

3.药物相互作用:利福平可增强氨苯砜的代谢。丙磺舒可阻断氨苯砜的肾脏排泄,从而导致氨苯砜的血药浓度增加。

4.监测:CBC 分类(第 1 个月每周 1 次,此后 6 个月内每个月 1 次,然后每半年 1 次)、网织红细胞计数和肝功能检查;在开始使用氨苯砜前检查葡萄糖-6-磷酸脱氢酶(G-6-PD)水平;监测黄疸、溶血或高铁血红蛋白血症。

临床要点

氨苯砜在全身各组织中广泛分布,尤其可在皮肤、肌肉、肝脏、肾脏中聚集。另外,氨苯砜还可透过血脑屏障。

迪拉马尼

作用机制

一种硝基二氢咪唑并噁唑药物,可抑制分枝菌酸合成(即细胞壁合成)。

临床应用

1.当无法执行 WHO 推荐的方案时,可作为多重耐药结核病的三线治疗药物。

WHO D2 组。

2. WHO 推荐方案外的广泛耐药结核病的治疗。

3.在欧洲获得批准,FDA 未批准。

剂量

1.每次 100mg,2 次/天,持续 24 周。

2.需要根据肾功能调整剂量。

安全性

1. ADR:皮疹、恶心、呕吐;QTc 间期延长。

2.药物相互作用:可增强 QTc 间期延长药物的作用。

3.禁忌证:妊娠和哺乳期患者;过敏;低蛋白血症。

4.监测:治疗前和治疗后每月检查心电图;检测血清白蛋白。

乙胺丁醇

作用机制

1.抑制阿拉伯糖基转移酶[该酶通过聚合呋喃阿拉伯糖基残基将多聚异戊二烯磷酸阿拉伯糖(DPA)转变为分枝杆菌细胞壁重要成分聚阿拉伯半乳糖和阿拉伯甘露糖脂];是一种抑菌剂。

2.最弱的一线抗结核药物——主要用于预防异烟肼耐药者再出现利福平耐药。

临床应用

1.用于结核病的药物联合治疗。

2.用于非结核分枝杆菌(鸟分枝杆菌复合体、堪萨斯分枝杆菌、海鱼分枝杆菌)的治疗。

剂量/TDM

1.适用于小体重患者。

2.结核分枝杆菌

(1)15~20mg/(kg·d),最大剂量为 1.6g。

(2)25~30mg/(kg·d),3 次/周,最大剂量为 2.4g。

(3)35~50mg/(kg·d),2 次/周,最大剂量为 4.0g。

3.肺鸟胞内分枝杆菌复合体:25mg/kg,3 次/周;或 15mg/(kg·d)。

4.其他非结核分枝杆菌:15mg/(kg·d)。

安全性

1. ADR：视神经炎、周围神经炎、肾毒性、皮疹、肝功能异常、血小板减少（罕见）。

2.禁忌证：过敏；视神经炎（需评估风险/获益）；儿童；意识障碍；难以识别的视觉变化。

3.药物相互作用：氢氧化铝可降低血清中乙胺丁醇的浓度。

4.监测：剂量>15mg/(kg·d)的患者，应记录下列检查的基线值，并每个月随访1次：视力及颜色鉴别测试、SCr、生化全套。

5.眼毒性风险：鸟胞内分枝杆菌复合体感染者>结核分枝杆菌感染者；每天给药者>间歇给药者。

> **临床要点**
>
> 乙胺丁醇主要通过肾脏排泄，已有肾功能损害者需调整剂量。

乙硫异烟胺

作用机制

干扰分枝菌酸代谢，从而破坏分枝杆菌的脂质膜。

临床应用

耐多药结核病的核心二线用药。

WHO C组。

剂量

总剂量为15~20mg/(kg·d)（通常为250~500mg，每天1~2次）；需与其他药物联合给药治疗结核感染。

安全性

1. ADR

(1)常见：胃肠道反应（恶心、呕吐、腹痛、腹泻、口内金属味、厌食症）。

(2)严重：肝毒性、神经毒性（抑郁、嗜睡、头痛、周围神经炎、视力模糊、复视）（建议同时服用维生素B6）、药物超敏反应综合征（DRESS）、史蒂文-约翰综合征（SJS）、中毒性表皮坏死松解症（TEN）。

2.禁忌证：过敏；严重肝功能损害。

3.药物相互作用：本品可能增强环丝氨酸的神经毒性。

4.监测：ALT、AST基线值，每个月复测；眼科检查包括治疗前评估及定期随访；定期检测血糖及TSH值。

> **临床要点**
>
> 在临床实践中，乙硫异烟胺与丙硫异烟胺通常被视为等效。

氟喹诺酮类

1.环丙沙星。

2.左氧氟沙星。

3.莫西沙星。

作用机制

抑制DNA解旋酶和DNA拓扑异构酶Ⅳ（协同参与DNA复制、转录、重组、修复）；是一种杀菌剂。

临床应用

1.用于对该药敏感或假定敏感的耐药结核感染，或一线用药不能耐受时。

WHO A组。

2.用于利福平耐药的堪萨斯分枝杆菌感染。

3.龟分枝杆菌、脓肿分枝杆菌、免疫原分枝杆菌通常对环丙沙星耐药。

4.用于偶遇分枝杆菌感染。

剂量/TDM

1.左氧氟沙星500~1000mg，每天1次，静脉注射/口服。

2.莫西沙星400mg，每天1次，静脉注射/口服。

安全性

1. ADR

(1)仅限于因其他药物的严重不良反应而无更佳选择的患者使用。

(2)中枢神经系统影响：头晕、意识模糊、幻觉、癫痫、中毒性精神病、失眠。故应慎用于已知或疑似中枢神经系统疾病的患者，并尽量排除可能导致癫痫发作或降低癫痫发作阈值的风险因素。

(3)肌腱炎和肌腱断裂：跟腱断裂最常见。任何年龄或无易感因素的患者均可出现，常发生于治疗开始后数小时至数周。

(4)周围神经病变：可能不可逆。应于出现感觉或感觉运动神经元病变初期停药。

(5)可能加重重症肌无力患者的症状。

(6)QTc 间期延长、肝炎、血糖异常、光敏感、丙型艰难梭菌相关性腹泻。

2.禁忌证：过敏。

3.药物相互作用

(1)Ca^{2+}、Fe^{2+}、含矿物质的复合维生素、抗酸剂、乳制品：该组制剂所含二价阳离子可与其螯合，显著降低其生物利用度；在服用上述药物的 2h 前或 6h 后再服用氟喹诺酮，可使上述作用最小化。

(2)氟喹诺酮可能与华法林相互作用，应监测国际标准化比值(INR)，评估出血发生率。

(3)QTc 间期延长的药物：QTc 间期的延长作用可能增强。

(4)环丙沙星是 CYP3A4 的轻度抑制剂，可能会增加 CYP3A4 代谢的药物浓度。

4.监测：SCr、血糖、肝功能、CBC、心电图、精神状态、大便性状和每日腹泻次数、肌腱炎的症状和体征。

临床要点

1.所有氟喹诺酮类药物的组织渗透性良好。

2.莫西沙星不经肾脏排泄，肾功能受损患者无须调整剂量。

3.氟喹诺酮类药物的生物利用度高，但可能会受到合并用药的严重影响。

叶酸拮抗剂

TMP-SMX。

作用机制

干扰叶酸生物合成途径，从而抑制 DNA 合成；是一种抑菌剂。

临床应用

1.用于海鱼分枝杆菌皮肤感染。

轻症者或可单药治疗。

2.用于偶遇分枝杆菌感染的后续联合治疗。

剂量/TDM

1.根据体重调整用药剂量(基于甲氧苄啶成分)。

2.口服给药时，予 TMP-SMX 1~2 片双倍剂量，每 12h 1 次。

3.静脉注射 TMP-SMX 8~20mg(TMP)/(kg·d)，分 6~12h 给药。

4.需要根据肾功能调整剂量。

安全性

1. ADR

(1)常见

1)胃肠道反应：恶心、腹泻。

2)肾毒性：急性肾小管坏死、急性间质性肾炎、结晶尿(TMP 可阻断肌酐排泄，导致在不降低肾小球滤过率的同时增加血清肌酐水平)。

(2)严重

1)皮肤：光敏感、皮疹，可能引起危及生命的皮肤病，如 SJS 和 TEN。

2)血液系统：骨髓抑制。

3)肝毒性：黄疸、碱性磷酸酶一过性升高、肝坏死(罕见)。

4)高钾血症：TMP 可逆性阻止 K^+经肾排泄，导致高钾血症。

2.禁忌证

(1)葡萄糖-6-磷酸脱氢酶缺乏症。

(2)有磺胺类或甲氧苄啶类药物诱导血小板减少的病史。

(3)过敏。

(4)因叶酸缺乏而引起的巨幼细胞贫血。

3.药物相互作用

(1)华法林:磺胺可使INR升高。

(2)利福平:可降低TMP-SMX的血药浓度。

(3)多非利特:TMP可增加多非利特的血药浓度。

4.监测:血清尿素氮、SCr、血清钾、CBC、皮疹。

临床要点

磺胺类与非磺胺类抗生素之间可能不会发生交叉反应,或至少这种可能性极低。特别是,因产生抗体而导致超敏反应的机制不大可能发生在磺胺类和非磺胺类抗生素中。

异烟肼

作用机制

1.抑制分枝菌酸合成(分枝杆菌是富含脂质的细胞壁的关键成分)。

2.杀菌剂:浓度依赖性杀菌作用。

临床应用

1.是治疗结核分枝杆菌感染的核心药物。

2.与利福平联合使用,用于短程治疗方案,具有高治愈率。

剂量/TDM

1.生物利用度为90%。

2.本推荐基于小体重。

3. 5mg/(kg·d)口服(每天最大剂量为300mg)。

4. 15mg/kg,可每周分1~3次口服(每次最大剂量为900mg)。

5.肝脏乙酰化(受遗传控制)速率影响给药剂量。

(1)快速乙酰化者:需加量。

(2)慢速乙酰化者:神经、肝脏毒性风险增加。

安全性

1. ADR:肝毒性(1%~2.7%)、神经毒性(<0.2%)、恶心、呕吐、腹泻、皮疹(2%)、急性胰腺炎(罕见)、狼疮样综合征。

2.禁忌证:过敏,包括药物诱发性肝炎;急性肝病;既往异烟肼治疗引起肝损伤;既往服用异烟肼后出现严重不良反应(药物热、寒冷、关节炎)。

3.药物相互作用:异烟肼可增加磷苯妥英的血药浓度;利福平可增强异烟肼的肝毒性。

4.监测:肝功能。

临床要点

异烟肼组织渗透性良好,可透过血脑屏障。

利奈唑胺

作用机制

与细菌50S核糖体亚基结合，抑制其核糖体蛋白的合成。

临床应用

1.结核分枝杆菌感染的二线用药。

WHO C组。

2.脓肿分枝杆菌所致的严重肺部感染(包括初始治疗及维持治疗)。

剂量

300~600mg每天1次。

长期小剂量口服耐受性更佳。

安全性

1. ADR

(1)常见:恶心、呕吐、腹泻。

(2)严重:过敏(皮疹、血管性水肿)、骨髓抑制、周围神经病变和视神经炎、乳酸酸中毒。

2.禁忌证:对利奈唑胺及其制剂的任何成分过敏;同时使用或2周内曾使用MAO抑制剂。

3.药物相互作用:可增强5-羟色胺选择性再摄取抑制剂和三环类抗抑郁药的作用。

4.监测:CBC每周1次;用药>3个月或出现视力相关症状时,需行视力检查。

临床要点

因口服制剂生物利用度为100%，故从静脉过渡到口服时，可以使用相同剂量。

大环内酯类

1.阿奇霉素。

2.克拉霉素。

作用机制

与细菌50S核糖体亚基结合，抑制其蛋白的合成；是一种抑菌剂。

临床应用

1. MAC感染联合治疗的基石。

2. MAC感染的预防。

3.治疗非结核分枝杆菌感染，尤其是脓肿分枝杆菌感染；治疗其他RGM和利福平耐药的堪萨斯分枝杆菌感染。

4.不再作为耐多药和利福平耐药结核病的治疗药物。

剂量/TDM

1.阿奇霉素，静脉注射/口服。

(1)MAC的初级预防。

1)1200mg/W或500mg/d。

2)与乙胺丁醇或利福平联合用于二级预防。

(2)联合治疗MAC感染所致肺部结节和(或)支气管病：每次500mg，3次/周。

(3)联合治疗MAC感染所致纤维空洞性肺病或严重结节性/支气管扩张症：250mg/d。

2.克拉霉素500mg，每12h 1次，口服，需与其他抗分枝杆菌药物联合使用。

3.需要根据肾功能调整剂量。

安全性

1. ADR

(1)常见

胃肠道反应：严重腹泻、恶心和呕吐。

(2)严重

1)肝毒性：肝坏死、肝衰竭和死亡。肝病患者应谨慎使用，当出现肝炎症状时应立即停药。

2)导致QTc间期延长和室性心律失常。

3)可能加重重症肌无力患者的症状。

4)过敏反应：嗜酸性粒细胞增多、发热、皮疹。

5)血液学毒性：白细胞减少，血小板减少。

2.禁忌证

1)既往使用大环内酯类药物出现胆汁淤积性黄疸或肝功能障碍。

2)过敏。

3)同时使用西沙比利、匹莫齐特、麦角生物碱类(如麦角胺、双氢麦角胺酒石酸盐)药物。与经CYP3A4代谢的HMG-CoA还原酶抑制剂(如洛伐他汀、辛伐他汀)同服。与秋水仙碱同时用于肝肾功能损伤的患者。

3.药物相互作用

(1)该药物通过CYP3A4代谢(红霉素>克拉霉素>阿奇霉素)，故该酶的抑制剂可增加血药浓度。

(2)克拉霉素是一种有效的CYP3A4抑制剂。因此，其可能会增加经CYP3A4代谢的药物的浓度。

(3)本品可增强QTc间期延长药物的作用。

4.监测：肝功能、SCr、CBC、QTc间期。

临床要点

阿奇霉素的半衰期相对较长，其消除速度非常慢。

对氨基水杨酸(PAS)

作用机制

对氨基苯甲酸(PABA)类似物，其作用机制类似于磺胺，可与PABA竞争性拮抗二氢叶酸合酶；是一种抑菌剂。

临床应用

与其他抗结核药物联合治疗耐药结核感染。

WHO D3组。

剂量

8~12g/d(通常每8~12h 4g),需与1种及多种其他抗结核药物联用。

安全性

1. ADR

(1)常见:胃肠道反应(如恶心、呕吐、腹部绞痛、腹泻);甲状腺功能减退。

(2)严重:过敏反应(如发热、结膜炎、皮疹和瘙痒)、肝炎、中性粒细胞减少或缺乏、肾功能障碍。

2.禁忌证:对对氨基水杨酸及其制剂的任何成分过敏;严重肾功能不全。

3.药物相互作用:丙磺舒可增加其血药浓度。

4.监测:肝功能及甲状腺功能。

临床要点

需要频繁服用对氨基水杨酸,以保持足够的抑菌浓度。

吡嗪酰胺

作用机制

1.具体机制尚未阐明。可能的机制:吡嗪酰胺在分枝杆菌敏感菌株中转化为吡嗪酸。

2.在酸性环境(如巨噬细胞内)中作用更强;针对休眠/半休眠菌。

临床应用

治疗结核感染的一线用药。

剂量/TDM

服用后广泛分布于肺及脑脊液等组织中。

(1)推荐剂量以小体重为准。

(2)20~30mg/(kg·d),口服,每天最大剂量为2g。

(3)30~40mg/kg,3次/周,每次最大剂量为3g。

(4)40~60mg/kg,2次/周,每次最大剂量为4g。

(5)肾衰竭(CrCl<30mL/min)患者需调整剂量。

安全性

1. ADR:肝毒性、无症状性高尿酸血症、多关节痛(40%日常剂量)、厌食、恶心、皮肤潮红、皮疹、血小板减少(罕见)。

2.禁忌证:过敏、痛风急性期、严重的肝损伤。

3.药物相互作用:吡嗪酰胺可降低环孢素的血药浓度;吡嗪酰胺可增强利福平的肝毒性。

4.监测:肝功能、血清尿酸浓度。

临床要点

1.结核性脑膜炎患者使用吡嗪酰胺容易透过血脑屏障。

2.吡嗪酰胺耐药不常见,若出现耐药,需考虑可能感染牛分枝杆菌。

利福霉素类

1.利福平。

2.利福布汀。

3.利福喷汀。

作用机制

1.抑制DNA依赖性RNA聚合酶的β亚基,阻断RNA转录。

2.杀菌剂:浓度依赖性杀菌作用。

临床应用

1.利福平是治疗敏感或假定敏感的结核分枝杆菌引起的各类型结核病的一线用药,是所有短疗程治疗方案的基本组成部分。

2.利福布汀可替代利福平用于各类型结核病的治疗(敏感或假定敏感的结核分枝杆菌)。常用于利福平耐药及合并使用与利福平有相互作用药物的患者。

3.利福喷汀常与异烟肼联合使用,每周1次,用于特殊患者。

4.用于治疗堪萨斯分枝杆菌及鸟胞内分枝杆菌

复合体感染。

剂量/TDM

1.吸收后广泛分布,可透过血脑屏障;可于细胞内浓聚,尤其是多核形细胞;极少经肾脏排泄。

2.利福平

(1)活动期结核(口服/静脉注射)

1)每日疗法:10mg/(kg·d)(最大剂量为600mg/d)。

2)直接观察疗法(DOT):10mg/(kg·d)(最大剂量为600mg),每周2~3次。

(2)潜伏期结核:10mg/(kg·d)(最大剂量为600mg/d),连续使用4个月。

3.利福布汀

(1)口服使用。

(2)可用于HIV患者。

(3)预防MAC(CD4+ T细胞计数<50个细胞/微升)和治疗MAC感染,300mg/d。

(4)结核感染:5mg/(kg·d),通常为300mg/d。

4.利福喷汀,口服,每周10~20mg/kg。

(1)结核和潜伏期结核:每周1次,共使用3个月。

(2)必须按照DOT方案给药,并与异烟肼联合使用(本品最大剂量为每次900mg)。

1)25kg<体重<32kg:600mg。

2)32kg≤体重≤50kg:750mg。

3)体重>50kg:900mg。

安全性

1. ADR:恶心、皮疹(利福平发生率高达6%)、肝毒性(1%~2.7%)、溶血性贫血、白细胞减少、血小板减少(尤其是高剂量治疗)、急性肾衰竭。

2.禁忌证:过敏;同时联用蛋白酶抑制剂。

3.药物相互作用

(1)本品对CYP3A4和CYP2、CYP2C19和CYPD6的诱导程度较小。

(2)本品作为酶诱导剂的效力:利福平>利福喷汀>利福布汀。

(3)需注意与下列药物的相互作用:大环内酯类抗生素、咪唑类抗真菌药、卡泊芬净、口服避孕药、美沙酮、蛋白酶抑制剂、皮质类固醇和苯二氮䓬类药物。

(4)与华法林同用,需监测INR,可能需要2~3倍华法林剂量以达到原有疗效。

4.监测:SCr、尿素氮、肝功能、CBC。

临床要点

1.利福平广泛分布到组织和体液中,包括尿液和眼泪,并使之变红。

2.利福布汀比利福平诱导CYP3A4能力弱。

四环素族和替加环素

1.多西环素。

2.米诺环素。

3.替加环素。

作用机制

与细菌30S核糖体亚基结合,抑制蛋白质合成;是一种抑菌剂。

临床应用

1.治疗麻风分枝杆菌感染。

2.联合治疗非结核分枝杆菌感染,尤其是快生长分枝杆菌和海鱼分枝杆菌感染。

剂量/TDM

1.多西环素:静脉注射/口服,100mg/12h。

2.米诺环素

治疗麻风分枝杆菌:静脉注射/口服100mg/d;治疗海鱼分枝杆菌:口服100mg/12h。

3.替加环素:首剂100mg,静脉注射,之后50mg/12h(肝功能不全者需调整剂量)。

安全性

1.不良反应:光敏感、恶心、呕吐、牙釉质染色、皮肤色素沉着;前庭毒性(米诺环素)、食管炎(多西环素)、颅内高压(多西环素)。

替加环素:恶心、呕吐、肝毒性、胰腺炎。

2.禁忌证:妊娠女性;<8岁的儿童;过敏。

3.药物相互作用

(1)米诺环素可降低阿扎那韦的血药浓度。

(2)替加环素可增加华法林的血药浓度。

(3)Ca^{2+}、Fe^{2+}、矿物质复合维生素、抗酸剂和乳制品:四环素族与上述二价阳离子螯合,显著降低其自身生物利用度。应至少间隔 2h 口服。

(4)四环素是 CYP3A4 的底物,其浓度随CYP3A4诱导剂或抑制剂而改变。

4.监测:SCr、肝功能。

临床要点

替加环素与四环素的交叉反应少有报道,鉴于其化学结构与药理学的相似性,使用时需谨慎。

(王乐 葛改 李越 译 王洪生 校)

推荐阅读和参考文献

1. Centers for Disease Control and Prevention. Core curriculum on tuberculosis: What the clinician should know. Chapter 6: Treatment of tuberculosis disease. https://www.cdc.gov/tb/education/corecurr/pdf/chapter6.pdf.
2. Centers for Disease Control and Prevention. *Treatment of Tuberculosis*, June 2003, https://www.cdc.gov/mmwr/preview/mmwrhtml/rr5211a1.htm.
3. Grayson, M. Lindsay, et al. Kucers' the use of antibiotics: a clinical review of antibacterial, antifungal, antiparasitic, and antiviral drugs. Boca Raton, FL, Taylor & Francis Group, 2018.
4. Griffith DE, Aksamit T, Brown-Elliott BA, et al. An official ATS/IDSA statement: diagnosis, treatment and prevention of nontuerculous mycobacterial diseases. *Am J Respir Crit Care Med* 2007;175(4):367-416.
5. IDSA (Infectious Diseases Society of America) Guidelines. Treatment of drug-susceptible tuberculosis; and diagnosis, treatment and prevention of NTM disease. https://www.idsociety.org/practice-guideline/practice-guidelines/#/date_na_dt/DESC/0/+/.
6. Lee M, Lee J, Carroll MW, et al. Linezolid for treamtent of chronic extensively drug-resistant tuberculosis. *N Engl J Med* 2012;367(16):1508-18.
7. Lexi-Comp, Inc. (Lexi-Drugs). Lexi-Comp, Inc.; July 17, 2019.
8. Nahid P, Dorman SE, Alipaanh N, et al. Executive Summary: Official American Thoracic Society/Centers for Disease Control and Prevention/Infectious Diseases Society of America Clinical Practice Guidelines: Treatment of Drug-Susceptible Tuberculosis. *Clin Infect Dis* 2016;63(7):853-67.
9. NICE (National Institute for Health and Clinical Excellence) Guidelines: Tuberculosis – clinical diagnosis and management of tuberculosis, and measures for its prevention and control. Clinical guideline [CG117]. https://www.nice.org.uk/guidance/cg117.
10. TB drug monograph: http://www.tbdrugmonographs.co.uk/.
11. WHO (World Health Organization). *Treatment Guidelines for Drug-Resistant Tuberculosis*. Geneva: WHO; 2016.

第7章 抗真菌药

Alexandria Wilson

抗真菌药的药代动力学和药效学原理

药代动力学(PK)

吸收、分布、代谢、排泄——各变量详见具体抗真菌药物。

药效学(PD)

1.敏感性

(1)MIC。

(2)白色念珠菌对氟康唑的临床折点。

1)敏感:MIC<2。

2)敏感的剂量依赖:MIC=4。

3)耐药:MIC>8。

(3)杀菌药

1)两性霉素 B。

2)棘白菌素类(念珠菌)。

(4)抑菌药

1)唑类。

2)氟胞嘧啶。

3)棘白菌素类(曲霉)。

2. PD 参数

(1)AUC/MIC

1)唑类。

2)氟胞嘧啶。

3)棘白菌素类。

(2)峰浓度(C_{max}):MIC。

两性霉素 B。

抗真菌药分类

丙酰胺类

作用机制

抑制角鲨烯环氧化酶,导致麦角固醇减少,作用部位见图 7.1。

特比萘芬

抗菌谱

窄谱。

临床应用

1.甲真菌病。

2.皮肤癣菌。

3.孢子丝菌病(皮肤型和皮肤淋巴管型)。

剂量/TDM

1.甲真菌病和皮肤癣菌:250mg,口服,1 次/天。

持续时间:

1)视感染情况而定。

2)通常为数周至数月。

3)指甲甲真菌病:6 周。

4)趾甲甲真菌病:12 周。

2.孢子丝菌病:500mg,口服,2 次/天,病灶消退后继续服用 2~4 周。

安全性

1. ADR:头痛。

2.禁忌证:慢性或活动性肝病。

3.药物相互作用:中度 CYP2D6 抑制剂。

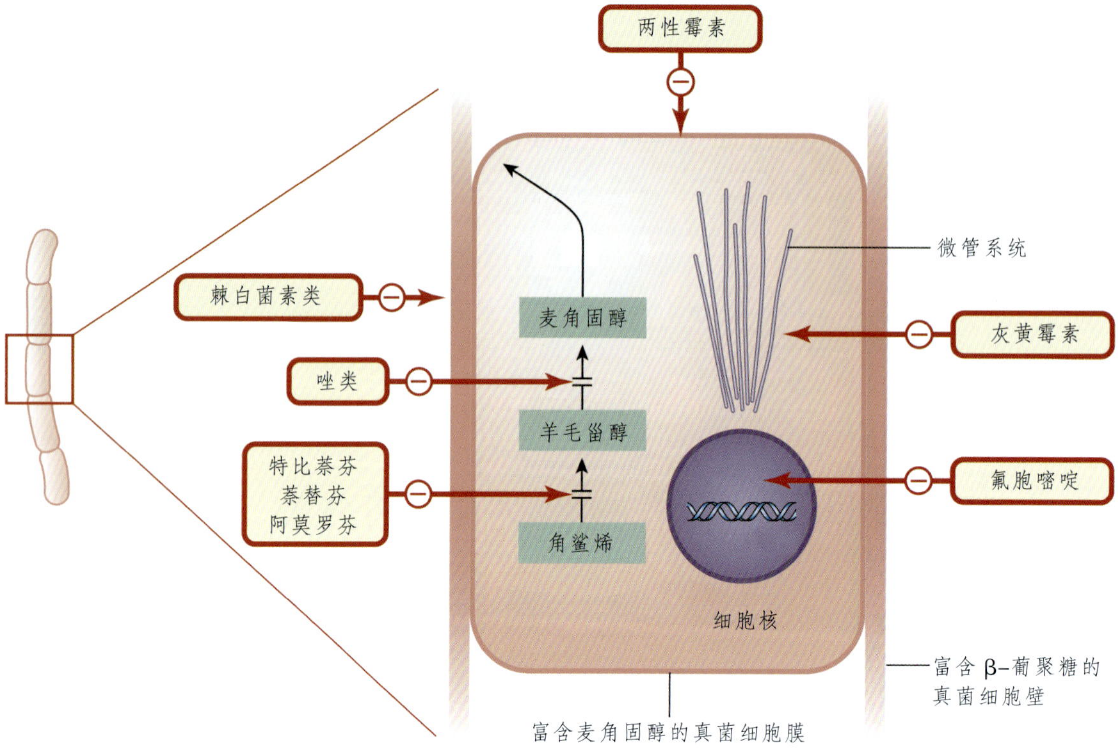

图7.1 常用抗真菌药的作用部位。真菌是形态多样的生物，这张“典型”的真菌示意图在技术上并不准确。本章中提到的抗真菌药的重要作用部位用红色框表示。(From Antifungal drugs.In: Rang HP, Ritter JM, Flower RJ, Henderson G. Rang & Dale's Pharmacology, 8th ed. Elsevier, 2016.)

临床要点

不适用于系统性真菌感染。

多烯类

1.两性霉素B。

2.制霉菌素。

作用机制

与真菌细胞膜固醇结合，增加细胞膜通透性，导致细胞内物质外泄，作用部位见图7.1。

两性霉素B

抗菌谱

1.广谱抗生素。

2.酵母菌：念珠菌属(除葡萄牙念珠菌和季也蒙念珠菌外)和隐球菌。

3.霉菌：曲霉(除土曲霉外)、镰刀菌和毛霉菌。

4.双相真菌：皮炎芽生菌、球孢子菌和组织胞浆菌。

临床应用

1.隐球菌病、组织胞浆菌病、球孢子菌病、念珠菌病和芽生菌病临床治疗指南推荐用药，特别是严重或播散疾病。

2.治疗曲霉病的替代药物。

剂量/TDM

常规用药：

(1)两性霉素B脱氧胆酸盐0.5~1mg/(kg·d)，静脉注射。

脂质制剂(药物渗入磷脂双层膜中)。

(2)两性霉素B脂质复合体5mg/(kg·d)，静脉注射。

(3)两性霉素B脂质体3~5mg/(kg·d)，静脉注射。

安全性

1. ADR

(1)肾毒性。

(2)输液相关反应。

(3)K^+和 Mg^{2+}流失。

(4)贫血。

(5)所有的脂质剂型与传统剂型相比,不良反应均降低。

2.药物相互作用:不与肾毒性药物合用。

3.监测:SCr、K^+、Mg^{2+}、血红蛋白、血细胞比容。

临床要点

1.传统的两性霉素B脱氧胆酸盐因药物不良反应发生率高而不再全身使用。

2.可尝试在输注前和输注后使用生理盐水以及在输注前使用对乙酰氨基酚和苯海拉明来降低肾毒性和输液相关反应。

3.可能是治疗妊娠女性真菌感染的首选药物。

制霉菌素

抗菌谱

念珠菌。

临床应用

口咽念珠菌病。

剂量/TDM

40万~60万单位,4次/天,含服。

吞咽前尽可能较长时间地停留在口腔中(数分钟)。

临床要点

不适用于系统性真菌感染。

核苷类似物

作用机制

作为嘧啶类似物抑制DNA合成,作用部位见图7.1。

氟胞嘧啶

抗菌谱

念珠菌和隐球菌。

临床应用

联合两性霉素B用于隐球菌性脑膜炎的诱导期治疗。

剂量/TDM

1.剂量:50~150mg/(kg·d),分4次口服,每6h 1次。

2. TDM:目标峰浓度(给药后2h)和谷浓度为30~80μg/mL。

开始治疗后3~5天监测。

安全性

1. ADR

(1)骨髓抑制:白细胞减少、血小板减少和(或)全血细胞减少。

(2)胃肠道反应:恶心、呕吐、腹泻、腹痛。

(3)肝毒性。

2.药物相互作用:并发肾毒性药物可能会增加氟胞嘧啶的血药浓度。

3.监测:CBC、综合代谢检测(CMP)、血药峰浓度和谷浓度。

临床要点

1.根据肾功能调整剂量。

2.由于耐药性的发展,请勿用作单药治疗。

唑类(咪唑类和三唑类)

作用机制

结合14-α去甲基酶,在细胞膜形成过程中,该酶可抑制羊毛甾醇合成麦角固醇,作用部位见图7.1。

咪唑类

1.克霉唑。

2.咪康唑。

抗菌谱

念珠菌。

临床应用

口咽念珠菌病。

PK/PD

无吸收性。

剂量/TDM

1.克霉唑片剂或含片10mg。

(1)治疗:5次/天。

(2)预防:3次/天。

2.咪康唑含片50mg,1次/天。

在上牙龈区域使用。

安全性

ADR

(1)克霉唑:肝功能检查异常。

(2)咪康唑:用药部位反应。

临床要点

不用于系统治疗。

三唑类

1.伊曲康唑。

2.氟康唑。

3.伏立康唑。

4.泊沙康唑。

5.硫酸艾沙康唑(艾沙康唑的前体药物)。

抗菌谱

1.酵母菌

(1)念珠菌属(克柔念珠菌和一些耐药的光滑念珠菌除外)。

(2)隐球菌。

2.霉菌

(1)曲霉(除氟康唑)。

(2)镰刀菌(除氟康唑)。

(3)泊沙康唑和硫酸艾沙康唑对毛霉有抗菌活性。

3.双相真菌

(1)皮炎芽生菌。

(2)球孢子菌。

(3)组织胞浆菌。

临床应用

1.氟康唑可作为隐球菌性脑膜炎的巩固和维持治疗,是其他部位隐球菌感染及真菌性尿路感染的首选药物。

2.伊曲康唑是组织胞浆菌病、芽生菌病和球孢子菌病的推荐治疗药物。

3.伏立康唑是曲霉病的推荐治疗药物。

剂量

1.伊曲康唑200~400mg/d。

(1)负荷剂量:200mg,口服,3次/天,连用3天。

(2)维持剂量:200mg,口服,2次/天。

2.氟康唑100~800mg/d,静脉注射或口服(剂量依据适应证而定)。

3.伏立康唑

(1)负荷剂量:6mg/kg,静脉注射,或400mg,口服,每12h 1次,共2剂。

(2)维持剂量:4mg/kg,静脉注射,或200mg,口服,每12h 1次。

4.泊沙康唑

(1)混悬液:200~400mg,口服,2~4次/天。

(2)缓释(DR)片剂和静脉注射 。

1)负荷剂量:300mg,2次/天,持续1天。

2)维持剂量:300mg,1次/天。

5.硫酸艾沙康唑

1胶囊=186mg硫酸艾沙康唑=100mg艾沙康唑。

1)负荷剂量:372mg硫酸艾沙康唑,口服或静脉注射,每8h 1次,共6剂。

2)维持剂量:372mg,1次/天,口服或静脉注射,在最后1次负荷剂量后的12~24h开始。

TDM

1.伊曲康唑

(1)目标剂量为1~10μg/mL。

(2)是伊曲康唑和主要活性代谢物羟基伊曲康唑的总和。

(3)首剂后7天达到谷浓度。

(4)一旦达到稳定状态,血药浓度不太可能出现显著的临床变化。

2.伏立康唑

(1)目标谷浓度为1μg/mL或2~5.5μg/mL。

(2)首剂后 5~7 天。

3.泊沙康唑混悬液(没有对缓释片剂和静脉注射剂型的药物监测)。

(1)目标治疗谷浓度:>1.25μg/mL。

(2)目标预防谷浓度:>0.7μg/mL。

(3)治疗 7 天后达到谷浓度。

安全性

1. ADR

(1)所有唑类

1)肝毒性:转氨酶升高或肝炎。

2)胃肠道反应:恶心、呕吐、腹泻(尤其是伊曲康唑溶液)。

3)QT 间期延长(硫酸艾沙康唑除外,其可能会缩短 QT 间期)。

(2)伊曲康唑:心力衰竭/心肌炎。

(3)伏立康唑

1)中枢神经系统和视觉障碍。

2)皮肤疾病:光敏感、皮肤恶性肿瘤。

(4)艾沙康唑:缩短 QT 间期。

2.禁忌证

如果由于载体环糊精积聚而使 CrC<50mL/min,则应避免静脉注射伏立康唑。

3.药物相互作用

(1)质子泵抑制剂、H2 受体拮抗剂和抗酸药会抑制伊曲康唑胶囊和泊沙康唑混悬液的吸收。

(2)CYP 相互作用

1)伊曲康唑:CYP3A4 底物和抑制剂。

2)氟康唑:CYP2C8/9、2C19 和 3A4 抑制剂。

3)伏立康唑:CYP2C8/9、2C19 和 3A4 底物和抑制剂。

4)泊沙康唑:CYP3A4 抑制剂和 p-糖蛋白(p-gp)底物和抑制剂。

5)艾沙康唑:CYP3A4 底物和抑制剂以及 p-pg抑制剂。

(3)延长 QT 间期的伴随药物。

4.监测:恶心、呕吐、腹泻、心电图、ALT、AST。

临床要点

1.氟康唑通过肾脏代谢。

(1)需要根据肾功能调整剂量。

(2)用于治疗真菌性尿路感染。

2.伊曲康唑胶囊的生物利用度较差。

3.泊沙康唑缓释片口服和静脉制剂不能与口服混悬剂替代使用。

4.唑类有致畸作用。

5.酮康唑不再用于治疗系统性真菌感染。

棘白菌素类

1.卡泊芬净。

2.米卡芬净。

3.阿尼芬净。

作用机制

通过抑制细胞壁成分 BD 合酶来抑制 β-1,3-D 葡聚糖的合成,作用部位见图 7.1。

抗菌谱

念珠菌属(对念珠菌活性较低)和曲霉。

临床应用

棘白菌素可作为念珠菌病的推荐用药。

PK/PD

1.较好的组织渗透性,但脑脊液中的浓度可忽略不计。

2.尿液中的浓度很低且不通过肾脏代谢。

剂量/TDM

剂量:

(1)卡泊芬净

1)负荷剂量:70mg,静脉注射,1 次/天。

2)维持剂量:50mg,静脉注射,1 次/天。

(2)米卡芬净:100mg,静脉注射,1 次/天。

(3)阿尼芬净

1)负荷剂量:200mg,静脉注射,1 次/天。

2)维持剂量:100mg,静脉注射,1次/天。

安全性

1. ADR

(1)转氨酶升高。

(2)组胺介导的反应。

2.药物相互作用

(1)无CYP或p-gp相互作用。

(2)卡泊芬净:环孢素和诱导剂。

(3)米卡芬金:西罗莫司、硝苯地平和伊曲康唑。

3.监测:ALT、AST、碱性磷酸酶,可能伴有潮红、瘙痒。

临床要点

棘白菌素类没有口服制剂。

(宋歌 译 刘维达 校)

推荐阅读

1. Kauffman CA, Bustamante B, Chapman SW, Pappas PG. Clinical practice guidelines for the management of sporotrichosis: 2007 update by the Infectious Diseases Society of America. *Clin Infect Dis*. 2007;45(10):1255–1265.
2. Pappas PG, Kauffman CA, Andes DR, et al. Clinical practice guideline for the management of candidiasis: 2016 update by the Infectious Diseases Society of America. *Clin Infect Dis*. 2016;62(4):1–e50.
3. Perfect JR, Dismukes WE, Dromer F, et al. Clinical practice guidelines for the management of cryptococcal disease: 2010 update by the Infectious Diseases Society of America. *Clin Infect Dis*. 2010;50(3):291–322.
4. Wheat LJ, Freifeld AG, Kleiman MB, et al. Clinical Practice guidelines for the management of patients with histoplasmosis: 2007 update by the Infectious Diseases Society of America. *Clin Infect Dis*. 2007;45(7):807–825.
5. Chapman SW, Dismukes WE, Proia LA, et al. Clinical practice guidelines for the management of blastomycosis: 2008 update by the Infectious Diseases Society of America. *Clin Infect Dis*. 2008;46(12):1810–1812.
6. Galgiani JN, Ampel NM, Blair JE. Clinical practice guidelines for the treatment of coccidioidomycosis: 2016 update by the Infectious Diseases Society of America. *Clin Infect Dis*. 2016;63(6):e112–e146.
7. Patterson TF, Thompson III GR, Denning JA, et al. Practice guidelines for the diagnosis and management of aspergillosis: 2016 update by the Infectious Diseases Society of America. *Clin Infect Dis*. 2016;63(4):e1–e60.

第 8 章

抗病毒药

Andres Bran, Jessica K. Ortwine

抗疱疹病毒药物(单纯疱疹病毒、水痘带状疱疹病毒和巨细胞病毒)

1.作用机制明确的药物,按照活性和前药进行分组。

2.作用机制总结见图 8.1。

阿昔洛韦类似物

阿昔洛韦和伐昔洛韦

抗病毒谱

HSV-1、HSV-2 和 VZV;阿昔洛韦类似物对 HSV 的亲和力比 VZV 更高,因此,VZV 感染需要更高剂量。

作用机制

与脱氧鸟苷三磷酸竞争以抑制病毒 DNA 聚合酶并阻止病毒 DNA 合成。

耐药机制

1.常见:病毒胸苷激酶(TK)产量低或不存在。

2.较不常见:TK 活性改变(即胸苷而非阿昔洛韦的选择性磷酸化)或 DNA 聚合酶突变。

安全性

1.不良反应

(1)静脉注射阿昔洛韦:因碱性溶液输注而引起的静脉炎/炎症;神经毒性表现为嗜睡、精神错乱、震颤/肌阵挛、躁动、幻觉、锥体外系症状和意识模糊的神经毒性,以及导致肾毒性的结晶性肾病。

1)按体重及肾功能适当调整剂量可降低神经毒性和肾毒性的风险。

2)输液前保持足够的水合作用还可以最大限度地降低肾毒性的风险。

(2)口服阿昔洛韦:较少引起恶心、腹泻、皮疹和头痛。

(3)伐昔洛韦:在推荐剂量下耐受性良好。

2.药物相互作用

(1)阿昔洛韦和伐昔洛韦可能会增加齐多夫定的血药浓度,从而导致嗜睡和嗜睡增加。

(2)阿昔洛韦与其他肾毒性药物同时使用可能会增加肾毒性的风险。

其他关键问题

1.阿昔洛韦口服吸收不良,应避免用于全身性病毒感染的治疗。

2.前药伐昔洛韦口服给药所获得的阿昔洛韦是口服阿昔洛韦的 3~5 倍,是首选的口服制剂。

泛昔洛韦

抗病毒谱

对 HSV-1、HSV-2 和 VZV 有效。

作用机制

与三磷酸脱氧鸟苷竞争,以抑制病毒 DNA 聚合酶并阻断病毒 DNA 的合成。

耐药机制

1.病毒 TK 或 DNA 聚合酶中的突变。

2.由于缺乏 TK 而对阿昔洛韦有抗药性的 HSV 分离株也对泛昔洛韦有抗药性。

安全性

1.不良反应

(1)常见:头痛、恶心、疲劳和腹泻。

(2)罕见:中性粒细胞减少症、转氨酶升高、荨麻

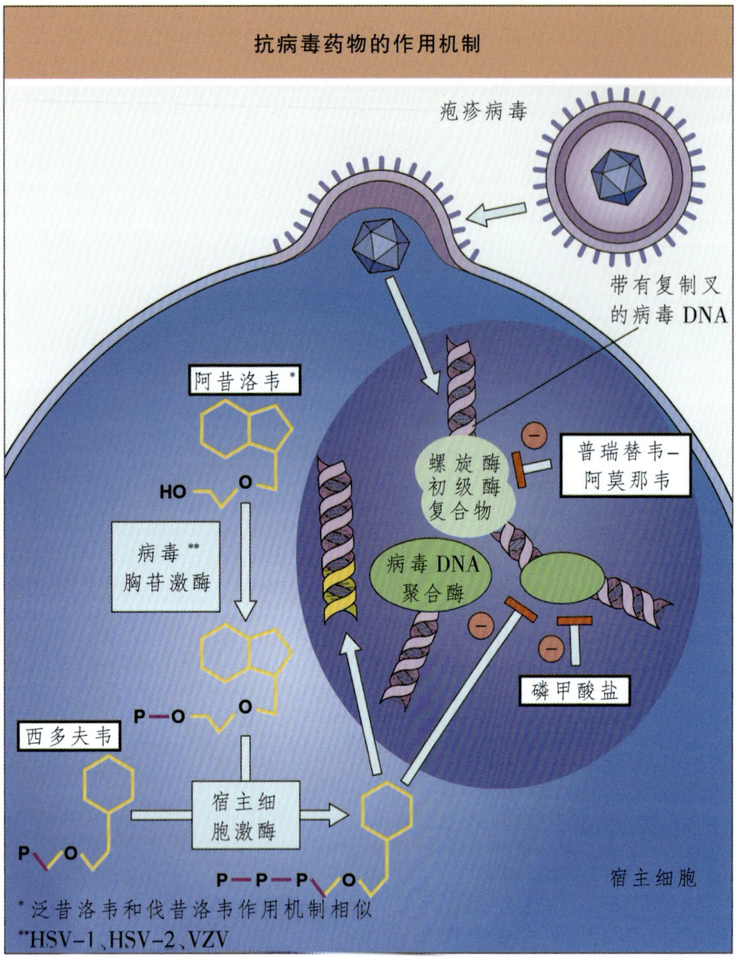

图 8.1 阿昔洛韦是合成嘌呤核苷类似物(在化学结构上与脱氧鸟苷相似),对HSV-1、HSV-2和VZV的胸苷激酶具有高亲和力,从而使该药物磷酸化并被激活。然后,人类细胞鸟苷酸激酶将阿昔洛韦磷酸化两次,使其转化为三磷酸阿昔洛韦,从而通过竞争性抑制和灭活病毒DNA聚合酶并不可逆地插入病毒DNA链,从而导致DNA链终止并阻断病毒DNA的合成。伐昔洛韦、喷昔洛韦和泛昔洛韦具有相似的作用机制。西多福韦是脱氧胞嘧啶单磷酸的无环核苷磷酸类似物,其不需要病毒胸苷激酶被激活,但在其他方面也具有类似的机制。膦甲酸钠是一种无机焦磷酸盐类似物,可通过阻断其焦磷酸盐结合位点来选择性抑制病毒DNA聚合酶。解旋酶-引发酶抑制剂(普瑞利韦、阿莫美韦)可阻止DNA在复制叉处解旋,并阻止病毒复制过程中引物的合成。这些药物具有体外抗HSV-1/2活性,早期临床试验效果显著,但由于潜在的不良反应,这些药物在美国的研发已经终止。(From Bolognia JL, Schaffer JV, Cerroni L, eds. Dermatology. 4th ed. Elsevier; 2018.)

疹和意识模糊。

2.药物相互作用:无临床意义的药物相互作用。

更昔洛韦和缬更昔洛韦

抗病毒谱

对HSV-1、HSV-2和VZV具有活性,但主要用于巨细胞病毒(CMV)感染。

作用机制

与三磷酸脱氧鸟苷竞争,以抑制病毒DNA聚合酶并阻断病毒DNA的合成。

耐药机制

1.UL97基因突变

(1)最常见的抵抗机制。

(2)发生在UL54基因突变之前。

(3)导致更昔洛韦磷酸化/激活的病毒激酶缺失。

(4)西多福韦和膦甲酸通常有效。

2.UL54基因突变

(1)临床上常观察到与UL97基因突变并存。

(2)导致病毒DNA聚合酶发生变化。

(3)对西多福韦的交叉耐药很常见,对膦甲酸的交叉耐药罕见,但也有可能。

(4)由于缺乏TK而对阿昔洛韦耐药的HSV分离株也对更昔洛韦耐药。

安全性

1.不良反应

(1)常见:中性粒细胞减少症和血小板减少症;通常限制剂量,可通过使用集落刺激因子来改善。

(2)罕见:头痛、精神错乱、精神病、贫血、皮疹和转氨酶升高。

(3)更昔洛韦被认为可能具有致畸性,在接受任何一种药物时都应避免母乳喂养。

2.药物相互作用

(1)由于癫痫发作的风险增加,应避免任何药物与亚胺培南-西司他丁合并使用。

(2)由于血液毒性的风险增加,应避免任何药物与齐多夫定合并使用。

(3)接受任何药物与其他已知肾毒性药物联合治疗的患者可能会出现肾功能不全。

其他关键问题

口服更昔洛韦 900mg 的血药浓度与静脉注射更昔洛韦 5mg/kg 几乎相同。

无环核苷磷酸酯类似物

西多福韦和溴西多福韦

抗病毒谱

1.主要用于更昔洛韦耐药的 CMV 感染(UL97 突变)。

2.有效抵抗 HSV 和 VZV,包括耐阿昔洛韦的分离株。

作用机制

与脱氧胞苷三磷酸竞争,以抑制病毒 DNA 聚合酶并阻断病毒 DNA 的合成。

耐药机制

在 DNA 聚合酶中具有 UL54 突变的更昔洛韦高度耐药性 CMV 分离株对西多福韦具有交叉耐药性。

安全性

1.不良反应

(1)常见:西多福韦会导致肾毒性和中性粒细胞减少。

(2)使用丙磺舒并保持适当的水合作用可最大限度地降低肾毒性风险。

(3)如果 SCr>0.015g/L、CrCl≤55mL/min 或蛋白尿≥2+,则不建议使用。

(4)根据动物研究结果,其可能具有致癌性和致畸性。

(5)溴西多福韦未转运至肾小管细胞,也与肾毒性无关。

2.药物相互作用:西多福韦不与其他肾毒性药物同时使用。

其他关键问题

建议将西多福韦与丙磺舒合用,以阻止肾脏的快速代谢。

焦磷酸盐类似物

膦甲酸酯

抗病毒谱

1.主要用于更昔洛韦耐药的 CMV 感染[UL97 和(或)某些 UL54 突变]。

2.有效抵抗 HSV 和 VZV 感染,包括耐阿昔洛韦的分离株。

作用机制

抑制焦磷酸盐与病毒 DNA 聚合酶结合,并抑制病毒复制。

耐药机制

可以继发于部分但非全部 UL54 突变。

安全性

1.不良反应

(1)最常见:肾毒性;通常,在输注前和输注期间确保充分的水合作用,可以将剂量限制和风险降至最低。

(2)常见

1)电解质异常(低钙血症、低镁血症、低钾血症、低磷酸盐血症)。

2)中枢神经系统的影响(肌张力障碍、头痛、癫痫发作、震颤、易怒和幻觉)。

3)发热、皮疹、腹泻和恶心。

2.药物相互作用

(1)与其他肾毒性药物同时使用可能会增加肾毒性的风险。

(2)与钙调神经磷酸酶抑制剂(环孢霉素和他克莫司)同时使用可能会引起神经毒性。

(3)与齐多夫定同时使用会增加贫血风险。

CMV 终止酶复合物抑制剂

莱特莫维尔

抗病毒谱

仅对 CMV 具有活性(对任何其他疱疹病毒无

活性)。

作用机制

抑制CMV末端酶复合物(新的作用机制)。末端酶复合物的功能是将在CMV复制过程中产生的DNA长链裂解为功能性CMV DNA的单个单元。

耐药机制

由于其新颖的作用机制，推测与目前的抗CMV药物几乎没有交叉耐药性。

安全性

1.不良反应

最常见:

1)胃肠道反应(恶心、腹泻、呕吐和腹痛)。

2)周围水肿、咳嗽、头痛和疲劳。

2.药物相互作用

(1)与他汀类药物同时使用会增加其毒性。

(2)与环孢霉素同时使用可能会提高两种药物的浓度(建议密切监测)。

其他关键问题

1.FDA仅批准其用于预防异基因造血干细胞移植的成人CMV血清反应阳性接受者的CMV感染和疾病。

2.体外数据表明其耐药屏障很低。

3.CrCl>10mL/min时无须调整剂量。

抗甲型和乙型流感及其他呼吸道病毒的药物

神经氨酸酶抑制剂

奥司他韦

抗病毒谱

治疗和预防甲型和乙型流感。

作用机制

与病毒神经氨酸酶结合并阻止新的病毒体从感染细胞中释放。

耐药机制

1.罕见,但可继发于神经氨酸酶突变。

2.在甲型流感中更为频繁。

3.在治疗期间可能会发生。

安全性

1.不良反应

(1)常见:短暂的恶心、呕吐和腹痛。

(2)罕见:神经精神异常事件,包括谵妄、异常行为和幻觉。

2.药物相互作用:无临床意义的药物相互作用。

其他关键问题

1.应在疾病发作后48h内开始治疗,以最大限度地获益。

2. 48h后的治疗效果不确定,但通常用于住院患者。

3.妊娠女性首选的抗病毒治疗药物。

培拉米韦

抗病毒谱

甲型和乙型流感。

作用机制

与病毒神经氨酸酶结合并阻止新的病毒体从感染细胞中释放。

耐药机制

罕见,但可继发于神经氨酸酶突变。

安全性

1.不良反应

(1)常见:腹泻、恶心、呕吐和白细胞减少症。

(2)罕见:严重的皮肤反应和偶发性、短暂性神经精神病学事件,包括谵妄和自残。

2.药物相互作用:无临床意义的药物相互作用。

其他关键问题

市售制剂仅为静脉制剂。

FDA批准为一次性剂量;但是,尚未对重症患者进行研究,因此,该人群不宜使用该方案。

扎那米韦

抗病毒谱

治疗和预防甲型和乙型流感。

作用机制

与病毒神经氨酸酶结合并阻止新的病毒体从感染细胞中释放。

耐药机制

1.罕见,但可继发于神经氨酸酶突变。

2.在治疗期间可能会发生。

3.可能保留对某些对奥司他韦和帕拉米韦耐药的分离物的活性。

安全性

1.不良反应:急性支气管痉挛、头痛和胃肠道反应。

2.药物相互作用:无临床意义的药物相互作用。

其他关键问题

1.市售仅作为吸入制剂。

2.不建议患有呼吸系统疾病(如哮喘或 COPD)的患者服用,因为其给药途径可能引起支气管痉挛。

基质 2 抑制剂

金刚烷胺

抗病毒谱

仅治疗和预防甲型流感。

作用机制

阻断 H^+通过 M2 蛋白通道运输到甲型流感病毒内部,防止病毒脱壳和复制。

耐药机制

1. M2 蛋白突变通常在治疗期间发生。

2. M2 蛋白突变赋予金刚烷乙胺交叉耐药性。

安全性

1.不良反应

(1)轻度的神经系统症状(焦虑、失眠、头晕、头痛)。

(2)胃肠道不适。

2.药物相互作用

(1)与抗组胺药、抗胆碱能药和抗精神病药同时使用可能会增加中枢神经系统不良反应的风险。

(2)由于金刚烷胺的清除减少,与 TMP-SMX 或氨苯并呋喃-氢氯噻嗪合用可能会增加中枢神经系统毒性。

其他关键问题

由于耐药性广泛,目前不建议用于治疗或预防甲型流感。

金刚烷乙胺

抗病毒谱

仅治疗和预防甲型流感。

作用机制

阻断 H^+通过 M2 蛋白通道运输到甲型流感病毒内部,防止病毒脱壳和复制。

耐药机制

1. M2 蛋白突变通常在治疗期间发生。

2.由于耐药性广泛,目前不建议用于治疗或预防甲型流感。

3. M2 蛋白突变赋予金刚烷胺交叉耐药性。

安全性

1.不良反应

(1)为期 5 天的疗程给药时不常见,长时间使用或在老年患者中更常见。

(2)轻度神经系统症状,严重程度和频率低于金刚烷胺。

(3)胃肠道不适。

2.药物相互作用

(1)与抗组胺药、抗胆碱能药和抗精神病药同时使用可能会增加中枢神经系统不良反应的风险。

(2)由于金刚烷乙胺的清除率降低,与 TMP-SMX 或氨苯并呋喃-氢氯噻嗪并用可能会增加中枢神经系统毒性。

其他关键问题

由于耐药性广泛,目前不建议用于治疗或预防甲型流感。

聚合酶抑制剂

利巴韦林

抗病毒谱

1.对 DNA 和 RNA 病毒均有广泛的活性。

2.主要用于治疗呼吸道合胞病毒感染和丙型肝炎。

作用机制

1.多种作用机制,并非所有都明确。

2.利巴韦林单磷酸酯干扰三磷酸鸟苷的合成,导致病毒蛋白合成减少。

3.利巴韦林三磷酸通过干扰核苷酸结合直接抑制病毒 mRNA,从而导致病毒复制减少或缺陷病毒体产生。

耐药机制

在呼吸道病毒中未记录。

安全性

1.不良反应

(1)为期 5 天的疗程给药时不常见,长时间使用或在老年患者中更常见。

(2)利巴韦林全身治疗:贫血、胆红素血症、血清铁和尿酸升高、瘙痒、肌痛、皮疹、恶心、抑郁和不安。

(3)吸入用利巴韦林:结膜刺激、皮疹、支气管痉挛和肺功能可逆性下降。

2.药物相互作用

(1)与去羟肌苷同时使用可能会增加去羟肌苷水平。

(2)与齐多夫定或 α-干扰素同时使用可能会增加利巴韦林水平。

其他关键问题

1.致突变、性腺毒性和致畸性。

2.妊娠用药类别 X。

3.建议在停止治疗或暴露后至少 6 个月内避孕。

4.妊娠的医护人员应避免进入使用吸入用利巴韦林患者的房间。

5.吸入和口服制剂对 RSV 的疗效相似,但吸入制剂的价格明显更高。

抗肝炎病毒药物

乙型肝炎抗病毒药物

有 7 种 FDA 批准的药物可治疗慢性 HBV 感染。治疗通常由恩替卡韦或替诺福韦组成。拉米夫定、阿德福韦和替比夫定使用较少，因为长期使用会产生抗药性。

干扰素

抗病毒谱

HIB、HCV 和 HPV(病灶内部)。

作用机制

与宿主细胞的干扰素受体结合，导致许多负责产生具有抗病毒活性的蛋白质的基因上调。

安全性

不良反应:

(1)最常见的副作用是流感样综合征。

(2)高剂量时会引起神经毒性(避免在患有精神疾病的人群中使用)、肝毒性和视网膜病变。

其他关键问题

有代偿性肝病患者不宜使用。有 20%~25%的患者可清除 HBeAg。“理想”情况下适用于无肝硬化、ALT 水平升高、HBV DNA 水平相对较低并且耐受其副作用的年轻患者。

拉米夫定 [a]

抗病毒谱

HBV 和 HIV。

作用机制

核苷类似物,其三磷酸形式可抑制病毒聚合酶,并与 dCTP 竞争抑制 DNA 合成。

耐药机制

长期使用(>5 年)后,约 70%的患者会发生聚合酶基因中的 YMDD 突变,并使该病毒具有抗药性。

安全性

不良反应:乳酸酸中毒、肝脂肪变性;停药会严重加重肝脏疾病。

其他关键问题

使用前必须排除 HIV 的合并感染,剂量应低于 HIV 剂量。

阿德福韦 [a]

抗病毒谱

HBV 和 HIV(高剂量)。

作用机制

通过与 dATP 竞争来抑制 HBV DNA 聚合酶。

耐药机制

无环核苷酸反转录酶抑制剂(腺苷类似物),可干扰 HBV 病毒 RNA 依赖性 DNA 聚合酶,从而抑制病毒复制。

安全性

1.不良反应

(1)不依从或其突然停药可能会重新激活 HBV 复制而导致肝脏毒性。

(2)高剂量时有肾毒性和 Fanconi 样疾病(不适于 HIV 患者的原因)。

2.药物相互作用:未报告重大药物相互作用。

其他关键问题

在 YMDD 突变的情况下使用拉米夫定有效。

恩替卡韦[a]

抗病毒谱

HBV 和 HIV。

作用机制

抑制 HBV DNA 聚合酶的 3 种活性,包括碱基引发、前基因组 mRNA 的负链反转录及正链 HBV DNA 的合成。这会阻止 HBV 的合成。

耐药机制

需要出现 YMDD 突变和聚合酶 B、C 或 D 的第 2 次突变。HBV 反转录酶基因的耐药性突变与治疗失败相关。

安全性

不良反应:停药时乳酸酸中毒和乙肝恶化。

替比夫定

抗病毒谱

HBV。

作用机制

抑制 HBV 病毒聚合酶的活性。

耐药机制

1.与拉米夫定和其他可能对 HBV 耐药的 L-核苷发生交叉耐药。

2.与拉米夫定相比,耐药率较低。

安全性

不良反应:

(1)乳酸性酸中毒、严重肝大伴脂肪变性和肌病。

(2)报道 CPK 无症状升高(7 倍 ULN)。

其他关键问题

临床试验表明比拉米夫定或阿德福韦更有效,引起耐药的可能性也较小。

替诺福韦[a]

抗病毒谱

HBV 和 HIV。

作用机制

通过与 dATP 竞争来抑制 HBV DNA 聚合酶。

耐药机制

耐药率极低。

安全性

1.不良反应

(1)骨软化症和肾毒性。

(2)停药可能会导致重度 HB 急性加重。

2.药物相互作用

替诺福韦阿拉芬酰胺(TAF)与利福霉素同时使用可降低 TAF 浓度。

其他关键问题

在临床试验中比拉米夫定或阿德福韦更有效。替诺福韦对拉米夫定耐药的乙肝病毒有活性,对恩替卡韦耐药突变的病毒也有活性。

丙型肝炎抗病毒药

1.丙型肝炎的治疗是一个快速变化的领域。准则几乎每年都在更新;加入委员会的可能性很小。

2.用于特殊人群的治疗指征和治疗请参阅:http://www.hcvguidelines.org/。

3. FDA 批准的丙型肝炎抗病毒药列于表 8.1 和表 8.2。

4.治疗的目标是降低死亡率、降低发展为晚期肝病和肝癌的风险。"治愈"目前定义为 12 周未检测到 HCV RNA 水平,通常被称为持续病毒学应答或 SVR12。

5.当前或既往合并乙肝的丙肝患者接受直接作用抗病毒药物治疗时,注意乙型肝炎再激活的风险。

干扰素(与利巴韦林合用)

请参阅针对乙型肝炎的抗病毒药物中的干扰素和针对甲型流感和乙型流感病毒及其他呼吸道病毒的抗病毒药物中的利巴韦林部分。

很少使用。直接作用抗病毒药(DAA)现在被认为是一线治疗。

表 8.1 FDA 批准的丙型肝炎抗病毒药

基因型	利巴韦林	NS5a 抑制剂	蛋白酶抑制剂	RNA 聚合酶抑制剂	聚乙二醇干扰素
1a、1b、2、3	±	达卡他韦		索非布韦	
1a、1b、4、5、6		利地帕韦		索非布韦	
1、2、3、4、5、6		维帕他韦		索非布韦	
1a、1b	±	奥米巴沙韦	帕他普韦[a] 西美泼韦	达沙布韦	
4	±	奥米巴沙韦	帕瑞他韦[a]		
2、3、4、5、6	±			索非布韦	±
1、4	±	埃尔巴斯韦尔	格拉佐韦		

[a] 用利托那韦加强。

表 8.2 FDA 批准的单药方案

基因型	替比沙夫/索非布韦	达沙布韦/奥比他韦/帕瑞他韦/利托那韦	奥比他韦/帕瑞他韦/利托那韦	埃尔巴斯韦尔/格拉佐韦	索非布韦/维帕他韦	索非布韦/维帕他韦/奥昔拉韦	格列卡韦/匹布那韦
1a、1b、2、3							
1a、1b、4、5、6	+						
1、2、3、4、5、6					+	+	+
1a、1b	+[a]	+					
4			+				
2、3、4、5、6							
1、4				+			

[a] 与利巴韦林合用。

直接作用于 HCV 的抗病毒药物

直接作用的抗病毒药物的主要靶标是 HCV 编码的非结构蛋白，其在病毒的复制中起着至关重要的作用。

蛋白酶抑制剂（“……匹韦”）

包括：特拉匹韦、[b]博赛匹韦、[b]西咪匹韦、格拉卡匹韦、帕利普韦、伏西瑞韦和格佐普韦。

作用机制

1.蛋白酶抑制剂可阻断 NS3/NS4A 蛋白酶的功能。

2.高效、抗药性低、多种药物相互作用。

安全性

不良反应：皮疹、贫血、高胆红素血症。

其他关键问题

下一代具有较高的抗药性，且具有泛基因型。

核苷聚合酶抑制剂（NPI）（“……布韦”）

包括：索非布韦。

作用机制

1.阻断 NS5B 聚合酶的功能。

2.中等高效力、高抗性屏障。

安全性

不良反应：线粒体毒性，与 HIV 抗反转录病毒药和利巴韦林的相互作用。

非核苷聚合酶抑制剂（NNPI）（“……布韦”）

包括：达萨布韦。

作用机制

1.阻断 NS5B 聚合酶的功能。

2.极低的抗性屏障,效力因基因型而异。

安全性

不良反应:可变。其可能引起瘙痒、恶心、肌无力、失眠和疲劳(罕见)。

NS5A 抑制剂("……韦")

包括:地拉司韦、艾尔巴韦、雷迪帕韦、奥比他韦、匹布那斯韦、维帕他韦。

作用机制

1.阻断 NS5A 蛋白,该蛋白在复制复合物的组织和调节复制中起推定作用。NS5A 也参与从宿主细胞释放的病毒颗粒的组装。

2.高效力,低抗性屏障。

其他抗病毒药

咪喹莫特

抗病毒谱

HPV(尖锐湿疣)。

作用机制

激活免疫细胞的 Toll 样受体-7 激动剂。在皮肤上的局部应用与细胞因子和免疫细胞标志物的增加有关。

安全性

不良反应:局部皮肤反应。

(徐冬格 译 李尔广 校)

推荐阅读

1. Razonable R. Antiviral drugs for viruses other than human immunodeficiency virus. *Mayo Clin Proc*. 2011;86(10):1009–1026.
2. De Clercq E, Li G. Approved antiviral drugs over the past 50 years. *Clin Microb Rev*. 2016;29(3):695–747.
3. Ison M. Antiviral treatments. *Clin Chest Med*. 2017;38(1):139–153.
4. Nováková L, Pavlík J, Chrenková L, Martinec O, Červený L. Current antiviral drugs and their analysis in biological materials – part II: antivirals against hepatitis and HIV viruses. *J Pharm Biomed Anal*. 2017;147:378–399.
5. *Recommendations for Testing, Managing, and Treating Hepatitis C | HCV Guidance [Internet]. Hcvguidelines.org*. 2017. Available from. http://hcvguidelines.org.
6. Marty FM, Ljungman P, Chemaly RF, et al. Letermovir prophylaxis for cytomegalovirus in hematopoietic-cell transplantation. *N Engl J Med*. 2017;377(25):2433–2444.

---

[a] 对于同时感染 HIV 和 HBV 的患者,应与抗反转录病毒治疗联合使用,以避免出现耐药性。

[b] 首个直接抗病毒药物,与利巴韦林和聚乙二醇干扰素同时使用,用于基因组 1 型感染。

第 9 章 抗寄生虫药

Todd P. Mccarty

抗寄生虫药

注意：本章不包括同时具有抗寄生虫活性的抗细菌药和抗真菌药。关于寄生虫在第 34 章和第 35 章有更详细的讨论。

抗疟药

青蒿素衍生物

1.可用药物：蒿甲醚–本芴醇、青蒿琥酯。

2.迅速起效，临床应用可延伸至重症疟疾。

抗寄生虫谱

1.所有疟原虫。

2.在多种药耐药时仍保持活性。

3.然而，对其他寄生虫的体外活性尚无临床研究。

4.可用于治疗重症疟疾，特别是恶性疟疾的首选药物。

作用机制

1.确切机制不明。

2.依赖于内过氧化物双氧桥。

3.在寄生虫的多个部位聚集。

4.分解为过氧化氢，作为释放自由基和活性代谢物的氧化剂起作用。

5.对环状体和滋养体都有效。

耐药机制

1.柬埔寨周围的东南亚地区复发的报道增加。

2.临床分离株出现体外耐药。

3.寄生虫血症的缓慢清除应引起对耐药寄生虫的关注，这可能与青蒿素对未成熟的环状体期的作用减弱有关。

安全性

1.不良反应

(1)一般耐受性良好。

(2)常见的胃肠道反应：恶心、呕吐和(或)腹泻。

(3)静脉注射后可能会发生溶血；较高寄生虫负荷会增加风险。

1)青蒿琥酯后迟发性溶血。

2)高达 10%~15%的患者，在输注 7 天后发生。

3)自限性但可能需要输血。

2.动物研究发现可能有神经毒性，但尚不清楚人类是否可能出现与该药物或重症疟疾有关的症状。

3.荨麻疹：罕见。

4.过敏反应：罕见。

4–氨基喹啉

氯喹

抗寄生虫谱

1.所有疟原虫，但也可能产生耐药性。

2.氯喹敏感地区治疗疟疾的首选用药。

作用机制

1.聚集于疟原虫捕获的食物泡中。

2.血红素和血红素–氯喹复合物的聚集导致寄生虫的死亡。

耐药机制

1.转运蛋白基因突变导致氯喹浓度降低。

2.除中美洲和巴拿马运河外，世界各地的恶性疟原虫都有耐药性。

3.间日疟原虫的耐药性不常见，主要集中在东南亚，可能有不同的机制。

安全性

不良反应：

(1)耐受性强。

(2)瘙痒，尤以手掌、足底和皮质瘙痒最为常见。

(3)肠外给药、过量给药和长期用药(>5 年)都可能产生心脏和中枢神经系统的毒性。

甲氟喹

抗寄生虫谱

1.所有疟原虫。

2.治疗疟疾的替代药物。

3.在氯喹耐药地区预防疟疾的替代选择。

作用机制

1.与血红素分子形成复合物，导致寄生虫中毒。

2.与氯喹的作用机制不同。

3.氯喹耐药的疟原虫对甲氟喹的敏感性增加。

耐药机制

1.恶性疟原虫耐药性在东南亚最为常见。

2.随着 pfmdr1 基因扩增的增加而出现。

安全性

不良反应：

(1)最常见的报道是头晕、腹泻、恶心、呕吐。

(2)皮疹和瘙痒较少报道。

(3)已报道的最严重的毒性是神经毒性，白种人和非洲人最为易感；女性比男性易感。

奎宁/奎尼丁

抗寄生虫谱

1.有效抗疟原虫。

2.有效抗巴贝虫。

3.无耐药性地区治疗疟疾的替代药物，通常与口服药物(克林霉素、四环素或多西环素)联合使用。

作用机制

1.未知。

2.抑制血红蛋白和 ATP 酶的消化。

耐药机制

1.全世界都有报道，但流行程度各不相同。

2.可能与甲氟喹有交叉耐药性。

安全性

1.不良反应

(1)治疗水平可出现“金鸡钠反应”，包括耳鸣、耳聋、头痛、视力障碍、烦躁不安、呕吐和体位性低血压的综合反应。

(2)心血管毒性。

1)直立性低血压。

2)QT 间期延长。

3)晕厥。

4)与快速输液相关的室性心律失常。

2.低血糖。

8-氨基喹啉

伯氨喹

抗寄生虫谱

1.治疗间日疟和卵形疟。

2.可预防所有疟原虫。

3.根治间日疟原虫和卵形疟原虫的首选药物，氯喹耐药地区预防疟疾的替代药物。

作用机制

产生氧化代谢产物抑制嘧啶的合成并扰乱线粒体的功能。

耐药机制

治疗失败不一定与耐药性有关，与对剂量认知不足更为相关。

安全性

不良反应：

(1)胃肠道反应：恶心、呕吐、腹痛、腹泻。

(2)其他：头痛、乏力、瘙痒和视觉障碍。

(3)G6PD 缺乏会导致严重的溶血，酶活性<10%时会危及生命。

(4)导致剂量依赖性高铁血红蛋白血症。

阿托伐醌

抗寄生虫谱

1.所有疟原虫，但缺乏抗肝脏休眠子活性。

2.微小巴贝虫

3.弓形虫。

4.微小隐孢子虫。

5.杜氏利什曼原虫。

6.阴道毛滴虫。

7.治疗无并发症的恶性疟或氯喹耐药地区不明虫种的首选用药(与丙胍联用)。

8.氯喹耐药地区预防疟疾的首选药物(与丙胍联用)。

作用机制

1.抑制细胞色素系统中的电子传递。

2.与人体细胞色素系统无交叉反应。

耐药机制

1.涉及细胞色素b基因的基因突变。

2.可发生于疟原虫和弓形虫。

安全性

不良反应:

(1)不常见,一般耐受性良好。

(2)胃肠道反应:恶心、呕吐和腹泻。

(3)其他:发热、头痛、肝功能异常。

二氢叶酸还原酶抑制剂

氯胍

抗寄生虫谱

1.所有疟原虫。

2.主要用途如上文阿托伐醌部分所述。

作用机制

1.与阿托伐醌联合使用。

2.代谢产物抑制二氢叶酸还原酶。

3.干扰嘧啶的合成从而抑制核酸的复制。

4.也可能协同阿托伐醌通过一种未知的机制对线粒体产生毒性。

耐药机制

未见具体机制的报道。

安全性

不良反应:

(1)很少,一般耐受性良好。

(2)口腔溃疡、消化不良和脱发均有报道。

乙胺嘧啶

抗寄生虫谱

1.与磺胺或氨苯砜联合使用。

2.用于治疗疟原虫、弓形虫和等孢子球虫感染。

3.作为联合治疗的一部分,是弓形虫的首选治疗药物。

作用机制

通过抑制二氢叶酸还原酶来阻断嘧啶的产生。

耐药机制

二氢叶酸还原酶基因的突变导致恶性疟原虫和间日疟原虫产生耐药性。

安全性

不良反应:

(1)骨髓抑制,可通过同时服用叶酸来避免。

(2)皮疹,通常是光敏感药物。

治疗利什曼病和锥虫病的药物

注意:本节不包括同时具有活性的抗真菌药物。

锑剂

有两种形式:

(1)葡萄糖酸锑钠(静脉注射或肌内注射)。

(2)锑酸葡甲胺(静脉注射或肌内注射)。

抗寄生虫谱

1.皮肤型、黏膜型和内脏型利什曼原虫。

2.治疗皮肤或黏膜利什曼病的首选药物,内脏利什曼病的替代药物。

作用机制

尚未完全清楚,可能包括:

(1)影响代谢和氧化的前驱药物。

(2)锌指的结合。

(3)利什曼原虫嘌呤代谢抑制剂。

(4)激活宿主免疫系统。

耐药机制

虫体中药物浓度下降而出现耐药性,但确切机制尚不明确。

安全性

1.不良反应

(1)胰腺炎、肝炎。

(2)关节炎、肌痛。

(3)心脏毒性:尤指有心血管疾病和室性心律失常患者的心律失常。

2.药物相互作用：尚无。

米替福新

抗寄生虫谱

1.所有利什曼原虫，但应答率不同。

2.可用于内脏型、黏膜皮肤型、皮肤型利什曼病。

3.各种类型利什曼病的替代药物。

作用机制

1.机制尚未完全明确。

2.诱导前鞭毛体和无鞭毛体凋亡。

3.可能通过抑制磷脂酰胆碱生成来实现。

耐药机制

1.机体对药物的吸收减少。

2.外排增加。

安全性

不良反应：

(1)胃肠道反应：恶心、呕吐、腹泻。

(2)肌酐升高。

(3)转氨酶升高。

(4)致畸。

巴龙霉素

抗寄生虫谱

1.所有利什曼原虫，对内脏疾病型应答率最高。

2.溶组织内阿米巴。

3.脆弱双核阿米巴。

4.内脏利什曼病的替代药物。

5.溶组织大肠杆菌囊肿清除(管腔疾病)的首选药物；脆弱双核阿米巴的首选药物。

作用机制

1.利什曼原虫：抑制寄生虫线粒体。

2.内阿米巴和双核阿米巴：清除包囊。

耐药机制

机制尚不清楚，但在多种利什曼原虫中有耐药报道。

安全性

不良反应：肾功能障碍、耳蜗和前庭毒性。

苄硝唑

抗寄生虫谱

治疗克氏锥虫的首选药物。

作用机制

未知。

耐药机制

已有报道，但临床意义尚不清楚。

安全性

不良反应：

(1)时常发生。

(2)周围神经病变和皮疹最常见。

(3)中性粒细胞减少症，需监测。

依洛尼塞

抗寄生虫谱

1.布氏冈比亚锥虫的所有发育阶段。

2.对布氏罗得西亚锥虫无活性。

3.晚期累及中枢神经系统时的首选药物。

作用机制

1.抑制鸟氨酸脱羧酶。

2.损害寄生虫的氧化还原能力和细胞分裂。

耐药机制

治疗失败有报道，但机制不明。

安全性

不良反应：

(1)全血细胞减少最常见。

(2)脑脊液浓度高可能会导致癫痫发作。

(3)腹泻，特别是口服治疗。

美拉胂醇

抗寄生虫谱

东非和西非人体锥虫病。

累及中枢神经系统的晚期布氏罗得西亚锥虫病的首选药物；晚期布氏冈比亚锥虫病伴中枢神经系统受累的替代药物。

作用机制

1.抑制锥虫胱甘肽还原酶。

2.导致氧化还原电位降低。

耐药机制

由于缺乏腺苷转运系统，药物摄入减少。

安全性

不良反应：

(1)脑病，高死亡率。

(2)多神经病。

(3)不太常见:皮疹、震颤、腹痛、发热。

硝呋莫司

抗寄生虫谱

1.克氏锥虫。

2.与依氟鸟氨酸联合治疗布氏冈比亚锥虫。

3.治疗克氏锥虫的二线药物;可与依氟鸟氨酸联合治疗晚期布氏冈比亚锥虫病合并神经系统受累。

作用机制

1.尚不确切。

2.被认为会增加氧化应激。

耐药机制

1.已有报道,但机制不明。

2.临床意义也不明确。

安全性

不良反应:

(1)频繁发生并导致依从性问题。

(2)胃肠道反应常见:恶心、呕吐、腹泻。

(3)中枢神经系统症状:失眠、感觉异常、癫痫。

(4)皮疹。

苏拉明

抗寄生虫谱

1.东非和西非人体锥虫病。

2.可用于血淋巴型;不可用于中枢神经系统型。

3.盘尾丝虫病,但宜用伊维菌素预处理。

4.早期布氏罗得西亚锥虫的首选药物;早期布氏冈比亚锥虫的替代药物。

作用机制

1.未知。

2.被认为影响氧化还原能力。

耐药机制

不常见且不明。

安全性

不良反应:

(1)轻度蛋白尿最常见,不伴随肾衰竭。

(2)发热、瘙痒、荨麻疹、口腔炎。

(3)盘尾丝虫病治疗中会发生过敏反应和眼部病变恶化。

其他药物

硝唑尼特

抗寄生虫谱

1.隐孢子虫。

2.贾第虫属。

3.内阿米巴属。

4.囊等孢虫属。

5.芽囊原虫属。

6.微孢子虫。

7.绦虫类和线虫类。

8.隐孢子虫病(非免疫缺陷宿主)和芽囊原虫的首选药物;贾第鞭毛虫病的替代药物。

作用机制

1.抑制氧化还原酶。

2.影响能量的代谢。

耐药机制

1.贾第虫有报道。

2.机制未知。

安全性

不良反应:

研究显示不良反应与安慰剂相似。

抗蠕虫药

苯并咪唑类

阿苯达唑

抗寄生虫谱

1.组织和肠道寄生虫

(1)蛔虫。

(2)棘球绦虫。

(3)板口线虫。

(4)钩口线虫。

(5)蛲虫。

(6)鞭虫。

2.神经系统囊尾蚴病

(1)囊尾蚴病、棘球蚴病、肠道线虫(蛔虫、鞭虫、钩虫、蛲虫)、肠道外线虫(旋毛虫病、弓蛔虫病、皮肤幼虫移行症、广州管圆线虫病、贝氏蛔虫病、颚口线虫病)的首选药物。

(2)华支睾吸虫病、后睾吸虫病、粪类圆线虫病、蝇蛆病、毛细线虫病的替代药物。

作用机制

1.结合微管蛋白,防止选择性寄生聚合。

2.扰乱细胞分裂从而阻碍虫卵孵化。

耐药机制

1.兽医文献中有明确描述。

2.最近才发现存在于人类疾病中,尤其是丝虫、鞭虫和钩虫病。

3.其机制可能是微管蛋白构成中的氨基酸发生了微小改变。

安全性

1.存在不良反应。

2.不清楚单剂量治疗后的症状是与药物还是与死亡/垂死虫体的免疫反应有关。

3.扩展治疗

(1)转氨酶升高。

(2)脱发。

(3)潜在不可逆转的骨髓毒性。

甲苯咪唑

抗寄生虫谱

1.类似于阿苯达唑(或其他苯并咪唑)。

2.肠道线虫、旋毛虫病、内脏幼虫移行症和毛细线虫病的首选药物。

作用机制

1.类似于阿苯达唑,但作用效果较差。

2.代谢物不能保持抗蠕虫活性。

耐药机制

与阿苯达唑一致。

安全性

不良反应:

(1)腹部绞痛、疲劳、头痛、眩晕、恶心。

(2)持续性头痛、转氨酶升高、荨麻疹。

(3)可逆性骨髓抑制。

三氯苯哒唑

抗寄生虫谱

1.片吸虫属。

2.并殖吸虫属。

3.片形吸虫病首选药物;并殖吸虫病的替代药物。

作用机制

1.抑制微管形成。

2.对吸虫微管有特异性。

耐药机制

1.目前主要成为兽医的难题。

2.机制不明。

安全性

不良反应:

(1)一般较温和。

(2)腹痛、头痛、恶心、疲劳。

(3)疼痛可能与胆道排出死亡/垂死的虫体有关。

其他药物

伊维菌素

抗寄生虫谱

1.盘尾丝虫属。

2.蛔虫。

3.蛲虫。

4.粪类圆线虫。

5.班氏丝虫。

6.马来丝虫。

7.罗阿丝虫。

8.链尾曼森丝虫;奥氏丝虫。

9.钩虫。

10.疥螨。

11.对鞭虫和钩虫效果较差。

12.盘尾丝虫病、粪类圆线虫病的首选药物。

13.蛔虫病、鞭虫病、蛲虫、淋巴丝虫病、皮肤幼虫移行症和颚口线虫病的替代药物。

作用机制

1.激活氯离子通道。

2.离子的流入可能导致瘫痪。

耐药机制

1.尚未定义。

2.首先出现在兽医文献中。

3.有报道其对治疗的临床反应较差。

安全性

1.不良反应

(1)推荐的治疗剂量无药源性毒性。

(2)可能出现治疗后反应。

1)直立性低血压。

2)皮肤水肿、瘙痒。

2.如果在治疗盘尾丝虫病时合并存在罗阿丝虫感染,可能会出现严重的并发症(参见第35章)。

乙胺嗪(DEC)

抗寄生虫谱

1.丝虫病。

2.罗阿丝虫病。

3.幼虫移行症。

4.蛔虫。

5.淋巴丝虫病、热带性肺嗜酸性粒细胞浸润症、丝虫病的首选药物。

作用机制

1.尚不清楚。

2.在体外没有发现活性,表明宿主–寄生虫反应通过不明方式发生了改变。

耐药机制

有研究报道了不同的用药反应,但不清楚是否与耐药性有关。

安全性

不良反应:

(1)胃肠道反应:恶心、厌食。

(2)感染:产生杀灭寄生虫相关的炎症。

(3)盘尾丝虫病:Mazzotti反应(瘙痒、发热、关节痛)。

噻嘧啶

抗寄生虫谱

1.钩虫。

2.蛔虫。

3.对鞭毛虫病无效。

4.蛔虫、钩虫的替代药物。

作用机制

1.结合肌肉中的乙酰胆碱受体,麻痹蠕虫。

2.自然排出。

耐药机制

改变受体结合位点。

安全性

不良反应:

胃肠道反应:恶心、呕吐、痉挛、腹泻。

吡喹酮

抗寄生虫谱

1.吸虫(包括血吸虫),肝片吸虫除外。

2.绦虫。

3.与阿苯达唑联合治疗脑囊虫病和棘球蚴病。

4.猪带绦虫病、阔节裂头绦虫病、膜壳绦虫病、血吸虫病、华支睾吸虫病、后睾吸虫病、并殖吸虫病、侏形吸虫病、次睾吸虫病的首选药物。

作用机制

1.破坏寄生虫体表的完整性,影响其附着于宿主的能力。

2.完整机制尚未完全明确。

耐药机制

1.在曼氏血吸虫中曾有报道,机制尚不明确。

2.可能与外排泵有关。

安全性

不良反应:

(1)胃肠道反应:恶心、呕吐、疼痛。

(2)头晕、头痛。

(3)可能与对濒临死亡寄生虫的免疫反应有关。

灭绦灵

抗寄生虫谱

1.成虫。

2.对组织绦虫无效。

3.牛带绦虫病、阔节裂头绦虫病、膜壳绦虫病的替代药物。

作用机制

氧化磷酸化解耦联。

耐药机制

未见报道。

安全性

不良反应：

胃肠道反应、头晕、不适、瘙痒。

硫氯酚

抗寄生虫谱

1.片吸虫属。

2.并殖吸虫。

3.片吸虫病、并殖吸虫病的替代药物；因副作用使用受限。

作用机制

1.抑制电子转移。

2.寄生虫的特异性靶标。

耐药机制

未见报道。

安全性

不良反应：

(1)胃肠道反应：厌食、痉挛、恶心、腹泻。

(2)瘙痒。

（朱国鼎　戴洋　译　曹俊　校）

推荐阅读

1. McCarthy JS, Price RN. Antimalarial drugs. In: Bennett JE, Dolin R, Blaser MJ, eds. *Mandell, Douglas, and Bennett's Principles and Practice of Infectious Diseases*. Updated 8th ed. Philadelphia: Elsevier; 2015:495–509.
2. McCarthy JS, Wortmann GW, Kirchhoff LV. Drugs for protozoal infections other than malaria. In: Bennett JE, Dolin R, Blaser MJ, eds. *Mandell, Douglas, and Bennett's Principles and Practice of Infectious Diseases*. Updated 8th ed. Philadelphia: Elsevier; 2015:510–518.
3. McCarthy JS, Moore TA. Drugs for helminths. In: Bennett JE, Dolin R, Blaser MJ, eds. *Mandell, Douglas, and Bennett's Principles and Practice of Infectious Diseases*. Updated 8th ed. Philadelphia: Elsevier; 2015:519–527.
4. Drugs for parasitic infections. *The Medical Letter*. 2013;11(suppl):e1–e31.
5. Kappagoda S, Singh U, Blackburn BG. Antiparasitic therapy. *Mayo Clin Proc*. 2011;86(6):531–583.

第3部分 根据系统或病原体划分的综合征和疾病

第10章 发热和脓毒症

Kevin Hsueh

发热

定义

1.发热：体温升高，假设基础体温为37℃，当出现核心体温升高，通常认为≥38℃即发热，当然这样的描述是简单化了。患者的基础体温和测量时间点不同，体温会有很大差异。从专业上讲，发热是体温设定值升高引起的发热反应的一部分，而术语“体温过高”适用于其他原因引起的体温升高。通俗地说，术语“发热”广泛应用于几乎所有显著的体温升高。发热常伴有不适、头痛、肌痛和关节痛。

(1)发热反应：发热是感染引起的炎症级联反应，是最明显的症状。

(2)体温过高：由产热增加或散热减少引起的体温升高，而不是下丘脑温度上调的结果(框10.1)。

(3)高热：发热导致体温极高，>41.5℃。在少数情况下，仅严重感染就可引起高热；然而，高热最常发生在中枢神经系统损伤(卒中、出血、外伤)的情况下。

框10.1 体温过高的原因

- 非劳力性中暑
- 劳力性中暑
- 药物中毒(兴奋剂和致幻剂)
- 恶性高热(对吸入麻醉剂或麻痹剂的反应)
- 血清素综合征
- 甲状腺功能亢进/假性甲状腺功能亢进
- 抗胆碱能毒性

2.不明原因发热(FUO)：临床上FUO与普通发热不同，FUO是指尽管对患者进行了很多检查，但发热原因仍不明确。本章稍后将讨论FUO的治疗方法。

3.发热性中性粒细胞减少症(FN)：在严重的中性粒细胞减少症(ANC<500)患者中，发热被视为人体感染后自身的应急反应。在这些患者中，FN多为感染引起，常进展迅速，并且症状常呈慢性经过。感染风险随着免疫抑制程度的增加而增加。70%~80% FN发生的原因始终无法确定，在多数情况下，胃肠道黏膜炎或恶性肿瘤并发症是主要怀疑对象。10%~25%的FN患者会发生菌血症。细菌是FN最常见的病原体，当然，念珠菌和霉菌感染也有可能，尤其是病程较长(≥2周)和严重(ANC<100)的中性粒细胞减少症(框10.2)。

流行病学

1.几乎任何类型的感染都可能导致发热——细菌、病毒、真菌或寄生虫。

2.非感染性损伤可引起发热反应，引起与感染性发热无法区分的发热。

3.发热常见的非感染性原因

(1)术后/术后反应。

(2)药物反应。

(3)深静脉血栓形成和肺栓塞。

(4)脑卒中。

框 10.2 导致发热性中性粒细胞减少症的病原体

细菌
- 凝固酶阴性葡萄球菌
- 金黄色葡萄球菌(MRSA 和 MSSA)
- 肠球菌(包括万古霉素-耐药肠球菌)
- 草绿色链球菌
- 肺炎链球菌
- 化脓性链球菌
- 大肠杆菌
- 克雷伯菌属
- 肠杆菌属
- 铜绿假单胞菌
- 柠檬酸杆菌属
- 不动杆菌属
- 寡养单胞菌属

真菌
- 念珠菌属
- 曲霉属
- 接合菌病病原体
- 镰刀菌属

病毒
- 呼吸道合胞病毒
- 腺病毒
- 新型冠状病毒
- 人类偏肺病毒
- 副流感病毒

(5)心肌梗死。

(6)出血和血肿。

(7)恶性肿瘤。

(8)输血反应。

4.老年人不太容易发热,因为体温调节机制受损,基础体温较低。

5.多数发热由释放的内源性热原引起,是对感染的免疫反应的一部分。少数病原体产生外源性热原,可直接引起发热。

外源性热原:

1)脂多糖(LPS):革兰阴性杆状细菌。

2)中毒性休克综合征毒素 1(TSST-1):金黄色葡萄球菌。

3)链球菌致热外毒素:化脓性链球菌。

6.迄今为止,病毒感染是社区发热的最常见原因,很少需要治疗或住院。

7.住院患者发热的常见原因

(1)尿路感染。

(2)肺炎。

(3)血液感染。

(4)皮肤和软组织感染。

(5)胃肠道感染。

发热的治疗方法

发热的原因很多,对于发热患者,识别可能的感染来源非常重要。

1.全面检查和确定患者的症状和体征。通过增加症状观察和实验室检查有助于确定发热的可能感染来源。

(1)寒战和畏寒可能提示潜在的菌血症。

(2)排尿困难或尿频可能表明是尿路感染。

(3)新的咳嗽、咳痰或呼吸困难可能提示呼吸道感染,如病毒性上呼吸道感染、呼吸道感染或肺炎。

(4)新的或加剧的局部疼痛可能表明存在皮肤和软组织的潜在病灶,或肌肉骨骼感染。

(5)腹泻或腹痛可能提示肠胃炎或腹腔感染。

2.聚焦实验室检查。如果凭临床症状不足以确定诊断,则经过上述实验室检查后,应推荐需要补充的检测和影像学检查。例如,怀疑有菌血症者,则应进行血培养。

3.评估非感染性原因。如患者的发热没有明显的感染性,应寻找其他潜在非感染性疾病的原因。合并症,如恶性肿瘤和血管疾病可能是发热的原因。近期手术或其他操作也会引起发热。

4.回顾用药情况。应检查患者使用的可能引起发热的药物。值得关注的是抗感染药、抗惊厥药和可注射/可输注药物。

5.筛查脓毒症迹象。发热是脓毒症患者的一种常见症状。如住院患者出现发热,应筛查脓毒症相关的更多指标(有关脓毒症的详细信息,请参阅后续章节)。

治疗

发热的治疗是一个有争议的话题。

1.在一般情况健康的患者中,目前的退热治疗已证实没有明显的益处或危害。

2.发热是一种重要的诊断辅助手段,动物研究已经表明升高的体温可以帮助对抗感染。

3.体温升高的代谢需求可以使精神、呼吸系统脆弱或有心血管系统疾病的患者负担过重。

4.发热伴随头痛、肌痛、关节痛和其他不适对许多患者来说可能很痛苦。

退热药

退热药是用于治疗发热的药物。

1.对乙酰氨基酚。对乙酰氨基酚是一种温和的镇痛剂,可通过抑制中枢神经系统中前列腺素的产生而起到退热作用。对乙酰氨基酚副作用少,治疗范围广,是最常用的退热药。

2.非甾体抗炎药(NSAID)。非甾体抗炎药如布洛芬和阿司匹林是有效的退热药,通过阻断中枢和外周环氧合酶活性来抑制前列腺素的产生。通常与对乙酰氨基酚一起使用,组合比单独使用更有效。

3.类固醇。类固醇是非常有效的退热药,抑制前列腺素的产生,以及内源性热原的产生。但很少用于治疗明确的发热,因为存在免疫抑制作用和许多副作用,如高血糖症,辅助类固醇的使用虽然可以阻止发热,但通常会引起感染的加剧或持续。

直接冷却

直接冷却技术主要用于在高热或超高热的情况下快速降低体温。

1.最常见方法是使用冷却毯或冷水浴。

2.应谨慎使用,因为可能会增加因周围血管收缩而导致身体核心部位体温升高的风险。

3.在不使用退热药的情况下进行外部冷却会增加代谢活性,会增加脓毒症患者的负担。

不明原因发热的治疗方法

1.不明原因发热的特征类型。FUO 一词经常用于许多不同的场景。然而,发热的病因受到环境的严重影响,所以需要及时进行必要的检查。因此,第一步是正确识别 FUO 的特征类型。FUO 通常可以分为 3 大类。

(1)经典 FUO:最初描述于 20 世纪 60 年代,经典 FUO 被定义为发热持续时间>3 周,其间体温至少一次>38.3℃,并且尽管经全面的检查,病因仍然不明。绝大多数的经典 FUO 的主要表现为较轻疾病的患者且没有其他临床症状,并且没有已知的易感合并症,如恶性肿瘤或免疫功能低下等情况,患者经常在门诊就诊(框 10.3)。

(2)院内 FUO:区别于经典 FUO 的一个明显不同的群体,院内 FUO 定义为住院后发生的表现为发热>38.3℃,经过全身检查之后仍然病因不明,且持续时间超过 3 天。院内 FUO 往往有更快的进展和更多的全身症状。相应的也需要更紧急的检查(框 10.4)。

框 10.3 引起经典 FUO 的常见原因

感染性疾病
- 结核病
- 心内膜炎
- 骨髓炎
- 肺炎
- 隐匿性脓肿(腹部、牙科、肾周、前列腺癌等)
- 鼻窦炎
- 人畜共患病,如 Q 热、布鲁氏菌病等
- 巨细胞病毒感染
- EB 病毒感染(相关疾病)
- 性传播疾病

炎症/血液病
- 系统性红斑狼疮
- 血管炎,如巨细胞动脉炎、结节性多动脉炎、高安病
- 成人 Stills 病
- 炎性关节炎,如类风湿关节炎、银屑病关节炎等
- 炎性肠病,如溃疡性结肠炎、克罗恩病等
- 结节病
- 甲状腺炎

肿瘤
- 淋巴瘤
- 白血病
- 实体肿瘤,如结直肠癌、乳腺癌、肝癌、肺癌、睾丸、肾、骨等
- 多发性骨髓瘤

其他
- 药物热
- 人为或自残
- 血栓栓塞性疾病
- 先天性发热障碍(体温失调)

框 10.4 引起院内 FUO 的常见原因

感染

- 肺炎
- 艰难梭菌感染
- 肾盂肾炎
- 与医疗设备相关的感染,如尿路感染
- 病毒性疾病

血管病

- 静脉血栓栓塞性疾病
- 缺血
- 其他栓塞性疾病,如术后脂肪栓塞
- 出血
- 血肿

其他

- 药物热
- 痛风发作

(3)免疫功能低下的 FUO:免疫功能低下的患者,如中性粒细胞减少症患者和 HIV 感染者,常表现为非特异性发热。有公认的诱发条件,检查和发热处理也是有共识的,例如,发热性中性粒细胞减少症和 HIV/AIDS 感染者。

2.确认/完成全面的基线评估:许多患者在全面检查完成之前被初步诊断为 FUO, 虽然初始检查应该针对患者的具体体征和症状进行调整, 但普遍认为,为满足 FUO 的定义,基线评估应包括以下内容(框 10.5)。

院内 FUO 是一种更严重的现象, 通常是由严重的生理异常所致,如血栓、栓塞或脓肿。因此,通常需要彻底地进行影像学检查,查明患者是否属于 FUO。

3.深入的临床评估:缩小鉴别诊断范围对于 FUO 的检查至关重要。鉴于引起 FUO 的可能原因越是相对罕见,假阳性的可能性就越高,这就是为什么通常不建议使用"散弹(各种检查都尝试)"方法去对 FUO 患者进行检查的原因。因此,患者的病史和体格检查是处理 FUO 的核心, 因为这些基本情况和检查有利于进行更适合的检查,使阳性结果更为可靠。

4.病史:诊断检查中最关键的组成部分是病史采集,应该尽量做到详尽无遗。病史可以帮助定位症状发生部位,如疼痛、不适或功能性改变(如排便频率或性质的变化)。病史还可以帮助识别风险因素,如家族病史、疾病接触史、旅居史、性行为接触史、荒野和动物接触史及职业暴露史。临床医生应注意任何可能提示系统疾病的病史,如体重减轻/增加或疲劳,持续发热的症状和相关症状。

框 10.5 针对 FUO 的基础检查

典型 FUO

- 完整的病史(包括旅行史、性接触史、用药史、暴露史)
- 全面体格检查(包括腹部、肌肉骨骼、皮肤和口咽部等检查)
- 带分类的全血细胞计数
- 基础代谢情况
- 肝功能指标
- 尿液显微镜分析
- 血培养(通常至少 3 组,采集时停止抗生素治疗)
- 尿培养
- HIV 筛查
- 胸部 X 线检查

院内 FUO 需要增加的检查

- 窦道成像
- 深静脉血栓和肺栓塞的影像学检查
- 胸部/腹部/骨盆 CT

根据病史需要增加的其他常见检查

- 红细胞沉降率
- C 反应蛋白水平
- 潜伏性结核检测
- 血涂片
- 抗核抗体
- 类风湿因子

5.体格检查:病史、体征和局部症状有助于确定诊断。各系统都应纳入检查;然而,值得注意的经常被忽略的检查部位包括口咽和黏膜、肛门、生殖器和淋巴结等。这些区域经常被忽略,但如果这些部位发现溃疡、结节或肿块,可能是查找 FUO 原因的重要指向性体征(框 10.6)。

6.重点诊断性检测:诊断性检测应该是针对任何可能的诊断,或针对某些病史,或与患者已有检查结果相关。如果没有发现任何预示性的结果,那么还应该通过血常规等血液检测寻找更常见的 FUO 原因(例如,心内膜炎、恶性肿瘤、自身免疫性疾病),这样比较合理, 但是已获得的阳性检测结果还应考虑假阳性的可能。至于是否进一步开展有创或侵入性的

框 10.6 病史和体格检查与常见 FUO 的关联

感染性疾病
- 结核病：监禁史、曾到过结核病流行地区国家、密切接触结核病/慢性咳嗽患者
- 心内膜炎：心脏杂音、裂片形出血、IVDU(静脉吸毒)史
- 脓肿：既往感染、易感条件，如蛀牙、憩室炎
- 人畜共患病：接触动物携带者或携带者环境，如接触受污染的食物或职业接触动物、接触新的或不常见的宠物

炎症和风湿病
- 系统性红斑狼疮：颧部皮疹、游走性关节炎、光敏感、SLE家族史
- 血管炎：大动脉杂音、异常动脉脉冲/压力
- 成人 Stills 病：一过性皮疹、肌痛和咽炎等
- 炎性关节炎：关节积液
- 炎性肠病：排便习惯改变、结节状皮肤损伤、葡萄膜炎
- 结节病：咳嗽、呼吸困难、胸痛

肿瘤
- 淋巴瘤：淋巴结肿大、B症状
- 白血病：贫血、容易产生瘀伤
- 实体瘤：肿块、压痛
- 多发性骨髓瘤

检测，取决于不同病例的个体差异。实际上25%~50%的FUO即使经过严格的检查也还是无法确定诊断，而几乎80%的发热患者会自愈，相对发病率和死亡率(约3%)均较低。因此，极具侵害性的以诊断为目的的检测，与更耐心的方法相比可能会使患者面临不必要的风险。想要确定是否采用更为侵略性的方法可以通过观察全身性或进行性的疾病表现来判断，这些表现包括异常的体重减轻、厌食或发热恶化，表明患者可以等待的时间较少。在这些情况下，非特异性诊断一般选择影像学检查，CT和MRI通常是最先选择的检查手段，从而寻找病因的可能炎症部位。对于经过上述检查后仍未确诊但又急需确诊的患者，可以通过镓-67扫描或FDG-PET/CT成像作为最后可用的影像学手段去发现或确定发热的病因。

治疗

在多数典型FUO中，经验性治疗常存在一定争议。因为治疗的益处不一定明确，且可能使用了不合适的检查，尽管通常采用的是针对所怀疑疾病的治疗性诊断，而非确诊为某种疾病所使用的治疗，但只要治疗有益处即可(如治疗蜱传疾病)。

在院内FUO中，患者通常病情较重，通常会开始使用广谱抗生素，尽管是否真的对患者有益仍存在争议。抗生素带来的不良事件风险并非微不足道，尤其是在更容易感染艰难梭菌的住院患者中。但有个规则除外，就是中止药物治疗可能会导致药物热，这应该与其他诊断性检测一起尽早考虑。

脓毒症

定义

1.脓毒症是一种多系统综合征，可由感染相关炎症反应引起。脓毒症表现为一系列功能失调的症状，从轻微的自主神经症状和实验室检测异常状态一直到多器官衰竭和死亡。脓毒症晚期带来的代谢紊乱和自主神经异常会恶化，导致生理反应功能失调的恶性循环。临床脓毒症的定义目前有很大的变化，不同组织定义不同。

2. SEPSIS-1：第一个国际公认的脓毒症定义，于1991年发布。在学术上，SEPSIS-1标准已过时；然而，大量文献和政策仍然源自当时的版本。因此，这些标准依然重要。

(1)全身炎症反应综合征(SIRS)：SIRS是一种炎症反应综合征，可由感染和其他损伤引起，如缺血和出血。符合SIRS，必须满足以下两个或多个标准。

1)体温>38℃或<36℃。

2)心率>90次/分。

3)呼吸频率>20次/分或 $PaCO_2$<32mmHg(换气过度)。

4)白细胞>12 000/mm³或<4000/mm³，或未成熟中性粒细胞>10%。

(2)脓毒症=SIRS标准+经证实或可能的感染状态。SEPSIS-1的严格标准源于担心。SIRS的定义过于广泛，适用于多数具有临床意义的感染，这意味着所有这些感染的患者都是脓毒症。然而，实际上这些患者中很少有不采取积极治疗措施而发生严重损伤的，因此，有人担忧过于宽泛的定义会导致过度医疗，需要严格的标准才能使真正的脓毒症患者从积极治疗中获益。

(3)严重脓毒症=脓毒症+器官功能障碍、低灌注或低血压。器官功能障碍包括乳酸酸中毒、少尿/急性肾损伤和精神状态改变。严重脓毒症包括了病情更严重的脓毒症患者。

(4)感染性休克=严重脓毒症+液体难治性低血压。感染性休克是脓毒症患者中病情最严重的类型。

3. SEPSIS-3:脓毒症的第三个也是最新的国际共识定义,SEPSIS-3 在很大程度上将脓毒症重新定义为之前根据 SEPSSIS-1 被认为患有严重脓毒症的患者。

(1)脓毒症=感染导致危及生命的器官功能障碍。在原理上与之前 SEPSIS-1 的"严重脓毒症"概念非常相似。

1)研究标准:脓毒症=感染情况下序贯器官衰竭评估(SOFA)评分≥2 的急性增加(框 10.7)。

2) 临床标准: 如果快速序贯器官衰竭评估(qSOFA)评分≥2,则怀疑脓毒症(框 10.8)。

(2)脓毒症休克=由于严重的循环和代谢异常而导致高死亡率的脓毒症综合征。定义为脓毒症伴持续性低血压或需要血管升压药以维持 MAP≥65mmHg,尽管进行了充分的容量复苏,但血清乳酸仍>2mmol/L(18mg/dL)。

流行病学

1.几乎所有严重感染都可能导致脓毒症;然而,多数社区获得性脓毒症是由极少数感染种类所致(框 10.9)。

2.有许多非感染性的情况可以使机体出现脓毒症的体征和症状(框 10.10)。

3.与脓毒症有关的常见微生物(框 10.11)。

脓毒症的临床治疗

在过去的 20 年间,临床治疗脓毒症的方法发生了根本性的变化,在很大程度上要归功于"拯救全身性感染运动"(www.survivingsepsis.org)——一项国际性以降低脓毒症死亡率和发病率为目标的运动。其围绕以证据为基础的干预措施, 致力于促进对脓毒

框 10.7　序贯器官衰竭评分

将所有分数相加得到总分

- PaO_2/FiO_2(mmHg)
  - ≥400=0 分
  - <400=1 分
  - <300=2 分
  - <200(呼吸机支持)=3 分
  - <100(呼吸机支持)=4 分
- 血小板计数($\times 10^3/mm^3$)
  - ≥150=0 分
  - <150=1 分
  - <100=2 分
  - <50=3 分
  - <20=4 分
- 胆红素(mg/dL,1mg/dL=10^{-2}g/L)
  - <1.2=0 分
  - 1.2~1.9=1 分
  - 2.0~5.9=2 分
  - 6.0~11.9=3 分
  - ≥12.0=4 分
- 平均动脉压/升压要求(至少 1h)
  - 平均动脉压≥70mmHg=0 分
  - 平均动脉压<70mmHg=1 分
  - 多巴胺<5μg/(kg·min)或任何剂量的多巴酚丁胺=2 分
  - 多巴胺 5.1~15μg/(kg·min)或肾上腺素≤0.1μg/(kg·min)或去甲肾上腺素≤0.1μg/(kg·min)=3 分
  - 多巴胺>15μg/(kg·min)或肾上腺素>0.1μg/(kg·min)或去甲肾上腺素>0.1μg/(kg·min)=4 分
- GCS 评分(格拉斯哥昏迷量表)
  - 15=0 分
  - 13~14=1 分
  - 10~12=2 分
  - 6~9=3 分
  - <6=4 分
- 血清肌酐(mg/dL)
  - <1.2=0 分
  - 1.2~1.9=1 分
  - 2.0~3.4=2 分
  - 3.5~4.9=3 分
  - >5.0=4 分
- 尿量(mL/d)
  - <500=3 分
  - <200=4 分

框 10.8 快速序贯器官衰竭评分

根据适用项目的数量计算分数
- 呼吸频率≥22次/分
- 意识形态改变(相当于GCS<15)
- 收缩压≤100mmHg

框 10.9 脓毒症的常见感染原因

- 肺炎
- 尿路感染
- 血液感染
- 腹腔感染
- 皮肤和软组织感染
- 肌肉骨骼感染
- 中枢神经系统感染

框 10.10 常见的非感染性脓毒症

- 炎性肠病
- 血容量减少
- 药物副作用/服药过量
- 肾上腺功能不全
- 急性心肌梗死
- 肺动脉栓塞
- 胰腺炎
- 糖尿病酮症酸中毒
- 小肠梗阻
- 严重贫血
- 心力衰竭
- 速发型过敏反应
- 系统性红斑狼疮

症的规范化治疗。2016年发布的最新指导意见，强调了4个不同方面的治疗步骤：初始复苏、诊断检查、抗菌治疗和持续治疗。

1.初始复苏：脓毒症代表紧急的感染情况。因为作为一种不断自我加强的不良生理反应循环，脓毒症可以迅速地从中度发展为立即危及生命的疾病。早期和积极的复苏已被证明可以将脓毒症死亡的绝对风险降低10%。复苏指南包括以下内容：

(1)在脓毒症发作后3h内注入30mL/kg晶体液

框 10.11 脓毒症的常见微生物

- 金黄色葡萄球菌(MSSA和MRSA)
- 大肠杆菌
- 肺炎链球菌
- 粪肠球菌
- 表皮葡萄球菌
- 肺炎克雷伯菌
- 铜绿假单胞菌
- 脆弱拟杆菌
- 其他链球菌
- 黏质沙雷氏菌
- 阴沟肠杆菌
- 变形杆菌
- 白色念珠菌

(通常是生理盐水)。

(2)启用血管升压药以维持患者的平均动脉压(MAP)为65mmHg。

(3)重复评估生命体征(BP、HR、RR、体温)和其他生理参数，如PaO_2和尿量。

(4)补液和升压药物维持血流动力学状态、纠正乳酸异常。

2.诊断性检查：确定脓毒症的感染来源是治疗的关键；然而，抗生素的使用会干扰微生物检测。当前治疗脓毒症方法的关键基础是不能减慢诊断评估或延迟其他治疗工作。一般来说，一旦发现脓毒症，只要其不会减慢抗生素的使用速度，应尽快进行以下微生物检测。

(1)血液培养(2组)。菌血症是一种常见的原发或继发感染引起的脓毒症，因此，脓毒症患者几乎都需要进行血液培养。虽然血液培养应先于使用抗生素，但不应因此而延迟治疗。对于可能管路感染的患者，也建议进行管路培养。

(2)尿液分析和尿液培养。考虑到尿路感染是脓毒症最常见的原因之一，有任何的尿路症状或尿路症状无适当筛查方法的脓毒症患者通常需要进行尿路检测。

(3)痰培养。如果患者能够提供，痰培养可以很好地针对肺炎患者。

治疗

抗感染治疗

感染的治疗是脓毒症治疗的重要组成部分。脓毒症发作后延迟抗生素治疗已被证实会导致患者死亡率显著上升,每延长 1h,生存率下降 7.6%。对于脓毒症患者,采取的治疗方法应包括抗菌药物治疗和可能的源头控制。

抗菌治疗

快速抗菌治疗是治疗脓毒症的主要目标之一,医疗机构应在脓毒症发生 1h 内给予抗生素和医疗救助。治疗方案应广泛覆盖所有可能的病原体。参考框 10.8 中的细菌谱,这通常意味着需要广泛涵盖革兰阴性菌(包括假单胞菌),以及 MRSA。然而,根据感染源不同,病原体可能有很大差异。因此,适用的经验性治疗药物可能有很大差异。

以下是适用于特定情况脓毒症的药物和剂量的综合经验性建议,治疗方案应始终根据每个患者的具体情况而定。一旦获得了特定的微生物学和其他诊断依据,且患者病情稳定,就可以将治疗缩小得更具特异性。

未分类的脓毒症

在没有明确来源的病例中,医院检测的脓毒症覆盖范围应包括耐药革兰阴性菌,如假单胞菌,以及耐药革兰阳性细菌,如 MRSA。

(1)耐药革兰阴性菌覆盖范围

1)头孢吡肟 2g,静脉注射(以下简称为"IV"),每 8h 1 次。

2)哌拉西林-他唑巴坦 4.5g,IV,每 6h 1 次。

3)美罗培南 1g,每 8h 1 次。

4)亚胺培南西司他汀 500mg,IV,每 6h 1 次。

(2)青霉素过敏患者的耐药革兰阴性菌覆盖范围

1)氨曲南 2g,IV,每 8h 1 次。

2)环丙沙星 400mg,IV,每 8h 1 次+氨基糖苷类(庆大霉素、阿米卡星、妥布霉素)。

(3)耐药革兰阳性覆盖范围

1)万古霉素 15mg/kg,IV,每 8~12h 1 次(部分临床医生会使用负荷剂量,第一剂为 20mg/kg)。

2)利奈唑胺 600mg,IV,每 12h 1 次。

3)达托霉素 8~10mg/kg,每天 1 次(注:达托霉素对肺部感染无效)。

肺部

由于肺部感染是脓毒症最常见的原因之一,肺部脓毒症的药物覆盖范围与未分类脓毒症大体相同(除了不使用达托霉素)。另外值得注意的是,在流感季节,社区获得性脓毒症可能是严重流感感染的结果。在这种情况下,经验性抗流感病毒药物覆盖范围是标准抗菌药的合理补充。

尿路

尿路感染源头是脓毒症的常见原因,其药物覆盖范围与未分类脓毒症相似。

腹腔

在由腹腔感染引起的脓毒症的病例中,革兰阴性菌和厌氧菌是最常见的病原体。此外,近期有手术史或上消化道穿孔的患者,念珠菌感染也是脓毒症的一个可能原因。

(1)革兰阴性菌+厌氧菌覆盖范围:哌拉西林-他唑巴坦、美罗培南、亚胺培南-西司他汀、头孢吡肟+甲硝唑。

(2)念珠菌属

1)米卡芬净 100mg,IV,每天 1 次。

2)卡泊芬净 70mg,IV,×1,然后 50mg,IV,每天 1 次。

3)阿尼芬净 200mg,IV,×1,然后 100mg,IV,每天 1 次。

4)氟康唑 800mg,IV,×1,然后 400mg,每天 1 次。

皮肤和软组织感染

严重的软组织感染,如坏死性筋膜炎和气性坏疽会导致脓毒症,在这些情况下,需要关注的是金黄色葡萄球菌、化脓性链球菌和产气荚膜梭菌等生物体产生的毒素。考虑在经验性广谱革兰阳性菌和革兰阴性菌覆盖范围中加入利奈唑胺或克林霉素。

多重耐药微生物的风险因素

具有高耐药革兰阴性病原体风险因素的化脓性患者应同时使用两种不同类别的革兰阴性菌治疗药物。这些风险因素包括病史因素,如最近明确的抗生素暴露(90 天内)、高耐药革兰阴性感染/定植史、中性粒细胞减少症、机械通气和居住在养老院。

双重革兰阴性菌覆盖范围：

1）抗假单胞菌内酰胺：头孢吡肟、美罗培南或哌拉西林-他唑巴坦。

2）抗假性单抗氟喹诺酮（环丙沙星/左氧氟沙星）。

3）氨基糖苷类（庆大霉素、妥布霉素、阿米卡星）。

4）多黏菌素抗生素（黏菌素、多黏菌素B）。

源头控制

由于强调抗菌治疗，很容易忽视作为抗感染治疗关键组成部分的源头控制。残留的感染源会有持续的炎症灶，显著降低抗生素在控制感染方面的疗效。因此，传染源识别和控制应尽快执行。应清除感染的导管和管道，引流脓肿，清除感染的骨骼和组织。

持续治疗

一旦开始初始复苏、评估和治疗感染，需要对患者进行持续治疗，以支持患者的抗感染治疗，使其从感染状态恢复。重点是在尽量减少医源性损害的同时减轻终末器官损害。

1.维持组织灌注：应使用液体和血管升压药维持MAP为65mmHg。

2.预防缺血：只有当Hb<70g/L时才建议输血，除非有心肌缺血或出血的证据。

3.预防出血：仅当血小板<10 000/mm^{3}时，建议进行血小板输注，除非存在较高的出血风险，输注阈值为20 000/mm^3。

4.预防肺损伤：建议使用控制通气设备和技术，以防止脓毒症加重ARDS。同时，也建议尽量减少过多的液体给药。

5.尽量减少肠外营养：为了保持肠道刷状缘完整性，建议早期肠内喂养和尽量减少使用肠外营养，从而减少肠外营养带来的感染风险。

（许可 译/校）

推荐阅读

1. Freifeld AG, Bow EJ, Sepkowitz KA, Boeckh MJ, Ito JI, Mullen CA, et al. Clinical practice guideline for the use of antimicrobial agents in neutropenic patients with cancer: 2010 update by the infectious diseases society of America. *Clin Infect Dis.* 2011;52(4):e56–e93.
2. Knockaert DC, Vanderschueren S, Blockmans D. Fever of unknown origin in adults: 40 years on. *J Intern Med.* 2003;253(3):263–275.
3. Singer M, Deutschman CS, Seymour CW, Shankar-Hari M, Annane D, Bauer M, et al. The Third International Consensus Definitions for Sepsis and Septic Shock (Sepsis-3). *JAMA.* 2016;315(8):801–810.
4. Rhodes A, Evans LE, Alhazzani W, Levy MM, Antonelli M, Ferrer R, et al. Surviving sepsis campaign: international guidelines for management of sepsis and septic shock 2016. *Crit Care Med.* 2017;45(3):486.
5. Heffner AC, Horton JM, Marchick MR, Jones AE. Etiology of illness in patients with severe sepsis admitted to the hospital from the emergency department. *Clin Infect Dis.* 2010;50(6):814–820.

第 11 章 头颈部感染

Meredith Welch

眼部感染

定义

房水(*Aqueous humor*):前房室液体。

球结膜水肿(*Chemosis*):结膜肿胀。

睫毛潮红(*Ciliary flush*):虹膜周围有红色环。

结膜(*Conjunctiva*):眼睑和眼球表层。

角膜(*Cornea*):眼睛表面的透明覆盖物。没有血管,但有许多神经末梢。

前房积血(*Hyphema*):前房红细胞淤积。

前房积脓(*Hypopyon*):前房中的炎性细胞(白细胞)淤积、积脓。

虹膜睫状体炎(*Iridocyclitis*):包括睫状体的前葡萄膜炎。

角膜炎(*Keratitis*):角膜发炎,一般比较疼痛。

晶状体(*Lens*):将前部和后部分开。

葡萄膜(*Uvea*):包括虹膜、睫状体和脉络膜,血管丰富。

玻璃体液(*Vitreous humor*):后部积液。

解剖学

眼部解剖结构如图 11.1 所示。表 11.1 列出了根据解剖位置区分眼部感染的体征和症状。

结膜炎

定义

结膜发炎。

流行病学

1.可由系统感染或局部感染引起。

2.分娩过程中母婴传播。

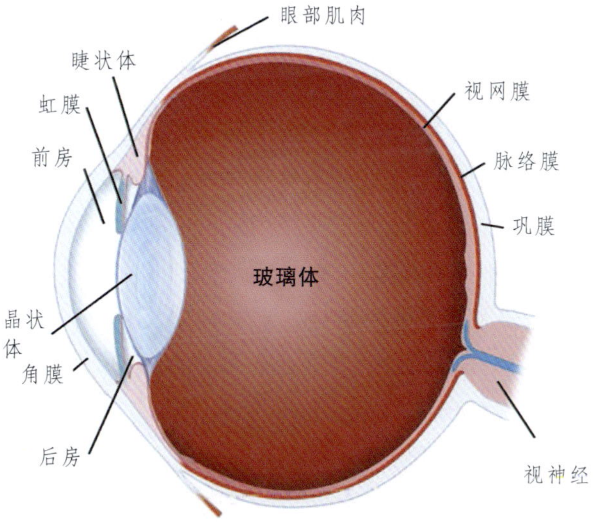

图 11.1 眼部解剖图。(From Durand ML. Infectious causes of uveitis. In:Bennett JE,Dolin R,Blaser MJ,eds. Mandell, Douglas,and Bennett's Principles and Practice of Infectious Diseases. Updated 8th ed. Elsevier;2015.)

表 11.1 基于解剖位置区分眼部感染的症状和体征

	发红	瘙痒	疼痛	视力模糊	异物感	头痛	耳前淋巴结肿大
结膜炎	×	×					×(病毒、衣原体、奈瑟菌感染)
角膜炎	×		×	×	×		
前葡萄膜炎	×		×	×			
中、后葡萄膜炎				×			
全葡萄膜炎	×		×	×			
眼内炎			×	×			
急性闭角	×		×	×		×	

3.性传播。

微生物学

1.常见的病毒原因。

(1)腺病毒

1)8、19 和 37 型可引起流行性角膜结膜炎(EKC),这种疾病更具暴发性并累及角膜。EKC 具有极强的传染性。

2)自限性。

(2)单纯疱疹病毒(HSV)。

2.其他病毒

(1)天花、牛痘、带状疱疹、风疹、风疹(麻疹)、流感、EBV。

(2)与接种过天花疫苗或接种疫苗的患者接触可能会导致结膜炎或前房膜蜂窝炎。

用牛痘免疫球蛋白和外用三氟吡啶滴剂治疗。

(3)小核糖核酸病毒(肠病毒)。

3.常见细菌性病因

衣原体、奈瑟菌、金黄色葡萄球菌、肺炎链球菌、流感嗜血杆菌。

4.非感染性病因

(1)过敏。

(2)化学品。

临床表现

1.通常是双眼眼泪较多、发痒且红眼。通常无痛感,无明显视力下降。

2.眼睛感觉不舒服或有沙砾感。

3.角膜结膜炎有痛感。

脓性分泌物增多表示细菌性结膜炎,特别是对于奈瑟菌,又称急性细菌性结膜炎(图 11.2)。

4.耳膜前淋巴结病通常存在于病毒性结膜炎中,但也可能存在于衣原体和奈瑟菌中。

衣原体

1.世界范围因感染致盲的主要原因。

2.成人可引起结膜炎和沙眼。

沙眼

1.发展中国家常见。

2.血清型 A、B、Ba 和 C 可引起沙眼。

3.沙眼由与分泌物或受污染的螨虫接触引起。

4.开始为结膜炎,然后发展为眼睑结疤,导致眼睑向内转动(睑外翻)(图 11.3)、睫毛向内弯曲(倒睫毛)、角膜溃疡,直至失明。

5.Arlt 线:眼结膜中靠近眼睑边缘的一条厚瘢痕组织带。

6.诊断通常基于临床经验,PCR 检测是最可靠的实验室检查。可送培养和吉姆萨染色。

7.治疗:因为其具有传染性,需要大范围治疗。

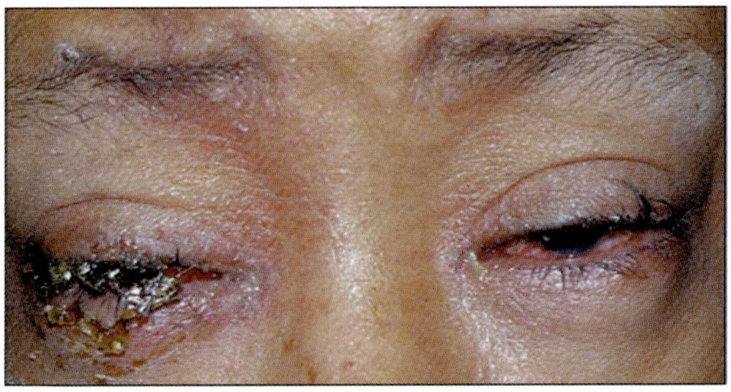

图 11.2 结膜炎奈瑟菌(急性细菌性结膜炎)脓性分泌物。(Courtesy Keith Walter, MD.)

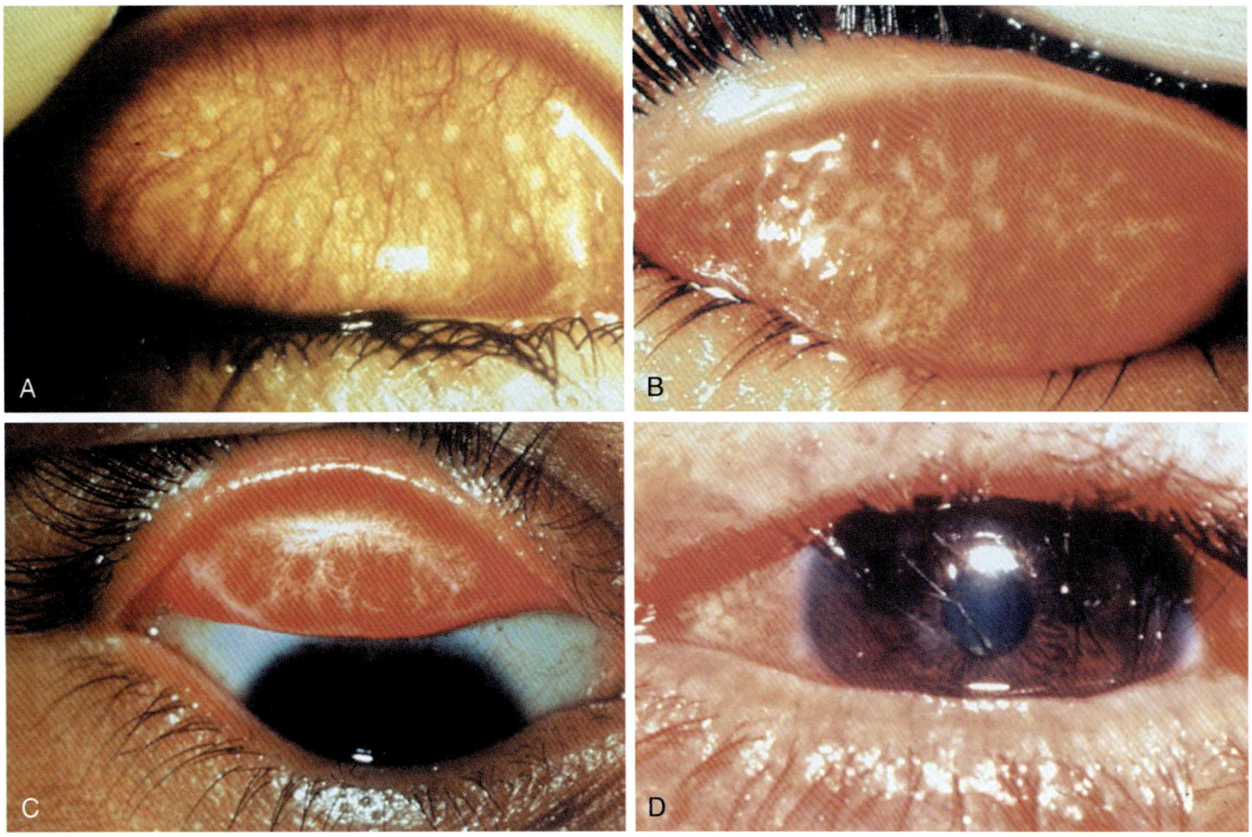

图 11.3 沙眼：(A)囊泡；(B)炎症；(C)倒睫毛；(D)结膜瘢痕形成。[Courtesy International Centre for Eye Health(LSHTM),London.]

(1)WHO 建议以下 4 项措施，简称 SAFE：

1)S：倒睫手术。

2)A：使用治疗活动性感染的抗生素。

3)F：面部清洁。

4)E：环境改善。

(2)对于活动性感染的患者：红霉素或四环素系统性给药 3~4 周，随后局部使用红霉素或四环素治疗 6 个月。

(3)为了根除感染，WHO 建议：

1)广泛治疗：如果 1~9 岁儿童的流行率>10%，每年口服阿奇霉素进行广泛治疗，至少持续 3 年。

2)治疗 3 年后，如果 1~9 岁儿童的发病率<5%，则可以停止广泛用药治疗。

成人包膜结膜炎

1.慢性滤泡性结膜炎。

2.通过性行为或接触受污染的分泌物传播。

3.表现为红眼、脓性分泌物、耳前淋巴结肿大，并经常伴有尿道炎/宫颈炎。

4.可能发展为角膜结膜炎。

5.与沙眼不同，一般不会造成瘢痕及失明。

6.治疗：患者及性伴侣都要系统给药(阿奇霉素)治疗。

奈瑟菌

1.淋球菌。

2.从手到眼睛接触传播。

3.有明显脓性分泌物、红眼、眼睑肿胀、耳前淋巴结肿大和化学变性。

4.需要及时治疗，病程进展较快。

5.治疗

(1)肌内注射头孢曲松(仅结膜炎)。

(2)如果涉及角膜，则需要更长的头孢曲松治疗疗程。

(3)建议同时治疗衣原体。

(4)需要经常冲洗眼睛以消除对眼睛有害的炎

症和酶。

其他治疗

1.细菌性结膜炎的经验性治疗：局部使用甲氧苄啶/多黏菌素B或杆菌肽/多黏菌素B。

2. HSV

(1)参考“眼部感染”部分。

(2)如果只是结膜炎，通常不需要抗病毒药物。

(3)需要排除角膜疾病。

3. VZV

(1)参考“眼部感染”部分。

(2)口服阿昔洛韦或伐昔洛韦。

角膜炎

角膜发炎，包括感染性及非感染性。

流行病学

1.使用隐形眼镜(尤其是过夜使用或长时间佩戴隐形眼镜)。

2.创伤：外科手术或非外科手术。

3.糖尿病。

4.免疫抑制。

微生物学(表11.2)

1.与隐形眼镜有关的假单胞菌(图11.4)。

2.奈瑟球菌、李斯特氏菌和棒状杆菌可能会侵入完整的角膜，需要特别关注。

临床表现

1.眼睛剧痛、视力下降、流泪和角膜浮肿。

2.有异物感。

3.溃疡或浸润物可以通过荧光素检测。

4.根据病因可能有脓性分泌物。

5.细菌性角膜炎通常在角膜上有白色浸润或“斑点”。

6.可快速恶化。

7.可用PCR检测角膜分泌物或培养物是否有病毒存在。

表11.2 角膜炎的微生物学

细菌
革兰阳性球菌
金黄色葡萄球菌
表皮葡萄球菌
肺炎链球菌、化脓性链球菌、绿脓杆菌链球菌
粪肠球菌
消化链球菌
革兰阳性杆菌
凝结芽孢杆菌、蜡状芽孢杆菌、地衣芽孢杆菌
短芽孢杆菌、侧芽孢杆菌
白喉棒状杆菌
产气荚膜梭菌
革兰阴性球菌
淋球菌
莫拉球菌、非液状念珠菌、黏膜炎莫拉氏菌
醋酸钙不动杆菌
多杀巴斯德氏菌
革兰阴性杆菌
铜绿假单胞菌、斯图埃里菌、荧光菌
鼻疽伯克霍尔德菌(假单胞菌)
奇异变形杆菌
黏质沙雷氏菌
大肠杆菌
肺炎克雷伯菌
摩根氏菌
嗜水气单胞菌
亨氏巴尔通体
分枝杆菌
结核分枝杆菌、龟分枝杆菌(M. chelonae)、戈登分枝杆菌、黏液分枝杆菌
放线菌
诺卡氏菌
螺旋体
梅毒螺旋体
伯氏疏螺旋体
病毒
单纯疱疹病毒
水痘带状疱疹病毒
腺病毒
牛痘
EB病毒
风疹
肠病毒
柯萨奇病毒

(待续)

表 11.2(续)

真菌
镰刀菌
念珠菌
曲霉菌
顶头菌
链格孢菌
青霉菌
平脐儒孢菌
微孢子菌
眼部微孢子虫病菌
脑炎微孢子虫病菌
衣原体
沙眼衣原体
寄生虫
棘阿米巴多噬菌
旋盘尾丝虫
巴西利什曼原虫
锥虫

From Barnes SD, Hallak J, Pavan-Langston D, Azar DT. Microbial conjunctivitis. In: Bennette JE, Dolin R, Blaser MJ, eds. Mandell, Douglas, and Bennett's Principles and Practice of Infectious Diseases. Updated 8th ed. Elsevier; 2015.

病毒性角膜炎

HSV-1 和 HSV-2

1. HSV-1 占主导地位。

2.多数情况源自潜伏再激活的病毒，一般不是初次感染所致。

3.检查显示树突状病变(图 11.5)、睫状体潮红和角膜感觉减弱。

4.眼睑上可能有囊泡。

5.通常是单侧的。

6.诊断通常依据临床表现，涂片可以进行 PCR 检测。

7.治疗使用局部抗病毒药，但也可以使用口服抗病毒药，同时应考虑口服抑制作用。

药物包括曲氟尿苷、阿昔洛韦、伐昔洛韦。

水痘

1.可以发生在眼部带状疱疹之前、期间或之后。

2.角膜完全丧失感觉是 VZV 的标志。

3.角膜也有树突状病变。

4.类似 Hutchinson 征

(1)鼻尖上有病变。

(2)受三叉神经鼻睫支支配。

(3)还需要进行眼科检查。

5.治疗方法是局部使用和口服抗病毒药物。

药物包括曲氟尿苷、阿昔洛韦、伐昔洛韦。

牛痘和腺病毒

见前文“结膜炎”下概述。

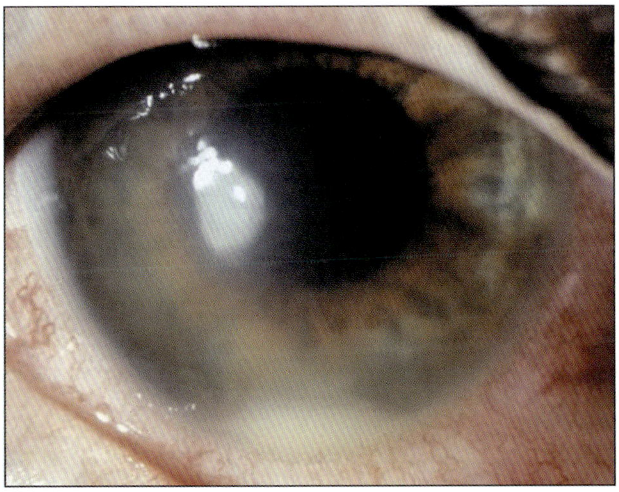

图 11.4　假单胞菌性角膜炎。(From Hong AR, Shute TS, Huang AJW. Bacterial keratitis. In: Mannis MJ, Holland EJ, eds. Cornea. 4th ed. Elsevier; 2017.)

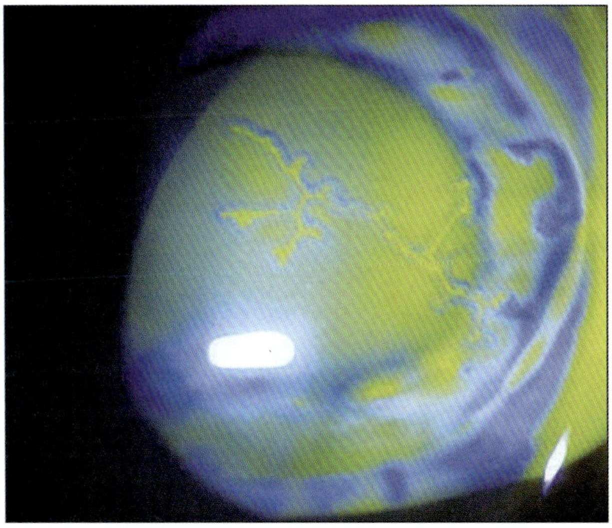

图 11.5　HSV 角膜炎的树突状病变。(From Holland EJ, Schwartz GS, Shah KJ. Herpes simplex keratitis. In: Mannis MJ, Holland EJ, eds. Cornea. 4th ed. Elsevier; 2017.)

细菌性角膜炎

1.奈瑟菌和衣原体及既往的结膜炎。

2.与手术有关的诺卡氏菌和分枝杆菌(LASIK)。

龟分枝杆菌是最常见的非典型分枝杆菌。

梅毒

1.最常见于先天性梅毒。

2.通常在青少年时期出现。

3.治疗

(1)通常局部使用抗生素,除非病因学证据允许全身治疗(如梅毒、莱姆病等)。

(2)常见的经验疗法是局部用头孢菌素或万古霉素和局部用氨基糖苷。

(3)不太严重的病例可以凭经验局部使用氟喹诺酮。

(4)更严重的情况下可能需要使用全身性抗生素。

真菌性角膜炎

1.镰刀菌、曲霉、念珠菌。

2.镰刀菌最为常见。

3.风险因素包括眼部受伤、免疫抑制、使用隐形眼镜和局部使用类固醇。

4.通常开始时化脓性较弱,但后来转为化脓性。

以后还可能出现眼前房积脓。

5.治疗

(1)局部和全身治疗相结合。

(2)纳他霉素、伏立康唑或两性霉素用于治疗霉菌。

(3)唑类用于治疗念珠菌。

阿米巴性角膜炎

棘阿米巴原虫

1.有滋养体和囊肿休眠体两种形式。

2.与隐形眼镜的使用(长时间佩戴)和外伤有关。

3.通常与在家中制作接触溶解性片剂有关。

4.通常是单侧的。

5.临床特征是红眼、疼痛和畏光。

6.可能有树突状病变,因此,可能被误认为HSV。

7.以后可能会出现环形病变(图11.6)。

8.白色钙荧光素使滋养体和囊肿染色。

9.可以将刮板放在大肠杆菌菌群上。

10.早期使用局部类固醇会使疾病恶化。

11.治疗

(1)最佳治疗尚无共识。

(2)联合治疗

1)外用聚六亚甲基胍或氯己定。

2)局部使用羟乙磺酸丙氧苯脒或己脒定。

12.可能需要进行角膜移植术。

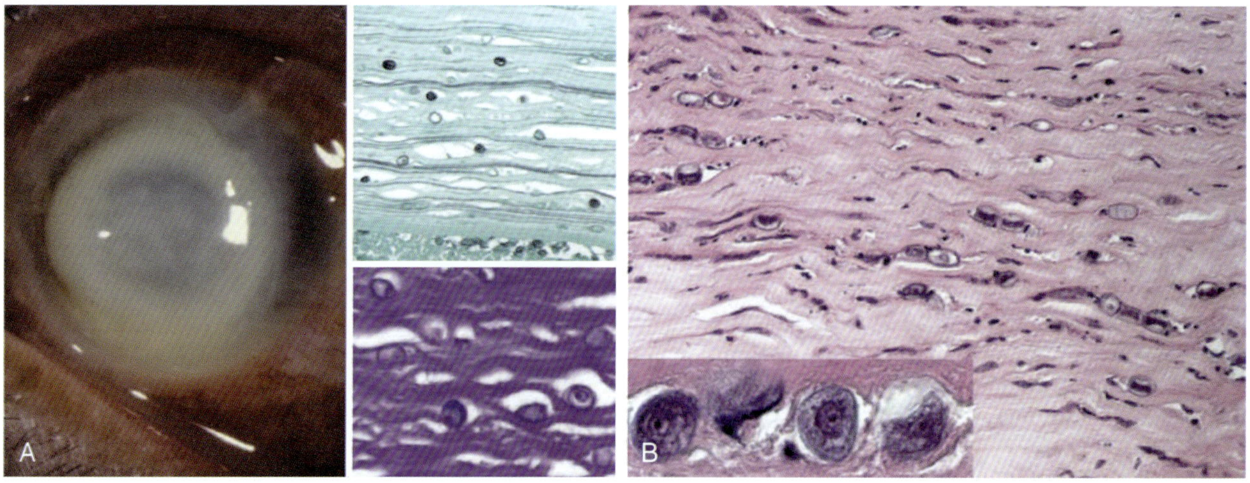

图11.6 棘阿米巴角膜炎。(A)环形浸润;(上图)囊肿的GMS染色;(下图)囊肿的PAS染色。(B)高倍镜下的囊肿。(From Stagner A,Jakoblec FA,Eagle RC,Charles NC. Infections of the eye and its adnexa. In:Kradin RL,ed. Diagnostic Pathology of Infectious Diseases. 2nd ed. Elsevier;2018.)

葡萄膜炎

1.虹膜、睫状体、脉络膜或视网膜发炎(表 11.3)。前部、中部、后部和全葡萄膜炎。

1)中部:睫状体和玻璃体发炎。

2)全葡萄膜炎:前部、后部和视网膜或脉络膜发炎。

2.葡萄膜是高度血管性的。

3.血源性扩散或全身性疾病是主要来源。

4.大多数葡萄膜炎由非感染性原因引起。

5.感染性葡萄膜炎更常见于后葡萄膜炎。

前葡萄膜炎

1.表现为疼痛性红眼、视力下降。

2. HSV 是主要的感染原因。

中葡萄膜炎

1.视力丧失伴飞蚊症。

2.通常无痛。

3.伯氏疏螺旋体是导致感染的主要原因。

4.极少具有传染性。

后葡萄膜炎

1.通常是无痛性失明。

2.长期视力丧失的风险更高。

3.弓形虫是导致感染的主要原因。

病毒性葡萄膜炎

HSV

1.HSV-1 占主导地位(如在角膜炎中)。

2.通常存在角膜炎。

3.机制是 HSV 的再激活。

4.通常表现为单侧眼睛发红、疼痛、视力受损但无囊泡。

5.如在角膜炎中,可能会出现角膜感觉减弱。

6.通过房水 PCR 检测进行诊断。

7.治疗

(1)口服阿昔洛韦,然后口服抑制剂。

(2)外用类固醇。

VZV

1.与 HSV 相似的前葡萄膜炎。

2.既往无角膜炎。

3.机制是再激活。

4.急性视网膜坏死的原因和进行性外视网膜坏死的主要原因。

5.通过房水 PCR 检测进行诊断。

6.治疗

(1)如果存在视网膜炎:静脉注射阿昔洛韦,然后口服阿昔洛韦或伐昔洛韦。

(2)通常会接受全身性类固醇治疗。

(3)在眼科医师指导下使用玻璃体内抗病毒药。

表 11.3 葡萄膜炎的分类

类别	眼部表现	主要感染病因(%)
前部(虹膜炎、睫状体炎、虹膜睫状体炎)	房水中的 WBC、角质沉淀物、虹膜结节、黏膜病	单纯疱疹(10%);梅毒(<1%);TB(<1%);莱姆病(<1%);麻风病(<1%)
中部	玻璃体中出现 WBC 或白点,睫状体平坦部有棉絮状点	莱姆病(<1%)
后部(脉络膜炎、脉络膜视网膜炎、视网膜炎)	脉络膜、视网膜或两者都存在病变;偶发玻璃体炎	弓形虫(25%);CMV(12%);ARN(6%);弓首蛔虫(3%);梅毒(2%);念珠菌(<1%)
全葡萄膜炎	房水和玻璃体中存在 WBC	梅毒(6%);TB(2%);念珠菌(2%)

ARN:急性视网膜坏死;CMV:巨细胞病毒;TB:结核;WBC:白细胞。(From Durand ML. Infectious causes of uveitis. In:Bennett JE, Dolin R, Blaser MJ, eds. Mandell, Douglas, and Bennett's Principles and Practice of Infectious Diseases. Updated 8th ed. Elsevier;2015.)

(4)可能需要进行玻璃体切割术或激光治疗。

CMV

1.更常引起视网膜炎。

2.免疫抑制患者。

通常是 HIV 感染者。

3.散瞳检查发现视网膜炎伴有出血和炎症(图 11.7)。

4.可通过临床表现进行诊断,也可通过房水 PCR 检测进行诊断。

5.治疗:静脉注射更昔洛韦。

1)使用玻璃体内抗病毒药。

2)口服二级抑制制剂。

6.将在机会性 HIV 感染中进一步讨论。

急性视网膜坏死(ARN)(图 11.8)

1.美国葡萄膜炎学会的定义

(1)周围视网膜的视网膜坏死边界清楚。

(2)坏死迅速发展。

(3)周向传播。

(4)闭塞性血管病。

(5)玻璃体和房水炎症。

2. HSV 和 VZV 是主要病因。

3.发生在免疫功能正常的患者中。

4.表现为进展性坏死的前葡萄膜炎。

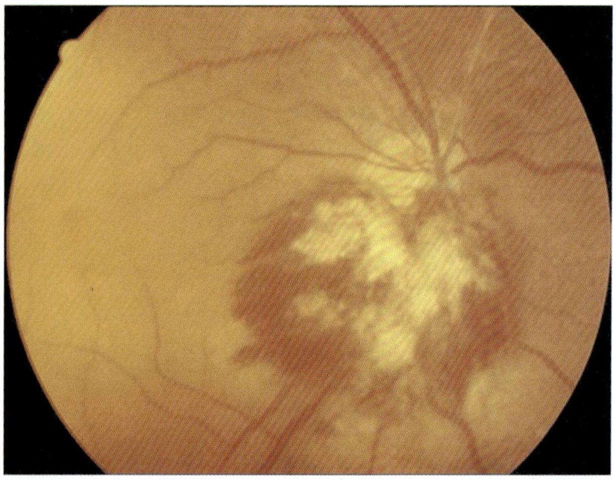

图 11.7 CMV 视网膜炎(出血和炎症)。(From Zamir E. Ocular infections with cytomegalovirus. In:Yanoff M,Duker JS,eds. Ophthalmology. 4th ed. Elsevier;2014.)

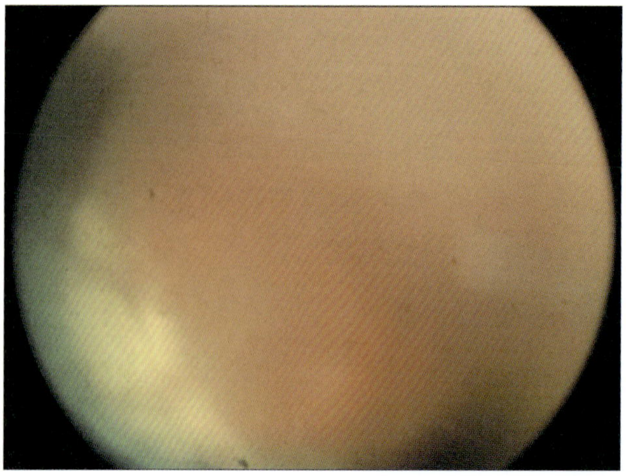

图 11.8 急性视网膜坏死。(From Kumar Rao P. Herpes and other viral infections. In:Yanoff M,Duker JS,eds. Ophthalmology. 4th ed. Elsevier;2014.)

5.视网膜脱落和失明的风险很高。

6.治疗同 VZV 葡萄膜炎。

进行性外视网膜坏死(PORN)(图 11.9)

1.视网膜坏死与 ARN 相同,但以下情况除外:

(1)无血管病变。

(2)累及外视网膜。

(3)没有炎症。

(4)几乎仅在免疫功能低下的患者中发生。

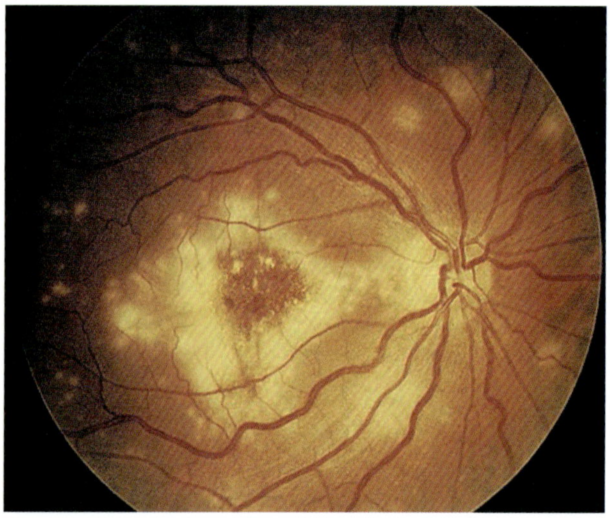

图 11.9 进行性外视网膜坏死。(From Kozak I,McCutchan JA,Freeman WR. HIV-associated infections.In:Schachat AP,Wilkinson CP,Hinton DR,Sadda SR,Wiedemann P.Ryan's Retina. 6th ed. Elsevier;2018.)

通常是 HIV 感染者和 CD4<100 个细胞/微升的患者。

2. VZV 是主要病因。

HSV 和 CMV 是其他病因。

3.表现为视力丧失。

4.保留视力的预后很差。

5.治疗

(1)静脉注射抗病毒药(阿昔洛韦或更昔洛韦)。

(2)使用玻璃体内抗病毒药。

(3)由于缺乏炎症,通常不需要使用全身性类固醇[除非担心存在免疫重建炎症综合征(IRIS)]。

(4)可能需要激光治疗和(或)玻璃体切割术。

(5)继发性口服抑制。

细菌性葡萄膜炎

梅毒

1.通常表现为视力丧失。

2.可能发生在梅毒的任何阶段。

3.可以累及眼睛的任何部分,但后部疾病和全葡萄膜炎占主导地位。

4.定义为任何阶段梅毒患者的眼部疾病(葡萄膜炎、胰腺炎、视力下降、失明、视神经病变、间质性角膜炎、前葡萄膜炎和视网膜血管炎)。

5.需要进行腰穿和 HIV 检测。

6.使用青霉素 G 水溶液治疗神经梅毒。

巴尔通体

1.汉氏巴尔通体。

2.作为猫抓病的一部分,存在眼部受累。

3.帕里诺耳眼腺综合征。

(1)眼睛附近猫抓伤或眼睛附近自我接种的结果。

(2)耳前、颌下和颈部淋巴结肿大,并累及眼睑或结膜。

(3)红眼伴流泪。

(4)与口服阿奇霉素相比,治疗是支持性的。

4.视神经炎

(1)可能存在黄斑处渗出的黄斑星(不是巴尔通体感染的特征性表现)。

(2)延长多西环素和利福平的治疗时间。

莱姆病

1.伯氏疏螺旋体。

2.眼部疾病可能发生在莱姆病的任何阶段,但最常见的是晚期。

3.可以影响眼睛的任何部位,但最常见的是在莱姆早期引起结膜炎。

4.诊断较为复杂。如通过 ELISA 和 Western blot 进行系统性莱姆病的 2 级检测。

5.与全身性疾病的治疗方案相同,可能需要局部使用抗炎药。

结核病

1.非常罕见。

2.可以感染眼睛的任何部位,但最常见的是葡萄膜炎,尤其是全葡萄膜炎。

3.其脓疱性特征很难进行诊断,因此,组织培养或耐酸染色不可能呈阳性。

依赖于适当的临床检查和 PPD 阳性或 γ-干扰素释放测定。

4.治疗与结核性脑膜炎相同。

(1)利福平、异烟肼、乙胺丁醇和吡嗪酰胺。

(2)可能需要使用全身性类固醇。

5.值得注意的是,在 HIV 感染和眼结核患者中已有 IRIS 的报道。

寄生性葡萄膜炎

弓形虫(图 11.10)

1.发生在免疫功能正常和低下的患者中。

2.可以是急性获得性弓形虫病,但也可以由潜伏性疾病及先天性弓形虫病的并发症引起。

3.再激活通常会导致双侧患病,而急性获得性疾病通常是单侧的。

4.表现为视力丧失,可能会很痛苦。

5.通常是后葡萄膜炎或脉络膜视网膜炎。

6.后部严重炎症伴坏死。

7.散瞳检查通常会发现白色局灶性病变并伴有周围炎症。在愈合的区域可能有黑色素沉着。可能有

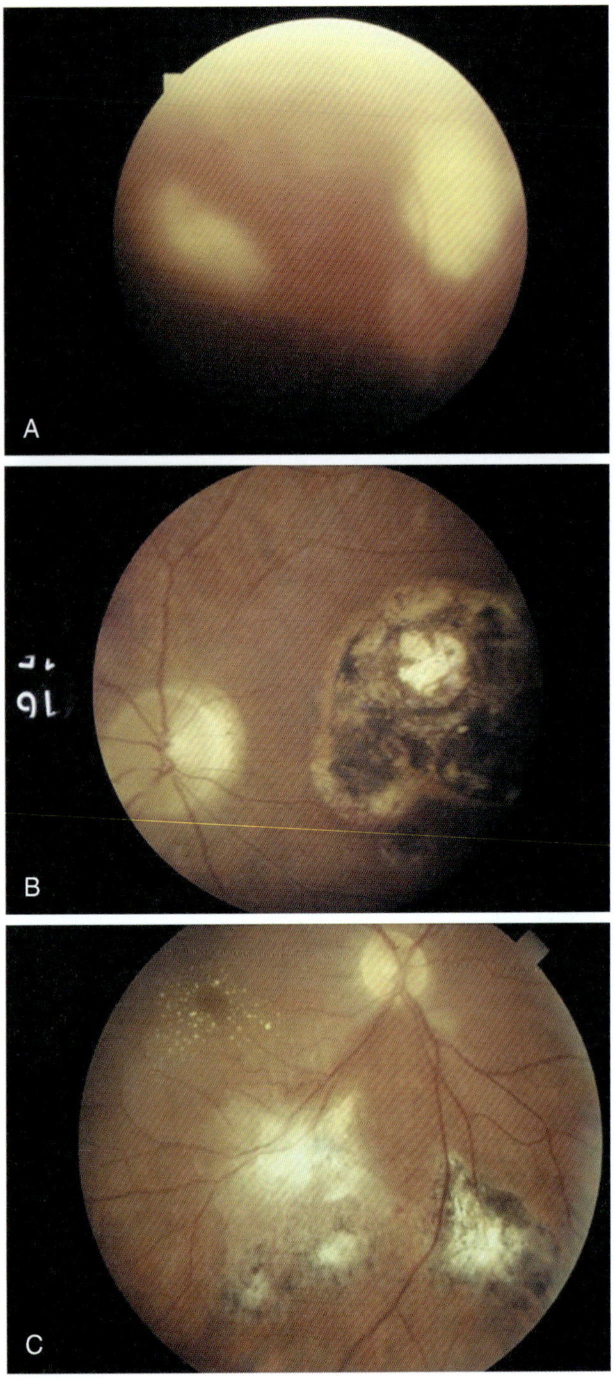

图 11.10 弓形虫病脉络膜视网膜炎。(Courtesy Dr. Robert Nussenblatt, National Eye Institute, National Institutes of Health, Bethesda, MD; Dr. Claudio Silveira, Erechim, Brazil; and Dr. Rubens Belfort, São Paulo Brazil.)

播散性病变。

8.根据眼部检查结果进行诊断,还可以进行玻璃体液 PCR 检测和血清学检查。

9.治疗方法与全身性疾病相同。

(1)乙胺嘧啶和磺胺嘧啶与亚叶酸。

(2)全身性类固醇。

(3)视宿主而定,可能需要使用 TMP-SMX 进行二次预防。

弓首蛔虫

1.多见于儿童。

2.表现为疼痛性的视力丧失。

3.引起后葡萄膜炎、视网膜炎或全葡萄膜炎。

4.幼虫迁移的结果。

5.血清学检测无效,如果疾病仅存在于眼部,则可能为阴性,或者阳性结果可能为既往感染。

6.诊断基于临床症状。

7.采用玻璃体切割术治疗,对于内脏幼虫移行症患者,用阿苯达唑或甲苯达唑和全身性类固醇治疗。

8.有时可能与视网膜母细胞瘤相混淆。在这种情况下,通常应避免进行玻璃体取样以防止视网膜母细胞瘤在眼眶扩散。

眼内炎

定义

眼球内感染。

流行病学/微生物学

风险因素:

(1)眼内器械或外伤。

(2)糖尿病。

(3)注射吸毒。

(4)风险因素与菌血症或真菌血症有关。

诊断

1.革兰染色和培养。

2.血培养。

治疗

1.如表 11.4 所述。

2.注意棘白菌素的眼部渗透力差。

3.氟康唑具有良好的眼部渗透性,但如果是耐药

表 11.4 眼内炎

类别	微生物	临床表现	治疗
外源性(创伤)	芽孢杆菌、固酶阴性葡萄球菌、假单胞菌、霉菌	开放性损伤后芽孢杆菌暴发性内膜炎	手术修复与玻璃体切割术;全身和玻璃体内使用万古霉素和头孢他啶;考虑全身使用两性霉素
外科手术相关			
白内障术后	凝固酶阴性葡萄球菌、金黄色葡萄球菌、链球菌、革兰阴性菌	轻微疼痛、视力下降	玻璃体内使用万古霉素和头孢他啶
假晶状体(白内障术后慢性疾病)	痤疮表皮细菌(原名短棒菌苗)	疼痛、视力下降、晶状体中出现黑影	玻璃体内使用万古霉素;玻璃体切割术,可能需要摘除晶状体
玻璃体内注射(黄斑变性治疗)	凝固酶阴性葡萄球菌	疼痛、视力下降、眼前房积脓	玻璃体内使用万古霉素和头孢他啶
水疱相关(青光眼的手术治疗,造成巩膜缺损)	链球菌、莫拉氏菌、流感嗜血杆菌	疼痛、视力下降,可能产生红眼、眼前房积脓	玻璃体内使用万古霉素和头孢他啶
内源性			
细菌性	链球菌、凝固酶阴性葡萄球菌、金黄色葡萄球菌、芽孢杆菌	疼痛、视力下降,可能伴随发热	全身和玻璃体内使用抗菌剂;暴发性病例需要进行玻璃体切割术
真菌性	念珠菌、曲霉菌	视力下降毛状玻璃体病变	玻璃体内使用两性霉素或伏立康唑并进行玻璃体切割术;全身使用氟康唑、伏立康唑或两性霉素

的念珠菌,则可能需要使用伏立康唑或两性霉素。

4.需要玻璃体内治疗,如果症状更严重或对治疗无反应,可能需要进行玻璃体切割术。

玻璃体切割术可消除炎症(类似于脓肿引流)。

头颈部感染

耳炎和乳突炎

定义

1.外耳炎:耳道的炎症。

(1)外耳的皮肤菌群,在潮湿的环境中会引发感染。

(2)如游泳者的耳部。

(3)也可能由于上皮破裂(如湿疹)而发生。

2.恶性外耳炎:侵入颅底的外耳炎。

3.中耳炎:中耳的炎症。

4.慢性中耳炎:中耳炎持续>3 个月。

5.乳突炎:乳突气房的炎症。

(1)中耳炎引起的并发症。

(2)可以侵入骨骼和中枢神经系统。

流行病学

1.耳炎主要发生在儿童中。

2.风险因素

(1)糖尿病。

(2)咽鼓管引流不畅。

(3)吸烟。

临床特征和治疗见表 11.5。

腮腺炎

定义

1.腮腺发炎。

2.化脓性或非化脓性。

流行病学

1.老年人和糖尿病患者的风险较高。

2.唾液分泌减少会增加风险。

如使用抗胆碱药物。

微生物学

1.化脓性

金黄色葡萄球菌占主导地位。

2.非化脓性

(1)腮腺炎和其他病毒。

(2)结缔组织疾病，如结节病。

临床表现

1.化脓性

(1)通常为单侧。

(2)急性或暴发性。

(3)发热、剧烈疼痛、腮腺肿胀。

(4)可从 Stenson 导管排出脓液。

(5)可能有结石堵塞。

2.非化脓性

(1)通常为双侧。

(2)一般为非急性或非暴发性。

(3)腮腺炎前一般有前驱症状。

诊断

1.影像学检查(CT 或超声检查)可能有助于检查是否存在可引流的脓肿。

2. Stenson 导管中有脓性渗出液。

3.对脓液进行培养和革兰染色。

4.根据症状进行病毒病原学检测和血清学检查。

治疗

1.引流脓液。

2.针对金黄色葡萄球菌

(1)万古霉素(或抗葡萄球菌 β-内酰胺，如果 MRSA 无效)和克林霉素。

(2)可能需要清除结石。

3.热敷。

4.催唾液分泌剂。

5.辅以抗病毒治疗。

表 11.5 中耳炎的特征和治疗

	微生物	临床表现	治疗
外耳炎	金黄色葡萄球菌、假单胞菌	耳疼痛伴耳道流水；可能性有瘙痒	外用： 新霉素/多黏菌素/氢化可的松 氟喹诺酮/氢化可的松
恶性中耳炎	假单胞菌	耳与乳突的严重疼痛，管内脓性引流；可能伴有脑神经麻痹	抗假单胞菌的全身性药物： 头孢吡肟、头孢他啶或哌拉西林/他唑巴坦；坏死性清创术
中耳炎	肺炎链球菌、流感嗜血杆菌	中耳疼痛伴肿胀和脓性液体；可能伴有听力下降和发热	全身性抗生素： 阿莫西林 阿莫西林/克拉维酸(若无改善) 头孢菌素(若青霉素过敏) 呼吸道氟喹诺酮(若青霉素严重过敏)
乳突炎	肺炎链球菌、流感嗜血杆菌	耳痛、发热、近期或当前存在中耳炎	全身性抗菌药，如中耳炎 可能需要手术清创(乳突切除术)

扁桃体脓肿

定义

1.脓肿位于扁桃体囊和咽部肌肉组织之间。

2.有时称为扁桃腺炎。

微生物学

链球菌、葡萄球菌、厌氧菌。

临床表现

1.单侧咽喉肿痛伴腭扁桃体水肿,可能引起悬雍垂偏离。

2.发热。

3.突然发作。

4.可能会流口水或牙关紧闭。

5.必须与会厌炎和其他颈部深部感染进行区分。

6.也可能导致化脓性血栓性静脉炎(Lemierre 综合征)。

诊断

1.根据扁桃体和悬雍垂的偏离肿胀进行临床诊断(图 11.11)。

2.如果可能,抽吸物可用于革兰染色剂并进行培养。

3.如果担心导致会厌炎,应避免误吸。

4.如果诊断不明确,可能需要影像学检查(超声和增强 CT)。

治疗

1.最重要的是气道管理和关注可能的更深层感染。

2.抽吸或切开引流。

3.革兰染色和培养。

4. β-内酰胺酶抑制剂(氨苄西林/舒巴坦、哌拉西林/他唑巴坦)。

5.可以使用克林霉素。

6.可能需要进行扁桃体切除术。

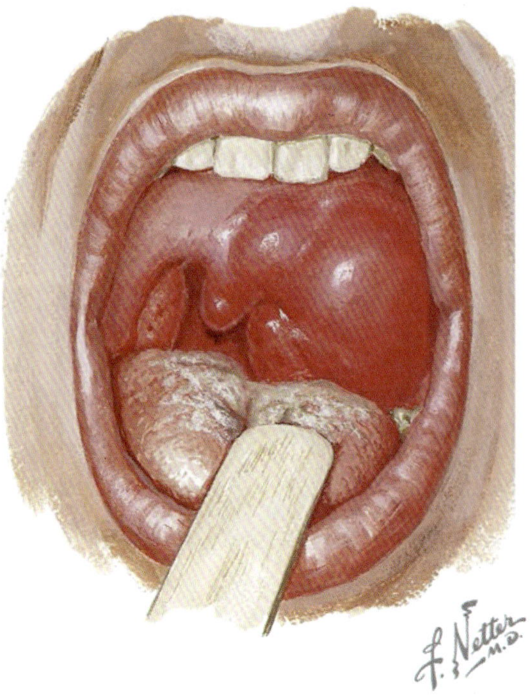

图 11.11　扁桃体脓肿。(From Florin TA, Ludwig S, eds. Netter's Pediatrics. Elsevier; 2011.)

Ludwig 咽喉痛

定义

双侧舌下和舌下肌间隙感染。

流行病学/微生物学

1.大多数与牙源性感染有关,尤其是臼齿感染。

2.牙源性菌群占主导地位。

(1)包括厌氧菌在内的多菌种口腔菌群。

(2)链球菌,包括 A 组链球菌。

临床表现

1.口腔底部感染,通常为双侧,进展快速。

2.持续发热。

3.舌头可能明显肿胀,患者可能因吞咽困难导致流口水(图 11.12)。

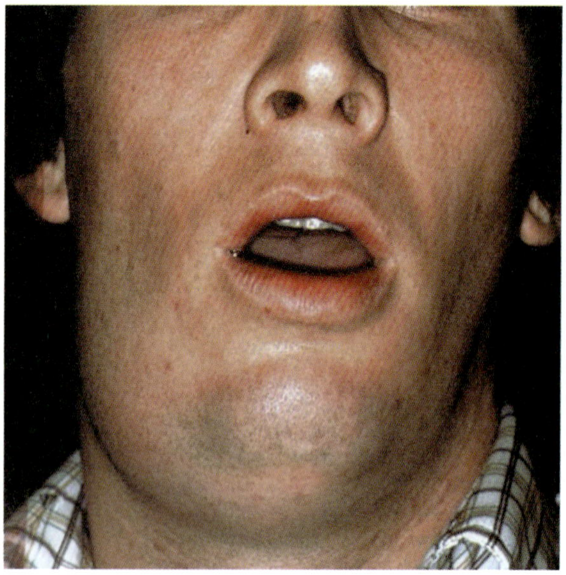

图 11.12 Ludwig 咽喉痛。(From Benko KR. Emergency dental procedures. In:Roberts JR,et al.,eds. Roberts and Hedges' Clinical Procedures in Emergency Medicine and Acute Care. 7th ed. Elsevier;2018.)

诊断/治疗

1.诊断基于临床表现,可能需要进行 CT 检查。

2.治疗是保护气道并防止其扩散到咽后间隙或纵隔。

3. β-内酰胺酶抑制剂

(1)青霉素和甲硝唑。

(2)克林霉素。

Vincent 咽喉痛

定义

1.急性坏死性溃疡性牙龈炎。

2.有时称为“战壕口”。

该名称源于第一次世界大战期间,士兵不能获得牙齿护理或牙齿卫生。

流行病学

1.牙龈炎。

2.吸烟。

3.口腔护理不良。

4.营养不良。

微生物学

1.口腔微生物菌群。

2.厌氧菌。

临床表现

1.疼痛伴口臭。

2.发热。

3.通常有局部淋巴结肿大。

4.假膜伴溃疡性牙龈病变(图 11.13)。

诊断/治疗

1.诊断基于临床表现。

2.治疗

(1)清创术。

(2)青霉素或阿莫西林/克拉维酸或甲硝唑。

Lemierre 综合征

定义

颈静脉化脓性血栓性静脉炎。

流行病学/微生物学

1.通常继发于咽炎,但也可能与其他口咽感染有关,如扁桃体脓肿。

2.主要是坏死镰刀菌。

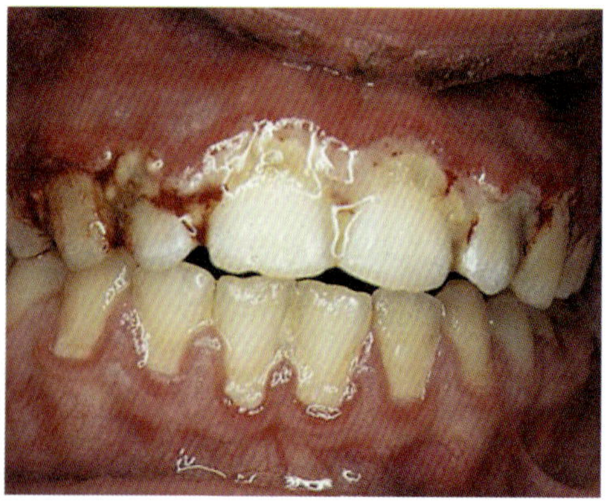

图 11.13 战壕口,假膜伴牙龈坏死和出血。(From Martin JM, Baumhardt H,D'Alesio A,Woods K. Oral disorders. In:Zitelli B,McIntire S,Nowalk AJ,eds. Zitelli and Davis' Atlas of Pediatric Physical Diagnosis. Elsevier;2018.)

3.其他口腔菌群，包括其他镰刀菌、金黄色葡萄球菌和 A 组链球菌。

临床表现

1.患者可能将咽炎描述为“一生中最严重的咽喉疼痛”。

2.通常表现为颈部疼痛和发热。

3.可能还有其他化脓性栓塞部位，如肺栓塞。

诊断/治疗

1.影像学诊断为化脓性血栓性静脉炎(增强 CT)。

2.治疗

(1)β-内酰胺酶抑制剂，如氨苄西林/舒巴坦或哌拉西林/他唑巴坦。

(2)是否使用抗凝剂存在争议。

(3)通常需要进行颈静脉结扎，但现在很少使用。

化脓性海绵窦血栓形成

定义

1.由于头部或颈部其他部位的感染引流而导致的海绵窦血栓形成。

2.图 11.14 显示其解剖结构。

微生物学

1.取决于感染部位。

(1)眼眶，如眼眶蜂窝织炎或前房间隔蜂窝织炎。

(2)鼻窦炎(蝶窦或筛窦较常见)、中耳炎。

(3)牙源性感染。

2.金黄色葡萄球菌、链球菌(包括肺炎链球菌)、流感嗜血杆菌。

3.厌氧菌，源自鼻窦炎、中耳炎或牙源性感染。

临床表现

1.头痛伴发热。

2.第Ⅲ~Ⅵ对脑神经麻痹。

(1)可能患有复视。

(2)眼球突出。

(3)眼睑下垂。

3.牙周水肿。

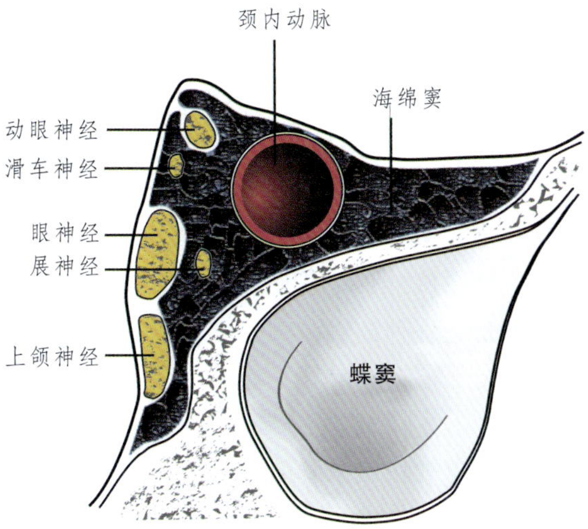

图 11.14 海绵窦解剖结构，斜切面。(From Tunkell AR. Subdural empyema, epidural abscess, and suppurative intracranial thrombophlebitis. In: Bennett JE, Dolin R, Blaser MJ, eds. Mandell, Douglas, and Bennett's Principles and Practice of Infectious Diseases. Updated 8th ed. Elsevier; 2015.)

4.可能导致视力下降。

诊断

1. MRI 或 MR 静脉造影。

2.如果无法进行 MRI 检查，则行 CT 检查。

治疗

1.抗生素

(1)万古霉素和第三、第四代头孢菌素。

(2)如果病因涉及厌氧菌，则使用甲硝唑。

2.手术

可能需要清创，特别是如果存在鼻窦炎。

3.抗凝剂

使用存在争议。

颈面部放线菌病

流行病学

1.免疫功能正常宿主。

2.糖尿病。

3.创伤。

4.牙齿感染。

微生物学

1.革兰阳性厌氧分支棒状杆菌属于正常口腔菌群。

2.可能含有“硫颗粒”。

硫颗粒是细菌的聚集体,但看起来像硫。

3.在培养基上有臼齿菌落外观。

4.生长缓慢,但可侵犯组织平面。

5.通常是多种放线菌感染。

临床表现

1.通常以肿块或脓肿的形式出现在颈部、下颌或口腔中。

2.可侵入骨骼。

3.可累及其他解剖部位,包括肺部(严重的肺炎)、腹部和骨盆器官。

4.通常通过连续的局部侵入而不是血源传播。

5.有时被误认为存在潜在的恶性肿瘤,直到看到活检结果。

6.可能无发热或全身症状。

治疗

1.一线药物是青霉素。

2.需要持续治疗,通常为6~12个月。

3.青霉素过敏患者的治疗包括多西环素或克林霉素。

4.复杂的脓肿或引流瘘的造口术可能需要手术,但一线治疗应为全身性抗生素。

深颈部感染

定义

1.咽外侧间隙

(1)颅骨到舌骨的基部。

(2)内侧边界是颈动脉鞘。

2.气管前间隙

(1)食管和气管。

(2)与纵隔和颈动脉鞘相邻。

3.咽后间隙

(1)下咽和食管的后方。

(2)下延至纵隔。

4.危险区域

(1)鼻翼筋膜和椎前筋膜之间

(2)与后纵隔相通。

5.椎间隙:棘突至椎前筋膜。

6.图11.15显示了解剖结构。

流行病学/微生物学

1.牙源性或口咽来源。

2.微生物,但以链球菌为主。

3.可以有金黄色葡萄球菌。

临床表现

1.发热。

2.毒性。

3.可能有吞咽困难(尤其是气管前)。

4.呼吸困难。

5.注意是否扩展到纵隔。

诊断/治疗

1.及时进行影像学检查至关重要(如CT)。

2.治疗

(1)手术清创术。

(2)抗菌药物有很多选择,但如果担心存在MRSA(即创伤、高风险、定植),通常使用β-内酰胺酶抑制剂,也可使用万古霉素。

颌骨骨髓炎

定义

下颌骨感染。

流行病学/微生物学

1.通常通过一些诱发条件,导致血液供应受损,并从邻近部位扩散。

糖尿病、类固醇、放射、外伤(牙科手术)、药物引起的坏死。

2.口腔菌群占主导地位。

包括链球菌、放线菌、金黄色葡萄球菌。

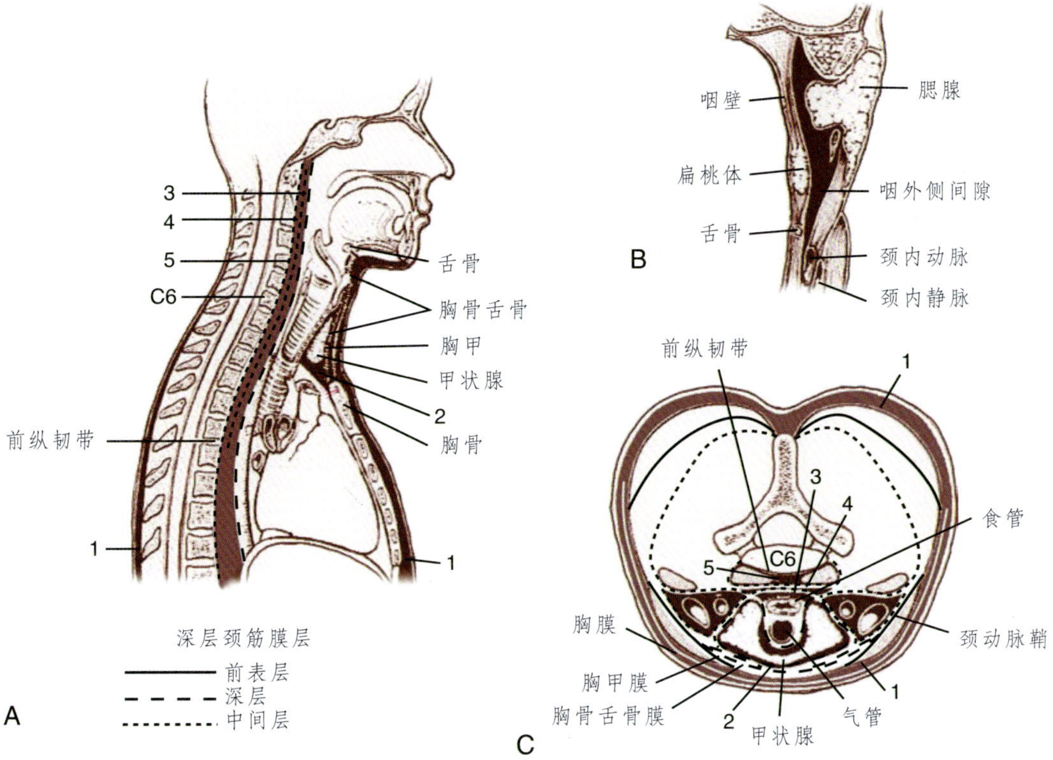

图 11.15 颈部结构。(A)矢状位。(B)冠状位。(C)横截面。图示:1.表层间隙;2.气管前间隙;3.咽后间隙;4.危险区域;5.椎前间隙。(From Chow AW. Infections of the oral cavity, neck, and head. In: Bennett JE, Dolin R, Blaser MJ, eds. Mandell, Douglas, and Bennett's Principles and Practice of Infectious Diseases. Updated 8th ed. Elsevier; 2015.)

临床表现

1.下颌疼痛。

2.骨头突出。

3.下颌骨比上颌骨更常见,因为上颌骨的血管供应更好。

治疗

1.手术清除坏死组织。

2.使用局部抗菌剂。

(1)通常需要长时间治疗。

(2)通常是 β-内酰胺/β-内酰胺酶抑制剂。

(3)如果怀疑患有 MRSA,可能需要使用万古霉素。

3.可以考虑使用高压氧作为辅助治疗,但关于疗效的数据尚不明确。

(徐冬格 译 李尔广 校)

推荐阅读

1. Durand ML. Infectious causes of uveitis. In: Bennett JE, Dolin R, Blaser MJ, eds. *Mandell, Douglas, and Bennett's Principles and Practice of Infectious Diseases*. 8th ed. Elsevier; 2015. Updated.
2. Soukiasian S, Baum J. Bacterial conjunctivitis. In: Mannis MJ, Holland EJ, eds. *Cornea*. 4th ed. Elsevier; 2017.
3. Beare NAV, Bastawrous A. Ophthalmology in the tropics and sub-tropics. In: Farrar J, et al., ed. *Manson's Tropical Diseases*. 23rd ed. Elsevier; 2014.
4. Barnes SD, Hallak J, Pavan-Langston D, Azar DT. Microbial keratitis. In: Bennett JE, Dolin R, Blaser MJ, eds. *Mandell, Douglas, and Bennett's Principles and Practice of Infectious Diseases*. 8th ed. Elsevier; 2015. Updated.
5. Hong AR, Shute TS, Huang AJW. Bacterial keratitis. In: Mannis MJ, Holland EJ, eds. *Cornea*. 4th ed. Elsevier; 2017.
6. Holland EJ, Schwartz GS, Shah KJ. Herpes simplex keratitis. In: Mannis MJ, Holland EJ, eds. *Cornea*. 4th ed. Elsevier; 2017.
7. Stagner A, Jakoblec FA, Eagle RC, Charles NC. Infections of the eye and its adnexa. In: Kradin RL, ed. *Diagnostic Pathology of Infectious Disease*. 2nd ed. Elsevier; 2018.
8. Durand ML. Infectious causes of uveitis. In: Bennett JE, Dolin R, Blaser MJ, eds. *Mandell, Douglas, and Bennett's Principles and Practice of Infectious Diseases*. 8th ed. Elsevier; 2015. Updated.
9. Zamir E. Ocular infections with cytomegalovirus. In: Yanoff M, Duker JS, eds. *Ophthalmology*. 4th ed. Elsevier; 2014.

10. Kumar Rao P. Herpes and other viral infections. In: Yanoff M, Duker JS, eds. *Ophthalmology*. 4th ed. Elsevier; 2014.
11. Kozak I, McCutchan JA, Freeman WR. HIV-associated infections. In: Schachat AP, Wilkinson CP, Hinton DR, Sadda SR, Wiedemann P, eds. *Ryan's Retina*. 6th ed. Elsevier; 2018.
12. Montoya JG, Boothroyd JC, Kovacs JA. Toxoplasma gondii. In: Bennett JE, Dolin R, Blaser MJ, eds. *Mandell, Douglas, and Bennett's Principles and Practice of Infectious Diseases*. 8th ed. Elsevier; 2015. Updated.
13. Hills JL. Infections of the head and neck. In: Florin TA, Ludwig S, eds. *Netter's Pediatrics*. Elsevier; 2011.
14. Benko KR. Emergency dental procedures. In: Roberts JR, et al., ed. *Roberts and Hedges' Clinical Procedures in Emergency Medicine and Acute Care*. 7th ed. Elsevier; 2018.
15. Martin JM, Baumhardt H, D'Alesio A, Woods K. Oral disorders. In: Zitelli B, McIntire S, Nowalk AJ, eds. *Zitelli and Davis' Atlas of Pediatric Physical Diagnosis*. Elsevier; 2018.
16. Tunkel AR. Brain abcess. In: Bennett JE, Dolin R, Blaser MJ, eds. *Mandell, Douglas, and Bennett's Principles and Practice of Infectious Diseases*. 8th ed. Elsevier; 2015. Updated.
17. Chow AW. Infections of the oral cavity, neck, and head. In: Bennett JE, Dolin R, Blaser MJ, eds. *Mandell, Douglas, and Bennett's Principles and Practice of Infectious Diseases*. 8th ed. Elsevier; 2015. Updated.
18. Montgomery J, Carroll R, McCollum A. Ocular vaccinia: a consequence of unrecognized contact transmission. *Military Medicine*. 2011;176(6):699–701.
19. Klein JO. Otitis externa, otitis media, and mastoiditis. In: Bennett JE, Dolin R, Blaser MJ, eds. *Mandell, Douglas, and Bennett's Principles and Practice of Infectious Diseases*. 8th ed. Elsevier; 2015. Updated.

第12章 中枢神经系统感染

Bethany Davies

脑膜炎

定义

1.脑膜炎：脑膜和蛛网膜下隙的炎症，通常继发于感染。

(1)分为急性、亚急性和慢性。

(2)结合一系列的临床综合征和脑脊液中异常的白细胞数可进行鉴定(表12.1)。

(3)通常按照症状发作的持续时间和病原体进行分类。

2.假性脑膜炎：脑膜炎引起的头痛、畏光和颈部僵硬综合征。

急性细菌性脑膜炎

流行病学

1.在世界范围内导致的发病率和死亡率均较高，病死率高达15%~25%，神经系统后遗症约为25%。

2.罹患率在资源贫乏的地区要高得多[在非洲“脑膜炎带”国家为(12~1000)/100 000，欧洲和美国为0.23/100 000，与欧美相比非洲的死亡率也更高(>50%)]。

3.感染的病原体取决于年龄、免疫状态和其他危险因素(表12.2)。

4.疫苗接种策略已改变了社区获得性细菌性脑膜炎的流行情况，尤其是在儿童当中的乙型流感嗜血杆菌(HiB)，以及肺炎链球菌的疫苗血清型。

5.李斯特氏菌导致的感染死亡率最高，为30%~40%。

脑膜炎球菌性脑膜炎

1.双峰分布：第一个峰值见于<1岁的幼儿，但第二个见于16~25岁的年龄组。

2.补体缺乏(尤其是末端补体途径)会增加脑膜炎球菌感染的风险。

3.脑膜炎球菌类疾病在所有国家均可能发生，但发病率和血清型相互间有差异。

4.撒哈拉以南非洲的“脑膜炎带”常与旱季即将结束时的大规模流行病有关；大规模的群众聚集

表12.1 脑脊液参数

	正常值	细菌性	病毒性	结节状	真菌性
开放压(cmCSF)	12~20	升高	正常/适度升高	升高	升高
外观	清晰	浑浊/不透明	清晰	清晰或不透明	清晰或不透明
脑脊液白细胞计数(/μL)	<5	升高(>100)	升高(5~100)	升高(5~500)	升高(5~500)
显著细胞类型	n/a	中性粒细胞	淋巴细胞	淋巴细胞	淋巴细胞
脑脊液蛋白质(g/L)	0.4	升高	适度升高	显著升高	升高
脑脊液/血糖比	>2/3	非常低	正常/轻微降低	非常低	降低

表 12.2 按年龄划分的常见病原体

年龄	常见细菌病原体
<1 月龄	链球菌(GBS)
	大肠杆菌
	李斯特氏菌
<2 岁	肺炎链球菌
	脑膜炎奈瑟菌
	链球菌
	流感嗜血杆菌 B
	大肠杆菌
2~50 岁	肺炎链球菌
	脑膜炎奈瑟菌
>50 岁	肺炎链球菌
	脑膜炎奈瑟菌
	李斯特氏菌
	需氧革兰阴性杆菌
+风险因素	
相对免疫功能低下,如酒精依赖、糖尿病、恶性肿瘤以及化疗	李斯特氏菌、需氧革兰阴性杆菌
颅底骨折	肺炎链球菌、流感嗜血杆菌、化脓性链球菌
无脾	所有有荚膜的细菌,如肺炎链球菌、脑膜炎奈瑟菌和流感嗜血杆菌
神经外科患者	更广泛的细菌,包括大肠杆菌、克雷伯菌属、铜绿假单胞菌、其他肠杆菌科、葡萄球菌和其他链球菌
巨噬细胞超感染	肠道菌群,如牛链球菌或大肠杆菌

Adapted from Brouwer MC, van de Beek D. Acute and chronic meningitis. In: Cohen J, Powderly W, Opal S, eds. Infectious Diseases. 4th ed. Elsevier; 2017.

活动也可能导致流行。

肺炎球菌性脑膜炎

1.常与肺炎球菌感染的其他病灶有关,如脓毒性关节炎、肺炎、心内膜炎。

2.危险因素包括无脾症、酒精中毒、慢性肾脏或肝脏疾病、糖尿病、恶性肿瘤、颅底骨折(伴有持续性脑脊液漏)、人工耳蜗植入、HIV。

3.肺炎球菌性脑膜炎的高发病率反映了人群中各种类型肺炎球菌感染的负担。

李斯特氏菌脑膜炎

1.李斯特氏菌感染中枢神经系统可有 3 种表现形式:脑膜脑炎、大脑炎或菱脑炎。

2.该菌常导致脑膜脑炎。

(1)新生儿、免疫缺陷患者或老年人。

(2)多数患者患有亚急性疾病,因此,症状持续时间可能更长。

(3)癫痫发作和局灶性神经系统症状的风险增加。

3.大脑炎是由血行直接扩散到脑实质引起的。

(1)罕见。

(2)可能伴随出现发热、头痛或卒中样偏瘫。

4.菱脑炎发生在免疫能力正常的人群。

(1)可能与食品污染暴发有关。

(2)双相性疾病,晚期发展为共济失调、眼球震颤和脑神经麻痹。

革兰阴性杆菌脑膜炎

1.新生儿:常伴有神经管缺陷或尿路感染。

2.医院感染:参见本章下文与治疗相关的脑膜炎。

3.自发社区获得性:革兰阴性杆菌是社区获得性脑膜炎的一种罕见病因。大肠杆菌和肺炎克雷伯菌是最常见的病原体。这可能与潜在的共病有关,如糖尿病、肝病和高龄。常伴有菌血症,患者可发生感染性休克。

4.死亡率较高:40%~80%(框 12.1)。

5.播散性圆线虫病相关的恶性感染综合征(见第

框 12.1 高黏滞性肺炎克雷伯菌

一种新发的高毒性肺炎克雷伯菌:
1.最初在环太平洋地区,现在西方国家也有发现
2.在年轻、具有免疫力的宿主中引起危及生命的感染
3.通常引起:脑膜炎、肝脓肿、肺炎和眼内炎
4.多发脓肿,并转移至身体多处
5.高黏滞表型,"黏丝试验"阳性(>5mm 长)(图 12.1)

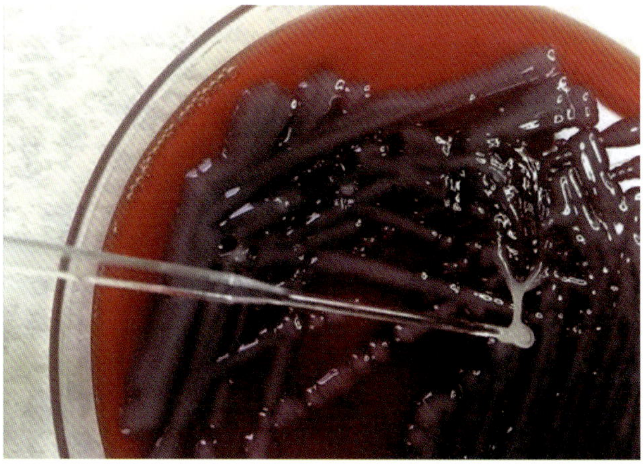

图 12.1 高黏滞性肺炎克雷伯菌黏丝试验阳性。[Reproduced with permission from Elsevier. The Lancet. From Prokesch BC, TeKippe M, Kim J, Raj P, McElvania TeKippe E, Greenberg D. Primary osteomyelitis caused by hypervirulent Klebsiella pneumoniae. Lancet Infect Dis. 2016;16(9):e190–e195.]

35 章)。在幼虫从肠道迁移期间,细菌可能会播散到脑膜上;或者可能在幼虫侵入脑膜时被其携带。

临床特征

1.典型特征为发热、头痛、颈部僵硬、畏光和精神状态改变,症状发作<7 天。

2.幼儿和老年患者较少出现明显的症状。

3.患儿症状为发热、易怒、昏睡和喂养不良;可能有囟门凸出。

4.多种病原体都可能使身体产生瘀点和紫癜,但脑膜炎奈瑟菌最常见(约为 50%)。

5.有潜在颅底骨折风险的患者可能因脑脊液漏继发鼻漏或耳漏。

诊断与治疗

1.鉴于高发病率和死亡率,对于大多数病例,确定诊断和开始治疗应同时进行(图 12.2,表 12.3)。

2.腰椎穿刺(LP)的影像学指征。

(1)免疫功能低下[美国感染性疾病学会(IDSA)建议]。

(2)中枢神经系统疾病史(如卒中、肿块病变)(IDSA 建议)。

(3)局灶性神经系统体征。

(4)存在视乳头水肿。

(5)持续或未控制的癫痫发作(以及新发癫痫发作,根据 IDSA 建议)。

(6)GCS 评分≤12。

3.如患者已接受抗凝治疗,LP 也应延迟。

(1)推迟 4h,预防性使用低分子量肝素(LMWH)。

(2)推迟 24h,治疗性使用低分子量肝素。

(3)使用华法林,INR≥1.4。

(4)推迟 7 天,如果服用氯吡格雷。

(5)如果已知血小板减少,或血小板计数迅速下降,血小板计数<40×10^9/L。

(6)服用阿司匹林者,不推迟。

4.对于个别病例可参考其血液学检测结果。如果不能做腰椎穿刺,每 12 小时检查一次。数天后仍有诊断价值。

抗生素

1.抗生素的使用要根据患者的年龄、病原体和抗生素敏感性。

2.抗生素需要渗透到脑脊液中,这与血脑屏障的状态密切相关。当血脑屏障完整时,青霉素渗透不良,但当脑膜发炎时,渗透增强。

3. β-内酰胺类脑脊液的浓度需要超过最低杀菌浓度 10~20 倍才能达到最大效果,才能尽量避免与脑脊液延迟杀菌相关的神经系统后遗症。

4.抗生素的某些组合具有协同作用,如杀灭李斯特氏菌的氨苄西林和庆大霉素。

经验治疗

1.如果肺炎球菌耐药率低,标准治疗方案是第三代头孢菌素(头孢曲松或头孢噻肟)。

2.由于第三代头孢菌素对李斯特氏菌脑膜炎无效,如果存在风险因素(免疫功能低下,尤其是细胞介导的;糖尿病或酒精滥用史;年龄>60 岁),应添加氨苄西林。

3.如果肺炎球菌对头孢曲松有高度耐药的可能性(MIC≥2g/mL),则加用万古霉素。万古霉素不应单独使用,因其可能渗透到成人的脑脊液中。

病原体特异性治疗

表 12.4 详细介绍了美国和英国针对病原的抗菌

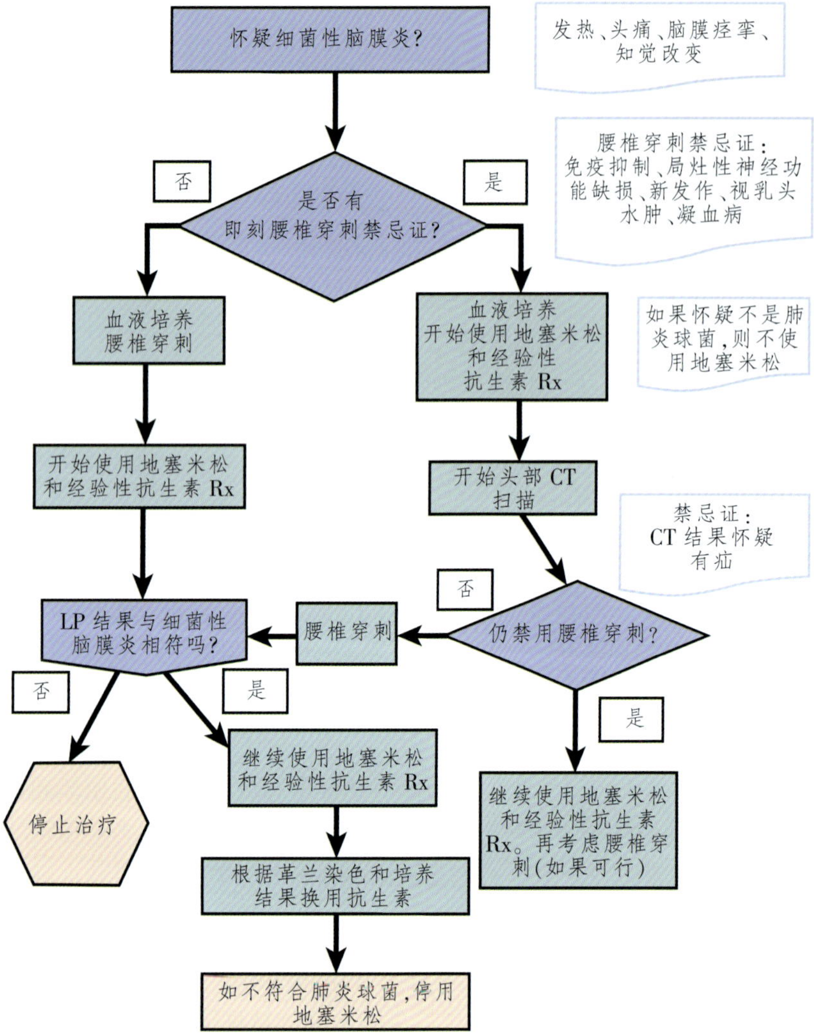

图 12.2 疑似细菌性脑膜炎的早期管理方案，包括何时怀疑诊断，何时行腰椎穿刺，以及何时开始或停止使用经验性抗生素及地塞米松。LP，腰椎穿刺；Rx，处方。(From Parrillo JE，Dellinger RP，Critical Care Medicine：Principles of Diagnosis and Management in the Adult. 5th ed. Elsevier；2019.)

表 12.3 急性脑膜炎的筛查

	血液学	生物化学	微生物学	病毒学	其他
血液	全血细胞计数 凝血筛查	葡萄糖 肾功能 肝功能 降钙素原 C 反应蛋白	血培养 使用 EDTA 样品的脑膜炎球菌和肺炎球菌 PCR	使用血清学方法收集样本	
脑脊液		蛋白质 葡萄糖 乳酸盐	显微镜检查、培养和敏感性实验 脑膜炎球菌和肺炎球菌 PCR ±李斯特氏菌 PCR ±16S 核糖体核糖核酸 PCR	HSV-1 + HSV-2、VZV、腮腺炎和肠道病毒 PCR	开放压
咽拭子			细菌培养	肠病毒 PCR	
粪便				肠病毒 PCR	

PCR，聚合酶链反应；HSV，单纯疱疹病毒；VZV，水痘-带状疱疹。

表 12.4 病原体特异性治疗

病原体	首选	替代选择	最少持续治疗时间(天)	
			IDSA	英国
肺炎链球菌	如 MIC<0.1μg/mL,则用青霉素 G;或第三代头孢菌素+万古霉素	氯霉素、美罗培南、氟喹诺酮	10~14	10~14
脑膜炎奈瑟菌	如 MIC<0.1μg/mL,则用青霉素 G;或第三代头孢菌素+万古霉素	氯霉素、氨曲南、美罗培南	7	5
	如果不使用头孢曲松治疗,需要单剂量环丙沙星来消除咽喉携带的病原体			
李斯特氏菌	阿莫西林/氨苄西林或青霉素 G	TMP-SMX、美罗培南	≥21	21
流感嗜血杆菌	β-内酰胺酶阴性则用氨苄西林;或第三代头孢菌素	氯霉素、氟喹诺酮	7	10
大肠杆菌	第三代头孢菌素	美罗培南、氨曲南、氟喹诺酮、TMP-SMX、氨苄西林	21	21
不明病原体	第三代头孢菌素		10	

MIC,最低抑菌浓度;第三代头孢菌素包括头孢曲松或头孢噻肟;氟喹诺酮=莫西沙星或加替沙星。

药物选择和治疗时间的指导方案。

辅助性类固醇

1.常规做法是将地塞米松纳入细菌性脑膜炎的经验性治疗。

2.成人标准剂量为 10mg,1 天 4 次,持续 4 天。

3.如果抗生素诱导性细菌溶解导致了蛛网膜下隙炎症,可使用地塞米松缓解症状。

4.经证明,使用类固醇可减少肺炎球菌脑膜炎引起的严重听力损失、神经系统后遗症和死亡率,且不会有不良反应的增加。

5. IDSA 建议,类固醇应仅在有肺炎链球菌感染证据的患者中继续使用(脑脊液显微镜检查显示革兰双球菌阳性、脑脊液阳性或肺炎链球菌血培养阳性)。

6.英国指南建议,如果发现肺炎链球菌以外的原因应停止使用类固醇。

7.使用类固醇对脑膜炎球菌的治疗结果没有影响,在低收入国家使用类固醇的益处也没有被证实。

确诊或疑似脑膜炎球菌性脑膜炎的化学预防

1.过去 7 天内的家庭一般接触或接吻接触,以及康复期间发生了医源性暴露。

2.应在 24 小时内进行预防。

3.单剂量环丙沙星。

基本原理

1.多数脑膜炎球菌感染患者在感染前 7 天内接触了细菌。

2.根除密切接触者携带的细菌有助于消除脑膜炎球菌的原始来源;这很重要,因为密切接触者感染的风险更大。

3.密切接触者的发病率[(2~4)/1000 人]比正常人的发病率(0.23/100 000 人)高 1000 倍。

4.即使有预防措施,这种风险也会持续至少 6 个月。

5.可以为确诊病例和密切接触者接种疫苗。

结局

1. 15%的儿科患者康复后有严重的神经系统后遗症(双侧严重或深度听力损失、痉挛/麻痹、认知受损、癫痫)。

2.另外 20%的儿童有持续的神经损伤,导致行为、认知受损和学习困难。

3. 1/3 的成年患者康复后经历长期轻度认知障碍,主要是认知迟钝。这种情况不会随着时间的推移而改善。

急性病毒性脑膜炎

流行病学

1.肠道病毒是最常见的确定性原因(90%在已建立腮腺炎免疫的国家)。肠道病毒在世界各地都有发现,但发病率各不相同。温带气候地区的发病具有明显的季节性(夏季/秋季),而热带/亚热带气候地区全年都有发病。

2.腮腺炎是未免疫人群的常见病因。

3.虫媒病毒、HSV-2病毒和原发性HIV感染有重要影响,其他疱疹病毒也是如此。

4.虫媒病毒包括圣路易斯脑炎病毒、东方马脑炎病毒、西方马脑炎病毒和西尼罗河病毒(WNV)。病毒的分布有特定的地方性和季节性。

5.单纯疱疹病毒感染的年龄分布:<20岁和>50岁;这可能分别反映原发感染和再感染。

临床特征

临床特征并不具有特殊性。

1.肠病毒:伴有皮疹、腹泻。

2.原发性HIV感染:不适感、淋巴结病、咽炎和斑丘疹。

3. HSV-2感染:伴有生殖器病变(85%),可能导致复发性脑膜炎。

4.淋巴细胞性脉络丛脑膜炎病毒(LCMV):可能发生于实验室人员、宠物饲养者等,或者生活环境中有啮齿动物出没的人群。

5.流行性腮腺炎:+腮腺炎(50%)。

诊断与治疗

1.诊断特征:无菌培养的脑脊液中淋巴细胞增多。

2.脑脊液病毒核酸PCR检测是肠道病毒、疱疹病毒和腮腺炎的首选检测方式。

3.咽拭子和直肠拭子的PCR可能对肠道病毒、流感病毒和支原体的检测有较大作用。

4.建议进行HIV联合Ag/Ab检测。

5.大多数病毒性脑膜炎病例仅通过支持性护理对症治疗。

6.可选用一些特定的抗病毒药物。

(1)阿昔洛韦:没有明确证据表明对于HSV-2脑膜炎有益处,但仍经常使用。该药可能加速恢复,可改善VZV脑膜炎的预后。

(2)神经氨酸酶抑制剂,如奥司他韦:推荐用于严重或复杂流感(确诊或疑似)患者,及脑膜炎患者。

(3)静脉注射免疫球蛋白(IVIG)可用于肠道病毒感染的新生儿。

慢性脑膜炎

1.症状持续至少4周,伴有脑脊液淋巴细胞增多症。

2.主要病因:结核病、真菌感染、莱姆病、梅毒和恶性肿瘤。

结核性脑膜炎(TBM)(见第32章)

1.在初次感染或潜伏感染重新激活期间,结核分枝杆菌进入血液。

2.这些细菌散布至大脑、脑膜和邻近的骨骼,形成分散的结节。

3.结核性脑膜炎是由于结节偶然破裂进入蛛网膜下隙。

4.即使及时治疗,结核性脑膜炎也可能导致神经系统后遗症甚至死亡相关。

流行病学

1. TBM的发病率反映了人群中结核病的发病率和流行率。50%的人曾与痰涂片阳性肺结核患者有接触史。

2.高发病率国家:结核性脑膜炎是典型的婴幼儿原发性感染疾病,通常发生于3~6个月后。

3.低发病率国家:TBM最常见于有免疫缺陷[HIV、医源性免疫抑制(尤其是使用肿瘤坏死因子-α抑制剂)、恶性肿瘤]的成年人。还需要考虑患者是否是来自高发国家的移民。

临床特征

1.潜伏性的,波动性头痛、发热、厌食、体重减轻。

2.逐渐发展至脑神经麻痹、意识模糊、嗜睡。

3.然后是谵妄、昏迷、癫痫发作、局灶性神经系统恶化。

诊断

1.不能仅根据临床特征做出或排除结核性脑膜炎的诊断。

2.在越南进行的一项成人研究中，确定了与结核性脑膜炎诊断相关的 5 个独立变量(表 12.5)。

3.结核性脑膜炎的确诊需要较多的脑脊液流量(最小 6mL，理想情况下为 10~15mL；一些机构每天重复检测多达 4 份样本)(表 12.6)。

4.影像学：基底脑膜强化、脑积水、结核瘤、梗死。MRI 优于 CT，更适合脑干和脊柱。

表 12.5　诊断成人结核性脑膜炎的思韦特指数

预测变量	得分
年龄≥36 岁	+2
血液白细胞计数≥15×10^{6}	+4
患病超过 6 天	−5
脑脊液白细胞计数≥900×10^{3}	+3
CSF%多态性≥75	+4
总得分≤4，患者患有结核性脑膜炎	敏感性 86%
总得分>4，患者患有细菌性脑炎	特异性 79%

Reproduced with permission from Elsevier. The Lancet. Thwaites GE et al. Diagnosis of adult tuberculous meningitis by use of clinical and laboratory features. Lancet 2002;360:1287–92.

5.胸部 X 线检查：50%的结核性脑膜炎患者会有与活动性肺结核或既往肺结核一致的改变。

治疗

强化期：四联抗结核治疗联合地塞米松强化期(2 个月)(表 12.7)。随后，维持期：利福平/异烟肼(9~12 个月)(参见第 6 章和第 32 章)。

慢性脑膜炎的其他病因

关于慢性脑膜炎其他原因的讨论，包括风险因素、典型的临床特征和推荐的治疗方案见表 12.8。

神经外科感染

医疗相关性脑膜炎

1.因神经外科手术后损伤而导致的感染；1.5%~2%的感染率。

2.肠杆菌科和假单胞菌属所占比例较大，还有金黄色葡萄球菌和凝固酶阴性葡萄球菌(合计 80%)。

3. 5%的病例为念珠菌属感染。

4.临床特征：新发头痛、发热、脑膜刺激征、癫痫发作和(或)精神状况恶化。

脑脊液分流感染

1.脑脊液分流器是永久性导管。

表 12.6　结核性脑膜炎敏感性和特异性实验

结核性脑膜炎检测实验	报告的敏感性	报告的特异性
脑脊液抗酸杆菌显微镜检查(Ziehl–Neelsen)	20%~80%	100%
脑脊液分枝杆菌培养	71%	100%
核酸扩增(可用于确认但不排除结核性脑膜炎)	85%~95%	98%

表 12.7　抗结核药物的脑脊液渗透

TBM 药物	脑脊液渗透率	
异烟肼	90%~95%	杀菌和脑脊液渗透的关键药物
利福平	5%~25%	对脑脊液的渗透能力较差，但重要性体现在耐利福平菌株的较高死亡率上
吡嗪酰胺	95%~100%	对脑脊液的渗透能力较好，可缩短总治疗时间
乙胺丁醇片	10%~50%	抑菌，即使脑膜发炎，也不能很好地渗透中枢神经系统。可替代氟喹诺酮类或注射用氨基糖苷类

表 12.8 慢性脑膜炎的鉴别诊断

病原体	风险因素	相关临床特征	治疗
布鲁氏菌属(参见第 32 章)	未经高温消毒的乳制品或与受感染动物接触 流行地区,包括地中海和中东	波状热,脑神经麻痹,尤其是视力模糊,听力损失,以及行为改变/混乱 血清学诊断的主要依据还有:血液(15%~70%)、脑脊液(15%)和骨髓培养	多西环素、头孢曲松、利福平中的任意两种
惠普尔养障体	胃肠惠普尔病	认知障碍、共济失调、眼肌麻痹和核上凝视麻痹发热、体重减轻、外周胰岛素和关节炎、脑脊液 PCR	头孢曲松,二线:TMP-SMZ
隐球菌属(参见第 2 章、第 28 章和第 39 章)	多数发生在细胞免疫缺陷人群中,但也可能发生在此前健康的个体	脑炎伴有性格改变、嗜睡、记忆丧失、头痛。皮损概率为 10% 脑脊液 CrAg 阳性>90% 脑脊液培养	两性霉素 B 和氟胞嘧啶
粗球孢子菌(参见第 2 章和第 28 章)	流行地区包括美国西南部、中美洲和南美洲 缺乏细胞免疫,如使用肿瘤坏死因子-α 制剂或患 HIV 非洲或菲律宾血统	持续性头痛(75%)、精神状态改变、恶心、呕吐、局灶性神经功能缺损,可能出现脑积水或脑梗死,脑脊液嗜酸性粒细胞不常见,但高度提示 脑脊液培养(15%),则实验室工作人员面临较高风险 血清学是诊断的主要依据。可以比较血清/脑脊液	氟康唑(大剂量)可以鞘内添加两性霉素 B 2 年内未治疗致死率 95%
荚膜组织胞浆菌(参见第 2 章和第 28 章)	流行地区包括美国俄亥俄河谷、加勒比海地区和南美洲 缺乏细胞免疫,包括肿瘤坏死因子-α 制剂和 HIV	发热、疲劳、体重减轻 免疫活性表现为惰性,初步调查为血清和尿液抗原检测(75%~100%) 此外:应递送血液培养物×3。脑脊液培养物(50%),特别是如递送大量培养物,可能需要数周才能生长;血清学(70%~90%),但发展抗体(Ab)反应延迟	氟康唑(高剂量)可加鞘内两性霉素 B(AmB)
广州管圆线虫(参见第 4 章和第 35 章)	鼠肺虫。亚洲和南太平洋。摄入被感染的中间宿主:生的或未煮熟的贝类和蜗牛,或被其污染的植物。幼虫迁移到中枢神经系统,成熟后成为成虫,通过大脑迁移	重度头痛(>90%)皮疹伴瘙痒;感觉异常;外周和脑脊液嗜酸性粒细胞增多;血清学有帮助,但不能广泛获得;其他易患脑膜炎的因素,如:腭口线虫病、贝氏菌病、球孢子菌病、霍奇金淋巴瘤、药物不良反应	尚无有效的治疗方法 治疗性脂多糖(及多种类固醇)可能有帮助 疾病有自限性,可能在2个月左右好转
伯氏疏螺旋体	参见第 24 章		
苍白密螺旋体	参见第 21 章		

2.可能为脑室心房(VA)或脑室腹膜性(VP)。

3.感染发生率为 4%~17%。

4.通常是中枢神经系统或皮肤细菌(以前是丙酸杆菌)的惰性感染。

分流感染的机制

1.手术中的定植(70%)。

2.远端逆行感染。

3.穿透皮肤(无论是医源性操作还是侵蚀)。

4.血行播散。

临床特征

1.新发头痛、恶心、嗜睡和(或)精神状态改变。

2.引流管周围红斑和压痛。

3. VP 分流术后腹痛或腹膜炎。

4.在没有其他原因的情况下,发热可能是一种提示。

室外引流(EVD)感染

1.体外脑室引流为临时脑脊液引流。

2. EVD 感染率为每 1000 例插管患者日发生 10.6 例感染。

3.病原菌常为医院的菌群。

4.难以诊断,因为患者通常有潜在病变导致的意识水平受损。

5.新出现或恶化的精神状态,或新出现的发热和脑脊液白细胞计数增加提示室外引流感染。

诊断

1.脑脊液细胞计数和培养对诊断有感染症状的医疗相关性脑室炎/脑膜炎最为有用。

2.然而:

(1)脑脊液细胞计数/蛋白质/葡萄糖异常可能不能提示感染。

(2)正常的脑脊液细胞计数/蛋白质/葡萄糖可能不能排除感染。

3.脑脊液革兰染色阴性并不排除感染。

4.既往抗生素治疗后,脑脊液培养阴性并不排除感染。

5.需要考虑阳性培养是否表示污染、定植或感染。

6.血培养在>90%的 VA 分流感染中呈阳性。

治疗

1.经验性Ⅳ类抗生素:万古霉素(或利奈唑胺)加美罗培南。

(1)万古霉素 15~20μg/mL。

(2)在最后一次阳性培养后的 10~14 天内给予。

2.如果对全身抗生素反应不佳,可以考虑心室内的抗生素治疗。

3.建议使用两性霉素脂质体治疗念珠菌感染。

4.建议移除受感染的引流管/分流器。

其他中枢神经系统感染

脑炎

脑炎是脑实质的炎症,伴有神经功能障碍(行为改变、意识改变、癫痫发作、局灶性神经病)。

典型表现为发热、头痛和意识水平改变的三重症状。

流行病学

1.估计发病率各不相同:年发病率为(1~14)/100 000例,适用于所有年龄段。

2.极端年龄人群有更大风险。

3. 50%~70%无法解释。

4.风险因素包括动物接触、免疫抑制、旅行、昆虫接触、娱乐活动、疫苗接种状况、职业和季节。

(1)英国/美国常见病因:单纯疱疹病毒、VZV 病毒、肠道病毒。

(2)国际常见病因:狂犬病病毒、日本脑炎病毒(JEV)。

(3)流行地区常见病因:西尼罗河病毒(WNV)、蜱传脑炎病毒(TBE)、圣路易斯脑炎病毒(SLEV)。

诊断

1.基本的检查包括 MRI 和脑脊液分析。

(1)脑脊液 PCR:可用于检测 HSV-1/2、VZV、肠道病毒、腮腺炎、EBV、巨细胞病毒、HHV-6/7、结核病和弓形虫。血清/脑脊液抗体可能对检查有较大的帮助。

(2)脑脊液分析:通常为淋巴细胞性,<250 个细胞/立方厘米;脑脊液/血清葡萄糖值正常;蛋白质适度升高。

2.其他检查

(1)HIV、疱疹病毒、虫媒病毒、莱姆病、梅毒的血清学检测。

(2)脑脊液和血液培养。

(3)外周血涂片。

(4)胸部X线片。

(5)咽拭子的呼吸道病毒PCR。

(6)很少进行脑活检,但在恶化的患者中起一定作用。

神经影像学检查

一些感染与特异性神经影像学表现有关(表12.9)。

治疗

1.对所有患者都应首选阿昔洛韦(ACV)治疗[未治疗的单纯疱疹病毒性脑炎(HSE)的致死率为70%~100%]。

2.如果怀疑感染立克次体或埃利希氏体,可加入多西环素进行治疗。

HSV-1脑炎的关键因素

1. HSV-1脑炎占所有脑炎病例的10%。

2.年发病率为(2~10)/1 000 000(自PCR广泛应用以来,估计值有所增加)。

3. 1/3是由于原发性单纯疱疹病毒感染,2/3是由于潜伏感染的重新激活。

4.调查:无创阀门内红细胞计数升高对HSV-1感染有指示意义。

5.所有脑炎患者均应进行单纯疱疹病毒PCR。如果阴性,考虑在3~7天后再次测试。

6.单纯疱疹病毒脑炎多感染颞叶(图12.3)。

7.即使迅速使用阿昔洛韦,单纯疱疹病毒脑炎的相关死亡率仍高达28%,20%伴有严重神经系统后遗症;只有约15%完全恢复。最常见的后遗症是味觉障碍和学习能力受损。

8.较差的预后更可能发生在年龄较大、就诊时病情较重、阿昔洛韦治疗延迟至症状出现后4天或入院后2天的患者。

9.再入院在康复患者中很常见:通常由癫痫障碍、神经精神疾病或静脉血栓栓塞导致。

脑炎的其他原因

表12.10讨论了脑炎的其他病因,包括危险因素、典型临床特征、推荐检查和治疗方案。

脑脓肿

脑脓肿是局灶性脑感染,开始为局限性脑炎,逐渐发展为充满脓液的空洞。

脑脓肿的病因(图12.5)

1.连续扩散:通常为单个脓肿。病原体取决于传染源、宿主年龄、免疫状态和地理位置。

表12.9 基于神经影像学检查结果的脑炎可能病因

神经影像学检查	可能的病因
动脉炎和梗死形成	水痘-带状疱疹病毒(VZV)、尼帕病毒、立克次体、梅毒螺旋体
钙化	巨细胞病毒(皮质)、弓形虫(脑室周围)、猪带绦虫
小脑病变	VZV、EB病毒、肺炎支原体
基底神经节、丘脑和(或)脑干的局灶性病变	EB病毒、墨累山谷脑炎病毒、圣路易斯脑炎病毒、日本脑炎病毒、西尼罗河病毒(WNV)、肠道病毒71型、流感病毒(急性坏死性脑病)、人类传播性海绵状脑病、惠普尔养障体、单核增生李斯氏特菌
脑积水	结核分枝杆菌、新型隐球菌、粗球孢子菌、荚膜组织胞浆菌、狒狒阿米巴原虫
占位性病变	弓形虫、狒狒阿米巴原虫、棘阿米巴属、猪带绦虫
室管膜下增强	巨细胞病毒
颞叶和(或)额叶受累	单纯疱疹病毒、VZV、HHV-6、WNV、肠道病毒、梅毒螺旋体(内侧叶)
脑白质异常	VZV、巨细胞病毒、EB病毒、HHV-6病毒、HIV、尼帕病毒、JC病毒、麻疹病毒(亚急性硬化性全脑炎)、贝氏松毛虫病、急性播散性脑脊髓炎

注:表中内容并非基于神经影像学表现详述所有病因,而是列出可能与神经影像学有关的部分病因。(From Cohen J,Powderly W,Opal S,eds. Infectious Diseases. 4th ed. Table 20.5. Elsevier;2017.)

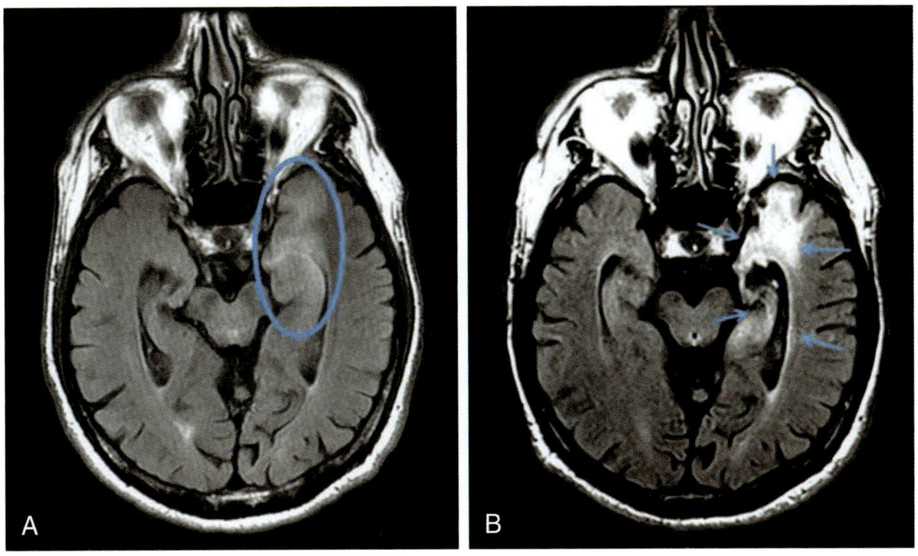

图 12.3　MRI 显示颞叶感染状况。(From Croll BJ, Dillon ZM, Weaver KR, Greenberg MR. MRI diagnosis of herpes simplex encephalitis in an elderly man with nonspecific symptoms. Radiol Case Rep. 2017;12(1):159–160.)

2.血行播散:常伴有多发脓肿,见于大脑中动脉区域,位于灰质–白质界面。

诱发因素

见表 12.11。

微生物学

1. 30%~60%由多种微生物诱发。

2.最常见的微生物为链球菌,包括米勒链球菌和绿色链球菌、金黄色葡萄球菌、厌氧菌。

3.金黄色葡萄球菌、肠杆菌科和假单胞菌常见于神经外科手术、创伤或耳部感染后。

4.厌氧菌通常与耳鼻咽喉感染的连续传播有关。

5.诺卡氏菌与细胞介导的免疫缺陷有关,死亡率较高(30%对 10%)。

6.李斯特氏菌可能会导致免疫缺陷患者的脓肿,包括脑干脓肿,尤其是在服用皮质类固醇的情况下。

7.肺炎克雷伯菌脑脓肿在东南亚的发病率增加,特别是与原发性肝脓肿 (如上所述的高毒力高黏液表型)有关的类型。

8.真菌和原生动物同样具有致病性,尤其是曲霉菌、猪带绦虫和弓形虫。

9.曲霉菌感染可能会伴随卒中综合征。

临床特征(表 12.12)

非特异性的,因此常常延误诊断。

诊断

1.由于有脑梗突出的风险,通常禁用腰椎穿刺。

2.血液培养阳性率为 15%。

3.脑脓肿样本的显微镜检查和培养必不可少。

(1)如果在给予抗菌剂之前取样,取样量会提高。

(2)总体上约 2/3 培养呈阳性。

(3)16S PCR 或泛真菌 PCR 可用于培养阴性样品。

影像学表现

1.加钆 MRI 优于加对比剂 CT。更灵敏的同时提供更好的脑干视野。

2.典型改变为环增强病变,边缘薄;然而,仍然存在广泛的差异,包括癌变、梗死。弥散加权 MRI 显示脓肿呈高信号。

治疗

1.抽吸+6~8 周的静脉注射抗生素。

(1)大多数情况下,抽吸和切除一样有效,但侵入性较低。

表 12.10 引起脑炎的特定病原体

病原体	风险因素	临床表征和诊断	治疗
疱疹 B 病毒(参见第 31 章)	感染东半球的猕猴,该猕猴为终身携带者,可发生无症状性病毒脱落。>2.5 岁的猕猴均可能感染 人类被咬伤/抓伤,或黏膜接触猕猴口腔/生殖器/眼液/中枢神经系统组织,均可能感染	囊泡在感染部位形成,伴有区域性淋巴结病。继而出现流感样症状,咬伤部位有感觉异常。一旦病毒侵入中枢神经系统,可出现复视、共济失调、焦虑、癫痫发作、上行性瘫痪和昏迷 检查:囊泡/脑脊液培养和聚合酶链反应。MRI(随时间蔓延,可能发展为脑干脑炎)	推荐使用伐昔洛韦(血药浓度比阿昔洛韦高) 未治疗者,病死率达 80%;治疗后,病死率降至 20% 推荐将预防性抗病毒药用于发生高风险暴露者 暴露后接受预防性用药者,3 天内无发病
日本脑炎病毒(黄病毒属)(参见第 30 章)	分布于亚洲和西太平洋地区 携带者常为猪和涉水禽 由库蚊传播 多见于农村田间 人类是最终宿主	<1%出现临床症状,潜伏期为 5~15 天 常见于儿童和未接种疫苗的成人 旅行者有一定的风险,但较低(感染率 1/150 000,每月) 患者常有帕金森综合征:面具样面容、震颤、齿轮样强直	目前仅有支持疗法 20%~30%的脑炎患者有生命危险 30%~50%的幸存者有持续的神经、精神或认知症状 预防:使用疫苗
狂犬病毒(子弹型弹状病毒)(参见第 31 章)	被感染性哺乳动物(带有唾液)咬伤 99%的咬伤来自家犬 全世界均可发生(也可能由蝙蝠或其他陆地生物导致) 极少病例发病于角膜或实体器官移植	有咬伤伤口(可能无法识别,如被蝙蝠咬伤) 数周至数月的流感样疾病潜伏期 咬伤部位有麻木感或感觉异常。可能发展至躁动、恐水、流涎、焦虑、谵妄、失眠、自主神经功能失调、昏迷 20%患者表现为"麻痹"而非"躁狂" 2~10 天,患者死亡 血清和脑脊液中没有狂犬病毒抗体 涎液或脑脊液反转录-聚合酶链反应 脑组织组织学检查 毛囊基底部皮肤活检与皮神经抗原检测	目前仅有支持疗法 使用疫苗和狂犬病免疫球蛋白对暴露患者进行预防,但是,如疾病已发作则预防无效
圣路易斯脑炎病毒(SLEV,黄病毒属)(参见第 30 章)	携带者为鸟类 由库蚊传播 在美国、加拿大、墨西哥有局部和区域性出现;中美洲和南美洲偶有病例	潜伏期 4~21 天 脑炎的发病风险与年龄相关(儿童为 1/800,>60 岁老年人为 1/85) 流感样症状持续 4~5 天,伴有严重的头痛和脑膜炎,继而脑干、小脑和局灶性脑神经出现缺损。震颤常见于:眼睑、舌、唇和四肢。活动和感觉丧失罕见。癫痫发作不常见。可能出现泌尿系统症状 检查:脑脊液或血清中的圣路易斯脑炎病毒特异性 IgM	目前仅有支持疗法 病死率 5%~15%,老年人较高 严重者的其他风险因素:高血压、糖尿病和酗酒 30%~50%的患者有以下症状超过 3 年,如失眠、记忆丧失、易怒、精细活动能力受损

(待续)

表12.10(续)

病原体	风险因素	临床表征和诊断	治疗
蜱传脑炎(TBE)病毒(黄病毒属)	3种密切相关的黄病毒亚型,具有欧洲、远东和西伯利亚地方性特征 经蜱虫传播(少数由于摄入了未经消毒的牛奶) 与蜱虫接触后,TBE病毒会迅速传播,即使及时阻断接触也不能阻止脑炎发生	潜伏期7~14天 双相型疾病:最初病毒血症伴有流感样和关节痛症状,随后~1周缓解,20%~30%的患者会随后出现中枢神经系统症状,包括脑膜炎、脑炎、脊髓炎或神经根炎	目前仅有支持疗法 病死率因亚型而异 (欧洲1%~2%,西伯利亚8%) 常见的后遗症(50%患者1年后仍有症状,30%伴有严重损伤) 预防:使用疫苗,及时干预避免蜱虫咬伤
西尼罗病毒(黄病毒属)	全球广泛分布,包括非洲,欧洲南部,中东,亚洲,澳洲以及美洲(暂时未在英国发现) 在温带气候地区盛夏时期最易流行 主要宿主——鸟类 通过库蚊传播 通过血液传播,实体器官移植传播,有母婴传播可能	潜伏期3~14天,免疫抑制的话时间可能更长 1/5的感染者会发热 1/150的感染者会发展出中枢神经系统疾病。脑膜炎、脑炎或急性弛缓性麻痹(由于前角细胞受损) 血清和脑脊液检测WNV IgM+IgG通常在感染后3~8天内能检测到,但是可能会存在大于90天 比较急性期和恢复期样本 血清中检测病毒RNA,脑脊液,或反转录-聚合酶链反应检测组织 其他急性弛缓性麻痹的诱因包括脊髓灰质炎病毒;非脊髓灰质炎肠道病毒,包括柯萨奇病毒,埃可病毒;吉兰-巴雷综合征;横向脊髓炎;创伤性神经炎	目前仅有支持疗法 神经侵蚀性感染致死率10%。对老年人,免疫抑制人群或糖尿病人致死率更高 许多脑炎治愈者(约50%)终身伴有神经精神障碍
巴尔通体(参见第31章)	与猫抓相关(亦见于猫咬伤或猫跳蚤) 全球分布 感染者具有免疫能力 主要在儿童传播,但也会影响成人	脑病是猫抓后的罕见并发症 更易发于老年人 可发展为1~6周的局部压痛性淋巴结病 通常表现为神志不清,癫痫发作,或进展为昏迷 CT无异常 脑电图异常 组织染色或聚合酶链反应检测 血清学检测不准确	治疗方法:多西环素加利福平给药10~14天 通常几周内恢复,但神经功能异常可能持续

(待续)

表 12.10(续)

病原体	风险因素	临床表征和诊断	治疗
棘阿米巴原虫 肉芽肿性阿米巴脑炎(GAE)	罕见，全球累计报道 150 例 大多数感染者免疫功能低下：存在细胞介导的缺陷 在土壤和水中检测到，但通常无暴露史	潜伏性发病症状包括人格改变、低热、局灶性神经学、癫痫发作、偏瘫、意识水平下降和昏迷 由于局灶性病变伴颅内压升高，腰椎穿刺常为禁忌 成像：全脑多灶性环形增强病变，尤其是颞叶和顶叶 通过脑活组织检查诊断：坏死区域，显微镜下可见滋养体和厚壁囊肿。可以在细菌琼脂平板上培养，或者在相关实验室进行聚合酶链反应检测	多数病例死亡 尚无有效治疗方法 建议的治疗方法：TMP-SMX+利福平+酮康唑 或 氟康唑+磺胺嘧啶+乙胺嘧啶
巴拉姆希阿米巴：肉芽肿性阿米巴脑炎	罕见，全球累计报道 200 例，多为中美洲，美国南部和西部 风险因素=土壤暴露相关活动，如，园艺活动，农业暴露。器官移植亦有可能成为传播源 免疫活性人群与免疫缺陷人群都会发生感染	进行性，亚急性发作 许多患者的初始皮肤病变均为创伤相关：最长会在出现神经症状两年前(图 12.5) 继发于血栓性脉管炎的中枢神经系统受累，伴有出血、梗死和坏死 引起局灶性癫痫发作或运动障碍、脑神经麻痹、颅内压升高、脑膜刺激和渐进性意识丧失，导致昏迷和死亡(2~12 周) 成像：多个大小不一的离散性病变。皮层内出血是有力证据 脑脊液：淋巴细胞、高蛋白、红细胞计数升高 显微镜检查极少阳性 聚合酶链反应检测不常使用 脑活检：肉芽肿性炎症。可能看到阿米巴	尚无有效治疗方法 建议的治疗方法： 长期使用多种药物，包括喷他脒、磺胺嘧啶、阿奇霉素、氟康唑、氟胞嘧啶和米替福新 存活概率较低
福氏耐格里阿米巴：原发性阿米巴脑膜脑炎	全球范围内温度>30℃的水和土壤中能找到自由生活的阿米巴虫 风险因素=会使水接触鼻子的相关活动，如，潜水，水下游泳 滋养体穿透鼻黏膜，沿嗅觉神经向上迁移至大脑	暴发性致命的中枢神经系统感染 潜伏期 5 天 从症状出现到死亡平均 5 天 高热，严重头痛，脑膜炎，嗅觉味觉失灵，精神状态改变 脑脊液高压(30~60cmH_2O)，伴有低血糖，高血蛋白以及大量形态改变。脑脊液红细胞数量同样增加 严重颅内高压可导致疝气和死亡 可在脑脊液和脑组织中发现滋养体 国家参考实验室也许可进行聚合酶链反应检测	尚无有效治疗方法 考虑结合常规两性霉素 B 静脉注射和鞘内给药，药物：利福平、氟康唑、米替福新和阿奇霉素

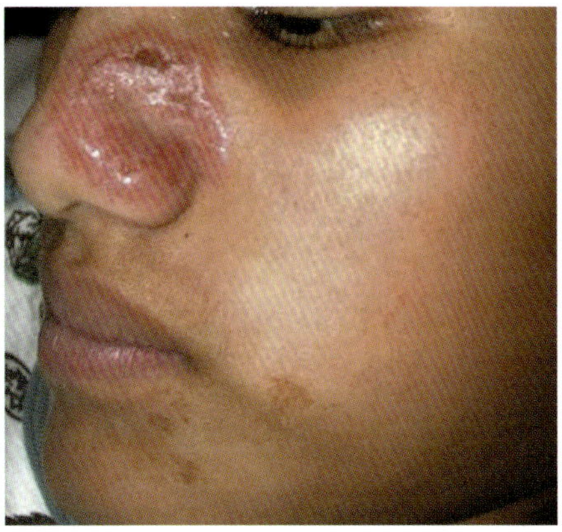

图 12.4 狒狒阿米巴原虫感染。(Courtesy of Francisco Bravo, MD.)

(2)建议序贯扫描以监测治疗反应。

(3)影像学改善滞后于临床反应。

(4)治疗成功后,影像上的异常可能会持续存在。

2.经验性抗生素选择:大多使用头孢曲松和甲硝唑。

(1)如果可能存在耐甲氧西林金黄色葡萄球菌,则添加万古霉素。

(2)如果术后存在耐甲氧西林金黄色葡萄球菌,还应添加头孢他啶或美罗培南的假单胞菌。

3.常规不推荐使用类固醇。

结局

10%的死亡率;50%的癫痫发作;20%的显著认知障碍。

硬膜下脓胸

1.蛛网膜和硬脑膜之间的感染。

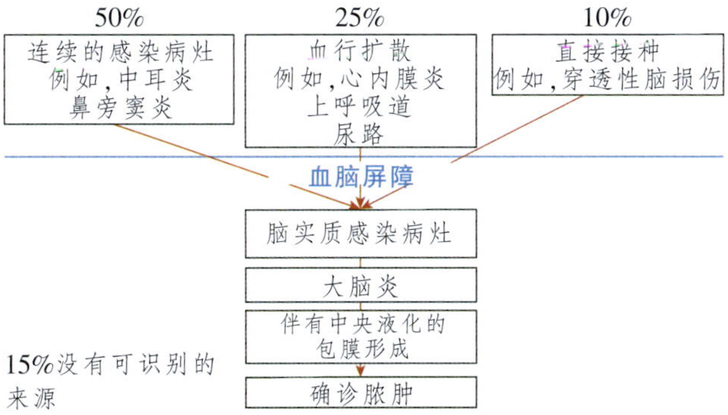

图 12.5 脑脓肿的病因。

表 12.11 脑脓肿的诱发因素

诱发条件	位置
中耳炎或乳突炎	颞叶
	小脑
鼻旁窦炎	额叶
	颞叶
牙齿感染/牙科手术	额叶
创伤/神经外科手术	与伤口有关
脑膜炎	小脑
	额叶
发绀型心脏病	大脑中动脉分布
化脓性肺病	
细菌性心内膜炎	
胃肠源	
T 细胞缺乏症	
中性白细胞减少症	

From Cohen J, Powderly W, Opal S, eds. Infectious Diseases. 4th ed. Table 21.1. Elsevier; 2017.

表 12.12 脑脓肿的临床特征

症状	发生率
头痛	70%
颅内压升高:呕吐、视物模糊、困倦、意识模糊	25%
局灶性神经功能缺损	50%
癫痫	30%~50%
发热	50%
三联征:发热+头痛+局灶性神经功能障碍	<50%

2.鼻窦炎的并发症远多于中耳炎/脑膜炎/神经外科手术的并发症。

3.发热、头痛、视乳头水肿和局灶性神经功能缺损。

4. 1/3 有眶周水肿和睑板下脓肿。

5.大脑受压迫会导致病情迅速恶化。

6.必须进行紧急引流,同时延长静脉推注抗生素疗程。

硬膜外脓肿

硬脑膜与骨之间的感染,包括脊椎和颅内。在脊柱第 9 节更常见。

脊髓硬膜外脓肿

1.通过连续传播(例如,感染的椎间盘或腰大肌)、直接接种(例如,硬膜外麻醉)或血源性传播获得接触。其他危险因素:静脉注射毒品、血液透析、糖尿病、年龄在50~70岁。

2.金黄色葡萄球菌感染占2/3。

3.脊髓可能因以下原因受损:

(1)直接压迫。

(2)动脉供应中断。

(3)静脉血栓形成。

(4)毒素介导(细菌或炎症介质)。

4.临床特征常是非特异性的。大多数患者在确诊前都要诊断几次。严重的局限性背痛(触诊加重)、发热、不适、神经功能缺损(运动无力、感觉丧失、膀胱/肠道功能障碍、瘫痪)。

5.诊断

(1)MRI全脊柱扫描(或CT增强扫描)。通常纵向延伸(3~5个脊髓节)。跳跃性病变(不连续)并不常见:9%的病例。病变多数在后方。

(2)血培养×2。

(3)抽吸用于显微镜/培养/16S PCR。

6.治疗

(1)考虑是否需要紧急手术减压/引流。

(2)采血培养后立即静脉注射抗生素。

(3)万古霉素加头孢曲松。

颅内硬膜外脓肿

1.与神经外科手术或中耳炎/鼻窦炎/乳突炎相关。

2.病原体为链球菌、厌氧菌和葡萄球菌。

3.局部脓液伴炎症壁。由于硬脑膜紧密附着在枕骨大孔周围,没有向尾部扩散。

4.治疗:清创和静脉注射抗生素。

毒素介导的感染

破伤风和肉毒中毒

表12.13比较了破伤风与肉毒杆菌中毒的主要特征。

传染性海绵状脑病

传染性海绵状脑病(TSE)是由朊病毒引起的一组感染,其特征是严重的、不可逆性神经损伤,导致进行性痴呆和死亡。存在脑组织的特征性空泡化(海绵状改变,图12.7A)、无炎症的神经元丢失(图12.7B)和异常形式的宿主细胞表面蛋白的积累。

朊病毒蛋白

1.朊病毒蛋白的正常型(PrP^{c}):高度保守的细胞表面蛋白,对蛋白酶和去污剂敏感。

2.与疾病相关的朊病毒蛋白亚型(PrP^{sc}):疾病相关同种型,对蛋白酶有部分抗性,不溶于洗涤剂,在受感染的大脑中聚集。

人类朊病毒疾病

表12.14讨论了人类朊病毒疾病的发病率、病因和发病时间。

临床特征

1.遗传形式:进行性痴呆、共济失调、舞蹈症、锥体和锥体外系体征、肌阵挛、假性延髓性麻痹、癫痫。

2.典型性克-雅脑病:快速进行性痴呆伴肌阵挛,4个月内死亡。

(1)脑电图(特征性伪周期锐波活动)。

(2)脑脊液(14-3-3蛋白)。

(3)MRI(尾状核和壳核高信号、皮质带和丘脑高信号)。

3.库鲁病:进行性小脑共济失调伴痴呆,1年内死亡。

4.新变种克-雅脑病(vCJD)

(1)早期:行为和精神障碍;感觉症状包括四肢感觉异常疼痛;步态不稳的共济失调。

(2)晚期:幻觉、偏执、虚构、小脑体征、舞蹈症、肌阵挛和上运动神经元体征。

5.脑电图和14-3-3蛋白对于诊断没有帮助。

6.磁共振成像(双侧枕高信号)。

7. PrP^{sc}扁桃体活检免疫染色(100%敏感性和100%特异性)。

表 12.13　破伤风与肉毒中毒的特征比较

	破伤风	肉毒中毒
流行病学	存在于在土壤中；也见于动物和人类粪便；新生儿：经脐带残端进入脏的创伤性损伤危险因素为穿透、组织失活、局部缺血或异物	食源性摄入已有毒素（通常为家庭保存物品） 创伤性（静脉注射毒品或穿透伤口/复合骨折） 婴儿（95%的病例<6 个月；多因蜂蜜中毒）
作用机制	阻断脊髓和自主神经系统中的抑制性中间神经元（ANS）（图 12.6）	阻断外周胆碱能神经末梢的神经递质释放：神经肌肉接头和 ANS
潜伏期	3~21 天	食源性：12~36h 创伤性：约 7.5 天
临床特征	全身性破伤风：伴随轻微外部刺激的强直性痉挛是突然的、疼痛的、全身性的可能出现牙关紧闭症、苦笑面容、角弓反张、腹部僵直、呼吸暂停 无认知障碍，同时表现出局限性、头部性和新生儿性	急性发作的双侧脑神经病（复视、吞咽困难、构音障碍）；自主神经紊乱（口干、瞳孔固定或扩大、低血压）伴下行性弛缓性麻痹 无感觉缺陷 无认知缺陷
诊断	用于培养/聚合酶链反应的创伤拭子或组织破伤风免疫球蛋白基线血清（如果已经呈阳性，与破伤风诊断不相容）	血清或粪便样本中肉毒杆菌毒素的检测从粪便或食物样本中检测和分离肉毒杆菌
治疗	破伤风抗毒素或人正常免疫球蛋白、伤口清创和抗生素；康复后接种破伤风类毒素	肉毒杆菌抗毒素（中和循环抗体）、伤口清创和抗生素、支持措施
死亡率和并发症	30%死亡率 骨折、窒息、血肿、横纹肌溶解	呼吸麻痹和自主神经功能障碍导致 5%~10%的死亡率；多数住院 1~3 个月；可能有长期后遗症

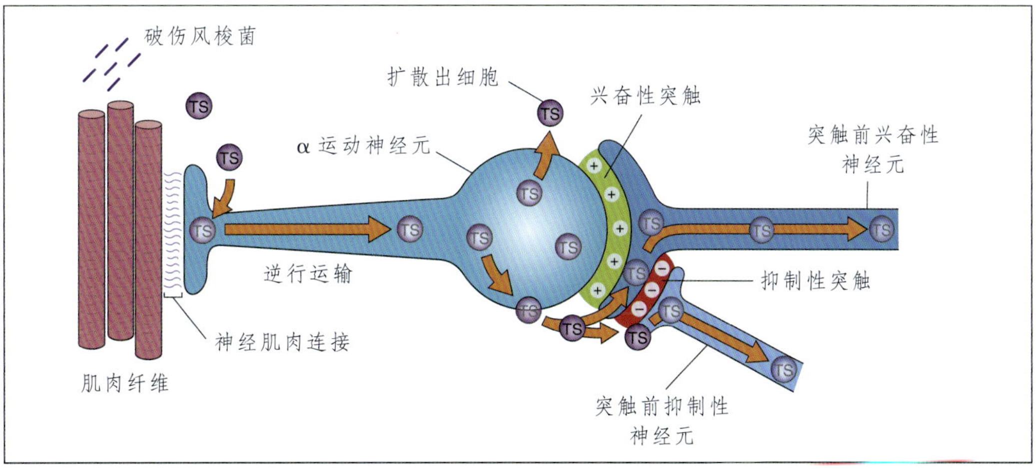

图 12.6　破伤风毒素的作用机制。(From Hodowanec A, Bleck TP. Tetanus and botulism. In: Cohen J, Powderly W, Opal S, eds. Infectious Diseases. 4th ed. Elsevier; 2017.)

预防

1.不采取治疗——致死率可达 100%。

2.保健措施

（1）血液制品的白细胞耗竭。

（2）在美国：暂不使用高风险国家（英国、其他欧洲国家）献血者的血液。

（3）在英国：暂不使用风险较高的献血者（例如，角膜移植或人类脑垂体提取物的接受者）的血液。

（4）英国从风险较低的国家进口血浆衍生物，并

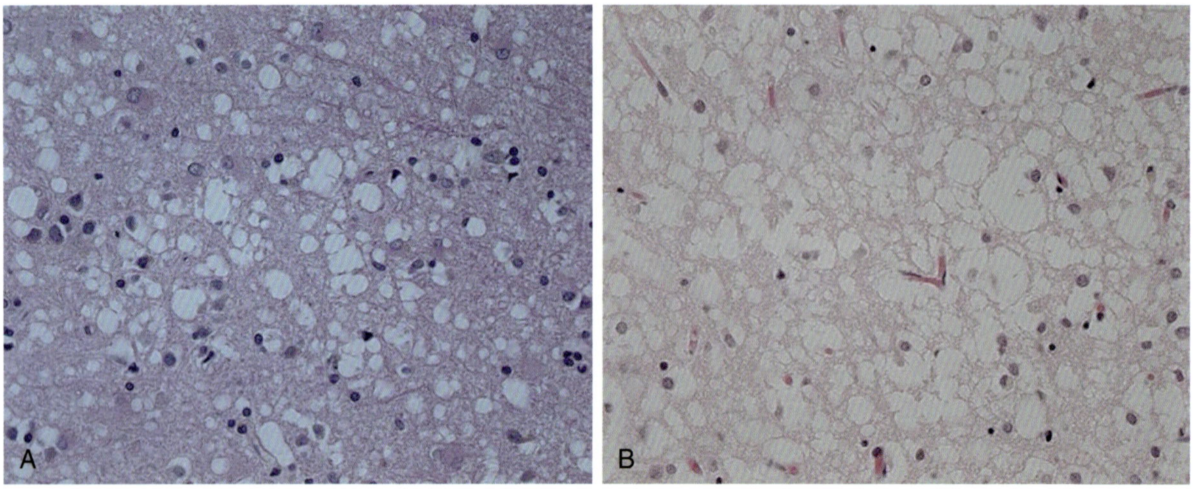

图 12.7 海绵状脑病的组织学特征。(A)深部皮质融合性海绵状改变;(B)皮质严重萎缩,神经元耗竭。(From du Plessis DG. Prion protein disease and neuropathology of prion disease. Neuroimaging Clin North Am. 2008;18(1):163-182.)

表 12.14 人类朊病毒疾病

疾病	发病率	病原学(图 12.8)	发病年龄或潜伏期和疾病持续时间
偶发性克-雅脑病	1/100 000	未知,但假设为包括体细胞突变或朊病毒蛋白的正常型自发转化为与疾病相关的朊病毒蛋白亚型	发病年龄通常为 45~75 岁;发病高峰年龄为 60~65 岁;70%的病例在6个月内死亡
GSS,FFI,克-雅脑病,系统性红斑狼疮库鲁病	10%~20%的人类朊病毒疾病病例	常染色体显性 PRNP 突变	经典克-雅脑病与偶发性克-雅脑病,相比家族性克-雅脑病发病往往较早。家庭之间和家庭内部的表型变化可能较宽泛
医源性克-雅脑病	巴布亚新几内亚福尔族人中超过 2500 例	因同类相食的陋习感染	潜伏期 5~40 年;患病时间 12 个月
	迄今约有 500 例病例	受污染人群的感染生长激素、人促性腺激素、深度电极、角膜移植、硬脑膜移植、神经外科手术	病例潜伏期为人体 4→40 岁(分泌生长激素较多时期);患病时间 6~18 个月
新变种克-雅脑病	在英国和世界其他地区超过 220 例(最大风险因素是在 1980—1996 年间曾在英国或西欧居住≥6个月,其间为疯牛病危机的高峰期)	疯牛病样朊病毒感染	平均发病年龄 26 岁;疾病持续平均 14 个月

FFI,致命的家族性失眠症;GSS,格斯特曼综合征;PRNP,朊病毒蛋白基因。(Adapted from Mead S,Collinge J,Tabrizi SJ. Transmissible spongiform encephalopathies of humans and animals. In:Cohen J,Powderly W,Opal S,eds. Infectious Diseases. 4th ed. Elsevier;2017.)

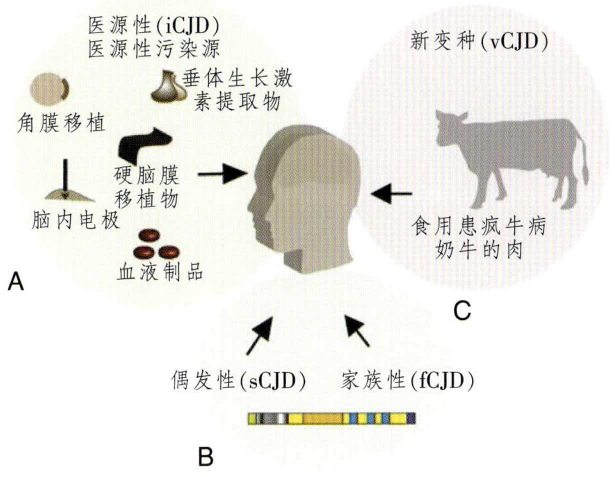

图 12.8 克-雅脑病的病因。[From Venneti S. Priondiseases. ClinLab Med. 2010; 30(1):293-309.].

为 1996 年 1 月 1 日以后出生的患者进口新鲜冷冻血浆(FFP)。

(5)用重组生长激素(GH)替代尸体人生长激素。

3.克-雅脑病确诊病例使用过的手术器械应焚烧处理。

4.对克-雅脑病疑似病例使用的器械应进行检疫。

5.食物链

(1)禁止向其他反刍动物喂食反刍动物来源的蛋白质[中断牛海绵状脑病(BSE)周期]。

(2)禁止人类食用特定牛内脏。

(3)禁止出售年龄>30 个月的英国肉牛供食用。

(嵇红　程晓庆　吴白群　译　　嵇红　校)

推荐阅读和参考文献

1. BIA (British Infection Association). British national guidelines on the management of meningitis and encephalitis. https://www.britishinfection.org/guidelines-resources/published-guidelines/.
2. CDC (Centers for Disease Prevention and Control). https://www.cdc.gov/meningitis/clinical-resources.html; https://www.cdc.gov/fungal/index.html.
3. Cohen J, Powderly WG, Opal SM, eds. *Infectious Diseases*. 4th ed. Philadelphia: Elsevier; 2017.
4. IDSA (IDSA Infectious Diseases Society of America). Guidelines. http://www.idsociety.org/Organ_System/#Central%20Nervous%20System%20 (CNS).
5. Public Health England. The green book. https://www.gov.uk/government/collections/immunisation-against-infectious-disease-the-green-book#the-green-book.

第 13 章

呼吸道感染

Justin F. Hayes, John W. Baddley

上呼吸道感染

咽喉炎

1.急性咽炎被描述为由咽痛、发热和咽部炎症组成的三联征。

2.急性咽炎可能是原发性疾病,但也可能是非感染性疾病(如鼻后滴漏综合征、甲状腺炎、过敏)的表现。

3.多由病毒引起,且为自限性(框 13.1)。

治疗

1.由于咽炎的最常见原因是病毒,因此,通常不需要抗生素治疗。

2.临床经常开具抗生素处方,以预防 A 族链球菌感染并发症的发生(框 13.2)。

框 13.1　引发咽炎的微生物

细菌
- A 族链球菌
- 坏死梭杆菌
- 溶血隐秘杆菌
- 白喉棒状杆菌
- 淋病奈瑟菌

病毒
- 鼻病毒
- 冠状病毒
- 肠道病毒
- 人类免疫缺陷病毒(HIV)
- EB 病毒(EBV)
- 巨细胞病毒(CMV)
- 腺病毒
- 单纯疱疹病毒(HSV)1 型和 2 型

3. A 族链球菌的治疗目标是缩短症状持续的时间、降低传播的风险,并减少化脓性和非化脓性并发症的发生。

4.对于 A 族链球菌性咽炎,建议使用青霉素或阿莫西林治疗 10 天。

咽炎相关综合征

Lemierre 综合征

1.一种由革兰阴性厌氧菌——坏死梭杆菌导致的罕见颈内静脉血栓性静脉炎。

2.通常首先表现为咽炎,随后表现为发热、嗜睡、颈外侧压痛/水肿和脓毒性栓塞(如双肺多发结节、关节炎)等病程。

3.静脉造影 CT 扫描多表现为颈动脉系统充盈缺损(图 13.1)。

4.一线治疗首选静脉注射抗 β-内酰胺酶抗生素,含或不含抗凝血剂均可。

框 13.2　A 群链球菌性咽炎的并发症

化脓性并发症
- 腹膜脓肿
- 淋巴结炎
- 鼻窦炎
- 中耳炎
- 乳突炎
- 坏死性筋膜炎
- 中毒休克综合征

非化脓性并发症
- 急性风湿热
- 急性肾小球肾炎

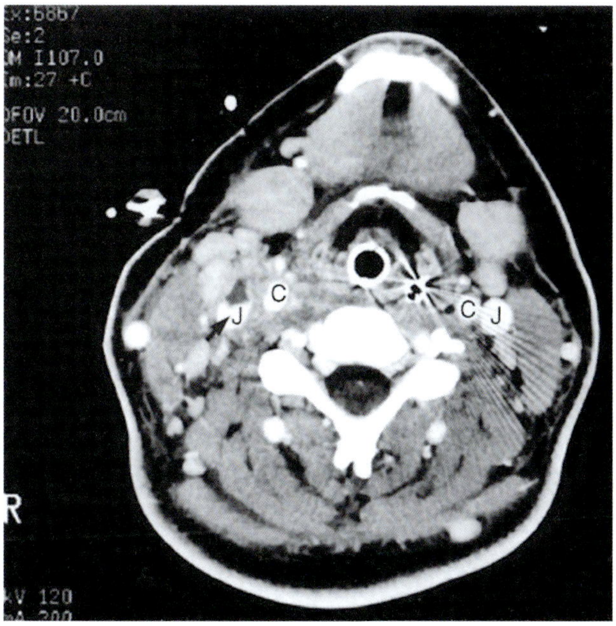

图 13.1 颈内静脉血栓形成与右侧扁桃体周围脓肿相关（某青年的 CT 影像）对比增强计算机断层轴位 CT 扫描显示：右侧颈总动脉(C)正常，但右侧颈内静脉(J)(箭头所示)扩张，其壁部致密或有增强表现，围绕着更透亮的腔内血栓。(From Chow AW. Head and neck infections. In：Baddour L，Gorbach SL，eds. Therapy of Infectious Diseases. Saunders；2003.)

5.如果不及时治疗可能致命。

白喉

1.白喉是由棒状杆菌属细菌引起的急性细菌毒素介导的传染病，表现为上呼吸道假膜形成(图13.2)或皮肤溃疡性疾病。

2.未接种疫苗的患者有发展为严重呼吸系统疾病和白喉毒素相关并发症的风险。

3.比较典型的临床表现是累及上呼吸道，导致如咽痛、低热、扁桃体和咽部产生不易剥离的灰色假膜等临床表现。

4.分离到产生毒素的白喉棒状杆菌可确诊该病。

5.治疗方法包括隔离、注射白喉抗毒素、抗生素治疗以及并发症监测。

6.全身并发症包括心肌炎和周围神经传导延迟。

7.此外，假膜可能会发生脱落并导致急性的气道阻塞。

链球菌引起的猩红热

1.化脓性链球菌可引起猩红热(又称“scarlatina”)。

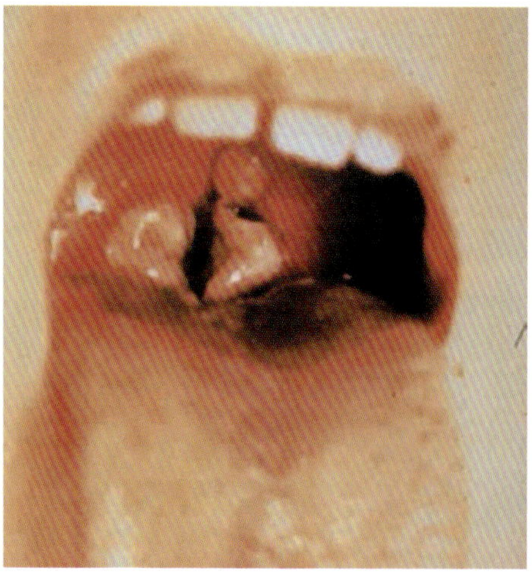

图 13.2 白喉患儿特征性假膜。[From Forbes BA. Clinical Microbiology Newsletter. 2017；39(5)：35-41.]

2.咽炎和猩红热常在冬季和初春达到发病高峰。

3.这种类型的综合征是由链球菌产生的红疹毒素引起的。

4.通常情况下，在出现皮疹之前表现为突发的高热、发冷、全身乏力、咽痛，然后在 12 小时后出现皮疹，皮疹一般始于躯干并向周围蔓延。

5.全身弥漫性鲜红色皮疹，皮疹看起来像晒伤，摸起来像砂纸，按压发红的皮肤后会变得苍白(图 13.3)。

6.瘀点可在出疹后的 1 至 3 天内出现，常在皮肤褶皱处形成线条样折痕，形成巴氏线。

7.舌乳头红肿，导致出现“草莓舌”外观(图 13.4)。

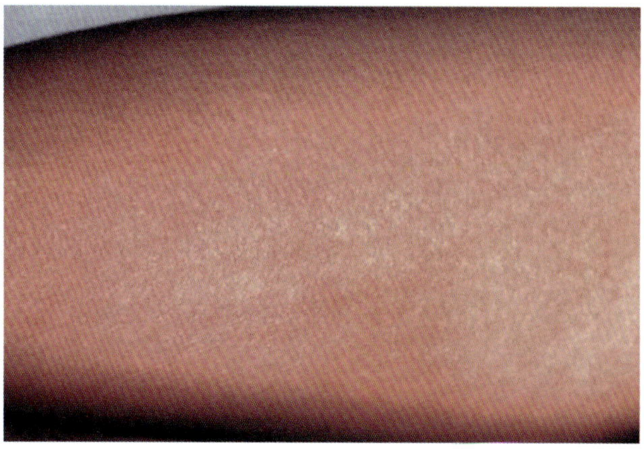

图 13.3 猩红热相关的“砂纸样”丘疹。(Courtesy Centers for Disease Control and Prevention Public Health Image Library. ID#: 5163.)

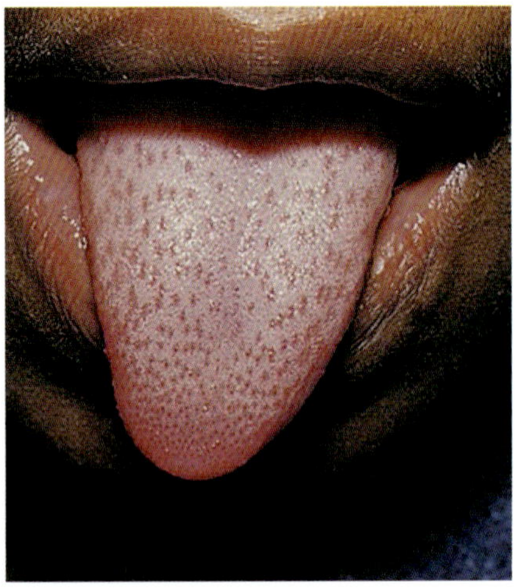

图 13.4 发病初期的第一、二天，舌被白苔，舌乳头红肿，形似草莓舌。(From Michaels MG, Williams JV. Infectious diseases. In: Zitelli BJ, McIntire S, Nowalk AJ. Zitelli and Davis' Atlas of Pediatric Physical Diagnosis. 7th ed. Elsevier; 2018.)

8.建议使用青霉素或克林霉素(对青霉素过敏的患者)治疗10天，以减少传播并预防并发症。

溶血隐秘杆菌

1.它是一种不运动的β溶血性革兰氏阳性杆菌，可引起一小部分细菌性咽炎病例。

2.能引起更深部位的感染，如脑膜炎、肺炎、脑脓肿、骨髓炎和扁桃体周围脓肿。

3. 10~30岁年龄段高发。

4. 25%~50%的患者出现皮疹，可能表现为荨麻疹、黄斑或斑丘疹。

5.皮疹多出现在躯干和四肢，较少出现在手掌、足掌和面部(图13.5)。

6.由于该菌对青霉素类抗生素耐药越来越多，治疗首选红霉素。

传染性单核细胞增多症

典型临床表现为：咽炎、发热、淋巴结肿大，以及外周血涂片上存在非典型淋巴细胞。

1. EB病毒

(1)在B淋巴细胞的终生潜伏感染。

(2)主要通过感染者的唾液传播。

(3)成年人的血清阳性率接近95%。

(4)有症状的感染往往在青春期和成年期达到高峰。

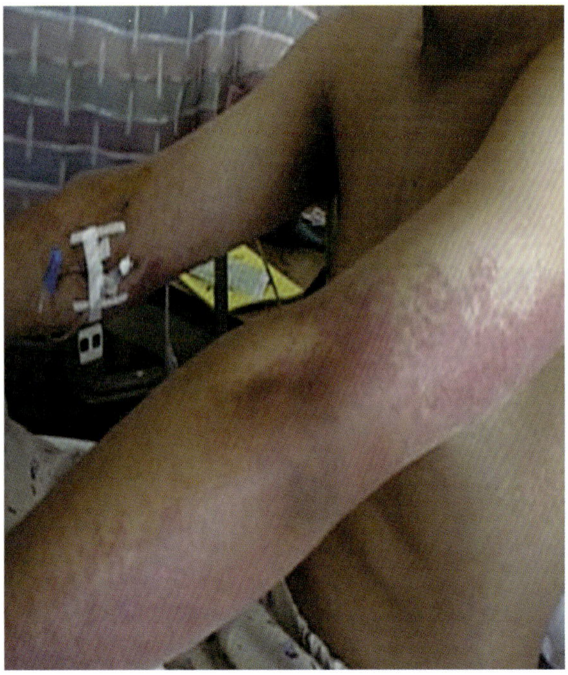

图 13.5 溶血隐秘杆菌咽炎患者的皮肤斑疹。(From Kim R, Reboli AC. Other coryneform bacteria and rhodococci. In: Bennett JE, Dolin R, Blaser MJ, eds. Mandell, Douglas, and Bennett's Principles and Practice of Infectious Diseases. Updated 8th ed. Elsevier; 2015.)

(5)通常是一种自限性疾病，但会出现脾破裂、脑炎、自身免疫性溶血性贫血和肝酶轻度升高等并发症。

(6)通过检测嗜异性抗体可以进行诊断。

(7)针对EB病毒衣壳抗原(VCA)的IgM抗体与急性EBV感染密切相关。

2.巨细胞病毒(CMV)

(1)在临床上，CMV引起的单核细胞增多症与EBV引起的疾病有相似之处，但CMV引起的疾病较轻。

(2)淋巴结肿大不明显。

(3)大部分病例存在肝炎。

(4)从唾液或尿液中分离出CMV并不能证明是CMV感染，因为CMV无症状携带者很常见。

3.原发性艾滋病毒感染。

4.引起类似单核细胞增多症的发热性疾病。

5.与传染性单核细胞增多症相比，皮肤黏膜溃疡和皮疹在急性HIV综合征更常见。

6.异嗜性抗体阴性的单核细胞增多症样综合征的

患者应进行 HIV 筛查。

7.弓形虫病。

8.引起以发热和淋巴结肿大为特征的综合征。

9.弓形虫病通常不会引起咽炎或肝炎。

10.人疱疹病毒(HHV)6 型和 7 型。

11.成人显性感染不多见。

12.成人 HHV-6 感染者血清转换期间偶尔会出现一种类似单核细胞增多症的表现,其特征为长期淋巴结肿大。

会厌炎

急性会厌炎

1.急性会厌炎是会厌及其周围结构的浸润性蜂窝织炎。

2.可能导致突然的气道阻塞。

3.在常规的 B 型流感嗜血杆菌结合疫苗接种之前,多数病例发生在 1~4 岁的儿童中。

4.会厌炎在成人中的发病率保持稳定,在大多数病例中未能确定病原体。

5.患儿典型的临床表现是发热、易怒、快速进行性呼吸窘迫伴喘鸣。

6.受其影响的儿童通常被描述为声音嘶哑、声音低沉。

7.颈椎侧位 X 线片显示会厌肿大(指纹征,图 13.6),下咽部隆起,椎前软组织肿胀。

8.诊断:通过观察到水肿的、樱桃红色的会厌来确诊。

9.喉炎可以有类似的临床表现,但儿童往往毒性较低,咳嗽更频繁,与会厌炎相比,没有流涎的现象。

治疗/处理

1.气道管理是最重要的治疗手段之一。

2.针对链球菌肺炎、流感嗜血杆菌引起的会厌炎通常直接使用抗生素治疗,对于金黄色葡萄球菌感染引起的会厌炎偶尔使用抗生素。

慢性会厌炎

1.常见的临床表现为轻度吞咽困难、声音嘶哑和(或)咽喉疼痛。

2.通常最初作为门诊患者接受抗生素治疗。

3.鉴别诊断包括肉芽肿性疾病,如肺结核、组织胞浆菌病、球孢子菌病和结节病。

4.病毒性病因也有报道。

5.喉镜检查和活检可确诊该病。

6.针对致病因素或基础性疾病进行治疗。

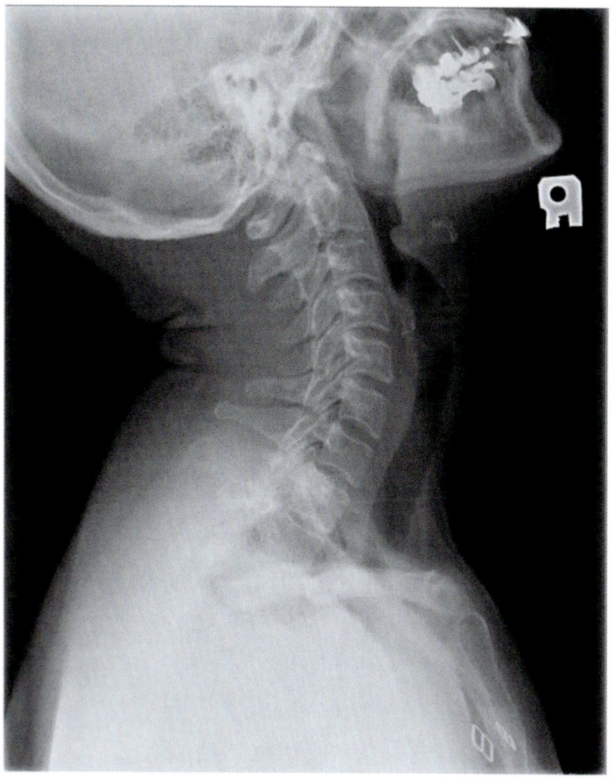

图 13.6 颈椎侧位 X 线片特征。[From Hung TY, Li S, Chen PS, et al. Bedside ultrasonography as a safe and effective tool to diagnose acute epiglottitis. Am J Emerg Med. 2011;29(3):359.e1-359.e3.]

鼻窦炎

1.鼻窦炎是鼻旁窦的炎性疾病(图 13.7)。

2.它已成为人们前往初级保健医生就诊的最常见原因之一,并且导致了大量抗生素处方的开具。

3.分为急性和慢性鼻窦炎。

急性鼻窦炎

1.最常见的原因是病毒感染。

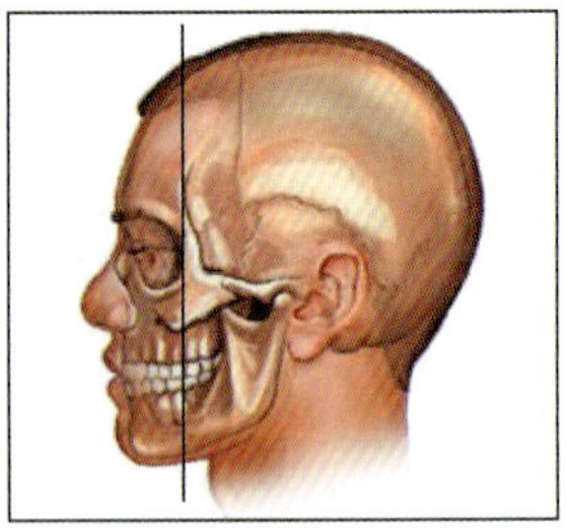

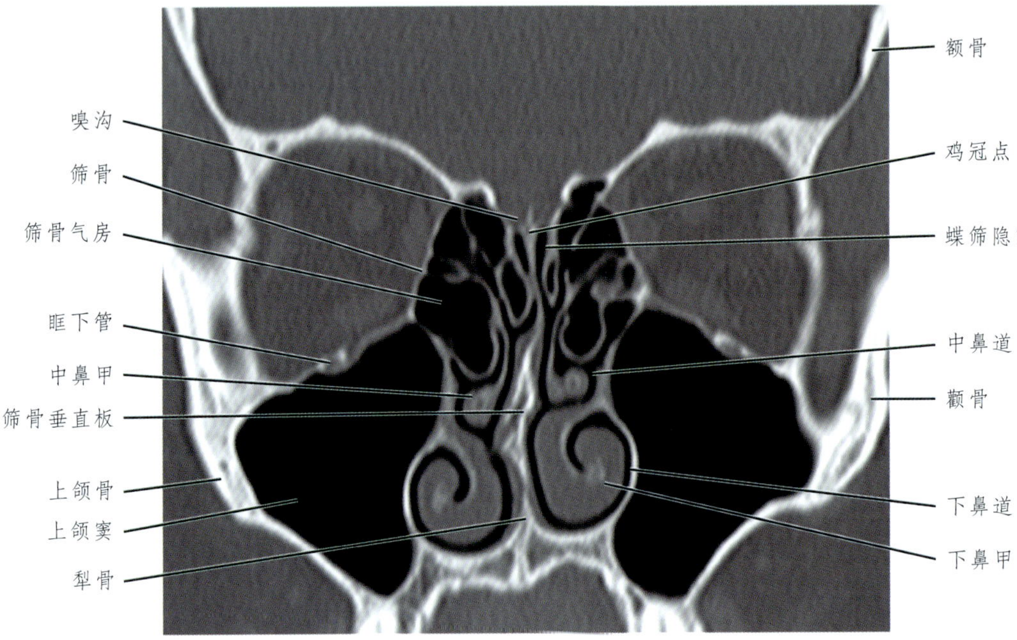

图 13.7 鼻旁窦:冠状面。(From Lee TC, Mukundan S. Netter's Correlative Imaging: Neuroanatomy. Elsevier;2015.)

2.发病机制

(1)窦口阻塞。

(2)睫状体损伤。

(3)鼻窦分泌物增厚。

3.肺炎链球菌仍然是急性细菌性鼻窦炎的主要病因,其次是不可分型的流感嗜血杆菌以及卡他莫拉氏菌。

4.急性真菌性鼻窦炎是免疫功能低下宿主的侵袭性感染。

(1)菌丝侵入血管,导致组织梗死。

(2)感染通常是由曲霉菌、毛霉菌、镰刀菌引起的,偶由暗色霉菌感染导致。

(3)患者通常会出现发热、鼻窦疼痛、面部疼痛、鼻充血、鼻出血,有时还会出现视力障碍。

(4)需要积极采取药物治疗和外科相结合的治疗方式。

(5)医院获得性鼻窦炎往往发生在重症监护室,其致病菌需要考虑耐药性较高的病原体。

(6)风险因素院经鼻插管和经鼻行管饲实施肠内营养。

慢性鼻窦炎

1.定义为持续至少 12 周的鼻窦炎症状。

2.发病机制与急性鼻窦炎类似(如窦口阻塞、黏液纤毛障碍和分泌物增厚)。

3.致病菌可能涉及其他病原体,如革兰阴性杆菌、耐甲氧西林金黄色葡萄球菌和厌氧菌。

4.过敏性真菌鼻窦炎是一个独特的案例,是由慢性真菌定植引起的强烈过敏反应。

(1)通常发生在免疫功能正常人群。

(2)在黏液引流受损部位涉及真菌的非侵入性生长。

(3)鼻窦内有厚重黏稠的黏液,内含嗜酸性粒细胞。

(4)治疗手段包括药物治疗(局部和全身性皮质类固醇)和外科手术。

(5)在这种疾病中,抗真菌药物的疗效尚未得到证实。

鼻窦炎的临床表现

1.类似于病毒性上呼吸道感染(鼻塞、流涕)。

2.细菌性鼻窦炎病程更长(例如,症状超过 10 天无改善)。

3.细菌性鼻窦炎也可能有严重的症状,包括发热和脓性流涕。

4.由细菌感染引起的鼻窦炎的第 3 种临床表现是,症状最初有所改善,10 天内再次恶化。

5.慢性鼻窦炎患者的症状至少持续 12 周,并且可能包括面部疼痛和面部压迫感。

诊断

应根据临床情况进行诊断。

治疗

1.多数感染是病毒性的,因此,急性鼻窦炎的治疗主要是支持性治疗(包括鼻腔生理盐水冲洗、吸入糖皮质激素、使用退热药)。

2.如出现下列症状之一,可根据经验给予抗生素治疗。

(1)症状持续超过 10 天。

(2)严重症状超过 3 天。

(3)恶心感加重(经过一段时间的改善后症状再次加重)。

(4)如果诊断为细菌性鼻窦炎,则推荐使用阿莫西林-克拉维酸。

(5)多西环素可用作初始经验使用的替代方案。

(6)喹诺酮类、大环内酯类和甲氧苄啶-磺胺甲噁唑可用于治疗,但不推荐作为初始经验性治疗。

(7)病情更为严重或出现急性鼻窦炎并发症的患者可能需要接受静脉注射治疗(或称肠外治疗)。

并发症

1.由于鼻窦与头骨和面部的关键结构非常接近,因此会发生并发症(表 13.1)。

表 13.1 鼻窦炎的并发症

颅内	颅外
硬脑膜下脓肿	眼眶蜂窝织炎
硬膜外脓肿	眼眶脓肿
脑脓肿	骨膜下脓肿
脑膜炎	
静脉窦血栓	

2.多数并发症是由于筛窦或蝶窦的感染。

3.如出现发热、精神状态改变和(或)局灶性神经功能缺损等症状,应警惕并发症的出现。

4.如果有这些并发症出现,建议立即手术。

支气管炎

1.急性支气管炎是一种临床综合征,是涉及大中型呼吸道的短暂的自限性炎症过程,无肺部体征。

2.病毒是最常见的病因。

3.在少数病例中有细菌性病原(如肺炎支原体、肺炎衣原体和百日咳鲍特氏菌)的描述。

临床表现

1.鼻塞、鼻炎、咽喉疼痛、全身不适。

2.咳嗽持续时间<3 周(成为疾病的主要特征)。

3.也可能出现哮喘。

诊断

1. 对于以咳嗽为主要症状的急性呼吸道疾病患者应怀疑该种疾病。

2.排除肺炎很重要。

治疗

1.由于多数感染是病毒感染,因此,支气管炎的治疗主要是支持性治疗。

2.对症治疗。

针对特定的病原体进行治疗 (通常仅在确诊或怀疑百日咳和流感时才推荐)。

慢性支气管炎的急性加重

1.慢性支气管炎的急性加重会导致发病率和死

亡率明显增高。

2.通常在冬季更频繁。

3.症状包括痰量增加、呼吸困难、咳嗽加剧。

4.最常见于慢性肺病患者,如慢性阻塞性肺病和囊性纤维化。

5. 2/3 的急性加重患者在下呼吸道分泌物中发现细菌或病毒,或两者都有。

6.肺炎链球菌、流感嗜血杆菌和卡他莫拉氏菌是最常见的细菌病原体。

7.脏器功能受损较大且以前曾使用抗生素和皮质类固醇的患者有时会从痰液中分离出铜绿假单胞菌和其他肠杆菌科细菌。

治疗

1.如存在以下情况之一,建议用抗生素治疗。

(1)表现出3种主要症状:呼吸困难、痰量增加和出现脓痰。

(2)如果出现脓痰,一旦出现了上述三个症状中的两个症状,便可以用抗生素治疗。

(3)症状明显恶化,需要机械通气。

2.除非怀疑铜绿假单胞菌,否则治疗通常使用大环内酯类药物、第二代头孢菌素或氟喹诺酮类药物。

3.疑似的流感病例。

百日咳

1.百日咳,也称为“鸡咳”,是一种由革兰阴性球菌——百日咳鲍特氏菌引起的高传染性呼吸系统疾病。

2.该细菌生活环境苛刻,需要特殊的培养基进行培养。

3.潜伏期为1~3周,但通常为7~10天。

4.百日咳通过呼吸道飞沫传播。

5.在疫苗接种前的时代,该病在儿童中很普遍,但现在在青少年和成人中更为普遍。

6.典型的症状是阵发性咳嗽、吸气性吼声和咳嗽后呕吐。

7.在早期(卡他期)阶段进行抗生素治疗可能会缩短咳嗽的持续时间、减轻咳嗽严重程度。

8. 特别是大环内酯类药物可有效根除鼻咽部的百日咳鲍特氏菌。

9.此外,抗生素治疗可减少病原的传播。

10.儿童时期接种疫苗可有效预防该疾病。

11.在美国,使用DTaP(白喉、破伤风、百日咳)疫苗进行常规疫苗接种。

12. 19至64岁的成年人应接种成人百白破(Tdap)疫苗加强针。

13. 建议妊娠27至36周之间的孕妇接种TdaP疫苗。

14.对于与百日咳患者有密切接触者(在3英尺内面对面接触),应给予暴露后预防性服药。

15.密接者暴露后预防药物用法与患者治疗的用法相同。

中耳炎

1.急性中耳炎(AOM)可以出现中耳积液的体征和中耳炎症的表现。

2.出生后1~3岁为发病高峰。

3.对于发热、疼痛和听力受损的患者,应考虑中耳炎。

中耳炎后遗症

1.听力损失。

2.胆脂瘤。

3.鼓膜慢性穿孔。

发病机制

咽鼓管的解剖或生理功能异常似乎起着至关重要的作用。

微生物

细菌

1.现已证明,肺炎链球菌和流感嗜血杆菌会感染各个年龄组人群。

2.在轻度病例中也可能存在卡他莫拉氏菌感染。

3.金黄色葡萄球菌导致的中耳炎相对少见,但是在插入鼓膜通气管后持续耳漏的患者中,应考虑该细菌感染。

4.肺炎支原体感染在出血性大疱性鼓膜炎患者

中有报道，但并不常见。

病毒

1.病毒可能是引发急性中耳炎（AOM）的最初的病因，但是后期往往出现了病毒和细菌的合并感染。

2.呼吸道合胞病毒、流感病毒、肠道病毒、冠状病毒和鼻病毒是常见病毒。

诊断

根据检查中发现的中耳中是否有液体，以及是否伴有中耳黏膜发炎的急性疾病的体征或症状进行诊断。

治疗

1.药物选择应考虑覆盖肺炎链球菌、流感嗜血杆菌和卡他莫拉氏菌（如阿莫西林）。

2.对于新生儿、免疫系统低下的患者，以及有慢性中耳炎的化脓性并发症的患者，应考虑对革兰阴性杆菌和耐甲氧西林金黄色葡萄球菌（MRSA）有作用的抗菌药物。

3.对于反复发生的急性中耳炎（AOM），外科治疗是一种潜在的治疗选择（例如，鼓膜切开术、腺样体切除术和放置鼓膜通气管）。

呼吸道病毒

1.包括许多引起呼吸道感染的常见 DNA 和 RNA 病毒。

2.在健康个体中，这些病毒通常仅导致轻度至中度疾病，但会在婴幼儿、老年人及免疫力低下的人群中引起较严重的疾病。

流感

1.在过去的 400 年中，流行性感冒（图 13.8）每 1~3 年会引起一次周期性流行。

2. 流感的一个独特特点是它能够改变包膜糖蛋白的抗原特性，即血凝素（HA）和神经氨酸酶（NA）。

（1）抗原漂变是指 HA、NA 或两者均发生微小修饰（点突变），从而导致局部暴发。

（2）抗原转变是指 HA、NA 或两者的抗原性发生更根本的变化（片段重配），从而导致广泛流行或大流行。

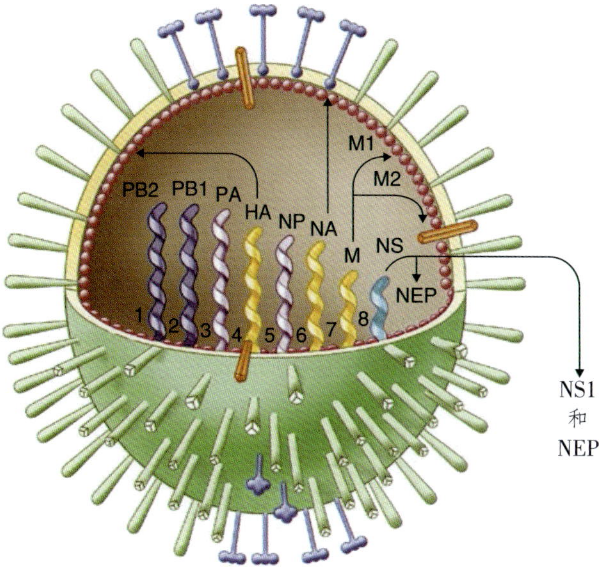

图 13.8　流感病毒结构示意图。病毒 RNA 的 8 个片段包裹在脂质包膜和基质（M1）壳内。每个都负责编码病毒的单一或多个蛋白质，组成病毒或者调节病毒的胞内复制。（Courtesy Dr. Robert G. Webster.）

3. 最大规模的流感大流行发生在 1918 要 1919 年，全世界记录有 2100 万人死亡。

4. 2009 年，甲型 H1N1 流感大流行提示：妊娠女性一旦感染有出现重症感染倾向的可能。

5.总体来说，流感的超额死亡和 A/H3N2 密切相关，但和 A/H1N1 流感关联性要低得多。

6.如患者春秋季节出现急性发热、咳嗽，以及全身肌肉疼痛症状，都应该怀疑流感。

7.流感地方性流行期间，发热和咳嗽是预测流感病毒感染最常见的症状。

曾经引起全球关注的流感病毒株

H1N1	于 1918 年发现
H3N2	于 1968 年发现
H5N1	与家禽暴露有关
H7N9	禽类至人类的传播
H7N7	暴发发生在荷兰，患者多表现为眼部结膜炎

诊断

1.诊断检测仅应在结果会影响临床决策或感染控制措施时使用。

2.可使用快速流感诊断试剂盒(RIDT),原理是可检测引发免疫反应的病毒组分（即甲型和乙型流感病毒核蛋白抗原)。

3.快速流感诊断检测(RIDT)可在大约10~15分钟内出结果,但敏感性在不同流行阶段有所不同,例如在流感暴发期间,真阳性率会比较高。

4. RT-PCR是首选的确诊检测方法，可检测病毒的遗传物质(即病毒RNA),其准确性要高于其他快速检测方法。

5.流感季节有高并发症风险的患者(例如,幼儿、65岁以上的成人,妊娠女性,哮喘、心脏病、糖尿病和其他合并症患者),如果出现发热和咳嗽症状,对其采取经验性治疗。

6.建议对住院且有流感并发症高风险的重症患者进行经验治疗。

(1)治疗:在症状发作后的最初48h内开始使用神经氨酸酶抑制剂(如奥司他韦、扎那米韦)进行治疗。

(2)帕拉米韦是一种新的神经氨酸酶抑制剂,已批准用于流感病毒感染者的静脉给药。

7. 继发金黄色葡萄球菌或肺炎链球菌的细菌性肺炎是流感的并发症。

8.在美国,建议6个月以上的婴儿和其他人群每个人都每年接受流感疫苗接种。

9.建议使用灭活疫苗和重组流感疫苗,不推荐使用滴鼻疫苗。

10.建议以下患者接受预防性服药。

(1)在接触到感染者后48小时内出现症状的人。

(2)极有可能因流感而出现并发症风险人群,并且尚未接种疫苗。

(3)过去2周内已接种过疫苗人群。

(4)存在严重免疫抑制人群。

呼吸道合胞病毒(RSV)

1. RSV是造成免疫功能低下个体发病和死亡的公认病因。

2.疾病谱以从细支气管炎或轻微的上呼吸道感染(URI)到更为严重的下呼吸道感染(LRTI)。

3.呼吸道合胞病毒(RSV)是免疫低下儿童和成人病毒性下呼吸道感染(LRTI)的主要病因。

4. RSV(呼吸道合胞病毒)通常开始时表现为上呼吸道感染(URI)的症状和体征,随后可能发展为细支气管炎、肺炎症和肺炎。

5.对于住院的RSV患者,既需要标准预防措施,也需要接触预防措施。

6. RSV的治疗必须考虑患者有更严重疾病的风险。

7.利巴韦林是一种疗效有限的潜在治疗药物。

帕利珠单抗是市场上的另一种选择,其是一种旨在减少RSV感染的人源单克隆抗体。

副流感病毒(PIV)

1.副流感病毒(PIV)是婴幼儿喉炎或喉气管支气管炎(croup或laryngotracheobronchitis)的主要病因。

2.副流感病毒也可使免疫功能低下的成年人患病。

3.尚无针对副流感病毒感染的可靠治疗药物。

4.副流感病毒感染已被证明是气道通气量下降的风险因素,也是造血干细胞移植(HSCT)接受者肺部长期并发症的一个原因。

腺病毒(AdV)

1.腺病毒是在正常宿主中引起自限性疾病的DNA病毒。

2.已有报道表明腺病毒与呼吸道感染、胃肠道感染和结膜感染有关。

3.腺病毒会引起干细胞移植患者和实体器官移植患者终末器官疾病和播散性感染。

4.在造血干细胞移植(HSCT)接受者中,腺病毒(AdV)感染特别与以下情况相关:

(1)T细胞耗竭的移植受者。

(2)急性移植物抗宿主病(GVHD)。

5.实时PCR对于监测散发性AdV感染很有效。

6.在体外测试中,西多福韦(Cidofovir)已被证明对所有腺病毒(AdV)株都有效,并已被用于治疗腺病毒感染。

人类偏肺病毒(HMPV)

1.副黏病毒科的一种,在儿童和成人中均与上、下呼吸道感染有关。

2.很容易导致免疫功能低下患者发生严重疾病,一旦发生肺炎,就会迅速发展成逐步的肺浸润,并伴有低血压和休克。

影像学表现

1 双侧肺泡和间质浸润。

2.肺气肿且无肺浸润。

3.弥漫性肺泡出血。

冠状病毒

1.冠状病毒通常会引起轻度呼吸道感染,偶尔可能导致更严重的感染。

2.冠状病毒还感染许多动物,并跨种传播给人类[如严重急性呼吸综合征(SARS)和中东呼吸综合征(MERS)]。

(1)世界卫生组织(WHO)迅速采取了公共卫生行动,使得 SARS 全球传播得到了及时控制。

(2)专门针对接触和飞沫传播的感染控制措施成功控制暴发。

3. 2012 年,一名男子因急性肺炎和肾衰竭在沙特阿拉伯一家医院住院时,首次发现 MERS 冠状病毒。随后在中东地区人群或有中东旅行史的个人中发现了更多病例。

下呼吸道感染

社区获得性肺炎(CAP)

1.肺炎仍然是最常见的十大死亡原因,也是与感染有关的死亡的最常见原因。

2.病史采集应尽量采集和肺炎相关的临床症状,并调查肺炎发生的医疗机构、宿主免疫缺陷,以及可能的暴露因素。

3.发热、咳嗽、咳痰和呼吸困难是肺炎的最常见症状。

4.呼吸道以外的症状,如疲劳、不适和盗汗也可能是症状的一部分。

(1)社区 MRSA 肺炎在以往健康的年轻个体中已有描述,并被视为流行性感冒后的感染。

(2)社区假单胞菌感染与结构性肺病和反复的 COPD 恶化相关,需要使用皮质类固醇和(或)抗生素。

(3)CAP 的常见原因和不常见原因见表 13.2。

诊断

1. CAP 的诊断基于临床特征以及肺部的 X 线检查。

2.肺大叶实变、空洞化和大量胸腔积液均为影像学表现,提示细菌性感染。

3.磨玻璃样的斑片状影、叶段实变影和边界不清的小结节提示病毒性感染。

4.发热、咳嗽、胸膜炎性胸痛和咳痰是常见的临床表现。

5.最近的旅行和接触史可能有助于明确肺炎病因。

6.建议进行获得性肺炎的病原检测,因为可以指导抗生素的使用(框 13.3)。

7.痰培养的结果可能会有变化,并受到收集方法质量的影响。

8.对于军团菌,尿液抗原检测只能检测出嗜肺军团菌血清 1 型。

9.对于非典型病原体,如肺炎衣原体、军团菌和肺炎支原体,可使用急性期和恢复期血清学检测进行诊断。

严重的社区获得性肺炎

1.治疗考虑因素取决于就诊时的疾病严重程度。

表 13.2 社区获得性肺炎的原因

常见原因	不常见原因
肺炎链球菌	金黄色葡萄球菌
军团菌	铜绿假单胞菌
肺炎支原体	混合厌氧菌感染
肺炎衣原体	卡他莫拉氏菌
	大肠杆菌
	肺炎克雷伯菌
	土拉弗朗西斯菌

框 13.3 CAP 血液检测和痰液检测建议

以下情况应考虑血培养和痰培养：
- 患者进入 ICU
- 腔内浸润
- 白细胞减少
- 酗酒
- 晚期肝病
- 无脾
- 尿肺炎链球菌抗原测定阳性
- 胸腔积液

以下情况考虑痰培养，可不进行血液培养：
- 门诊抗生素治疗失败
- 有结构性或阻塞性肺病的患者
- 军团菌尿液抗原检测阳性的患者

框 13.4 社区获得性肺炎的严重程度标准

主要标准
- 有创机械通气
- 感染性休克需要升压药

次要标准
- 呼吸频率>30 次/分钟
- $PaO_2/FiO_2<250$
- 多叶浸润
- 意识障碍
- 肾功能不全
- 白细胞减少
- 血小板减少
- 低血压需要积极的液体复苏
- 体温过低

2. CURB-65 评分和肺炎严重指数(PSI)评分已被验证可用于确定疾病初期的严重程度。

3.以下患者需要考虑入住 ICU。

(1)需要使用血管活性药物。

(2)因呼吸衰竭需要气管插管。

4.建议≥3 个次要标准的患者接受入院治疗(框 13.4)。

非严重性 CAP

1.疾病严重程度评分(如 CURB-65 和 PSI)可用于风险分级。

2.患者能否自行服用口服药物以及能否获得门诊资源，是决定其作为门诊患者还是住院患者的关键。

治疗

针对可能的病原体和疾病的严重程度进行治疗(表 13.3)。

非典型肺炎

1.最初描述为一小组患有轻度上呼吸道疾病且随后发生肺炎的患者。

表 13.3 基于疾病严重程度及相关推荐治疗方案的 CAP 可能病原体表征

	住院患者	
门诊患者	非 ICU	ICU
肺炎支原体	肺炎链球菌	肺炎链球菌
卡他莫拉氏菌	军团菌	金黄色葡萄球菌
流感嗜血杆菌	肺炎支原体	军团菌
肺炎衣原体	肺炎衣原体	革兰阴性菌
呼吸道病毒	流感嗜血杆菌	流感嗜血杆菌
建议的治疗方案	吸入(革兰氏阴性肠道感染相关的病原体，口腔厌氧菌)	**建议的治疗方案**
如患者无慢性并发症，给予大环内酯类或多西环素治疗	呼吸道病毒(如流感病毒、呼吸道合胞病毒、副流感病毒、腺病毒)	与非 ICU 患者治疗方案相同。此外，如果考虑假单胞菌感染，需要增加抗假单胞菌治疗
如患者有慢性并发症或过去 3 个月内用过抗生素，给予奎诺酮类药物或β-内酰胺加大环内酯类药物治疗	**建议的治疗方案**	如果考虑 MRSA 感染，需要增加万古霉素或利奈唑胺
	给予呼吸奎诺酮类药物或β-内酰胺(首选头孢噻肟、头孢曲松、氨苄西林、厄他培南)加大环内酯类药物治疗	

2.肺炎支原体、肺炎衣原体、军团菌和呼吸道病毒是最常见的病原体。

肺炎支原体

1.可占 CAP 病例的 10%~30%,但通常在门诊患者中。

2.多数病例发生在 40 岁以下的人群中,尤其是在部队、寄宿学校和大学的年轻人中发生。

3.夏末和初秋发病率增加。

4.通常,以上呼吸道感染(URTI)形式出现,然后发展为下呼吸道感染。

5.咽痛通常是最早的临床表现。

6.大约 1/3 的患者可能出现耳部表现。

7.大疱性鼓膜炎(图 13.9)与支原体感染有关,但很少见。

8.支原体感染也会导致肺外疾病(如中枢神经系统、肾脏、皮肤、血液)。

9.影像学检查结果可能比体格检查所显示的要广泛。

10.下叶单侧或双侧斑块状浸润出现在单段或多段支气管或支气管。

肺炎衣原体(参见第 31 章)

1.已成为非典型肺炎的重要原因。

2.常与其他病原体一起造成混合感染。

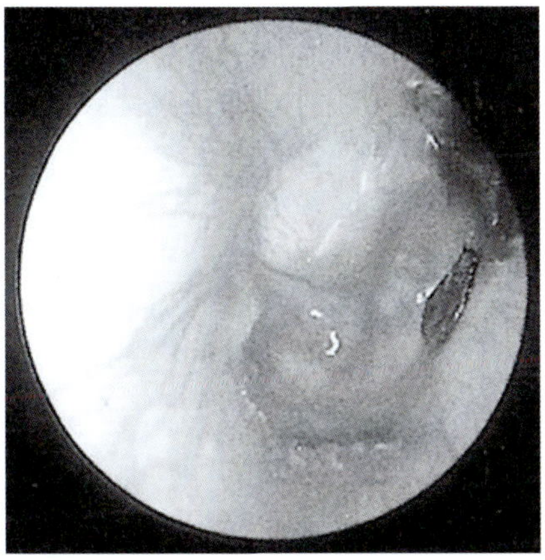

图 13.9 大疱性鼓膜炎。外耳道深处和鼓膜急性发炎。在鼓膜后部可见较大的大疱。(From Brant JA, Ruckenstein MJ. Infections of the external ear. In: Flint PW, et al. Cummings Otolaryngology. 6th ed. Elsevier; 2015.)

3.在多数临床表现中,初期表现为咽痛和上呼吸道感染,通常会发展为肺炎。

4.初期症状后数天至数周出现咳嗽症状。

5.肺炎衣原体也与肺外感染有关(如中耳炎、鼻窦炎、心包炎、心肌炎和心内膜炎)。

军团菌

被公认是非典型肺炎的主要病因和严重 CAP 的病因。

经水感染。

嗜肺军团菌导致超过 90%的军团菌肺炎,其中多数病例由血清型 1 引起。

1.风险因素

(1)吸烟。

(2)免疫抑制。

(3)慢性肺病。

(4)酗酒。

(5)暴露于热水浴缸中。

2.最初可能会出现较轻的疾病,包括不适、干咳和肌肉疼痛,但会迅速发展为包括高热在内的严重的肺部症状。

3.相对性心动过缓是军团菌肺炎的一个典型特征。

4.肺外表现

(1)精神状态改变。

(2)腹泻。

(3)皮疹。

(4)低钠血症。

(5)低磷血症。

(6)肝功能相关的酶水平升高。

(7)肌酐水平升高。

(8)军团菌引起的肺外感染很罕见,但如果发生,常会累及心脏(如心肌炎、心包炎)。

影像学表现

快速发展为斑块性间质或结节浸润。

医院获得性肺炎

1.医院获得性肺炎是指入院时无此疾病,而在入院后 48h 后出现的肺炎。

2.医疗保健相关性肺炎(HCAP)是指在医院感染

后90天内获得的肺炎，居住在疗养院或长期护理机构中的个人发生的肺炎，或30天内接受肠胃外抗生素治疗、化疗或伤口护理的患者发生的肺炎。

呼吸机相关性肺炎/医院获得性肺炎

1.呼吸机相关性肺炎（VAP）是指气管插管后≥48h时发生的肺炎。

2.医院获得性肺炎（HAP）是指入院48h后所发生的肺炎。

3. VAP/HAP会延长机械通气时间和ICU的住院时间。

4.这类人群的呼吸道感染病因涉及多重耐药性病原体（MDR）（框13.5）。

5.由于住院患者的非典型肺炎临床症状，以及这些易感患者的呼吸系统并发症的非感染性病因差异很大（如肺水肿、急性呼吸窘迫综合征、超敏反应和肺栓塞），因此，HAP和VAP诊断非常困难。

影像学表现

肺泡浸润和支气管充气征是对VAP最敏感的影像学表现，但缺乏特异性。

诊断

痰液检查和（或）支气管肺泡培养支气管镜检查有助于确诊HAP/VAP。

治疗

1. HAP/VAP的经验性抗菌治疗覆盖应通过当地机构中的病原体数据和药敏性信息来告知。

2.进行经验性抗菌治疗时建议覆盖金黄色葡萄球菌、铜绿假单胞菌和其他革兰氏阴性杆菌。

如下情形应选择覆盖MRSA的抗生素

如果患者住院的科室超过10%~20%的金黄色葡萄球菌菌株存在耐甲氧西林耐药的情况，或者患者存在多重耐药（MDR）病原体感染风险因素，则应使用针对耐甲氧西林金黄色葡萄球菌（MRSA）的抗生素治疗。

框13.5 耐多药呼吸机相关性肺炎的危险因素

- 在90天内静脉使用过抗生素（对抗VAP或HAP）
- 发生呼吸机相关肺炎时出现了感染性休克
- 呼吸机相关性肺炎发生前出现了急性呼吸衰竭
- 发生呼吸机相关肺炎前至少住院5天
- 呼吸机相关性肺炎发生前进行过肾脏替代治疗

如下情形应选择覆盖铜绿假单胞菌的抗生素

1.如果患者在耐药率超过10%的科室接受治疗，或者患者存在多重耐药（MDR）病原体的感染风险因素，则应使用两种抗铜绿假单胞菌药物联合治疗。

2.最终，应尽量选择窄谱抗生素，以避免药物副作用，将人群中抗生素耐药的发生率降低最低，并降低治疗成本。

3. HAP或VAP的治疗时间通常为7天，但可根据临床情况和复杂因素（如脓胸、肺脓肿、菌血症）进行调整。

慢性肺炎

1.肺实变过程可能具有传染性也可能是非传染性的。

2.该症状存在数周或数月，并涉及胸部影像学结果异常、呼吸困难和咳嗽等肺部症状。

3.详细的病史记录，包括年龄、性别、流行病学、职业和旅行史，对于慢性肺炎综合征的鉴别诊断非常重要。

4.全血细胞减少可能是慢性肺炎出现播散性感染的一个重要信号，但影像学特征通常是对鉴别诊断最有帮助。

5.慢性肺炎的传染性或非传染性因素见表13.4。

影像学表现

1.斑块浸润。

2.空洞形成。

3.结节病。

4.弥漫性肺浸润和纤维化。

诊断

1.好的痰液样本有助于诊断，但如果不能获得，则可能需要采用更具侵入性的手段，如支气管镜检查和（或）肺活检。

2.血清学检查有助于慢性肺炎的判断。

表 13.4 慢性肺炎的原因

传染性原因	非传染性原因
细菌(包括厌氧菌和需氧菌)	肿瘤
放线菌	囊性纤维化
类鼻疽伯克霍尔德菌	结节病
诺卡氏菌	淀粉样变性
马红球菌	血管炎
分枝杆菌	药物
脓肿分枝杆菌	辐射
鸟分枝杆菌复合群	复发性肺栓塞
堪萨斯分枝杆菌	支气管阻塞
结核分枝杆菌	肺嗜酸细胞浸润综合征
寄生虫	肺尘埃沉着病
恶丝虫	
细粒棘球绦虫	
丝虫	
肺吸虫	
真菌	
曲霉	
皮炎芽生菌	
球孢子菌	
隐球菌	
荚膜组织胞浆菌	
赛多孢子菌	
申克孢子丝菌	

肺诺卡氏菌病

1.诺卡氏菌是需氧放线菌属的一种，能够在动物和人类中进行局部或扩散性传染。

2.由于免疫功能低下的宿主人群越来越多，以及实验室中诺卡氏菌种类的鉴定和检测手段的提高，使得其在人类中感染变得更加普遍。

3.由于吸入环境中的病原体而感染，感染后最常见的临床表现是肺部疾病。

4.症状可以是亚急性或慢性的，包括呼吸困难、干咳、咯血和发热。

5. 影像学特征包括不明确的结节（偶有空泡形成）、网状结节性或弥漫性肺浸润以及胸腔积液。

6.应获得呼吸道分泌物以诊断感染，涂片检查通常会显示出革兰阳性的串珠状直角分支菌丝，通常耐酸性较弱(图 13.10)。

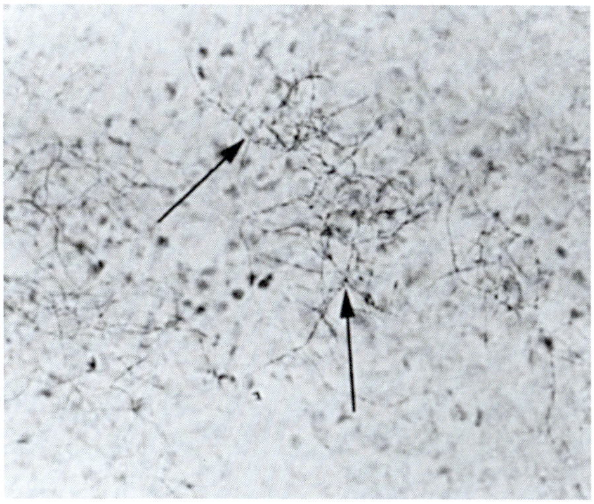

图 13.10 脱色抗酸菌涂片处理可见星型诺卡氏菌和巴西诺卡氏菌(箭头所示，×160)。(From Harik N, Jacobs RF. Nocardia. In: Cherry J, et al. Feigin and Cherry's Textbook of Pediatric Infectious Diseases. 8th ed. Elsevier; 2018.)

7.在 48 小时至 14 天的范围内诺卡氏菌生长。

8.抗生素治疗通常有效，但在某些情况下也可能需要进行外科引流或清创术。

9.磺胺类药物一直是治疗的主要药物，而复方磺胺甲噁唑(甲氧苄啶-磺胺甲噁唑)是首选药物。

10.在大多数情况下，通常需要经验性地联合使用两种药物。

11.一般来说，肺部诺卡菌病患者没有固定的治疗疗程，但对于没有中枢神经系统受累的患者，通常至少治疗 6 个月。

肺放线菌病

1.可能导致亚急性至慢性肺部感染。

2.由口咽内容物的吸入导致。

3.牙周病和牙齿状况不佳是风险因素。

4.患者看起来慢性病容，但并不表现出中毒症状。

5.可能不发热，但是许多肺放线菌感染的患者在确诊前数周甚至数月就经历了体重减轻和疲劳。

6.患者最终会出现咳痰和胸膜性胸痛，而咯血则较为罕见。

7.肺内多发空洞或者肿块是该病的典型影像学特征(图 13.11)。

8.肺放线菌病的晚期，可以导致脓胸、纵隔炎、心包炎和椎骨骨髓炎。

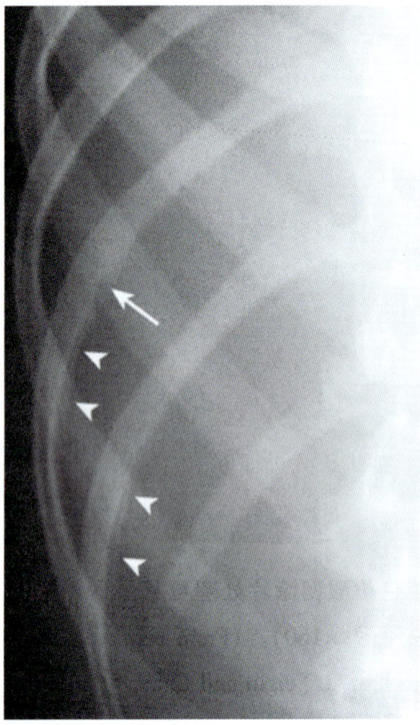

图 13.11 放线菌病：空洞结节。前胸片显示露出一个主导腔右顶端结节，内部不透明（箭头所示）小的外周结节（箭头顶端所示）。(Courtesy Michael Gotway MD.)

9.长期抗菌治疗是主要的治疗方法，青霉素是首选药物。

类鼻疽

1.在东南亚和澳大利亚北部等流行地区，类鼻疽是社区获得性肺炎（CAP）的常见病因。

2.病原是类鼻疽伯克霍尔德菌，在整个热带地区的土壤、植被和水中存在。

3.这是一种需氧革兰阴性杆菌，常规培养基即可生长。

4.台风和暴雨是急性肺炎的风险因素。

5.糖尿病、肾病和酒精中毒也是该病的风险因素。

6.高热、呼吸困难、咳脓痰和咯血是该病的症状。

7.通常还会伴随菌血症的产生。

8.胸部影像学检查通常显示弥散性粟粒状结节，可能会发生扩大和空洞形成（图 13.12）。

9.慢性肺炎综合征症状较轻，一般在潜伏期后才表现出来。

10.类鼻疽伯克霍尔德菌（B. pseudomallei）对传统社区获得性肺炎（CAP）治疗药物通常不敏感，但往往对碳青霉烯类抗生素（如亚胺培南）、头孢他啶以

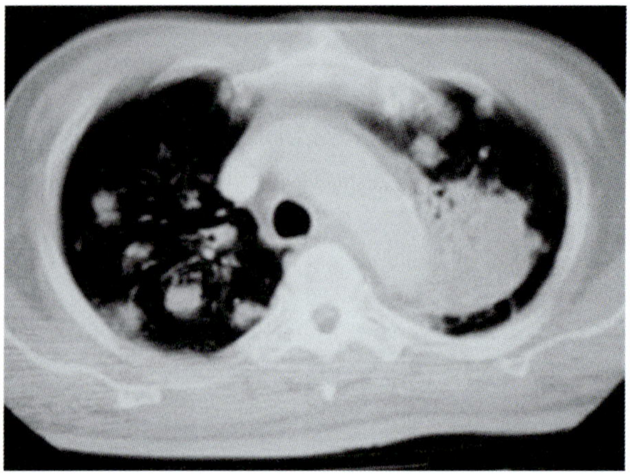

图 13.12 患有糖尿病的 60 岁男性出现发热及呼吸困难症状。影像学显示左上小叶实变。轴向 CT 显示双侧多左上肺结节和节段性实变。适当治疗后患者有所恢复，复查影像学见肺部病灶吸收。痰液培养分离到类鼻疽伯克霍尔德菌。[From Lim KS, Chong VH. Radiological manifestations of melioidosis. Clin Radiol. 2010;65(1):66–72.]

及复方磺胺甲噁唑（甲氧苄啶-磺胺甲噁唑）敏感。

11.治疗最初通过静脉给药，随后转为口服甲氧苄啶-磺胺甲噁唑（TMP-SMX），至少持续 3 个月。

红球菌

1.红球菌是一种多形革兰阳性球菌，在培养时会以独特的鲑鱼粉红色，因此著称（图 13.13）。

2.与接触马匹有关。

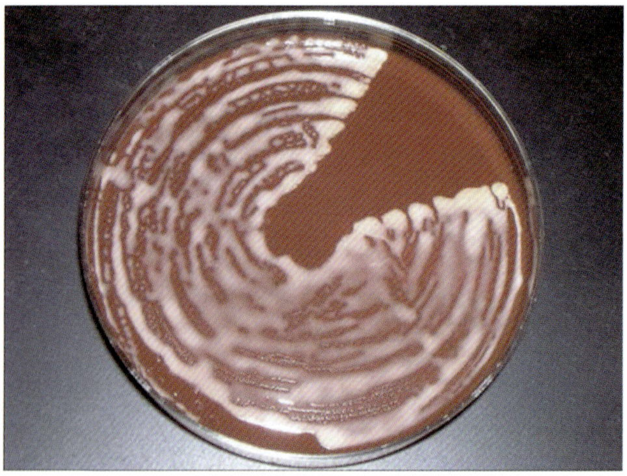

图 13.13 巧克力琼脂平板上交联、黏性的粉红色菌体即为红球菌。[Reproduced with permission from Elsevier. The Lancet. From Yamshchikov AV, et al. Rhodococcus equi infection. Lancet Infect Dis. 2010;10(5):350–359.]

3.有时在正常宿主中造成局部感染，但在免疫功能不全的宿主中通常被视为条件致病菌。

4.多数病例是由于肺部感染而发现。

5.肺部表现为结节、空洞、胸腔积液和脓肿。

6.在免疫功能低下的宿主中，鉴别诊断空洞性肺部病变以及诺卡氏菌和分枝杆菌病时，应考虑红球菌。

7.通常情况下，免疫功能低下的宿主应接受两种药物的静脉治疗，并在患者临床情况稳定后，逐渐过渡到口服治疗。

8.治疗通常持续 6 个月或更长时间。

分枝杆菌肺炎

肺结核(请参阅第 32 章)

1.结核分枝杆菌是全球十大死亡原因之一。

2.感染通常是由吸入气溶胶微粒引起的，这些微粒可以传播很远的距离，并到达终末气道。

儿童

1.肺结核(TB)通常始于肺中部区域，但病变可以出现在任何部位。

2.一旦发生结核菌素转化，患者可能会出现发热，偶尔还会出现结节性红斑或角膜结膜炎。

3.对于 5 岁以下儿童，通常表现为广泛淋巴结炎，以及淋巴血源性播散的倾向，因此症状较为明显。

4.在婴幼儿，粟粒性结核和结核性脑膜炎较为常见。

成年人

1.成人初次感染一般没有症状，如发生更典型的复杂感染，最终可能导致慢性肺结核。

2.原发性肺结核多不对称，其特征为干酪样、纤维化，常形成空洞。

3.发热、发冷，体重减轻、盗汗、厌食是典型症状。

致病机制

1.炎性反应可产生肺泡渗出液，如果此过程加速，最终会发生干酪样坏死，导致肉芽组织形成和纤维化。

2.炎症可愈合，但是干酪样坏死可能液化并排入支气管中。

诊断

1.影像学检查可提供强有力的结核病证据，但是痰涂片阳性可提供更多证据。

2.清晨痰标本用于确诊最为合适。

3.建议在 24 小时内总共采集 3 份标本。

4.核酸扩增试验(NAAT)能够直接在临床样本中检测结核分枝杆菌，其敏感性和特异性接近于细菌培养法。

5.在检测阳性痰涂片样本时，NAAT 可快速区分结核分枝杆菌与非结核分枝杆菌。

6.在活动性结核病期间，结核菌素皮肤试验和干扰素-γ 释放试验(IGRA)可能呈阴性，因此不应用于肺结核的诊断。

7.组织学上的肉芽肿形成可为诊断提供依据，但肉芽肿并非由于结核分枝杆菌感染产生。

影像学表现

1.肺上叶的尖后段空洞病变最常见。

2.下叶疾病。

3.少见，但见于感染 HIV 的成年人和老年人。

活动性肺结核的治疗

1.持续 2 个月的四种药物治疗阶段(异烟肼、利福平、乙胺丁醇和吡嗪酰胺)，然后过渡到另外 4 个月的异烟肼和利福平持续治疗。

2.对于有神经性疾病风险的患者，吡哆醇(维生素 B6)应与异烟肼一起使用。

3.在开始治疗时应进行胸部 X 线检查，以评估是否存在空洞形成。

4.感染的第 1 个月和第 2 个月应收集痰标本，以评估对治疗的反应。

延长治疗时间的原因

1.治疗后 2 个月痰培养仍呈阳性。

2.初始胸部 X 线片显示空洞病变。

3.在药物耐药性结核病中，治疗需要增加更多药物,治疗周期更长。

非结核分枝杆菌(请参阅第33章)

1.慢性肺部疾病是非结核分枝杆菌(NTM)感染最常见的临床表现形式。

2.鸟分枝杆菌复合群(MAC)、堪萨斯分枝杆菌、偶然分枝杆菌和脓肿分枝杆菌是非结核分枝杆菌中最常引起肺部疾病的病原体。

3.慢性咳嗽在非结核分枝杆菌(NTM)疾病中较为常见,且随着病情的进展,全身性症状也较为普遍。

4.非结核分枝杆菌感染常与慢性阻塞性肺疾病和支气管扩张症相关联。

5.堪萨斯分枝杆菌感染与结核病有相似的表现。

6.脓肿分枝杆菌的肺部感染与囊性纤维化患者的病死率增加有关。

7.偶然分枝杆菌(M. fortuitum)的感染表现与脓肿分枝杆菌(M. abscessus)相似,有胃食管反流病和呕吐病史的患者容易感染该病原体。

诊断

1.由于NTM(非结核分枝杆菌)可以定植于呼吸道,因此其诊断可能较为困难。

2.为了诊断目的,通常需要多份阳性培养标本。

3.除了微生物学检查外,患者还应结合其他的临床表现(例如,肺部症状、胸部X线显示结节性或空洞性浸润,以及/或多灶性支气管扩张的胸部影像学表现)。

影像学表现

1.纤维空洞型病变。

2.结节性/支气管扩张型病变。

3.类似过敏反应型病变。

治疗

MAC

1.推荐大环内酯、乙胺丁醇和利福霉素用于一线治疗。

2.对于符合结节性/支气管扩张型病变的MAC(鸟分枝杆菌复合群)疾病患者,采用每周三次(间歇性)的治疗方案。

3.对于空洞型病变,建议采用每日治疗方案。

4.对于空洞型病变患者,应考虑注射氨基糖苷类药物,对于病情较重的大环内酯类耐药感染患者,也应该使用氨基糖苷类药物。

5.治疗的目标是痰液标本转阴,同时临床症状和影像学结果都得到改善。

6.通常需要至少12个月的治疗。

堪萨斯分枝杆菌感染

建议每日服用利福平、乙胺丁醇、异烟肼治疗堪萨斯分枝杆菌感染,通常需要18个月持续治疗。

脓肿分枝杆菌感染

1.脓肿分枝杆菌的抗药性比其他非结核分枝杆菌更强。

2.建议对所有临床上重要的分离株都进行抗生素敏感性测试。

3.一些菌株可能因仅携带一个基因拷贝而对克拉霉素和阿米卡星产生突变耐药性。

4.定期给予多药联合治疗,包括一种大环内酯类药物和一种或多种静脉注射药物,或者在数月内联合使用多种静脉注射药物,可能有助于控制疾病并限制脓肿分枝杆菌肺部感染的扩散。

5.可注射的氨基糖苷类药物、利奈唑胺、头孢西丁和氯法齐明可作为潜在治疗药物。

6.如果病变较为局限,可考虑手术切除。

偶然分枝杆菌感染

1.分离株通常易受多种口服药物的影响,包括大环内酯类、喹诺酮类、多西环素、米诺环素和磺胺类药物。

2.阿米卡星、头孢西丁和亚胺培南是可用于治疗的肠胃外用药。

3.分离物中含有诱导型红霉素甲基化酶基因,导致其对大环内酯类药物的抗药性,应谨慎使用大环内酯类药物。

4.对于肺部感染,应给予至少两种对临床分离株具有体外活性的药物,至少持续12个月用药。

胸膜感染

1.胸膜感染通常见于肺炎。

2.胸膜感染也是术后并发症。

诊断

1.确定病因需要对胸腔积液进行分析。

2.可以进行胸腔穿刺术以确定积液的特征。

3.标准检测项目包括细胞计数和分类、pH 值、蛋白质、乳酸脱氢酶(LDH)和葡萄糖。

4.如果怀疑结核分枝杆菌(Mycobacterium tuberculosis)是胸腔积液的原因,可以送检胸腔积液样本进行腺苷脱氨酶(ADA)检测或 DNA 扩增检测。

5.可以通过使用 Light 标准来判断胸腔积液是漏出液还是渗出液。

6.如果存在以下任何一项,则积液被定义为渗出液:

(1)胸腔积液蛋白/血清蛋白比值大于 0.5。

(2)胸腔积液乳酸脱氢酶(LDH)/血清 LDH 比值大于 0.6。

(3)胸腔积液 LDH 大于实验室正常血清 LDH 上限的 2/3。

7.胸膜感染分为 3 个阶段:

(1)渗出阶段

1)液体稀薄,流动性好,中性粒细胞数量少。

2)pH>7.2。

3)乳酸脱氢酶(LDH)<1000 IU/L。

4)葡萄糖水平正常,高于 60 mg/dL。

5)培养结果阴性。

(2)纤维化脓阶段

1)中性粒细胞和纤维蛋白沉积的数量增加。

2)pH 值和葡萄糖含量开始下降。

3)乳酸脱氢酶(LDH)水平升高。

(3)机化阶段:成纤维细胞形成和瘢痕形成,形成胸膜剥脱,肺组织包裹。

微生物学

1.抗生素应用之前,胸膜炎主要由肺炎链球菌引起,而如今咽峡炎链球菌群(米勒菌群,也称为 Milleri 群)是胸膜炎更常见的病因。

2.耐甲氧西林金黄色葡萄球菌(MRSA)和革兰阴性杆菌是医院获得性胸腔积液的常见病因。

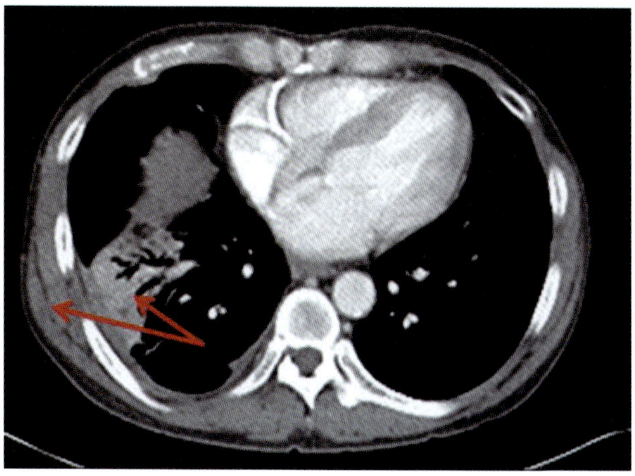

图 13.14 轴位 CT 显示一个 3cm×2.5cm 的胸壁肿块,在第 11 肋骨处伴有局限性外周炎性变化及少量右下叶实质变化。(From Atay S, Banki F, Floyd C. Empyema necessitans caused by actinomycosis: a case report. Int J Surg Case Rep. 2016;23: 182–185.)

慢性脓胸

1.感染可能侵蚀胸壁,并出现自发性脓肿,称为脓胸(参见结核病和放线菌病,图 13.14)。

2.胸腔积液有时可能因阿米巴原虫(如溶组织内阿米巴)引起的膈下穿孔而出现。胸腔积液可能呈现类似"鳀鱼酱"或"巧克力样"的外观。

胸腔积液的非感染性病因

1.类风湿关节炎。

2.心衰。

3.恶性肿瘤。

4.心包切开术后综合征。

5.胰腺炎。

治疗

1.治疗应针对社区获得性肺炎(CAP)和医院获得性病原体。

2.感染性胸腔积液的治疗通常涉及抗生素和引流管理的联合应用。

3.长期治疗通常是必要的,具体取决于胸腔积液的吸收情况。

肺脓肿

1.当感染引起肺实质坏死最终形成空腔并导致积液时,会出现肺脓肿(图 13.15)。

2.在抗生素问世之前,肺脓肿导致更糟的结果,包括死亡。随着青霉素的使用,状况得到改善。

3.延长抗生素治疗即使在今天对多数患者也是有效的。

4.肺脓肿被认为是由口腔厌氧菌群的吸入引起的,多发生在有吸入危险因素的患者中(如酒精中毒、癫痫发作、卒中、药物过量)。

5.异物和淋巴结肿大所致压迫是引起肺脓肿的比较不常见的原因。

6.患有肺脓肿的患者通常存在牙齿状况不佳和牙龈炎。

7.患者出现包括发热、发冷、咳嗽咳脓痰和全身不适等一系列症状(框 13.6)。

8.减肥也可能导致该病并且影响深远。

9.临床诊断通常通过影像学观察到肺部空洞,伴有内部气液平面。

10.腔壁往往很厚且不规则,周围有肺浸润。

11.肺脓肿通常是单侧的,最常见于右上叶后段,其次是左上叶后段,然后是下叶上段。

12.患者的痰有异味,通常认为是存在多种厌氧微生物感染。

13.常规培养通常显示正常的呼吸道菌群。

14.肺脓肿/空洞病变的鉴别诊断见表 13.5。

框 13.6 肺脓肿的分类特征

- 致病微生物(如厌氧细菌、金黄色葡萄球菌)
- 痰液中有异味(腐臭脓肿)
- 脓肿之前的症状持续时间(急性、亚急性、慢性)
- 是否存在相关疾病(如肺癌、免疫抑制)

治疗

1.由于假定存在多种微生物感染,因此,经验疗法通常是广谱抗生素治疗。

2.多年来,青霉素是针对常见病原体的首选治疗方案,但克林霉素在治疗厌氧性肺脓肿方面已显示出优于青霉素。

3.尽管没有就治疗时间达成共识,但患者通常需要接受 6~8 周的治疗。

4.胸片上显示的临床改善可用于指导治疗的持续时间。

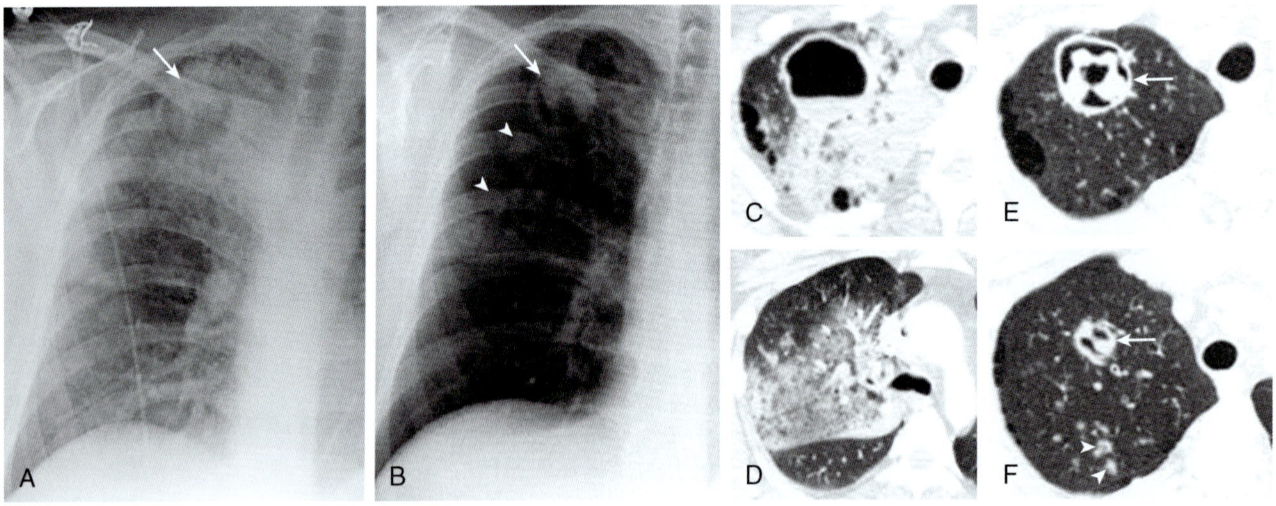

图 13.15 放线菌病:空洞结节。(A)胸部正位片显示右上肺叶实质性病变和边缘不清的结节状阴影(箭头所示)。(B)胸部正位片显示 2 周后右上肺叶实质性病变吸收,右尖段明显空洞样结节,内部模糊影(箭头所示)以及小的外周结节(箭头头部)。(C,D)拍摄胸片(A)后 1 天的轴向胸部 CT 肺窗口显示右尖段模糊影为空洞结节,内有气液平面;周围有毛玻璃样模糊影和实变,如胸片(A)所示。(E,F)与胸片(B)同时做的胸部 CT,肺窗显示右尖段模糊影,内部结构复杂(箭头所示),并证实周围有小结节。该病变的活检结果为衣氏放线菌。(Courtesy Michael Gotway, MD.)

表 13.5 空泡化肺病的鉴别诊断

传染性	非传染性
细菌	肿瘤等异生物
口腔厌氧菌	肺梗死
金黄色葡萄球菌	血管炎
肺炎克雷伯菌	气道疾病
铜绿假单胞菌	结节病
A 族链球菌	
咽峡炎链球菌	
诺卡氏菌	
马红球菌	
放线菌	
分枝杆菌	
结核分枝杆菌	
非结核分枝杆菌	
真菌	
组织胞浆菌	
芽生母菌	
球孢子菌	
曲霉菌	
隐球菌	
毛霉菌	
寄生虫	
肺吸虫	
阿米巴原虫	
棘球蚴	
脓毒性肺栓塞(心内膜炎、Lemierre 综合征)	

5.如对标准药物治疗无反应可采取手术手段干预。

吸入性肺炎

1.吸入的定义是将异物吸入喉咙。

2.该病可能会因反复出现的微小颗粒吸入导致,也可能是单个大颗粒的吸入导致。

3.吸入性肺炎是继发于吸入事件的感染过程。

4.神经系统疾病、意识改变和吞咽机制改变是导致此病的重要风险因素。

5.老年患者、疗养院居民以及食管或胃肠道疾病患者的患病风险也较高。

6.症状可能为轻度咳嗽,也可能是急性的暴发性肺炎,严重的导致呼吸衰竭。

7.吸入性肺炎是一种排斥性疾病,必须考虑其他导致呼吸衰竭的原因,如肺水肿、肺栓塞及社区/医院获得性肺炎。

8.正常情况下,吸入性肺炎的影像学检查会在肺部有特殊发现。

治疗

1.通常采取支持性治疗。

2.不推荐对疑似或已知有误吸的患者预防性使用抗生素。

3.如果患者在 48 小时内没有改善,应考虑经验性使用抗生素治疗。

(赵娜 译 刘社兰 校)

第 14 章

菌血症和中心静脉导管相关血流感染

Courtney Chrisler

定义

菌血症：血液中存在细菌。

1.原发性：与血管内装置相关，包括中心静脉导管(CVC)。

2.继发性：与其他部位的感染有关，包括胃肠道/生殖泌尿道、肺、皮肤/软组织等。

社区获得性菌血症：门诊或住院 48 小时内发现。

医院获得性菌血症：住院 48 小时后发现。

暂时性菌血症：可能发生在刷牙、牙科手术后，但通常无症状，呈自限性。

假菌血症：由于皮肤或环境菌的污染而导致血液培养呈阳性。

1.不代表真正的感染。

2.在被污染培养物中检测到的常见细菌可能包括：

(1)凝固酶阴性葡萄球菌。

(2)痤疮皮肤杆菌(以前称为痤疮丙酸杆菌)。

(3)棒状杆菌属(纹带棒状杆菌、杰氏棒状杆菌除外)。

(4)芽孢杆菌属(炭疽除外)。

血流感染(BSI)：血液中检测到的病原体(细菌、真菌)的真正感染。

中心静脉导管相关血流感染(CLABSI)：有 CVC 的患者 48 小时内出现 BSI 的表现，基于临床评估，被认为不是由其他感染部位引起的。

用于国家医疗安全网络(NHSN)监督。

导管相关血流感染(CRBSI)：更严格的 CLABSI 分类，定量培养数据和(或)差异报警时间(DTP)分析支持导管作为感染的主要部位(参见下文)。

1.美国感染病学会(IDSA)指南中关于导管相关感染的定义。

2.不太实用的标准，因为并非所有微生物实验室都进行定量培养或 DTP 分析。

脓毒症：与宿主反应失调相关且伴随器官功能障碍的严重感染(参见第 10 章)。

流行病学

取决于感染源、宿主风险因素、医疗暴露。

1.菌血症的风险因素

(1)年龄：幼年/高龄。

(2)合并症：糖尿病、COPD、恶性肿瘤、肝硬化、慢性肾病(CKD)、酗酒、疫苗接种情况。

(3)免疫功能低下状态：使用类固醇或其他免疫抑制药物、中性粒细胞缺乏、造血干细胞(HSCT)或实体器官(SOT)移植、脾切除术、HIV 感染。

(4)保护性屏障的破坏：静脉导管、静脉注射毒品(IVDU)、烧伤、伤口、近期手术、创伤。

2.菌血症的常见原因

(1)引起菌血症的前 3 大病原是大肠杆菌、金黄色葡萄球菌、肠球菌属。

(2)下面重点介绍了 BSI 的一些常见和重要病原；有关病原体的更多详细信息，请参阅其他章节。

革兰阳性菌血流感染

1.风险因素：静脉导管、IVDU、皮肤/软组织感染、假体装置、一些胃肠道/生殖泌尿道感染。

2.由于 CVC 的普遍使用，医院内菌血症更可能由革兰阳性菌（金黄色葡萄球菌、凝固酶阴性葡萄球菌）引起。

3.金黄色葡萄球菌是所有菌血症的第二常见病原，并且随着 IVDU 的增加而日益普遍。

（1）金黄色葡萄球菌不应被视为血培养污染菌。

（2）死亡率高（MRSA>MSSA）。

4.感染的迁徙部位很常见，尤其是在高级别菌血症患者中，因此，应进行仔细的病史询问、体格检查和其他调查，以确定感染的范围。

5.常见并发症

（1）心内膜炎。

（2）脊柱感染，包括骨髓炎/椎间盘炎/硬膜外脓肿。

（3）血管内装置、移植物、其他假体材料的感染。

（4）坏死性肺炎和（或）肺部感染性栓塞。

（5）感染性关节炎和骨髓炎。

（6）脑脓肿/脑膜炎。

（7）皮肤、肌肉和内脏脓肿。

（8）感染性血栓性静脉炎、其他栓塞现象（肝、脾、四肢）。

表 14.1　血流感染相关的常见病原体

革兰阳性	革兰阴性
金黄色葡萄球菌	大肠杆菌
肠球菌属	铜绿假单胞菌
肺炎链球菌	克雷伯菌属
凝固酶阴性葡萄球菌	肠杆菌属
化脓性链球菌（A 群）	变形杆菌属
无乳链球菌（B 群）	沙门氏菌属
草绿色链球菌	嗜麦芽窄食单胞菌
单核李斯特氏菌	不动杆菌属
消化链球菌属	奈瑟菌属
产气荚膜梭菌	流感嗜血杆菌

6.感染复发和治疗失败并不少见；需要仔细评估管理。

7.肠球菌 BSI 通常来源于胃肠道/生殖泌尿道，如肠道易位或穿孔、憩室、胆道疾病、复杂性 UTI 等。

肠球菌属引起感染性心内膜炎的病例占很大比例，因此，有必要考虑超声心动图检查。

8.肺炎链球菌 BSI 更常见于幼年和高龄患者、未接种疫苗的患者、有基础病的患者，包括酗酒、COPD、心血管疾病、慢性肝病、脑脊液漏、CKD、糖尿病、免疫抑制（SOT、HSCT、HIV、免疫抑制药物）。

9.肺炎球菌菌血症患者应进行 HIV 筛查。

10.最常与窦肺疾病和（或）脑膜炎有关，但可由多种其他综合征引起。

11.奥地利综合征：肺炎球菌性心内膜炎、脑膜炎和肺炎三联症。

12.凝固酶阴性葡萄球菌菌血症通常与静脉导管和假体装置有关，但血培养阳性应谨慎解释；凝固酶阴性葡萄球菌是假性菌血症的常见原因。

革兰阴性菌血流感染

1.风险因素：免疫功能低下（HSCT、SOT、使用糖皮质激素等）、各种合并症（恶性肿瘤、糖尿病、COPD、终末期肾病、慢性肝病）状况、医院暴露。

2.在某些情况下，抗菌药物耐药性的发生率增加可能使抗生素管理具有挑战性；对于一些多重耐药菌，可能需要联合治疗。

3.大肠杆菌是引起菌血症的最常见病原。

（1）最常继发于复杂的 UTI，但也常由胃肠道疾病引起。

（2）肠杆菌科，包括大肠杆菌，也是细菌性肺炎的重要原因。

4.克雷伯菌属通常与胃肠道/生殖泌尿道来源有关，包括肝脓肿、其他肝胆疾病和 UTI。

5.假单胞菌属是中性粒细胞缺乏或烧伤患者菌血症的重要原因。

来源可能包括肺、胃肠道/生殖泌尿道、皮肤/软组织和留置静脉导管或引流管。

临床表现和初步评估

1.发热是 BSI 患者最常见的症状,但在老年人和免疫功能低下的患者群体中,以及那些由低毒力病原体引起的感染患者中,可能不出现发热。

2. 定位体征和症状可能是 BSI 根本病因的重要线索,并有助于指导经验性治疗。

3.应进行全面的病史询问和体格检查,包括检查留置导管和植入装置。

4.如出现感染性休克的体征和症状,应紧急评估,并立即开始支持治疗和抗生素治疗(见第 10 章)。

5. qSOFA-2 评分是一种快速脓毒症筛查工具。以下每项得 1 分:低血压(SBP<100mmHg)、呼吸急促(RR≥22/min)、精神状态改变(GCS<15)。得分≥2 预示更高的死亡率和 ICU 住院时间延长。

6.如果怀疑有菌血症,应同时从不同部位抽取至少两份血液样本。

(1)如有可能,应在使用抗生素前抽取血液样本进行培养。

(2)应仔细实施无菌技术操作,以避免样本、血培养瓶和静脉导管(如适用)受到污染。

(3)如果考虑 CLABSI,一份血液样本应从导管中抽取,另一份从外周血液抽取。

(4)两份样本应等量(至少 10mL,最好 20mL)。

7.一旦培养呈阳性,基于非培养的分子技术(FISH、MALDI-TOF、基因芯片)在足够时间的情况下可能有助于菌种的鉴定。

8.经验性抗生素治疗应根据革兰染色结果和形态(如可获得)、临床怀疑最可能的病原体、患者的风险因素和既往感染史(尤其是否有多重耐药菌感染史),以及当地抗菌药物敏感信息进行。

9.根据怀疑的感染部位和(或)确定的细菌,可能需要额外的影像和诊断方法。

10.超声心动图常用于菌血症患者,评估是否有感染性心内膜炎。

(1)推荐用于所有金黄色葡萄球菌菌血症患者。

(2)所有有心内膜炎体征/症状的患者和(或)有已知易引起心内膜炎的细菌(肠球菌、草绿色链球菌等)持续性菌血症的患者均应进行。

治疗

1.抗生素治疗:应在获得菌种和药敏信息后,开展针对治疗。

2.疗程取决于病原体/根本病因/感染范围。(关于治疗持续时间的建议,见个体综合征相关章;下面展开讨论 CLABSI。)

3.大多数患者需要静脉治疗,但对于特定的病例(如肾盂肾炎中由广泛敏感大肠杆菌所致的短暂菌血症),口服治疗可能是一种选择。

4.源头控制(脓肿引流、静脉装置拔除、瓣膜置换、伤口清创等)对于快速和最终清除感染至关重要。

金黄色葡萄球菌 BSI

1.考虑到其常见相关并发症的潜在严重性,需要特别关注。

2.必须确定患者是非复杂菌血症还是复杂菌血症,以决定抗生素治疗的持续时间,并评估是否需要其他的干预措施。

3.金黄色葡萄球菌 BSI 治疗的原则与任一种 BSI 的治疗原则相似:

(1)合理的抗生素选择和剂量。

(2)评估/管理感染迁徙部位,包括任何必需的源头控制措施。

(3)超声心动图排除感染性心内膜炎。

(4)重复血培养以证实感染已消除。

(5)合理的抗生素疗程,并及时随访。

4.疗程通常至少为 4 周,但特定患者的疗程可能更短或更长。

(1)非复杂菌血症可通过 2 周的静脉抗生素进行治疗,但标准非常严格,要求患者具备以下所有条件:

1)明确且可清除的感染病灶已被清除。

2)无感染迁徙病灶。

3)经食管超声心动图无感染性心内膜炎证据。

4)无留置假体装置。

5)2~3 天内退热。

6)在清除感染病灶和开始合理的抗生素治疗后 2~4 天内血培养清除。

(2)复杂菌血症,尤其是心内膜炎或脊椎骨髓炎等患者,需要更长的疗程,如 6~8 周。

(3)对于保留受感染假体材料的患者,可能需要考虑使用长程抑菌治疗。

5.并非所有的抗葡萄球菌药物都适合于治疗金黄色葡萄球菌菌血症;首选胃肠外给药。

推荐药物:MSSA(萘夫西林、苯唑西林、头孢唑啉);MRSA(万古霉素、达托霉素)。

中心静脉导管相关血流感染

1.中心静脉导管相关血流感染(CLABSI)是医院获得性 BSI 的最常见原因。

2. BSI 增加的导管相关因素:

(1)导管类型:外周静脉<经外周静脉置入中心静脉导管(PICC)<隧道式 CVC<非隧道式 CVC。

(2)CVC 部位:锁骨下<颈内<股静脉。

(3)长时间留置导管。

(4)紧急置入导管。

(5)置入导管时的次最大化屏障预防措施/无菌操作。

(6)导管置入部位皮肤状况。

发病机制(图 14.1)

1.皮肤定植是导致 CLABSI 的最常见原因。皮肤菌群通过置入部位沿导管道向下迁移,定植于导管的皮内和血管内部分。

2.管腔内和(或)导管头污染是导管放置超过 2 周后发生 CLABSI 的更可能原因。

3.来自继发部位的 BSI 种植于导管时即发生血源性种植,导致生物膜形成。

4.输液污染很少见,但使用被污染的输液或添加物时可能发生。

微生物学

1.重要的革兰阳性菌:凝固酶阴性葡萄球菌、金黄色葡萄球菌、肠球菌。

2.重要的革兰阴性菌:假单胞菌属、克雷伯菌属、肠杆菌属。

3.念珠菌属也是导致 CLABSI 的重要病原(见第 27 章),尤其是在接受全胃肠外营养和医院装置的患者中。

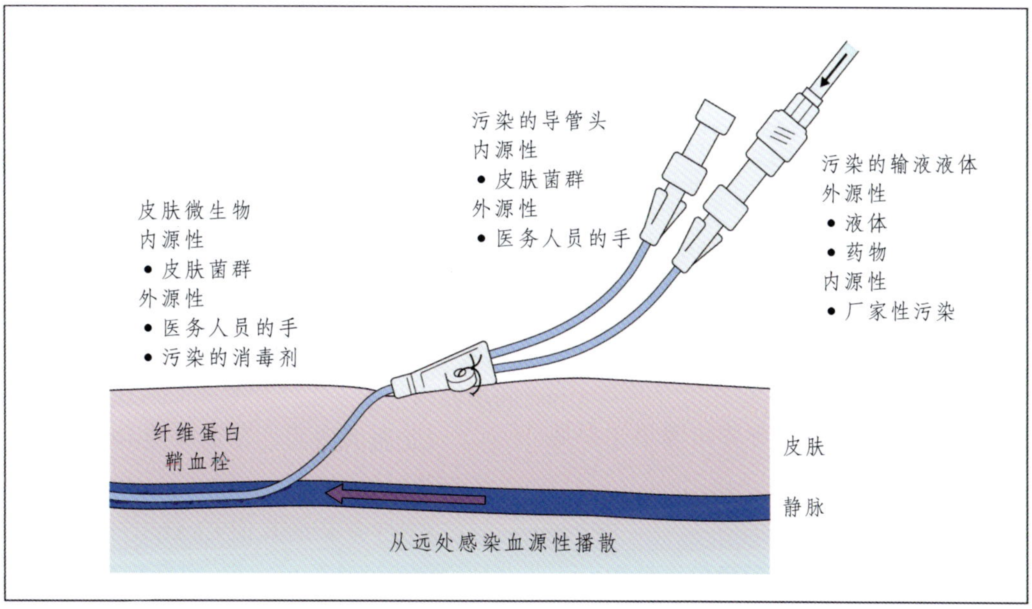

图 14.1 经皮血管内装置(IVD)感染的潜在来源。包括邻近的皮肤菌群、导管头和管腔的污染、输液污染和 IVD 从远处、感染无关部位获得的血源性定植。(From Crnich CJ, Maki DG. Clin Infect Dis. 2002;34 (9):1232-1242.8. ©The University of Chicago Press.)

临床表现与诊断

临床表现通常与任何 BSI 相同，但患者可能有其他局部炎症或感染迹象。诊断 CLABSI 不是必须有导管部位外部感染迹象。

1.静脉炎：静脉炎症导致局部血凝块形成；通常表现为沿着导管管道或最近置入导管的静脉的硬结或红斑。

2.支持性护理，包括非甾体抗炎药和冰袋，可能有用。

3.深静脉血栓需要抗凝和拔管。

4.出口部位感染：导管周围皮肤感染，入口部位无脓性引流液，也无疾病的系统症状。

5.隧道感染：沿着导管的皮下道感染，导致导管置入部位压痛、红斑、硬结和(或)化脓。

6.囊袋感染：植入设备囊袋内感染液体聚积；表现为波动、压痛、红斑，有时伴有自发性流脓。

7.患者还可能主诉在导管输液后突然出现的发热、寒战和其他症状恶化，因为细菌可能从导管装置进入血液。

诊断

1.至少应同时从不同部位抽取两套血培养。

2.并非所有微生物实验室都进行定量培养或常规报告 DTP，但 IDSA 对 CRBSI 建议标准包括：

确认的 CRBSI：

1)外周血培养和导管尖端培养出同一微生物阳性。

2)外周血和导管腔血培养出同一微生物阳性，加以下任一项：

• 定量培养显示导管血 CFU 计数比外周血 CFU 计数高出 3 倍以上。

• 差异报警时间(DTP)显示导管培养早于外周培养 2 小时呈阳性。

3.可能的 CRBSI

(1)同一导管的两段不同管腔，定量培养的 CFU 差异≥3 倍。

(2)导管血培养一瓶阳性，但外周血培养非阳性，尤其当导管血培养出常见定植或污染可能的凝固酶阴性葡萄球菌属，可能并不意味着真正的感染，但根据临床情况，在等待进一步资料的同时，复查血培养和启动抗生素治疗可能也是有必要的。

导管定植是发生真正感染的风险因素。

治疗

1.治疗包括全身性抗菌药物并考虑是否拔除导管。

2.患者的静脉通路限制、疾病严重程度和确定的病原体类型通常决定了拔管的可行性和必要性。

3.一旦获得病原体和药敏结果，抗生素治疗应有针对性，通常需要经验性治疗。

(1)CLABSI 最常见革兰阳性菌，包括金黄色葡萄球菌和凝固酶阴性葡萄球菌，因此，经验性治疗应包括一种对两者均有活性的药物(如万古霉素、达托霉素等)。

(2)革兰阴性菌的经验覆盖的需求取决于患者的病史和疾病严重性(如医院内暴露、中性粒细胞缺乏、临床不稳定性等)。

(3)对于念珠菌血症高危患者，经验性抗真菌药物可能是有必要的。

(4)全胃肠外营养、HSCT 移植、长期使用广谱抗生素、多部位念珠菌定植、股静脉插管。

(5)抗生素的选择最终应根据培养和药敏结果进行调整。

4.需要复查血培养以证实菌血症的清除情况。

5.明确的抗生素疗程从初次血培养阴性之日开始。

6.抗生素疗程取决于病原体、导管保留或拔除以及感染范围。

(1)金黄色葡萄球菌：如上所述，如果孤立的 CLABSI 没有任何复杂因素、经食管超声心动图阴性、抗生素使用后迅速改善、导管拔除，可以考虑 2 周的治疗。

(2)凝固酶阴性葡萄球菌：拔除导管：5~7 天，保留导管：10~14 天。

(3)非复杂的其他 CLABSI：通常治疗 2 周；有关特定的病原体相关建议，请参阅 IDSA 指南。

(4)念珠菌属需要至少 2 周的治疗(详见第 27 章)。

7.抗生素或酒精封管疗法：如果尝试挽救静脉导管，作为全身应用抗生素的辅助可能是有帮助的。

移除导管

1.通常首选移除导管，但在某些特定情况下，可以尝试挽救导管，这取决于病原体种类和疾病的严重性，尤其是在静脉通路选择受限的情况下。

2.导管移除通常适用于以下患者：

(1)严重脓毒症或血流动力学不稳定。

(2)有心内膜炎或其他迁徙性感染的证据(感染性栓塞、骨髓炎等)。

(3)合理的抗菌治疗开始后超过 72 小时仍有持续性菌血症。

(4)隧道或囊袋感染。

(5)化脓性血栓性静脉炎。

(6)感染金黄色葡萄球菌、铜绿假单胞菌、真菌、分枝杆菌和一些低毒力革兰阳性菌[微球菌属、痤疮皮肤杆菌(丙酸杆菌)、芽孢杆菌属]。

(7)对于肠球菌感染和革兰阴性非假单胞菌感染，短期导管(<14 天)应移除。

(8)如果保留导管而菌血症复发，应再次考虑拔除导管，并对其他感染源进行评估。

预防

可通过以下方式降低 CLABSI 的发生率：

1.通过使用合理的手卫生、导管操作时的无菌技术、导管置入时的屏障预防措施以及进行合理的导管护理，避免静脉导管污染。

2.限制导管留置时间、尽快拔除导管。

3.在某些特定情况下使用抗菌药物浸渍导管(如在 CLABSI 发生率高于平均水平的 ICU 中)。

(熊亚莉　译/校)

推荐阅读

1. Liu C, Bayer A, Cosgrove E, et al. Clinical Practice Guidelines by the Infectious Diseases Society of America for the treatment of methicillin-resistant *Staphylococcus aureus* infections in adults and children. *Clin Infect Dis*. 52(3):e55. https://doi.org/10.1093/cid/ciq146.
2. Kern W. Infections associated with intravascular lines and grafts. In: Cohen J, Powderly W, Opal S, eds. *Infectious Diseases*. 4th ed. Philadelphia: Elsevier; 2017.
3. Mermel LA, Allon M, Bouza E, et al. Clinical practice guidelines for the diagnosis and management of intravascular catheter-related infection: 2009 Update by the Infectious Diseases Society of America. *Clin Infect Dis*. 2009;49(1):1–45.

第 15 章 心脏和心脏器械相关感染

Merilda Blanco-Guzman

涉及心脏的感染

心内膜炎

定义

心内膜炎(endocarditis):心脏心内膜表面发炎。

1.左心内膜炎与右心内膜炎:通常与静脉内注射毒品或导管相关的血流感染有关。右侧感染性心内膜炎(IE)产生的赘生物往往具有较低的细菌密度。IE中最常见的并发症是败血性血栓性静脉炎和脓毒性肺栓塞。

2.心脏植入式电子设备(CIED)相关的心内膜炎:赘生物可能存在于设备导线附近或心脏瓣膜上,或两者皆有。最常见的情况是在植入或设备更换的1年内发生。

3.天然瓣膜性与人工瓣膜性心内膜炎:尽管致病机制相似,但根据是否存在人工瓣膜,感染和管理的流行病学也有所不同。

4.急性心内膜炎与亚急性心内膜炎:急性心内膜炎发生时间为3~10天,症状迅速发展。亚急性心内膜炎可隐匿地表现出全身症状,如疲劳、劳累、出汗、体重减轻和低热。致病菌的毒性是导致这些综合征的原因。

流行病学和病因学

1. IE的发病率很高,相关的院内死亡率为10%~25%。

2.随着时间的推移,该疾病的流行病学发生了变化,这是由于植入式心脏设备、用于输液和血液透析的静脉内导管,以及人工瓣膜和静脉内药物使用的增加。在发达国家,引起IE的病原体已经从口腔链球菌变为葡萄球菌。在风湿性心脏病高发的发展中国家,链球菌仍是导致IE的主要原因。

3.感染是心内膜炎的最常见原因。革兰阳性菌是造成IE的主要因素。在革兰阴性菌中,HACEK组(嗜血杆菌、聚合杆菌、心杆菌、艾肯菌和金氏菌)占总数的5%~10%。框15.1中列出了IE的最常见诱因。

4.在15%的病例中,IE的病因无法通过血培养来确定,通常与患者使用抗生素有关,另一个可能是某些培养条件苛刻或严格胞内微生物。框15.2列出了培养阴性心内膜炎的病原体。框15.3列出了心内膜炎的非感染性原因。

临床表现

1.发热是IE最常见的表现。有关IE的心脏和非心脏危险因素见框15.4。

2.在85%的患者中发现了新的心脏杂音。

3.症状不明确,可能包括畏寒、厌食、体重减轻、全身乏力、关节痛和盗汗。

框 15.1 导致感染性心内膜炎常见细菌

细菌
- 口腔链球菌(草绿色链球菌)
- 牛链球菌
- 葡萄球菌(金黄色葡萄球菌和凝固酶阴性葡萄球菌)
- 肠球菌
- 肠杆菌

真菌
- 念珠菌属

框 15.2 培养阴性心内膜炎的原因

贝纳柯克斯体
巴尔通体
布鲁氏菌
军团菌
支原体
惠普尔养障体
厌氧菌
痤疮丙酸杆菌

框 15.3 心内膜炎的非感染性原因

急性风湿热
Libman-Sacks 心内膜炎
类风湿关节炎
消耗性心内膜炎
Löeffler 心内膜炎

框 15.4 感染性心内膜炎的危险因素

心源性
- 先前有 IE 病史
- 存在人工瓣膜或植入装置
- 先天性心脏病
- 瓣膜异常

非心源性
- 静脉注射毒品
- 留置静脉输液管
- 免疫抑制
- 近期有与菌血症有关的牙科或外科手术

4.患者可能会出现发热和 IE 引起的并发症，例如心力衰竭、卒中、脑出血、脓毒性栓塞进入肺部或全身循环，以及转移性感染。

5.皮肤/眼部表现支持诊断，但仅在少数患者中存在，包括：

(1)裂片状出血：甲床下无分支线性红棕色病变(图 15.1)。

(2)Janeway 损害：手掌和足底上的无痛性黄斑(图 15.2)。

(3)Osler 结节：手指和足趾垫上的皮下有紫色的小结节。

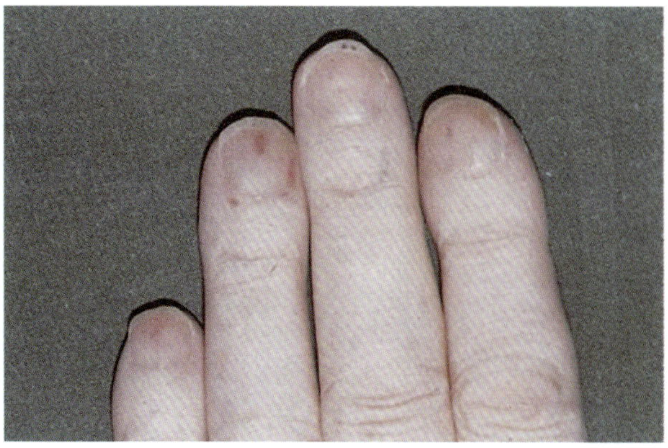

图 15.1 IE 患者的无名指、小指以及食指发生裂片状出血。(From Epstein O, Perkin GD, Cookson J, Watt I, Rakhit R, Robins A, Hornet G. The heart and cardiovascular system. Clinical Examination.4th ed. Elsevier; 2008.)

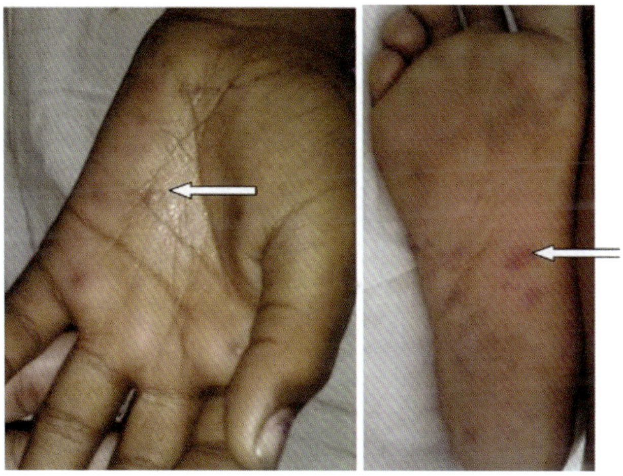

图 15.2 Janeway 损害。手掌和足掌上的斑点状病变(箭头所示)。(From Dash N, Verna S. Janeway lesion: a forgotten entity. J Pediatr. 2016; 172: 218–218e1.)

(4)罗斯斑：视网膜出血性病变，中心苍白(图 15.3)。

诊断

1.非特异性实验室检查结果包括 ESR 和 CRP 升高、类风湿因子阳性、贫血和白细胞增多。

2. IE 诊断的基础是血液培养。至少应采集三套来自不同部位的血液培养物，并且第一个和最后一个样品至少要间隔 1 个小时。

3.根据患者的暴露情况，针对 Q 热和巴尔通体进行血清学和分子检测。

4.对所有怀疑患有 IE 的患者均应行超声心动图

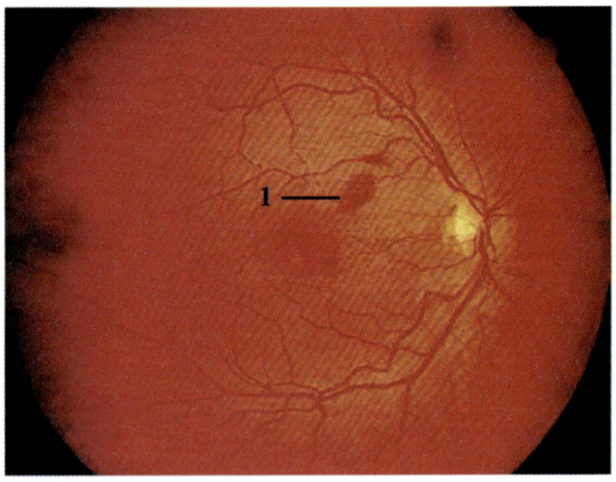

图 15.3 罗斯斑。典型的罗斯斑或白色中心出血点出现在颞上弓(标记为 1)。(From Olsen TW. Retina. In: Palay D, Krachmer J, eds. Primary Care Ophthalmology. 2nd ed. Elsevier; 2005.)

框 15.5 诊断 IE 的 Duke 标准(修订版)

主要标准

(1)在两种血液培养中均得到 IE 的典型病原体

(2)贝纳柯克斯体呈阳性血培养或Ⅰ期 IgG,滴度≥1:800

(3)心内膜受累

(4)超声心动图提示 IE

次要标准

(1)易患心脏病或 IVDU

(2)发热(温度>38℃)

(3)血管现象

(4)免疫学现象

(5)符合主要标准的血液培养

检查。有关使用超声心动图诊断心内膜炎的具体流程,参见图 15.4。

5.其他检查包括心脏 CT、PET 或 MRI,但对于 IE 的诊断尚不完善。

6.公认的 IE 诊断标准是修订后的 Duke 标准。IE 的标准和定义见框 15.5 和框 15.6。

治疗

1.获得足够的血液培养后,对高度怀疑 IE 的患者应开始经验性抗菌治疗。根据可疑来源,应针对最常见的病原体。应静脉注射抗菌药。

2.一旦在培养物中鉴定出该生物,即应针对性治疗。患有天然瓣膜(NVE)与人工瓣膜(PVE)心内膜炎的患者,某些病原体的治疗方案和疗程将有所不同。

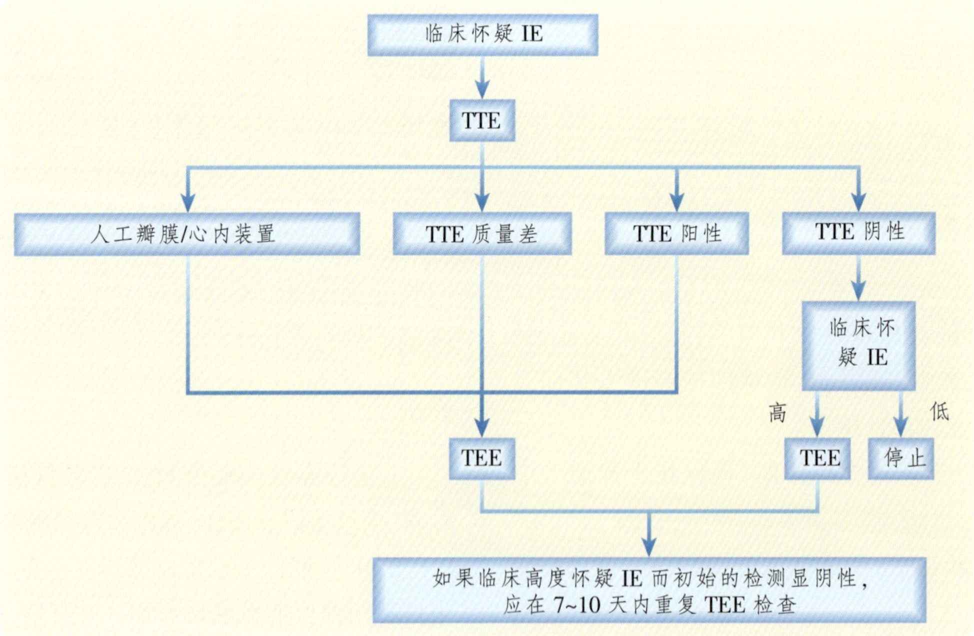

图 15.4 超声心动图在感染性心内膜炎诊断中的使用流程。TEE,经食管超声心电图。(From Habib G, Hoen B, Tornos P, et al. for the ESC committee for practice guidelines. Guidelines on the prevention, diagnosis and treatment of infective endocarditis: the task force on the prevention, diagnosis and treatment of infective endocarditis of the European Society of Cardiology. Eur Heart J. 2009; 30: 2369–413.)

框 15.6 修订后的 DuKe 标准对 IE 的定义

确诊 IE

1.病理学标准

赘生物或心内脓肿的培养物或病理学检查显示出微生物

2.临床标准

(1)2 个主要标准

(2)1 个主要标准和 3 个次要标准

(3)5 个次要标准

有 IE 的可能

1. 1 个主要标准和 1 个次要标准

2. 3 个次要标准

有关草绿色链球菌和 D 组链球菌、葡萄球菌、肠球菌,HACEK,以及 NVE 和 PVE 中培养阴性的 IE 靶向治疗的信息,见表 15.1 至表 15.7。

3.尽管通过外科手术和药物治疗进行积极的联合治疗,真菌性心内膜炎的死亡率仍>80%。推荐的初始治疗指南是两性霉素 B,尽管棘球白素的临床经验不断增多。初始肠胃外治疗完成后,口服吡咯类药物终身抑制是合理的。

4.真菌性心内膜炎是瓣膜手术的独立适应证。框 15.7 中介绍了 IE 患者进行瓣膜手术的其他适应证。

表 15.1 由链球菌引起的天然瓣膜性心内膜炎的治疗方法

微生物	抗生素方案
青霉素 MIC[a] <0.12μg/mL	青霉素 G,如青霉素过敏则使用头孢曲松加庆大霉素、万古霉素
青霉素 MIC[a] 0.12~0.5μg/mL	前 2 周可使用青霉素 G 加庆大霉素。如分离株对万古霉素易感且患者对青霉过敏,则可单独使用头孢曲松
青霉素 MIC[b] >0.5μg/mL	氨苄西林或青霉素加庆大霉素、万古霉素

[a] 疗程 4 周。对于 MIC <0.12μg/mL 的微生物,如果无心肌脓肿或心脏外脓肿,无肾脏疾病,且无贫养菌、颗粒链菌或孪生球菌感染,则可以进行 2 周的疗程。

[b] 治疗时间为 4~6 周。

表 15.2 由链球菌引起的人工瓣膜性心内膜炎的治疗方法

微生物	抗生素方案
青霉素 MIC[a] <0.12μg/mL	青霉素 G,如青霉素过敏则使用两周万古霉素后加头孢曲松±庆大霉素
青霉素 MIC[a] ≥0.12 μg/mL	青霉素 G,如青霉素过敏则使用头孢曲松加庆大霉素、万古霉素

[a] 疗程 6 周。对于 MIC <0.12μg/mL 的微生物,庆大霉素的添加不能提高治愈率,应谨慎使用。

表 15.3 由葡萄球菌引起的天然瓣膜性心内膜炎的治疗方法

微生物	抗生素方案
甲氧西林敏感的金黄色葡萄球菌和凝固酶阴性葡萄球菌[a]	如青霉素过敏,使用奥沙西林或纳非西林加头孢唑啉、万古霉素
耐甲氧西林的金黄色葡萄球菌和凝固酶阴性葡萄球菌[a]	万古霉素

[a] 疗程 6 周。对于因甲氧西林敏感菌引起的脑脓肿,应使用萘夫西林代替头孢唑啉。

表 15.4 由葡萄球菌引起的人工瓣膜性心内膜炎的治疗方法

微生物	抗生素方案
甲氧西林敏感的金黄色葡萄球菌和凝固酶阴性葡萄球菌[a]	奥沙西林或萘夫西林加利福平加庆大霉素。如青霉素过敏,使用庆大霉素、万古霉素
耐甲氧西林的金黄色葡萄球菌和凝固酶阴性葡萄球菌[a]	万古霉素加利福平加庆大霉素

[a] 用庆大霉素 2 周,总治疗时间≥6 周。

表 15.5 由肠球菌引起的天然/人工瓣膜性心内膜炎的治疗方法

微生物	抗生素方案
青霉素和庆大霉素敏感性肠球菌[a]	氨苄西林或青霉素 G 加庆大霉素或氨苄西林加头孢曲松
青霉素敏感和庆大霉素耐药[a]	氨苄西林加头孢曲松
对万古霉素和氨基糖苷敏感,对青霉素耐药[a]	万古霉素加庆大霉素
耐万古霉素、氨苄西林和氨基糖苷[b]	利奈唑胺或达托霉素

[a] 疗程 6 周。对于患有天然瓣膜性心内膜炎且症状<3 个月的患者,对青霉素和庆大霉素敏感的肠球菌的病程可缩短至 4 周。
[b] 治疗时间≥6 周。

表 15.6 由 HACEK 引起的天然/人工瓣膜性心内膜炎的治疗方法

微生物	抗生素方案
HACEK 菌群	头孢曲松或氨苄西林或环丙沙星[a]

[a] 头孢曲松是首选治疗方法。治疗时间为 4 周。

表 15.7 培养阴性心内膜炎治疗指南

表现	抗生素方案
天然瓣膜伴有急性临床症状	万古霉素加头孢吡肟
天然瓣膜伴有亚急性临床症状	万古霉素加氨苄西林舒巴坦
瓣膜手术 1 年内出现 PVE	万古霉素加利福平加庆大霉素加头孢吡肟
瓣膜手术 1 年后的 PVE	万古霉素加头孢曲松

疗程≥6 周。

框 15.7 早期瓣膜手术的建议

左侧 IE

1.急性心力衰竭

2.真菌性心内膜炎

3. IE 由高度耐药的微生物导致

4.心脏传导阻滞,环形或主动脉脓肿,穿透性病变

5.尽管有足够的抗生素且无其他感染部位,但菌血症>5 天

6.严重的瓣膜反流和活动性赘生物>10mm

7.尽管进行了适当的抗生素治疗,但 PVE 伴有复发性栓子

8.复发性 PVE

右侧 IE(在可行的情况下,修复优先于更换)

1.重度三尖瓣关闭不全,右心衰竭对药物治疗无反应

2.难以治疗的持久感染

3. TV 赘生物>20mm

4.尽管进行了充分的抗菌治疗,但 PE 仍复发

预防

1.框 15.8 和框 15.9 列出了需预防的心脏病和预防的程序。

2.尽管不建议对胃肠道或泌尿生殖道进行抗菌预防,但对于患有活动性胃肠道或泌尿生殖道感染且将接受胃肠道或泌尿生殖道手术并且患有心脏疾病

框 15.8 需预防的心脏病

1.人工心脏瓣膜

2.之前存在 IE 病史

3.先天性心脏病

(1)未修复的发绀性缺陷

(2)在修复后的前 6 个月内用修复材料或装置修复了缺陷

(3)修复存在缺陷,存在与假体材料或器械相邻的残余缺陷

4.心脏移植术后残余瓣膜病

框 15.9 预防 IE 的程序

1.所有牙科手术及牙龈组织治疗,黏膜穿孔或根尖周、牙齿区域
2.涉及呼吸道黏膜的呼吸外科手术(扁桃体切除术、支气管镜活检)
3.对受感染的皮肤、皮肤结构或肌肉骨骼组织的处理

的患者,应进行适当的治疗,建议使用抗生素。

心包炎

定义

心包炎:心包炎性疾病。

1.急性心包炎的病理变化是非特异性炎症,伴有细胞浸润和纤维蛋白沉积。

2.复发性心包炎是一种综合征,其中引起最初感染的病原体消退或不活动后,急性心包炎会复发。在多达 15%~30%的急性心包炎患者中存在这种综合征。

3.当有明显的瘢痕形成和心包囊的弹性丧失时,即会发生缩窄性心包炎。

4.在压力下,心包囊中积液导致血流动力学不稳定时,会发生心脏压塞。

流行病学和病因学

1.尽管尸检系列报告的心包炎发生率为 2%~6%,但仅在住院的 682 例患者中报告了 0.1%的临床诊断。

2.心包炎可能是由感染性或非感染性病因引起的。心包炎最常见的是由于病毒感染或特发性。

(1)心包炎的最常见非感染性原因是恶性肿瘤、尿毒症和结缔组织疾病。其他原因包括心肌梗死后综合征[心肌梗死(MI)心包炎]、使用药物(例如青霉素、阿霉素、肼苯哒嗪、米诺地尔等)、辐射、外伤以及伴有心包渗漏的主动脉夹层。

(2)心包炎的感染原因包括病毒、细菌、真菌和寄生虫。

1)最常见的感染原因是病毒,例如柯萨奇病毒 A 型和 B 型,埃可病毒 8 型,腺病毒和 HIV。

2)在发展中国家,结核病是急性和缩窄性心包炎的重要原因。

3)荚膜组织胞浆菌是真菌性心包炎的最常见原因,在大范围传播性组织胞浆菌病暴发期间,发病率高达 6%。

4)由寄生虫引起的心包炎很少见,但已报道过弓形虫、阿米巴原虫、粒棘球绦虫和血吸虫引起心包炎。

临床表现

1.急性胸骨下胸痛会因吸气和躺卧而加重,并因坐姿和前倾而减轻,是该病最常见的症状。

2.心包摩擦音是特征性检查结果。

3.如果与心包压塞有关,则可能存在脉搏反常。

4.如果发生病毒性心包炎,患者将出现发热和上呼吸道或胃肠道症状。

5.细菌性心包炎伴有严重的全身感染,或累及头颈部、胸部/纵隔的局部感染。

6.结核性心包炎是隐性的,通常伴有全身症状。胸痛不一定是主要特征。

诊断

1. ECG 是诊断的主要手段。它将显示心包积液的证据和(或)提示早期的心包压塞。

2. ECG 将显示弥漫性 ST 段抬高,并具有向上的凹形运动,而在肢体导联中没有对应的 ST 段凹陷和 PR 段凹陷(图 15.5)。积液较多的患者可能会出现电交替。

CXR 可能显示心脏轮廓增大。

3.单纯性心包炎患者的心脏生物标志物可能略有升高。

4.对于怀疑有病毒性心包炎的患者,可以对鼻咽拭子或粪便进行病毒检测。恢复期血清的抗体检测也可以证明是病毒病因。

5.如果进行了心包穿刺术或心包切开术,则可将液体或心包组织用于可疑病因的细胞研究, 培养并进行分子和 PCR 测试。

治疗

1.如无特定原因,治疗的主要方法是使用抗炎药。大剂量阿司匹林、NSAID 或秋水仙碱是首选药物。如果存在心肌炎,则应避免使用 NSAID,因为它们在动

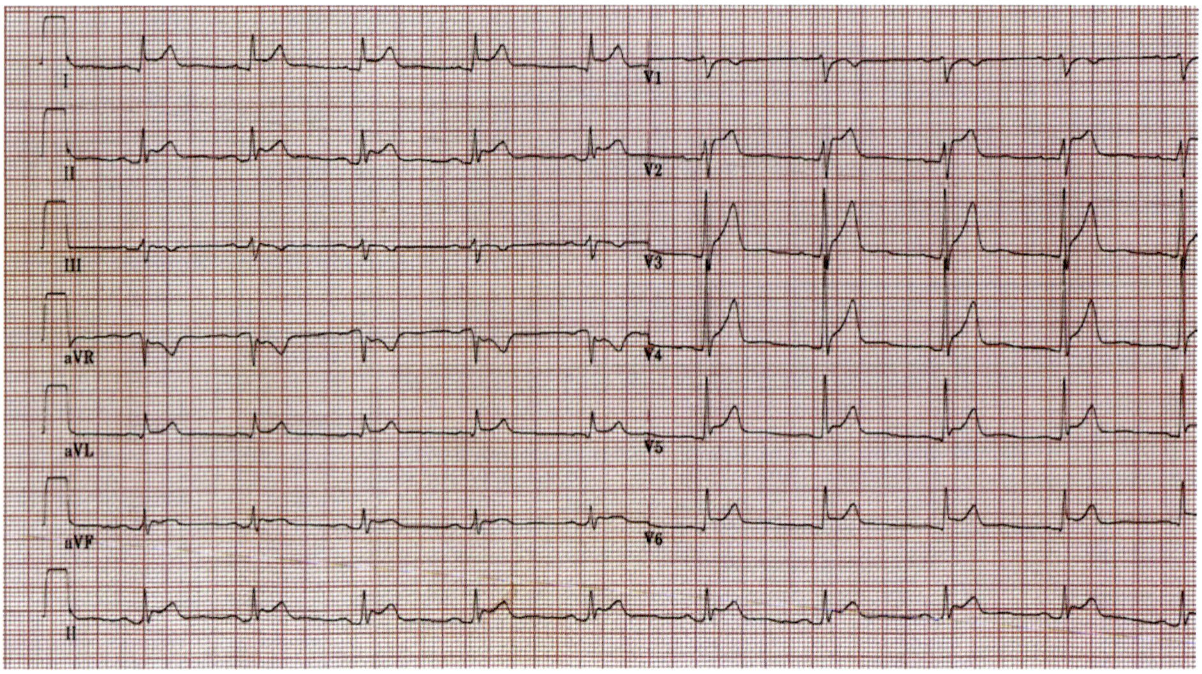

图 15.5 ECG 显示心包炎的典型表现，弥漫性 PR 压低和 ST 升高。(From Foerg F, Gardner Z. Hosp Med Clin. 2015;4,(2):205-215. Datafrom ECGPedia. CardioNetworks Foundation.Available at:http://en.ecgpedia.org/wiki/File:ECG000026.jpg;with permission.)

物模型中的预后会恶化。

2.由于是全身性炎症,皮质类固醇可用于心包炎。

(1)如患者对首选的抗炎药无反应或有禁忌证,皮质类固醇也可用于特发性心包炎患者。

(2)在结核性心包炎的治疗中不再常规推荐使用皮质类固醇。如果结核性心包炎患者的心包液中有高炎症细胞或标志物，或有收缩性心包炎的早期迹象,仍可从类固醇治疗中受益。

3.对心脏压塞患者应进行紧急心包穿刺术。

(1)细菌性、结核性和真菌性心包积液也需要引流,因其更可能导致血流动力学并发症,并需要控制血源。

(2)对于抗炎治疗>1 周的持续性积液的患者,也建议进行心包穿刺术。

4.有特殊的细菌性或真菌性心包炎病因的患者,应针对病原菌接受定向抗菌治疗。

心肌炎

定义

心肌炎:心肌炎性疾病。

(1)疾病的组织病理学取决于病因、宿主反应和病程。

(2)急性心肌炎的表现范围很广,从无症状疾病到严重的心肌功能障碍和死亡。病理变化可能从可逆的炎症到暴发性心肌坏死。

(3)慢性心肌炎通常与心脏功能的亚急性恶化相关,并伴有心肌淋巴细胞浸润的组织学证据。

流行病学和病因学

约有 10%的新发原因不明的心肌病可归因于心肌炎。心肌炎可以是感染性或非感染性的病因。

感染性:通过多种机制发生,包括直接的细胞病变(如柯萨奇病毒)、细菌毒素对心肌的作用(如白喉棒状杆菌)、继发于感染的免疫反应(如恰加斯病)(请参阅第 34 章),或由于血管发炎(如细小病毒)引起的细胞损伤。

1)在发达国家,病毒性疾病是心肌炎的最常见感染原因。最近使用分子技术进行的研究已经确定了细小病毒 B19 和人类疱疹病毒 6 型(HHV-6)是最流行的病原体。表 15.8 列出了心肌炎的其他高概率感染性原因。

2) 框 15.10 列出了与心肌炎相关的非感染性全

身疾病。

临床表现

1.临床症状是非特异性的，可能包括发热、疲劳、不适、胸痛、呼吸困难和心悸。

2.体格检查可能显示心动过速、心音低沉、短暂的杂音或心室奔马律。在更严重的情况下，存在充血性心力衰竭(CHF)的迹象。

3.摩擦音并不常见，但如果累及心包，则可能出现摩擦音。

4.对于任何出现新的 CHF 发作或恶性心律不齐的患者，均应高度怀疑心肌炎，否则在急性发热性疾病中无法解释。

诊断

心内膜心肌活检(EMB)，是诊断心肌炎的金标准。

表 15.8 心肌炎的其他高概率感染性原因

工业化国家	病毒：细小病毒 B19，人疱疹病毒 6 型，柯萨奇病毒 A 型和 B 型，甲型和乙型流感，乙型和丙型肝炎
	细菌：白喉棒状杆菌，疏螺旋体
发展中国家	病毒：流行性腮腺炎病毒，风疹，登革病毒，基孔肯亚病毒，脊髓灰质炎病毒，埃博拉病毒和黄热病毒
	细菌：钩端螺旋体，沙门氏菌
	寄生虫：克氏锥虫，冈比亚锥虫，旋毛虫
免疫受损的宿主	病毒：人类免疫缺陷病毒，巨细胞病毒，爱 EB 病毒，水痘-带状疱疹病毒，腺病毒，细小病毒
	真菌：念珠菌，隐球菌
	寄生虫：弓形虫，克氏锥虫

框 15.10 心肌炎的非传染性原因

1.结缔组织疾病
2.炎性/浸润性疾病
3.过敏反应
4.心脏毒素
5.内分泌病变
6.辐射

(1)仅在活检结果可能改变治疗策略的情况下才建议使用 EMB。

(2)对于患有常规治疗难以治愈的快速进行性心肌病，或与进行性传导系统疾病及危及生命的室性心律失常相关的原因不明的心肌病（不是由于缺血性、家族性、毒素性或与瓣膜相关性的原因)，应考虑使用 EMB。当患有已知会导致左心功能不全的全身性疾病的患者出现心血管症状或体征时，也应该考虑使用 EMB。

(3)达拉斯标准是基于 EMB 定义心肌炎的组织学标准，但由于其诊断准确性低而受到限制。WHO 已制定出新的诊断方法。

(4)根据组织学标准与免疫学和免疫组化数据的组合研究，诊断准确率可提高 70%。通过对活检组织使用分子和 PCR 技术可以进一步提高准确率。

(5)对所有怀疑有心肌炎的患者进行初始评估时，建议使用超声心动图。它可以显示出不同程度的心脏功能障碍，伴有局灶性壁运动异常。左心室扩张和右心室功能障碍很少见。

(6)核心肌成像和心脏 MRI 是用于心肌炎的非侵入性诊断技术。与心肌炎诊断相关的 MRI 发现，如与局部壁运动异常相关的局灶性心肌增强，在该过程的后期，可出现整体增强，然后在 90 天内恢复正常。

(7)ECG 是非特异性的，可以显示出局灶性 ST 段抬高或 T 波倒置。前房室结或脑室内传导缺陷提示广泛的心脏受累或可指出特定病因，例如莱姆心肌炎。

(8)心脏生物标志物会升高，与缺血性心脏损伤(CPK 水平在 72h 趋于下降)相反，在心肌炎中它们可能会保持升高长达 1 周。

治疗

1.支持治疗左心室功能不全和传导异常是治疗的主要手段。这可能包括使用利尿剂、血管紧张素转换酶(ACE)抑制剂、β-受体阻滞剂和抗心律不齐药物。暴发性心肌炎患者可能需要正性肌力药和血管升压药支持，并且偶尔需要使用心室辅助设备的机械循环支持。

2.考虑到运动型病毒性心肌炎患者的组织学检

查结果恶化,建议避免运动。

3.不建议对心肌炎进行常规抗病毒治疗,但针对特定病毒时可进行药物抗病毒试验。

4.如果发现了病原体,则应采取直接的抗微生物治疗。

5.许多试验评估了免疫调节剂的使用,例如,β干扰素(IFN-β)、静脉内免疫球蛋白(IVIG)和免疫抑制剂。IFN-β 已被证明可以改善 6 个月时的心功能恢复。

风湿热

定义

1.急性风湿热(ARF)是对 A 组链球菌(GAS)感染的炎症反应引起的一种自身免疫性非化脓性疾病。

该疾病是自限性的,但从 ARF 康复的患者在链球菌感染后易于发生其他发作。

2. ARF 期间心脏瓣膜的炎症可演变为被称为风湿性心脏病的瓣膜组织的慢性和进行性损伤。

流行病学和病因学

现在,ARF 在工业化国家中很少见,但仍是全球儿童期获得性心脏病的最常见原因,这主要是由于发展中国家的高发病率。在低收入国家中与其发病率相关的因素包括人口众多、卫生条件差以及难以获得医疗服务。

临床表现

1. GAS 早期感染 1~5 周后,将出现 ARF 功能。

2.最常见的症状是发热和关节炎(75%的病例)。ARF 中的关节炎是迁徙性、不对称性、多关节型,主要累及大关节。

3.心包或心内膜受累可能会导致心脏炎。急性瓣膜炎最常累及二尖瓣,并伴有二尖瓣关闭不全和凯里库姆杂音(舒张中期的"隆隆"声,最易在心尖间闻及)。其他常见的表现为心动过速和心脏传导阻滞。

4. ARF 的舞蹈病样动作主要累及上半身,活动会使其恶化,入睡即缓解。

5.边缘性红斑是一种粉红色的锯齿状皮疹,从黄斑开始,并在中央清除。

6.皮下结节主要出现在骨表面和肌腱上,无痛,并且与严重的心脏炎密切相关。

诊断

1. Jones 标准用于诊断 ARF。诊断需要 ARF 的两种主要表现或一种主要和两种轻微表现,另外还要有近期链球菌感染的证据。见框 15.11。

2.在 ARF 患病率较高的发展中国家,对 Jones 标准进行了修订以提高其敏感性。在这些设置中,单一关节炎也被列为主要表现。附加的次要症状包括单关节痛、发热的较低临界值(38°C,而不是 38.5°C)和炎性标志物(ESR>30mm/h,而不是 60mm/h)。

3.最近的链球菌感染的证据可以通过阳性的咽拭子/培养物、快速的抗原测试或阳性的抗链球菌血清学(抗胰蛋白酶 A,抗 DNA 酶 B,抗透明质酸酶)来证明。在感染后的 2 个月内,80%的患者抗链球菌溶血素 O 呈阳性。

4.超声心动图有助于评估亚临床心脏炎和风湿性心脏病。

治疗

1.治疗旨在消除任何活动性感染,治疗心力衰竭和减轻炎症。

2.对于急性风湿热,无论诊断时是否存在咽炎,都应提供旨在清除 GAS 的抗生素治疗。

3.对于 ARF 的心力衰竭,需要使用利尿剂、ACEI

框 15.11 Jones 风湿热诊断标准

主要表现
(1)心脏炎
(2)多关节炎
(3)小舞蹈症
(4)边缘红斑
(5)皮下结节

次要表现
(1)关节疼痛
(2)发热
(3)高 ESR/CRP
(4)延长 PR 间隔

抑制剂等进行典型的医疗管理。

4.阿司匹林和 NSAID 是抗炎治疗的基石。它们可在 1~3 天内改善症状。

5.如对水杨酸类药物无反应或存在严重的心脏炎，则使用类固醇。

6.所有抗炎药应逐渐减少，以避免症状反复。

7.对于严重的小舞蹈症，已成功使用卡马西平或丙戊酸盐治疗。

8. ARF 将在 12 周内自发消退。最初的发作消退后，需要进行随访以给予足够的抗菌药物预防和监测风湿性心脏病的发生。

9.苄星青霉素 G 每 3~4 周，青霉素 V 每天 2 次，磺胺嘧啶每天 1 次，或对青霉素/磺胺过敏的患者使用大环内酯类药物，可进行风湿热的二级预防。用这些药物进行二级预防的持续时间见框 15.12。

框 15.12 风湿热二级预防的持续时间

1.患有心脏炎和残余瓣膜疾病的 RF 10 年或直至 40 岁(考虑终身)[a]

2. RF 伴有心脏炎，但无残留心脏病
10 年或直到 21 岁[a]

3. RF 无心脏病
5 年或直到 21 岁[a]

[a] 应选择两者中较长的间隔作为治疗持续时间。

心脏设备相关感染

CIED 相关感染

定义

心脏植入式电子设备(CIED)是一个包括起搏器和心律转复除颤器的设备。与这些设备有关的感染可能涉及设备口袋或涉及设备金属丝或瓣膜结构的心内膜炎。

流行病学和病因学

1.尽管完全采用了前直肠植入技术和较小的设备，但在过去的几十年中，与 CIED 相关的感染率仍在继续上升。这可能是由于较高的植入率、高龄患者进行植入以及合并症较多。

2.在设备植入、更换或操作时，CIED 感染的发病机制通常是继发于皮肤菌群的。远距离来源的菌血症引起的继发性血源性感染是另一种感染机制，但不如原发性局部感染常见。

3.生物膜的形成在与 CIED 相关感染的发病机制中具有重要作用。

4.革兰阳性皮肤微生物主要为凝固酶阴性葡萄球菌和金黄色葡萄球菌，约占所有 CIED 感染的75%。其余的归因于其他革兰阳性菌(棒状杆菌属、痤疮丙酸杆菌)、革兰阴性菌(假单胞菌属)、念珠菌属和多菌感染。

5.与 CIED 感染相关的危险因素是糖尿病、心力衰竭、慢性肾脏疾病、最近的发生器更换、口服抗凝药、装置植入后 24 小时内发热以及缺乏抗微生物剂的使用。

临床表现

CIED 的感染部位不同，临床表现也不同。常见的临床表现是器械袋上的局部炎症迹象、引流、发热引起的器械糜烂、隐匿性菌血症、器械上无局部迹象或无心内膜炎。

诊断

1.对于所有怀疑感染 CIED 的患者，应在开始抗微生物治疗之前进行至少两组血液培养。

2.接受抗生素治疗后血培养呈阳性或血培养呈阴性的患者应接受 TEE 评估，以排除 CIED 相关或瓣膜性心内膜炎的感染。对所有怀疑患有 CIED 相关性心内膜炎的患者也应进行 TEE。

3.移植设备时，应从口袋和引线中获取培养样品。

4.针对 CIED 感染的联合诊断和治疗方法见图 15.6。

治疗

1.对于已明确有 CIED 感染或设备腐蚀的患者，包括无全身症状的口袋感染病例，建议彻底移除所有硬件。这是由于设备保留率高，复发率高。

2.当无法完全移除设备时，应尽可能多地移除，并在开始使用抗菌剂后应考虑抑菌。

3.经验性抗菌疗法针对最常见的致病菌。万古霉

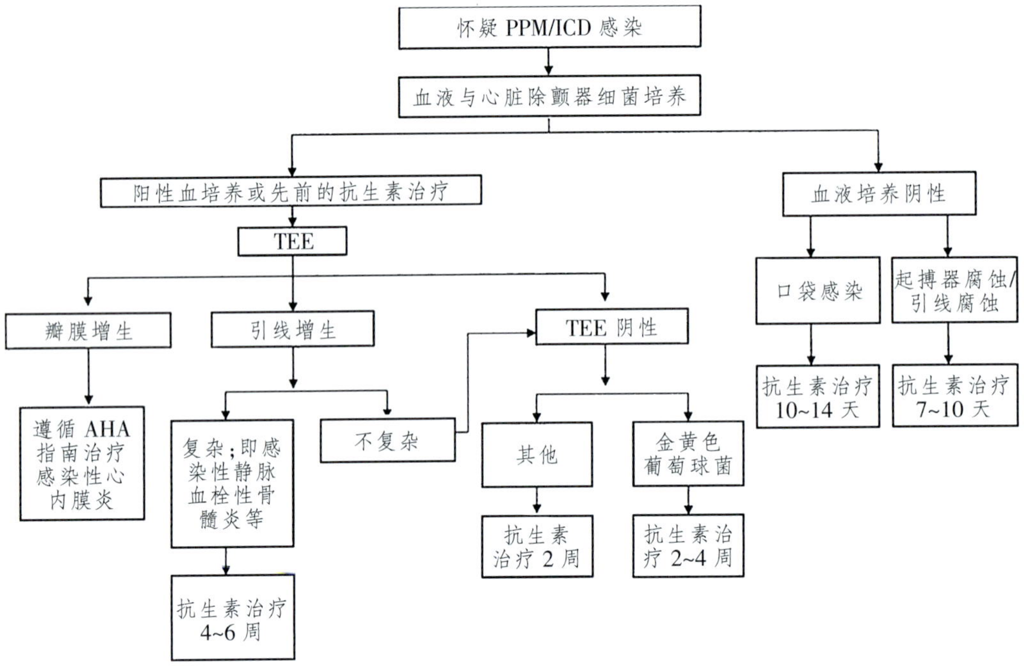

图 15.6 永久性起搏器(PPM)和植入式心脏复律除颤器(ICD)感染的处理。(From Sohail MR, Uslan DZ, Khan AH, et al. Management and outcome ofpermanent pacemaker and implantable cardioverter defibrillator infections. JAm Coll Cardiol. 2007;49(18):1851-1859.)

素是典型的选择药物。一旦获得培养数据,即应针对分离出的微生物进行治疗。

4. 有关 CIED 感染治疗时间的详细信息,见图 15.6。

5.有关由于 CIED 感染而导致移除后 CIED 再植入的时间安排,见图 15.7。

机械循环支持设备相关感染

定义

1.机械循环支持设备(MCS)包括耐用的左心室辅助设备(LVAD)、右心室辅助设备(RVAD)、双心室辅助设备(BiVAD)和全人工心脏(TAH)。

2. LVAD 是最常用的 MCS 设备,常与设备相关的感染相关。

3.植入 LVAD 的情形包括等待移植期间或作为不适合移植患者的治疗方法。

4. LVAD 系统组件和不同的泵流量见图 15.8。

流行病学和病因学

1.感染是 LVAD 植入后 1 年内第 4 大常见的死亡原因。

2. LVAD 感染的发病机制可继发于设备植入时引入皮肤菌群,通过传动系统出口部位上升感染或由其他来源的菌血症引起的继发性血源性感染。生物膜的形成在 LVAD 感染的发病机制中具有重要作用。

3.最常见的生物是革兰阳性菌、凝固酶阴性葡萄球菌、金黄色葡萄球菌和肠球菌属,占所有初始感染的 50%以上。革兰阴性菌主要是肠杆菌科和铜绿假单胞菌。念珠菌是最常见的真菌病原体,患者中念珠菌血症的死亡率>25%。

4.先前报道的与 LVAD 感染相关的危险因素包括糖尿病、较高的身体质量指数(BMI)、肌酐升高、抑郁和动力传动系统创伤。

临床表现

1.临床表现取决于被感染的 LVAD 部位。LVAD 相关的感染可能包括:

(1)传动系统的出口点,不一定连接线路。

(2)口袋感染。

(3)LVAD 相关的纵隔炎。

(4)泵或套管感染。

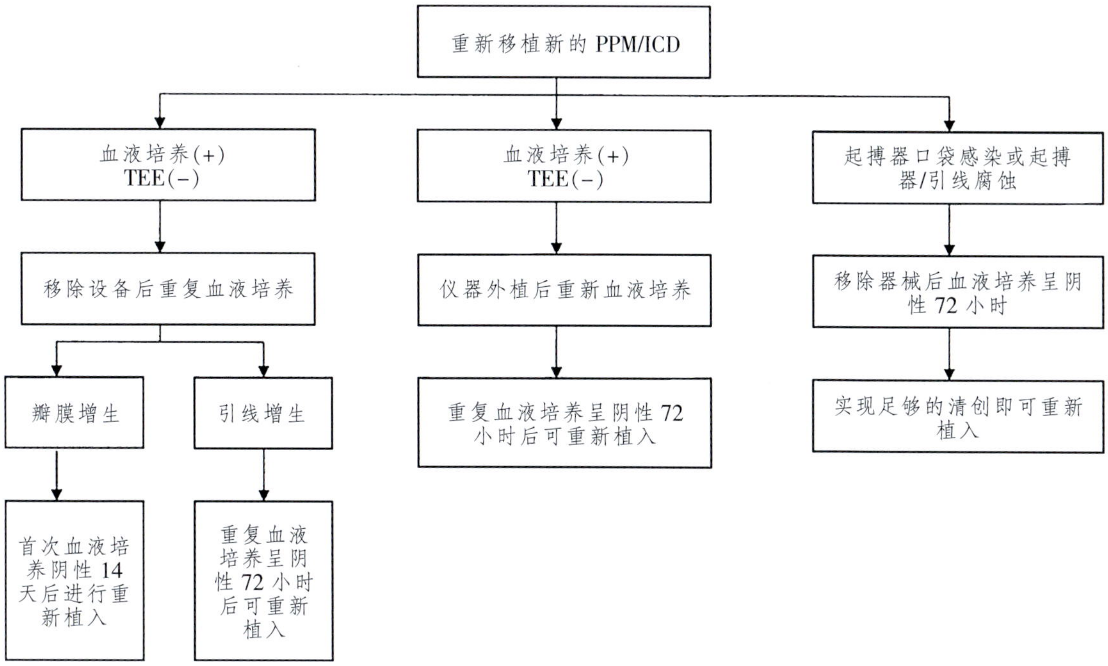

图 15.7　用于心脏复律除颤器和起搏器感染的再植入策略。(From Van Hoff R,Friedman H. Implantable cardioverter defibrillator andpacemaker infections. Hosp Med Clin. 2015;4 (2):150-162. Original fromSohail MR,Uslan DZ,Khan AH,et al. Management and outcome ofpermanent pacemaker and implantable cardioverter defibrillator infections. J Am Coll Cardiol. 2007;49(18):1851-1859.)

(5)LVAD 相关的心内膜炎。

(6)LVAD 相关的血液感染。

2.患者常会继续发展涉及多个部位的感染。

3.最常见的表现是传动系统感染。在传动系统出口或线路外出现局部炎症迹象、化脓性引流或积液、正负菌血症和全身性感染迹象。

4.囊袋感染可表现为囊袋局部发炎、糜烂、鼻窦引流或血液感染。

5.与 LVAD 相关的纵隔炎通常见于术后时期。患者将出现全身症状,例如,发热、胸痛、胸骨伤口引流、无法解释的白细胞增多或菌血症。

6.泵和套管感染,与 LVAD 相关的心内膜炎和与 LVAD 相关的血流感染将始终伴有发热或全身症状以及菌血症。

诊断

1.对怀疑患有 LVAD 相关感染的患者,应至少进行两组血液培养。

2.在动力传动系统出口部位有引流的患者应获得无菌吸出液,用于革兰染色和常规培养。

3.对于来源不明或怀疑有口袋感染的菌血症患者,应进行超声、胸部和腹部 CT 或 MRI 检查,以评估是否有液体积聚或 LVAD 成分或口袋的炎性变化。对于细菌性患者,还应获取超声心动图以排除与 LVAD 相关的心内膜炎。

4.如果由于感染而移除 LVAD,则应从流入和流出的套管、内部泵(通过滴入盐水)、囊袋以及其他与 LVAD 表面有关的部位获得培养物。

治疗

1.与其他与设备相关的感染不同,由于患者的合并症以及手术过程的复杂性和高风险,通过设备移除/更换进行源控制对于 LVAD 并不总是可行的。

2.由于与器械相关的感染中存在生物膜,因此,在进行抗菌治疗的初始过程后,通过器械保留进行管理的感染将需要长期抑菌。抗菌药物的抑制作用通常会持续到桥接患者或心脏移植终身接受目标治疗的患者。

3.除需要长期抑制抗生素外,浅表传动系统感染对初始抗菌治疗和传动系统的固定反应良好。

4.即使未移植该设备,也建议在可能的情况下,针对源控制的外科手术,例如,引流液体并清除受感

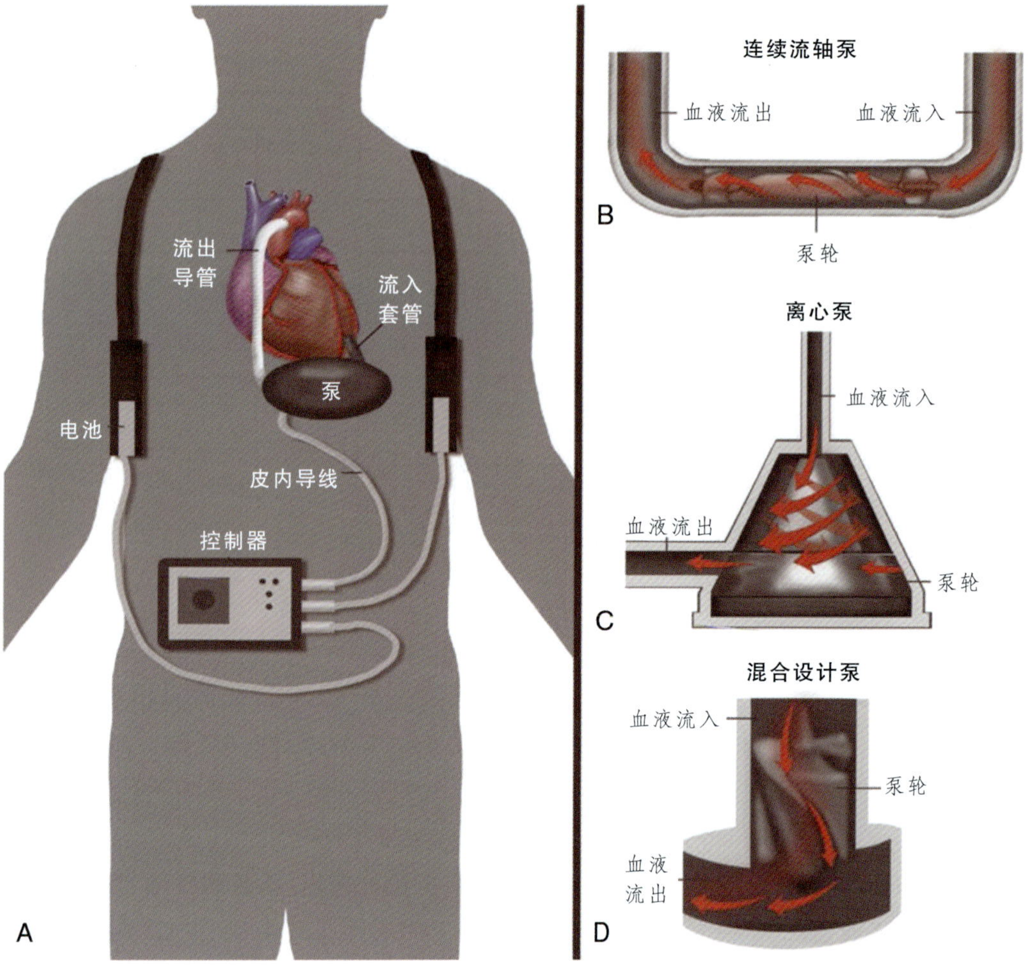

图 15.8 LVAD 系统组件(A)和连续流轴向泵(B),离心泵(C)和混合设计泵(D)的功能。(From Mancini D,Colombo P. Left ventricular assist devices. J Am Coll Cardiol. 2016;65(23):2542-2555.)

染或坏死的组织。

5.初始抗微生物治疗的持续时间决于感染部位及对治疗的反应。最初的经验性抗菌剂主要针对最常见的微生物，但最终选择的抗菌剂应针对培养中的微生物。

累及纵隔的感染

纵隔炎

定义

1.纵隔炎:累及纵隔结构的感染。

2.框 15.13 显示了疾病控制中心(CDC)定义纵隔炎的标准。

框 15.13 CDC 纵隔炎的定义

1.以下标准之一
(1)从纵隔组织或体液培养的微生物
(2)纵隔炎的大体解剖或组织病理学证据
(3)发热、胸痛或胸骨不稳定
2.加上以下标准中的一个
(1)纵隔区域脓肿
(2)影像学上的纵隔扩大

流行病学和病因学

1.纵隔炎很少是原发感染。更常见的是从另一个部位扩展感染的结果。

2.过去,纵隔炎最常见的原因是食管破裂,以及口咽或颈部感染。现在,大多数纵隔炎病例都与心胸外科手术后的部位感染有关。较少见的纵隔炎可能与肺炎、胰腺炎、膈下或硬膜外脓肿有关。

3.纵隔炎的病原体取决于相关实体及是否为术后感染。术后纵隔炎更常见与凝固酶阴性葡萄球菌和金黄色葡萄球菌有关。与口咽和颈部感染相关的纵隔炎通常是多微生物的，包括口腔厌氧菌、革兰阳性菌和革兰阴性菌。

临床表现

1.术后纵隔炎通常会在术后 30 天内出现。

2.局部体征包括胸骨伤口脓疮、伤口裂开和胸骨不稳定。发热和白细胞增多症也是常见的临床表现。

诊断

1.当根据临床表现怀疑有纵隔炎时，CT 检查可能显示胸骨丝移位、胸骨破裂、游离气或积液在纵隔中的证据，这强烈提示了诊断。

2.需要伤口探查和培养样本以明确确定诊断和直接治疗。

治疗

1.如果可行，建议进行外科手术，以移除受感染的胸骨板和金属丝，清创并去除组织坏死，然后冲洗周围的软组织。清创后的闭合技术包括初次闭合、重新布线和引流放置、负压伤口治疗(伤口 Vac)以及直接或延迟皮瓣闭合。

2.应根据培养结果采取针对性的抗菌治疗。抗菌药物的持续时间可以调整，取决于感染的程度、通过手术进行源控制的能力以及临床/影像学结果。

(徐冬格 译 李尔广 校)

推荐阅读

1. Baddour LM, Wilson WR, Bayer AS, Fowler Jr VG, Tleyjeh IM, Rybak MJ, et al. Infective endocarditis in adults: diagnosis, antimicrobial therapy, and management of complications: a scientific statement for healthcare professionals from the American Heart Association. *Circulation*. 2015;132(15):1435–1486.
2. Wilson W, Taubert KA, Gewitz M, Lockhart PB, Baddour LM, Levison M, et al. Prevention of infective endocarditis: guidelines from the American Heart Association: a guideline from the American Heart Association Rheumatic Fever, Endocarditis, and Kawasaki Disease Committee, Council on Cardiovascular Disease in the Young, and the Council on Clinical Cardiology, Council on Cardiovascular Surgery and Anesthesia, and the Quality of Care and Outcomes Research Interdisciplinary Working Group. *Circulation*. 2007;116(15):1736–1754.
3. Gerber MA, Baltimore RS, Eaton CB, Gewitz M, Rowley AH, Shulman ST, et al. Prevention of rheumatic fever and diagnosis and treatment of acute streptococcal pharyngitis: a scientific statement from the American Heart Association Rheumatic Fever, Endocarditis, and Kawasaki Disease Committee of the Council on Cardiovascular Disease in the Young, the Interdisciplinary Council on Functional Genomics and Translational Biology, and the Interdisciplinary Council on Quality of Care and Outcomes Research: endorsed by the American Academy of Pediatrics. *Circulation*. 2009;119(11):1541–1551.
4. Baddour LM, Epstein AE, Erickson CC, Knight BP, Levison ME, Lockhart PB, et al. Update on cardiovascular implantable electronic device infections and their management: a scientific statement from the American Heart Association. *Circulation*. 2010;121(3):458–477.
5. Kusne S, Mooney M, Danziger-Isakov L, Kaan A, Lund LH, Lyster H, et al. An ISHLT consensus document for prevention and management strategies for mechanical circulatory support infection. *J Heart Lung Transplant*. 2017;36(10):1137–1153.

第 16 章 胃肠道感染

Nabeela Mughal

肠胃炎

定义

肠胃炎(*Gastroenteritis*):24 小时内腹泻 3 次或 3 次以上,或者大便至少 200g,时间少于 2 周,病因可能为病毒感染或细菌感染等。

腹泻(*Diarrhea*):在 24h 内至少发生了 3 次腹泻,可能是急性、慢性或持续性的。

1.急性:持续不到 14 天,通常是由病毒或细菌病原体引起。

2.持续性:持续 14~29 天。

3.慢性:持续超过 30 天,可能由寄生虫引起,排除感染性病因。

4.小肠腹泻:大便常呈水样,伴有绞痛性腹痛和大量胀腹气体。伴随发热,粪便中少见血液和炎症细胞。

5.大肠腹泻:少量大便,疼痛,常伴有便血、黏液和炎症细胞,并伴有发热。

肠胃炎危险因素

食物相关

1.彻底排查食物接触史以查明可能的致病微生物,注意与进食有关的症状出现的时间(表 16.1)。

2.食用生的或未煮熟的肉制品或未经巴氏杀菌的牛奶或乳制品。

3.食用生鱼/贝类或未煮熟的鸡蛋。

暴露相关

1.确定家庭或家庭的其他成员是否有症状很重要,两例以上的病例则提示着有共同的食物来源或接触,这可能提示有暴发的迹象。

2.旅行史对确定病原体也很重要,包括资源匮乏地区的旅行史,乘船或进行水上活动,如在游泳池、湖泊或海水中游泳。

3.职业暴露,如食品处理员、厨师或实验室工作人员。

4.医疗保健暴露,包括最近的抗生素疗程。

5.接触动物,包括宠物、农场动物和动物园动物(包括幼禽)。

6.接触爬行动物包括宠物,尤其是有腹泻情况的宠物。

7.机构中的个体,如长期护理机构/监狱中的患者。

8.育儿设施。

个体相关

1.儿童和老年人。

2.免疫抑制患者。

3.男男性行为者。

4.肛门–生殖器、口腔–肛门或手指–肛门接触。

5.血色素病或血红蛋白病。

临床表现(表 16.2)

1.发热不伴随腹泻通常表示肠道发热,尤其是当伴有流行病学风险因素时,例如旅行史或接触已知的肠热病患者。

表 16.1　成人肠胃炎的鉴别诊断

潜伏期周期	病原体	疾病持续时间	食品危险因素	腹泻的类型
1~6 小时	金黄色葡萄球菌属 蜡样芽孢杆菌	24~48 小时	未冷藏食品中的毒素	水样腹泻，明显呕吐
24~48 小时	诺如病毒，轮状病毒	48~72 小时	软体动物和贝类，绿叶蔬菜，甜瓜和覆盆子等水果，三明治	水样腹泻，明显呕吐，可能发热
8~16 小时	产气荚膜梭菌	24~48 小时	肉类、家禽、罐装食品	水样腹泻
10~16 小时	肠病毒（轮状病毒、腺病毒、星状病毒、札如病毒）	2~9 天	受粪便污染的食物或水	水样腹泻
24 小时	单核增生性李斯特氏菌	不定	加工/熟食肉类、热狗、软奶酪、肉酱和水	水样腹泻
1~3 天	肠产毒性大肠杆菌	2~3 天	受粪便污染的食物或水	水样腹泻
1~3 天	非伤寒沙门氏菌	1~7 天	家禽、鸡蛋和蛋产品，新鲜农产品、肉类、鱼，未经巴氏杀菌的牛奶或果汁	炎症性腹泻，伴有发热、黏液或血腥的大便
1~3 天	弯曲杆菌属	5~14 天	家禽、肉类、未经巴氏杀菌的牛奶	炎症性腹泻，伴有发热、黏液或血腥的大便
1~3 天	志贺氏菌属	2~3 天	生蔬菜	炎症性腹泻，伴有发热、黏液或血腥的大便
1~3 天	副溶血弧菌	3 天	生海鲜和贝类	炎症性腹泻，伴有发热、黏液或血腥的大便
1~8 天	肠出血性大肠杆菌	1 周	磨碎的牛肉和其他肉类，新鲜农产品，未经巴氏杀菌的牛奶和果汁	炎症性腹泻，伴有发热、黏液或血腥的大便
4~6 天	耶尔森菌属	1~3 周	受粪便污染的食物或水	炎症性腹泻，伴有发热、黏液或血腥的大便
7~14 天	蓝氏贾第鞭毛虫	数天至数周	受粪便污染的食物或水	水样腹泻
1~11 天	卡耶塔环孢子虫	可能会在数周内康复和复发	香草和浆果	水样腹泻
2~28 天	隐孢子虫	可能会在数周内康复和复发	蔬菜，水果，未经巴氏杀菌的牛奶	水样腹泻
N/A	艰难梭状芽孢杆菌	不定，但可以达到 10~14 天或更长时间	抗生素相关性结肠炎，质子泵抑制剂	水样或炎症性腹泻，伴有发热、黏液或血腥的大便

2.腹泻后脱水和电解质失衡的评估至关重要，因为这增加了死亡和危及生命的风险，尤其是儿童和老年人。

3.还应对腹泻疾病的肠外表现和感染后表现进行评估（见表 16.3）。

需警惕的肠胃炎症状

1.持续腹泻>1 周。

2.发热。

3.血性腹泻。

表 16.2 临床特征与诊断鉴别

临床特征	病原体
持续性或慢性腹泻	隐孢子虫、蓝氏贾第鞭毛虫、卡耶塔环孢子虫、贝氏囊孢子虫和溶组织内阿米巴
血便	产志贺毒素大肠杆菌,志贺氏菌、沙门氏菌、弯曲杆菌、溶组织内阿米巴、非霍乱弧菌、耶尔森菌、大肠巴兰菌、邻单胞菌
发热	病毒、细菌和寄生虫感染
	更高的温度提示细菌病因,例如沙门氏菌或溶组织内阿米巴
腹痛	产志贺毒素大肠杆菌、志贺氏菌属、沙门氏菌属、弯曲杆菌属、溶组织内阿米巴属、非霍乱弧菌属、耶尔森菌属、大肠杆菌属、类衣藻属
持续腹痛和发热	小肠结肠炎耶尔森菌和假结核耶尔森菌(症状类似阑尾炎)
持续≤24h的恶心和呕吐	摄入金黄色葡萄球菌肠毒素或蜡样芽孢杆菌(短潜伏期呕吐综合征)
呕吐和非出血性腹泻持续2~3天或更短时间	诺如病毒(如有传染性,通常40%的患者在最初24h出现低热)
腹泻和腹部绞痛持续1~2天	产气荚膜梭菌或蜡样芽孢杆菌的摄入(长期潜伏期呕吐综合征)

Adapted from IDSA Practice Guidelines for the Diagnosis and Management of Infectious Diarrhea, 2017.

表 16.3 肠胃炎的肠外感染及感染后表现

表现	病原体
大动脉炎、骨髓炎、深部组织感染	沙门氏菌,耶尔森菌
肠穿孔	沙门氏菌,包括伤寒沙门氏菌、志贺氏菌、弯曲杆菌、耶尔森菌、溶组织内阿米巴
感染后肠易激	弯曲杆菌、沙门氏菌、志贺氏菌、贾第鞭毛虫属、产志贺毒素大肠杆菌
溶血性贫血	弯曲杆菌、耶尔森菌
免疫球蛋白A肾病	弯曲杆菌
血管球性肾炎	志贺氏菌、弯曲杆菌、耶尔森菌
溶血性尿毒症综合征	产志贺毒素大肠杆菌、志贺氏菌1型痢疾杆菌
结节性红斑	耶尔森菌、弯曲杆菌、沙门氏菌、志贺氏菌
反应性关节炎	沙门氏菌、志贺氏菌、弯曲杆菌、耶尔森菌,少见贾第鞭毛虫和卡耶塔环孢子虫
脑膜炎	李斯特氏菌属、沙门氏菌(≤3个月的婴儿具有高风险)
格林-巴利综合征	弯曲杆菌

4.严重腹痛。

5.脱水的体征和症状,如心动过速/高血压/意识模糊/尿量减少。

6.体重降低。

7.最近住院或最近使用抗生素。

8.妊娠。

9.年龄>65岁。

10.糖尿病患者、艾滋病毒携带者或免疫功能低下者。

抗生素适应证

1.大多数感染都是轻度的,自限性的,很少需要抗生素。

2.提供口服补液支持。

3.对更严重的病例,肠外感染(见表16.3),以及免疫功能低下者、老年人或幼儿,抗菌治疗是必要的)。

4.在获得粪便或血液培养样本后,可以开始使用抗生素。

5.免疫抑制的患者,全身不适,发热、血性腹泻或腹痛。

6. <3 月龄的幼儿。

7.温度>38.5°和(或)有脓毒症体征的返程旅客。

8.对疑似志贺毒素或 O157 型大肠杆菌耐药的病例不使用抗生素。

9.基于当地流行病学分析、成人的抵抗力和<3月龄的幼儿使用第三代头孢菌素的情况, 依据经验来使用包括氟喹诺酮类或阿奇霉素的抗生素治疗。

10.一旦分离株培养完毕,应根据可获得的药敏情况对抗生素使用情况进行评估、替换或停用。

11.病情更严重时,应密切注意口服和静脉补水。

12.可以考虑辅助治疗,如止吐药物,尽管不建议对感染性腹泻病例,特别是在<18 岁的病例使用抗呕吐药物。

病毒性肠胃炎

流行病学

病毒性肠胃炎的高峰期是冬季和春季。

临床特征

1.恶心。

2.腹泻。

3.高频率的呕吐。

4.潜伏期为 24~60 小时。

5.症状持续时间短,12~60 小时。

6.诺如病毒平均持续 2 天。

7.轮状病毒持续 3~8 天。

8.偶尔会出现体重减轻和疲劳,很少出现呼吸道症状。

9.表现为弥漫性腹痛且在检查时表现出防御姿势。

10. 50%患者发热>38°C。

一小部分患者(<10%)有脱水的迹象,表现为黏膜干燥,皮肤肿胀和低血压。

调查与诊断

病毒性肠胃炎通常持续少于一周,是一种自限性疾病,除非引起暴发、住院或较重症状,否则通常不需要治疗。

1.粪便显微镜检查和培养均为阴性。

2.粪便白细胞、隐血和乳铁蛋白阴性。

3.血清白细胞计数正常或升高。

4.电解质正常,除非有临床脱水的迹象。

5.可以用市售的诺如病毒、腺病毒和轮状病毒的酶免疫分析(EIA)进行粪便检测。

6.粪便 PCR 检测病毒具有高度特异性和敏感性。

治疗与管理

1.尚无抗病毒药物被证明有效。

2.如果病因是病毒性肠胃炎,则不需要使用抗生素。

3.支持性口服补液通常足够,但如果有脱水迹象,在这种情况下,口服补液(ORS)或静脉补充可使用生理盐水或乳酸林格溶液。

4.对于年龄<65 岁的患者,可以使用 1~2 天的抗运动剂(如洛哌丁胺)作为辅助治疗,但不应用于出血性腹泻、腹胀或>65 岁的患者,因为存在麻痹性肠梗阻的风险。

5.如果需要,可以使用止吐剂 1~2 天,让无法控制口腔液的患者进行口服补液。

病毒性肠胃炎的病因

诺如病毒

流行病学

1.它是一种无包膜 RNA 病毒,属于杯状病毒科。

2.尽管诺如病毒存在不同的受体、基因重组和序列,但在临床上无法区分。

3.全球肠胃炎最常见的原因是季节性流行,通常被称为“冬季呕吐病毒”。1968 年,该病毒在俄亥俄州的诺沃克首次引发了一场疫情,由此得名。

4.虽然在患者儿童时期抗体数量上升,但还是可能会发生再感染,并且由于再感染的毒株不同,不会产生持久的免疫力。

传播

1.通过粪–口途径在人与人之间传播。

2.病毒可以通过呕吐物中的气溶胶、受污染的食物和水以及表面污染物传播。

3.潜伏期为24~48h。

4.出现症状后24~48h内大便恢复正常，但在免疫功能受损的情况下可能长达数周甚至数月，而传播通常在有症状的人和引起暴发的医院中产生。

暴发

因为诺如病毒在环境中的稳定性强，能够抵抗氯和酒精、冰冻和高达60°C的温度，所以能在社区和医院引发疫情(框16.1)。

临床表现

虽然感染可能会有症状或无症状，但全身症状包括：

1.呕吐。

2.水样腹泻，无血无胆汁，24h排便4~8次。

3. 50%的病例发热。

4.萎靡不振。

5.头疼。

6.腹痛。

7.患者有脱水的危险。

8.白细胞计数可能升高或正常，常伴有淋巴细胞减少。

9.病程短，48~72h康复，但免疫功能低下的患者病程可延长，持续水样腹泻超过48h，最长可达数月，并伴有肠上皮组织紊乱和扁平的病理改变。

调查和诊断

1.诺如病毒感染通常通过临床诊断。但在疫情暴发时，实验室可通过抗原检测、酶联免疫分析(EIA)或PCR检测，初步诊断。

2.虽然EIA的敏感性和特异性低于PCR，但它经常被广泛使用，PCR和ELISA检测的阳性结果都应该在临床和流行病学环境下进行解释。

治疗

治疗包括所有针对病毒性肠胃炎病因的支持性措施。

框16.1 要点

若符合以下卡普兰标准应注意诺如病毒暴发：

1.有两个或两个以上的病例，有共同的来源或接触，潜伏期短24~48h，病程12~60h。

2.粪便培养细菌病原体呈阴性。

3. 50%以上病例以呕吐为主要症状。

感染预防与控制

1.尽可能将患者隔离在单人房间，或将患者分组隔离，并对其是否感染其他病原体进行风险评估。

2.医护人员应该用肥皂和水洗手，因为诺如病毒能抵抗酒精消毒。

3.患者在症状缓解后48~72h内不建议工作。

4.食物处理人员也应该被隔离，直至症状缓解后48~72h。

5.应根据当地法规对医院环境清洁，并且必须包括漂白剂清洁方案。

腺病毒

1.通过粪–口途径传播，并可通过呕吐物中存在的病毒传播。

2.肠道腺病毒血清型40和41型潜伏期较长，长达10天，症状可持续2周。

3.这是一种不常见的肠胃炎病因，特别在温带地区的儿童中，而且通常不会引起呕吐。

4.幼儿园和儿科病房可能暴发，出现长期腹泻和低热。

轮状病毒

1.平均症状持续时间为3~8天，好发于6个月至2岁的儿童中。

2.偶尔会导致老年患者腹泻。

3.通常在热带气候下全年存在，在温带地区则活跃于冬季。

4.轮状病毒引起的呕吐不像诺如病毒那样明显，但可能较难区分。

札如病毒

1.一年四季都会发生，影响幼儿和婴儿，但通常不会导致像诸如病毒那样的暴发。

2.引起腹泻和呕吐，一般不伴有发热。

细菌性胃肠道感染

细菌性肠胃炎的发病率远低于病毒性肠胃炎，而且各国的情况有所不同，这取决于城乡环境和个人的免疫抑制风险因素。然而，疾控中心通过 Food Net 对美国境内的发病率进行了整理。

2016 年，Food Net 上每 10 万例经培养确认的腹泻病例的发病率包括：

(1)沙门氏菌：15.4。

(2)弯曲杆菌：11.8。

(3)志贺氏菌：4.6。

(4)产志贺毒素大肠杆菌：2.8。

(5)弧菌：0.45。

(6)耶尔森菌：0.42。

(7)李斯特氏菌属：0.26。

不同于美国，在英国，弯曲杆菌是最常见的病因，社区发病率为 4.6/10 万。

细菌性肠胃炎的病因

大肠杆菌

1.大肠杆菌通常作为正常细菌存在于肠道中，然而，它们也可以成为致病菌并引起细菌性肠胃炎。

2.种类

(1)产肠毒素大肠杆菌(ETEC)。

(2)致病性大肠杆菌(EPEC)。

(3)肠出血性大肠杆菌(EHEC，又称产志贺毒素大肠杆菌或 STEC)。

(4)肠侵袭性大肠杆菌(EIEC)。

(5)肠聚集性大肠杆菌(EAEC 或 EAggEC)。

3.可从培养物中鉴定出大肠杆菌，但致病菌株需要在实验室进行进一步的检测。

ETEC

1. ETEC 会导致脱水腹泻，尤其是在发展中国家<2 岁的儿童，因其能在水和食物中存活，并且存在耐热和不耐热的毒素。

2.导致返程旅客腹泻、恶心，但不呕吐，症状持续长达 5 天。

EPEC

1.腹泻通常发生在发展中国家<6 月龄的婴儿，少见于成年患者，可能偶发或因环境问题暴发。

2.严重腹泻会导致脱水和营养不良。

EHEC

1.潜伏期为 1~4 天。

2.症状是由大肠杆菌 O157：H7 或大肠杆菌O104：H4(STEC)引起的。

3.经常引起血性腹泻、腹部压痛，不发热。

4.白细胞计数升高。

5.可能会导致疫情暴发。

6.艰难梭菌培养阴性时，肠出血性大肠杆菌是引起假膜性结肠炎的罕见原因。

7.可导致溶血性尿毒症综合征(HUS)，并伴有肾衰竭、血小板减少和腹泻后 5~10 天的微血管病理性贫血。

8.在大肠杆菌 O157 和非 O157 菌株中都可能引发 HUS。

9.HUS 可发生在 6%~9%的 EHEC 感染中，大多数发生在 10 岁以下的儿童中。

10. 39%的 HUS 患者会出现肾衰竭和高血压的长期后遗症。

11. 4%的患者会出现神经系统症状，包括运动障碍和癫痫，并伴有发热。

12.在山梨醇-麦康基(SMAC)琼脂上进行粪便培养，可在感染后 6 天内检出大肠杆菌 O157 感染，并伴有出血性腹泻。

13.培养和毒素检测在疾病暴发的管理和追溯中很重要。

14.采取支持性措施并避免使用抗运动药以减少并发症的风险。

15.抗生素治疗会使 EHEC 感染中出现 HUS 的风险增加约 25%，应该避免使用，特别是对诊断尚未完成的幼儿。

EIEC

1.这种疾病相对罕见,与志贺氏菌关系密切。

2.通常是水样腹泻,很少发展为血性腹泻。

EAEC 或 EAggEC

1.常见于免疫力低下者。

2.会导致 HIV 携带者持续腹泻。

3.影响幼儿的频率更高。

4.抗生素治疗往往可以根治。

弯曲杆菌

定义

弯曲杆菌是一种革兰阴性生物(图 16.1),属于肠杆菌科,1973 年它首次被命名为一个属,以前被认为是弧菌型生物,在 20 世纪初被认为是导致牛和羊流产的原因。

流行病学

1.在世界范围内流行,包括北极和温带地区,是引起肠胃炎的主要原因。

2.空肠弯曲菌是引起空肠弯曲菌相关性腹泻的最常见原因。

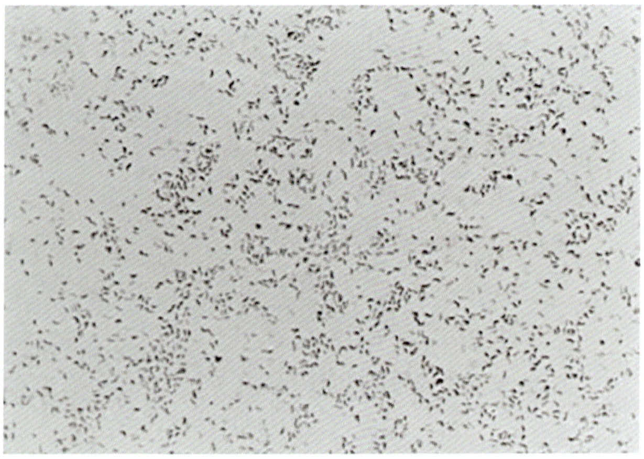

图 16.1 提纯培养(×1000)空肠弯曲菌呈细小弯曲、S 形或螺旋状,革兰阴性。(From Alios BN, Jovine NM, Blaser MJ. Campylobacter jejuni and related species. Bennett JE, Dolin R, Blaser MJ, eds. Mandell, Douglas, and Bennett's Principles and Practice of Infectious Diseases. Updated 8th ed. Elsevier; 2015.)

3.通常见于儿童,其次是成人。

传播

1.与食物的交叉污染有关,因为它被发现在许多野生和家养动物(包括家禽和鸟类)的胃肠道中共生。

2.食物处理人员应保持手部卫生,以防止在准备过程中交叉感染,肉类应在高温下煮熟[胸部肉为 170°F(约为 76.7℃),大腿肉为 180°F(约为 82.2℃)]。

3.在某项研究中,48%的弯曲杆菌感染来自禽类,9%与旅行相关,8%来自水,还有 24%的未知感染。

4.食用未煮熟的肉或受感染的生肉交叉污染的食物可能会传播。

5.发现弯曲杆菌污染许多天然和淡水水源,并能在 15℃以下的温度下存活数周,因此,在受污染的水中游泳或饮用受污染的水会造成感染风险。

6.净化处理水和巴氏杀菌牛奶可以降低感染风险。

7.受感染的动物、宠物或动物身体接触可能会直接传播,应该鼓励洗手,特别是在农场或动物园参观的儿童和成年人。

8.人与人之间的传播罕见,但可能发生在托儿所工作人员与受感染儿童共处的环境中。

9.性传播,特别是在男男性行为中传播。

10.在胃酸减少的患者中,使用盐酸或质子泵时,可观察到感染增加。

临床特征

1.潜伏期 3 天(平均 1~7 天)。

2.弯曲杆菌可影响大肠或小肠,可引起水样和血性腹泻。

3.有 1/3 的患者会在胃肠道症状出现之前出现发热、僵硬和头晕的前驱症状,这些患者会有更严重的症状。

4.腹痛,通常是突然的、剧烈的绞痛和脐周疼痛,经常(但不总是)伴有腹泻;腹泻通常是自限性的,平均持续 7 天。

5.腹痛可能会即时辐射到右侧髂窝,类似于阑尾炎,甚至在腹泻缓解后仍持续。

6. 15%~25%的患者会出现恶心和呕吐。

7.一小部分患者(0.1%~1%)会继续发展成菌血症,如果免疫抑制,那他们将更容易患上菌血症。

8.低丙种球蛋白血症患者由于缺乏体液免疫系统,病情较重,感染时间较长。

9.感染后,可出现长达 38 天的无症状排毒,但在无症状的情况下不一定需要重新检测。5%~10%的患者可能会复发出现慢性症状,免疫抑制者可能会出现反复感染和菌血症,这些人可能会成为长期携带者。

并发症

弯曲杆菌感染与感染后的后遗症:格林-巴利综合征(GBS)与反应性关节炎有关。

1.反应性关节炎仅见于 2.6%的患者,与疾病的严重程度无关,但通常与 HLAB27 的存在有关。它可以在感染后 1~2 周开始,影响小关节、手腕、膝盖和足踝,可以持续数周甚至长达 6 个月。预后良好,通常非类固醇治疗有效。

2. GBS 是空肠弯曲菌感染后的一种急性免疫介导的多发性神经病,可发生在感染后 1~2 周,3%~40%的病例与弯曲菌感染有关。

空肠弯曲菌感染后,GBS 的发病率是普通人群的 100 倍,在美国,每 1000 人中就有 1 人继续发展为 GBS,这是由于抗体的形成与存在于周围神经髓鞘中的 GM1 神经节苷脂发生交叉反应。

3.一种 GBS 变异综合征,称为 Miller-Fischer,也与空肠弯曲菌感染有关。

4.肠炎可类似急性炎性肠病(IBD),可见于弯曲杆菌感染,可能在 IBD 的发病机制中起一定作用。感染通常影响空肠和回肠,并可进一步影响盲肠和结肠。

调查与诊断

1.粪便革兰染色可见"海鸥"状弯曲革兰阴性杆菌。

2.在反应性关节炎和 GBS 中,粪便培养为阴性,应进行血清学检查以检测空肠弯曲菌抗体,可采用补体结合试验或 ELISA。

治疗与管理

弯曲杆菌感染通常是自限性的,但要注意抗生素耐药性。治疗可将症状持续时间缩短 1.3 天,适用于以下情况:

1.免疫抑制者、老年人和妊娠女性。

2.发热、血性腹泻、症状持续超过 1 周或复发的严重疾病,以及肠外疾病。

3.在无并发症的弯曲杆菌感染中,若未怀疑有耐药性,可以使用环丙沙星、左氧氟沙星或阿奇霉素 3 天或直至症状和体征改善。

4.对于那些免疫抑制或有严重疾病的患者,建议进行 7~14 天的治疗。

5.在美国,环丙沙星的耐药率为 20%~27%。

6.也可以使用大环内酯类药物,除泰国和爱尔兰这两个国家的耐药率较高外,世界各地的耐药率均低于 5%。

7.对严重感染,包括菌血症和不能耐受口服药物的患者,可以使用氨基糖苷类碳青霉烯类药物治疗。

沙门氏菌

定义

沙门氏菌是肠杆菌科的革兰阴性杆菌。现已知可能导致:

1.非伤寒沙门氏菌引起的肠胃炎。

2.肠热病(伤寒沙门氏菌和副伤寒沙门氏菌)。

3.菌血症和血管内感染。

4.骨髓炎和深层转移性脓肿。

5.无症状携带。

流行病学

1.非伤寒沙门氏菌在世界范围内引起炎性腹泻。

2.肠炎沙门氏菌和鼠伤寒沙门氏菌是引起肠胃炎的最常见原因。

3.亚洲的发病率最高,每 100 例肠胃炎中就有 4 例是由沙门氏菌感染引起的。

4.仅次于诺如病毒,非伤寒沙门氏菌感染导致美国肠胃炎病例最多,也是住院病例和死亡人数最多的原因。

5.有季节性变化,感染高峰在夏季和秋季。

传播

1.食用家禽、鸡蛋和肉制品,包括新鲜农产品。

2.经鸡蛋传播:从受感染的母鸡传播到完整的蛋壳,随后可能导致感染。

3.受污染的婴儿配方奶粉。

4.与携带沙门氏菌的动物接触(特别是蛇、鬣蜥、蜥蜴、青蛙和乌龟);也有宠物,如老鼠、仓鼠和老鼠,以及猫、犬、鸡、鸭。

5.允许与动物接触的宠物农场和动物园。

6.出国旅行以及食品和水不卫生会使个人面临感染沙门氏菌的风险。

临床表现

1.摄入受污染的水和食物后的潜伏期为8~72h,具体取决于细菌种类。

2.症状的严重程度与感染剂量有关,感染剂量越高,疾病越严重;症状可能非常轻微,也可能存在无症状携带者。

3.腹泻和腹痛在4~7天内消退,恶心、呕吐和发热通常在48~72h内消退。

4.虽然与其他形式的肠胃炎相比无明显的特征,但在儿童中可以出现血便。

5.在感染非伤寒沙门氏菌的肠胃炎病例中,只有不到5%会发展成菌血症。

6.菌血症可引起霉菌性动脉瘤、脓肿、骨髓炎、感染性心内膜炎和血管内感染。

7.胃酸缺乏、炎性肠病和镰状细胞病可能与更严重的感染有关。

调查与诊断

1.需要48~72h的粪便培养。

2.如果患者持续发热,尤其是在培养结果出来时仍发热,则应进行血培养,因为可能是菌血症患者。

治疗与管理

1. 沙门氏菌肠胃炎通常是自限性的,不需要对12~50岁的免疫能力强的患者进行治疗。因为对于这些患者,抗生素治疗的风险和潜在的延长时间的风险大于益处。

2.为患者提供有关口服补液的支持性建议是很重要的。

3.抗生素治疗也不仅仅适用于血性腹泻。

4.应向当地卫生防疫部门通报。

5.治疗的指征包括侵袭性疾病的风险,由以下指标衡量:

(1)免疫抑制状态(接受类固醇或免疫抑制剂治疗的器官移植、淋巴组织增生性疾病、癌症镰状细胞病和其他血红蛋白疾病、癌症、肝硬化和网状内皮系统紊乱)。

(2)HIV携带者,由于细胞免疫功能受损,有患侵袭性疾病和反复菌血症的风险。

(3)年龄>50岁的个体,如果出现菌血症,由于动脉粥样硬化性疾病,他们有很高的血管内感染风险(10%)。

(4)年龄<12个月的婴儿有很高的神经系统感染和死亡风险,而且通常看起来并无不适。

6.大便超过10次/天。

7.持续发热。

8.入院治疗。

9.心脏或其他瓣膜疾病。

抗生素治疗

在有些情况下,由于抗生素耐药性的增加,应以抗生素敏感性为指导,如果已经有沙门氏菌感染的分子诊断,则应该进行敏感性培养。

1.喹诺酮类药物,如环丙沙星或左氧氟沙星,具有良好的细胞内和组织渗透性。

2.第三代头孢菌素,如头孢曲松。

3.阿奇霉素,具有良好的细胞胞内覆盖性。

4. TMP-SMX,如果不能耐受喹诺酮类或头孢菌素类药物。

5.在美国,0.4%的分离株被报告对环丙沙星耐药,而在欧洲,这一比例为3.6%~5%。

6.头孢曲松在美国的耐药率为2.4%,而在英国为1.4%。

7.如果有严重的胃肠道疾病,并且无菌血症,则需要3~7天。

8.如果有血管内或关节并发症的风险,并且由于年龄相关的菌血症危险因素而正在接受治疗,那么需要3~14天内接受治疗。

9.因沙门氏菌可持续存在于网状内皮细胞,免疫抑制患者可能难以清除感染,应长期治疗,检查是否有菌血症和转移性感染,并进行传染病咨询。

10.至少14天的治疗,以防止感染复发或持续。

11. HIV 感染者的肠胃炎可能需要 2~6 周。

无症状携带

1.与其他血清型相比，鼠伤寒沙门氏菌清除快，携带少。

2.有症状感染和无症状感染相比，排毒可能持续更长一段时间。

3.排毒可能是间歇性的，因此可能需要多次培养才能检测到携带。

4.排毒可以持续长达 5 周。

5.既往的短程抗生素治疗并不能降低携带者的风险，而且可能会延长排毒时间。

慢性携带

定义：症状缓解后 1 个月粪便呈阳性，反复培养也呈阳性，持续排毒超过 1 年，有 0.6%~2%的个体会产生这种现象，倾向于影响：

1.女性。

2.老年人。

3.幼儿。

4.胆道异常者，如胆结石。

如果有 HIV 疾病、因患者或家庭成员的免疫抑制状态或有职业相关要求，可以尝试使用抗生素进行长期清除治疗。

1.喹诺酮类药物，如果耐受时间长达 4~6 周。

2.阿莫西林或氨苄西林 6 周。

3. TMP-SMX 治疗 3 个月。

4.在某些情况下可能需要抗生素治疗和胆囊切除术，尽管两者都不能保证根除。

5.在完成治疗 6 个月后随访培养，有助于复查是否成功根除。

食品处理员和医护人员

1.应征求当地职业健康顾问的意见，并遵循相关政策。

2.个人可以在症状缓解 48h 后重返工作岗位，只要坚持良好的手部卫生，则构成的风险较小，因为它们只会间歇性地排毒。

3. 一些企业雇主可能要求员工在返岗之前，每隔 48h 抽取一份或多份粪便样本，阴性后才允许员工返回工作岗位。

肠热病或伤寒

肠热病或伤寒是由伤寒沙门氏菌或甲型、乙型或丙型副伤寒沙门氏菌引起的，它们会引起发热和腹痛。肠热病与伤寒是同一种疾病。

流行病学

人类是唯一已知的感染源，传播通过粪-口途径、通过与感染者的直接接触或通过食物或水接触发生。

1.肠热病在世界贫困地区相对常见，但报告较少，因此，真实流行情况尚不清楚。

2.东南亚、西非和东非，发病率>100/10 万，而非洲北部和南部的发病率有差异，一些国家报告的发病率<5/10 万。

3.甲型副伤寒沙门氏菌在非洲不常见，但在东南亚很常见。一般情况下，伤寒沙门氏菌是一种更常见的肠热病病因，两者在临床上不一定能区分。

4.肠热病往往影响儿童和成人，而不是老年人。

5.疫区以外的返乡旅行者，常会出现抗生素耐药性。

6.慢性携带者在急性感染后出现尿液或粪便排毒超过 12 个月。发病率为 1%~6%。在女性中较常见，虽然在尿液中很少见，但也可能是由结石、前列腺增生或并发血吸虫感染所致。最常见的原因是胆道感染和结石的存在。

肠热病的临床特点

1.症状的一系列进展是在几周内逐步发生的。

(1)第 1 周：发热>40°C，菌血症常见，伴寒战，可见心动过缓、脉温分离。

(2)第 2 周：腹痛伴随“玫瑰斑”出现，这是一种短暂出现的淡鲑鱼色斑点(图 16.2)。

(3)第 3 周：Peyer 结和淋巴增生继发腹腔穿孔(5 岁以下少见)常见肝大、脾大、肠道出血和继发性菌血症，可导致败血性休克和意识改变。

2.便秘常见，特别是在成人患者中，约为 30%，而腹泻在儿童和 HIV 携带者中更常见。

3.在未用抗生素治疗的情况下，感染通常在数

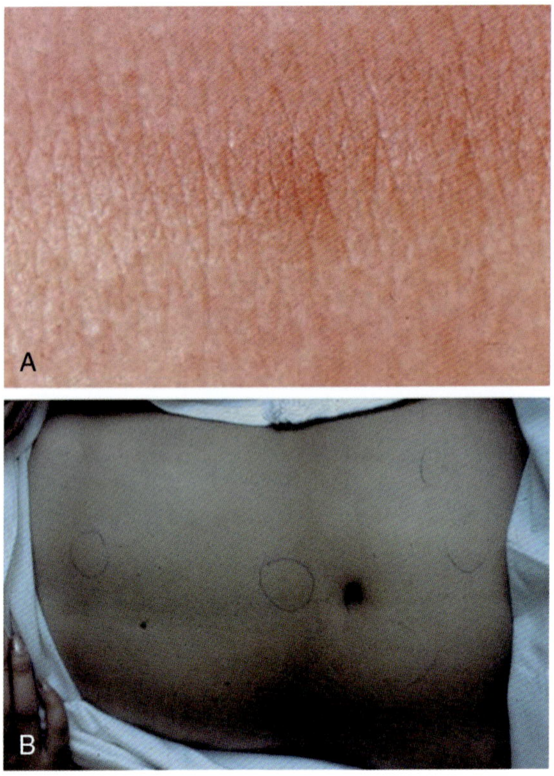

图 16.2 玫瑰斑。(A)一名志愿者的实验性伤寒玫瑰斑。(B)小簇玫瑰斑通常位于腹部。(Reprinted with permission from Elsevier. The Lancet. From Huang DB, DuPont HL. Problem pathogens: extra-intestinal complications of Salmonella enterica serotype Typhi infection. Lancet Infect Dis. 2005;5:341–348.)

周至数月内清除(引起不明原因的发热),但严重感染有时会导致死亡。

4. 44%~94%的病例可出现头痛、"伤寒脑病"、睡眠时间改变、脊髓炎、急性精神病、上运动神经元疾病的体征、共济失调和帕金森综合征;脑膜炎和局灶性神经感染很少见。

5.由于菌血症对心血管、肝胆、呼吸、泌尿生殖系统和肌肉骨骼系统的影响很少见,咳嗽和关节痛并肌痛更常见。

6.实验室检查通常显示白细胞减少伴贫血,尤其是成人,而白细胞增多则见于患有肠穿孔的儿童或成人。

诊断

1.要求血液和粪便培养。

2.血培养阳性率为 40%~80%。

3.粪便培养阳性率为 30%~40%。

4.在更复杂的病例中,骨髓培养阳性率可能>90%,或者在抗生素开始治疗后,骨髓培养可以保持阳性>5 天。

5.使用检测抗 S 抗体的肥达试验进行血清学检测。伤寒抗体需要急性期和恢复期的样本才能显示是否有 4 倍的上升,其效果有限。

6.因为南亚地区对氟喹诺酮类药物和第三代头孢菌素的耐药性增加,要进行抗生素敏感性测试。

治疗

肠热病的抗生素治疗

1.抗生素耐药性很普遍,许多菌株现在对氨苄西林、TMP-SMX 和氯霉素具有多重耐药性,尤其是在南亚,氟喹诺酮类药物的耐药性不断增加。

2.大多数菌株对头孢曲松和阿奇霉素仍然敏感。

3.经验性治疗只用一种药物治疗,并取决于抗生素耐药性和疾病的严重程度。

4.对于严重的疾病,推荐使用头孢曲松进行肠外治疗,因为耐药性很少见。一旦症状改善,患者可以改用具有敏感性的口服药物,可以更快地退热(建议 10~14 天,因为较短的疗程可能会有导致复发的风险)。

5.在病情不严重的情况下,如不怀疑存在氟喹诺酮类药物耐药,可以使用环丙沙星。环丙沙星具有杀菌作用,在细胞内和胆汁中都有浓集,导致细胞内细菌迅速清除,比 β-内酰胺更有效。

6.替代品有阿奇霉素、氨苄西林、甲氧苄啶-磺胺甲噁唑和氯霉素。

7.阿奇霉素治疗后退热时间更快、粪便携带率更低,并与更高的临床治愈率有关。

8.在无并发症的病例中,退热时间通常为 4~6 天,在此期间之外也可能发热,并不一定意味着治疗失败。

9.复发通常发生在发热消退后 2~3 周,取决于抗菌药的选择,通常需要进一步使用抗生素治疗。

10.可以尝试根治长期携带病菌的患者,如食品加工人员,并可使用环丙沙星长达 4 周,但应密切监测患者,以确保他们不会出现抗生素相关性腹泻。

志贺氏菌

定义

1.志贺氏菌属于肠杆菌科非运动性革兰阴性兼性厌氧菌。

2.志贺氏菌有 4 种:志贺氏菌群(A 群)、福氏志贺氏菌(B 群)、鲍氏志贺氏菌(C 群)和宋氏志贺氏菌(D 群)。

流行病学

2008 年,在美国,志贺氏菌的发病率为 6.59/10 万例,是仅次于沙门氏菌和弯曲杆菌感染的第三大常见肠胃炎病因。

传播

1.人类是唯一已知的宿主和储存宿主。

2.也可以通过受感染的水和食物传播,并通过粪-口传播。

3.男男性行为传播也非常普遍。抗生素耐药性普遍,特别是阿奇霉素。

4.在日托中心、住院患者或拥挤的人群中可能会发生暴发。

临床表现(图 16.3)

1.志贺氏菌侵入结肠黏膜细胞,导致脓肿形成和黏膜溃疡。

2.它还能在细胞间传播并产生肠毒素;由质粒编码的 ShET2 (由所有 4 种血清型产生)、染色体编码的 ShET1(由福氏 2a 链球菌产生)和志贺毒素(STX)由痢疾链球菌产生。

3.这些毒素会导致水分和溶质的流失。

4.溶血性尿毒症综合征见于 8%的痢疾志贺氏菌感染儿童,由 STX 毒素介导。

5.潜伏期 3 天(1~7 天)。

6.腹痛、水样腹泻,继而出现 35%~55%的血性腹泻和 70%~80%的黏液、发热和呕吐。

7.疾病的自愈时间约为 7 天。

8.感染后排毒可长达 6 周,无症状排毒的持续时间尚不清楚。

9.并发症包括菌血症(1%~7%)、反应性关节炎、类白血病反应、神经系统症状、低钠血症、低血容量。

调查与诊断

1.采集黏液粪便最佳,粪便比肛拭子的效果更好。

2.粪便镜检可见白细胞和红细胞。

3.可以进行 PCR 检测。

4.即使通过分子方法检测,也必须检测抗菌药的敏感性来确定耐药性, 而且其耐药性的来源很可能是质粒转移。

治疗与管理

1.在亚洲和非洲,氟喹诺酮耐药率为 20%~30%,喹诺酮(萘啶酸)和 TMP-SMX 耐药率为 65%~85%。

2.抗生素可将发热和腹泻的症状持续时间缩短 2 天,从而缩短排毒和传播的时间。

3.大多数感染是自限性的,不建议使用抗生素治疗,除非患者有以下危险因素:

(1)免疫抑制,包括 HIV 感染者。

(2)菌血症或肠外疾病。

(3)食品处理人员、医疗保健人员、养老院住户或工作人员以及有可能将感染传染给其他人的育儿所工作人员。

4.抗生素的选择应该基于患者的人口学特征和局部耐药情况。

5.无危险因素的患者可以服用氟喹诺酮类药物。

6.对于有危险因素的患者,可以在药敏试验前经验性地给予头孢曲松。

7. HIV 感染者或沙门氏菌感染的患者, 应该服用 3 天的氟喹诺酮类药物,最多 5~7 天。

耶尔森菌

定义

耶尔森菌病是由小肠结肠炎耶尔森菌引起的一种人畜共患传染病, 可以从野生和家养动物体内分离出来,不过多数分离株都是非致病性的。

流行病学

1.该菌于生态结构复杂的环境中多见。

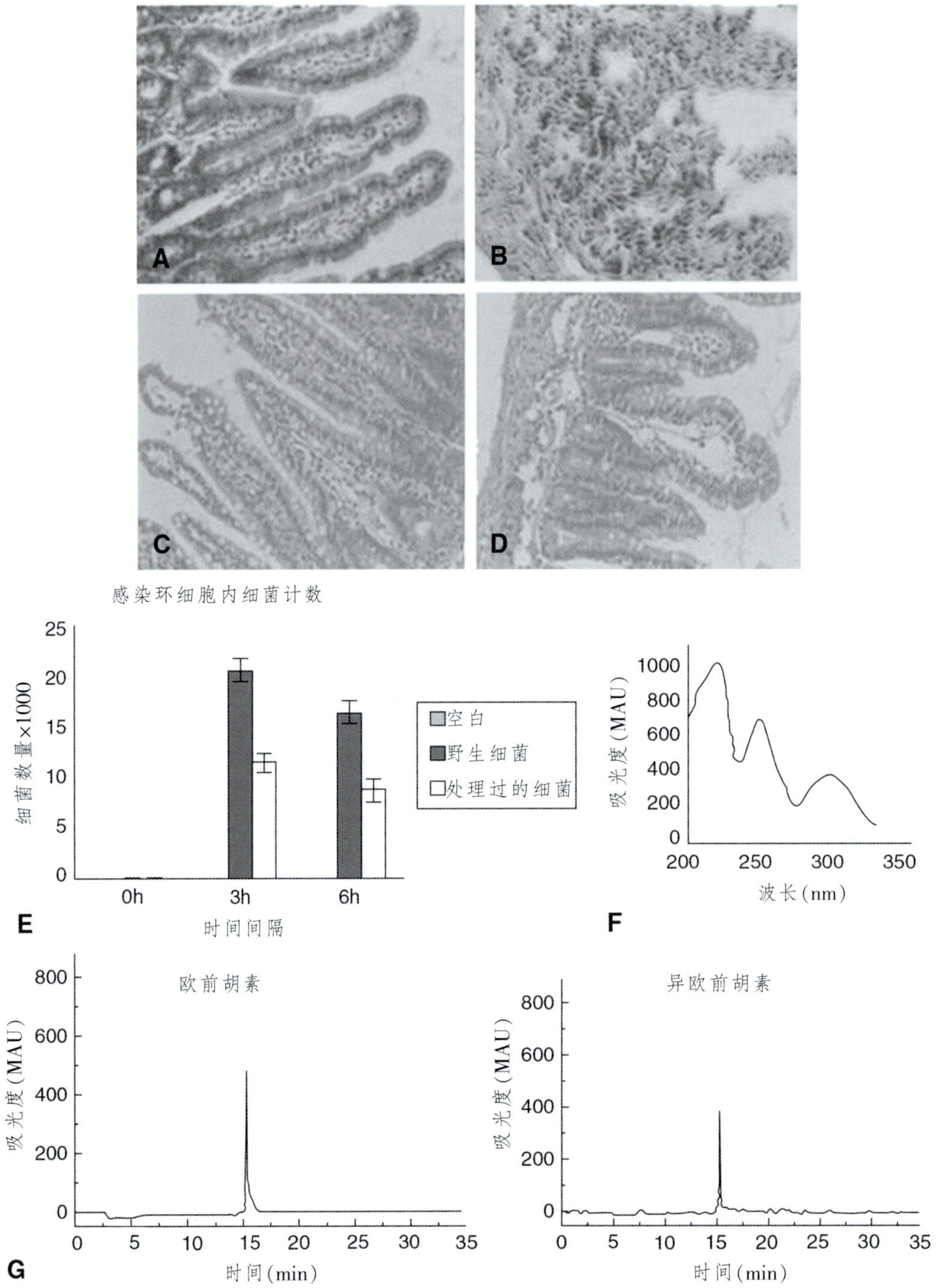

图 16.3 大鼠回肠的组织学和感染大鼠回肠的细胞内细菌计数。(A)对照组:显示大鼠肠黏膜的正常构筑。(B)痢疾志贺氏菌感染的肠环,表现为绒毛缩短、绒毛水肿、溃疡,黏膜管腔内有炎性渗出物浸润。(C)感染经 AEAM 治疗的痢疾沙门氏菌的环路结构正常,炎性病变轻微。(D)单独用 AEAM 培养的环细胞显示正常结构。(E)感染大鼠回肠环细胞内细菌计数。与野生型痢疾杆菌感染相比,经 AEAM 治疗的沙门氏菌感染环的回肠环细胞内细菌数减少了 46%。(F)和(G)紫外可见光谱和高效液相色谱分析。(F) AEAM 的紫外光谱,在 219nm、254nm 和 302nm 处有 3 个吸收峰;(G)HPLC,在 254nm 处有一个峰(保留时间-14.51min)。AEAM,木橘提取物。[From Raja SB, et al. Imperatorin a furocoumarin inhibits periplasmic Cu-Zn SOD of Shigella dysenteriae thereby modulates its resistance towards phagocytosis during host-pathogen interaction. Biomed Pharmacother. 2011;65(8):560-568.]

框 16.2 要点

1. 20%患者可能经常出现咽炎，这在其他原因的肠胃炎中是没有的。
2.咽部培养也可能出现小肠结肠炎耶尔森菌阳性。
3.右下腹疼痛可提示诊断。
4.虽然耶尔森菌不会引起甲状腺炎，但其抗原与促甲状腺激素相似，因此，会与 Graves 病的抗体发生交叉反应。

2.小肠结肠炎耶尔森菌在美国被发现，而假结核耶尔森菌主要见于欧洲。

传播

1.与未经巴氏杀菌的牛奶、未煮熟的肉类(特别是猪肉)、被粪便污染的水有关；猪是常见的传染源。

2.摄入后，细菌在小肠的淋巴组织中增殖，可能导致充血、中性粒细胞浸润和溃疡。

临床特征

1.潜伏期 1~14 天。

2.血行播散引起的播散性感染可导致肝和脾转移性脓肿的形成；其他并发症：肠系膜炎、终末期回肠炎、假性阑尾炎。

3.感染后免疫后遗症(如反应性关节炎和结节性红斑)。

调查与诊断

1.由于确定致病性必须确定生物分型和(或)血清分型，因此，可以粪便培养，并将分离株转至参比实验室。

2.也可以做肠系膜淋巴结培养、咽分泌物、腹腔液或血液培养，以及咽喉培养。

治疗与管理

1.尚无对照试验表明抗生素治疗急性、无并发症耶尔森病有效。

2.除非患者患有严重疾病或潜在的合并症，否则不建议使用抗生素。

3.用氟喹诺酮类药物治疗成人小肠结肠炎(如有适应证)。

4.如果对其他药物过敏，针对败血症使用静脉注射头孢曲松或环丙沙星。

弧菌

定义

弧菌属天然存在于世界上半咸水和咸水的环境之中。

流行病学

最常分离到的引起腹泻的菌种是：

1.霍乱弧菌(霍乱的病原体)。

2.副溶血性弧菌。

3.创伤弧菌可引起腹泻，已从脓毒症患者(特别是有肝病的患者)的血液和组织中分离出来。

霍乱弧菌

霍乱弧菌是引起霍乱流行的病原体。

(1)霍乱弧菌 O1 群有两种生物型：古典型和埃尔托型。

(2)霍乱弧菌 O1 群还可分为 3 个血清型：小川型、稻叶型和彦岛型。

(3)1993 年，一种新的引起霍乱的血清群 O139 群孟加拉霍乱弧菌在印度南部出现，并蔓延到亚洲大陆和美洲的几个国家。

传播

1.粪-口途径。

2.霍乱暴发最常与受污染的水和受污染的食物有关，特别是未煮熟或生的海鲜。

3.霍乱弧菌 O1 群和 O139 群是可产生霍乱毒素，非 O1/非 O139 群霍乱弧菌只偶尔产生毒素。

临床特征

1.一种大量水样腹泻被称为“米水便”。

2.有黏液，但无血液。

3.潜伏期：数小时至数天。

4.严重霍乱的最重要后遗症是症状出现后数小时内会出现明显的血容量减少和电解质异常。

5.其他常见症状有腹部不适和呕吐，特别在疾病的早期阶段。

治疗与管理

1.抗生素可以缩短腹泻持续时间，减少粪便流失量，并缩短霍乱弧菌排毒时间。

2.根据当地的耐药性情况，霍乱的治疗方法有大环内酯类、氟喹诺酮类和四环素类。

3.体液补充是最重要的。

创伤弧菌

1.摄入贝类可能引起肠胃炎、蜂窝织炎和大疱性病变（尤其是肝硬化患者）。

2.在免疫抑制、肝病或血色素沉着症患者中，感染可发展为侵袭性疾病，并伴有菌血症和全身症状。

3.当水温>20℃时，在切萨皮克湾和美国墨西哥湾收获的牡蛎中几乎都可以分离出创伤弧菌。

4.败血症的死亡率很高，超过40%，如果患者出现低血压迹象，死亡率可能会超过90%。

5.诊断为创伤弧菌败血症的患者应立即开始抗生素治疗，并在重症监护病房积极治疗。

6.推荐四环素加第三代头孢菌素。

7.氟喹诺酮类单一疗法是一种替代疗法。

淡水致病菌

气单胞菌属

1.气单胞菌是一种革兰阴性菌，能够引起腹泻，通常在淡水、半咸水和海洋环境中发现。

2.肠外疾病可以发生菌血症、深层感染和伤口感染，但腹泻是最常见的表现。

3.粪便、血和伤口拭子培养（如果需要），以确定致病菌种类和药敏情况。

4.大多数气单胞菌感染是自限性的，但在严重腹泻、败血症、免疫抑制患者和伤口感染的情况下，抗菌治疗和支持性水合治疗是必要的。

5.治疗方法有多西环素、氨基糖苷、第二代和第三代头孢菌素、碳青霉烯类、氯霉素和TMP-SMX；应根据药敏情况进行调整和用药。

志贺副单胞菌

1.在有水、温暖的条件下发生的革兰阴性感染，常因摄入生海鲜而感染。

2.潜伏期通常<48h，疾病通常是自愈性的，但症状可能很严重，可能持续长达4周。

3.免疫功能受损、肝胆疾病患者易感染，受伤后沾水可能导致感染的风险增加。

4.可使用氟喹诺酮类药物、阿奇霉素、阿莫西林-克拉维酸治疗，病情较重时可选用头孢曲松或碳青霉烯类药物。

5.如有肠胃炎症状，推荐治疗3~5天。

6.肠外表现1~2周，视临床反应而定。

李斯特氏菌属

1.李斯特氏菌可以感染新生儿和成人，无论免疫状况如何，包括妊娠女性。

2.通常表现为侵袭性疾病，伴有菌血症，可引起肠胃炎，潜伏期较短，为24h（6h到10天不等），而侵袭性疾病则为11天（最多28天）。

3.李斯特氏菌在肠胃炎病例中所占比例非常小，约为1%，但也会引发疫情，在夏季更为常见。

4.患肠胃炎的风险因素包括食用未经巴氏杀菌的牛奶或含有未经巴氏杀菌的牛奶的产品；其他高危食品包括软奶酪或馅饼，含有金枪鱼、鸡肉或火腿的沙拉，或冷藏熏制海鲜。

5.自限性发热性肠胃炎常见于摄入受污染食物后，发病率高达50%~100%。

6.免疫功能受损者、年龄>65岁个体或妊娠女性有发生侵袭性疾病的风险，通常会导致菌血症、新生儿感染，或者妊娠女性流产。

7.粪便培养，特别是在暴发时，需要特殊培养基，常规实验室检测不支持其生长和血液培养。

8.该病所致肠胃炎无须治疗，通常在确诊前已完全好转。

9.对于那些有侵袭性疾病风险的患者，可以考虑口服阿莫西林或甲氧苄啶-磺胺甲噁唑。

10.对于有侵袭性疾病风险的妊娠女性，建议口服阿莫西林。

艰难梭菌

1.艰难梭菌是一种革兰阳性厌氧芽孢杆菌，能形成芽孢并产生毒素。

2.艰难梭菌引起抗生素相关的炎性结肠炎，是医疗保健相关腹泻的最常见原因。

3.感染需要形成孢子并破坏肠道微生物区，通常使用经验性抗生素治疗。

4.它不是一种侵袭性疾病，不产生毒素的菌株通常不会引起疾病，但可以在肠道定植，无症状排出的孢子可以继续成为感染的病原体。

5.艰难梭菌产生两种毒素：毒素 A(一种肠毒素)和毒素 B(一种细胞毒素)。

(1)毒素 A 会导致肠液分泌、发炎，并对黏膜造成损害。

(2)毒素 B 比毒素 A 更强，是一种毒力因子。

6.一种称为 NAP1/B1/027 的艰难梭菌超强毒力菌株已经引起了多次疫情，与其他菌株相比，它产生了更多的 A/B 毒素，并有更高的复发率、重症率和死亡率。

7.新生儿和<2 岁的儿童有很高的无症状携带率，可能是因为缺乏肠道受体而无症状。

8.复发性疾病可能是由肠道内的孢子残留所致，可在首次感染后的轻度、重度或暴发性疾病治疗后 2~8 周发生。危险因素：年龄>65 岁，正在进行抗生素治疗。

临床表现(图 16.4)

1.临床表现包括无症状携带者，患者可继续作为他人结肠炎和毒性巨结肠的传染源，通常在抗生素治疗后 2~4 周内开始，可分为以下几类：

(1)非重度：白细胞<15 000 毫升/细胞，血清肌酐<132.6μmol/L。

(2)重度：白细胞>15 000 毫升/细胞，血清肌酐>132.6μmol/L。

2.约 15%的病例体温>38.5°C，伴有腹痛和痉挛，并伴有血便或黏液腹泻。

3.暴发性结肠炎：下腹痛和腹胀，可伴有中毒性巨结肠(影像学上结肠直径>7cm 或盲肠直径>12cm)、发热、低血压、肠梗阻或休克；腹泻可能不是很明显。

4.艰难梭菌有时会有肠外表现，表现为反应性关节炎、菌血症、软组织感染和阑尾炎，以及蛋白缺失性肠病或小肠感染。

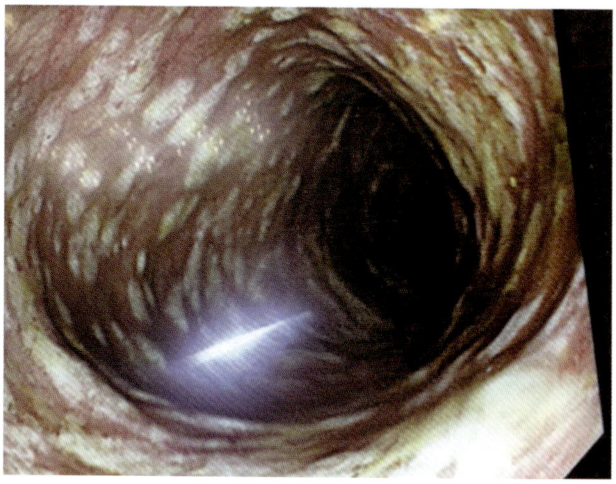

图 16.4 艰难梭状芽孢杆菌肠道。

调查与诊断

1.艰难梭菌的粪便样本应使用多种方法检测，包括谷氨酸脱氢酶(GDH)和毒素检测，NAAT 连同GDH 和毒素检测，而不是单独检测毒素。PCR 也是常用的方法。

2.来自无症状患者的粪便样本不能检测，来自有症状患者的样本不应在同一腹泻发作期间的 7 天内重复检测，因为它们可以保持阳性长达 6 周，所以不建议通过重复采样进行检测。

3.新生儿和<2 岁的儿童的携带率很高，不对其粪便样本进行艰难梭菌检测。

4.对于>2 岁的儿童，如果排除了持续腹泻的其他原因，可以将样本送去检测。

治疗

1.感染预防和控制是防止感染进一步传播的关键。

2.停止使用质子泵抑制剂。

3.由于存在艰难梭菌感染的风险，应在适当的情况下重新评估并降低或停止相应的抗生素治疗，积极制定抗生素管理计划，以防止病情进一步恶化。

4.艰难梭菌最初发作应口服万古霉素(与静脉注射万古霉素不同，口服万古霉素会使其在结肠中达到高浓度)或非达霉素，而不是甲硝唑(甲硝唑会导致治疗失败)，为期 10 天。如果万古霉素或非达霉素不可用，甲硝唑可用于轻度病例。

5.对于暴发性感染、低血压和中毒性巨结肠，可以增加口服万古霉素的剂量。如有肠梗阻，直肠万古霉素可以与静脉注射甲硝唑一起使用，但穿孔的风险更高，建议谨慎使用。

6.如对严重疾病或持续或恶化的腹痛有顾虑，建议进行影像学检查和早期手术治疗。

7.影像学检查除了显示肠黏膜和黏膜下水肿外，还可显示中毒性巨结肠或肠穿孔的迹象，当黏膜下层水肿导致肠壁“扇形”改变时，有时被视为“双晕”征或“拇纹”征。

8.如果进行下消化道内镜检查，在黏膜上可见直径 2cm 的黄色和白色隆起的片状假膜(见图 16.4)。

9.静脉注射免疫球蛋白(IVIG)对严重或难治的感染可能有效。

10.对复发性感染可按次递减地口服万古霉素或非达霉素(如果第一个疗程不使用甲硝唑)或口服一个疗程的万古霉素(如果第一个疗程使用甲硝唑)来治疗。

11.如果复发性感染治疗无效，可以考虑进行粪便微生物群移植。

腹泻的寄生性病因

在第 34 章，原生动物中有更详细的讨论。

1.通常腹泻患者症状持续超过 14 天时，应该评估寄生虫原因；应考虑是否为抗生素治疗过程中的持续性腹泻，在抗生素耐药的情况下，持续性原因可能是寄生虫。

2.旅行史、接触受污染的食物和水，以及任何免疫抑制(如 HIV)，都是危险因素。在日托中心居住也是危险因素。

3.到山区或尼泊尔、俄罗斯等国家旅行可能会感染贾第虫、环孢子虫或隐孢子虫。

4.男男性行为也可能传播寄生虫，如贾第虫。

5.寄生虫也可能污染社区水导致传播疫情，应送样本检测。

6.偶尔也会观察到体重减轻和吸收不良的迹象。

7.培养肠胃炎细菌的粪便应与卵子、囊肿和寄生虫的粪便一起评估。

8.由于寄生虫可以间歇性地排出，每天连续 3 个样本可以提高阳性检出率。

9.可在实验室进行隐孢子虫、环孢子虫和囊孢子虫的改良抗酸染色或三色染色。

10.还可以要求提供贾第虫和内阿米巴的粪便抗原。

毒素介导的肠胃炎

定义

继发于预制毒素或化学刺激物的肠胃炎，在摄入后的短时间内出现突然呕吐和腹泻。

毒素介导疾病的特殊病因

产气荚膜梭菌

定义

产气荚膜梭菌食源性毒素介导引起的水样腹泻疾病。

流行病学

在世界各地都很常见，是美国细菌性肠胃炎的第二大常见原因，每年约有 100 万例。

传播

1.产气荚膜梭菌可能存在于未煮熟或储存不良的肉制品和肉汁中。

2.感染是由产气荚膜梭菌孢子引起的。该孢子在食物中存活、增殖并释放肠毒素。

3. A 型产气荚膜杆菌通常是疫情暴发的原因，因为孢子可在加热中的食物存活，即使加热，也不能避免其通过受污染的食物和肉制品引起感染。

4. C 型产气荚膜杆菌存在于食用猪肉产品中，通过一种能引起坏死性肠炎的 β 毒素引起空肠出血性坏死。甘薯中的胰蛋白酶抑制剂，当与含有产气荚膜梭菌孢子的肉制品一同摄入时，可能抑制肠内毒素的分解，从而加剧感染。

临床表现

1.潜伏期 6~24h(通常为 10~12h)。

2.症状包括水样腹泻和绞痛性腹痛；发热和呕吐很少见。

3.在巴布亚新几内亚被称为 Pigbel 病(梭菌性坏死性肠炎)，在德语中被称为"Darmbrand"，表现为空肠和回肠的节段性坏死、严重腹痛、腹胀和肠管扩张(图 16.5)。

(1)C 型产气荚膜杆菌引起肠炎坏死，见于动物和人类的粪便，以及土壤中。

(2)见于发展中国家蛋白质缺乏的儿童，但在发达国家很少见，在糖尿病患者体内可见。

(3)"Darmbrand"形容"烧焦的肠"的外观，在第二次世界大战后因饥饿而进食大量肉类和蔬菜的患者体内可见。

(4)在巴布亚新几内亚，1963 年暴发了一场疫情，17 名男性患者(成人和儿童)在进食红薯和被猪肠污染的、未充分煮熟的猪肉后发病。

(5)出现严重腹痛的患者，从患者进食的肉、患者粪便和切除的肠段中提取样本，分离出 C 型产气荚膜梭菌。

(6)儿童患病后死亡率为 50%，通过抗血清治疗可降低死亡率。

(7)因为在食用大量猪肉后腹痛，这种疾病随后被称为 Pigbel 病。

4.在全球，A 型产气荚膜杆菌会导致坏死肠患者发生气性坏疽，继发于食物中毒。

5. B 型和 D 型产气荚膜杆菌不会引起人类疾病。

诊断与治疗

1.如患者有摄入未煮熟或储存的肉类或肉制品的病史(8~16h 后)，临床上应怀疑产气荚膜杆菌。

2.如果条件允许，应对粪便和食物进行培养，然后进行毒素检测。

3.产气荚膜杆菌感染通常是自限性的，无须抗生素治疗。

金黄色葡萄球菌

流行病学

1.金黄色葡萄球菌可以在一些个体的鼻腔和皮肤中以共生体的形式被发现(20%~30%可以有持续的携带)。当从食物处理者身上排出时，它可以污染食物，在室温下繁殖，在肉、蛋、沙拉和其他食品(如蛋糕和三明治)中形成大量热稳定的金黄色葡萄球菌肠毒素(SE)。

2.金黄色葡萄球菌是肠道菌群的一部分，通常在粪便中少量存在。

传播

1.被污染食品中发现热稳定肠毒素。

2.毒素相对稳定，可能在久置的饭菜、长期超期的巴氏杀菌食品中存在。

3.少有人际传播。

临床表现

1.摄入后 1~6h 呕吐；发热少见。

2.症状通常在 24~48h 内消失。

诊断/调查和治疗

1.通常临床诊断。

2.通过培养感染者的粪便和受污染的食物来确诊。

3.粪便或呕吐物中肠毒素的检测诊断价值有限。

4.治疗：对于毒素介导的金黄色葡萄球菌感染，除了口服补液等支持治疗外，尚无特定的治疗方法。

蜡样芽孢杆菌

定义

蜡样芽孢杆菌是食物中毒的常见原因，它是通过摄入毒素而非感染活的生物体而引起的热稳定呕吐毒素介导的肠胃炎。

传播

1.大米等淀粉类食物中发现蜡样毒素。

2.孢子的形成使蜡状芽孢杆菌能够在环境中存活更长的时间，并能承受极端的温度。

3.孢子和植物细菌会污染食物，导致肠胃疾病。

临床表现

1.摄入后 1~6h 出现症状。

2.引起恶心和呕吐；通常是自愈性的。

3.肠毒素引起的腹泻综合征类似于产气荚膜梭

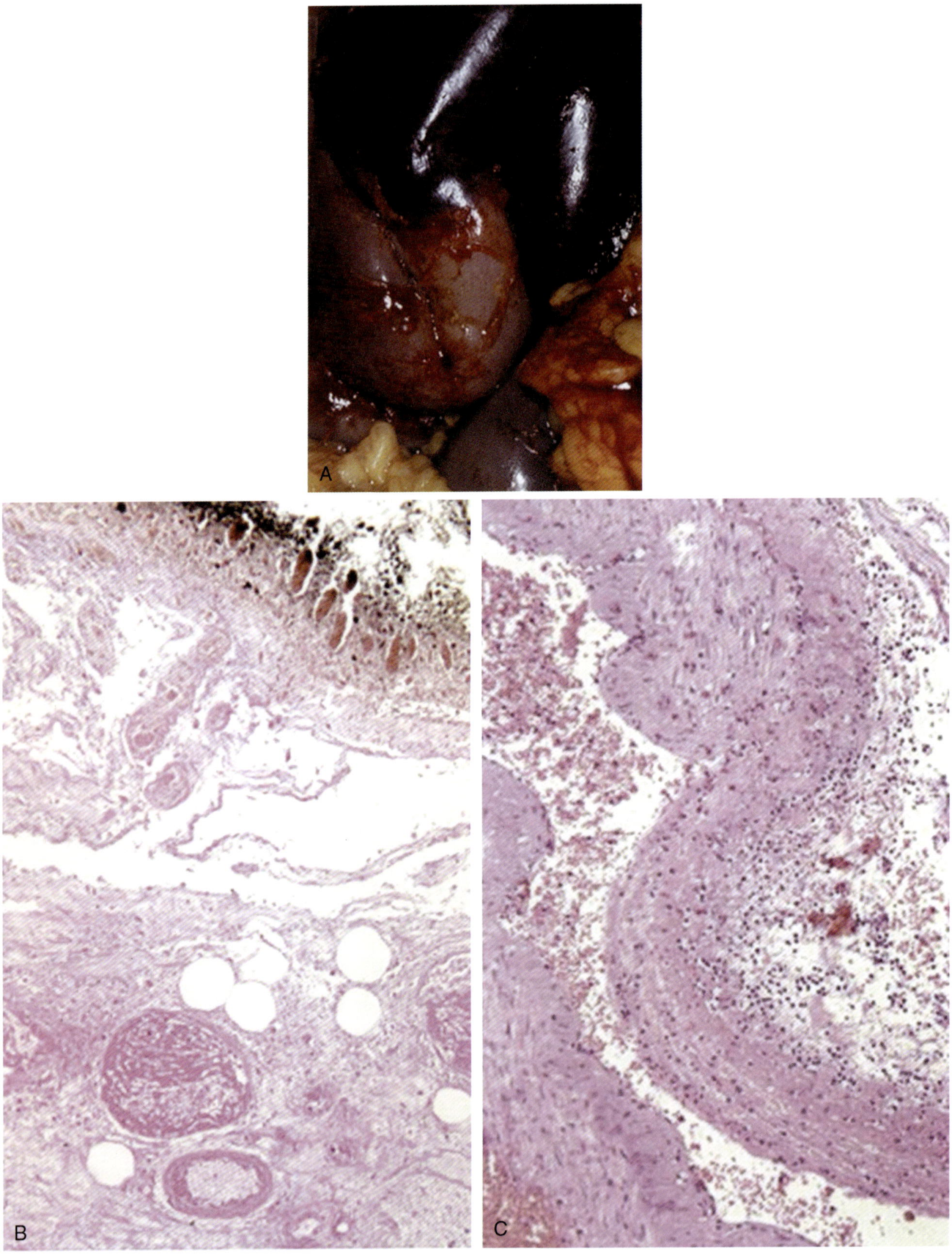

图 16.5 产气荚膜梭状芽孢杆菌坏死性小肠结肠炎(也称为 Pigbel、Darmbrand 或 Firebelly)患者。(A)大体照片显示了活肠袢一侧的肠坏死部分。(B)显微镜照片显示不同肠层的坏死。(C)特写镜头显示坏死量为轻度炎性浸润。(From Procop G, Pritt B, eds. Pathology of Infectious Diseases. Elsevier; 2015.)

菌食物中毒，摄入污染的食物在肠道中繁殖 8~16h 后引起腹泻和腹痛。

4.摄入米饭和面食类食物后，由热稳定肽引起呕吐综合征，其特征是食用相关食物 1~5h 后出现恶心和呕吐。

诊断与治疗

1.通常临床诊断。

2.呕吐物和食物的实验室检测可以证明毒素的存在。

3.毒素介导的疾病不需要治疗。

鲭鱼中毒

定义

1.与海鲜相关的食物中毒被称为鲭鱼中毒。经常被误诊为海鲜过敏。

2.由于鱼肉储存不当，导致细菌过度生长，以及深色鱼肉中发现的细菌酶组氨酸脱羧酶积累了有毒的组胺和其他生物胺。

3.食用在非冷冻条件下存放 2~3h 的鱼肉足以发生鲭鱼中毒。

4.发生鲭鱼中毒的细菌是大肠杆菌、克雷伯菌属、嗜盐弧菌、变形杆菌、梭菌、沙门氏菌和志贺氏菌。

5.瑞士奶酪生产前受污染的原料奶会导致类似的细菌过度生长和组胺积聚。

传播

1.通过食用海鲜中毒，特别是食用鲭科的海鱼(如金枪鱼、鲭鱼和鲣鱼)；其他鱼类(如海豚、罗非鱼、鲑鱼、旗鱼、鳟鱼、沙丁鱼和凤尾鱼)也可能导致中毒。

2.组胺不能通过冷藏、冷冻或烹饪分解。鱼被捕获时即使储存正确，组胺也会在食用之前积累。

3.打开的金枪鱼罐头也有类似的风险，必须储存在冰箱中。

4.鱼可能看起来有“蜂蜜状”的鳞片，尝起来有“辛辣”感。

临床表现

1.服用后 1 小时内会出现组胺反应症状。最常见的症状是：

(1)皮肤潮红，有不舒服的发热感。

(2)面部和上部躯干出现荨麻疹(图 16.6)。

(3)头痛。

(4)腹泻。

2.最严重的症状有支气管痉挛、呼吸窘迫和心律失常，但很少出现。

3.其他症状

(1)口腔周围烧灼感、瘙痒或水肿。

(2)视觉模糊。

(3)心动过速和心悸。

(4)低血压和头晕。

4.与服用抗组胺药物的患者相比，老年患者和服用防止组胺分解药物(如单胺氧化酶抑制剂或异烟肼)的患者可能会有更严重的症状，且时间更长。

5.症状通常在 12~48h 内消失，取决于食用的鱼产品的数量。

6.通常无严重后遗症。

治疗与管理

1.如出现呼吸或心脏窘迫，应在医院进行过敏反应治疗，并在治疗和症状缓解后作为住院患者观察。

2.中度至重度症状伴有潮红、水肿、瘙痒和皮疹，仍需使用抗组胺药、H_1 (苯海拉明或羟嗪)、H_2 抗组胺药(如雷尼替丁或西咪替丁)进行治疗。

3.症状较轻者可以口服抗组胺药治疗。

4.治疗可以持续 24~48h，以防止进一步吸收毒素而引起症状复发。

5.如出现严重呕吐或腹泻，应根据脱水程度进行液体补充。

肉毒鱼类中毒

1.此为一种食源性疾病，是由于食用被多种毒素污染的珊瑚鱼而引起的，包括源自甲藻的雪卡毒素。

2.毒素在受感染的鱼肉和器官中积累。

3.超过 400 种鱼类可能会受到影响，包括梭鱼、安贝鱼、海鳗，以及某些类型的石斑鱼、鲷鱼或鹦鹉鱼。

4.温带农场养殖的鲑鱼等非热带鱼类很少受到影响。

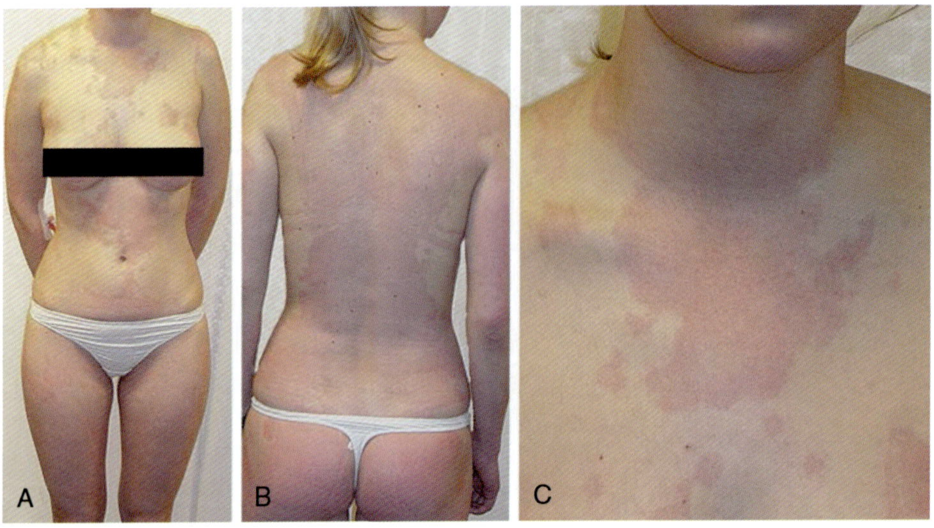

图 16.6 鸡冠疹。(A,B)广泛的红斑皮疹,主要在患者的面部(未显示)和躯干。(C)上胸部特写。注意并无风团。(From Jantschitsch C, Kinaciyan T, Manafi M, Safer M, Tanew A. Severe scombroid fish poisoning: an underrecognized dermatologic emergency. J Am Acad Dermatol. 2011;65(1):246–247.)

传播

1.摄食藤黄属甲藻形成的毒素;生长在珊瑚礁上和周围的单细胞藻类生物。

2.雪卡毒耐热、耐酸,溶于油脂,不受冰冻、煎炒和酸液浸泡的影响。

临床表现

雪卡毒素中毒会导致多种症状。

(1)胃肠道(腹泻、腹痛、呕吐):3~6h 内出现,但食用后可达 30h,24~48h 内消退,但可能长达 4 天。

(2)神经系统(虚弱、感觉异常、头痛、眩晕、瘙痒、幻觉):食用后 3~72h 内,异常持续数周至数月(20%)。

(3)心血管疾病(心动过缓、高血压):食用后 24~48h 内消退,严重者需要 4 天。

调查与诊断

可以用小鼠生物测定法和 IgG 免疫测定法检测鱼体内雪卡毒素,但这些方法并不常规,如食用珊瑚鱼后有胃肠症状和神经症状也应考虑是否中毒。

治疗和管理

1.雪卡毒素中毒应通知当地卫生防疫机构和区域毒理实验中心,以确定来源和相关珊瑚礁。

2.治疗应侧重于气道、呼吸和循环,以及呕吐、腹泻、瘙痒和神经症状,针对这些症状可使用甘露醇、加巴喷丁、阿米替林或普瑞巴林治疗。

(艾静 程晓庆 译 艾静 校)

推荐阅读和参考文献

1. Public Health England (PHE). The Green Book. https://www.gov.uk/government/collections/immunisation-against-infectious-disease-the-green-book#the-green-book. Cholera, ch. 14 (2013); Typhoid, ch. 37 (2015); Rotavirus, ch, 27b (2015).
2. IDSA. 2017 Infectious Diseases Society of America Clinical Practice Guidelines for the Diagnosis and Management of Infectious Diarrhea. *Clin Infect Dis*. 2017;65(12):e45–e80. doi.org/10.1093/cid/cix669.
3. Uptodate. Approaches to the diagnosis and management of patients with gastroenteritis. https://www.uptodate.com/.
4. Public Health England (PHE). UK Standards for Microbiology Investigations: Investigation of Faecal Specimens for Enteric Pathogens (2014). https://www.gov.uk/government/collections/standards-for-microbiology-investigations-smi.
5. World Gastroenterology Organisation (WGO). Guideline for Acute Diarrhoea in Adults and Children – A Global Perspective (2013). http://www.worldgastroenterology.org/guidelines/global-guidelines/acute-diarrhea.
6. Centers for Disease Control and Prevention (CDC). Updated Norovirus Outbreak Management and Disease Prevention Guidelines (2011). https://www.cdc.gov/mmwr/preview/mmwrhtml/rr6003a1.htm.
7. Healthcare Infection Control Practices Advisory Committee (HICPAC). Guideline for the Prevention and Control of Norovirus Gastroenteritis Outbreaks in Healthcare Settings (2011).

https://www.cdc.gov/infectioncontrol/pdf/guidelines/norovirus-guidelines.pdf.
8. Norovirus Working Party: Guidelines for the Management of Norovirus Outbreaks in Acute and Community Health and Social Care Settings (2012). https://www.gov.uk/government/publications/norovirus-managing-outbreaks-in-acute-and-community-health-and-social-care-settings.
9. Clinical Practice Guidelines for *Clostridium difficile* Infection in Adults and Children: 2017 Update by the Infectious Diseases Society of America (IDSA) and Society for Healthcare Epidemiology of America (SHEA). *Clin Infect Dis*. 2018;66(7):e1–e48. doi.org/10.1093/cid/cix1085.

第 17 章

腹膜炎、腹腔脓肿、肝胆感染、脾脏感染

James R. Price

定义

腹腔感染(intraabdominal infection):腹腔或腹膜后间隙感染。

腹膜炎(peritonitis):腹膜炎症，或:

(1)原发性:与腹腔病变无直接关系。

(2)继发性:与腹腔病变有关。

(3)再发性:治疗后持续或再发。

腹腔内脓肿(intraabdominal abscess):腹腔内、腹膜后间隙或腹腔脏器内的脓肿。

胆囊炎(cholecystitis):胆囊的炎症。

胆管炎(cholecystitis):胆管树的炎症。

胰腺炎(pancreatitis):胰腺的炎症。

腹膜炎

1.原发性腹膜炎(自发性细菌性腹膜炎):感染与腹腔内病变无直接相关性。

2.继发性腹膜炎:腹腔内病变导致感染。

3.再发性腹膜炎:在临床腹膜炎持续或继发性疾病治疗后再发的一种晚期疾病。

4.腹膜透析相关性腹膜炎。

原发性腹膜炎

流行病学

1.与肝硬化和腹水有关。

2.危险因素:伴随胃肠道出血、既往腹膜炎和腹水蛋白浓度低。

3.三种变体

(1)培养阴性的中性粒细胞性腹水,与难培养的生物(结核分枝杆菌)和非感染原因有关。

(2)单微生物非中性粒细胞性细菌性腹水,反映腹水早期细菌定植(85%进展为感染)。

(3)多微生物细菌性腹膜炎,通常来自创伤性穿刺。

微生物学

1.通常由肠道菌群引起的内源性单微生物菌的感染。

2.由于腹水的抑菌特性,厌氧菌和酵母菌并不常见。

3.与 HIV 和青春期前女孩(生殖道上升感染)相关的肺炎链球菌。

4.高危个体中的结核菌和双态性真菌。

发病机制

1.细菌通过淋巴、血液或从胃肠道或泌尿生殖道的透膜迁移传播。

2.结核性腹膜炎通常源于血源性扩散,或很少伴随腹内淋巴结破裂。

继发性腹膜炎

微生物学

1.多种微生物感染。

生物体反映病变的解剖位置。

2.罕见

(1)淋病奈瑟球菌。

(2)沙衣原体。

(3)结核病。

3.免疫功能低下者可能经历自发性肠穿孔,涉及机会性病原体[粪类圆线虫和巨细胞病毒(CMV)]。

发病机制

继发于腹腔内黏膜破裂,将生物体/化学物质渗漏至腹腔,导致炎症和感染。

再发性腹膜炎

1.不常见。

2.危险因素:年龄、潜在病因、营养不良和多药耐药微生物。

微生物学

1.通常是机会性和低毒力的生物体(例如,肠球菌、真菌)。

2.多重耐药在医院感染中较常见。

发病机制

1.感染源控制失败。

2.对腹膜炎的不充分治疗。

3.宿主反应受损。

腹膜透析相关性腹膜炎

通常使腹膜透析复杂化。

1.每例患者每年发生 1 次。

2.≤70%的患者在第 1 年内出现首发。

微生物学

1.通常为皮肤的微生物[凝固酶性葡萄球菌(CoNS)、金黄色葡萄球菌、链球菌、类白喉菌]。

2.如果培养出革兰阴性的微生物,考虑潜在的肠道病变。

发病机制

1.微生物通过导管、出口部位、透析液或透膜迁移进入。

2.出口部位和导管隧道感染是主要的诱发因素。

临床表现

1.急性腹膜炎表现为发热和弥漫性腹痛。

结核病=缓慢发作。

2.透析相关性腹膜炎表现为广泛性腹痛、压痛和脓性腹水。发热不常见(10%)。

3.鉴别诊断:阑尾炎、肺炎、糖尿病酮症酸中毒、卟啉症、家族性地中海热、系统性红斑狼疮、尿毒症。

诊断

1.白细胞增多(中性粒细胞增多)。

2.血液培养和腹腔穿刺术(表 17.1)。

3.影像学表现

(1)腹部 X 线片:穿孔引起游离气体。

(2)超声:腹水和脓肿形成。

(3)CT:有其他原因(如结核病和腹腔淋巴结)的来源或证据。

4.当诊断不明确或需要进行靶向活检时,需要进行手术探查。

治疗

原发性腹膜炎

1.经验性治疗

(1)革兰染色或培养阳性(不论细胞计数)。

40%的患者发生感染时培养阳性和细胞计数正常。

(2)WCC>250 个多晶形物/微升(不考虑培养)。

2.抗生素

(1)10~14 天(通常)。

经证明 5 天的疗程是有效的。

(2)通常 48h 内出现临床反应。

(3)腹腔给药(IP)抗生素无效。

继发性和再发性腹膜炎

1.在培养完成后立即开始经验性治疗。

2.使用穿透腹膜的广谱药物(例如,β-内酰胺或喹诺酮类药物)。

3.如果出现酵母菌,进行抗真菌治疗。

表 17.1 腹膜炎治疗前典型的腹腔积液和血液培养结果

	腹膜炎							
	原发性							
	典型性	CNNA	MNBA	PBA	继发性	再发性	腹膜透析	结核性
白细胞计数[a]/μL	≥250PMN		<250PMN		≥250PMN	≥250PMN	总体≥100[b],通常为中性粒细胞>50%	总体150~4000,通常以淋巴细胞为主
革兰菌	多变的[c]	阴性	多变的	通常阳性	多变的	多变的	10%~50%阳性	阴性 AAFB涂片产量低
培养	阳性	阴性	阳性	阳性	阳性	多变的	阳性	阴性 <20%培养阳性
微生物	单微生物	多变的	单微生物	多微生物	多微生物	多微生物	单微生物	单微生物
总蛋白	<1g/dL	多变的	正常	正常	>1g/dL	多变的	多变的	>3g/dL
葡萄糖	≥2.8mmol/L	多变的	正常	正常	<2.8mmol/L	多变的	多变的	低
LDH	在血清范围内	多变的	正常	正常	>血清	多变的	多变的	高(>90U/mL)
血培养	75%阳性	阴性	阴性	阴性	阴性	阴性	阴性	阴性

[d] 如果早期接种到富集培养基中,可增加细菌产率(高达100%)。

CNNA:培养阴性的中性粒细胞增多性腹水;LDH:乳酸脱氢酶;MNBA:单微生物非中性粒细胞细菌性腹水;PBA:多微生物细菌性腹水;PMN:多形核白细胞。

注意:乳酸盐和pH值检测价值不大。

[a] 如果由于创伤(血性)吸入过量PMN,应计算修正的PMN计数:每250RBC/mm^{3}扣除1PMN。

[b] 置管后可出现嗜酸性粒细胞增多(在某些真菌疾病中很少)。

[c] 不敏感,假阳性率较高。

4.随访腹水的细胞计数是有用的,但并非必需。

透析相关性腹膜炎

1.立即治疗:有症状,腹腔积液混浊。

2.如感染局限于腹膜(菌血症不常见),首选IP抗生素。

3.腹膜炎症增加IP抗生素的全身吸收。

由于抗生素的水平是可变的,如果有系统性感染的证据,建议静脉使用抗生素。

4.没有哪种方案是优越的。

5.建议的治疗时间为14~21天(或导管拔出后1周)。

6.嗜酸性腹膜炎是一种罕见的诊断和排除的诊断。

预防

原发性腹膜炎

1.原发性腹膜炎存活的患者1年内复发的概率增加。

2.抗生素预防可减少复发:①伴随的消化道出血;②肝移植前;③低腹水蛋白水平,但不具有生存优势。

继发性和再发性腹膜炎

1.术前抗生素可减少腹膜炎(30%~50%取决于手术)。

2.没有证据支持术后24h后继续使用抗生素(只

会增加耐药率)。

透析相关性腹膜炎

1.感染率降低。

(1)导管干预前预防性使用抗生素。

(2)对患者进行最佳技术培训。

(3)使用具有"填充前冲洗"设计的断开系统。

(4)及时处理出口部位感染或隧道感染。

2.有学者推荐每天在出口部位使用莫匹罗星。

3.没有选择透析液的相关证据。

预后

原发性腹膜炎

1.肾功能损伤、体温过低、高胆红素或低白蛋白的患者预后差。

2.如果反应不良,应考虑并发症(穿孔、腹腔脓肿)。

继发性和再发性腹膜炎

生存率取决于年龄、合并疾病、疾病持续时间、原发的过程、所涉及的微生物。

透析相关性腹膜炎

1.低死亡率(1%)。

2.复发性腹膜炎、顽固性感染(真菌、分枝杆菌、铜绿假单胞菌)和导管阻塞是停止腹膜透析的原因。

腹腔脓肿

腹腔内脓肿

微生物学

与肠道菌群有关的多微生物感染。

发病机制

1.腹腔疾病的并发症、创伤、手术。

2.位置与原发疾病的部位有关。

3.不同的病原体发挥不同的作用。

(1)大肠杆菌群参与早期感染。

(2)厌氧菌与随后的脓肿形成有关。

临床表现

1.受影响区域的波动性发热、感染部位的僵硬和压痛。

2.慢性病例报告。

诊断与治疗(表 17.2)

引流通畅是控制感染的基础。

(1)经皮穿刺可接近的、无血管的单房病灶。

(2)对多发性或局限性脓肿可以外科干预。

预后

并发症包括感染的扩散、瘘管形成或主要血管的侵蚀。

胰腺脓肿

微生物学

通常是涉及粪便菌群的多种微生物。

发病机制

复杂性:

(1)胰腺炎(10%)。

(2)消化性溃疡穿透至胰腺。

(3)胰腺假性囊肿的继发感染。

(4)血源性播种。

临床表现

发热、寒战、左上腹部(LUQ)压痛。

诊断与治疗(表 17.2)

局部清创的外科干预。

预后

根据腹腔内感染的情况。

化脓性肝脓肿

1.最常见的内脏脓肿。

发病率=2.3/100 000。

2.与以下因素相关:

(1)男性。

表 17.2 腹腔脓肿的典型诊断特点及经验性治疗

	血液检测	影像学	样品	经验治疗[a]
腹腔内 胰腺 肝脏(化脓性)	白细胞增多和炎症标志物升高 以上加不正常的 LFT 50%病例血培养阳性	超声、CT 或 MRI 鉴别脓肿 CXR 可显示胸腔积液,提示膈下脓肿	影像学引导下抽吸来确认诊断、控制感染源和培养。也可鉴别胰腺假性囊肿。培养应分为有氧和厌氧培养	针对肠杆菌科和厌氧菌的广谱药物静脉滴注
肝脏(阿米巴性)	白细胞增多(无嗜酸性粒细胞增多)和炎症标志物升高,异常 LFT(80%病例 ALP 升高) 阿米巴血清学阳性率高达 99%(第 7 天阴性)[b]	超声/MRI 最有效 如果合适,考虑继发性心脏、肺脏或中枢神经系统感染	影像学引导下抽吸用于显微镜和培养。较大的病灶可能需要反复抽吸。棕色恶臭(鳀鱼)液是显微镜(PCR)脓肿的特征和溶组织内阿米巴的粪便	肝期甲硝唑加腔内药物(双氧苯胺、帕罗霉素、碘喹醇)
腹膜后腔或腰大肌	炎症标志物升高	CT 或 MRI 最有效	影像引导下抽吸用于感染源控制和培养,但在技术上具有挑战性	靶向针对金黄色葡萄球菌和肠杆菌科的广谱药物静脉滴注

[c] 合并肝脓肿和结肠炎并不常见,所以粪便显微镜(和 PCR)通常是阴性的。

AKP:碱性磷酸酶;CNS:中枢神经系统;CT:计算机断层扫描;CXR:胸片;IV:静脉注射;LFT:肝功能试验;MRI:磁共振成像。

[a] 血液培养后开始。

[b] 不能区分急性与既往感染。

(2)糖尿病。

(3)潜在的肝胆胰腺疾病。

(4)慢性肉芽肿性疾病。

(5)镰状细胞性贫血。

微生物学

1.由肠内细菌引起,包括米勒链球菌群(南角属、中间属和星座属)。

2.肺炎克雷伯菌是一种新兴的病原体(特别是在亚洲)。

(1)在无肝胆疾病的情况下可引起社区获得性肝脓肿。

(2)在先前有抗生素使用史的糖尿病患者和免疫抑制患者中更常见。

(3)毒力与高黏膜变种的荚膜血清型 K1 相关。

(4)小肠结肠炎耶尔森菌和念珠菌属可引起免疫抑制患者发病。

(5)对于来自东南亚和澳大利亚北部的患者,应考虑伯克霍尔德菌假瘤(引起类鼻疽)。

发病机制

1.细菌从胆道树(多发性脓肿)、门静脉、邻近结构、血源性播种或因肝创伤而传播。

2.肝脏右叶通常是由于比其他叶更大和更多的血液供应而易累及。

临床表现

发热伴右上腹(RUQ)疼痛。

诊断与治疗(见表 17.2)

1.治疗至少 1 个月。

2.由于多种微生物感染很常见,合理化使用抗生素仍然存在争议。

(1)尽管已培养出单一敏感微生物,多数提倡使用广谱抗生素。

(2)虽然取样很重要,但应注意是否有可能出现棘球蚴病种植的风险。

如果适当,在取样前考虑进行血清学检测。

(3)影像学检查建议连续成像以确认分辨率。

3.对类鼻疽需要强化治疗,使用序贯疗法根除。

(1)强化治疗

1)≥2 周的头孢他啶、美罗培南或亚胺培南静脉滴注。

2)尽管缺乏证实的益处,有些人会加用 TMP-SMX 增强疗效。

(2)根除治疗(防止复发)

1)≥3 个月口服 TMP-SMX(±多西环素)。

2)也可选用氯霉素和复方阿莫西林。

预后

1.在早期诊断且病情不复杂的情况下,治愈率>90%。

2.预后不良

(1)开放引流。

(2)恶性疾病。

(3)厌氧菌感染。

3.总死亡率为 2%~12%。

阿米巴性肝脓肿

1.阿米巴病最常见的肠外表现(10%)。

2.在卫生条件较差的国家中流行率最高。

3.更常见于男性(×10 倍)。

4.在前往阿米巴流行地区(印度、非洲、中美洲和南美洲)的移民和旅行者中都可见到。

5.该疾病在短期旅行者中较为罕见,但在短至 4 天的暴露后也有可能发生。

6.细胞介导免疫受损的患者更容易发展为侵袭性疾病。

微生物学/病理生理学

1.由溶组织内阿米巴(原虫)引起。

2.主要宿主是人。

3.粪-口传播途径(卫生条件较差)。

4.越来越多的性传播报道。

5.原虫从肠道进入血液,并通过门静脉系统进入肝脏,通常影响右叶。

临床表现

1.通常无症状。

2.症状发生在原发感染后 8~20 周。

3.右上腹疼痛和发热。

4.可见黄疸、咳嗽、出汗、体重减轻。

5. 1/3 的患者出现阿米巴痢疾。

诊断与治疗(见表 17.2)

1.用组织剂序贯腔内制剂治疗。

2.组织剂

(1)甲硝唑(7~10 天)或替硝唑(5 天)。

1)治愈率高(>90%)。

2)良好的口服生物利用度。

(2)替代药物:硝氮氧胺(10 天)。

3.腔内药物(以消除腔内囊肿)

(1)巴龙霉素(7 天)。

(2)双碘喹啉(20 天)。

(3)糠酯酰胺(10 天)。

(4)这些药物的使用可能会受限。

(5)粪便显微镜检查为阴性也要用药。

4.如无较大的病变、威胁性的破裂或治疗失败,通常不需要抽吸。

预后

1.并发症

(1)破裂和扩散(肺、心脏、大脑)。

(2)肝静脉或下腔静脉血栓形成。

2.单纯性疾病死亡率<1%。

包虫性肝脓肿

请参阅第 4 章寄生虫学和第 35 章中的“肠道线虫”。

腹膜后和腰肌脓肿

微生物学

1.通常涉及金黄色葡萄球菌和大肠杆菌类。

2.在发达国家很少由结核病引起。

发病机制

1.最常见的感染方式是通过血液或淋巴系统进行转移扩散。

2.其他

(1)从腹膜后结构中直接延伸。

(2)腹腔内败血症。

(3)创伤性出血。

临床表现

1.取决于临床上解剖学的深度。

因此,症状可能是隐匿的或非特异性的。

2.髋关节屈曲时疼痛表明腰肌受累。

诊断与治疗(见表17.2)

即使血液培养呈阴性,也要调查转移性扩散的来源。

预后

预后不良:

(1)治疗延迟或治疗不足。

(2)高龄。

(3)菌血症。

(4)复发(15%~36%)。

(5)可在感染后1年内发生。

(6)未经治疗,死亡率可达100%。

脾脓肿

请参见脾脏性感染。

肝胆系统感染

流行病学

1.胆囊炎几乎普遍与胆结石相关(>90%)。

2.急性(或上升期)胆管炎,伴有:

(1)胆结石。

(2)既往腹部外科手术史。

(3)肝胆系统肿瘤。

3.胆管疾病发生在未治疗的HIV患者中。

发病机制

1.阻塞是一个共同特征。

(1)胆囊炎=囊性管。

(2)胆管炎=胆管。

(3)导管内压力升高以及血液/淋巴管的流动受阻导致淤滞和感染。

(4)血源性传播很少见。

2.急性胆囊炎的机械刺激或复发可导致纤维化、胆囊增厚和慢性胆囊炎。

微生物学

1.感染多由肠道菌群引起(多微生物类)。

2.寄生虫可阻塞胆道树,导致肝胆感染,如肝血吸虫、华支睾吸虫、后睾吸虫属和蛔虫。

临床表现

1.急性胆囊炎表现为发热和腹痛。

(1)早期疾病=仅为轻度上腹部疼痛。

(2)持续性梗阻=日益严重的RUQ疼痛,伴有腹膜刺激症状(肩尖痛)或右肩胛骨下方疼痛(Boas征)。

(3)30%~40%可触及胆囊肿大。

(4)墨菲阳性体征(胆囊处深吸气疼痛)支持诊断。

(5)急性胆管炎伴有Charcot三联体(85%病例):高热、黄疸和RUQ疼痛。如果伴有败血症和精神错乱的其他特征(Reynolds五联征)提示病情恶化。

(6)慢性胆管炎患者可无症状到严重的腹部症状。

2.鉴别诊断:消化性溃疡、肠梗阻、阑尾炎、急性肝炎、内脏穿孔、柯蒂斯综合征(性腺感染继发性肝炎)、右下叶肺炎、心肌梗死。

诊断

1.白细胞增多(中性粒细胞增多)。

2.肝功能检测(LFT)经常出现异常。

3. 1/3的急性胆管炎患者的血液培养呈阳性。

4.放射学

(1)腹部超声是首选方式。

(2)当超声不能诊断时,建议CT/MRI。

(3)CXR:胆囊内存在气体是气肿性胆囊炎的诊

断依据。

治疗

1.经验性抗菌治疗应涵盖多种微生物感染:推荐使用不同作用机制的双重联合治疗。

2.即使培养阴性或分离出单一微生物,治疗也要涵盖多种微生物感染。

3.大多数急性胆囊炎病例均在 4 天内得到缓解。对于那些未能退热的患者,应考虑化脓性胆管炎。

4.通常需要通过 ERCP 或外科手术进行减压。

5.有些学者提倡感染后的胆囊切除术,但早期手术和延迟手术的发病率并无差异。

预后

1.抗生素不影响结局或并发症的发生率。

2. 10%~15%病例出现并发症(框 17.1)。

3.如果出现以下情况,应立即进行手术:

(1)坏疽。

(2)气肿性胆囊炎。

(3)穿孔。

(4)脓肿形成。

(5)急性胆囊炎和胆管炎的死亡率为 10%~30%,在复杂疾病中死亡率增加。

框 17.1 肝胆感染的并发症

(1)脓毒症
(2)胆囊积液
(3)气肿性(或坏疽性)胆囊炎(老年人、糖尿病男性)
(4)胆囊穿孔。
(5)胆囊管或胆囊 Hartmann 囊嵌塞结石外源性压迫引起的肝管梗阻(Mirizzi 综合征)
(6)胆石性肠梗阻
(7)胆囊周围脓肿
(8)腹膜内脓肿
(9)胆囊肠瘘
(10)胆管炎
(11)肝脓肿
(12)胰腺炎
(13)菌血症

胰腺炎

胰腺炎可分为突发性急性胰腺炎(AP)或进展性慢性胰腺炎(CP)。

流行病学

1. AP 很常见。

(1)发生率为 5~35/10 万。

(2)发病率增加的原因:

1)酒精的消耗。

2)诊断率的提高。

2.独立的风险因素

(1)年龄(25~75 岁增加了 4 倍)。

(2)腹部脂肪增加(不是 BMI 增高)。

(3)胆结石。

(4)过量饮酒。

(5)吸烟。

(6)非洲裔美国人。

微生物学

1.原发性感染(见框 17.2)。

2.继发性感染(胰腺重叠感染)

(1)胰腺脓肿。

(2)坏死性感染(肠菌、真菌)。

发病机制

1.引起 AP 的原因

(1)胆道阻塞(胆结石、癌症、狭窄)。

(2)微生物和抗菌剂(见框 17.2 和框 17.3)。

(3)药物和毒素:酒精、噻嗪类物、柳氮磺胺吡啶、丙戊酸盐、阿司匹林、雌激素、有机磷中毒和棕色隐士蜘蛛、蝎子和吉拉怪物蜥蜴的毒液(通过胆碱能刺激)。

(4)代谢:高血脂和高血钙。

2.创伤:穿透性损伤或 ERCP 术后损伤。

3.血管性。

4.妊娠性和先天性。

框 17.2 胰腺感染潜在的感染微生物

感染的微生物	引起急性胰腺炎	无急性胰腺炎的胰腺脓肿
细菌	军团杆菌属	放线菌属
	钩端螺旋体	鸟分枝杆菌
	支原体	结核分枝杆菌
	伤寒沙门氏菌	星形诺卡氏菌
病毒	柯萨奇病毒	
	巨细胞病毒	
	乙型肝炎病毒	
	单纯疱疹病毒	
	埃柯病毒	
	腮腺炎病毒	
	水痘带状疱疹病毒	
	HIV 病毒	
真菌	曲霉属	念珠菌属
		粗球孢子菌
		新型隐球菌
		荚膜组织胞浆菌
		巴西副二孢属
		植物群落类
		杰氏肺囊虫
寄生虫	蛔虫属	克隆原菌属
	隐孢子虫属	细粒棘球绦虫
	弓形虫属	溶组织内阿米巴
		杜氏利什曼虫
		肺吸虫
		埃及裂体吸虫
		肠类圆线虫

5.特殊情况：肾移植，α1-抗胰蛋白酶缺乏。

6.有毒物质（酶、血管活性物质）损伤，胰腺细胞导致血管通透性增加和胰腺肿胀。

7.微循环中断液化聚集导致坏死。

（1）2/3 的人仍保持无菌，并发展为假性囊肿。

（2）1/3 的人感染了肠道菌群（通常是>7 天），并发展为脓肿。

（3）坏死的程度与感染的风险之间并无相关性。

8.复发性 AP 会导致 CP。

临床表现

1.急性剧烈上腹部疼痛，并放射到背部。

框 17.3 引起急性胰腺炎的抗菌药物（罕见，0.3%~1.4%）

抗菌剂的类型	抗菌剂的类型
抗生素	β-内酰胺药物包括氨苄西林、青霉素、头孢曲松
	异烟肼
	大环内酯类包括红霉素、克拉霉素
	罗红霉素
	咪唑尼达
	硝基呋喃妥因
	利福平
	磺胺类包括增效磺胺甲基异噁唑
	四环素类
抗病毒类药物	地达诺新
	干扰素/利巴韦林
	那非那韦
	利托那韦
抗真菌剂及其他药物	氟尿嘧啶
	戊氧苯咪
	葡萄糖酸锑盐

2.急性恶化或 7 天后无反应者应怀疑继发性感染性坏死。

3. CP=间歇性发作，伴有内分泌和外分泌功能障碍（糖尿病、吸收不良）。

4.鉴别诊断：消化性溃疡、胆结石、胆管炎、胆囊炎、内脏穿孔、肠梗阻、肠系膜缺血、肝炎。

诊断

1. AP 的诊断至少需要以下 3 个标准中的 2 个：

（1）相应的病史。

（2）血清淀粉酶（或脂肪酶）升高。

（3）影像学方面的特征性发现。

2.严重性评估

（1）Ranson 标准。

（2）APACHE Ⅱ 评分。

（3）降钙素原可能具有预测发生感染性坏死的严重程度和风险的作用。

3.生化试验

（1）LFT（胆结石性胰腺炎 ALT 升高至正常值 3 倍以上=95%PPV 上限）。

（2）甘油三酯。

(3)钙质。

(4)空腹葡萄糖。

(5)绝经前女性中的 β-HCG。

4.如果有全身感染迹象(20%出现胰腺外感染),应进行血液培养。

5.影像学表现

(1)腹部超声:炎症或囊肿形成。

(2)CT/MRI 可诊断胰腺炎,并确定病因和并发症。

1)胰腺钙化常见于 CP。

2)MRI 检测早期 AP 的敏感性高于 CT。

3)坏死区域缺乏对比增强影像。

6.以下情况建议进行组织取样:

(1)感染性坏死。

(2)在最初的 7~14 天内持续存在全身毒性症状。

(3)脓肿形成。

治疗

1.支持治疗。

2. ERCP 可解除梗阻。

3.由于实验之间不一致,对预防性抗菌药物尚未达成共识(包括选择性消化道去污)。虽然目前不推荐,但调查显示,英国/爱尔兰 88%的外科医生在 AP 中选择预防性抗生素治疗。

4.对坏死性胰腺炎使用抗生素是有争议的,因为在已经处于炎症状态的患者中识别感染性坏死可能具有挑战性。

(1)如果使用抗生素应选择在坏死组织的渗透能力强的抗生素(表 17.3)。

(2)最初的研究用亚胺培南治疗感染性坏死,但没有证据表明其他广谱 β-内酰胺类药物劣于碳青霉烯类。

(3)坏死的清创术通常是必要的,尽管时机有争议(立即清除 vs.等待患者情况稳定且坏死组织界限清晰时进行)。

(4)复发性胰腺炎经常需要镇痛和内分泌/外分泌替代治疗。

表 17.3　抗生素对坏死组织的渗透

达到多数病原体的药物最低浓度		难以渗透坏死组织的药物
头孢吡肟	氟康唑	氨基糖苷
头孢他啶	氟喹诺酮类	氨苄西林
氯霉素	亚胺培南	头孢西丁
克林霉素	甲硝唑	第一代头孢菌素
多西环素		

预后

1.大多数 AP 患者没有并发症,在 3~5 天内恢复。

20% AP 将会发展成严重的疾病。

2.总死亡率为 5%。

胰腺坏死患者死亡率会增加 40%。

脾脏感染

流行病学

1.脓肿是最常见的表现。

双峰年龄分布(36 岁和 72 岁)。

与感染性心内膜炎(IE)、创伤、镰状细胞病、静脉注射用药(IVDU)情况、免疫抑制有关。

2.其他脾脏感染的危险因素与病原体暴露和免疫抑制有关。

微生物学

1.脾脓肿常是单微生物的。

通常涉及金黄色葡萄球菌、链球菌属或肠杆菌科。

厌氧菌很少被分离出来。

2.沙门氏菌、真菌(念珠菌、曲霉、毛霉)和分枝杆菌(TB、非典型)是免疫抑制患者中新出现的病原体。

高危患者应怀疑类鼻疽。

3.非脓肿性脾脏感染见表 17.4。

发病机制

1.脾脏脓肿由以下原因引起:

(1)血源性播种最常见(IE、IVDU,很少有泌尿生殖/胃肠道和手术伤口)。

(2)脾性梗死(创伤、镰状细胞病)。

(3)腹腔内感染的直接延伸。

2.非脓肿感染由脾细胞或脉管系统的直接侵犯

表 17.4 非脓肿性脾脏感染

病症	病原体	载体	风险因素	主要特点	诊断	治疗	并发症
影响血液流动的感染							
血吸虫病	曼氏血吸虫 日本血吸虫 湄公血吸虫	蜗牛	疫区淡水暴露	钉螺热 嗜酸性粒细胞增多	血清学 粪便中的卵	吡喹酮	其他器官受累
棘球蚴病	见肝脓肿章节						
感染的反应							
感染 单核细胞增多症	EB病毒 巨细胞病毒	人类	青春期更常见	发热、喉咙痛、淋巴结肿大	非典型淋巴细胞，嗜异性抗体，血清学(±病毒载量)	支持治疗	脾破裂 血液学和神经系统异常
高反应性疟疾脾大[a]	间日疟原虫 三日疟原虫 罕见恶性疟原虫、卵形疟原虫	疟蚊	在流行国家长期居住[b]	大规模的 脾大 症状与脾脏大小相关	血常规，[c]RDT，巨球蛋白血症， [d]脾功能亢进	抗疟治疗(暴露期间)、脾切除术	溶血性贫血，脾破裂，潜伏感染，严重疟疾
锥虫体病	克氏锥虫引起美洲锥虫病	锥蝽类 接吻虫	长期居住在中南美洲	急性美洲锥虫病、心脏病或胃肠道疾病	急性疾病血和其他组织的湿法制备或吉姆萨染色	急性疾病给予硝呋替莫或苯硝唑治疗，慢性疾病支持治疗	心动过缓 巨食管
	布氏锥虫复合体引起非洲昏睡病	舌蝇	长期居住在非洲的西部（冈比亚布鲁菌）或东部(罗得西亚布鲁菌)	下疳、颈后淋巴结病（温特博特姆征)、神经症状	慢性疾病血清学和PCR	治疗取决于疾病的种类和阶段 美拉胂醇 喷他脒 苏拉明 依氟米汀	有治疗副作用，失败率高
布鲁菌病	流产布鲁杆菌、猪布鲁杆菌、马耳他布鲁杆菌	牛、猪、山羊、绵羊	接触受感染的动物和未经高温消毒的乳制品，特别是在非洲和中东	波状热、臭汗、骨关节病（骶髂关节炎)、抑郁症	放射学[e]，培养(血液/骨)[f]，血清学或血液PCR。试验很少使用	多西环素加庆大霉素、链霉素或利福平至少6周	慢性疾病

（待续）

表 17.4(续)

病症	病原体	载体	风险因素	主要特点	诊断	治疗	并发症
埃立克体病	尤因埃立克体 查菲埃立克体	孤星蜱	流行地区的暴露（美国）	头痛、肌痛、发热	血清学、血液 PCR	多西环素	机会性感染[f]
内脏利什曼病（黑热病）	杜氏利什曼原虫、婴儿利什曼原虫、恰氏利什曼原虫、罕见亚马孙利什曼原虫或热带利什曼原虫	沙蝇	长期居住在流行地区，HIV	病变体积较大、脾大、皮肤变色[g]	活组织检查（脾脏、骨髓、淋巴结或肝脏） 组织 Wight 或 Giemsa 染色，PCR 在上可见到无鞭毛体	五价锑化合物（锑葡萄糖酸钠）、两性霉素脂质体、米尔曲辛	出血 继发感染
分枝杆菌肉芽肿	结核分枝杆菌复合体包括结核分枝杆菌，非洲结核分枝杆菌，米氏结核分枝杆菌，牛细小分枝杆菌，田鼠分枝杆菌，卡内蒂、卡普拉、羽状分枝杆菌，苏里克塔伊和蒙吉结核分枝杆菌	人类，在动物中也可发现（如牛、獾）	HIV 患者，免疫抑制者，潜伏性结核病，无家可归者，TVDU，流行区居民	发热，体重减轻，盗汗	结核菌素皮肤试验、IGRA、取样和培养	标准疗法。多重耐药结核病需要专家参与	播散性疾病。治疗的副作用 药物依从性（可能需要直接观察治疗）
	鸟分枝杆菌复合物，包括鸟分枝杆菌和 ML 细胞内	环境中无处不在	HIV，免疫抑制	PUO、老年人肺部疾病、女性（温德米尔综合征）、儿童淋巴结炎	培养取样	通常 3 种药物（大环内酯、利福平、乙胺丁醇）持续 12 个月	有治疗副作用，复发

IGRA，干扰素 γ 释放测定；PCR，聚合酶链反应；PUO，来历不明的发热；RDT，快速诊断测试。

[a] 由慢性抗原刺激引起，也称为热带脾大综合征。

[b] 特别是印度尼西亚东部和巴布亚高地。

[c] 尽管寄生虫病并不常见。

[d] IgM 的过度产生。

[e] Pedro pons 体征=腰椎前上角的优先侵蚀，形成鹦鹉喙状外观。

[f] 通过肿瘤坏死因子-α 抑制。

[g] 典型的内脏利什曼病=黑热病。

引起。

临床表现

1.脓肿

(1)发热(95%)。

(2)腹痛,或全身性或局部的LUQ,放射到左肩。

(3)约50%发生脾大。

2.非脓肿见表17.4。

诊断(见表17.4)

1.白细胞增多症常见。

2. IE(持续性菌血症)血培养呈阳性。

3.影像学

(1)≤80%脾脓肿患者有CXR异常。

1)左半隔膜升高。

2)胸腔积液。

3)渗出。

(2)超声是一种检测脾脓肿的敏感方法。

(3)真菌感染的外观有所不同:

1)车轮内的车轮。

2)“牛眼”状病变。

3)均匀的低回声性结节。

4)多发性小回声微脓肿。

(4)CT/MRI检查

1)脓肿可能类似梗死,特别是脓毒性栓塞患者中可见楔形脓肿。

2)结核可出现淋巴结增大、肠壁增厚和腹水。

(5)当诊断不确定时,影像引导的FNA对于培养和组织学是有价值的。

治疗

1.单独使用抗菌剂很少能治愈。

(1)取样后应启用广谱抗菌剂。

(2)尚未确定最佳的路线和持续时间。

(3)通常的用法是通过静脉注射治疗长达6周。

(4)以下情况可转为口服:

1)感染源的控制。

2)已确定病原体。

3)生化异常和放射学反应已纠正。

2.引流通畅和感染源控制。

对于直径<3.5cm孤立病灶最成功。

3.脾切除术仍是治疗的金标准。

通常用于大型或多发性脾脓肿以及保守措施失败的患者。(无脾患者的管理情况见第45章)。

4.其他脾脏感染的治疗取决于潜在的病因(表17.4)。

预后

1.脾脓肿的并发症包括穿孔到腹膜和邻近器官。

2.非脓肿感染的并发症见表17.4。

3.全因死亡率高达14%,免疫抑制和未治疗的死亡率更高。

(王兰 译/校)

推荐阅读

1. Bennett JE, Dolin R, Blaser MJ, eds. *Mandell, Douglas, and Bennett's Principles and Practice of Infectious Diseases.* 8th ed. Philadelphia: Elsevier; 2015.
2. Török E, Moran E, Cooke F, eds. *Oxford Handbook of Infectious Diseases and Microbiology.* 2nd ed. Oxford: Oxford University Press; 2017.

网址

Centers for Disease Control and Prevention, www.cdc.gov
ClinicalKey, www.clinicalKey.com
UpToDate, www.uptodate.com

第 18 章 妇产科感染

Katie Ovens

下生殖道感染

下生殖道感染影响外阴、阴道和子宫颈(表 18.1 和表 18.2)。可根据致病微生物或受感染部位,对下生殖道感染进行分类。

细菌性阴道病(BV)

流行病学

1.阴道分泌物异常的最常见原因。

2.非裔美国女性比非西班牙裔白人女性更易受影响。

发病机制

1.阴道正常菌群由乳酸菌转变为革兰阴性杆菌(如动弯杆菌属)、革兰可变杆菌和球菌(如阴道加德纳菌、普雷沃菌、卟啉单胞菌等)。

2.目前还不认为其是性传播疾病。

临床表现

1.无症状。

2.恶臭(鱼腥味)、稀薄、灰色的阴道分泌物。

3.妊娠:可能导致流产或早产。

检查

1.临床上表现为存在可疑的气味。

2. pH 值>4.5。

3.显微镜检查

(1)线索细胞(附有球杆菌的阴道上皮细胞)(图 18.1)。

(2)乳酸杆菌减少。

(3)混合菌群。

4. BV 分级

(1)临床标准(Amsel 标准)。

(2)显微镜检查(Nugent 或 Hay/Ison 标准)。

治疗

1.一般建议

(1)避免冲洗。

(2)使用肥皂替代品。

(3)戒烟。

(4)治疗性伴侣并无益处。

(5)鼓励使用避孕套。

2.甲硝唑单剂或 5~7 天疗程

(1)注意:如果妊娠或哺乳,避免使用统计学剂量。

(2)不要饮酒。

3.甲硝唑阴道凝胶或克林霉素阴道乳膏

注意:克林霉素可能会削弱避孕套的效果。

4.其他治疗可选择口服替硝唑或克林霉素。

阴道毛滴虫(TV)

详见第 21 章,性传播感染。

外阴阴道假丝酵母菌病

流行病学

1.很常见。

2.有以下情形会出现更高的患病率:近期有抗生素治疗、免疫抑制、糖尿病、妊娠、类固醇使用、激素替代治疗(HRT);宫内节育器(IUD)、杀精剂或避孕套的使用,以及联合口服避孕药。

表 18.1 外阴炎、阴道炎和宫颈炎

	外阴炎	阴道炎	宫颈炎
流行病学特点	常见	非常常见	性活跃女性常见
非感染性病因	• 外阴皮肤炎 • 外阴上皮内瘤变（与人乳头瘤病毒和 HIV 相关） • 外阴痛(可能有感染诱因) • 外阴硬化性苔藓 • 外阴前庭炎	• 过敏 • 萎缩性阴道炎 • 异物刺激	• 创伤 • 炎性状态 • 异物刺激 • 医源性 • 恶性肿瘤
感染性病因	• 念珠菌 • 毛滴虫 • 疱疹病毒或梅毒造成的溃疡（本章未涉及） • B 族和 D 族链球菌(更常导致阴道炎)	• 念珠菌 • 毛滴虫 • 单纯疱疹病毒 • B 族和 D 族链球菌 • 细菌性阴道炎	• 沙眼衣原体 • 淋球菌 • 生殖支原体 • 单纯疱疹病毒 • 滴虫性阴道炎 • 链球菌
感染性病因的临床特点	• 针刺感 • 瘙痒 • 外阴炎症 • 外阴水肿 • 外阴痛	• 阴道针刺感 • 排尿困难 • 外阴痛，性交困难或腹痛 • 瘙痒 • 阴道炎症	• 可能无症状 • 针刺感 • 性交困难 • 性交后或经间期出血 • 排尿困难 • 宫颈炎症 • 盆腔炎(PID)
检查	• 外阴拭子检查 MC&S • 外阴多重 PCR 拭子(如果存在溃疡) • 考虑外阴活检[非感染性原因，如外阴上皮内瘤变(VIN)] • 性健康筛查	• 性健康筛查 • 阴道 pH 值 • 侧阴道壁拭子镜检 • 考虑阴道拭子 MC&S • 后穹隆拭子湿片镜检(为阴道毛滴虫) • 考虑念珠菌培养	• 妊娠试验 • 宫颈/阴道镜检 • 宫颈分泌物培养 • 如怀疑行疱疹拭子 • 性健康筛查

MC&S，显微镜检查、病原体培养和药物敏感性实验；PCR，聚合酶链反应。

发病机制

1.由共生酵母进入外阴–阴道黏膜引起。

2.可能由以下原因引起：

(1)白念珠菌(最常见)(图 18.2)。

(2)光滑念珠菌。

(3)克柔念珠菌。

(4)热带念珠菌。

临床表现

1.无症状。

2.外阴阴道瘙痒。

3.白色凝乳状阴道分泌物。

4.炎症。

5.龟裂。

6.排尿困难和性交困难。

检查

1.高位阴道拭子(前穹隆)。

2.显微镜(湿预备和革兰染色)。

3.培养。

治疗

1.只治疗有症状的患者。

表 18.2　外阴阴道和宫颈感染的治疗选择

病原体	简单感染的治疗	妊娠期	性伴侣的治疗
沙眼衣原体	单次多西环素(或阿奇霉素) 备选:红霉素或氧氟沙星	阿奇霉素、红霉素或阿莫西林	需要
淋病奈瑟球菌	头孢曲松钠 备选: • 单独使用阿奇霉素,如无其他替代方案(有关大环内酯类药物耐药问题) • 阿奇霉素与以下任一种: 　○ 头孢克肟 　○ 大观霉素 　○ 庆大霉素 • 如果已知敏感性,则可使用环丙沙星	头孢曲松钠 备选: • 大观霉素 • 如无其他替代,可选择阿奇霉素	需要
生殖道支原体	多西环素治疗 7 天,阿奇霉素治疗 3 天 选择:莫西沙星	阿奇霉素	需要
单纯疱疹病毒	阿昔洛韦 备选: • 伐昔洛韦 • 泛昔洛韦	见图 18.2	不需要

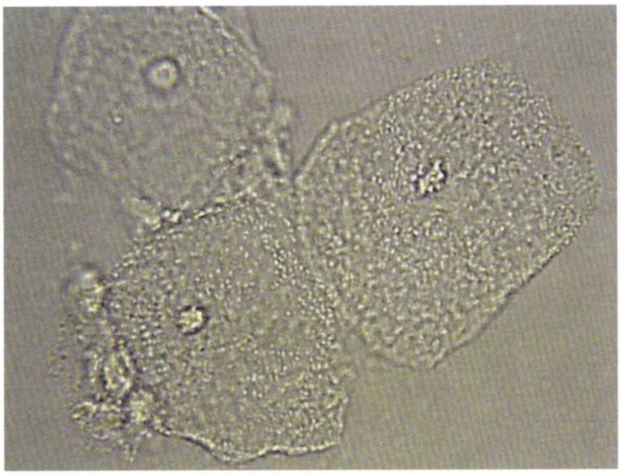

图 18.1　线索细胞。鳞状上皮细胞表面可见折射性细菌聚焦,这是一种被称为线索细胞的形态学表现(它们的出现是诊断的线索),提示细菌性阴道病。正常的阴道菌群包括大的革兰阳性乳酸杆菌。细菌性阴道病包括加德纳菌属的革兰阴性球菌和动弯杆菌属的小弯曲杆菌。巴氏涂片上可见炎性细胞和感染因子,如白色念珠菌、滴虫和细菌性阴道病的线索细胞(如加德纳菌属)。(From Klatt EC. Robbins and Cotran Atlas of Pathology. 3rd ed. Elsevier;2015.)

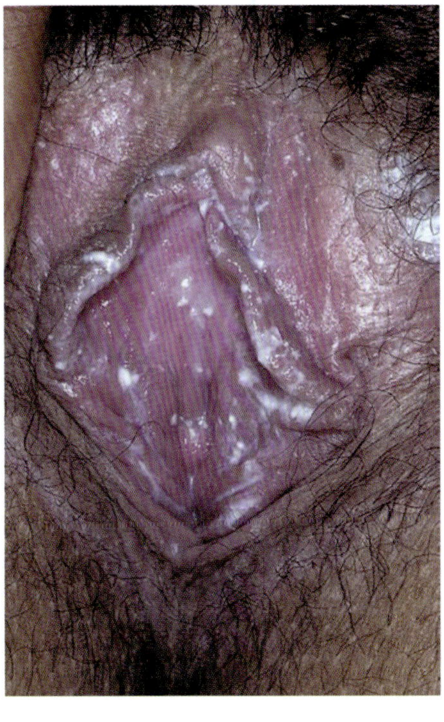

图 18.2　白色念珠菌感染。(From Dinulos JGH. Fungal infections. In Habif TS,Dinulos JGH,Chapman MS,Zug KA. Skin Disease: Diagnosis and Treatment. 4th ed. Elsevier;2018.)

2.外用唑类药物，如克霉唑子宫托或阴道乳膏（然而，也有许多其他唑类和非唑类制剂可供选择）。

（1）注意一些局部使用的唑类药物可能削弱避孕套和横膈膜的作用。

（2）妊娠期：局部使用咪唑7天。

3.口服氟康唑或伊曲康唑（妊娠女性或哺乳者不宜）。

4.克鲁赛念珠菌对氟康唑具有固有耐药性。

5.如果复发，考虑宿主因素。

严格的血糖控制可降低糖尿病患者的感染频率。

6.不建议对伴侣进行治疗。

7.非药物治疗

（1）不要穿紧身内衣。

（2）避免使用带香水的产品。

（3）使用肥皂替代品。

女性盆腔感染

盆腔炎（PID）

流行病学

1.美国每年约有100万例病例。

2.最常见于较年轻的年龄组（15~25岁）和有性传播疾病感染史的人群。

发病机制

1.不到50%的PID病例是由沙眼衣原体和淋病奈瑟球菌引起的。

2.其他可能的致病微生物

（1）加德纳菌。

（2）生殖支原体。

（3）人型支原体。

（4）无乳链球菌。

（5）阴道毛滴虫。

（6）解脲支原体。

（7）厌氧菌。

临床表现

1.分泌物：典型的恶臭和化脓。

2.异常阴道出血。

3.双侧盆腔/下腹部疼痛。

4.深部性交困难。

5.双合诊检查：双附件区压痛和宫颈举痛。

6.全身表现

（1）发热。

（2）腹膜炎。

（3）败血症。

（4）Fitz-Hugh-Curtis综合征。

7.也可能无症状。

检查

1.临床诊断。

2. β-HCG（排除宫外孕）。

3.血液检测，包括FBC和CRP/ESR。

4.宫颈或阴道分泌物镜检。

5.宫颈分泌物培养及药物敏感性检测。

6.性健康检查，如有可能，包括对生殖器进行支原体检查。

治疗

1.排除下腹部疼痛的鉴别诊断（考虑外科或妇科检查）。

2.经验性抗生素治疗。

3.告知并治疗性伴侣（双方必须避孕，直到治疗完成）。

4.有多种门诊抗生素可用；在英国，最常见的方案是：

（1）注射头孢曲松后口服多西环素和甲硝唑14天。

（2）二线药物包括莫西沙星、氧氟沙星和阿奇霉素±甲硝唑。

（3）如果怀疑淋病，避免使用喹诺酮类药物。

（4）如果怀疑生殖支原体，避免大环内酯类药物。

5.如果需要静脉用药（同样有多种方案，但最常用的英国方案是）：

静脉注射头孢曲松、多西环素后口服多西环素和甲硝唑（14天）。

6.考虑对以下患者进行静脉注射抗生素和手术治疗：

（1）严重的疾病。

(2)输卵管卵巢脓肿。

(3)对口服抗生素反应不良。

(4)妊娠[可静脉/肌内注射头孢曲松与静脉/口服红霉素(+甲硝唑)]。

7.可能需要手术干预(如脓肿引流或粘连松解)。

宫内节育器(IUD)相关感染

定义

1.早期:置入后 0~7 天。

2.晚期:置入后 7 天至 3 个月。

流行病学特点

置入 IUD 后,PID 罕见发生(曼月乐环中<1%),但临床医生应对此类 PID 给予更积极的治疗。

发病机制

同 PID,加上以下之一。

1.梭菌属。

2.消化链球菌属。

3.放线菌感染。

临床表现

同 PID。

检查

同 PID,加上以下之一。

1. β-HCG。

2.超声检查(如果症状持续)。

3.如果取出宫内节育器,将其送镜检,进行一般细菌培养及药敏检查(包括延长培养时间培养放线菌)。

治疗

1.详见 PID 部分。

2.在放置 IUD 前,针对外阴-阴道沙眼衣原体和淋病奈瑟球菌进行核酸扩增检测,使得在置入 IUD 前可治疗已有感染。

3.在严重感染或症状无法缓解时,考虑静脉注射抗生素。

4.在 PID 存在的情况下是否取出 IUD 的证据有限,需要根据个人情况评估风险/益处。存在如下情况时考虑取出 IUD。

(1)放线菌感染(放线菌可在异体迅速繁殖)。

(2)治疗 48~72 小时后症状未缓解。

(3)中度至重度感染。

5.取出 IUD 后考虑紧急避孕。

流产后败血症

流行病学

1.多见于人工流产后。

2.较少发生于自然流产后。

并发症

1.由可能存在的妊娠产物残留,以及膀胱/直肠损伤引起。

2.与下述情况相关

(1)输卵管炎。

(2)腹膜炎。

(3)败血症。

(4)高发病率和死亡率。

发病机制

1.最常见病原菌:大肠杆菌、金黄色葡萄球菌、产气肠杆菌、溶血性链球菌、普通变形杆菌。

2.其他病原体:厌氧细菌(如产气荚膜梭菌)或真菌。产气荚膜梭菌的死亡率很高。

3.在非无菌环境中进行人工流产而感染破伤风。

4.可为混合感染。

临床表现

1.发热。

2.阴道流血和排出妊娠产物。

3.阴道分泌物增多。

4.腹痛。

5.检查:败血症/感染性休克体征;腹部压痛、反跳痛等腹膜炎体征;双合诊疼痛;宫颈管扩张。

检查

1.败血症筛查。

2. β-HCG。

3.盆腔超声检查。

4.全腹CT/MRI扫描。

治疗

1.如果血流动力学不稳定,协助患者稳定。

2.根据当地治疗指南和可能致病的病原体选用广谱抗生素,如阿莫西林+庆大霉素+克林霉素。

3.急诊清宫术(确保获得子宫内膜组织送培养)。

4.如存在下述情况,可行全子宫切除术+双附件切除术。

(1)子宫壁内有空气。

(2)盆腔捻发音。

(3)子宫/双附件变色。

(4)可疑或经实验室证实的梭状芽孢杆菌感染。

5.考虑接种破伤风疫苗。

产后子宫内膜炎

定义

1.产后(分娩后10天内)子宫内膜感染。

2.为最常见的产后发热原因。

流行病学

在以下情况中常见:

(1)剖宫产(高达27%,而阴道分娩为1%~3%)。

(2)胎膜早破。

(3)早产或过期产。

(4)绒毛膜羊膜炎。

(5)产程延长。

(6)产妇合并贫血或糖尿病。

(7)分娩时多次阴道检查。

(8)细菌性阴道炎。

发病机制

1.分娩时阴道细菌上行感染子宫。

2.通常为混合感染。

3.与多种病原体相关。

(1)A族链球菌和B族链球菌。

(2)葡萄球菌。

(3)人型支原体。

(4)革兰阴性需氧杆菌。

(5)淋病奈瑟球菌(少见)。

(6)衣原体(少见)。

(7)加德纳菌。

(8)厌氧菌(如脆弱拟杆菌、索氏梭菌、产气荚膜梭菌)。

临床表现

1.发热

(1)≥38.7℃(产后0~24小时)。

(2)≥38.0℃(产后24小时至10天)。

(3)产后低热常见,往往考虑生理性而非病理性。

2.脓性臭味分泌物。

3.腹痛及盆腔痛。

4.子宫异常出血。

5.并发症

(1)脓肿。

(2)中毒性休克综合征。

(3)腹膜炎。

(4)脓毒症/脓毒性休克。

(5)脓毒性肺栓塞。

检查

1.败血症检查。

2.外阴-阴道拭子(包括用于衣原体、淋病和生殖器支原体的核酸扩增检测)。

3.宫颈拭子及分泌物培养。

4.影像学明确盆腔情况或是否存在妊娠残留物。

治疗

1.静脉注射抗生素,如克林霉素+庆大霉素。

2.如抗生素治疗无效,可考虑肠球菌感染、耐药厌氧菌感染、脓肿形成或脓毒性血栓性静脉炎。

绒毛膜羊膜炎

定义

1.上行性细菌感染导致胎膜和胎盘炎症。

2.又称为羊膜腔感染。

流行病学

1.在所有分娩中发生率为1%~4%。在早产分娩中发生率为 40%~70%。

2.高危因素

(1)长时间的胎膜破裂(包括 PPROM 未足月胎膜早破)。

(2)产程延长。

(3)吸烟、酗酒或滥用药物。

(4)多次阴道内诊。

(5)宫内产程监测设备的使用。

(6)BV 或 B 族链球菌(GBS)定植。

(7)未产妇。

发病机制

通常与胎膜破裂后多种致病菌感染有关。

(1)解脲支原体(47%)、人型支原体(30%)、阴道加德纳菌(25%)、拟杆菌(30%)、B 族链球菌(15%)、大肠杆菌(8%)。

(2)胎膜完整也可感染。

(3)血源性感染少见。

临床表现

1.发热。

2.宫底压痛。

3.妊娠女性或胎儿心动过速。

4.脓性羊水或羊水浑浊。

并发症

1.剖宫产增加 2~3 倍。

2.局灶性感染增加 2~4 倍(子宫内膜炎、盆腔脓肿、切口感染)。

3. 10%的菌血症 (通常为 B 族链球菌和大肠杆菌引起)。

4. PPH(炎症引起的功能失调性子宫收缩增加 2~4 倍)。

5.胎儿并发症包括死亡、新生儿败血症和多器官损伤,包括脑瘫和神经发育迟缓。

检查

羊水培养是金标准,但由于时效性,临床上应用不多。

治疗

广谱抗生素静脉滴注:

1.阿莫西林+庆大霉素+甲硝唑。

2.严重青霉素过敏时使用克林霉素+庆大霉素。

3.复合阿莫西林−克拉维酸、哌拉西林/他唑巴坦、头孢呋辛+甲硝唑。

妊娠期尿路感染(UTI)

流行病学

1.无症状菌尿发生在 2%~10%的妊娠当中。

2.急性膀胱炎发生在 1%~2%的妊娠当中。

发病机制

1.大肠杆菌(最常见)。

2.其他革兰阴性菌,例如,奇异变形杆菌和克雷伯菌。

3.革兰阳性菌,如 B 族链球菌、腐生葡萄球菌、金黄色葡萄球菌。

并发症

无症状的菌尿和未经治疗的膀胱炎会增加孕产妇和胎儿的发病率(比值比为 1.3~2.2)。

(1)肾盂肾炎。

(2)子痫前期。

(3)早产(妊娠<37 周)。

(4)低出生体重(<2.5kg)。

(5)围生期死亡率增加。

(6)生长迟缓。

临床表现

1.无症状。

2.排尿困难。

3.尿频。

4.血尿。

5.耻骨弓上疼痛。

6.发热。

7.肾盂肾炎的证据。

检查

1.败血症筛查。

2.肾脏、输尿管、膀胱超声。

3.尿液镜检、尿培养和药物敏感试验。

治疗

1.筛查和治疗无症状感染者。

2.如B族链球菌阳性,建议临产及分娩时预防性使用抗生素。

3.根据当地的指导方针进行治疗,通常治疗7天。

(1)避免在妊娠晚期使用呋喃妥因。

(2)甲氧苄啶广泛用于妊娠中期和妊娠晚期,但制造商建议避免在妊娠期服用。如果患者正在服用叶酸拮抗剂,或在过去12个月内使用过甲氧苄啶,或患有叶酸缺乏症,则应避免使用甲氧苄啶。

(3)在使用阿莫西林前,根据耐药率确认药物敏感性。

4.妊娠期不安全的药物

(1)四环素类。

(2)磺胺类。

(3)喹诺酮类。

5.如果有发热、病情无好转、败血症或肾盂肾炎的迹象,可考虑接受肠外抗生素治疗和液体复苏。

6.尿液显微镜检查,培养和敏感性试验作为疗效检验。

妊娠期合并的其他感染

妊娠期合并的其他感染,包括单纯疱疹病毒、水痘带状疱疹病毒、李斯特氏菌、南美锥虫病、Q热,详见第20章,妊娠期感染。

(井苗苗 林晨曦 译 张润驹 校)

推荐阅读和参考文献

1. Centers for Disease Control and Prevention (CDC), www.cdc.gov/.
2. British Association of Sexual Health and HIV (BASSH). Guidelines. Available from: www.bashh.org/guidelines.
3. Mackeen AD, Packard RE, Ota E, Speer L. Antibiotic regimens for postpartum endometritis. *Cochrane Database Syst Rev.* 2015;2:1–88.
4. Smaill FM, Vazquez JC. Antibiotics for asymptomatic bacteriuria in pregnancy. *Cochrane Database Syst Rev.* 2015;8:1–50.
5. NICE (National Institute for Health and Care Excellence). Urinary tract infection (lower) women. Available from: https://cks.nice.org.uk/urinary-tract-infection-lower-women#!scenario:3.

第 19 章 生殖泌尿道感染

Aoife Cotter

定义和相关名词

脓尿(*pyuria*):在无感染迹象或缺乏感染时,将样品离心后,在显微镜普通视野中观察到 10 个白细胞或高倍视野中观察到 5~10 个白细胞。

菌尿(*significant bacteriuria*):每毫升样品中细菌菌落数为 10^5,适用于女性两个连续样本或男性的单一样本。

无症状菌尿(*asymptomatic bacteriuria*):每毫升尿液中细菌菌落数为 10^5。仅在妊娠的情况下治疗,或者在即将进行泌尿生殖系统侵入性手术的情况下进行治疗。一些专家会对肾移植患者进行治疗,特别是移植后的早期。除了上述情况,无症状菌尿很少发生侵袭性感染。

导管相关无症状菌尿(*catheter-associated asymptomatic bacteriuria*):缺乏尿路感染的症状和体征,每毫升尿液中细菌菌落数为 10^5。

尿路感染[*urinary tract infection*(*UTI*)]:菌尿合并感染部位的症状(即下尿路感染或上尿路感染)。症状定位不佳的老年患者难以确定感染,可能出现谵妄。

膀胱炎(*cystitis*):典型症状包括排尿困难、尿频、尿急,伴或不伴会阴部压痛。

导管相关尿路感染(*catheter-associated UTI*):具有尿路感染的体征和症状,每毫升尿液中细菌菌落数>10^3。

急性肾盂肾炎(*acute pyelonephritis*):典型症状包括腹痛伴或不伴排尿困难、尿频、尿急,全身症状为发热和肾角压痛。

急性前列腺炎(*acute prostatitis*):主要症状为腓骨或耻骨上疼痛伴或不伴排尿困难、尿频和尿急,可表现为脓毒症,临床表现为发热,查体时通常伴有明显的前列腺压痛。

尿毒症(*urosepsis*):尿路感染与脓毒症相关的临床表现,包括发热、心动过速、呼吸急促、白细胞增多等。

治愈(*cure*):抗生素治疗后细菌培养阴性。

持续性(*persistence*):治疗 48 小时后引起首发症状的微生物感染带来持续的菌尿。

复发(*recurrence*):包括症状复发和再感染。

症状复发(*relapse*):治疗后,再次培养出引起首次感染的细菌。

再感染(*reinfection*):随时可能发生新的感染,识别是否感染了新的细菌。

乳头状坏死(*papillary necrosis*):肾盂肾炎的并发症,可导致尿路阻塞。风险因素包括糖尿病或梗阻、镰状细胞病。

肾内脓肿(*intrarenal abscess*):属于典型的菌血症并发症,上行感染的并发症较多,如肾盂肾炎。

肾周脓肿(*perinephric abscess*):属于肾盂肾炎或菌血症的并发症,脓液或感染可扩展到肾周组织和腹膜后间隙。

尿路感染:发病机制

当(毒性)细菌入侵宿主的防御系统(包括尿道防御系统和宿主的免疫系统)时,身体就会发生尿路感染。

感染方式

1.上行感染：导致上行性感染的因素包括性行为、使用杀精剂、导尿、缺乏雌激素或绝经，以及尿道结构异常。

2.血行感染：血行感染常并发于金黄色葡萄球菌菌血症和念珠菌属真菌感染。

毒力因子

1.大肠杆菌：属于常见导致尿道感染的病原体之一，某些血清型与尿道感染特别相关，称为尿道致病性大肠杆菌。

2.某些因素促进细菌黏附尿路上皮和逃避宿主免疫防御，进而导致细菌成功入侵人体并引起感染。

3.大肠杆菌细胞表面的因子

(1)黏附素：增强细菌对尿路上皮的黏附作用。

1)丝状表面结构，呈毛状。

2)非丝状蛋白质。

(2)其他表面因子：有氧肌动蛋白、荚膜多糖、细胞毒性坏死因子 1 型、溶血素、K 表面抗原、含铁细胞受体。

(3)毒素：α-溶血素。

(4)脲酶：产生脲酶的生物体将尿素分解为 CO_2 和氨，导致晶体形成，促进细菌黏附，提高 pH 值。

能够使尿路产生脲酶的病原体包括变形杆菌、克雷伯菌、假单胞菌、金黄色葡萄球菌、解脲棒状杆菌。

人体防御

1.膀胱和尿液

(1)某些抗菌活性物质。

(2)尿素可形成低 pH 值和渗透压环境，抑制细菌生长。

(3)上皮细胞具有分泌作用。

(4)膀胱自身具有冲洗机制。

2.固有免疫

(1)由细胞因子引起的炎症反应。

(2)与 TLR4、IL-1β、IL-6、IL-8 有关。

3.体液免疫：在尿路感染过程中作用很小。

4.结构

(1)由于部分或全部尿流机制受损，造成尿外梗阻的原因可能是肾内的或肾外的，从而增加了感染风险。

(2)可能出现膀胱输尿管反流。

流行病学和自然史

1.尿路感染在女性中更常见，复发也较为常见。在 6 个月内，有 60%的女性会再次发生尿路感染。

2.男性的尿路感染在不排除尿路阻塞的情况下，都较为复杂。

3.儿童尿路感染可能导致显著的肾脏瘢痕和慢性肾病；成人尿路感染在不发生其他并发症(如尿路梗阻)的情况下，很少会影响肾脏功能。

4.尿路感染可能与感染期间肾脏浓缩能力的可逆性损害有关，同时可能会影响抗生素疗效。

5.无症状菌尿相较于尿路感染更为常见，发病率随着年龄增长而增加，某些无症状菌尿与上行感染有关，需要进行治疗。在多数情况下，无症状菌尿为良性，不需要治疗。

6.留置导尿管可能会增加尿路感染的风险，风险约为 10%。

7.危险因素

(1)绝经前女性：频繁性交、结识新伴侣、性交后未清洁、使用杀精剂、既往感染、糖尿病。

(2)绝经后女性：雌激素缺乏、尿失禁、性交后未清洁、导尿。

(3)男性：老年男性前列腺分泌液减少、性交后未清洁、尿失禁、导尿(表 19.1)。

美国感染病学会对无症状菌尿的建议

1.筛查和治疗建议

(1)妊娠人群。

(2)接受泌尿系统手术的患者可能会出现黏膜出血。

2.对于接受实体器官移植的患者，专家建议肾移植术后 6 个月对其进行筛查。

3.不推荐参与筛检的人群

(1)绝经前女性、未妊娠女性。

(2)糖尿病女性。

(3)独立生活的老年人。

(4)脊柱损伤。

(5)置管受试者(如果拔管后持续存在菌尿，可

表 19.1 无症状菌尿和感染危险性

患者类别	流行率	后续感染风险
女童	1%~5%	30%
男童	<1%	–
女性	1%~3%	8%~55%
妊娠女性	2%~10%	肾盂肾炎的风险为原来的 20~30 倍
男性	0.1%	–
绝经后女性	3%~9%	–
老年女性(社区)	11%~16%	治疗与后续感染无关
老年女性(长期护理)	25%~50%	治疗与后续感染无关
老年男性(社区)	10%	治疗与后续感染无关
老年男性(长期护理)	15%~40%	治疗与后续感染无关
糖尿病女性患者	9%~27%	治疗与后续感染或住院无关
糖尿病男性患者	4%~19%	–
脊髓损伤间歇性自我导尿	23%~89%	治疗与后续感染无关
短期需内置导管患者	9%~23%	10%~25%,但由于患者合并其他疾病(许多患者因其他适应证使用抗生素),数据尚不明确
长期需内置导管患者	100%	治疗组与未治疗组的结果没有差异,但暴露于抗生素组的后续耐药性风险较大

Data from Nicolle LE, Bradley S, Rice JC, Schaeffer A, Hooton TM. Infectious Diseases Society of America Guidelines for the Diagnosis and Treatment of Asymptomatic Bacteriuria is Adults. Clin Infect Dis.2005;40:643-654.

以考虑治疗)。

4.无症状念珠菌尿

(1)拔除导管后,无症状菌尿患者可达到 30%~40%。

(2)不对实体器官移植者治疗:以前治疗,但一项研究表明接受治疗的患者死亡率更高。

(3)如果接受尿道操作,需要治疗。

(4)糖尿病或梗阻患者可能发生上行感染。

(5)如有治疗需求:服用氟康唑 1 周。

微生物学(表 19.2)

主要是肠杆菌科,厌氧感染较为罕见。

表 19.2 泌尿生殖道感染相关病原体

肠杆菌	大肠杆菌	主要导致复杂的尿路感染,特别是门诊患者
	变形杆菌、克雷伯杆菌和大肠杆菌	
	从医院获得性病例来看,复杂性尿路感染患者中越来越多地出现耐药性	广谱 β-内酰胺酶
		诱导性头孢菌素 β 内酰胺酶
		碳青霉烯酶
其他革兰阴性菌	绿脓杆菌	
	鲍曼不动杆菌	
革兰阳性菌	葡萄球菌	金黄色葡萄球菌并发症
	肠球菌	尿路感染并发症
	解脲棒杆菌	
病毒	腺病毒	造血干细胞移植者中出血性膀胱炎
	BK 病毒	与肾移植患者有关

临床表现

1.不同部位尿道感染的临床表现不同。

2.下尿道/膀胱炎:感染会刺激尿道和膀胱黏膜,导致尿急、尿频及耻骨上不适。

3.上尿道/肾盂肾炎

(1)通常伴有发热、僵直、腰痛伴或不伴尿路症状。

(2)腹股沟放射性疼痛引起腰痛,提示可能存在结石。

(3)老年患者经常会观察到更广泛的腹痛和谵妄,也有可能出现菌血症、败血症和休克。

(4)留置导尿管的患者局部症状较少。

诊断

1.快速试纸测试

(1)白细胞酯酶。

(2)亚硝酸盐:可以间接检测是否存在能将硝酸盐还原为亚硝酸盐的细菌(如大肠杆菌、变形杆菌、克雷伯菌,排除葡萄球菌或肠球菌)。

(3)如果尿液稀释或多个间隙部分洗脱,可能造成假阴性结果。白细胞酯酶和亚硝酸盐均为阴性,则患尿道感染的可能性不大。

2.显微镜检查

(1)脓尿:在高倍镜视野下观察到5~10个白细胞(敏感性>90%,特异性70%)。

(2)每个高倍镜下有1个细菌,即每毫升尿液有10^5个菌落数(CFU)。

(3)每个高倍镜下无细菌,即每毫升尿液中细菌菌落总数$<10^4$。

(4)MSU培养:中段尿通常是无菌的。

(5)与仅感染肠杆菌科(即不包括葡萄球菌、真菌或苛养菌)和有症状的个体有关。

(6)细菌菌落数$>10^5$ CFU/mL:95%存在感染。

(7)但有相当多的患者细菌菌落数$<10^4$ CFU/mL。

(8)细菌菌落数$>10^5$ CFU/mL,合并下尿路感染,33%的人群可能存在感染。

(9)细菌菌落总数为10^4~10^5 CFU/mL的无症状感染的女性中,只有5%的患者在第二次取样后被确诊。

(10)在男性患者中,如细菌菌落数达到10^3 CFU/mL并伴有症状,则提示感染。

(11)留置导管患者的样本细菌菌落总数阈值$<10^3$ CFU/mL。

3.出现假阴性结果的原因可能是样本被清洁产品污染,如肥皂、完全的尿路阻塞、苛养菌感染、肾结核或利尿产品。

治疗

支持治疗

1.水合作用。

2.调节尿液pH值。

3.缓解阵痛。

4.预防复发。

抗菌药物治疗

1.细菌尿的清除与尿中抗生素的浓度有关。

2.由于肾脏不能浓缩抗生素,有些药物可能无法清除细菌。一般而言,青霉素、头孢菌素和氟喹诺酮类药物(FLQ)在尿液中可达到适当水平,但前两种药物可能损害肾脏。

3.许多常用抗生素不能达到足够的血清水平。然而,有菌血症时,必须到达足够的血清抗生素水平。

4.应在48~96小时内迅速做出反应。如72小时后仍未处理,影像学会有相关提示。

(1)治愈:抗生素治疗后细菌培养阴性。

(2)持续性:治疗48小时后,菌尿细菌菌落总数$>10^5$ CFU/mL,或者更低水平。

(3)复发:停用抗生素1~2周,通常会因为肾床深部的感染、男性前列腺炎或结构异常导致复发。

(4)延迟复发可能是由于再次感染而不是复发。

抗生素的选择

1.血清β-内酰胺类、FLQ、TMP-SMX、氨基糖苷类对上尿道感染具有抗菌活性。

2.有下尿道感染时需要尿液中有抗菌活性,如呋喃妥因或磷霉素。

3.耐药性

(1)35%社区菌株对阿莫西林耐药。

(2)20%菌株对TMP-SMX耐药。

(3)约 10%菌株对 FLQ 耐药。

(4)呋喃妥因和磷霉素持续有活性。

疗程

1.无并发症膀胱炎

(1)呋喃妥因,5 天;TMP-SMX,3 天。

(2)磷霉素 3g×1 剂。

(3)由于可能破坏生态环境,不建议使用 FLQ。

(4)对养老院内有进一步患上尿道感染风险者考虑用药 7~10 天。

2.肾盂肾炎:虽然应治疗 14 天,但服用环丙沙星 7 天或左氧氟沙星 5 天即可。当氟喹诺酮的局部耐药性为 10%时,可以选择在等待药敏的情况下,静脉注射第三代头孢菌素+FLQ。

在男性患者中,一旦排除了梗阻(解剖学意义上的尿路梗阻或功能性梗阻),尿路感染即可被认定为并发症感染。

3.复杂性尿路感染:更有可能是耐药的微生物感染,因此,更有持续感染或者复发的可能。感染结石或存在异物(如支架)会增加持续性感染的风险。

(1)考虑耐药的可能性:如广谱 β-内酰胺酶。

(2)用于敏感菌株的下尿道感染:TMP-SMX、呋喃妥因或磷霉素。

(3)多囊性疾病:TMP-SMX 或 FLQ 可穿透囊肿或封闭腔隙。

美国感染病学会对导尿管相关尿路感染和导尿管相关无症状菌尿的建议

导管相关尿路感染是最常见的医院获得性感染,其临床特征为下尿路感染,其中导管样本或近期拔管患者的中段尿中细菌菌落总数≥10^3 CFU/mL。导管相关无症状菌尿中细菌菌落总数为 10^5 CFU/mL,体征与无症状尿路感染相同。

降低导管相关尿路感染的风险

1.避免不必要的导尿,例如,为控制尿失禁总给患者导尿并不合适。

2.尽快取出导尿管。

3.如果已经确诊为导管相关尿路感染,应及时更换导管,缓解病情。

疗程

1. 7 天。

2.如见效慢,应治疗 10~14 天。

3.如无严重感染,服用左氧氟沙星 5 天。

4.如绝经前女性有轻度下尿道感染,则在拔管后治疗 3 天。

症状复发

1.原因

(1)肾实质深部感染。

(2)解剖学异常,如存在结石。

(3)存在异物,如支架。

(4)前列腺感染(男性)。

2.上述情况考虑治疗 6 周,6 周比 2 周的疗程有更大的治愈率。如有结石,可以考虑长期使用抗生素。

复发性感染

1.相对罕见发病患者:每年会发生 2~3 次。通常发生在青年到中年的性活跃时期, 要谨慎对待每一次发作。建议性交后排尿或考虑预防性增加单剂量抗生素。

2.频繁发病患者:长期使用药物预防,减少感染的发生率,但不能完全消除复发。

3.建议

(1)呋喃妥因:50~100mg。

(2)TMX-SMX:240~480mg。

妊娠期尿路感染

参见第 18 章。

女性雌激素增加会导致肌肉松弛和肌张力降低,从而导致膀胱容量增加,膀胱排空受损及输尿管扩张。妊娠子宫会压迫输尿管,从而导致上行感染。大肠杆菌毒力因子也会随着妊娠而改变其特异性。

处理

1.在妊娠早期和晚期筛查妊娠女性是否患无症状菌尿。

2.考虑到局部耐药性,治疗方案可能包括阿莫西林、阿莫西林克拉维酸、头孢氨苄、TMP-SMX、呋喃妥因。经动物研究，通常在妊娠期间避免使用 FLQ，以免引起关节病。

3.通常在妊娠期间避免使用甲氧苄啶，5mg 叶酸补充剂可能有助于缓解病情，但正在服用叶酸拮抗剂的患者应避免使用。

4.不推荐在妊娠期间使用 TMP-SMX，因为 TMP-SMX 与新生儿溶血症和高铁血红蛋白症有关。其是否会增加新生儿黄疸风险尚未得到有关证据支持。

5.应避免使用呋喃妥因。

下尿路感染

1.磷霉素：3g×1 剂。

2.头孢氨苄：500mg，每天 1 次。

3.呋喃妥因：100mg，每天 2 次；由于新生儿有溶血性贫血的风险，应避免在妊娠的前 3 个月和妊娠近期使用。

上尿路感染

1.第三代头孢菌素：头孢噻肟、头孢曲松、头孢他啶。

2.轻微感染

(1)如果存在轻微感染，可以口服头孢克肟。

(2)如果发生在妊娠早期，建议使用 TMP-SMX。

3.疗程：连续用药 14 天，直到获得无菌尿。

4.预防：性交后使用头孢氨苄 250mg 或呋喃妥因 50mg。

肾脓肿

肾周脓肿

1.相对少见，发病可为亚急性(如 2 周)，40%的患者尿液分析正常，30%患者尿培养阴性。脓肿常被筋膜限制在肾周间隙，但可扩散到腹膜后。

2.风险因素：糖尿病、肾结石。

肾内脓肿

血行播散，通常为单侧，发生位置为皮质。另外，逐渐发现，上行感染发生在皮质和髓质。临床表现类似于急性肾盂肾炎，但会发生延迟恢复。

不常见的诊断

气性肾盂肾炎

如有严重的多灶性感染，可见肾脏和腹膜后间隙气体(图 19.1)。糖尿病和梗阻是气性肾盂肾炎的风险因素。大肠杆菌、变形杆菌和柠檬酸杆菌都有可能造成气性肾盂肾炎。即使使用抗生素治疗，死亡率也很高，通常需要进行肾切除术来控制。

黄色肉芽肿性肾盂肾炎(XGP)

黄色肉芽肿性肾盂肾炎是以肉芽肿性炎症和泡沫细胞(即含脂巨噬细胞)为特征的肾脏慢性感染(图 19.2)。风险因素包括尿路梗阻、淋巴梗阻、肾结

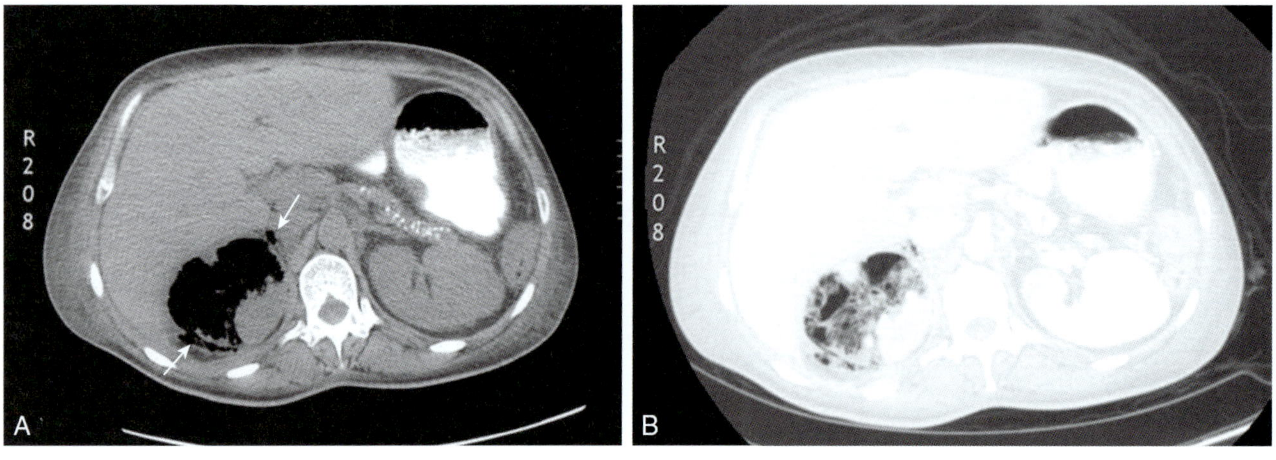

图 19.1 弥散性气性肾盂肾炎。右肾实质内可见广泛的气体。肾周间隙前后可见气体(A，箭头所示)。(From Zagoria RJ，Dyer R，Brady C. The kidney: diffuse parenchymal abnormalities. In: Genitourinary Imaging: The Requisites. Elsevier；2015.)

石、肾缺血、糖尿病。并发症包括腹膜后扩散和瘘管形成。XGP 表现有时类似肾脏恶性肿瘤。

脓肿大小及消退

1.脓肿直径<3cm：单独使用抗生素有效。

2.脓肿直径 3~5cm：92%的患者可单独使用抗生素。

3.脓肿直径>5cm：需要经皮引流。

影像学检查

1.并非所有感染都要求影像学检查。

2.适应证

(1)未能在 72 小时内改善。

(2)免疫功能弱。

(3)诊断不明确。

3.方式

(1)超声：无辐射、无创。

(2)CT：显示结石良好。

附睾炎、睾丸炎、前列腺感染

附睾炎

涉及的其他性传播感染，详见第 21 章。

1.附睾发生细菌感染的症状包括阴囊疼痛和肿胀伴或不伴下尿路感染。对于年龄>35 岁的男性，应考虑是由大肠杆菌或假单胞菌引起的感染，肠球菌感染较少发生。

2.患者可能有泌尿外科手术史，包括导尿。在以前的泌尿系统手术中，急性或慢性前列腺炎和菌血症是值得关注的风险因素，随后发展为附睾炎。插入性肛交，增加肠道大肠菌群引起急性细菌性附睾炎的风险。

3.其他病因

(1)结核病。

(2)真菌病，如芽生真菌病。

(3)布鲁氏菌病。

(4)医源性：近期膀胱内卡介苗治疗，可能导致牛分枝杆菌感染。

处理

1.经验性治疗。

2.抬高阴囊、镇痛、冰敷。

3.预期患者在治疗的第 3 天有所改善。

4.未能解决应立即排除其他不常见的病因，包括肺结核。

5.并发症：包括梗死、脓肿、脓囊肿。

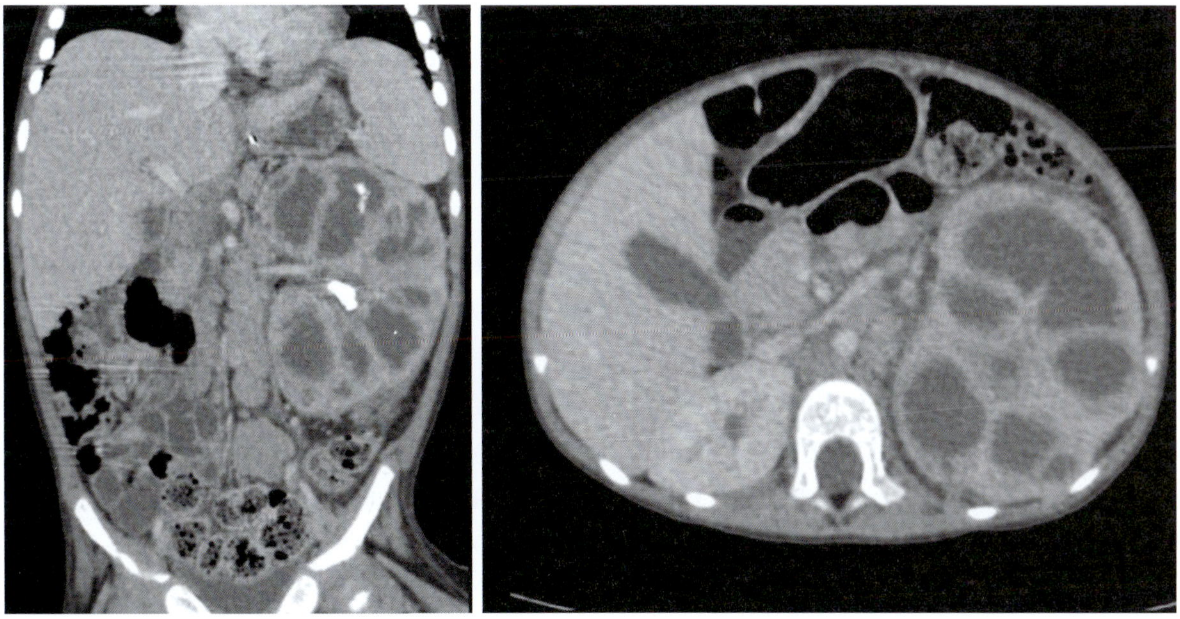

图 19.2　左肾伴黄色肉芽肿性肾盂肾炎。除全肾肿大外，还可见淋巴结肿大和肾结石。[From Zugor V Schott GE, Labanaris AP. Xanthogranulomatous pyelonephritis in childhood: a critical analysis of 10 cases and of the literature. Urology. 2007; 70(1): 157-160.]

睾丸炎

睾丸检查，可见红斑、肿胀并伴有压痛。附睾炎或前列腺炎较孤立性睾丸炎更为常见。

1.感染性病因学

(1)病毒

1)多数病例为腮腺炎感染(15%~30%的青春期后男性腮腺炎感染；其中约2/3为单侧；可能导致睾丸萎缩，生育能力是否受损还有待验证)。

2)柯萨奇B病毒和淋巴细胞脉络丛脑膜炎病毒也有可能导致睾丸炎。

(2)细菌

1)单独性不常见，通常通过邻近组织扩散，可以通过血行感染。

2)患者可能会出现明显的化脓性高热。

3)大肠杆菌、肺炎克雷伯菌、铜绿假单胞菌、葡萄球菌、链球菌、布鲁氏菌、结核分枝杆菌。

(3)真菌：芽生菌病。

2.附睾炎的治疗及并发症：脓肿可能需要手术引流。

前列腺炎

前列腺炎是年轻男性(<50岁)最常见的泌尿系统疾病。可分为4类：

1.急性细菌性前列腺炎。

2.慢性细菌性前列腺炎。

3.慢性前列腺盆腔疼痛综合征。

4.无症状炎症性前列腺炎。

急性和慢性前列腺炎均与菌尿有关，但仅有急性前列腺炎会出现前列腺压痛。

有些抗生素无法穿透前列腺。只有小的、非蛋白结合的、高脂溶性的抗生素分子才会穿透发炎的前列腺。氟喹诺酮药物是治疗前列腺炎的首选药物，尤其是对于病情稳定的患者。甲氧苄啶很容易进入前列腺，但磺胺甲噁唑的水平要低很多，导致治疗效果不理想。呋喃妥因穿透力强。四环素和大环内酯类药物分别对肠杆菌科活性较低或无活性，但在人体内可达到正常的组织水平，并可能对明确的革兰阳性感染有效。利福平可以渗透前列腺。对于那些全身不适的患者，第三代头孢菌素或他唑巴坦可进入发炎的前列腺，在出现耐药菌的情况下，此外，氨基糖苷可以覆盖耐药的微生物感染。

急性细菌性前列腺炎

1.特征

(1)下尿路症状。

(2)败血症症状，包括发热。

(3)查体时耻骨上压痛，前列腺异常压痛。

(4)类似附睾炎的微生物：大肠杆菌、假单胞菌和肠球菌。

(5)金黄色葡萄球菌菌血症/转移性金黄色葡萄球菌感染并发症。

2.诊断

(1)取中段尿培养。

(2)前列腺按摩后尿液样本培养。

3.处理

(1)如果全身不适，用第三代头孢菌素或碳青霉烯类抗生素和氨基糖苷治疗。

(2)轻度疾病用FLQ。

(3)疗程2~4周。

(4)避免导尿，因为导尿会阻碍受感染的前列腺排出分泌物。

4.并发症包括脓肿形成、慢性感染，随后的肉芽肿性炎症可类似恶性肿瘤。

慢性细菌性前列腺炎

通常是男性复发性尿路感染的原因，其特征为感染微生物持续存在(即在一段时间内培养同一微生物)。在菌尿加重期间，患者可能无明显临床症状。前列腺检查通常是正常的。

前列腺按摩前后的标本可提高微生物检出。按摩后尿液样本的细菌计数增加10倍，支持诊断。

1.治疗失败可能与以下因素有关：

(1)药物渗透前列腺不足。

(2)感染期间前列腺液pH值变化。

(3)抗生素依从性差。

(4)感染性结石。

2.疗程：服用氟喹诺酮4~6周，逐渐抑制菌尿，以减少与菌尿相关的症状发作。

慢性前列腺炎/慢性盆腔疼痛综合征

这是一种排除性诊断,无菌尿,但有显著的会阴和盆腔疼痛,影响生活质量。中段尿、前列腺按摩后尿和精液中可能有白细胞。目前的治疗包括使用抗炎药物、经验性使用抗生素和镇痛药,但效果欠佳。

无症状炎性前列腺炎

此类患者在中段尿、前列腺按摩后尿液样本或前列腺活检中有前列腺炎症或菌尿的证据, 但是患者无临床症状。一些人提倡使用一个疗程的抗生素,但治疗效果尚不明确。

肉芽肿性前列腺炎

肉芽肿性前列腺炎是典型的前列腺恶性肿瘤病理诊断,见于前列腺检查异常后诊断的前列腺恶性肿瘤。

鉴别诊断

1.结核分枝杆菌:通常继发于泌尿生殖道其他部位的结核。

2.牛分枝杆菌感染:膀胱内卡介苗治疗后的医源性感染。

3.非结核性的分枝杆菌。

4.其他少见感染

(1)深层地方性真菌病:芽生真菌病、球孢子菌病、组织胞浆菌病。

(2)隐球菌病(见 AIDS 相关内容)。

前列腺脓肿

1.罕见。

2.引起尿路感染的常见微生物引起的上行感染。

3.金黄色葡萄球菌可能导致金黄色葡萄球菌菌血症。

4.其他少见微生物感染

(1)诺卡氏菌。

(2)类鼻疽伯克霍尔德菌。

(3)芽生菌病。

(4)隐球菌。

5.危险因素

(1)糖尿病。

(2)免疫功能低。

(3)急性细菌性前列腺炎治疗不当。

6.表现

类似急性细菌性前列腺炎,包括前列腺检查异常、压痛和波动性肿胀。

7.处理

(1)包括引流(会阴或者经尿道)。

(2)4~6 周的抗生素治疗。

(朱文倩 译　龚向东 校)

推荐阅读

1. Infectious Diseases Society of America guidelines for the diagnosis and treatment of asymptomatic bacteriuria in adults. *Clin Infect Dis*. 2005;40:653–654.
2. International clinical practice guidelines for the treatment of acute uncomplicated cystitis and pyelonephritis in women: a 2010 update by the Infectious Diseases Society of America and the European Society for Microbiology and Infectious Diseases. *Clin Infect Dis*. 2011;52(5):e103–e120.
3. Diagnosis, prevention, and treatment of catheter-associated urinary tract infection in adults: 2009 international clinical practice guidelines from the Infectious Diseases Society of America. *Clin Infect Dis*. 2010;50:625–663.
4. Lipsky BA, Byren I, Hoey CT. Treatment of bacterial prostatitis. *Clin Infect Dis*. 2010;50(12):1641–1652.
5. Bichler KH, Eipper E, Naber K, Braun V, Zimmerman R, Lahme S. Urinary infection stones. *Int J Antimicrob Agents*. 2002;19:488–498.

第 20 章 妊娠期感染

Rachel C. Moores

妊娠期感染并发症：总论

有些感染与妊娠期严重的母婴并发症有关(表20.1)。本章重点介绍胎儿并发症。

关键原则

1.易感因素

(1)妊娠女性的体液免疫反应与非妊娠女性相似。

1)细胞介导的免疫反应减弱。

2)妊娠导致的生理变化(平滑肌和括约肌张力改变，妊娠子宫增大引起的耗氧量增加和压力效应)也可能使人易于感染。

2.妊娠期暴露于病原体的后果受以下因素影响：

(1)原有的母体免疫/疫苗接种。

(2)妊娠所处的时期。

(3)病原体穿过胎盘的能力。

3.妊娠期感染引起的不良后果

(1)胎儿丢失/流产/死胎(如风疹)。

(2)早产(如 HSV、CMV、弓形虫)。

(3)宫内生长受限(IUGR)(如风疹、CMV、弓形虫)。

(4)致畸作用(如 VZV)。

(5)先天性疾病(如 CMV)。

(6)围生期感染(如 HSV)。

(7)持续感染(如 HIV、HBV)。

4.可能的干预措施

(1)产前筛查：在英国，目前有梅毒、HBV 和 HIV 筛查。

(2)降低风险：改变行为以规避接触特定病原体。

(3)主动免疫：妊娠前接种[如麻疹、腮腺炎、风疹(MMR)、VZV]或暴露后立即接种。

(4)暴露后接种人免疫球蛋白进行被动免疫。

(5)药物治疗：如阿昔洛韦(ACV)治疗复发性生殖器 HSV，抗反转录病毒疗法(ART)治疗 AIDS。

(6)靶向筛查和治疗：如在产前发现胎儿异常。

贝纳柯克斯体

小型革兰阴性专性胞内寄生菌，寄生在吞噬溶酶体中。

表 20.1 妊娠期与母体和(或)胎儿严重并发症相关的感染

细菌	原虫	病毒性皮疹/发热	疱疹病毒	慢性病毒感染
贝纳柯克斯体	弓形虫	麻疹	巨细胞病毒	乙型肝炎病毒
李斯特氏菌	克氏锥虫	微小病毒 B19	单纯疱疹病毒	人类免疫缺陷病毒
无乳链球菌	(恰加斯病)	风疹	水痘-带状疱疹病毒	
(B 族链球菌)		寨卡		
梅毒				

流行病学与传播

1.耐寒、耐热、耐干燥，对常用消毒剂不敏感。

2.人畜共患病，接触有蹄动物（绵羊、山羊、牛）或家畜（犬和猫）而传播。富集于分娩产物中，也存在于尿液、粪便和乳汁中。

3.在环境中持久存在，因此，可能通过动物排泄物污染的土壤或灰尘中的气溶胶传播。

4.极低剂量即可致病。

5.少见因蜱叮咬、食用未经高温消毒的牛奶或人与人接触而发生的传播。

临床特征

妊娠期感染会增加疾病的严重程度和迁延为慢性 Q 热的风险。与流产、IUGR、胎死宫内（IUFD）和早产风险增加相关。关于这些相关性的报道较少（少数病例系列研究）。尚无胎儿畸形的相关报道。

炎症导致胎盘功能不全可能会引起并发症，在妊娠早期感染中更常见。

（1）症状：非特异性发热伴乏力、肌痛，有时伴有干咳和胃肠不适。

（2）可能并发肺炎或肝炎。

（3）暴露后 2~3 周出现症状。

（4）约 50%的感染是无症状的（美国一些调查估计的 3%血清阳性率印证了这一点）。

（5）除妊娠期外，迁延为慢性 Q 热的患者<5%，但在妊娠相关感染中的风险更高。

诊断

主要通过血清学检查。

（1）血清配对样本显示抗体滴度上升。

（2）对Ⅱ相抗原应答提示急性柯克斯体病，而对Ⅰ相应答提示慢性柯克斯体病。

（3）PCR 检测全血或血清。

治疗

1.急性 Q 热治疗的金标准是多西环素/羟氯喹联合治疗，这两种药物在妊娠期禁用。一些专家建议使用复方新诺明和叶酸（对贝氏体没有杀菌作用）进行长期抑制治疗，产后再进行明确治疗。

2.建议在治疗后至少 2 年内进行血清学检查，观察是否复发。由于有复发感染的风险，建议在之后的妊娠中进行监测。

李斯特氏菌病

1.单核增生李斯特氏菌、革兰阳性需氧杆菌。

2.耐热、耐寒、耐乙醇、耐酸，能在低温（<5℃）下生长。

3.高温或彻底烹饪可被杀灭。

4.在无菌部位培养（血液或脑脊液）易于识别，但也可能被误认为类白喉杆菌。

5.无症状感染者可排出活的李斯特氏菌，对环境污染较大。通常，不用常规粪便培养识别，也不进行常规检测。

流行病学与传播

1.一般经摄入受污染的食物（水果、沙拉和乳制品）而感染；也可能通过接触动物，特别是产羔母羊而感染。

2.妊娠女性和新生儿在暴露后更容易患上李斯特氏菌病。

3.妊娠期食用受污染食物后患病风险增加 10~20 倍。

临床特征

1.引起一系列疾病，轻微发热、胃肠炎甚至是致命的侵袭性感染和脑膜脑炎。

（1）胃肠炎（潜伏期数小时至数天）发生在摄入大量活菌之后。48 小时内通常是自限性的。

（2）侵袭性疾病，通常有较长的潜伏期（中位潜伏期为 11 天，最高可达 28 天）。

（3）后果：流产、死产、早产、新生儿病。

（4）胎儿/新生儿的死亡率为 25%。

2.新生儿疾病分为早期和晚期。

（1）早期（<6 天）：可能是胎盘传播所致，一般表现为败血症。婴儿脓毒性肉芽肿是疾病的一种严重表现，伴有播散性脓肿和皮损，通常是致命的。

(2)晚期(7~28天):脑膜炎/脑炎更常见。

临床要点

1.妊娠期感染通常会引起菌血症[无中枢神经系统(CNS)受累]。

2.妊娠早期的后果最差(对胎儿一般是致命的),而患者普遍在妊娠晚期确诊。

治疗

1.对妊娠女性静脉输注大剂量阿莫西林治疗(对中枢神经系统疾病再加入庆大霉素进行增效)治疗。如果青霉素过敏,考虑使用TMP-SMX(由于对叶酸有拮抗作用,在妊娠早期禁用;由于有溶血性贫血的风险,在妊娠最后4周也禁用)或碳青霉烯类。

2.新生儿疾病通常用阿莫西林/庆大霉素联合治疗。

无乳链球菌

1.也称为B族链球菌(GBS)。

2.最初被认为是产褥期致命脓毒症的病因,会导致妊娠女性和新生儿疾病,以及非妊娠成人女性的发病。

流行病学和传播

1.寄生于人体生殖道和下消化道,患病率为10%~40%,具体要根据筛查人群。

2.定殖是新生儿GBS病的风险因素。

3.通常筛查包括阴道和直肠拭子。但如果尿培养中分离出GBS则表示生殖道细菌负荷较高,应按生殖道筛查结果为阳性进行管理。

4.分娩时发生垂直传播。

临床特征

1.母体的GBS可能引起无症状菌尿、尿路感染(UTI)、肺炎、无病灶菌血症、绒毛膜羊膜炎、产后子宫内膜炎和伤口感染。

2.也引起胎死宫内(IUFD)和早产。

3.新生儿疾病分为早发型(<7天)和晚发型(>7天)。

(1)早发型通常在24小时内:脓毒症、脑膜炎、肺炎。死亡率为5%~10%。

(2)晚发型通常表现为菌血症,约有1/3会出现脑膜炎,可发生蜂窝织炎、脓毒性关节炎、腺炎或脓胸等局灶性感染。死亡率低。

新生儿GBS病的危险因素

1.产后发热>38℃。

2.早产(妊娠<37/40周)。

3.胎膜延迟破裂。

4.先前分娩的婴儿患有GBS症。

5.本次妊娠出现GBS菌尿。

风险因素相关方法只能预测30%的病例。美国通过对妊娠35~37/40周的妊娠女性进行常规生殖道筛查,对所有筛查阳性者在分娩时给予抗生素(除非剖宫产是在胎膜完整的情况下进行的)。

如果妊娠女性先前的孩子患GBS病,或在本次妊娠时GBS尿培养阳性,无须筛查,直接采取预防措施。

在英国,GBS携带率和新生儿GBS病的发病率较低,因此采用了基于风险因素的预测方法。

分娩时的预防

1993—1998年间,在美国,预防措施对新生儿早发型GBS病的发病率有重大影响(发病率从约每1000例活产1.7例减少至0.6例),但对迟发型GBS病的发病率(约每1000例活产0.5例)没有影响。

1.至少在分娩前4小时静脉输注青霉素G,并每4小时重复输注相同剂量直至分娩。

2.可静脉输注氨苄西林/阿莫西林作为替代(范围更广)。

3.对青霉素过敏者推荐使用克林霉素或万古霉素。

新生儿脓毒症的治疗指南通常包含早发型GBS症,一般使用阿莫西林或青霉素G加氨基糖苷类抗生素(体外协同作用)。

梅毒

螺旋菌苍白密螺旋体苍白亚种。参见第21章。

流行病学和传播

1.性传播,经皮肤黏膜皮损传播。

2.母婴传播(MTCT),经胎盘或在分娩过程中传播。

3.母亲患有一期梅毒时胎儿感染风险最大。对妊娠女性及时治疗一般可预防胎儿感染。

临床特征

1.胎儿后果:自然流产、羊水过多、宫内发育迟缓、胎儿水肿、早产或死胎。

2.患有先天梅毒的婴儿有 2/3 在出生时无症状,一般要到第 6 周检查才能发现疾病症状。

(1)早期(<2 岁):常见症状有鼻炎、脱屑皮疹、肝脾大、淋巴结肿大、骨骼异常。

1)罕见症状有:扁平湿疣、水疱或大疱性皮损、骨膜炎、水肿、血小板减少、肝炎、黄疸、肾小球肾炎。

2)累及 20%以上的中枢神经系统。

3)常因肝衰竭、肺炎、垂体功能低下或肺出血而死亡。

(2)晚期(≥2 岁):感音神经性耳聋、智力障碍、鞍鼻畸形、前额隆起、颌/牙/腭畸形、军刀状胫骨、身材矮小、角膜炎(图 20.1 和图 20.2)。

诊断

1.暗视野显微镜±PCR 检测体液(如鼻腔分泌物、脑脊液)或可疑病变标本。

2.血清学:对婴儿静脉血进行非梅毒螺旋体[如快速血浆反应素(RPR)]定量检测;避免使用脐带血,避免进行特异性梅毒螺旋体检测;CDC 建议与婴儿母亲的 RPR 进行比较;英国建议检测婴儿 IgM。如果接受治疗,需要进行脑脊液分析、HIV 筛查、骨骼检查、胸部 X 线检查(CXR)、视力和听力评估及颅内超声。

处理

妊娠期梅毒应该由具有该领域专业知识的医生进行治疗。应尽早转诊,可考虑转诊至胎儿医学。可能还需要对母亲的更大的孩子进行追踪和评估,看是否有先天梅毒的体征。

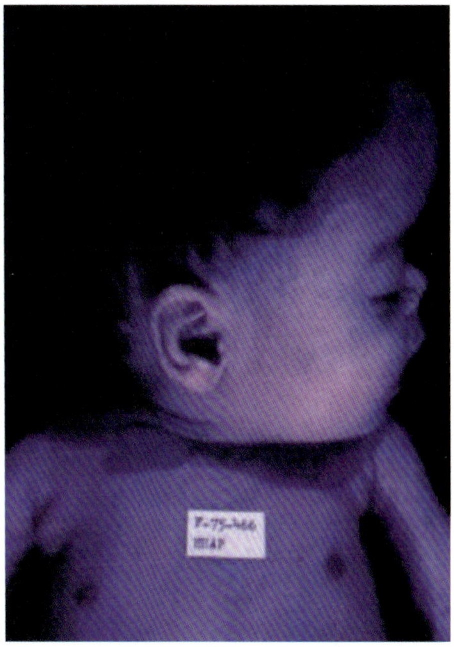

图 20.1 先天性梅毒患儿,前额隆起、间质性角膜炎和鞍鼻。(From James WD, Berger TG, Elson DM. Andrews' Diseases of the Skin: Clinical Dermatology. 12th ed. Elsevier; 2016.)

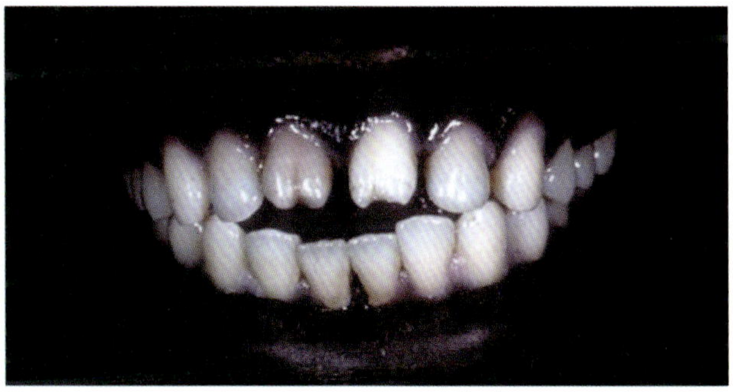

图 20.2 先天性梅毒患者的哈钦森齿。(From James WD, Elson DM, McMahon P. Andrews' Diseases of the Skin: Clinical Atlas. 1st ed. Elsevier; 2018.)

1.大剂量青霉素是治疗妊娠期梅毒的主要药物。根据母亲梅毒的期别、是否存在 HIV 合并感染,以及妊娠的情况确定治疗方案。

2.如果有心血管梅毒或神经梅毒,可能还需要使用皮质类固醇。

3.考虑到其他方案疗效较差,应尽可能脱敏以进行青霉素治疗。

4.静脉注射高剂量青霉素 G 治疗婴儿先天性梅毒。

预防

1.在妊娠早期用梅毒 EIA 或 TPPA 中的一种进行筛查，然后用另一种梅毒螺旋体抗体试验进行确认，从而可对未确诊的梅毒进行产前治疗，并在很大程度上防止梅毒传播给胎儿。

2.在英国，95%以上的女性在妊娠期进行了筛查，而患有活动性感染需治疗的女性<0.1%。

3.高危女性需在妊娠晚期复查。

弓形虫病

1.由刚地弓形虫感染引起，是普遍存在的原生性寄生虫。

2.儿童或成人的原发感染会引起非特异性发热，有时伴有淋巴结肿大。

流行病学和传播

1.因接触受感染猫的粪便或食用未煮熟的肉类(尤其是牛肉)而感染。

2. 1/3 的英国人为血清学阳性；根据 CDC，年龄≥6 岁的美国人中有 11%为血清学阳性。

3.妊娠早期感染：传播风险为 10%~15%。如果发生传播，则可能发生流产或严重异常，如脑积水、颅内钙化或脉络膜视网膜炎(图 20.3)。

4.妊娠中期感染：传播风险为 25%。流产的可能性较小，但神经或眼部异常同上。

5.妊娠晚期感染：传播风险高(>80%)，但结果通常仅限于脉络膜视网膜炎。

临床特征

1.先天性弓形虫病很少见：在英国，每 10 000~30 000 例活产中约有 1 例感染。若弓形虫首次感染发生在妊娠前不久或妊娠期，则会导致先天性弓形虫病。

2.流产、死胎、眼部异常。出生后可能会发生其他神经系统异常(如脑积水、脑瘫、癫痫、耳聋)，以及肝脾大和黄疸。

3.诊断：血清学(弓形虫特异性 IgM/IgG)±羊膜腔穿刺/脐带穿刺(如果适用)。

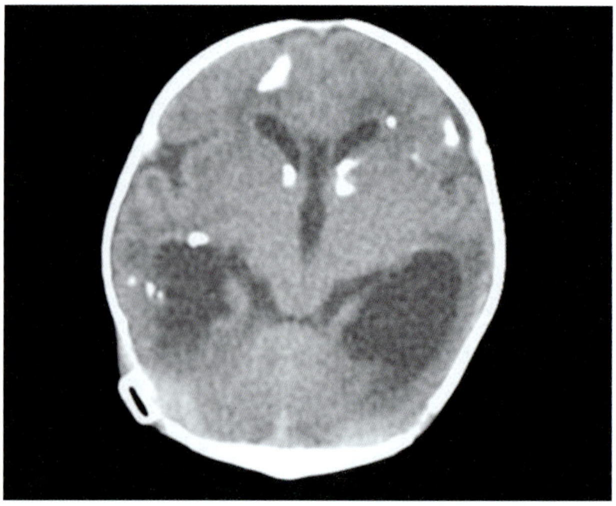

图 20.3 脑弓形虫病的多发钙化病灶。(From Montoya JG, Boothroyd JC, Kovacs JA et al. Imaging studies of central nervous system toxoplasmosis in Toxoplasma gondii. In: Bennett JE, Dolin R, Blaser MJ, eds. Mandell, Douglas, and Bennett's Principles and Practice of Infectious Diseases. Updated 8th ed. Elsevier; 2015.)

治疗和预防

1.螺旋霉素用于血清阳转的妊娠女性治疗(降低传播风险)。

2.乙胺嘧啶/磺胺嘧啶(胎儿感染已明确时)。

3.建议妊娠女性避免接触妊娠/产羔母羊，避免食用未煮熟的肉或腌制肉类，从事园艺活动或更换猫砂时戴手套，并彻底清洁手部。

克氏锥虫(恰加斯病)

1.母体急性和慢性感染都可导致传播。最常见于妊娠中期和晚期。

2.先天性感染的风险因素

(1)母体可检测出寄生虫病。

(2)母体的细胞介导的免疫反应(CMI)减弱。

(3)合并感染 HIV 或疟疾。

(4)兄弟姐妹有先天性感染。

3.对妊娠的影响

(1)如果没有传播，则对妊娠后果没有影响。

(2)如果胎儿被感染：

1)早产,低出生体重,早产胎膜早破(PPROM)的风险增加。

2)最初可能无症状,但几天或几周后会出现症状。

3)如果不治疗,可能会发展为慢性病(伴胃肠道和心脏并发症)。

临床特征

1.呼吸窘迫综合征和新生儿评分(APGAR)低。

2.贫血、血小板减少症。

3.肝大、脾大、黄疸。

4.脑膜脑炎±小头畸形。

5.心肌炎伴心脏肥大和心律失常。

6.出生时可能有巨食管和巨结肠症,死亡率高。

7.眼部受累:脉络膜视网膜炎和玻璃体混浊。

诊断

1.对所有生活或曾经生活在流行地区的妊娠女性进行克氏锥虫感染检测。

2.对血清学阳性母亲及其分娩婴儿都应在出生时检测,在 1 月龄及>9 月龄时复查。

3.显微镜检查血液中的寄生虫或 PCR 检测 DNA(出生时,1 个月大时)。

4.血清学检查(>9 个月时)。

治疗

苄硝唑或硝呋莫司治疗 60 天。通常在出生后 1 年就可成功治愈(治愈率>90%),耐受性好。

麻疹

单链 RNA(ssRNA),包膜副黏病毒属(参见第23章)。

对妊娠的影响

1.由于疫苗接种和血液循环中的病毒水平低,在美国和英国的妊娠女性中少见,但会引起:

(1)胎儿丢失(流产、死胎)。

(2)早产。

(3)孕产妇发病率增加(主要是呼吸道-原发性肺炎和继发性细菌性肺炎)。

2.不会导致先天异常。

处理与预防

1.常规接种两剂麻疹疫苗(如 MMR)对麻疹病的保护率为 97%。但 MMR 是活疫苗,因此在妊娠期禁止使用。

2.接种人免疫球蛋白(HNIG)进行被动免疫:

(1)在与疑似/确诊麻疹病例接触的易感妊娠女性中,暴露 6 天内接种人免疫球蛋白(HNIG)可缓解疾病。但没有证据表明其能够预防 IUFD 或早产。

(2)如果母亲患有活动性麻疹,需对婴儿接种 HNIG(0.25mL/kg,肌内注射)进行被动免疫,预防严重的新生儿麻疹。

微小病毒 B19

1.小型、无包膜的单链 DNA 病毒(红病毒属)(参见第 23 章)。

2.无症状血清阳转常见。

3. 15 岁前血清阳性率为 50%,老年人血清阳性率>90%。

4.在美国,育龄女性的血清阳转率为每年 1.5%。

临床特征

1.妊娠 20 周内感染可导致死胎和胎儿水肿。

2.妊娠前 20 周的母体感染:

(1)胎盘传播率约为 33%。

(2)总体感染风险为 9%。

(3)如果妊娠 9~20 周感染,胎儿水肿的风险为 3%。

(4)胎儿畸形风险<1%。

3.妊娠 20 周后的母体感染与已知风险无关。

诊断

1.妊娠女性如果接触了已确诊的微小病毒感染者或在妊娠期出现非特异性斑丘疹,应检查其免疫状态。

2.血清学检查(皮疹发作时 IgM 检出率>90%,发病第 7 天可检测到 IgG)和分子检测(PCR 检测血浆中微小病毒 DNA)。

3.考虑到无症状感染的可能,可疑暴露 4 周后复查血清学。

4. PCR 检测羊水、胎儿血样或死后组织可确诊胎儿感染。

处理和预防

1.转诊至胎儿医学科进行监测。

2.宫内输血改善胎儿水肿。

3.目前没有可用的疫苗或被动免疫方法。

风疹

单链正链 RNA 无包膜病毒(参见第 23 章)。

流行病学

在未接种疫苗时代，风疹是学龄儿童的常见感染病,一般是轻微的。现在由于疫苗接种率很高,风疹已非常罕见,但也有输入病例发生。较高的亚临床感染率(20%~50%)和较长的感染期意味着妊娠女性可能没有意识到有过暴露。

诊断先天性感染可通过胎盘活检/脐带穿刺的反转录 PCR 或检测新生儿血液中风疹抗体滴度是否升高。

临床特征

1.妊娠早期风疹

(1)妊娠早期风疹感染对胎儿有重大影响。

(2)如果在妊娠 8 周之前感染,自然流产率可高达 20%。

(3)如果在妊娠 10 周之前感染,胎儿缺陷率为 90%(先天性风疹综合征)。

2.妊娠早期之后的母体风疹

(1)妊娠 13~18 周:听力障碍和视网膜病变占 10%~20%。

(2)妊娠 20 周后的母体感染无记录风险。

3.先天性风疹综合征(CRS):多系统性,主要表现如下:

(1)心血管疾病(肺动脉狭窄、动脉导管未闭)。

(2)神经系统病变(包括出生时的脑膜脑炎、感觉和运动发育迟缓、自闭症)。

(3)眼部疾病(包括白内障、青光眼和视网膜病变)(图 20.4)。

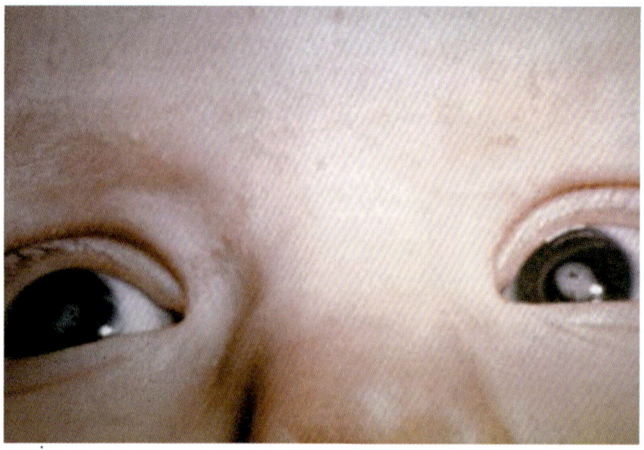

图 20.4 先天性风疹综合征婴儿的双侧白内障。(From Mason WH. Rubella. In: Kliegman R,Stanton B,Behrman RE,et al.,eds. Nelson Textbook of Pediatrics. 20th ed. Elsevier;2016.)

(4)神经性耳聋(双侧,感觉神经性),单侧最常见。

(5)真皮髓外造血导致“蓝莓松饼样”皮疹(图 20.5)。

处理和预防

1.隔离预防:患有先天性风疹的婴儿在出生后长达 1 年的时间内病毒水平很高且具有传染性。

2.预防:常规疫苗接种计划:2 剂 MMR,有效率>97%。如果疫苗接种史不详,则检测风疹 IgG,尽可能在妊娠前接种。否则应在产后接种。由于大多数妊娠女性不太可能接触到风疹病毒，所以英国的常规产前护理不再包括风疹免疫力筛查。

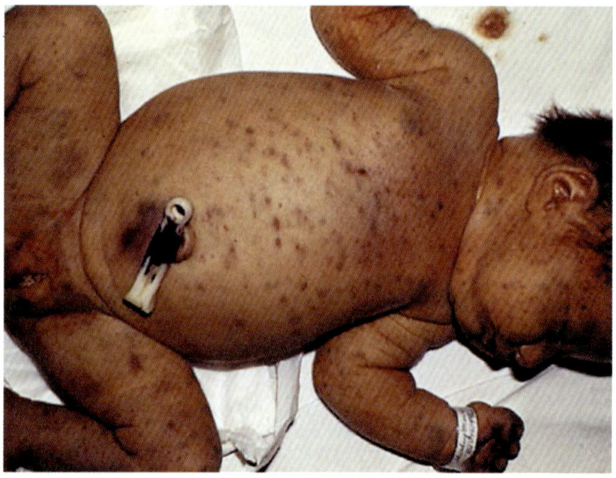

图 20.5 先天性风疹综合征婴儿的特征性皮疹和黄疸。(From Michaels MG,Williams JV. Infectious diseases. In: Zitelli BJ,McIntire S,Nowalk AJ. Zitelli and Davis' Atlas of Pediatric Physical Diagnosis. 7th ed. Elsevier;2018.)

寨卡病毒

1.蚊媒黄病毒(雌性伊蚊属,最常见的是埃及伊蚊)。参见第 23 章。

2.引发暴发于太平洋、美洲和加勒比海地区的新发传染病。还报告了性传播和输血/移植的理论风险。

预防

1.目前无可用疫苗。

2.对妊娠/备孕女性的旅行前建议可能是主要的干预措施。

(1)不建议前往当前有寨卡病毒传播迹象的地区。

(2)对于备孕的夫妇,建议在最后一次寨卡病毒暴露后 3 个月内采取屏障避孕措施, 如果仅女性暴露,则避孕 2 个月。

临床特征

1.对胎儿的影响:流产、死产、多种先天畸形,尤其是小头畸形和严重的脑部异常。

(1)妊娠早期感染可能导致流产。

(2)在美国:8%~26%的妊娠早期寨卡感染胎儿报告有出生缺陷; 感染寨卡病毒的妊娠女性中约有 10%受到寨卡病毒相关缺陷的影响。

(3)在巴西,有 50%以上的妊娠早期和中期暴露会导致不良后果,如流产或中枢神经系统异常(占活产婴儿的 42%)。

(4)妊娠晚期暴露:小头畸形、宫内生长受限(IUGR)、脑钙化、萎缩、出血和脑室增大。

2.先天性寨卡病毒综合征:包括认知、运动和感觉障碍,以及下列临床表现:

(1)严重的小头畸形伴颅骨部分塌陷(图 20.6)。

(2)脑组织减少伴钙沉积。

(3)视网膜损伤伴色素沉着。

(4)高渗压。

(5)关节异常,如畸形足。

诊断和处理

1.血清学和 PCR(由英国罕见和输入性病原体实验室/CDC 进行)。

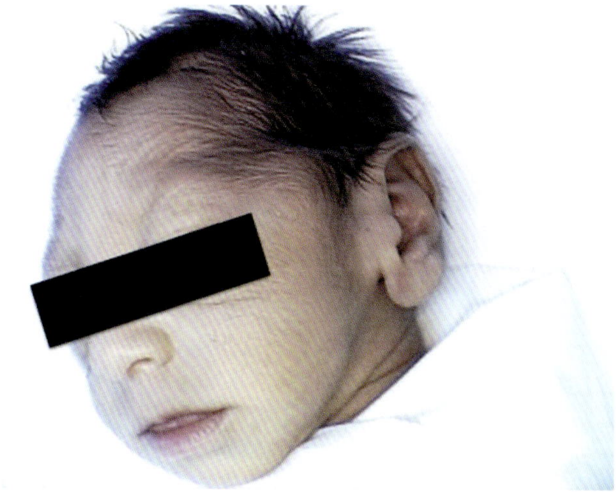

图 20.6　患有严重小头畸形的新生儿。[From Miranda HA, Costa MC. Expanded spectrum of congenital ocular findings in microcephaly with presumed Zika infection. Ophthalmology. 2016;123(8): 1788–1794.]

(1)患病 1~7 天:血清、EDTA 抗凝血和尿液。

(2)症状出现后 7~21 天:血清和尿液。

(3)21 天之后:仅血清。

2.如果初步检测证实寨卡病毒(PCR 阳性或血清学阳转与近期感染一致),请转诊至胎儿医学科。可能需要羊膜腔穿刺和超声扫描监测。无特定疗法。

CMV

1.一种人类疱疹病毒:病毒终生存在,再激活会导致进一步传播。

2.最常见的先天性感染,英国所有新生儿中约有 0.3%受累。

3.先天性巨细胞病毒(cCMV)可由妊娠期的原发感染(传播风险为 30%~40%)或潜伏感染的重新激活(传播风险为 1%)引起。

4.发生于少数人

(1)约 10%的婴儿出生时有疾病迹象。

(2)"有症状"疾病的死亡率为 5%。

(3)10%的人有长期神经损伤。

5.胎儿/新生儿的特征

(1)宫内生长受限(IUGR)。

(2)黄疸。

(3)肝脾大。

(4)脉络膜视网膜炎。

(5)血小板减少症。

(6)脑炎。

6.小头畸形、脑室增大、钙化。

临床要点

受感染的无症状新生儿中约 15%会出现后遗症，主要是感音神经性耳聋和学习障碍。

诊断

1.如果产前怀疑有 cCMV，首先检查母体是否有血清学阳转(CMV IgG 和 IgM±亲和力测定)，然后考虑转诊进行详细的胎儿超声检查±羊膜穿刺术。

2.如果怀疑新生儿有 cCMV，在出生后 21 天内用 PCR 至少检测两份独立样本（通常用尿液和唾液做初筛)，若巨细胞病毒 DNA 为阳性，则可确诊。

治疗和预防

1.如果确诊为 cCMV 感染，需要评估是否有CMV 病。如果出现神经系统或重要器官受累，目前，建议使用更昔洛韦治疗 6 个月。应咨询儿科传染病学专家。

2.预防：担心 CMV 感染的妊娠女性(特别是医护人员、保育员和大龄儿童的父母)建议定期保持手部卫生，尤其是在换尿布后，这样可减少暴露。尚无获批的预防母婴传播的疫苗和预防措施。

HSV

1.一种人类疱疹病毒：终生存在，重新激活会导致进一步传播。

2.胎儿/新生儿的感染途径

(1)经胎盘在宫内传播的情况少见，但可引起小头畸形、肝脾大和宫内生长受限。

(2)胎膜早破导致上行感染。

(3)分娩时直接接触母体产道内感染性分泌物。

(4)分娩后患口唇疱疹的母亲亲吻婴儿。

(5)与易感母亲所生婴儿的亲属或医院工作人员接触。

预防

1.妊娠晚期原发性生殖器感染传播给婴儿的风险最高(传播风险为 30%~50%)。

(1)对于原发性 HSV 感染，建议在妊娠的最后 6 周行剖宫产。

(2)如选择阴道分娩，应避免分娩过程中胎膜延迟破裂和胎儿有创监测。

2.如条件允许，应进行特定类型 HSV 抗体检测和病灶的 PCR 检测。

3.在复发性生殖器疱疹发作时，母亲抗体在婴儿出生后为其提供了一定程度的保护，但可能无法预防传播(如果阴道分娩时存在病变，传播风险为 2%~5%)。可从妊娠 36/40 周开始给予预防性/抑制性阿昔洛韦。

4.对于复发性 HSV，即使经阴道分娩时存在肛门生殖器病灶，也不会增加新生儿患 HSV 病的风险。

临床特征

1.产后 3 天至 6 周发生新生儿疱疹。

(1)皮肤、眼睛、口腔病变(SEM)，7~12 天(图 20.7)。

(2)神经症状±SEM，2~6 周。

(3)播散性疾病，伴或不伴水疱，4~11 天。

(4)未经治疗的播散性疾病死亡率超过 80%。

2.诊断：新生儿拭子(病灶、口腔、直肠、黏膜、脐带血)±EDTA 抗凝血±脑脊液，行 PCR 检测 HSV。

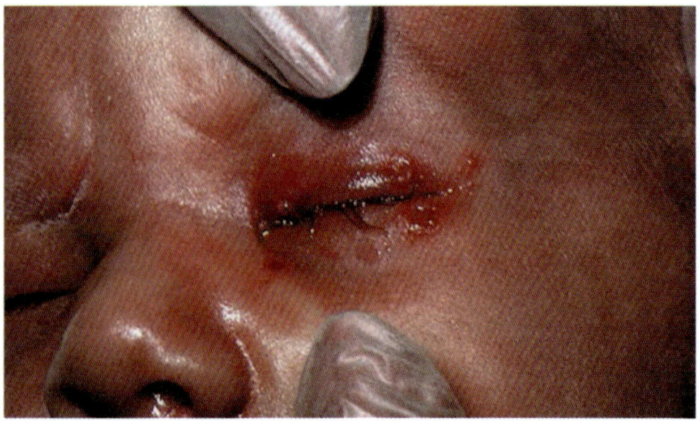

图 20.7 新生儿单纯疱疹感染。(From Paller AS，Mancini AJ. Cutaneous disorders of the newborn. In: Hurwitz Clinical Pediatric Dermatology. 5th ed. Elsevier；2016.)

治疗

立即静脉注射大剂量阿昔洛韦。

水痘-带状疱疹病毒(VZV)

1. VZV(人类疱疹病毒 3 型)参见第 23 章。

2.妊娠期原发性感染(水痘)可引起严重发病甚至妊娠女性死亡,但这种情况很罕见(每 1000 例妊娠女性中约有 3 例)。还会导致胎儿水痘综合征(FVS)、先天性或新生儿水痘。

预防

1.在英国和美国,>90%的成人 VZV IgG 为血清学阳性。在海外出生的女性(尤其是热带或亚热带地区)VZV 血清学更可能为阴性。

2.对咨询备孕的女性应询问其临床水痘史。在无水痘感染史时,可检查 VZV IgG,并考虑在妊娠前接种疫苗(第 2 剂疫苗接种后至少避孕 4 周)。

3.妊娠期确定为血清学阴性的女性可在产后接种疫苗。VZV 疫苗接种后母乳喂养是安全的。

4.无水痘感染史的女性在妊娠期避免接触水痘和带状疱疹,如果发生接触(即与水痘患者在同一房间的时间>15 分钟,或直接接触带状疱疹的活动性病变,特别是当带状疱疹患者免疫功能严重受损时),应尽快就医。

5.女性若发生暴露且血清学阴性,建议接种水痘免疫球蛋白(VZIG)(在暴露后 10 天内接种有效)。即使发生水痘,病情也可能不太严重,发生胎儿水痘综合征的可能性也较小。

临床特征

1.并发症有肺炎(5%)、肝炎和脑炎,在妊娠期更常见。

2.吸烟者、先前有肺部疾病者、免疫抑制和妊娠后期严重水痘的发生风险增加。

3.密集或出血性皮疹和黏膜受累也预示着潜在的严重病变。

原发性 VZV 感染的胎儿后果

1.妊娠早期

(1)流产风险未增加。

(2)先天性水痘综合征(CVS):肢体发育不全、眼部缺陷(白内障、脉络膜视网膜炎、小眼症)、神经系统缺陷(小头畸形、皮质萎缩)、胎儿宫内生长受限和皮肤瘢痕。

(3)如果在妊娠的前 20 周发生感染,则风险最高。

(4)仅在 1%~2%的病例中发生。

2.妊娠中期:未发现胎儿水痘,无明显后遗症。

3.新生儿水痘:如果母亲在分娩前后 7 天患原发性水痘,会导致新生儿发生严重或致死性水痘(未接受治疗的死亡率为 30%)。

处理

暴露后的预防

1.对于在显著暴露后无免疫证据的妊娠女性,建议接种水痘免疫球蛋白(VZIG)。符合以下任意一种情况的、明显暴露于水痘或带状疱疹的新生儿应接种 VZIG:

(1)出生后 7 天内 VZV 抗体阴性的新生儿。

(2)仍需要重症监护的早产儿。

(3)出生于妊娠 28 周之后且无母体免疫的婴儿。

(4)出生于妊娠 28 周之前或出生体重<1500g 的婴儿。

(5)母亲在分娩前后 7 天内出现水痘。

2.新生儿应尽快接种 VZIG(最好在 7 天内),妊娠女性在暴露后 10 天内接种。接种后水痘仍可能发生,应对病例进行监测,一旦出现感染即使用阿昔洛韦(ACV)进行治疗。

3.如果缺乏 VZIG,可考虑口服阿昔洛韦/万乃洛韦预防。应在暴露后 7~10 天开始治疗,持续 7天。

治疗

1.如果发病在妊娠 20 周之后,尤其是皮疹出现时间<24 小时,口服 ACV 治疗。

2.如果发病在妊娠 20 周之前,考虑口服 ACV 治疗。该药尚未获准用于妊娠期(但可能是安全的)。获益可能大于风险。

3.如果出现任何呼吸系统或神经系统症状,应立即进行紧急评估并考虑入院。

4.静脉注射 ACV 适用于任何妊娠阶段的重度水痘患者。

如果在妊娠最后几周发生原发性VZV感染，则应尽可能将分娩时间延迟到皮疹出现后至少7天，以便抗体经胎盘传递和避免母体并发症（如凝血病和出血）。需要重症加强治疗中心（ITU）和新生儿科学等多领域专家参与管理。

监测

妊娠28周发生过水痘的女性应在发病后最迟5周内到胎儿医学中心接受超声检查和进一步会诊。如果检测到特征性异常，可通过超声对胎儿水痘综合征进行产前诊断。还需进行羊膜穿刺；PCR检测羊水VZV DNA，诊断胎儿水痘综合征的敏感性高但特异性低。

HBV

英国的常规产前护理包括在预约时筛查乙肝表面抗原（HBsAg）。如果HBsAg阳性，参考肝病/肠胃病/传染病，具体治疗参考当地的方案，需在6周内就诊，以便在妊娠晚期有需要时进行评估和治疗。

临床要点

传播主要发生在分娩过程中，传播风险与母体病毒血症有关，因此，尽管对新生儿进行了主动和被动免疫，还是建议在分娩前使用抗病毒药物治疗病毒载量>10^7 IU/mL的妊娠女性，以降低这一高危人群在围生期传播的风险（约为10%）。

处理

1.对于HBV DNA>10^7 IU/mL的女性，在妊娠晚期给予替诺福韦治疗，以降低将HBV传播给胎儿的风险。

2.在替诺福韦治疗2个月后定量监测HBV DNA，并在分娩后每个月监测谷丙转氨酶（ALT），以检测该女性产后HBV复发情况。

3.除非母亲符合长期治疗的标准，否则在分娩后4~12周停用替诺福韦。

4.对婴儿进行乙肝的主动免疫和被动免疫。

5.告知产妇母乳喂养是安全的，为婴儿乙肝免疫接种提供指导。

6.考虑是否需要对大龄儿童和其他家庭成员进行检测或免疫接种。

预防接种

1.对所有HBsAg阳性母亲所分娩婴儿，在出生时、出生后1个月、2个月和12个月时接种乙肝疫苗。

2.对所有高危婴儿出生后48小时内，以深部肌内注射给予乙肝免疫球蛋白（HBIG）。

3.根据当地的安排，由儿科或基层医疗团队随访。

以下婴儿被认为是“高风险”，应同时接种疫苗和HBIG：

（1）母亲妊娠时患有急性乙肝。

（2）母体存在可检测到的HBsAg，以及下列情况：

1）HBeAg阳性。

2）HBeAg和抗-HBe阴性。

3）未见e标志物。

4）婴儿出生体重<1500g。

5）已知母体HBV DNA>200 000IU/mL或>1×10^6拷贝/毫升。

HIV

1.在英国，普遍选择在妊娠早期进行筛查；CDC建议对所有妊娠女性进行筛查。目的是识别所有阳性女性，以便在妊娠晚期将病毒载量降低到检测不到的程度，从而可正常分娩并预防母婴传播。

2.可能的情形

（1）妊娠前感染HIV。

（2）新确诊：为了母亲的健康需进行抗反转录病毒治疗。

（3）无症状性母亲妊娠期间抗反转录病毒治疗（ART）仅用于预防母婴传播。

（4）较晚诊断的未接受治疗者。

3.原则

（1）早诊，进行专业医疗护理以便在妊娠中期开始进行抗反转录病毒治疗。

（2）妊娠36周的病毒载量检测可为分娩方式提供决策依据。

4.根据当前的指南，经治疗的感染者母婴传播率现在<1%。

这一领域的最佳实践是不断变化的，所有患者都应由多学科专家团队进行管理。英国 HIV 协会的“妊娠女性 HIV 管理指南”会定期更新，可作为有价值的参考信息。

妊娠女性不良妊娠后果的其他感染

表 20.2 总结了对母体并发症和球孢子菌病、戊型肝炎、流感和疟疾的管理。

表 20.2　对母体结局产生不良影响的其他感染

	母体并发症	预防措施
球孢子菌病	妊娠期（尤其是妊娠晚期或围生期）重症疾病的危险因素	如果有证据表明是活动性感染，考虑使用抗真菌药： 新的血清学阳性 治疗后滴度仍升高 疾病的临床证据 两性霉素 B 为一线用药 妊娠早期避免使用三唑类药物，妊娠中期和妊娠晚期进行风险–获益分析 可鞘内注射两性霉素 B
戊型肝炎	妊娠晚期的死亡率为 20%~25%，而在 HEV 暴发期间的总死亡率为 1%	考虑住院进行支持性管理
流感	增加重症疾病和死亡的风险（4~5 倍）；妊娠晚期和产后 4 周风险最高	疫苗接种；对疑似或确诊的感染及时进行抗病毒治疗（重症疾病患者入住重症加强治疗中心，如果抗病毒药物治疗延迟，死亡风险增高）
疟疾	在妊娠女性（尤其是初产妇）中更可能发生的重症疾病，严重贫血会增加低血糖孕产妇的死亡风险	治疗和预防疟疾药物的选择要根据妊娠的阶段

（吴月琳　译　龚向东　校）

推荐阅读和参考文献

1. British HIV Association. BHIVA Guidelines on the Management of HIV in Pregnancy and Postpartum; 2018. https://www.bhiva.org/pregnancy-guidelines.
2. Royal College of Obstetricians and Gynecologists. Chickenpox in Pregnancy. Green-Top Guideline No. 13; 2015. https://www.rcog.org.uk/globalassets/documents/guidelines/gtg13.pdf.
3. Public Health England (PHE). The Green Book; 2018. Chapter 34, Varicella https://www.gov.uk/government/collections/immunisation-against-infectious-disease-the-green-book#the-green-book.
4. Public Health England (PHE). Zika Virus (ZIKV): Clinical and Travel Guidance; 2019 (updated regularly) https://www.gov.uk/government/collections/zika-virus-zikv-clinical-and-travel-guidance.
5. Kingston M, et al. BASHH UK National Guidelines on the Management of Syphilis; 2015. https://www.bashh.org/documents/UK%20syphilis%20guidelines%202015.pdf.

第 21 章 性传播感染

Nicholas Van Wagoner, Wesley Willeford

定义

性传播感染的症状大致可分为：

尿道炎（*urethritis*）：以排尿困难、尿道瘙痒和（或）尿道分泌物为特征。分泌物呈黏液性、黏液脓性或脓性（表 21.1）。

阴道炎（*vaginitis*）：以分泌物、瘙痒、不适或异味为特征。体征为外阴及阴道炎症，表现为弥漫性或局部性红斑、水肿、阴道 pH 值异常和（或）分泌物异常（表 21.2）。

宫颈炎（*cervicitis*）：宫颈发炎，症状为阴道分泌物、阴道异常出血、阴道刺激/疼痛、性交困难或盆腔压迫/疼痛。体征包括宫颈管或宫颈拭子的脓性或黏

表 21.1 常见尿道感染汇总表

尿道炎			
	淋病奈瑟菌	沙眼衣原体	生殖道支原体
症状	排尿困难、有分泌物	排尿困难、有分泌物	排尿困难、有分泌物
分泌物性状	云雾状、脓性	清澈	清澈
诊断	尿液 NAAT	尿液 NAAT	送至大型检验中心行 NAAT 检测（尚未得到 FDA 批准）
治疗	头孢曲松 250mg 肌内注射+阿奇霉素 1g	阿奇霉素，口服，单次给药或多西环素 100mg，每天 2 次，共 7 天	阿奇霉素 1g（在某些情况下，耐药性约为 50%），如需要，辅以莫西沙星 400mg/d，共 14 天

NAAT，核酸扩增试验。

表 21.2 常见阴道感染汇总表

阴道分泌物（见第 18 章）			
	细菌性阴道炎	滴虫病	念珠菌病
症状	有分泌物、不伴疼痛或瘙痒	可能有性交痛、排尿困难、阴道疼痛	阴道干燥、性交痛
分泌物性状	均匀一致的清澈、白色或灰色恶臭分泌物，常有鱼腥样气味	黄绿色、泡沫状	白色、黏稠、无异味
诊断	符合 Amsel 标准 4 条中的 3 条	阴道、宫颈或尿液样本 NAAT。也可以用盐水湿片	使用 10% KOH 湿片可见菌丝、假菌丝或芽生孢子
治疗	甲硝唑 500mg，每天 2 次，共 7 天	甲硝唑 2g，口服，单次给药	克霉唑等非处方药；氟康唑 150mg，单次给药

液性分泌物，宫颈接触性出血（“脆性增加”），以及水肿性宫颈异位（表21.3）。

盆腔炎[*pelvic inflammatory disease*（*PID*）]：女性上生殖道的感染，特征是阴道异常分泌物、盆腔疼痛、非经期出血和性交困难。体征包括宫颈举痛，伴或不伴附件或子宫触诊疼痛。由下生殖道感染上行引起，伴或不伴宫颈炎症状。

直肠炎（*proctitis*）：特征是大便或擦拭时出现脓/血、肛门直肠痛、里急后重、伴或不伴便秘。镜检可见直肠组织红斑、脓性分泌物和糜烂/溃疡。

直肠结肠炎（*proctocolitis*）：结肠黏膜发炎，延伸至肛门以上12cm。表现为直肠炎的症状和体征，以及腹部痉挛和腹泻。

肠炎（*enteritis*）：特征是腹泻和腹部痉挛，没有直肠炎或直肠结肠炎的症状。粪便可见白细胞和（或）阳性卵和寄生虫。

附睾炎/睾丸炎（*epididymitis/orchitis*）：附睾炎和睾丸炎分别是附睾和睾丸的炎症。以阴囊、附睾和（或）睾丸肿胀和疼痛为特征。体征包括阴囊、附睾和（或）睾丸的水肿和（或）触痛。

生殖器溃疡（*genital ulcer*）：以溃疡（深）或糜烂（浅）为特征的皮损，主要见于生殖器、会阴、肛门和肛周皮肤。病变可能有疼痛或瘙痒感（生殖器疱疹）或无痛（一期梅毒）。症状和体征为腹股沟淋巴结肿大。生殖器疱疹初次感染时可能出现全身症状。

性行为史采集方法

1.有效的性行为史是确定性传播感染风险的基础。

2.可从国家性健康联盟、CDC以及国家LGBT健康教育中心获得关于性行为史采集指南。

3.性行为可能因人而异，在一个人一生的不同阶段也会有所不同。常规进行性行为史采集可以确定当前的性健康需求。在采集性行为史时，使用包容性和中性的术语，避免先入为主，避免使用评判性术语。

4.根据从性行为史中了解到的信息指导咨询（如降低性传播感染风险，以及性功能和性满足）。

5.性行为史是评估性别认同和性取向的有效方法。

炎性感染

沙眼衣原体

微生物学

1.沙眼衣原体是一种革兰阴性专性胞内菌。

2.将菌株分为3个生物群，然后按血清型分亚型：

（1）沙眼生物群：A~C血清型感染眼睛。

（2）生殖道生物群：D~K血清型通过性传播，感染泌尿生殖道和肛门直肠。

（3）性病性淋巴肉芽肿（LGV）生物群：L1~3血清型通过性传播，导致侵袭性泌尿生殖道和肛门直肠感染。

3.沙眼衣原体有双相生命周期史：

（1）胞外：具有感染性的原体。

（2）胞内：非感染性网状体。

（3）原体进入黏膜细胞，在膜结合小室（包涵体）内分化成网状体。在几轮复制之后，网状体分化成原体，并从细胞中释放出来，继而感染邻近的细胞。

（4）沙眼衣原体不能在普通细菌培养基上生长。

表21.3 常见宫颈感染汇总表

宫颈炎			
	淋病奈瑟菌	沙眼衣原体	生殖支原体
症状	阴道分泌物、阴道异常出血、阴道刺激/疼痛、性交困难或盆腔压痛	阴道分泌物、阴道异常出血、阴道刺激/疼痛、性交困难或盆腔压痛	阴道分泌物、阴道异常出血、阴道刺激/疼痛、性交困难或盆腔压痛
诊断	宫颈分泌物NAAT	宫颈分泌物NAAT	运送至大型检验中心进行NAAT
治疗	头孢曲松250mg肌内注射+阿奇霉素1g	阿奇霉素1g，顿服或多西环素100mg，每天2次，共7天	阿奇霉素1g，1次顿服（在某些情况下耐药性约为50%），如需要，莫西沙星400mg/d，共14天

NAAT，核酸扩增试验。

(5)沙眼衣原体感染可引起免疫系统的固有免疫应答和适应性免疫应答,然而再感染是常见的。

生殖道血清型的流行病学

美国最为常见的传染病。

(1)15~24 岁女性的发病率最高。

(2)患病率日益增加。

(3)少数族裔的发病率比白人高。

生殖道血清型的临床表现

多数感染者无症状。

1.宫颈炎(表 21.3)

(1)85%无症状或体征。

(2)对于有症状者,潜伏期为 7~14 天。

(3)无症状感染持续时间未知。

(4)阴道分泌物异常,非月经期或性交后出血。

(5)体征包括盆腔压痛和宫颈举痛。

(6)并发症包括盆腔炎、宫外孕、不孕症,以及肝周炎。

2.尿道炎(图 21.1A,表 21.1)

(1)约 50%的人无症状。

(2)潜伏期为 5~10 天。

(3)黏液性分泌物。

(4)并发症:附睾炎、前列腺炎、反应性关节炎(常见于男性)。

3.直肠炎

与 LGV 血清型不同,感染通常无症状。

生殖道血清型的诊断

1.宫颈炎

(1)衣原体(非特异性):每高倍镜视野下阴道分泌物的白细胞数>10。

(2)对所有宫颈炎患者的阴道、宫颈或尿液标本进行沙眼衣原体核酸扩增试验(NAAT)。

2.尿道炎

(1)即时检测不能区分非淋菌性尿道炎(NGU)的感染性和非感染性病因。目前,公认沙眼衣原体是 NGU 的病因,当出现尿道炎症状并有即时检测证据支持时,考虑是沙眼衣原体感染。

(2)检查时见黏液性、黏液脓性或脓性分泌物。

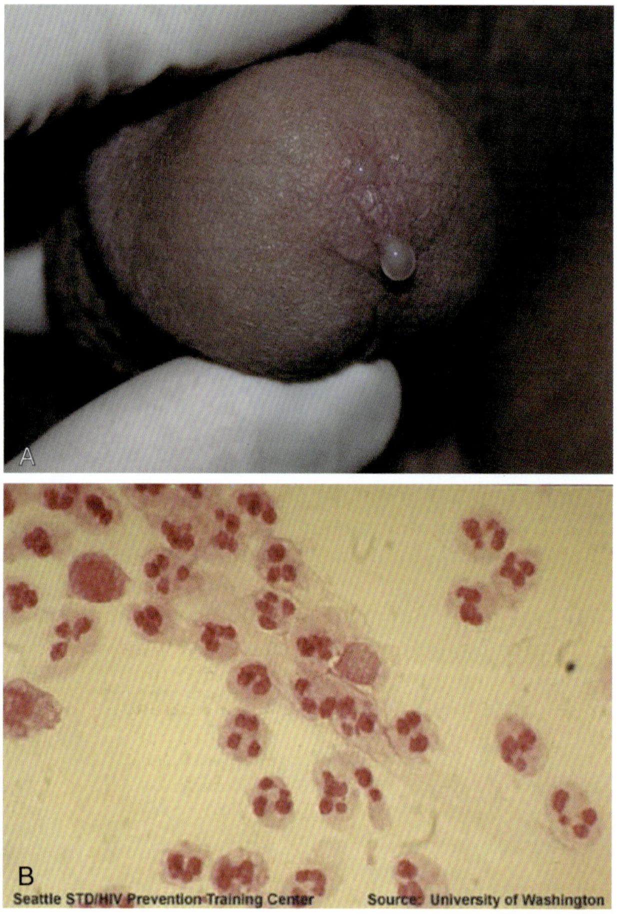

图 21.1　(A)尿道炎分泌物(黏液脓性)。(B)尿道标本革兰染色与沙眼衣原体引起的非淋菌性尿道炎一致(仅有多形核细胞而无革兰阴性双球菌)。(From Geisler WM. Diseases caused by chlamydiae. In:Goldman L,Schafer AI,eds. Goldman-Cecil Medicine. 23rd ed. Elsevier;2007.)

(3)对尿道分泌物涂片行革兰染色,每油镜视野下白细胞数≥2(图 21.1B)。

(4)首次排尿,每高倍镜视野下白细胞酯酶阳性或尿渣沉淀涂片的白细胞数≥10 个。

(5)对所有尿道炎患者的尿道或首次尿液标本进行沙眼衣原体 NAAT 检查。

(6)首次排尿应为首次憋尿。要求患者在检测前至少憋尿 1h。取前段尿 20mL(细菌含量最多)。

(7)尿道拭子:插入尿道内 2~4cm,旋转一圈后取出。

3.直肠炎

(1)对有直肠炎症状的患者要做肛门镜检,检查是否有黏膜水肿溃疡和易出血,并评估直肠腔的通畅性。对肛门直肠渗出液涂片行革兰染色可见多形核白细胞。

(2)对所有直肠炎患者的直肠标本进行沙眼衣原体 NAAT 检查。NAAT 可用于除生殖器外的其他标本。

筛查

1.女性

(1)所有<25 岁的性活跃女性和暴露于危险因素的≥25 岁的性活跃女性(如新性伴侣、多性伴侣、性伴侣同时有性伴侣或性伴侣有性传播感染),在接受沙眼衣原体治疗 3 个月后复查。

(2)所有<25 岁的妊娠女性,以及暴露于风险因素的≥25 岁的妊娠女性。

(3)如果妊娠女性<25 岁或≥25 岁且暴露于风险因素,则在妊娠晚期再次检测。

(4)沙眼衣原体感染的妊娠女性需要在治疗 3~4 周后进行判愈试验。治疗 3 个月后复查。

2.男性

(1)考虑对青少年门诊、教管所和性病门诊等患病率较高的场所中的年轻男性进行筛查。

(2)对于男男性行为者,至少每年 1 次在不使用避孕套的暴露部位(尿道和直肠)进行筛查。每 3~6 个月筛查一次风险较高者及 HIV 感染者。

生殖道血清型的治疗

1.宫颈、尿道和直肠感染的主要治疗方案。

(1)阿奇霉素 1g,口服,单次给药(妊娠女性的首选)。

(2)多西环素 100mg,每天 2 次,共 7 天(妊娠中期和晚期禁服)。

2.替代药物包括红霉素、左氧氟沙星和氧氟沙星。

3.建议通知性伴侣并进行相应的检查和治疗。

性病性淋巴肉芽肿(LGV)血清型的流行病学

1.罕见的性传播感染。

2. LGV 在非洲、东南亚、印度、加勒比海和南美洲的某些地区流行。

3.在发达国家,LGV 主要引起直肠感染,现逐渐认为其是男男性行为者中直肠炎和直肠结肠炎的病因。

LGV 血清型的临床表现

1.生殖道感染的特征是一过性生殖器溃疡或丘疹,随后出现腹股沟和(或)股淋巴结病变(多为单侧)和腹股沟横痃(图 21.2A)。

可能出现沟槽征,由沿着腹股沟韧带的淋巴结肿大形成。

2.直肠炎(图 21.2B)和直肠结肠炎,以直肠溃疡、出血、内翻、黏液性分泌物、下腹痉挛和疼痛为特征。

3. LGV 直肠炎和直肠结肠炎与炎性肠病类似。

4.并发症:直肠周脓肿、裂隙、发热、全身不适、体重减轻、疲劳。

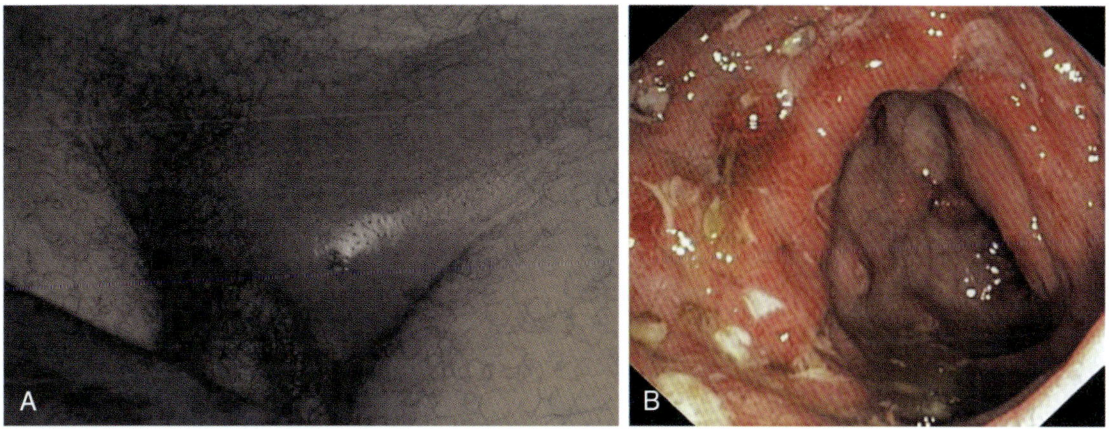

图 21.2 (A)LGV 腹股沟淋巴结病变。(B)LGV 直肠炎。[Panel A from Pereira FA. Lymphogranuloma venereum. In:Treatment of Skin Disease:Comprehensive Therapeutic Strategies. 5th ed. Elsevier;2017.Panel B from Felt-Bersma RJF,Bartelsman JF,et al. Hemorrhoids,rectal prolapse,anal fissure,perianal fistulae and sexually transmitted diseases.Best Pract Res Clin Gastroenterol. 2009;23(4):575-592. ©2009.]

LGV 血清型诊断

1.基于流行病学和临床结果,排除其他可能引起直肠炎、淋巴结病或生殖器溃疡的病因,经NAAT验证沙眼衣原体感染。肛门直肠渗出液涂片行革兰染色可见多形核白细胞。

2.条件允许时,对沙眼衣原体NAAT阳性,以及具有LGV相关表现的患者进行外膜蛋白A(OmpA)分子检测。

3.沙眼衣原体的NAAT检测不能区分非LGV和LGV血清型。

LGV 血清型的治疗

1.生殖器和直肠感染的主要治疗方案

多西环素100mg,每天2次,共21天。

2.替代疗法

红霉素500mg,每天4次,共21天。

3.建议通知性伴侣并进行相应的检查和治疗。

4.对于腹股沟横痃,应进行抽吸或切开引流,以防止溃疡或瘘管的发生。

淋病奈瑟菌

微生物学

1.淋球菌是一种革兰阴性双球菌,体外生长对营养和环境要求很高。

2. Thayer-Martin琼脂用于从有菌场所分离淋球菌。

3.在无菌场所中用巧克力琼脂进行培养。

4.体外培养要求二氧化碳充足。

5.感染宫颈内膜、尿道、直肠、咽部和结膜等黏膜表面。

6.Ⅳ型菌毛是一种重要的毒力因子,可使淋球菌附着于黏膜上皮细胞和多形核白细胞。

7.不会引起保护性免疫应答,会再感染。

8.具有抗原变异性,可表达不同的表面抗原,逃避抗体应答。

流行病学

1.自2009年以来,美国的淋病发病率逐年上升。

2.尽管两性的发病率均有所上升,但男性更高。20~29岁的男性发病率最高。

3.少数族裔的发病率高于白人。

4.抗生素耐药是一个持续存在的问题。

临床表现

1.宫颈炎(图21.3A,表21.3)

并发症:盆腔炎、宫外孕、不孕、播散性淋球菌感染(DGI)(例如,肢端皮肤点状或脓疱性皮损、不对称性多关节痛、腱鞘炎或少关节化脓性关节炎)。

2.尿道炎(黏液性、黏液脓性或脓性分泌物)(表21.1)

并发症:附睾炎、前列腺炎和播散性淋球菌感染。

3.直肠炎。

4.咽炎。

5.淋球菌感染通常无症状。

诊断

1.宫颈炎

(1)淋球菌(非特异性):每高倍镜视野下分泌物的白细胞数>10。

(2)对所有宫颈炎患者的阴道、宫颈或尿液标本进行淋球菌NAAT检测。

2.尿道炎

(1)黏液性、黏液脓性或脓性分泌物。

(2)尿道分泌物涂片做革兰染色,每油镜视野下观察到的白细胞数(内含革兰阴性细胞内双球菌)≥2(图21.3B)。

(3)首次排尿白细胞酯酶阳性或尿渣沉淀涂片的白细胞数≥10个/高倍镜视野。

(4)对所有尿道炎患者的尿道或首次尿液标本进行淋球菌NAAT检测。

3.直肠炎

(1)有直肠炎症状的患者应进行肛门镜检,查看是否有黏膜水肿、溃疡和(或)易出血,并评估直肠腔

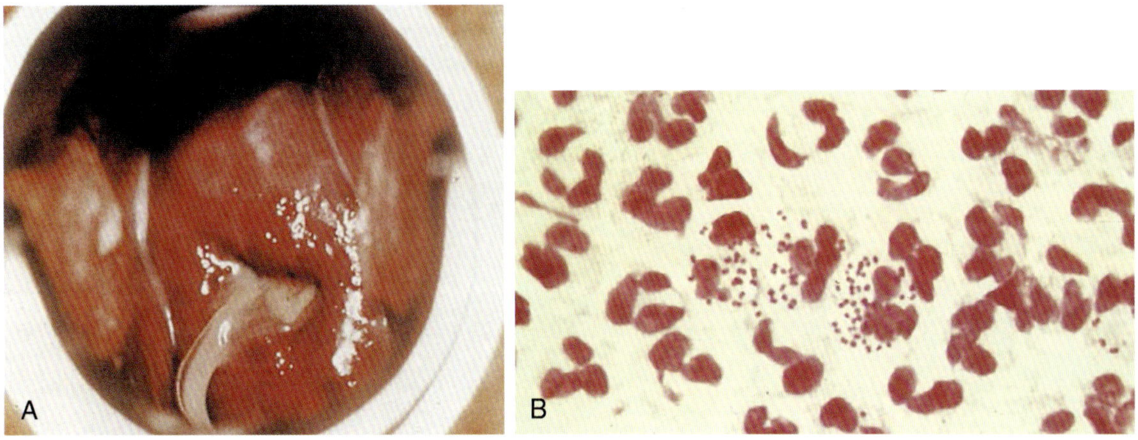

图 21.3　(A)宫颈炎的黏液脓性分泌物。(B)革兰染色结果与淋菌性尿道炎一致。(Panel A from Ison CA, Lewis DA. Gonorrhoea. In: Morse SA, et al. Atlas of Sexually Transmitted Diseases and AIDS. 4th ed. Elsevier; 2010. Panel B from Braverman PK. Urethritis, vulvovaginitis, and cervicitis. In: Long SS, Prober CG, Fischer M, eds. Principles and Practice of Pediatric Infectious Diseases. 5th ed. Elsevier; 2018.)

的通畅性。肛门直肠渗出液涂片作革兰染色，镜检见多形核白细胞内伴或不伴革兰阴性胞内双球菌。

(2)对所有直肠炎患者的直肠标本进行淋球菌 NAAT 检测。

4.咽炎

在多数情况下，淋菌性咽炎是无症状的。当存在咽炎和暴露风险时，对咽部样本进行 NAAT 检测。

筛查

1.女性

(1)所有<25 岁的性活跃女性和暴露于风险因素的≥25 岁的性活跃女性(如新性伴侣、多性伴、性伴侣同时有性伴侣或性伴侣有性传播感染)。淋球菌治疗 3 个月后复查。

(2)所有<25 岁的妊娠女性和暴露于风险因素的≥25 岁的妊娠女性，治疗 3 个月后复查。

2.男男性行为者(MSM)

至少每年在不使用避孕套的暴露部位(咽部、尿道和直肠)进行筛查。每 3~6 个月对风险较高者及 HIV 感染者进行一次筛查。

治疗

1.宫颈、尿道和直肠感染的主要治疗方案

头孢曲松 250mg(肌内注射，单次给药)+阿奇霉素 1g(口服，单次给药)。

2.宫颈、尿道和直肠感染的替代方案

头孢克肟 400mg(口服，单次给药)+阿奇霉素 1g(口服，单次给药)。

3.咽部感染的主要治疗方案

头孢曲松 250mg(肌内注射，单次给药)+阿奇霉素 1g(口服，单次给药)。

4.建议通知性伴侣并进行相应的检查和治疗。

5.其他治疗方案

(1)当怀疑头孢菌素治疗失败时(无性接触且适当治疗后 3~5 天内症状未缓解；或治疗后 72 小时培养阳性；或在没有新暴露的情况下适当治疗 7 天后 NAAT 阳性)，进行抗菌药敏试验培养，并上报 CDC。

(2)咽部的淋球菌感染更难根除。

生殖支原体

微生物学

1.生殖道支原体是已知的最小微生物之一。

2.形态呈烧瓶状，没有细胞壁。

3.是一种兼性厌氧微生物。

4.需要与 Vero 细胞共培养，可能需要几个月的时间才会生长。

流行病学

1.普通人群生殖支原体的患病率为1%~3%。

2.前往性病门诊就诊且有性病症状的人群患病率较高。

3.占男性非淋菌性尿道炎(NGU)的15%~20%。在男性其他肛门生殖道综合征中的作用尚不清楚。

4.关于其对女性的致病作用尚不清楚。常见于患有宫颈炎的女性。

临床表现

1.宫颈炎

潜在表现见表21.3。可能伴有盆腔炎等并发症。

2.尿道炎(表21.1)

(1)急性非淋菌性尿道炎与沙眼衣原体引起的非淋菌性尿道炎性质相似。

(2)持续性和(或)复发性非淋菌性尿道炎占比较大。

诊断

1.一些大型医学中心和商业实验室可进行尿液、尿道、阴道和宫颈拭子的NAAT检测。

2.持续性或复发性尿道炎、宫颈炎和盆腔炎都可能是生殖支原体感染所致。

治疗

1.针对细菌细胞壁的药物无效。

2.该支原体常对多西环素和阿奇霉素有耐药性。

3.与其他性传播感染相比,治疗特征不明显。

4.尿道炎和宫颈炎

(1)首选:阿奇霉素1g(某些情况下耐药性约为50%)。

(2)治疗失败时,改用:莫西沙星每天400mg,持续7天、10天或14天。

5.盆腔炎

(1)若标准治疗无效,则考虑生殖支原体感染。

(2)莫西沙星400mg,共14天。

6.建议通知性伴侣并进行相应的检查和治疗。

阴道毛滴虫

微生物学

1.阴道毛滴虫是一种厌氧、单细胞、能游动、有鞭毛的原生动物。

2.大小、形状不一,平均长度和宽度为10μm×7μm。

(1)有5根鞭毛。4根位于前部,1根位于膜内。

(2)感染泌尿生殖道(阴道、尿道和尿道旁腺)的鳞状上皮。

3.用肉汤培养基培养(Diamond TYI)。

流行病学

1.美国和全世界最流行的非病毒性性传播感染。

2.北美女性中有3%~5%感染。

3.与白人相比,少数族裔的发病率较高。

4.与沙眼衣原体和淋球菌不同,阴道毛滴虫在40岁以上的女性中很常见。

5.可增加HIV感染风险。

6.可引起不良妊娠后果。

7.如不治疗,感染可能会持续数月至数年。

临床表现

1.多数(70%~85%)感染无症状或症状轻微。

阴道炎特征(图21.4,表21.2):

(1)泡沫状黄绿色分泌物,有异味。

(2)外阴红斑和瘙痒。

(3)阴道炎。

(4)草莓状宫颈。

(5)性交困难。

2.妊娠期可能导致:

(1)胎膜早破。

(2)早产。

(3)产后脓毒症。

(4)低出生体重。

诊断:阴道炎和尿道炎

1.推荐对阴道、宫颈或尿液标本进行NAAT检测

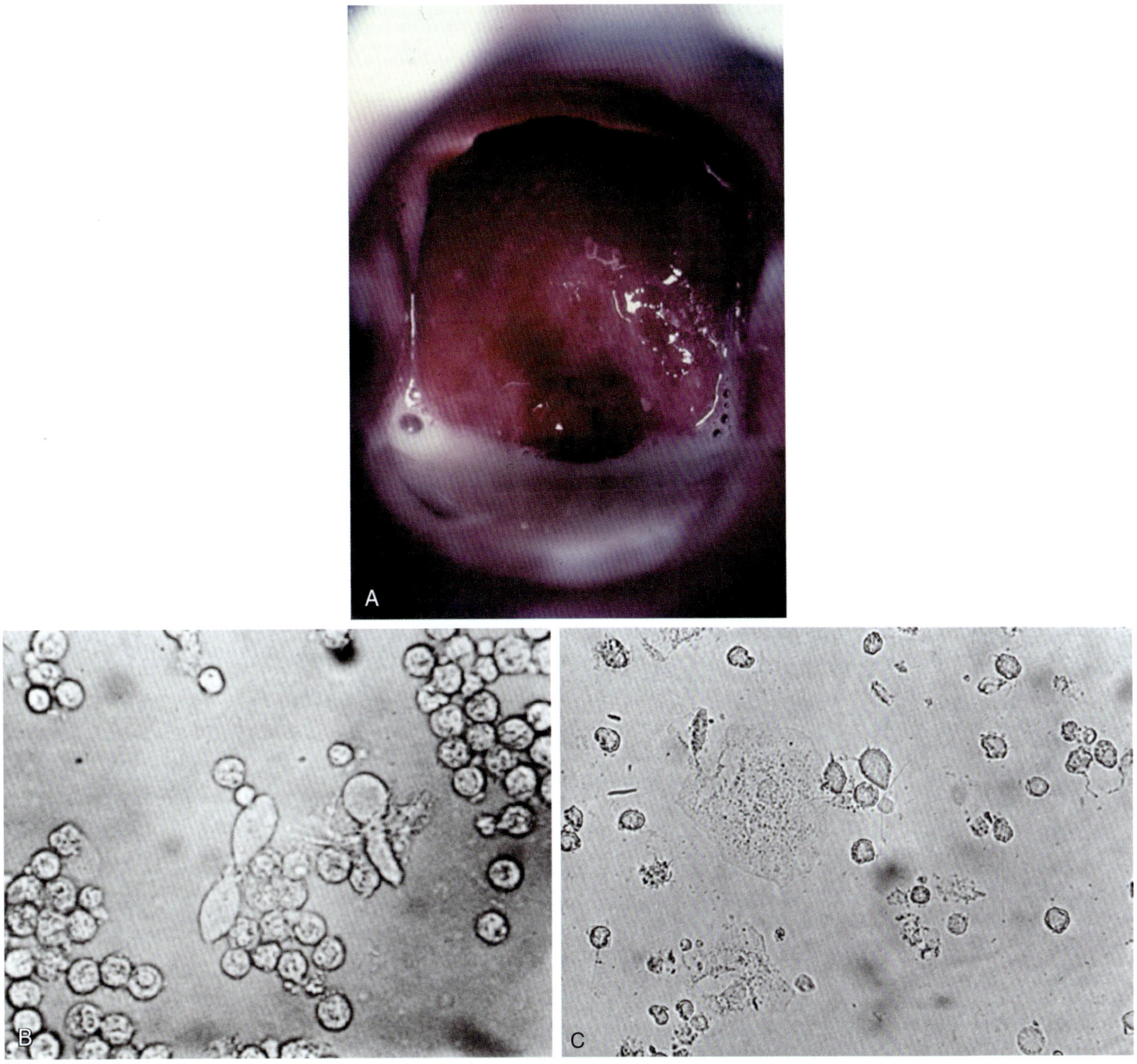

图 21.4 (A)滴虫病草莓状宫颈的泡沫分泌物。(B,C)阴道毛滴虫湿片的显微镜镜像。[Panel A from Lewis D. Medicine. 2014;42(7):369-371. Panel B (i)from Faro S. Trichomoniasis. In:Kaufman RH,Faro S,eds. Benign Diseases of the Vulva and Vagina. 4th ed. Mosby-Year Book;1994. B(ii)from Friedrich EG. Vulvar Disease. 2nd ed. WB Saunders;1983.]

(FDA 批准)。如果获得 CLIA 认证,可使用 NAAT 从男性尿道分泌物涂片中检测阴道毛滴虫。

2.阴道分泌物盐水湿片的特异性高但敏感性低:

(1)可观察到活动的鞭毛。

(2)具有即时检测的优势。

(3)从后穹隆采样。

3.在分子检测发展之前,培养方法是参比标准:

(1)对于女性,阴道标本培养优于尿液。

(2)对于男性,建议培养尿道拭子、尿沉渣或者精液。

4.也可采用 FDA 的其他即时检测方法。

筛查

1.对性病门诊和教管所等高患病率场所的女性进行筛查。

2.对于有多性伴侣、性病史、药物滥用和商业性工作等感染风险高的女性进行筛查。

3.对 HIV 感染的女性入院时筛查,之后每年都要筛查。根据风险决定筛查频率。

治疗

1.推荐方案(男女适用)

甲硝唑2g,口服,单次给药,或替硝唑2g,口服,单次给药。

2.替代疗法(上述方案治疗失败且不是再感染时使用)

甲硝唑500mg,口服,每天2次,共7天。

3.合并感染HIV女性的推荐疗法

甲硝唑500mg,口服,每天2次,共7天。

4.硝基咪唑类药物可能出现双硫仑样反应。提醒患者服用甲硝唑或替硝唑时不要饮酒。

5.与甲硝唑相比,替硝唑在生殖道中的浓度高,半衰期长,副作用小,但价格贵。

细菌性阴道病

1.细菌性阴道病(表21.2)是由普雷沃特菌、动弯杆菌属、阴道加德纳菌、支原体和脲原体过度生长导致乳酸杆菌减少的一种多种微生物临床综合征。

2.阴道微生物改变的原因尚不完全清楚。

3.目前,尚不清楚细菌性阴道病的致病菌是否可通过性接触传播。

4.参见第18章。

阴道炎的其他病因

1.外阴念珠菌病(表21.2)(参见第18章)。

2.刺激性或过敏性接触性皮炎、萎缩性阴道炎和糜烂性扁平苔藓。

生殖器溃疡

梅毒螺旋体

微生物学

1.梅毒螺旋体呈螺旋形(6~15μm×0.1~0.2μm)。

2.生长缓慢,每30小时分裂1次。

3.不能在体外培养。

4.具有折光性无法用常规光学显微镜观察。通过暗视野显微镜可观察到。

流行病学

1.收入较低的国家和地区每年共约有500万确诊病例,主要为性传播和先天性胎传感染。

2.在美国和其他工业化国家,一期梅毒和二期梅毒的发病率正在上升。

(1)一期和二期梅毒患者多为男男性行为者。

(2)与白人相比,少数族裔的发病率更高。

(3)梅毒和HIV的合并感染率很高。

临床表现

1.性行为中直接接触病变部位是传播的首因。

2.从暴露到首发症状(一期梅毒)的时间约为3周。

3.如果不治疗,感染后2~3年内梅毒螺旋体将通过血液流播散到全身,并产生多种临床表现(二期梅毒)。有些感染者在长时间潜伏期后出现症状(三期梅毒)。

疾病分期

一期梅毒(图21.5)

1.性交部位出现局部、无痛、疮面清洁的硬化性溃疡(如硬下疳)。

2.几乎在任何暴露部位(如生殖器、口咽、直肠)都可见硬下疳。

3.原发性硬下疳可能伴有压痛或非压痛性局部淋巴结肿大。

4.即使不治疗,原发灶也常会在3~6周内消退。

二期梅毒(图21.6)

1.以1~2cm的无痛性斑疹为特征,呈红色或铜色病变,常位于掌跖部。皮疹的变异性很大,受累的黏膜有高度传染性(如扁平湿疣)。

2.其他表现包括弥漫性淋巴结肿大、肝脾大、肝炎、肾病综合征。

隐性梅毒

隐性梅毒为二期梅毒症状消失后的无症状期。

(1)早期隐性感染,为感染期<1年。

(2)晚期隐性感染,为感染期>1年。

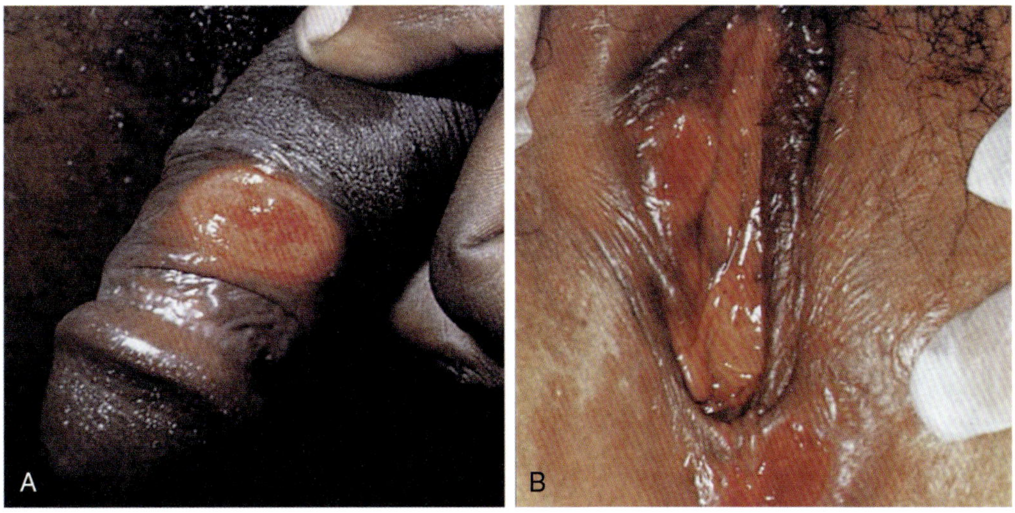

图 21.5 一期梅毒。(From Cox D, Ballard RC. Syphilis. In: Morse SA, Ballard AC, Holmes KK, Moreland AA. Atlas of Sexually Transmitted Diseases and AIDS. 4th ed. Elsevier; 2010.)

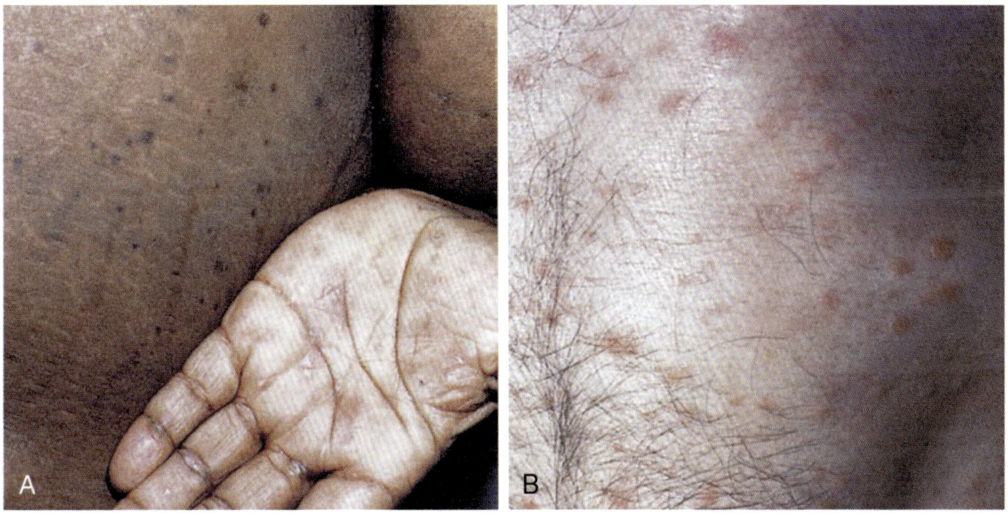

图 21.6 二期梅毒的皮肤症状。(From Cox D, Ballard RC. Syphilis. In: Morse SA, Ballard AC, Holmes KK, Moreland AA. Atlas of Sexually Transmitted Diseases and AIDS. 4th ed. Elsevier; 2010.)

三期梅毒

1.在未经治疗的梅毒患者中，约有 1/3 会出现神经梅毒、心血管梅毒或树胶肿(梅毒瘤)的症状。

2.常见的心血管症状有升主动脉瘤、主动脉瓣闭锁不全或冠状动脉病。

3.树胶肿是一种反应性肉芽肿病变，会导致局部肿块的继发症状。

4.神经症状包括全身麻痹(痴呆、癫痫或精神病综合征)、脊髓后柱和脊神经根受累形成的脊髓痨(突发严重神经根疼痛、本体感觉丧失所致的共济失调、阿-罗瞳孔、反射丧失和震感受损)。

5.注意，梅毒的神经系统症状有葡萄膜炎、脑神经麻痹、无菌性脑膜炎和卒中样脑膜血管性梅毒，可能发生在任一阶段。

诊断

1.暗视野显微镜可用性低，需要从活动性病灶采样，随着血清学检测技术的改进，其使用逐渐减少。

2.非梅毒螺旋体检测使用卵磷脂、胆固醇和心磷脂作为抗原，这些抗原与梅毒螺旋体感染后产生的抗体结合。

(1)快速血浆反应素(RPR)试验,或性病研究实验室(VDRL)试验检测IgG和IgM。

(2)这些定量实验用于检测梅毒螺旋体的感染和追踪对治疗的反应。

3.梅毒螺旋体试验检测梅毒螺旋体抗原所产生的抗体:

(1)如荧光螺旋体抗体吸收试验(FTA-ABS)和梅毒螺旋体颗粒凝集试验(TPPA)。

(2)一旦感染,梅毒螺旋体检测通常保持为阳性。

(3)对非梅毒螺旋体试验阳性者进行梅毒螺旋体检测,以确认是否感染。

4.当梅毒患者出现脑神经功能障碍、听觉或视力异常、脑膜炎、卒中、急性或慢性精神状态改变或震感丧失的迹象时,有必要进行进一步的神经梅毒检测。

(1)神经梅毒的诊断涉及多种因素,包括脑脊液(CSF)细胞计数、蛋白质,以及血清反应阳性时的脑脊液-性病研究实验室(CSF-VDRL)试验。

(2)CSF-VDRL特异性高,但不灵敏。

治疗

疾病分期	一线治疗
一期和二期梅毒	苄星青霉素G240万U,单次肌内注射
早期潜伏梅毒	苄星青霉素G240万U,单次肌内注射
晚期潜伏梅毒	苄星青霉素G720万U,分3次肌内注射,每周1次
三期梅毒	苄星青霉素G720万U,分3次肌内注射,每周1次
神经梅毒	水剂青霉素,1800万~2400万U,静脉滴注(300万~400万U,每4小时1次),连续10~14天

其他诊疗方案

1.在治疗后第6个月和第12个月,采用与初始诊断相同的非梅毒螺旋体试验观察对治疗的血清学反应。预期血清学反应为滴度降低4倍。

2.青霉素G是治疗梅毒的首选药物。对青霉素过敏的一期和二期梅毒患者,可以使用多西环素、四环素、阿奇霉素和头孢曲松。当使用替代治疗时,需进行定期随访,包括全身体检和血清学试验检查。

3.使用注射用青霉素G治疗梅毒妊娠女性。对青霉素过敏的患者脱敏。

4.吉海(Jarisch-Herxheimer)反应是一种急性发热反应,以头痛、发热和肌痛为特征。通常在治疗后24小时内发生。常见于早期梅毒。

5.前带现象是血清抗体水平过高而干扰了抗原-抗体复合物的形成,从而导致血清学结果的假阴性。

6.对性伴侣的处理

(1)对于一期和二期梅毒患者,无论血清学检查结果如何,都应对其近90天内的性伴侣进行治疗。

(2)时间>90天,则根据血清学检查结果进行治疗。如果不能保证其后的随访检查,建议进行预防性抗梅毒治疗。

7.所有被诊断为一期或二期梅毒的患者都应接受HIV检测。

单纯疱疹病毒2型(和1型)

病毒学

1.单纯疱疹病毒1型和2型是疱疹病毒科的大型双链DNA病毒。

2.发病机制

(1)病毒通过与有传染性的感染者的皮肤和生殖器分泌物密切接触而传播。无论有无症状,都会发生病毒脱落。

(2)单纯疱疹病毒最初感染皮损侵入点的上皮细胞或黏膜细胞。继而感染真皮中的感觉神经末梢,并被输送到感觉根神经节的细胞核中。

(3)病毒周期性再激活导致其沿着感觉根神经节顺行向下运输,并在上皮或黏膜细胞中复制。复制可出现症状,也可没有症状。

3.病毒可以在细胞培养基中生长。

流行病学

1. HSV-2是生殖器溃疡最常见的病因。

2.在儿童期易感HSV-1常导致口唇感染,HSV-1也是生殖器疱疹的一个重要病因。

3.多数生殖器疱疹患者未意识到自身受到感染。

4.女性生殖器疱疹的发病率高于男性。

5.与白色人种相比,少数族裔的发病率较高。

临床表现

初发感染

1.感染时不一定伴有症状。

2.出现肛门生殖器溃疡时,通常是多发性、双侧的,持续 10~14 天(比复发性生殖器溃疡更严重)。溃疡常会引起疼痛或瘙痒。伴随症状包括排尿困难、阴道或尿道分泌物异常以及腹股沟淋巴结压痛。初次感染可能引起宫颈炎或尿道炎(图 21.7)。

3.常伴发热、头痛、全身不适和肌痛等全身症状。

症状复发(图 21.8)

1.复发次数和严重程度不定。

2.肛门生殖器溃疡一般持续 5~10 天,通常不如初次感染严重。

3.尿道炎、宫颈炎和裂隙不常见。

4.无全身症状。

5.通常有前驱症状。

无症状再激活(脱落)

1.病毒复制时没有症状出现,此情况可能发生在两次临床复发之间或没有临床症状史的患者中。

2.感染后的最初 3 个月的脱落率最高。

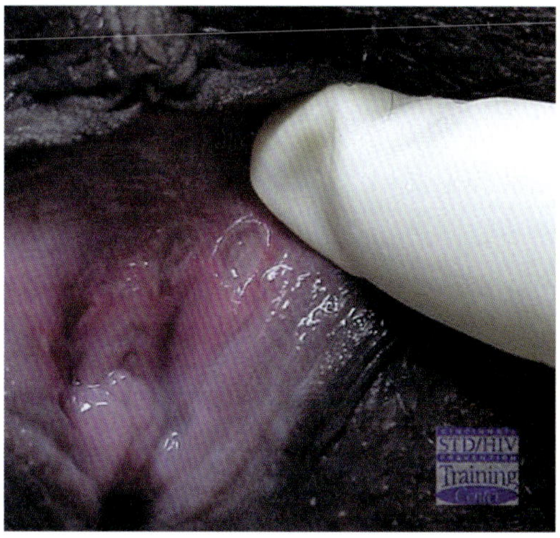

图 21.8 生殖器疱疹复发的临床表现。(Courtesy Cincinnati STD/HIV Prevention Training Center, Cincinnati, OH; with permission.)

诊断

1.病毒学检查:要求存在皮损。

细胞培养:敏感性低,尤其对于复发性皮损敏感性更低。敏感性随着损伤的愈合而降低。

实验室可进行 NAAT/PCR 诊断, 比细胞培养敏感性高。

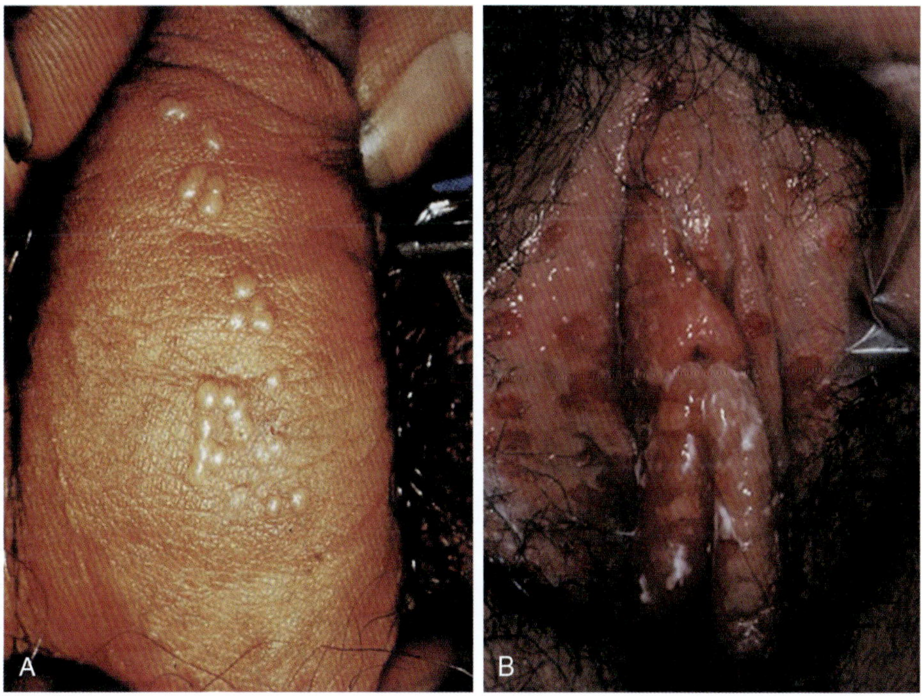

图 21.7 生殖器疱疹初发感染的临床表现。[From Patel R. Genital herpes. Medicine. 2014;42(7):354–358.]

2.血清学检测

(1)可进行特定类型的血清学检测。

(2)在没有症状的情况下,HSV-2抗体阳性意味着生殖器感染,而HSV-1抗体阳性不能区分口腔和生殖器感染。

3.当出现病变时,病毒学和血清学检测同时用于诊断急性(细胞/培养或NAAT阳性而血清阴性)或复发(细胞/培养或NAAT阳性且血清阳性)。

筛查

1.对女性和男性进行特定的单纯疱疹病毒血清学检测。

2.妊娠女性:不建议在妊娠期间进行HSV-2血清学筛查,但可能有助于识别有生殖器感染HSV风险的女性。

治疗

1.初发生殖器疱疹

(1)阿昔洛韦、伐昔洛韦或泛昔洛韦。有多种给药方案。

(2)治疗7~10天。

2.复发性生殖器疱疹的间歇治疗

(1)阿昔洛韦、伐昔洛韦或泛昔洛韦。有多种给药方案。

(2)根据治疗方案治疗1~5天。

3.抗病毒抑制治疗

(1)用于降低复发率和传播率。

(2)可使用阿昔洛韦、伐昔洛韦和泛昔洛韦。

4.其他治疗方案

(1)HIV携带者

1)复发性生殖器疱疹的治疗时间更长。

2)抗病毒抑制治疗的剂量不同。

3)尽管抑制疗法可使临床症状缓解,但不能降低将HSV-2或HIV传染给性伴侣的风险。

(2)若经适当治疗仍然存在皮损,应考虑耐药性。

膦甲酸钠、西多福韦和咪喹莫特可用于治疗对阿昔洛韦、伐昔洛韦和泛昔洛韦耐药的HSV。

(3)在已知患有生殖器疱疹的妊娠女性中,阿昔洛韦或伐昔洛韦可降低复发率,从而减少对剖宫产的需要。

杜氏嗜血杆菌(软下疳)

小型革兰阴性球菌。生长需要丰富的营养、高湿度和高二氧化碳浓度。

流行病学

1.在美国等发达国家罕见;其他地区发病率普遍较低。

2.潜伏期为4~7天。

临床表现

1.典型的化脓性溃疡,有疼痛感,边缘粗糙不整齐,易出血。

2.可能引起腹股沟淋巴结病,进而发展为腹股沟横痃。

3.可能自发破裂而延迟愈合,建议进行抽吸而非切开引流。

4.并发症:包茎、组织缺损、HIV传播风险增加。

诊断和治疗

1.革兰染色特异性高但敏感性低。

2. PCR比培养法敏感。

3.治疗

(1)阿奇霉素1g,单次给药。

(2)HIV感染:环丙沙星500mg,每天2次,持续3天。

(3)如果患者在出现症状之前10天内与性伴侣有过性接触,建议性伴侣接受检查和治疗。

杜诺凡病(腹股沟肉芽肿)

1.由肉芽肿杆菌引起:一种革兰染色阴性、有荚膜的胞内菌。

(1)不常见,分布呈地域性(印度、澳大利亚、巴布亚新几内亚、加勒比海和南非等热带地区)。

(2)主要经性接触传播,传染性低。

(3)引起慢性、进行性和无痛的溃疡。

(4)边缘卷曲,易出血。

(5)溃疡可在皮下合并或扩散,形成假性横痃。

(6)治愈后遗留瘢痕;可能引起外生殖器淋巴水肿。

利普舒茨溃疡(急性女阴溃疡)

非性接触传播的急性生殖器溃疡

(1)对 EB 病毒或巨细胞病毒感染的免疫应答。

(2)单个或多个、巨大、双侧、疼痛的外阴溃疡,好发于性不活跃的青少年女性及女童。

(3)常有发热、身体不适、淋巴结病、扁桃体炎和肝炎等前驱症状。

(4)疼痛剧烈、排尿困难。

(5)6 周内痊愈。

人乳头瘤病毒(HPV)

病毒学

1. HPV 是一种小型无包膜的环状双链 DNA 病毒,属于乳头状瘤病毒科。

2.在已明确的 100 多种 HPV 中,有大约 40 种经性接触传播。

3. HPV 感染皮肤和黏膜基底层的细胞。一经感染,停止分裂的分化上皮细胞将继续分裂。

4.高危型类别中的主要致癌蛋白为早期基因 E6 和 E7,可以调节细胞周期,诱导染色体变异,阻止细胞凋亡。

5.由于感染是非裂解性且限于上皮细胞,所以可以保护 HPV 免受宿主免疫应答的影响。

流行病学

1. HPV 是美国最常见的性传播感染。第一次性行为后暴露率和感染率很高。

2.多数宫颈癌、宫颈上皮高度病变或不典型增生病例中有 50%为 HPV16 型和 18 型, 这两种类型还可能引起阴茎癌、外阴癌、阴道癌、肛门癌和口咽癌,以及不典型增生。

3. 90%的尖锐湿疣是由 HPV6 型和 11 型引起的。

临床表现

1.取决于引起感染的 HPV 类型。

2.多数 HPV 感染是一过性的,可在 8 个月到 2 年内清除。但是高危型 HPV 感染可能持续存在。

3.尖锐湿疣(生殖器疣)中有 90%是由低危 6 型或 11 型引起的。

4.肛门生殖器、口咽异常增生和恶性肿瘤。

诊断

1.肛门生殖器疣(图 21.9)

(1)视诊。

(2)不典型表现考虑组织活检。不建议进行其他 HPV 检测。

2. HPV 相关癌症和癌前病变

(1)宫颈筛查

1)从 21 岁开始,直到 65 岁。

2)每 3 年对 21~29 岁的女性进行一次宫颈涂片检测。

3)对 30~65 岁的女性每 3 年进行一次宫颈涂片检测,或每 5 年进行一次宫颈涂片检测加 HPV 检测(检测病毒性 DNA 或 RNA)。

4)无论是否接种疫苗,都要进行宫颈涂片筛查。

5)宫颈涂片筛查结果异常的女性应接受 HPV 检测。

(2)肛门癌筛查

1)尚无足够数据推荐筛查。

2)一些医学中心在 HIV 携带者、男男性行为者和肛交史等高危人群中筛查肛门癌。首先,进行肛门细胞学检查。当发现细胞学结果异常时,进行高分辨率肛门镜检查。

治疗和预防

1.肛门生殖器疣

(1)患者可使用外用药物治疗:咪喹莫特、鬼臼毒素或 15%儿茶素软膏。

(2)由医生操作:冷冻治疗、手术切除、三氯醋酸或二氯醋酸。

(3)如果在筛查 HPV 相关癌症(或切除病变的病理学检查)时发现鳞状上皮高度病变或癌症,转诊到专家进行治疗。

2.疫苗

疫苗非常有效。参见第 45 章。

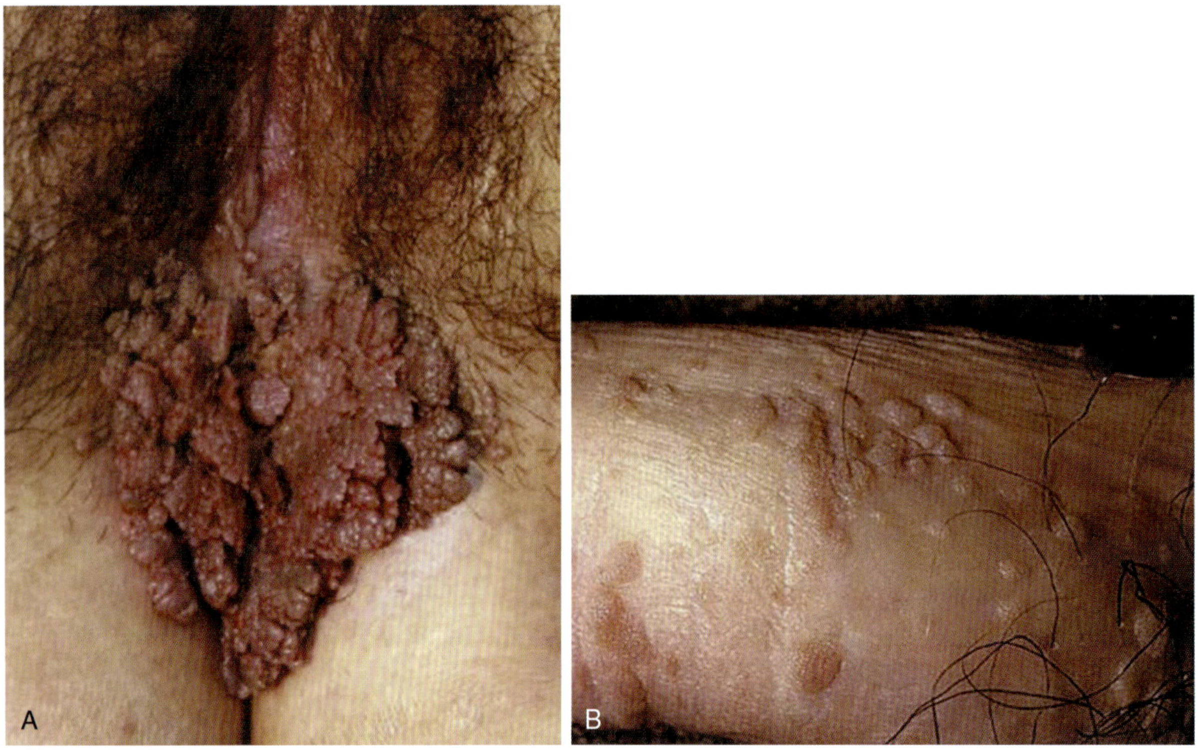

图 21.9 尖锐湿疣。(Panel A reprinted with permission from the American College of Obstetricians and Gynecologists.From Gagné H. Colposcopy of the vagina and vulva. Obstet Gynecol Clin North Am. 2008;35:659-669. With permission from the Foreign Policy Research Institute. Panel B from Habit TP,ed. Clinical Dermatology. 4th ed. Mosby;2004.)

其他性传播病原体

甲型肝炎

1. HAV 在粪便中的排毒率很高。口交导致其经性接触传播。男男性行为者的风险较高。

2.男男性行为者应接种甲肝疫苗。

3.参见第 22 章和第 45 章。

乙型肝炎

1. HBV 在血液中浓度最高,也存在于精液、阴道分泌物和唾液中。

2.乙肝经皮肤或黏膜暴露于受感染的血液或体液而传播。风险因素包括与受感染的性伴发生无保护措施的性行为、男男性行为、性传播感染史和静脉注射吸毒。

3.建议对风险因素较高的男性和女性、妊娠女性、所有男男性行为和 HIV 感染者进行筛查。

4.参见第 22 章和第 45 章。

丙型肝炎

1. HCV 主要通过接触受感染血液后经由血液传播。感染了 HIV 的男男性行为者的丙肝感染率增加,是丙肝经性传播的代表。

2.筛查 1945—1965 年出生的和暴露于其他风险因素的男男性行为者。

3.在初次确诊 HIV 感染者中筛查丙肝。

4.建议每年对感染 HIV 的男男性行为者进行筛查。

肠道病原体

1.包括由粪-口接触传播的其他生物。

2.男男性行为者中常见的与肠炎有关的性传播感染病原体包括:

(1)弯曲杆菌。

(2)溶组织内阿米巴。

(3)蓝氏贾第鞭毛虫。

(4)沙门氏菌属。

(5)志贺氏菌属。

3.诊断包括获取完整病史、粪便培养、虫卵/包囊/寄生虫检测。

4.与溶组织内阿米巴感染相关的症状有肛周疼痛和会阴溃疡。

(吴月琳 朱文倩 译 龚向东 校)

推荐阅读和参考文献

1. CDC (Centers for Disease Prevention and Control). A Guide to Taking a Sexual History. CDC Stacks; 2005. Publication 99–8445 https://stacks.cdc.gov/view/cdc/12303.
2. Manhart LE. *Mycoplasma genitalium. Infect Dis Clin North Am.* 2013;l27:779–792.
3. Hook EW. Syphilis. *Lancet.* 2017;389:1550–1557.
4. Bachmann L. *Sexually Transmitted Infections in HIV-Infected Adults and Special Populations: A Clinical Guide.* Cham: Springer International Publishing; 2017.
5. BASHH (British Association for Sexual Health and HIV) guidelines. https://www.bashh.org/guidelines.
6. CDC (Centers for Disease Prevention and Control). Diseases characterized by vaginal discharge: 2010 STD treatment guidelines. https://www.cdc.gov/std/treatment/2010/vaginal-discharge.htm. CDC (Centers for Disease Prevention and Control) STD treatment guidelines. https://www.cdc.gov/std/tg2015/default.htm.
7. CDC (Centers for Disease Prevention and Control). *STD Treatment Guidelines: Screening Recommendations*; 2015. https://www.cdc.gov/std/tg2015/screening-recommendations.htm.

第22章 病毒性肝炎

Rachel Presti

急性肝炎的临床表现

急性感染

1.肝脏的急性炎症。

2.早期症状:疲劳、恶心、厌食、右上腹痛。

3.早期实验室检查:白细胞略减少、淋巴细胞增多、转氨酶(ALT、AST)升高。

4.晚期:黄疸(胆红素升高)、体重减轻、瘙痒、肝脾大。

5.肝衰竭:转氨酶指数超过10倍正常上限(ULN)、胆红素升高、性格改变/肝性脑病、昏迷、凝血酶原时间延长和弥漫性出血。最终可导致死亡或需要肝移植。

6.鉴别诊断:通常需与传染性疾病进行鉴别诊断,如疱疹病毒感染(HSV、CMV、EBV)、钩端螺旋体病、登革热、黄热病等。另外,需要对中毒(对乙酰氨基酚、蘑菇等中毒)进行鉴别。

慢性感染

1.感染时间持续6个月以上。

2.早期:无症状。

3.早期实验室检查:通常ALT>AST,常为正常值范围扩大2~5倍。

4.晚期(肝硬化):极度乏力、腹胀、腹膜炎、水肿、瘀斑、胃肠道出血、肝性脑病。

肝硬化患者需要每6~12个月进行一次肝细胞癌筛查。

5.鉴别诊断:威尔逊病、自身免疫性肝炎、非酒精性脂肪性肝炎(NASH)、药物性隐源性肝硬化。

肝炎病毒概要

见表22.1。

甲型肝炎病毒(HAV)

流行病学

1.全球流行。

2.人类是唯一宿主。

3.粪-口传播(人与人之间或通过受污染的食物/水传播)。

4.无母婴传播。

5.散发或流行性暴发。在未完成计划免疫接种人群的聚集地、日托、收容机构都可能暴发,可发生食源性暴发。

6.感染后通常终身免疫。

7.从发病前2~3周到发病后1周均具有传染性。

急性感染(图22.1)

1.未免疫人群中,>70%的成人和10%的6岁以下儿童感染后会出现症状。

2.大约10%的急性感染可能需要住院治疗。

3.出现急性肝功能衰竭伴有脑水肿和合成功能紊乱的情况罕见,发生率不到1%。

4.老年患者或同时感染HIV或HBV者预后不良。

5.诊断:血清抗体检出HAV IgM。在血液和粪便中可以检测到HAV RNA。

6.治疗:支持治疗。暴发性甲肝可能需要肝移植。

表 22.1 肝炎病毒的概要概述

	HAV	HBV	HCV	HDV	HEV
病原体（属，基因组结构）	小核糖核酸病毒，+RNA	肝炎病毒，dsDNA	黄病毒属，+RNA	HBV 卫星病毒，-RNA 环状病毒	肝炎病毒，+RNA
流行病学	每年新发病病例 120 万例	波及全球 3.5 亿人	波及全球 1.7 亿人	波及全球 1500 万~2000 万人	每年新发病例 2000 万
传播途径	粪口途径	血液、围生期、性行为	血液、围生期，极少通过性行为	血液	粪口途径
潜伏期	15~45 天	30~150 天	15~120 天	14~160 天	24~72 天
急性感染率/死亡率	住院率为 13%；死亡率 0.3%~2.1%	30% 有黄疸，0.1% 为暴发性	20%~30% 有黄疸，罕见暴发性	合并感染：严重急性病	10% 为老年患者和妊娠女性
慢性感染/潜伏期感染	无	>90% 为儿童；<10% 为成人	50%~80%	HBV 合并感染率为 2%；HBV 重叠感染率为 90%	罕见
诊断	HAV IgM	HBsAg、HBcAb 总量、IgM	HCV Ab；患 HIV 时为 RNA；急性	HDV Ab、IgM、RNA	HEV IgM
治疗	支持治疗	支持治疗，治疗慢性病症	以 DAA 治疗；急性者接受监测	治疗 HBV	支持治疗、利巴韦林
预防	疫苗；暴露后预防；HAV 疫苗±Ig	疫苗；围生期使用：HBIg、疫苗	标准防护措施	HBV 疫苗	中国产疫苗
独特的临床特征	日托机构；10% 发展为复发性胆汁淤积性肝炎	高度传染性。有免疫抑制反应，治疗 HCV	肝外表现（皮疹、肾衰竭、自体免疫）；无免疫力	常在感染 HBV 后感染	妊娠期患病为急性型、与格林-巴利综合征相关

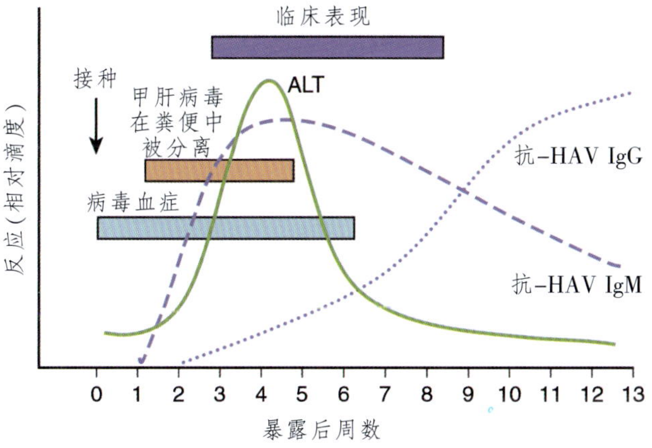

图 22.1 急性肝炎的临床和实验室指标随时间的变化。ALT，丙氨酸转氨酶；HAV，甲型肝炎病毒；IgG，免疫球蛋白 G；IgM，免疫球蛋白 M。（From. Margolis HS, et al. Appearance of immune complexes during experimental hepatitis A infection in chimpanzees. J Med Virol, 1988; 26: 315–326）

7.大多会在 2 个月内恢复，没有长期后遗症。

8. 1/7 的人会在急性感染后的 6 个月内出现复发性肝炎。

9.持续超过 12 周的长期胆汁淤积性肝炎发生率<5%；通常会自发消退。

10.不会发展为慢性 HAV 感染。

预防

1.疫苗接种：2 剂次疫苗。安全性和耐受性良好。参见第 45 章。

2.美国建议在 1 岁时儿童接种疫苗，但在英国不推荐。中国甲肝疫苗的免疫计划建议为满 18 个月的儿童接种甲肝减毒活疫苗 1 剂次。

乙型肝炎病毒(HBV)

流行病学

1. 10 种基因型(A~J);流行率因不同国家和地区而异;基因型可能会影响预后。

2. WHO 根据 HBsAg 流行率将各个国家(地区)分为高(>8%)、中(2%~8%)和低(<2%)流行国家(地区)。

(1)美国和英国都是低流行地区(携带率 0.1%~0.5%)。

(2)各个地区之间的感染率可能有所不同。

3.传播:血液[静脉注射毒品(IVDU)、输血,高传染性]、性接触、垂直传播。

主要传播途径随地域不同而不同。

1)高流行地区的传播主要是垂直传播(围生期),或者在 5 岁以前感染。

2)在北美和西欧,性传播或经皮肤破损传播更为常见。

3)针刺途径的传染性比 HIV 高 100 倍,比 HCV 的传染性高 10 倍。

4)病毒可在体外存活至少 7 天。

4. 1%的 HBV 感染者也感染了 HIV。

急性感染(图 22.2A)

1. 70%亚临床感染。

2.暴发性肝炎的罕见原因。

3.急性感染期间的治疗是支持治疗。

例外:暴发性疾病、HIV 合并感染。

慢性感染(图 22.2B)

1.≥90%的新生儿,25%的 1~5 岁儿童,<5%的成人感染乙肝病毒会导致慢性感染。

慢性感染率与感染时的年龄呈负相关。

2. 20%~30%成人的慢性肝炎会继续进展。

3.肝外表现包括结节性多动脉炎和肾脏疾病。

4.根据 HBV 复制水平、免疫反应和肝病相关疾病,慢性乙型肝炎有多个不同阶段。ALT、HBV DNA、eAg 和 eAb 水平是关键指标(表 22.2)。

5.前 C 区和核心启动子突变。

(1)HBV 反转录的高错误率。

(2)HBeAg 产生减少或被抑制,但传染性病毒粒子仍然复制。

(3)发生率可能因基因型而异。

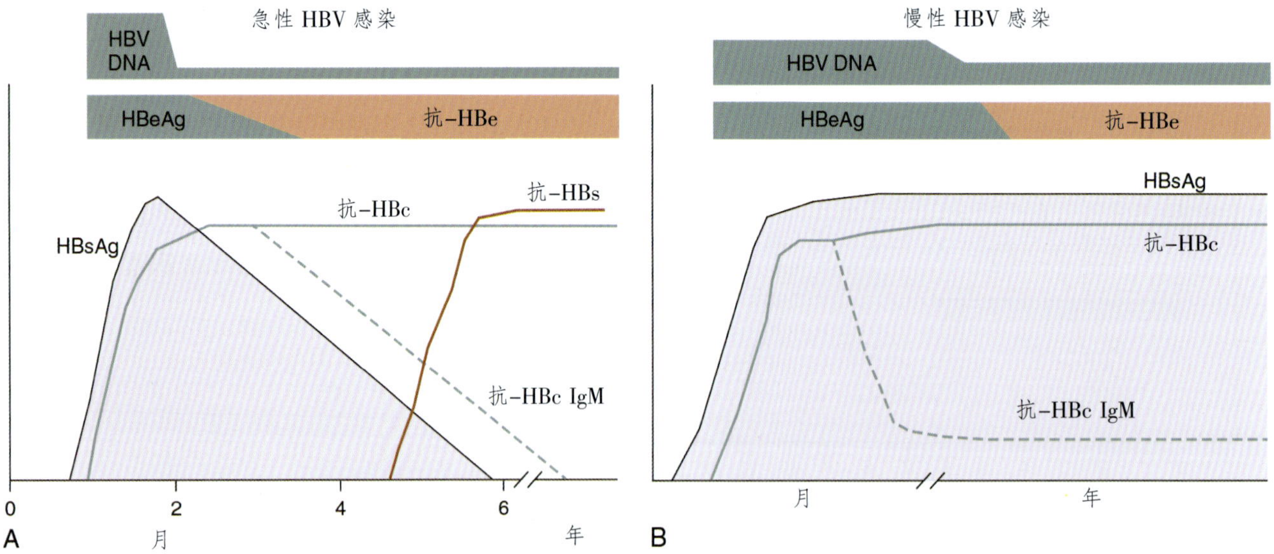

图 22.2 急性和慢性乙型肝炎病毒感染的实验室指标变化。HBV,乙型肝炎病毒;DNA,脱氧核糖核酸;Ag,抗原;IgM,免疫球蛋白 M。(From Konerman MA,Lok AS. Epidemiology,diagnosis and natural history of hepatitis B. In:Sanyal AJ,et al. Zakim and Boyer's Hepatology. 7th ed. Elsevier;2018.)

表 22.2 慢性乙肝的不同阶段

免疫耐受阶段	HBV 高水平复制，但没有明显的肝损伤
免疫清除期（免疫激活）	随着 HBe 抗体的出现，HBeAg 转阴率逐渐提高，同时，肝脏炎症加剧，ALT 升高
慢性携带期	同样也称为非复制期 HBV DNA 可能无法检测到，肝脏炎症缓解 最重要的是，在预期免疫功能低下时 • 需要提前治疗或筛查再次激活的感染 • 考虑是否 HBV 核心抗体阳性
HBeAg 阴性的复发肝炎	HBeAg 阴性的 HBV 复制伴随激活的肝脏炎症，这可能是由于前核心或核心区启动子基因变异造成的 HBV 病毒不能复制产生 HBeAg

表 22.3 HBV 血清学结果解析

sAg	sAb	cAb IgM	cAb	eAg	eAb	HBV DNA	ALT	临床状况
−	−	−	−	−	−	−	正常	易受感染
+	−	++	−	+	−	高	高	急性感染
−	+	−	+	−	±	−	正常	自然感染引起的免疫
−	+	−	−	−	−	−	正常	接种疫苗产生的免疫
+	−	−	+	+	±	高	低/正常	慢性感染、免疫耐受
+	−	−	+	±	±	不定	高	慢性感染、免疫激活，考虑治疗
+	−	−	+	+	+	低	高	慢性感染、血清转化
+	−	−	+	−	+	低	低	慢性感染、非活性期载体
+	−	−	+	−	+	不定	高	慢性感染、再激活，考虑治疗
−	−	−	+	−	−	−	正常	感染较容易解决，有再激活的风险

诊断

1.有关 HBV 血清学的解释，参见表 22.3。

2. HBsAg：HBV 感染的标志物，HBV 表面蛋白。

3.抗-HBs（HBV sAb）：表面蛋白对应的保护性抗体，表示具有免疫能力（可能是疫苗接种或者感染后的恢复）。

4.抗-HBc（HBV cAb）：以前或当前的 HBV 感染（终生）。

5.抗-HBc IgM（HBV cAb IgM）：近期感染（≤6 个月）。

6. HBeAg：病毒复制的指标。

治疗

1.如转氨酶升高（免疫活跃或重新激活 HBV），则在慢性感染期间进行治疗。

2.治疗有助于减缓肝硬化的进展，降低肝癌的发生率，并提高存活率。

3.强效药物：恩替卡韦、替诺福韦。

（1）替诺福韦还可治疗 HIV。

（2）有报道说明，停止替诺福韦治疗 HIV 后，有重新激活暴发性 HBV 的病例报告。

4.拉米夫定具有很高的病毒耐药率（30%）。

5.清除率很少，但 HBV DNA 和 ALT 正常化率可以达到 75%；因此，多数人会接受终身治疗。

6.干扰素可用于治疗，但耐受性差。

7.据报道，HCV 治疗会导致 HBV 再激活和肝炎发作、转氨酶升高，偶尔需要肝移植或导致死亡。

预后

1.有进展为肝硬化、肝功能失代偿和肝细胞癌（HCC）的风险。

2.肝硬化的年发生率约为 300/100 000。

老年、男性、HBeAg 血清阳性、ALT 升高、HBV DNA

升高、HBsAg 升高和 HBV 基因型 C，风险会增加。

3.建议对所有肝硬化患者、>40 岁的亚洲男性、≥50 岁的亚洲女性，≥20 岁的撒哈拉以南非洲人，以及有 HCC 家族史的人群进行 HCC 筛查。

筛查常为每 6 个月进行一次肝脏超声扫描(USS)(±AFP)，因为 HCC 的倍增时间估计为 4~6 个月。

预防

1.疫苗是有效的手段。参见第 20 章和第 45 章。

2.出生时接种疫苗降低了美国的发病率。美国的多数病例为输入病例。自 2017 年起，英国儿童出生时也接种乙肝疫苗。

3.疫苗能够在>95%的年轻人/儿童/婴儿中诱导产生保护性抗体。

4.免疫力至少持续 20 年，甚至可能终身。

HCV(图 22.3)

流行病学

1.流行率高(>3.5%)的地区包括中亚和东亚、北非和中东地区。

2.传播：血液暴露(静脉注射吸毒)、围生期可传播，可以通过性传播，尤其是肛交行为。

3.风险较高的人群是 1945—1965 年出生、IVDU、接受 1990 年之前的血液制品的人群。

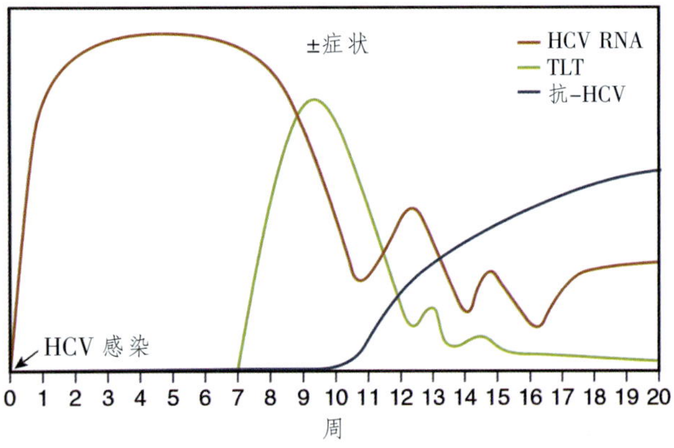

图 22.3 急性和慢性丙型肝炎感染的临床和实验室表现。HCV，丙型肝炎病毒；ALT，丙氨酸转氨酶；RNA，核糖核酸。(From Ward JW，Holtzman D. Epidemiology，natural history and diagnosis of hepatitis C. In：Sanyal AJ，et al. Zakim and Boyer's Hepatology. 7th ed. Elsevier；2018.)

4. HCV 基因型 1~6。

基因型表达有地域差异（基因型 1 在美国和欧洲常见，中国为 1b 型）。

急性感染

1.通常无症状。暴发性肝炎的罕见原因。

2.急性感染期间无治疗指征。应监测自发性恢复。如果是有症状的急性感染或是出生时获得的感染较容易自发清除。

慢性感染

1. 50%~80%的成年人会发生慢性感染。

2.慢性感染中转氨酶正常或轻度升高。丙种球蛋白病(蛋白质-白蛋白比率升高)。

3. 20 年内发生肝硬化的风险为 15%~30%。其在糖尿病患者、同时感染 HIV 或 HBV 以及饮酒的患者中增加。

4.慢性 HCV 和肝硬化患者有 7%~14%在 5 年之内发展为肝细胞癌。

5.酒精摄入量高者风险增加。

6.一旦诊断出 HCC，预后很差(5 年生存率为 10%~15%)。

7.常见的肝外表现

(1)全身性：自身免疫性甲状腺炎、B 细胞非霍奇金淋巴瘤。

(2)皮肤：扁平苔藓、迟发性皮肤卟啉症、血管炎(冷球蛋白血症)。

(3)肾小球肾炎(冷球蛋白血症)。

治疗(图 22.4)

该领域知识点更新频繁，不常考试。

1.治疗评估

(1)HCV RNA 确认活动性感染。

(2)HCV 基因型。

2.第一种直接抗病毒药物仅针对 1 型基因型，但现在很多都是泛基因型的。

3.纤维化分期：肝活检(金标准，但由于风险而较少使用)、FibroScan(基于超声)、FibroSURE(验血)。

4.抗病毒药物：能直接作用的抗病毒药物。

(1)蛋白酶抑制剂：特拉瑞韦、波普瑞韦、阿舒瑞

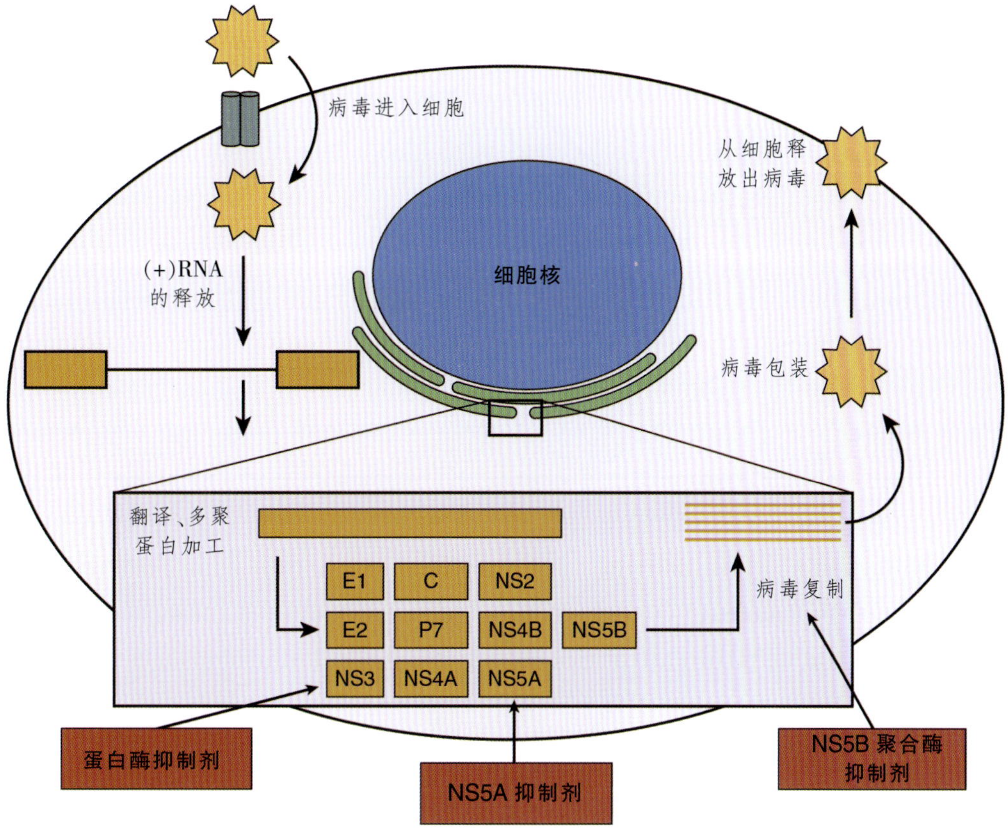

图 22.4 丙型肝炎病毒的生命周期和直接抗病毒药物的作用机制。(From Muir AJ. Treatment of hepatitis C. In:Sanyal AJ,et al. Zakim and Boyer's Hepatology. 7th ed. Elsevier;2018.)

韦、西美瑞韦、格拉瑞韦。

(2)NS5A 抑制剂:达卡他韦、雷迪帕韦、艾尔巴斯韦。

(3)NS5B 聚合酶抑制剂、核苷聚合酶抑制剂:索非布韦、美利他滨。

(4)NS5B 聚合酶抑制剂、非核苷聚合酶抗病毒抑制剂:德莱布韦、非利布韦、替戈布韦。

(5)联合使用,有时与利巴韦林联合使用。

(6)通常为 12 周的治疗,对于肝硬化或既往治疗失败的可延长至 24 周。

(7)成功率>95%。持续病毒学应答(SVR)=HCV 治疗完成后>12 周无法检测到 RNA。

(8)SVR 是一种治愈方法,无潜伏形式的 HCV。

(9)可能再次感染。治愈后对 HCV 没有免疫力。

(10)如果既往肝硬化,可能仍需要监测肝细胞癌。

(11)尚无儿科治疗方法。

(12)HCV 的治疗可能导致 HBV 重新激活,以及肝炎恶化。

预防

1.没有可用的疫苗。

2.无抗病毒免疫力。

3.避免接触血液,进行性行为时采取安全措施。

丁型肝炎

临床过程(图 22.5)

1.依赖 HBV 的缺陷性病毒。

2.需先感染 HBV。

3.可能与 HBV 感染同时发生,或者表现为重叠感染的结果。

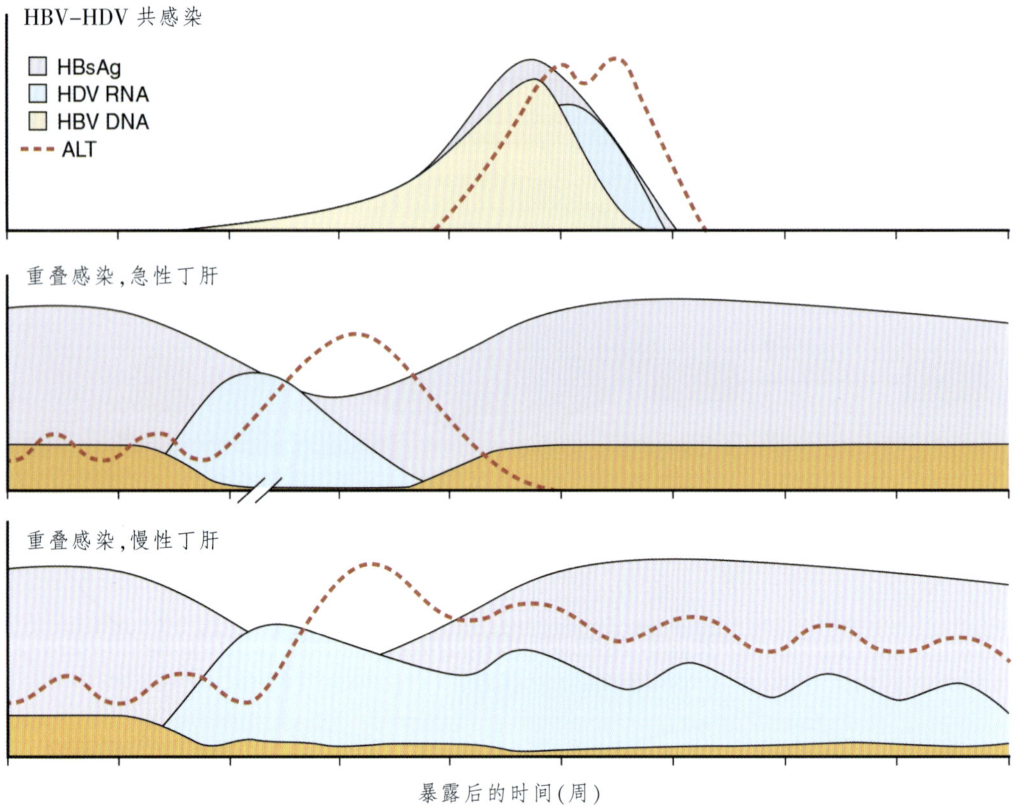

图 22.5 丁型肝炎感染的临床和实验室表现时间线。HBV，乙型肝炎病毒；HDV，丁型肝炎病毒；HBsAg，乙型肝炎表面抗原；HDV RNA，丁型肝炎病毒的核糖核酸；HBV DNA，乙型肝炎病毒的脱氧核糖核酸。(From Haller T. Hepatitis D. In：Sanyal AJ，et al. Zakim and Boyer's Hepatology. 7th ed. Elsevier；2018.)

4.常通过IVDU/输血感染，不太可能通过性传播。在美国尚无围生期病例传播。

5.临床病程各不相同，从自限性到肝病加速恶化和肝衰竭。

(1)与HBV重叠感染会导致更严重的急性感染综合征，但通常会随着HBV清除而清除。

(2)重叠感染可导致慢性HBV感染者突发肝炎，并加速恶化HBV引起的疾病。

预防

1.与HBV的预防原则相同。

2.没有特殊处理。干扰素是唯一对HDV有效的药物。HBV抗病毒药物对HDV无效。

戊型肝炎(图 22.6)

急性感染

1.粪-口传播、人畜共患。

(1)基因型1，2：亚洲和北非。无动物宿主。粪-口传播。

(2)基因型3，4：猪作为宿主的自然疫源性疾病。以人畜共患病传播，尤其是在屠夫和农民中。

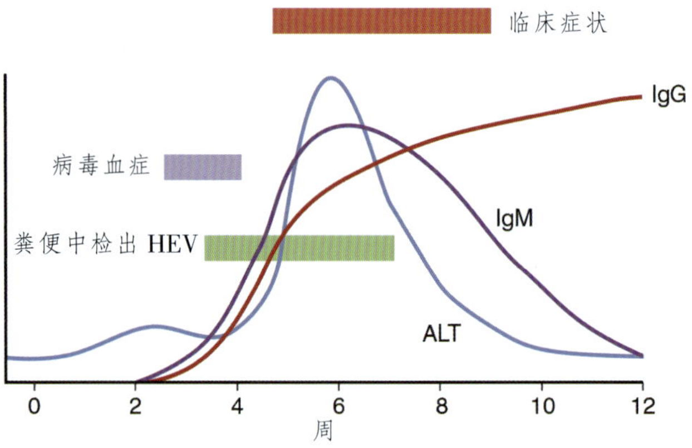

图 22.6 戊型肝炎感染的临床和实验室表现。ALT，丙氨酸转氨酶；HEV，戊型肝炎病毒；IgG，免疫球蛋白G；IgM，免疫球蛋白M。(From Dalton HR，Izopet J，Bendall R. Hepatitis E. In：Sanyal AJ，et al. Zakim and Boyer's Hepatology. 7th ed. Elsevier；2018.)

2.在多数发展中国家流行。全球急性病毒性肝炎的最常见原因。

3.一般症状轻微。

4.严重的暴发性疾病:尤其是妊娠女性和患有基础肝病者。

慢性感染

1.慢性感染不常见,但因免疫抑制可发生慢性携带。

2.慢性携带者的肝外表现(冷球蛋白血症、肾小球肾炎、吉兰-巴雷病)。

预防

使用中国获批的疫苗。

其他感染相关性肝病

G 型肝炎和输血传播病毒(TTV)

1.从输血后肝炎患者中分离到。

2. 1%的无肝炎献血者出现病毒血症。

3.无已知疾病。

HIV 和病毒性肝炎合并感染

1.在美国,10%的 HIV 感染者同时感染了 HBV。

2.在美国,25%的 HIV 感染者同时感染了 HCV;75%感染 HIV 的 IVDU 者也有 HCV。HIV 和 HCV 合并感染使患肝病的风险 3 倍于 HCV 单一感染。

3.替诺福韦对 HBV 和 HIV 均具有抗病毒作用。

4. HCV 抗病毒药物可能与抗 HIV 的抗反转录病毒药物发生药物相互作用。

5.男男性行为者占新发 HBV 感染的 20%和新发 HAV 感染的 10%。

肝实质疾病的其他感染原因

1.鸟分枝杆菌。

2.新型隐球菌。

3.微孢子虫属。

4.吉氏肺孢子菌。

5.巴尔通体属。

6.荚膜组织胞浆菌。

7.疱疹病毒。

肝实质疾病的其他感染相关原因

1.抗反转录病毒疗法(ART)毒性

(1)阿巴卡韦、奈韦拉平是经典药物,几乎所有 ART 药物均有毒性。

(2)如果同时感染 HBV,则停止对 HBV 的积极治疗(寻找 HBV 病史,cAb+或 sAg+)。

2.恶性肿瘤

(1)卡波西肉瘤。

(2)肝细胞癌。

3.胆道疾病。

4.艾滋病胆管病。

病毒性肝炎类似疾病

类似病毒性肝炎的感染见表 22.4。

表 22.4 病毒性肝炎类似疾病

	临床常见状况	关键信息
急性肝炎类似疾病		
疱疹病毒感染	妊娠女性和单纯疱疹病毒感染(生殖器和口腔溃疡) HIV 感染者 移植患者;巨细胞病毒 HHV6 与合胞巨细胞病毒	参见第 3 章
腺病毒	免疫抑制,尤其是移植 儿童,尤其是<5 岁的儿童 常表现为暴发性肝衰竭	治疗应减少免疫抑制,建议使用免疫球蛋白或西多福韦。常需要肝移植

(待续)

表 22.4(续)

	临床常见状况	关键信息
细小病毒 B19	儿童肝炎	参见第 3 章
	慢性乙型肝炎或丙型肝炎引起的肝衰竭	
钩端螺旋体病	接触受污染的水，表现为黄疸、腹痛、发热、头痛和肌肉酸痛	参见第 23 章
	第二阶段：Weil 病和肝衰竭	
黄热病	从轻度发热性疾病到暴发性肝衰竭和出血	参见第 31 章
	有旅行史，多为南美洲、非洲	
登革热	前往流行地区旅游，被蚊子叮咬	参见第 30 章
	眼球后部头痛、发热、皮疹	
毒性暴露/药物诱导性肝损伤	使用药物导致	参见第 30 章
	对乙酰氨基酚、异烟肼、他汀类、甲氨蝶呤、阿莫西林、克拉维酸、麻醉剂、抗癫痫药	
	有毒物质暴露	
	• 酒精性肝炎，常与 AST 升高相关	
	• 草药疗法	
	• 吸食毒品(摇头丸、可卡因)	
	• 食用毒性菇类	
慢性肝炎类似疾病		
NASH	查找代谢综合征的其他症状	
自身免疫性肝炎	ANA、ASMA、LKM-1 阳性	
威尔逊病	<40 岁、Kayser-Fleischer 环征、神经精神疾病	
血色素沉着症	肝硬化伴肤色变化、充血性心力衰竭	

(许可 译/校)

推荐阅读

1. CDC (Centers for Disease Control and Prevention): Viral Hepatitis. https://www.cdc.gov/hepatitis/resources/.
2. American Association for the Study of Liver Diseases: Practice Guidelines. https://www.aasld.org/publications/practice-guidelines-0.
3. AASLD and Infectious Diseases Society of America: HCV Guidance. http://www.hcvguidelines.org.

第 23 章 病毒性皮疹和疫苗可预防疾病

Racheol Sierra

概述

许多病毒感染的临床综合征都表现为典型的皮疹。6 种典型的儿童出疹性疾病是麻疹、猩红热(A 组链球菌)、风疹、“杜克病”、传染性皮疹(细小病毒B19)和幼儿玫瑰疹(人类疱疹病毒 6)。出疹可能是其潜在的病毒病因学突出特征。然而,许多皮疹是非特异性的。不同病毒病原体可能导致不同的皮疹情况,如 Gianotti-Crosti 综合征中出现的临床表现(图 23.1)。

细小病毒 B19

1.单链 DNA 病毒;细小无包膜二十面体。

2.红细胞病毒属。

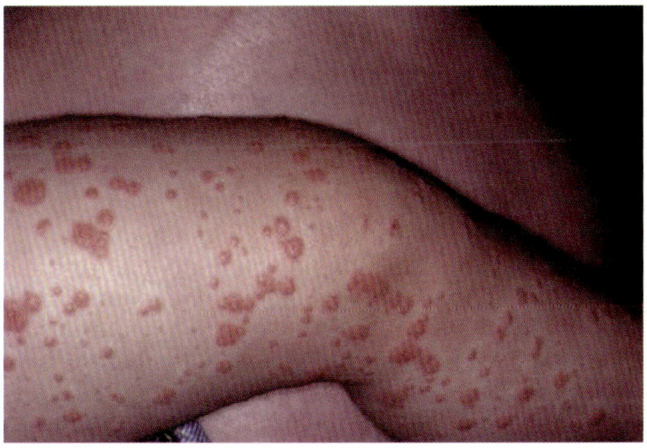

图 23.1 Gianotti-Crosti 综合征。凸起的红色丘疹。经报道,其与乙型肝炎、EBV、巨细胞病毒和肠道病毒感染相关。(From Diseases of the epidermis. In:Kliegman R,Stanton B,Behrman RE,et al.,eds. Nelson Textbook of Pediatrics. 20th ed. Elsevier;2016.)

3.细小病毒科。

4.在红细胞前体细胞中复制增殖。

人类细小病毒 B19 引起的皮疹

传染性红斑(第五种病)

1.该病是一种儿童自限性疾病,全球均有分布。高发年龄为 5~18 岁,大约 50%的儿童在 15 岁时血清呈阳性。

2.通过呼吸道飞沫传播。病毒可以从母体垂直传播给胎儿,也可以通过输血和血液制品传播。

3.病毒由上呼吸道吸入体内,7~10 天后可发生短暂的病毒血症,持续大约 1 周。然后进入传染期,而后出现皮疹。

临床特征

1.出疹前常见轻度发热、不适和感冒症状。其他症状:恶心、头痛、腹泻和肌痛。

2.双相皮疹

(1)掌掴综合征。面颊部有严重红斑。一旦抗体产生,症状即减轻。在这个阶段,免疫功能正常的个人将不再有传染性(图 23.2A)。

(2)随后躯干和四肢出现广泛的网状斑丘疹(图 23.2B)。

3.关节痛:多见于成人,女性多于男性。

4.多数情况下会发生对称性的手或手指小关节关节炎;可能持续数周甚至数月。

诊断检测

1.血清学诊断证实:暴露 7~10 天后出现 IgM 阳性。

2.暴露后 15 天出现 IgG 抗体。

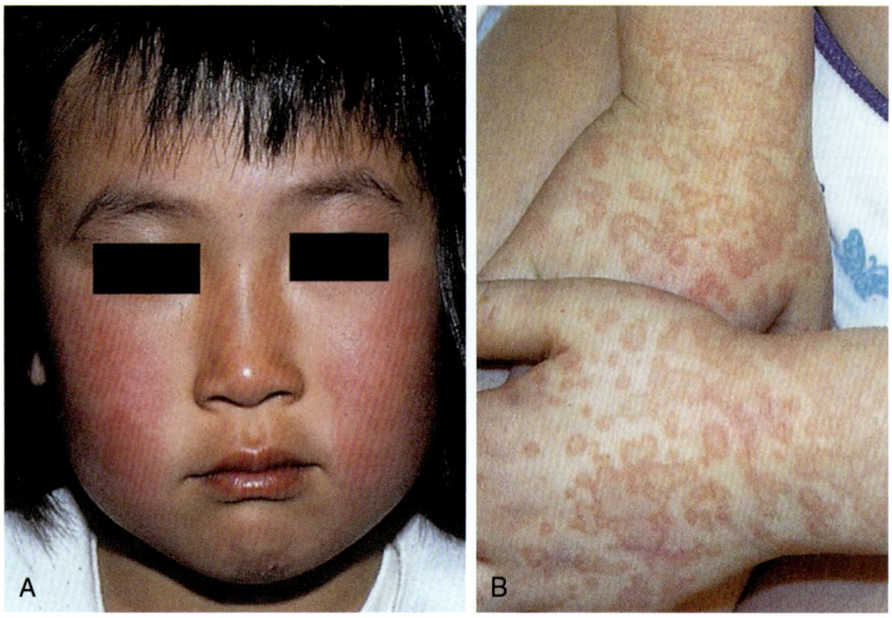

图 23.2 细小病毒 B19 的皮疹表现。(A)颧骨红斑,典型的"掌掴"征。(B)网状斑丘疹。[Panel A courtesy Robert Hickey, MD, Children's Hospital of Pittsburgh, Pittsburgh, PA. Panel B from Cohen BA, Lehman V, eds. Dermatlas.org-Dermatology Image Atlas. Johns Hopkins University(website).]

3.对于有免疫缺陷的个体,IgM 检测可靠性低,可采用 PCR 对血清细小病毒 DNA 进行检测。这种分子检测也用于胎儿感染的诊断(见下文)。

丘疹-紫癜性"手套-袜"综合征(PPGSS)

1.常见于青少年,以及儿童。

2.四肢远端出现瘙痒性红斑和水肿,呈瘀点状或紫癜,即"手套-袜"分布。手腕和踝关节处可有明显分界(图 23.3)。

3.口腔黏膜病变、溃疡和咽部红斑。

4.可能伴有发热和淋巴结肿大。

5.自限性:可能需要数周才能痊愈。

细小病毒感染其他表现

溶血性贫血患者再生障碍性危象

1.细小病毒对镰状细胞性贫血或地中海贫血等血液病患者可能是致命的。短暂而突然的红细胞生成中断会引发再生障碍性危象。

2.需要采取支持性措施,如输血,直到感染消退。

免疫缺陷者慢性细小病毒感染

1.免疫缺陷个体如果不能清除病毒,可能会发展为严重的慢性贫血。

2.慢性骨髓抑制患者由细小病毒引起的感染可持续数月或数年。

宫内感染

1.参见第 20 章。

2.妊娠前 20 周感染可能导致宫内死亡和胎儿先天性水肿。

无症状感染

1. 25%为无症状。

2.大约 50%的患者仅有非特异性流感样症状,从而临床上对此类非特异性病例感染细小病毒的诊断率会较低。

治疗和预防

目前,没有已获批的针对细小病毒的特定抗病

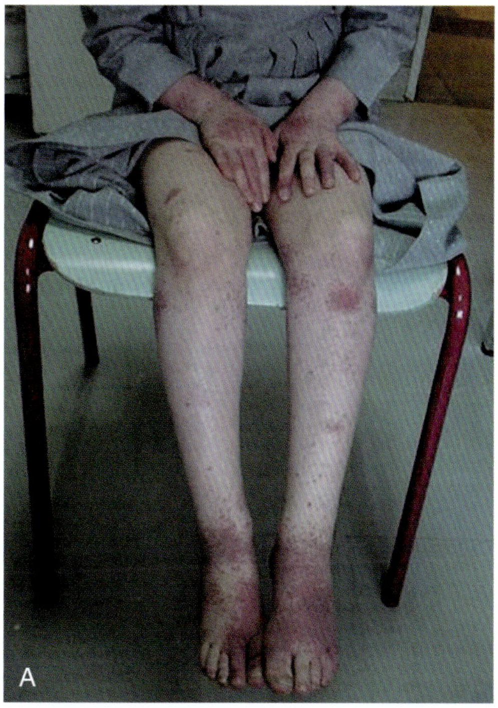

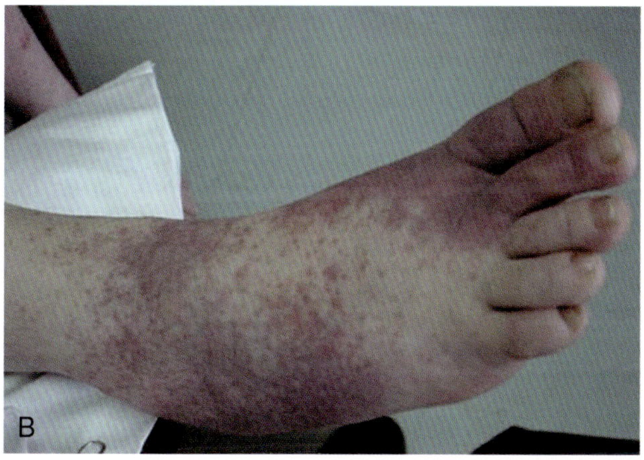

图 23.3 PPGSS。四肢远端的瘀点疹，踝关节的分界。(From Parez N, Dehee A, Michel Y, et al. Papular-purpuric gloves and socks syndrome associated with B19V infection in a 6-year-old child. J Clin Virol. 2009;44:167-169.)

毒疗法或预防疫苗。

肠道病毒

1.单链 RNA 病毒；无包膜二十面体。

2.属于小 RNA 病毒科。

3.在肠道内进行病毒复制。

4.有超过 100 个血清型。

(1)人类肠道病毒包括脊髓灰质炎病毒(PV)、柯萨奇病毒(CV)A 组和 B 组、埃可病毒(ECHO)和“新”肠道病毒类型(编号为 EV68-71、73-91 和 100-101)。

(2)肠道病毒也被划分为 4 种类型：人类肠道病毒 A、B、C 和 D。肠病毒 C 组当中的脊髓灰质炎病毒，在本章后文讨论。

临床特征

1.疾病的临床表现范围广泛，例如，从轻微发热到影响中枢神经系统的严重和致命性疾病(表23.1)。

2.多数感染是无症状的，尤其是在儿童中。

肠病毒引起的皮疹

手足口病(HFMD)

1.也称为带皮疹的疱疹性口腔炎。

2.主要是由柯萨奇 A 病毒引起，但也有柯萨奇 B 病毒和肠病毒 EV71(见表 23.1)。

3. HFMD 是<10 岁儿童中常见的自限性发热疾病。

流行病学和传播

1.在全世界广泛存在，散发或流行性传播。暴发多发生在气温较高的春夏或初秋。

2.粪-口传播，或通过呼吸道分泌物传播。传染性强，在幼儿园及其他儿童保育场所常见暴发。

3.亚太地区暴发的 EV71 引起的手足口病，可能还伴有严重并发症，如无菌性脑膜炎、脑膜脑炎和急性弛缓性瘫痪，以及对心肺系统有影响。

4.感染者可通过粪便排出病毒持续数周。

临床表现

1.口腔内疼痛的溃疡性病变，主要累及硬腭、舌和口腔黏膜。

2.足底和手掌出现水疱疹，通常发生在口腔溃疡性病变之后。

3.外周水疱可能会疼痛或无症状。

4.臀部或生殖器也可能出现斑丘疹。

5.病变症状通常在 5~10 天内消退，无瘢痕形成。

非典型手足口病

1.通常为广泛的水疱状皮疹。

2.可出现多发性红斑痂状丘疹，类似 Gianotti-Crosti 皮疹。

表 23.1 由肠道病毒血清型引起的临床疾病

症状	最常涉及的血清型
无菌性脑膜炎	柯萨奇病毒 A2、4、7、9 和其他病毒以及 B2–5
	脊髓灰质炎病毒类型 1~3
	埃可病毒 4、6、7、9、11、30 及其他
	人双埃可病毒 1~4
伴有皮疹的无菌性脑膜炎	柯萨奇病毒 A9 和 B4
	埃可病毒 4 和 16
	肠道病毒 71
结膜炎(出血性)	肠道病毒 70
	柯萨奇病毒 A24
流行性胸膜痛(伯恩霍尔姆病)	柯萨奇病毒 B1~6
手足口病	柯萨奇病毒 A6、9、16 和其他
	柯萨奇病毒 B2~5
	肠道病毒 71
疱疹性咽峡炎	柯萨奇病毒 A2、4~6、8 和 10
	柯萨奇病毒 B3 和其他病毒
心肌心包炎	柯萨奇病毒 A4、16 和 B1~5
	埃可病毒 9 和人双埃可病毒 1
麻痹	脊髓灰质炎病毒 1~3
	柯萨奇病毒 A7 和其他
	埃可病毒 4、6、9 和其他
	肠道病毒 71
皮疹	柯萨奇病毒 A9 和 B1、3、4 和 5(也涉及:A4~6 和 A16)
	埃可病毒 9 和 16(以及 2、4、11、14、19 和 25)
呼吸道疾病	埃可病毒 4、8、9、11、20,以及其他病毒
	柯萨奇病毒 A21 和 24 以及 B1 和 B3~5
	肠道病毒 D68

3.特应性湿疹部位易发病变(柯萨奇湿疹)。

4.恢复期出现皮肤脱落或指(趾)甲脱落。

治疗和预防

1.尚无对肠道病毒有效的抗病毒药物。

2.多种 EV71 疫苗正在研发中:包括灭活、减毒、病毒样颗粒(VLP)和 DNA 疫苗。

有两种 EV71 疫苗已获得我国国家药品监督管理局批准,并已在我国上市。

麻疹

1.只有一个血清型。

2.单股、负链 RNA 病毒;有包膜,螺旋状。

3.麻疹病毒属。

4.副黏病毒科。

流行病学和传播

1.人类是唯一的宿主。

2.呈全球性流行。仍然是低收入国家儿童发病和死亡的一个重要原因。

3.以呼吸道飞沫形式通过空气和接触传播。病毒最初感染上呼吸道和结膜的上皮细胞,然后扩散到区域淋巴结。原发性病毒血症向网状内皮系统播散。

4.继发性病毒血症导致病毒传播到其他上皮部位:如皮肤、胃肠道、肾脏和中枢神经系统。

5.具有感染性的飞沫可在空气中停留 2 小时。

6.麻疹具有高传染性:在易感接触者中,继发患病率可达 90%(即,接触感染者的 10 个易感人群中有 9 个会感染发病)。

临床特征

1.潜伏期约为 10 天,成人可达 3 周。

2.通常有 2~4 天的前驱不适,高热症状。具有典型的 3C 症状,即"咳嗽(cough)、鼻炎(coryza)和结膜炎"(conjunctivitis)。

3.感染患者在前驱症状期间和出现皮疹后 4 天内具有传染性。

4.柯氏斑是麻疹的典型特征,表现为白色斑丘疹,在颊黏膜底部有红斑,发病期间可见,易于辨认(图 23.4)。

5.麻疹皮疹是由细胞介导的免疫反应引起的。

(1)典型的麻疹皮在临床上具有特异性,但免疫功能低下的患者,与之前接种过疫苗或免疫球蛋白的患者症状表现可能差别较大。

(2)皮疹于发病 3~4 天出现,常伴有高热。

(3)通常从耳后开始,扩散到面部,然后是躯干,

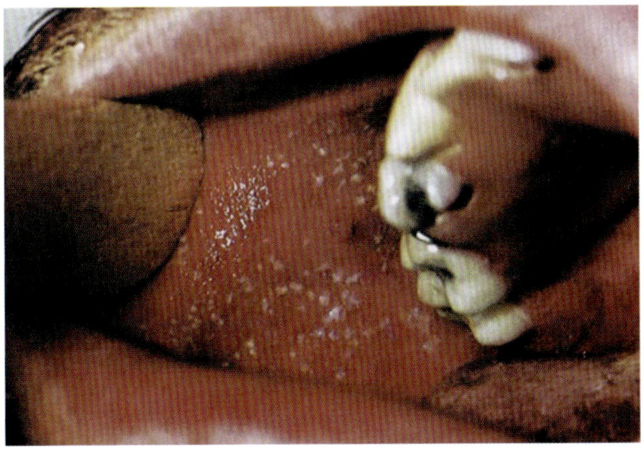

图 23.4　柯氏斑。麻疹的特异性表现。(From Emond RT, Welsby PD, Rowland HA, eds. Color Atlas of Infectious Diseases. 4th ed. Mosby; 2003.)

最后到四肢。可累及手掌和足底。

(4)红斑与黄斑丘疹，随着病情进展逐渐融合(图 23.5)。

并发症

1.高危人群包括年龄<5 岁的儿童、>20 岁的成人、妊娠女性和细胞免疫缺陷患者。

2.呼吸系统：继发性细菌感染，包括肺炎、中耳炎或咽喉炎。

3.中枢神经系统

(1)急性播散性脑脊髓炎(ADEM)可发生于麻疹感染初期。自然感染后，在儿童中 ADEM 发病率约为 1/1000；接种减毒活疫苗后发病率为 1/1 000 000~2/1 000 000。

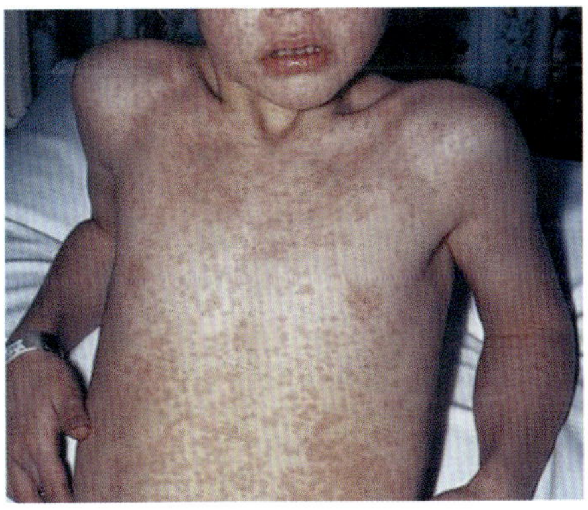

图 23.5　麻疹样皮疹。(From Hobson RP. Infectious disease. In: Walker BR, Colledge NR, Ralston SH, Penman ID, eds. Davidson's Principles and Practice of Medicine. 22nd ed. Elsevier; 2014.)

(2)麻疹包涵体脑炎(MIBE)，易发生于细胞免疫受损儿童。

(3)亚急性硬化性全脑炎(SSPE)，罕见但同样致命的退行性神经疾病，可能在感染麻疹 5~10 年后出现。多数病例为曾在 2 岁以内感染麻疹的儿童，以男性患儿为主。接种麻疹疫苗可减少 SSPE 的发病率。

麻疹感染的其他表现

非典型麻疹

1.早期接种麻疹灭活疫苗后暴露于野生型病毒的个体所表现出来的症状。

2.可能是由部分免疫宿主对麻疹病毒过敏引起的反应。

3.以高热、非典型皮疹(如荨麻疹、水泡、斑丘疹或出血性疹)为特征的严重疾病，并伴有外周水肿或肺水肿。

4. 1967 年停止接种麻疹灭活疫苗，因此，目前这种临床表现很罕见。

轻型麻疹

患者病情较轻，皮疹不明显，如暴露后常规接种免疫球蛋白的患者、残留母体抗体的婴儿，以及在某些情况下接受疫苗接种的个体。

特定人群中的麻疹表现

1.免疫抑制者：细胞介导免疫功能异常的患者可能导致严重的无皮疹疾病。累及中枢神经系统和罕见疾病的风险较大，如原发性麻疹或巨细胞肺炎。

2.营养不良儿童：特别是缺乏维生素 A 的儿童。病情更为严重，并发症增加，如严重的角膜病变、失明、危及生命的肺炎、严重中耳炎、腹泻且持久不愈。在易感染的群体中，麻疹仍然是儿童死亡的一个重要原因。

3.妊娠期麻疹可能与孕产妇危重症、自然流产、早产和低出生体重婴儿等风险较高相关。

治疗和预防

自 1960 年以来，安全有效的麻疹疫苗已广泛使用。尽管如此，在 2016 年，仍有近 9 万人死于麻疹，其中大多数是<5岁的儿童。在全球,提高儿童常规疫苗接种率是减少麻疹归因死亡的一项关键策略。

1.现有麻疹疫苗减毒活疫苗。

2.疫苗包括麻疹、腮腺炎和风疹(MMR)疫苗或麻疹、腮腺炎、风疹和水痘(MMRV)联合疫苗。

3.标准的MMR免疫程序为两剂次(97%左右的有效性)。

4. 12~15月龄进行首剂接种,第2剂次通常在入学时接种(4~6岁)。

5.单剂MMR可为93%的群体提供免疫力。

6.在麻疹暴发时,首剂疫苗接种的年龄可降低到6~12月龄,由于这一年龄段的疫苗效果不确定,建议在12~15月龄和学龄前分别再接种1剂次。

7.高疫苗覆盖率(至少90%)是维持高水平群体免疫力的关键。

8.暴露后72小时内给予MMR接种可预防疾病,此方法也适用于麻疹易感者。

9.对于已确诊或可能麻疹抗体阴性的病例,可将免疫球蛋白作为正常暴露后的预防使用, 如果在暴露后6天内使用,可预防或减轻疾病。

风疹

1.单股、正链RNA病毒;有包膜,二十面体。

2.风疹病毒属。

3.披膜病毒科。

关键信息

1.风疹主要是儿童时期的一种轻度发热性疾病。

2.妊娠期间感染对发育中的胎儿存在重大风险,可能导致较高的先天性疾病发病率和死亡率。

3.人际传播是通过飞沫传播的。

4.潜伏期为16~23天。

风疹皮疹

1.以轻度、全身不适为前驱症状;偶有轻度结膜炎或耳后淋巴结肿大。

2.伴随出现斑丘疹,或发病1~5天后出现,并在3~4天内消退。

3.皮疹首先出现在前额,然后是面部,迅速蔓延至躯干和四肢,表现为点状病变。

4.感染期不固定:从出现皮疹前7天到出现皮疹后7天。皮疹出现期病毒载量最大。

5.大部分患者(至少50%)风疹感染表现为无症状或不出现皮疹。但这些患者仍然能够传播病毒。

并发症

1.感染后血小板减少:通常是自限性的,但在恢复期可能引起鼻出血、胃肠道出血或血尿(1/3000有出血并发症)。

2.关节炎:多见于成人,女性多于男性。通常发生在手和手腕。需要几周才能痊愈。

3.脑炎(发病率为1/6000病例):一般预后良好。

4.进行性风疹全脑炎(PRP):罕见,类似麻疹中的SSPE。PRP发病2~5年后死亡。

先天性风疹综合征

妊娠早期风疹感染对胎儿有很大影响:90%的胎儿有不良结局风险,包括流产、死胎、早产和严重出生缺陷。参见第20章。

治疗和预防

风疹是疫苗可预防疾病。WHO发起的麻疹和风疹倡议目标是,到2020年在WHO的5个区域范围内消除这两种疾病。英国和美国的风疹感染率已降至WHO定义的消除水平。

1. MMR或MMRV联合减毒活疫苗(见"麻疹疫苗接种")。

2.单剂含风疹疫苗可提供95%~100%的保护效果。

3.应向易感育龄女性提供MMR。

4.尽管没有证据表明含风疹疫苗可能致畸,但妊娠是风疹疫苗接种的禁忌证。女性应在接种疫苗1个月内采取适当的避孕措施。

水痘-带状疱疹病毒(VZV)

1.双链DNA病毒;有包膜。

2.疱疹病毒科。

3.人类是唯一宿主。

4. VZV原发性感染导致水痘; 再次感染会导致带状疱疹。

水痘

水痘在世界范围内广泛流行。

1.在欧洲和北美，原发性水痘感染被认为是一种轻微的儿童感染疾病。90%的病例为<13 岁的儿童。

2.在热带地区，水痘感染更常见于青少年人群。

3.有严重疾病风险的群体包括婴儿、免疫抑制患者、吸烟或慢性肺病的成人，以及妊娠女性。

4.病毒通过呼吸道分泌物、直接接触或气溶胶的形式进行传播。

5.水痘具有传染性，在易感接触者中发病率为 90%。

6.潜伏期 10~21 天。

7. VZV 潜伏在感觉背根神经节。

8.感染后获得终身免疫力。

水痘皮疹

1.出现非特异性发热和不适的前驱症状 1~2 天后出现皮疹。

2.病变通常首先出现在头皮、面部或躯干，最初为大片红色扁平的斑点，然后迅速变成充满液体的小泡。皮疹有强烈的瘙痒感。

3.任何上皮表面都可能受到影响。在眼睛结膜或生殖道上皮上亦可能发生病变。

4.病变往往在 48 小时内聚集出现，有的水泡会变成脓疱，然后干燥、结痂。

5.水痘的传染期为皮疹发生前 48 小时，一直持续到皮疹完全干燥。

突破性感染水痘病例

1.接种水痘疫苗的个体仍可能发生野生型水痘病毒感染。通常为轻型症状，伴有非典型的斑丘疹而非水疱疹，但 25%~30%的病例也表现为典型水痘症状。

2.大约 1/5 接种过水痘疫苗的儿童可能出现突破性水痘感染。

并发症

1.在高危人群中更常见。

2.主要并发症是继发性细菌感染：金黄色葡萄球菌或化脓性链球菌，特别是在儿童感染中。

3.每 400 例成人病例中会有 1 例发生水痘肺炎，吸烟者和有慢性肺部疾病患者病情更为严重。

4.并发症包括肝炎、血小板减少、严重紫癜出血性皮疹、关节炎和心肌炎、心包炎、肾炎和急性视网膜坏死。

5.急性小脑共济失调、脑炎和脑膜炎罕见，但也可能发生在其他健康个体中。

6.进展型水痘，累及内脏器官和出血性的水痘是危及生命的；更常见于免疫抑制患者。

7.所有出现原发性水痘的免疫抑制个体都应接受紧急临床评估，并接受大剂量静脉注射阿昔洛韦。

8.应考虑对所有高危人群进行治疗。成人可以口服阿昔洛韦治疗，但只有在 24 小时内服用才有效。

水痘和妊娠期

1.孕产妇和胎儿感染后发生严重并发症的风险更大，特别是孕产妇肺炎和先天性水痘综合征。

2.参见第 20 章。

治疗和预防

1.水痘疫苗自 20 世纪 80 年代中期就已问世并进入使用。水痘和带状疱疹疫苗都是基于 Oka 株的减毒活疫苗。

2.获得许可的疫苗有单价疫苗，以及联合疫苗(MMRV)。

3.两剂次的疫苗可给予儿童最大限度的免疫力(>98%)，而成人约 75%。

4.包括澳大利亚、加拿大和欧洲国家(如希腊和德国）在内的一些国家已经实施了水痘常规疫苗接种。美国于 1995 年开始接种疫苗，2006 年普遍实施了两剂接种计划。

5.在英国，水痘疫苗接种的目的是保护那些容易患严重疾病的人。因此，建议未免疫的保健工作者和免疫缺陷患者的易感家庭密切接触者接受接种。

6.水痘感染的流行病学可能受儿童疫苗接种计划的影响。儿童发病率明显下降，但对该疾病的其他方面影响，如成人带状疱疹的发病率或流行病学，仍然未知。

暴露后预防措施

1.推荐将水痘免疫球蛋白(VZIG)给予未接种水

痘疫苗且暴露后可出现严重水痘临床症状的高风险人群。包括免疫功能低下的患者、妊娠女性、新生儿和早产儿。参见第20章。

2. VZIG应尽快用于免疫功能低下的患者。对仍有可能发生水痘的个体，如果出现感染症状，应对患者进行监测并使用阿昔洛韦治疗。

3.在没有VZIG的情况下，可考虑口服阿昔洛韦预防。治疗应在暴露7~10天内开始，持续7天。

带状疱疹(HZ)

当细胞介导的免疫力下降时，病毒可能再激活。带状疱疹常见于老年人(风险随年龄增加而增加)及免疫缺陷患者。在宫内及出生后短期内感染的新生儿，或在婴儿期感染水痘的儿童，可能在儿童期出现带状疱疹。

1.自然感染及疫苗接种人群均可能发生带状疱疹。

2.免疫功能低下会导致发病率增加。病程持续时间较长，最终消退需要几周时间。如果不进行积极治疗，易出现弥散性带状疱疹、广泛的皮肤皮疹，甚至发展为严重疾病。

3.其他表现：中枢神经系统疾病，例如，脑炎、脊髓炎、脑神经和周围神经麻痹、卒中综合征、肺炎、肝炎。

4.带状疱疹性神经痛：一种皮疹消退后仍会持续地使人衰弱的疼痛。

(1)发生在20%的带状疱疹患者中。

(2)年龄越大越常见；70岁以上老年人患病风险是60岁人群的4倍。

带状疱疹皮疹

1.发生在病变皮肤部位的疼痛可能是带状疱疹的首要症状。

2.单纯性带状疱疹，仅分布于单个皮节，不跨越中线。胸椎和腰椎皮肤病复发最常见。

3.拉姆齐·亨特综合征：周围性面部(Ⅶ)神经麻痹伴耳（图23.8）或口部囊泡。可能伴有影响听觉(Ⅷ)神经的症状：如耳鸣、眩晕、眼球震颤、恶心。

4.眼部带状疱疹：三叉神经再激活和其他眼部表现，如带状疱疹角膜炎、角膜溃疡或视神经炎，可能

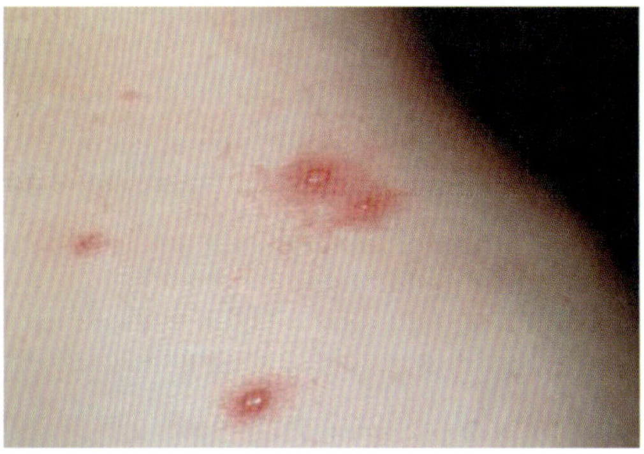

图 23.6 在不同发展阶段的水痘特征性的充满液体的水疱。(From Paller AS, Mancini AJ. Hurwitz Clinical Pediatric Dermatology. 5th ed. Elsevier; 2016.)

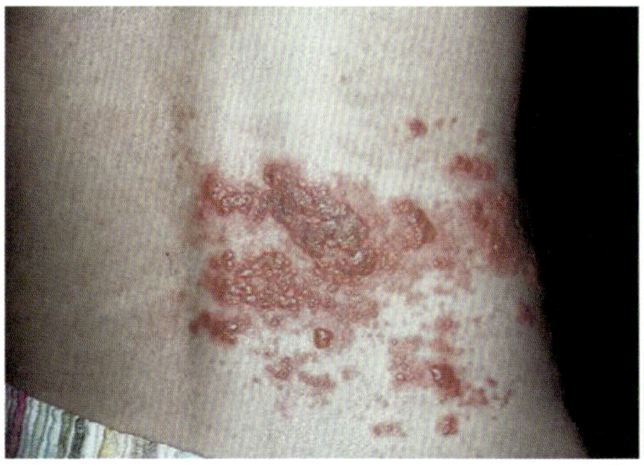

图 23.7 涉及腰椎皮节的带状疱疹。(From Whitley RJ. Chickenpox and herpes zoster. In: Bennett JE, Dolin R, Blaser MJ, eds. Mandell, Douglas, and Bennett's Principles and Practice of Infectious Diseases. Updated 8th ed. Elsevier; 2015.)

会对视力产生影响。

5.急性视网膜坏死：一种罕见的但却可能致盲的症状，与带状疱疹或水痘有关，由病毒传播而不是病毒的再激活引起。

治疗和预防

1.推荐使用口服抗病毒药物治疗(表23.2)。

(1)免疫功能正常且出现症状时间<72小时；如果超过这个时间出现新的病灶，也可以考虑使用。

(2)出现带状疱疹的免疫功能低下患者。

(3)对于怀疑播散性或进行性疾病的情况，要进行紧急临床评估，并使用高剂量阿昔洛韦，静脉注射，10mg/kg(成人)。

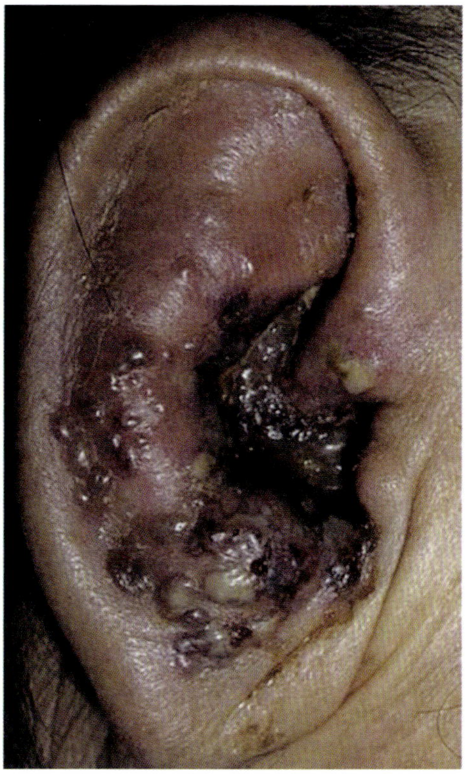

图 23.8 典型的拉姆齐-亨特综合征皮肤病变。(From Steven D. Waldman. Pain Review. 2nd ed. Elsevier;2017.)

2.预防措施

(1)现已证明,带状疱疹疫苗可以降低老年人带状疱疹发病率。目前已获许可的疫苗含有水痘减毒活病毒(即 Zostavax 疫苗)。

(2)在 60~70 岁成人中,Zostavax 疫苗可将带状疱疹发病率降低 51%。在 60 岁以上的人中,可减少 66%的带状疱疹后神经痛风险。

(3)一些中高收入国家提倡带状疱疹疫苗的项目是有益和具有成本效益的。各个国家推荐的目标人群年龄有所不同(瑞典>50 岁;美国和加拿大≥60 岁;澳大利亚 60~79 岁;英国 70~79 岁)。

(4)保护效力的持续时间尚不清楚。

人类疱疹病毒 6 和 7

1.双链 DNA 病毒;有包膜。

2. β 疱疹病毒;疱疹病毒科。

3.两个 HHV-6 型:HHV 6A 和 HHV 6B。HHV 6B 是公认引起临床疾病的主要型别。

4. HHV-7 感染多数是有症状的。

5. HHV-6 和 HHV-7 均有病毒潜伏期。

幼儿急疹

幼儿急诊也被称为"第六病"或"婴儿玫瑰疹"。

1.通常是母传抗体消失后,4 个月至 2 岁的婴儿出现的一种自限性发热疾病。少数由 HHV-7 引起,主要出现在儿童期后期,通常从 3 岁开始。

2.可能通过呼吸道分泌物传播。

3.临床表现为持续 3 天的急性高热。其他症状:易怒、鼻窦炎症状和胃肠道不适。

4.发热的消退预示着皮疹的出现:玫瑰粉色丘疹或斑点状发白的非瘙痒性皮疹。通常出现在躯干和面部。

5.可能发生脑病。HHV-6B 感染是引起热性惊厥最常见的原因。

6.具有免疫能力的成人中 HHV-6 感染比较罕见。常见原发疾病有:传染性单核细胞增多症型综合征、肝炎和心肌炎。

7. HHV-6 脑炎可能继发于再激活, 经报道,在免疫能力强和免疫功能低下的个体中都有发生。

8. HHV-6 常在实体器官中和造血干细胞移植受者(HSCT)移植后体内检测到,但对于这种重新激活的临床后果尚不完全清晰。

表 23.2 治疗单纯带状疱疹的口服抗病毒药物(成人)

阿昔洛韦		一次 800mg,每天 5 次,使用 7 天
伐昔洛韦	阿昔洛韦的前体药物	一次 1g,每天 3 次,服用 7 天
泛昔洛韦	盘昔洛韦的前体药物	一次 500mg,每天 3 次,服用 7 天

From the MSD Manual [Merck Manual] Professional Version, edited by Robert Porter. Copyright 2018 by Merck Sharp & Dohme Corp., a subsidiary of Merck & Co., Inc., Kenilworth, NJ. Available at http://www.msdmanuals.com/professional.

其他病毒性皮疹

天花

天花曾经是最令人恐惧的传染病之一，因其在历史上的影响而闻名，可以追溯到罗马帝国时期。病毒在无免疫力的人群中易引发感染。在有足够数量易感个体存在的情况下，每 5~15 年可发生一次大流行。

在国际性疫苗接种计划实施后，天花于 1980 年在全世界范围内被消灭。病毒毒株现保存在两处，分别为美国和俄罗斯的病毒库中。

1.双链 DNA 病毒，来自痘病毒科正痘病毒属。

2.人类是唯一宿主。

3.通过呼吸道飞沫传播疾病；或偶尔通过接触传播病毒。

4.两种类型的天花（不同的病毒株）：重症天花和轻型天花，死亡率分别为 20%~30%和 1%。

5.潜伏期 10~12 天。在皮疹发生前可出现发热、背痛、头痛或呕吐症状。

6.病变从斑点发展到丘疹，接着形成水疱，最终形成脓疱。病变部位会结痂脱落，留下特征性痘痕。

7.分布主要为面部、口腔黏膜和四肢。患者在出疹期最具传染性。

8.死亡率与皮疹程度和病变性质成比例。扁平天花和出血性天花都是致命的。

9.无论过去还是现在，都没有有效的抗天花病毒药物。

原发性人类免疫缺陷病毒（HIV）

参见第 36 章，HIV 自然史。

1.据估计，40%~90%的新发 HIV 患者会发生急性 HIV 血清转换疾病。

2.症状通常在病毒传播后 2~4 周出现。常为非特异性的全身不适、发热、淋巴结病、肝炎、疲劳和关节痛症状。淋巴结病可能持续数周。

3.大约 70%的病例出现病毒性皮疹。

(1)红斑或斑丘疹：可能出现出血性或坏死病变。

(2)主要分布在躯干、小腿、手掌和足底。

(3)发热 2~3 天后出现皮疹。

(4)可在口腔或生殖器表面出现黏膜溃疡，有疼痛感。

EB 病毒（EBV）

1. EBV，疱疹病毒之一；有包膜的双链 DNA 病毒。

2.病毒通过咽部或上呼吸道上皮细胞进入，并以 B 淋巴细胞为目标。感染 B 淋巴细胞后在体内潜伏。

3.原发性 EBV 导致多数（80%）的传染性单核细胞增多症（IM）。

(1)IM 主要发生在儿童和年轻人中。主要症状：淋巴结肿大、发热和咽痛，其次是肝炎。全身性不适和疲劳比较常见，在 50%的原发性感染中发生。

(2)3%~15%的 IM 患者出现皮疹。

1)通常为斑丘疹样，可为荨麻疹或点状。

2)多形态性红斑和 Gianoti-Crosti 综合征与 EBV 相关。

3)95%~100%接受抗生素治疗的个体中出现青霉素/阿莫西林皮疹与 EBV 感染相关。皮疹为斑丘疹，有瘙痒感，通常在治疗后 5 天出现。

4.巨细胞病毒（CMV）

剩余 20%的 IM 为原发性 CMV（巨细胞病毒感染）。多数病例为无症状感染。在免疫缺陷个体中，原发性 CMV（如实体器官移植或作为巨细胞病毒再激活）可能导致严重且危及生命的疾病。

(1)CMV 和其他疱疹病毒一样，引发原发性感染后在人体内潜伏。

(2)通过密切接触或性接触水平传播。

1)唾液、尿液、宫颈或阴道分泌物和精液可分泌病毒。

2)子宫内垂直传播可能导致先天性巨细胞病毒疾病。

3)输血和器官捐献也可能传播 EBV。

CMV 感染的皮肤表现

1.作为传染性单核细胞增多症综合征的一部分，CMV 可引发黄斑丘疹或荨麻疹。

2.抗生素（氨苄西林/阿莫西林）诱导性皮疹，是 EBV 感染的特征，也发生在 CMV 感染中。

3.皮肤 CMV 感染出现水疱或溃疡。在晚期 HIV、实体或骨髓移植中很少出现，即在有明显细胞介导免疫缺陷的患者中罕见。临床表现可能与 HSV 或 VZV 类似，特别是潜伏性疾病的再激活。CMV 可从溃疡的水疱液或通过组织活检分离出来。组织学表现为典型的核包涵体“猫头鹰眼”形态。

4. CMV 的非特异性表现，特别是在疾病再激活时，包括斑疹、丘疹、色素沉着斑或全身性红斑性麻疹样皮疹。

5.缬更昔洛韦，在免疫缺陷宿主 CMV 特异性皮肤症状的治疗中起到作用。

病毒性出血热(VHF)

出血性皮疹是由 VHF 病毒引起的严重且致命的疾病。由几种包膜 RNA 病毒引起(表 23.3)。

VHF 与特定的动物宿主或媒介有关，因此，地理传播范围有限。

(1)某国或某一地区可能出现某种病毒的地方性流行。

(2)人类不是唯一宿主。

(3)可能发生人与人之间的传播，导致局部暴发或出现跨地区流行。

临床特征

1.早期临床表现通常呈非特异性。

表现为发热、肌痛、头痛、腹泻、呕吐或咽痛。

2.疾病严重程度从轻微或无症状感染，甚至可能导致 70%(马尔堡病毒) 和 90%(埃博拉病毒)的死亡率。

3.可能发生斑丘疹。

4.可能发生结膜感染、瘀点、自发性瘀斑或黏膜出血。

5.疾病严重时出现血管内皮损伤，可导致循环衰竭和多器官衰竭。

预防措施

较少有广泛可用的 VHF 疫苗。

1.黄热病：减毒活疫苗。单剂次接种可以使 95% 以上的个体产生免疫。使用黄热病疫苗的目标有两个：保护前往有传播风险地区的个人旅行者；防止黄热病在蚊媒和非人灵长类宿主共存的地区的传播。因此，进入某些国家可能需要提供黄热病疫苗的接种证明。

2.基萨那森林病毒：使用福尔马林灭活组织培养的疫苗。大规模的接种疫苗已用于控制疾病在当地人群中的暴发和传播，但疫苗保护效力是短暂的。

登革热

登革病毒是一种黄病毒，有 4 种血清型。由伊蚊传播。

表 23.3 引起病毒性出血热的主要病毒

科别	病毒/疾病	载体或动物宿主	流行地区
丝状病毒科	埃博拉病毒	未知	非洲
	马尔堡病毒	未知	非洲
沙状病毒科	拉沙病毒	啮齿动物	西非
	鸠宁病毒	啮齿动物	阿根廷
	马秋波病毒	啮齿动物	玻利维亚
	瓜纳瑞托病毒	啮齿动物	委内瑞拉
	萨比亚病毒	啮齿动物	巴西
布尼亚病毒科	克里米亚-刚果出血热病毒	蜱、受感染的活畜	非洲、中东、东欧、中亚
	汉坦病毒	啮齿动物	亚洲、欧洲、南美
	裂谷热病毒	蚊子	撒哈拉以南非洲、中东
黄病毒科	黄热病病毒	蚊子	南美、非洲
	登革病毒	蚊子	非洲、亚洲、南美
	基萨那森林病毒	蜱、猴子	印度
	鄂木斯克病毒	蜱	中亚

1.在具有病媒生存的特有气候的东南亚、美洲、西太平洋、非洲和中东国家流行。

2.一种血清型的原发感染只提供对该血清型的终身免疫,以及对其他血清型的短暂性(<6 个月)的交叉保护。

3.登革热病毒可引起广泛疾病,包括无症状感染。在多数情况下,登革热是一种急性自限性疾病,极少进展到登革出血热或登革休克综合征等严重疾病。

4.潜伏期 4~7 天(3~14 天)。

临床特征

1.登革热典型症状包括突发性发热、眼眶后痛、肌痛、关节痛、淋巴结病和皮疹。

2.弥漫性黄斑或黄斑丘疹通常在发病后 2~5 天出现。

(1)特征性红斑、白斑,类似晒伤(图 23.10)。

(2)皮疹可合并成为广泛性红斑,并伴有白色未受损区域。

(3)黏膜受累可能是轻微的,表现为结膜或巩膜感染、软腭水泡或红斑、轻度牙龈出血或上皮出血。

3.在英国或美国,没有专属的抗病毒药物或已获批的登革热疫苗。

基孔肯雅热

1.由埃及伊蚊和白纹伊蚊传播的虫媒病毒病。

2.披膜病毒科甲病毒属:有包膜的正链 RNA 病毒。

基孔肯雅热与亚洲、印度半岛、太平洋岛屿和撒哈拉以南非洲许多热带和亚热带地区的疫情暴发有关。自 2013 年,基孔肯雅热首次出现在加勒比地区以来,其已经在北美、中美洲和南美洲引起了广泛的传播。

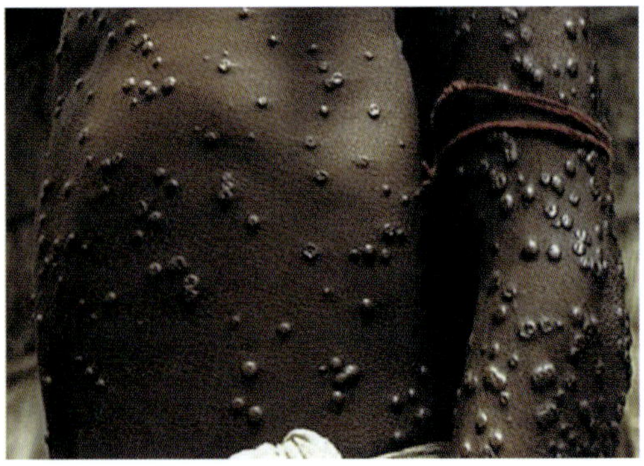

图 23.9 天花:半流脐状脓疱性病变。(Courtesy Centers for Disease Control and Prevention Public Health Image Library. Image #10661.)

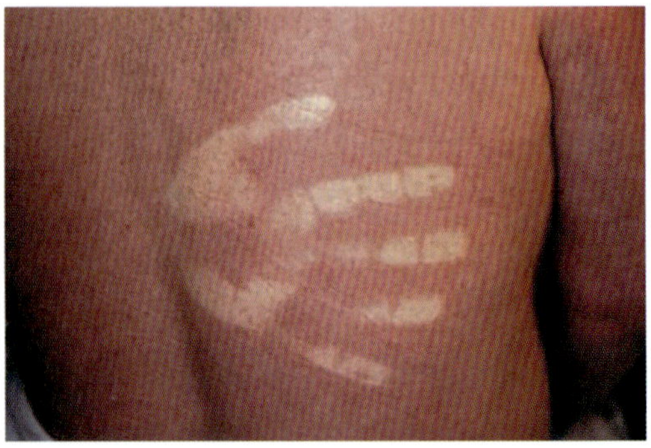

图 23.10 早期登革热的广泛黄斑红斑性发白疹。[(From Morris-Jones R, Morris-Jones S. Travel-associated skin disease. Infect Dis Clin North Am. 2012;26(3):675-689.)]

临床特征

1.典型特征为发热、关节痛和皮疹。"基孔肯雅"这个名字来自坦桑尼亚马孔德语,该疾病是在这个国家首次出现的,意思是"弯腰走路"。

2.其他症状:全身性不适、头痛、胃肠症状、肌痛。大部分(85%)患者有症状。潜伏期 3~7 天。

(1)关节痛:通常在发热后 3~5 天出现,也可能更早。对称性关节痛较少,通常是多关节痛,任一关节都可能受影响,远端关节(手腕、手、足踝)居多。多数患者的关节痛可在 4 周内痊愈,但相当一部分患者的慢性或复发性关节疾病持续数月甚至数年。

(2)皮疹:40%~75%的病例有皮肤表现,以非特异性麻疹或斑丘疹为主。全身性荨麻疹病变不常见,在婴儿中表现为小泡性皮疹。

(3)初始皮疹后的其他皮肤变化包括皮肤色素沉着和手掌脱屑。

3.疾病通常是自限性的,但在一小部分病例中可能致命。目前尚无疫苗。

寨卡病毒

1.寨卡病毒是黄病毒属的单链 RNA 病毒。

2.传播方式与基孔肯雅热和登革热类似,由受感染的伊蚊叮咬而传播。

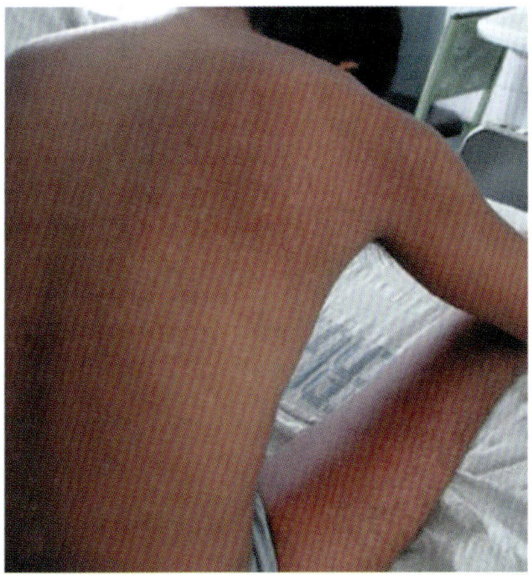

图 23.11 白色区域。(From Freedman DO. Infections in returning travelers. In:Bennett JE,Dolin R,Blaser MJ,eds. Mandell,Douglas,and Bennett's Principles and Practice of Infectious Diseases. Updated 8th ed. Elsevier;2015.)

目前,感染主要发生在首次发现该病的非洲,以及亚洲。2015 年,巴西发现寨卡病毒,且报道了一个与该疾病很重要的关联, 即母亲在妊娠期间感染了寨卡病毒,新生儿微脑畸形的发生率有所上升(见第 20 章)。寨卡病毒现已蔓延到南美洲和中美洲、加勒比海、东南亚、印度半岛、撒哈拉以南非洲和太平洋岛屿,并时有暴发。

3.潜伏期 3~14 天。

临床特征

1.与基孔肯雅热相反,据报道 80%的感染是无症状的。症状通常是轻微的和能够自愈的。

2.主要症状为发热、皮疹、关节痛和结膜炎。感染后出现格林巴利综合征,以及其他神经并发症,如横贯脊髓炎和脑膜脑炎。

3.据报道,相较于登革热或基孔肯雅病患者,该病的皮疹更常见,包括:

(1)瘙痒性黄斑丘疹。

(2)颧骨红斑。

预防和管理

1.通过避免蚊虫叮咬来预防疾病。

2.如有可能,建议妊娠女性或计划妊娠的夫妇避开疫情暴发区域。

3.据报道,寨卡病毒感染可通过性传播,感染一段时间后可在精液中检测到。

4.目前,尚无针对寨卡病毒的疫苗。

流行性腮腺炎

流行性腮腺炎是全世界流行的一种儿童易感染疾病,其特点是腮腺肿胀(图 23.12)。

1.副黏病毒属,单链 RNA 病毒。

2.通过飞沫传播。

3.最初通过上呼吸道或眼睛感染扩散到淋巴结,进而发生原发性病毒血症。病毒传播到唾液腺和其他腺体、部位,如睾丸和胰腺。

4.潜伏期为 14~24 天。

临床特征

1.腮腺炎是病毒在腮腺中复制以及随之而来的炎症和间质水肿的结果,95%的有症状流行性腮腺炎病例都会发生腮腺炎。

2.多达 1/3 的患者发生亚临床感染。

3.有症状的病例中有多达 30%患者并发睾丸炎

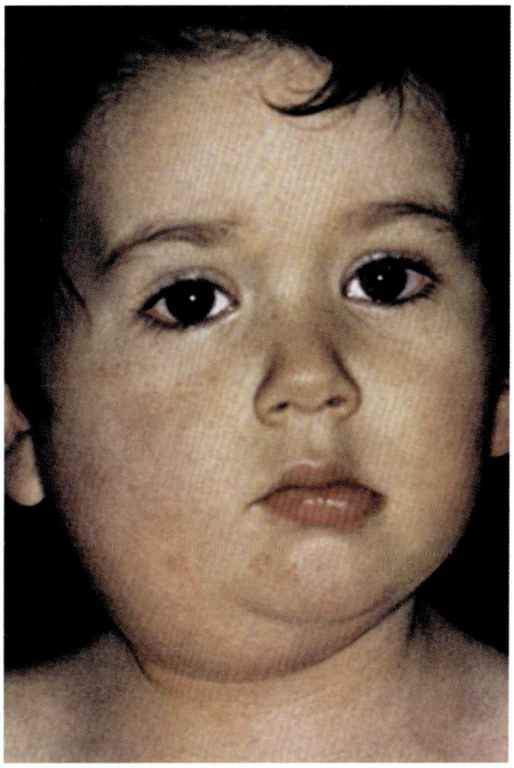

图 23.12 儿童流行性腮腺炎。(From Emond RT,Welsby PD,Rowland HA,eds. Colour Atlas of Infectious Diseases. 4th ed. Mosby;2003.)

或附睾炎,与成人比儿童更常见,可单独发生或继发于腮腺炎。卵巢炎偶见发生于女性。

4.可累及中枢神经系统,如原发性腮腺炎脑膜炎(1%~10%)和脑炎(0.1%),其中约50%的病例表现不伴有腮腺炎症状。长期发病并不常见。

5.常见并发症为神经性耳聋,但罕见永久性听力损失。

6.其他表现包括胰腺炎、心肌炎、甲状腺炎、间质性肾炎、乳腺炎、肝炎和游走性多关节炎。

实验室诊断

1.血清学检查或腮腺炎 IgM 抗体。

2.病毒核酸(PCR)检测。唾液或口腔或咽拭子是可靠的标本。从脑脊液、尿液和精液中可分离出病毒。

3.一旦临床上怀疑是腮腺炎,应立即进行血清 IgM 检测,但在某些情况下,可能直到发病 5 天后才能被检测到。

预防和治疗

1.含有流行性腮腺炎病毒的减毒活疫苗。

2.通常在儿童免疫接种计划中与麻疹和风疹疫苗(MMR)联合使用。

3.单剂可提供 60%~90%的免疫力,因此,需要第 2 剂次接种。

4.疫苗保护作用逐年衰减,而自然感染则为终身免疫。

5.暴发感染期间,通过应急接种疫苗不足以提供有效的即时保护。

6.尚无有效抗病毒药物,可进行支持治疗。

脊髓灰质炎

脊髓灰质炎病毒是一种肠道病毒,对幼儿中枢神经系统损害巨大。流行性脊髓灰质炎于 20 世纪初在欧洲和美国流行,在学龄儿童和青少年中流行。疫苗接种普及速度很快。

全球消灭脊髓灰质炎行动计划实施以后,脊髓灰质炎报告病例已从 1988 年估算的 35 万例下降到 2016 年的 37 例。目前,脊髓灰质炎仅在巴基斯坦、尼日利亚和阿富汗呈地方性传播,但再次传入非洲和亚洲国家的风险仍然存在。

1.存在 3 种血清型,1、2 和 3,均可能导致运动神经元疾病。

2.脊髓灰质炎目前主要影响 5 岁以下的儿童。

3.粪–口传播,也可能发生口–口传播。

4.病毒在胃肠道和邻近的淋巴组织中进行复制。如果疾病进展,可能感染神经元,主要是运动神经元和自主神经元。

5.病毒前驱症状发作潜伏期 9~12 天,11~17 天后出现麻痹。

临床特征

1. 95%的病例无症状。

2.流行性脊髓灰质炎(4%~8%):前驱症状为发热,伴有疲劳、食欲减退、头痛或胃肠道不适等非特异性症状。

3.非麻痹性脊髓灰质炎临床症状表现为病毒性脑膜炎。

4.麻痹性脊髓灰质炎(0.1%);不对称弛缓性麻痹,无反射,下肢近端肌肉群较手臂肌肉群受影响更大。麻痹患者中有 5%~35%发生延髓麻痹性脊髓灰质炎。

预防措施

1.灭活脊髓灰质炎疫苗(IPV):Salk 疫苗,包含所有 3 种血清型。

(1)在规定时间里的 3 剂次程序可提供>95%的覆盖率。

(2)通过补充性的 2 次疫苗强化接种,能可靠地实现终身保护。

(3)与口服脊髓灰质炎疫苗(OPV)相比,IPV 在肠道内诱导免疫水平较低。当免疫 IPV 的个体受到野生型脊髓灰质炎的感染时,病毒能够在肠道内复制,导致粪便中长期排出病毒,这对未接种疫苗接触者可能存在风险。

(4)然而,IPV 已被证明可以提高口服 OPV 免疫儿童的体液和肠道免疫力。

2. OPV:Sabin 疫苗是一种口服减毒活疫苗。目前使用 OPV 仅含有血清型 1 和血清型 3;2 型野生型毒株已被消灭,其疫苗株也随之去除。

(1)口服 OPV 后,减毒疫苗株可在口咽部存在达 14 天,在粪便中存在达 8 周。

（2）接种 OPV 可提高群体免疫力。然而，与口服 OPV 相关的脊髓灰质炎仍然可通过如下两个罕见但严重的过程发生。

1）疫苗相关麻痹性脊髓灰质炎（VAPP）。发生于接种疫苗的个体（通常是婴儿）或他们的接触者，B 细胞缺乏患者的风险也有所增加。

2）继发于口服 OPV 的脊髓灰质炎疫苗衍生病毒循环（cVDPV）。

3.建议在无脊髓灰质炎的国家接种 IPV 疫苗。IPV 疫苗常与白喉、破伤风和（或）百日咳联合使用，作为儿童免疫接种的一部分。

4.在流行国家仍广泛使用 OPV。然而，为了持久地消除脊髓灰质炎，必须认识到停止 OPV 使用，是根除脊髓灰质炎和终结战略计划的核心目标。

（刘元宝 译 汪志国 校）

推荐阅读和参考文献

1. Public Health England (PHE). The Green Book. https://www.gov.uk/government/collections/immunisation-against-infectious-disease-the-green-book#the-green-book.
2. CDC Centers for Disease Control and Prevention. https://www.cdc.gov.
3. World Health Organization. Global Measles and Rubella Strategic Plan 2012–2020. http://www.who.int/immunization/documents/control/ISBN_978_92_4_150339_6/en/.
4. Kliegman R, Stanton B, Behrman RE, et al., eds. *Nelson Textbook of Pediatrics*. 20th ed. Elsevier; 2016.
5. Kuesia G, Wreghitt T. *Clinical and Diagnostic Virology*. Cambridge: Cambridge University Press; 2009.

第 24 章 由螺旋体(梅毒除外)引起的疾病

Gill Jones, Alberto San Francisco Ramos

螺旋体

螺旋体是螺旋形的细菌。本章将讨论地方性密螺旋体病、回归热、钩端螺旋体病和莱姆病。

本章不包括梅毒,梅毒详见第 21 章“性传播感染”。鼠咬热见第 31 章“动物接触性感染”。在第 30 章“节肢动物传播疾病”中有关于莱姆病的进一步讨论。

地方性密螺旋体病

地方性或非性病密螺旋体病是由螺旋体引起的一组慢性皮肤疾病，这种螺旋体在形态学和血清学上与梅毒的病原体梅毒螺旋体相似,难以区分:

1.雅司病(苍白密螺旋体极细亚种)。

2.地方性梅毒或非性病性梅毒(苍白密螺旋体地方亚种)。

3.品他病(品他密螺旋体)。

同梅毒一样,可以分为几个临床阶段:

1.一期:以皮肤损害为主。

2.二期:原发疾病后的数月或数年,皮肤症状复发,甚至有软骨/骨受累。

3.潜伏期:宿主免疫反应后症状消退。

4.三期:发生在临床晚期,通常在原发感染多年后,以骨和软组织破坏为特征。

尽管有诸多相似之处，地方性密螺旋体病在流行病学分布、传播和临床表现方面与性病性梅毒有一些主要区别(表 24.1)。

流行病学

1.历史概述

(1)在抗生素时代之前,地方性密螺旋体病在南美洲、非洲、东南亚和太平洋地区广泛传播。

(2)WHO 和联合国儿童基金会在 20 世纪 50 年代和 60 年代倡导的大规模治疗运动,使地方性密螺旋体病在全球的发病率和流行率下降。

(3)20 世纪 70 年代之后,该病慢慢地重新出现。1978 年,世界卫生大会通过一项决议,再次致力于根除雅司病。

2.地理分布

(1)雅司病、品他病和地方性梅毒(非性病性梅毒)在居住拥挤和卫生条件较差的农村地区流行。

(2)地理分布多样,主要分布于南北 30°纬线附

表 24.1 地方性密螺旋体病与性病梅性毒的主要区别

	地方性密螺旋体病	性病性梅毒
发病人群	儿童	青少年和青壮年
流行地区	限于贫困的热带农村地区	全球分布
传播途径	直接接触传播	主要通过性接触传播
并发症	地方性密螺旋体病的先天性感染和肌肉骨骼系统以外的全身表现较为罕见	先天性梅毒和三期梅毒是未经治疗的性病性梅毒并发症(业内公认)

近区域:

1)雅司病:非洲、亚洲、拉丁美洲和太平洋潮湿的热带森林。

2)品他病:中美洲和南美洲的低海拔和河流流域地区,以及加勒比地区。

3)地方性梅毒(非性病性梅毒):在萨赫勒(撒哈拉沙漠南部边界)和阿拉伯半岛孤立、气候干燥地区的半游牧部落中发现。

微生物学

地方性密螺旋体病的病原体属于螺旋体目,螺旋体科,螺旋体属。人类病原体有 4 种:苍白密螺旋体苍白亚种(性病性梅毒)、苍白密螺旋体极细亚种(雅司病)、苍白密螺旋体地方亚种(地方性梅毒)和品他密螺旋体(品他病)。

1.细长[(8~13)μm×0.15μm]的革兰阴性螺旋形细菌。

2.在光学显微镜下不可见,可在暗视野或荧光抗体技术下观察,表现出特有的螺旋运动。

3.不能在体外培养,诊断是基于临床和血清学检查,以及对临床样本的螺旋体镜检。

4.每个亚种在形态学上和免疫学上不能彼此区别。

5.全基因组测序分析表明在不同苍白密螺旋体亚种和品他密螺旋体之间有超过 99%的相似性。

6.病原体很容易在干燥、加热和暴露在氧气环境中死亡,复制很慢(每 30 小时复制一次),离开哺乳动物宿主不能存活。

发病机制

由于无法在体外培养螺旋体, 脆弱的细胞结构使其无法在宿主外生存, 这使得对密螺旋体致病机制的研究受到了限制。

1.密螺旋体通过穿透皮肤感染人类宿主。

2.病原体穿过紧密的上皮细胞,附着在宿主细胞的细胞外基质上纤连蛋白涂层的表面。

3.病原体到达淋巴结后,在数小时内传遍全身。

4.主要毒力因素是病原体螺旋状地蠕动,使得它们在结缔组织内移动。

5.苍白密螺旋体可能刺激 T 细胞的运输,表面蛋白抗原变异可能在发生免疫逃避和引起慢性感染中起作用。

雅司病(热带莓疮、Buda、Bouba)

雅司病是一种由苍白密螺旋体极细亚种引起的慢性传染病,会造成容貌损毁,并使患儿身体衰弱。

1.是所有地方性密螺旋体病中最为流行的疾病,2010 年至 2013 年期间在 13 个国家共报告了超过 25 万例病例。

2. WHO 列出了“被忽视热带病”名单,雅司病位列其中。

3.常见于<15 岁的儿童。流行于非洲、亚洲、拉丁美洲和太平洋地区,炎热、潮湿的热带森林地区的贫困社区多见。

4.男女比例是 1:1,人类是唯一的宿主。

5.传播是通过与患者小腿、头部、面部和口部的受感染伤口密切接触发生。

6.无性传播或垂直传播。

7.潜伏期为 9 天至 3 个月,通常约为 3 周。

临床表现

最初是皮肤感染,随后可扩展到深层组织。感染可分为以下阶段:

1.一期皮损:“母雅司疹”或“雅司瘤”。

(1)在接种部位出现凸起的丘疹病变。

(2)具高度传染性,并且有瘙痒感,通过抓挠促进自体接种。

(3)扩大成为 2~5cm 长结节,随后形成溃疡。

(4)溃疡边缘呈深色,中心有红斑,类似树莓(因此得名“热带莓疮”,源自法语中的“覆盆子”一词)。

(5)可发生局部淋巴结病。

(6)数月后愈合成有色素边界的皮肤色素减退区。

2.二期表现(图 24.1C~F):由于密螺旋体的全身扩散,通常在原发病灶愈合时出现。即使不治疗,也会在数周或数个月内愈合,不留瘢痕。

(1)在这个阶段常见发热乏力。

(2)皮肤损害

1)二期丘疹或“子雅司疹”。

2)足底/手掌角化过度,导致“角化过度性雅司病”(儿童出现痛苦的蟹式步态)。

3)扁平湿疣,发生于潮润部位或黏膜。

4)皮肤病变部位继发性细菌感染。

(3)骨膜炎和骨炎:发病于长骨和趾骨(引起指部肿胀)。

(4)临床潜伏期:无症状期,仅通过血清学检查确认。二期损害可能在5年内复发。

(5)三期:发生于10%的未治疗雅司病患者,其特征是骨(骨膜炎和骨髓炎)和软骨的破坏性病变。

1)毁形性鼻咽炎(Gangosa)(图24.2A):鼻部和面部骨骼、软骨和软组织的慢性毁损。

2)鼻骨增殖性骨膜炎(Goundou):引起鼻窦上颌外骨骼增生性骨膜炎(最近于1989年报道)。

3)"马刀"状(Saber shins)病变(图24.2B):慢性骨膜炎引起的胫骨弯曲。

4)皮下树胶肿结节、软骨和骨的破坏性病变。

5)同梅毒一样,有报道称,雅司病可引发中枢神经系统和心血管并发症。

地方性梅毒(Bejel、Njovera、Siti、Dichuchwa)

地方性梅毒或非性病性梅毒,由苍白密螺旋体地方亚种引起,这种密螺旋体疾病主要发生在北非和阿拉伯半岛干旱的农村游牧地区。

1.常见于2~15岁儿童,男女比例为1:1。

2.通过直接接触传播,或者因排泄物沾染饮水或食物盛放器皿而传播。

3.潜伏期约为3周。

4.一期损害:口咽部内的无痛性丘疹或溃疡,往往不被注意。可持续数月至数年。

5. 3~6个月后出现二期病变,与性病性梅毒的病变相似。

(1)口咽、舌、鼻咽、扁桃体的黏膜病变(图24.3,非性病性梅毒)。

(2)皮肤表现包括斑丘疹、表皮间的湿疣、角状口炎和全身性非瘙痒性皮疹。

(3)喉炎。

(4)颈部淋巴结病也可能发生。

(5)长骨炎、手骨炎和骨膜炎(类似雅司病,引起夜间骨痛)。

6.潜伏阶段:二期表现在6~9个月内消退,疾病进入静止状态。

7.三期损害比较常见,影响25%~50%的患者,通常发生于15~18岁的青少年或成年早期。

(1)与三期雅司病或三期梅毒类似。

(2)皮肤和黏膜部位的树胶肿病变,可发展为破坏性溃疡。

(3)腭部和鼻中隔的破坏("毁形性鼻咽炎",同雅司病)。

(4)长骨的骨膜炎。"马刀"状病变是最常见的骨骼表现。

(5)已有神经系统和心脏受累,以及先天性传播的报道,但与性病性梅毒相比,这种情况很少,而且症状比较轻微。

品他病(Mal del Pinto、Carate、Enfermedad Azul)

品他病是由品他密螺旋体引起的一种密螺旋体疾病,是表现最为轻微的地方性密螺旋体病,只有皮肤表现,没有证据表明有全身累及。

1.分布集中于中南美洲和加勒比的热带国家,主要是生活在贫穷中的国家。

2.可发生在任何年龄,但在儿童和年轻人中最常见;无性别倾向。

3.通过破损皮肤直接接触传播;无先天性传播。

4.潜伏期为2~3周。

5.一期病变是身体暴露部位的小型红斑丘疹,逐渐扩大,然后融合。在接下来的几个月里,病变处有色素沉着。

(1)可能发生局部性淋巴结病。

(2)与其他密螺旋体病不同的是,如果不治疗,病变通常不会消失。

6.随着密螺旋体的播散,二期皮损或"品他疹"在几个月后可出现在皮肤的任意部位。表现为小的鳞屑性红斑丘疹,随着时间的推移颜色变深。

7.三期的特点是先前存在的皮损缓慢脱色,类似白癜风。

地方性密螺旋体病的诊断

地方性密螺旋体病通过以下方法诊断:

1.具有相关流行病学史的患者的临床症状和体征。

2.通过暗视野显微镜或免疫荧光法直接观察临床标本中的密螺旋体(在一些流行地区不容易得到

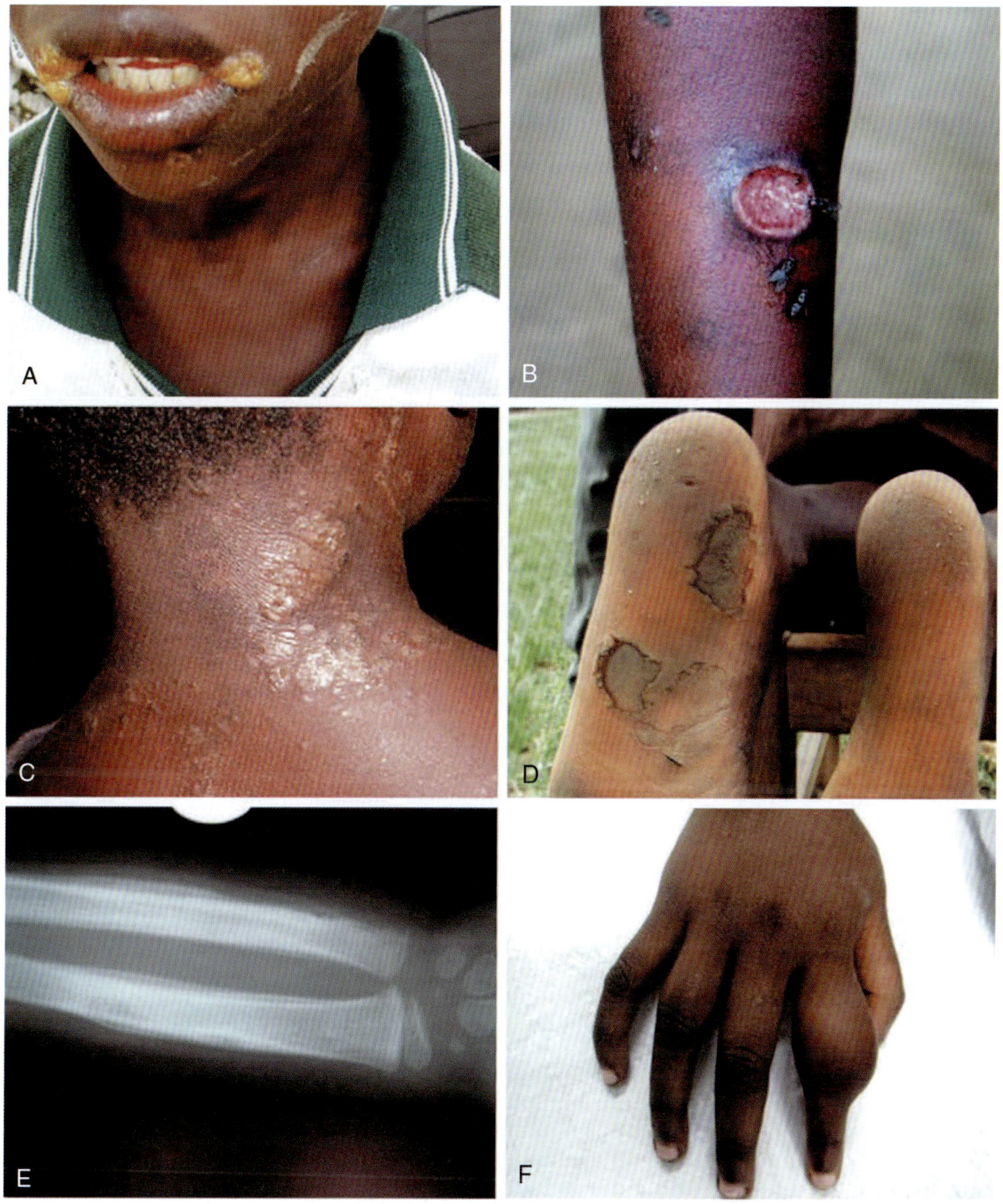

图 24.1　原发性和继发性雅司病。(A)原发性雅司病患者颊周区乳头状瘤伴黄色痂皮。(B)早期溃疡,呈圆形、边缘隆起,床发红、薄弱。(C)继发性雅司病患者皮肤上的鳞屑。(D)继发性雅司病患者足底有裂隙和颜色改变。(E)骨膜炎患者桡骨远端和尺骨远端皮层清晰度下降并有规律性的骨膜反应(广泛的洋葱分层)。(F)指炎患者食指呈梭状肿胀。[Images copyright © Oriol Mitja and Kingsley Asiedu. From Oriol M, Asiedu K. Yaws. The Lancet. 2013;381(9868):763-773.]

临床标本)。

3.使用免疫层析条进行快速检测。

4.密螺旋体血清学:诊断地方性密螺旋体病的血清学检测与性病性梅毒的检测相同。由于所有密螺旋体疾病的抗体反应是相同的,单靠血清学检测不能区分它们。血清学试验分为"非密螺旋体"和"密螺旋体"试验。

(1)非密螺旋体试验:基于心磷脂-胆固醇-卵磷脂抗原与苍白密螺旋体抗体之间的交叉反应。

1)快速血浆反应素环状卡片试验(RPR)和性病研究实验室试验(VDRL)。

2)在一期皮损出现后的 2~4 周为阳性。

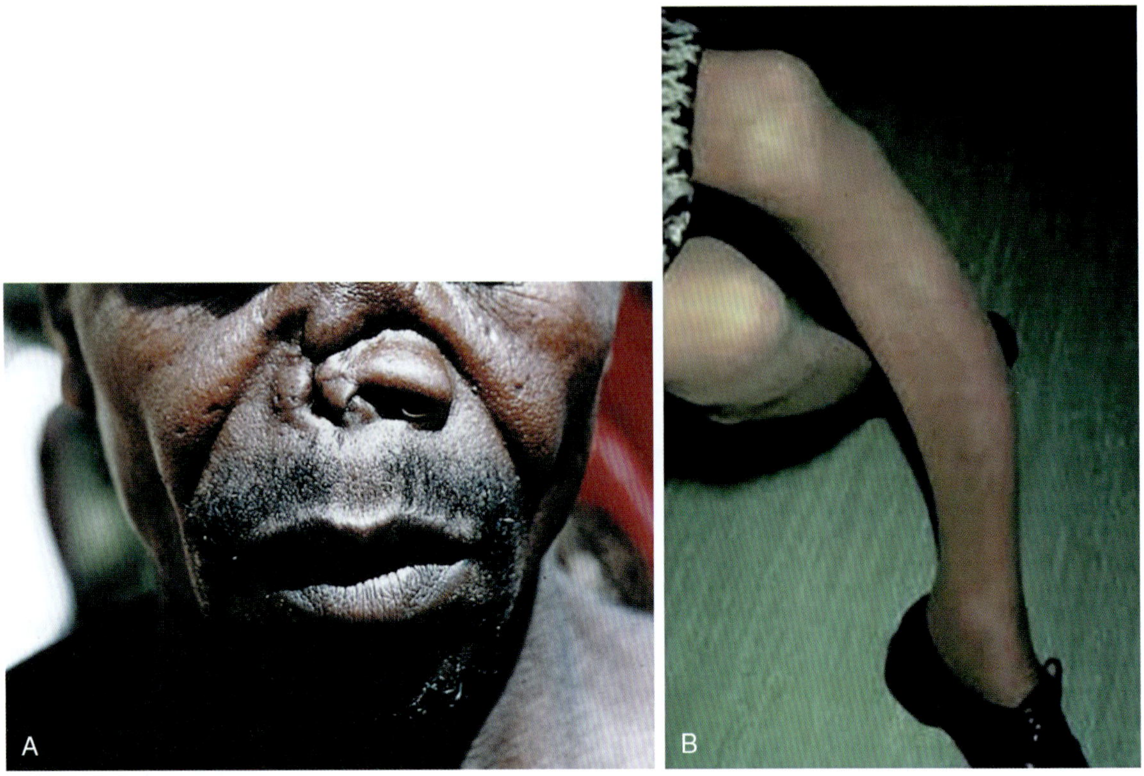

图 24.2 (A)毁形性鼻咽炎,雅司病晚期(毁形性鼻咽炎也发生在地方性梅毒)。(B)临床照片显示胫骨"马刀"状病变。[Panel A courtesy WHO. Panel B from Agrawal A. Agrawal A。Musculoskeletal colloquialisms based on weapons. J Clin Orthop Trauma. 2017;8(1):1-10.]

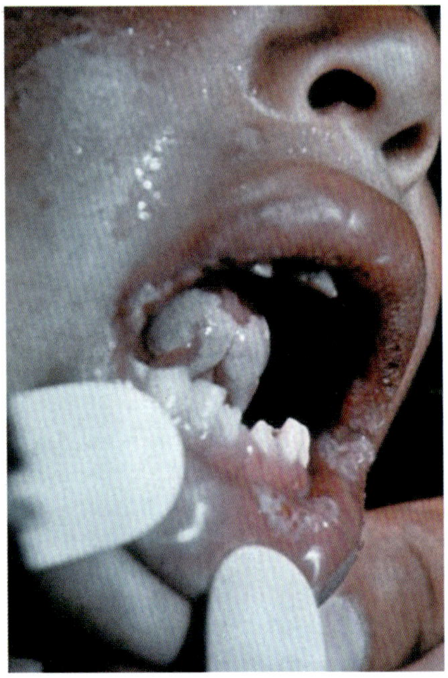

图 24.3 非性病性梅毒的继发性病变。(From Syphilis, yaws, bejel, and pinta. In: James WD, Elston DM. Andrews' Diseases of the Skin: Clinical Atlas. Elsevier; 2018.)

3)定量检测:可用于筛查和监测治疗效果。抗体滴度下降4倍表明治疗成功。

4)在疟疾、麻风病或自身免疫性疾病中可能出现假阳性结果。

(2)密螺旋体试验:基于对原生或重组苍白密螺旋体苍白亚种抗原的抗体反应。

1)荧光密螺旋体抗体吸附试验(FTA-ABS)和梅毒螺旋体颗粒凝集试验(TPPA)。

2)帮助确认非密螺旋体试验的阳性结果。

3)终身保持阳性,因此不能用于监测治疗效果。

治疗

1.肌内注射苄星青霉素,通常为治疗地方性密螺旋体病的首选。

(1)成人:单剂量120万U。

(2)儿童<10岁:60万U。

(3)高效且作用时间长。

2.近期已证明,口服阿奇霉素30mg/kg(最大剂量每天1次,每次2g)在治疗雅司病方面不逊于苄星青霉素。

3. WHO 将口服阿奇霉素的群体治疗作为 2020 年前消除雅司病的全球战略的策略之一。

钩端螺旋体病

钩端螺旋体病是一种由钩端螺旋体属的致病性螺旋体引起的人畜共患病。1886 年,Weil 首次将其描述为一种伴有黄疸和肾功能不全的多系统疾病。

流行病学和传播

1.钩端螺旋体病在全世界均有流行,在雨季的热带地区和夏末的温带地区发病率较高。

2.在发展中国家,在暴雨和洪水过后,居住条件较差的地区会暴发疫情。

3.据 WHO 钩端螺旋体病流行病学组估计,全世界每年约新发 873 000 个病例,48 600 人死亡。

4.钩端螺旋体病在自然界中多存在于带菌动物的慢性受感染肾脏中。

(1)哺乳动物宿主:啮齿动物、猫、猪、犬、绵羊、山羊。

(2)被感染动物的含有钩端螺旋体的尿液,常会污染环境,特别是水。

5.人类可能在接触动物或环境暴露后被感染。

(1)接触动物尿液或组织、受污染的水或土壤。

(2)螺旋体通过伤口、擦伤的皮肤、黏膜或结膜进入人体。

(3)可发生经胎盘传播。

6.感染的危险因素

(1)运动性接触:淡水游泳(与体育赛事中发生的暴发有关)、划船、皮划艇运动等。

(2)职业性接触:如农民、兽医、屠宰场工人、实验室工作人员、下水道工人、宠物商人。

(3)鼠患、赤足在水中行走、受污染的雨水收集系统等。

微生物学

钩端螺旋体(Leptospira)源于希腊语 lepto(细)和拉丁语 spira(螺旋)。

1.钩端螺旋体的直径为 0.1μm,长度为 6~20μm(图 24.4)。

2.高度运动性的螺旋体,每个细胞约有 18 个螺旋。

3.可通过暗视野、荧光或银染显微镜观察。

4.具有末端"问号"钩的特征。

5.钩端螺旋体属包含 21 种,其中 9 种是致病的(L. interrogans、L. kirschneri、L. noguchii、L. alexanderi、L. weilii、L. alstonii、L. borgpetersenii、L. santarosai and L. kmetyi)。

6.可以在实验室的特殊培养基中 1~2 周生长。

发病机制

1.钩端螺旋体感染会导致血源性的快速播散,使螺旋体进入到不同的组织,包括中枢神经系统。

2.全身性血管炎促进了螺旋体的跨内皮层迁移。

3.钩端螺旋体病的一些多器官表现常有血管损伤:

(1)肺部出血。

(2)肾皮质和肾小管上皮坏死。

(3)肝脏结构的破坏和肝细胞损伤。

4.病毒性因子

钩端螺旋体脂多糖(与其他革兰阴性脂多糖不

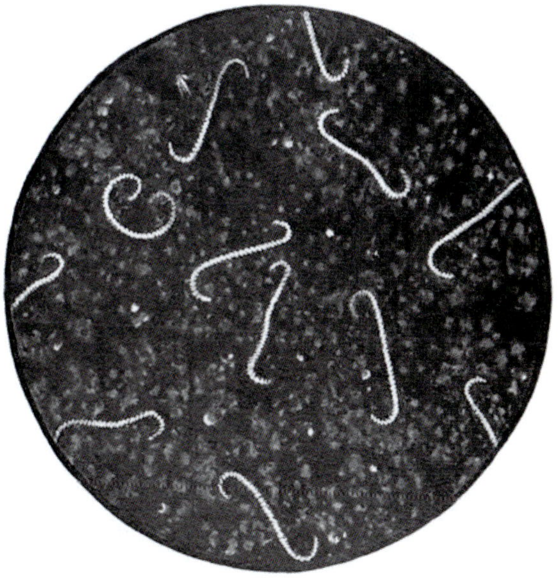

图 24.4　钩端螺旋体的显微镜检查。通过暗视野显微镜看到的活体钩端螺旋体的外观。注意非常细的线圈和特有的"问号"钩状末端。(From Picardeau M. Leptospirosis;Weil's disease. In:Murray PR,et al. Medical Microbiology. 7th ed. Elsevier;2012. From an original painting by Dr. Cranston Low. In:Low RC,Dodds TC Atlas of Bacteriology. Livingstone;1947.)

同,不被 TLR-4 结合)。

临床表现

钩端螺旋体病有多种临床表现,疾病严重程度也不同。

1.潜伏期为 2~20 天(平均 10 天)。

2.一些患者有轻症表现或亚临床表现。

3. 90%的患者有自限性的全身疾病。

4.少部分患者表现为严重的多系统疾病,同时伴有肾衰竭、肝衰竭、肺炎和出血性综合征。

Weil 病:是钩端螺旋体病的严重表现,表现为肝功能障碍(黄疸)和肾衰竭。

钩端螺旋体病在一些患者中被描述为双相性疾病(图 24.5)。然而,在许多情况下,两个阶段可能合并,特别是在严重的疾病中。

1.急性,败血症阶段:特点是高热,反复发热(38~40℃),头痛、僵硬、肌痛、厌食、恶心和呕吐、咽喉痛。

(1)结膜充血(55%的患者)和肌肉压痛(小腿和腰椎)是最典型的特征。

(2)不太常见的特征:干咳、肝大、脾大、皮疹、腹痛、胆囊炎和胰腺炎。

(3)持续时间为 5~7 天。

(4)在血液和脑脊液(CSF)中可发现钩端螺旋体。

2.免疫期或钩端螺旋体期:持续 4~30 天,钩端螺旋体从血液和 CSF 中清除,同时出现 IgM 抗体反应。

(1)在尿液和其他器官中可检测到钩端螺旋体。

(2)除急性期症状外,免疫期还可能出现以下症状:

1)由于急性肝衰竭而出现黄疸。

2)肾衰竭:通常为非少尿性低血钾性肾功能不全,有钠重吸收障碍和钾损耗。

- 肾活检显示有急性间质性肾炎或免疫复合物肾小球肾炎。

3)无菌性脑膜炎:发生在高达 80%的病例中。

- 剧烈的前颞部头痛。
- 脑脊液淋巴细胞增多,计数<500/mm^3。

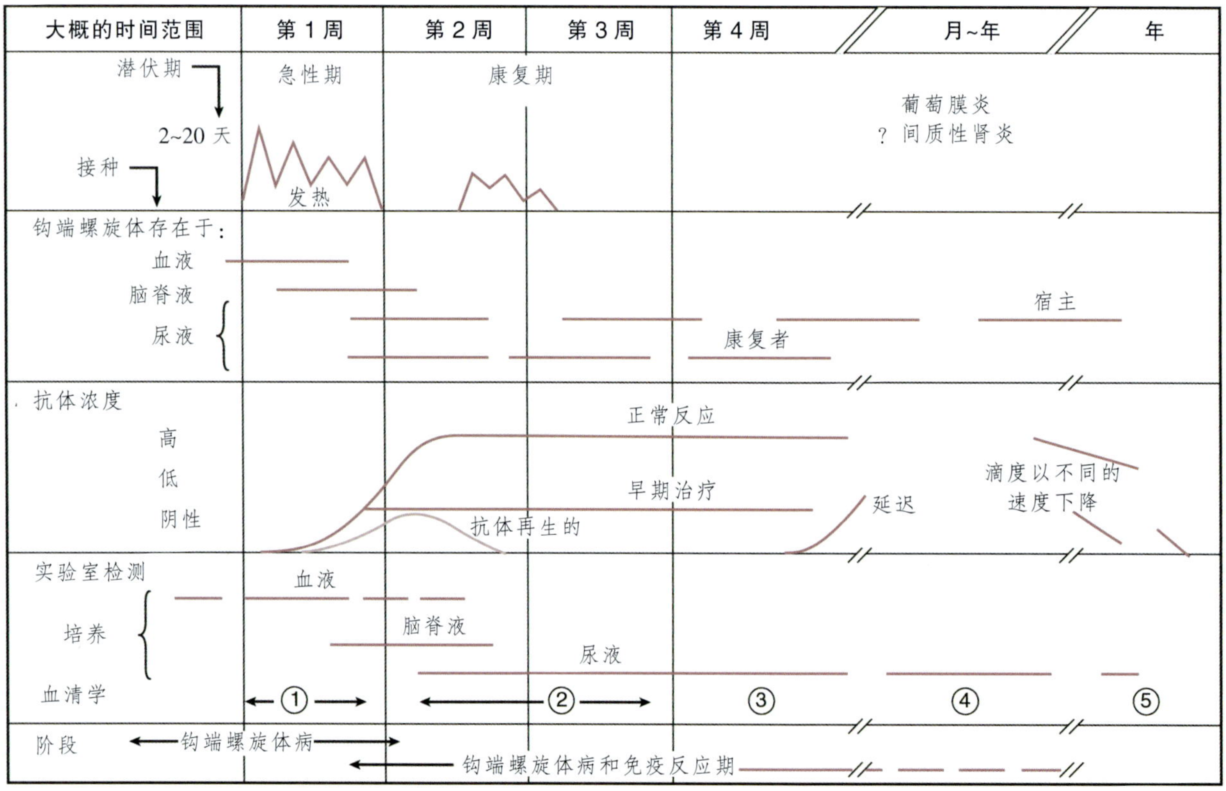

图 24.5 钩端螺旋体病的双相性和疾病不同阶段的相关检查。血清学样本①和②为急性期样本;③为恢复期样本;④和⑤为后续样本。[From Haake DA, Levett PN. Leptospira species (leptospirosis). In: Bennett JE, Dolin R, Blaser MJ, eds. Mandell, Douglas, and Bennett's Principles and Practice of Infectious Diseases. Updated 8th ed. Elsevier; 2015.]

• 脑脊液蛋白轻度升高,葡萄糖正常。

4)较少见的神经系统并发症,如脑炎、横纹肌炎和格林-巴利综合征。

5)肺部症状:严重的肺出血综合征(SPHS)是最严峻的表现,表现为弥漫性肺损伤。急性呼吸窘迫综合征表现伴气体交换受损±咯血。

3.严重的钩端螺旋体病可从急性期直接发展到暴发性疾病,表现为高热(>40°C)和迅速出现肝肾衰竭、出血性肺炎、心律失常和循环衰竭。死亡率可高达 40%。

诊断

1.根据流行病学暴露和临床症状,临床上应高度怀疑为钩端螺旋体病。

2.生化学和血液学实验室结果是非特异性的。

(1)白细胞 3 000~26 000/μL。血小板减少和全血细胞减少。

(2)严重的钩端螺旋体病患者会出现低钠血症和肾衰竭。

(3)40%的患者有转氨酶(通常<200IU/L)和胆红素升高。

(4)尿液分析常常显示蛋白尿、白细胞、管型,显微镜下见血尿。

(5)通过暗视野显微镜直接观察血液或尿液中的钩端螺旋体也可以诊断,但敏感性和特异性较低。

(6)PCR 可用于急性期——症状出现后 5 天内。

(7)血清学是最常用的诊断方法。显微镜凝集试验(MAT)是参考性检测方法。

1)检测凝集性抗体,可在发病后 5 天内出现。

2)单次滴度>1:800,提示近期有钩端螺旋体感染。

3)最好是比较两次样本,至少间隔 1 周。

4)血清学证实病例:急性期和恢复期血清之间的 MAT 滴度上升 4 倍。

5)与梅毒、回归热、莱姆病、病毒性肝炎、HIV 等发生交叉反应。

3.钩端螺旋体可以从血液、脑脊液、腹腔液(头 10 天)和尿液(10 天后)中培养出来。

需要特殊的培养基,培养可能需要数个星期。

治疗

对有症状的患者应尽快开始钩端螺旋体病的抗生素治疗。

1.轻度疾病:口服治疗(成人)。

(1)多西环素 100mg,每天 2 次,共 7 天。

(2)阿奇霉素 500mg,每天 1 次,共 3 天。

2.严重的钩端螺旋体病:除了用肾脏替代疗法、呼吸机支持或血液制品进行支持治疗外,建议静脉注射抗生素(成人)。

(1)青霉素 150 万 U,每 6 小时一次。

(2)头孢曲松 2g,每天 1 次。

(3)多西环素 100mg,每天 2 次。

3.高达 20%的患者在接受抗生素治疗后会发生吉海反应。

回归热

回归热由虫媒传播引起,其特点是反复发热,同时伴有螺旋体血症。

1.由疏螺旋体属的螺旋体引起。

2.根据节肢动物媒介的不同,分为两组。

(1)流行性蜱传回归热(TBRF):由超过 20 种不同的疏螺旋体引起的人畜共患疾病,主要由隐喙蜱科的软蜱传播。

(2)地方性虱传回归热(LBRF):由回归热疏螺旋体引起,由人虱(体虱)传播。

微生物学

根据基因型和表型的分组情况,可以将疏螺旋体科的螺旋体分为 2 个不同的属。

1.引起莱姆病的属种,如伯氏疏螺旋体。

2.引起回归热的属种。

(1)虱传(LBRF):回归热螺旋体。

(2)蜱传(TBRF):赫姆疏螺旋体等。

3.长 8~30μm,宽 0.2~0.5μm,呈螺旋形。

4.光学显微镜不能直接观察到,但可以通过暗视野显微镜观察。

5.是有复杂营养要求的微量需氧微生物,需在特定的培养基上生长。

6.伯氏疏螺旋体的膜蛋白发生自发性的抗原变异,即可变主要蛋白(VMP)。VMP 负责不同的血清型,并在反复发热的发病机制中起作用。

流行病学

蜱传回归热

1.蜱传回归热是一种人畜共患的疾病，啮齿动物是主要的宿主。

2.鉴于蜱的全球分布，除南极洲和澳大利亚外，在每个大陆都有发生。

3.引起蜱传回归热的疏螺旋体属及其相应的蜱在不同的地理区域有所不同(表24.2)。

4.病例通常是散发性的(由旅行者往返传播)，或者在某些地理区域内小规模暴发，在夏季常见。

5.传播

(1)蜱虫：专性食血昆虫，生活在脊椎动物(啮齿动物、花栗鼠、松鼠、兔子等)附近，这些脊椎动物是疏螺旋体的宿主。

(2)螺旋体在蜱虫的唾液腺中生存。

(3)当蜱虫吸食血液时，螺旋体被释放出来并穿透皮肤，到达血液中。

(4)暴露的危险因素：洞穴居住、住在受感染啮齿动物污染的房子里，以及睡在原木木屋里。

(5)被感染性蜱虫叮咬之后，有50%的疾病传播风险。

(6)已有经胎盘和输血相关传播的报告。

虱传回归热

1.回归热疏螺旋体是由人类体虱传播的。

2.在非洲之角(埃塞俄比亚、索马里和苏丹)流行，雨季最常见。

3.过度拥挤、难民集中、卫生条件差、饥荒和战争容易导致虱传回归热的流行，因为虱子会从一个人转移到另一个人，从而传播疾病。

4.第一次和第二次世界大战期间发生了大规模的流行。

5.在欧洲拥挤的避难所里，有关于无家可归者感染的报道。

6.体虱生活在衣服上(不在皮肤上)，只以人类为食，人类是虱传回归热的唯一宿主。

7.传播：虱子在吸食血液后被碾碎，在靠近被咬的一侧释放出螺旋体，进入血液中。揉擦眼睛也可能发生结膜感染。

发病机制

1.回归热主要是一种胞外血流感染。

2.螺旋体在血流中迁移，侵入身体器官(脑、眼、肝、脾等)。

3.发热时疏螺旋体快速复制，在血液涂片上可以看到螺旋体。

4.可变主要蛋白抗原变异是发热复发的原因。

(1)应对主要的可变主要蛋白血清型的特异性体液免疫反应，可清除血液中的螺旋体，此时，人体有一段无热期。

(2)通过抗原变异表达不同可变主要蛋白的克

表24.2 引起回归热的疏螺旋体种

疏螺旋体	疾病	带菌节肢动物	宿主	地理分布
赫姆斯疏螺旋体	流行性蜱传回归热	赫氏钝缘蜱	啮齿动物	美国西部、加拿大
墨西哥疏螺旋体	流行性蜱传回归热	土氏钝缘蜱	啮齿动物	美国西南部
帕克氏疏螺旋体	流行性蜱传回归热	帕克钝缘蜱	啮齿动物	美国西部和南下加利福尼亚
马祖特疏螺旋体	流行性蜱传回归热	塔拉钝缘蜱	啮齿动物	墨西哥和美国中部
委内瑞拉疏螺旋体	流行性蜱传回归热	原始钝缘蜱	啮齿动物	美国南部
麝鼠勺疏螺旋体	流行性蜱传回归热	游走钝缘蜱		中东
西班牙疏螺旋体	流行性蜱传回归热	摩洛钝缘蜱		伊比利亚半岛和北非
miyamotoi 疏螺旋体	流行性蜱传回归热	疏螺旋体属硬蜱	啮齿动物	美国和日本
回归热疏螺旋体	地方性虱传回归热	体虱	人	非洲东部，以前全世界均有

Modified from Horton JM. Relapsing fever caused by Borrelia species. In: BenneJJE, Dolin R, Blaser MJ, eds. Mandell, Douglas, and BenneJs Principles and Practice of Infectious Diseases. Updated 8th ed. Elsevier; 2015.

隆占主导地位，最终通过逃避免疫控制而导致发热复发。

(3)抗原变异和之后产生特异性抗体的循环过程是该病复发的原因。

临床表现

1.潜伏期的中位数是 7 天(范围为 2~18 天)。

2.回归热的特点是发热反复发作。

(1)突然发热,通常>39℃。

1)流行性蜱传回归热:如果不治疗会多次反复发作,持续 1~3 天。

2)地方性虱传回归热:第一次发热不缓解(3~6 天),通常有一次复发。

(2)危险期:发生在第一次发热的末期。

1)高热、高血压和心动过速,然后是大量腹泻、体温下降和低血压。

2)持续 15~30 分钟,是未经治疗的反复发热中死亡率最高的时期。

(3)每次发热复发比以前轻。

3.全身症状:头痛、肌肉痛、关节痛、寒战、头晕和呕吐。

4. 30%的患者出现肝脾大、淋巴结肿大,以及皮疹。

5.神经系统并发症。

(1)意识模糊、冷漠、谵妄和昏迷是螺旋体血症的继发症状。

(2)神经系统症状如脑膜炎、麻痹、癫痫、脑神经麻痹和神经根病是螺旋体入侵中枢神经系统的后果。

6.眼科并发症:葡萄膜炎和眼内炎。

7.心肺并发症:心肌炎、心律失常、急性呼吸窘迫综合征(在流行性蜱传回归热中更为常见)。

诊断

1.常规的实验室结果

(1)正常细胞性贫血,白细胞增多或白细胞减少,以及血小板减少。

(2)血沉和 C 反应蛋白升高。

(3)肝炎、转氨酶和胆红素升高。

(4)低白蛋白血症。

2.回归热的诊断需全部具备以下条件:

(1)有发热复发症状,同时在流行地区有接触蜱/虱的流行病学史。

(2)在吉姆萨或 Wright 血涂片上直接观察到螺旋体。

1)发热期的血涂片敏感性约为 70%。

2)血涂片阴性不能排除回归热。

3.通过急性期和恢复期的血清学检测,可以对血涂片阴性的患者进行确诊。

4.一些中心可以进行 PCR 检测。

治疗

1.如果不治疗,流行性蜱传回归热和地方性虱传回归热的死亡率高达 10%和 70%。

2.流行性蜱传回归热(成人)

(1)口服多西环素 100mg,每天 2 次,共 10 天。

(2)口服四环素 500mg,每 6 小时一次,共 10 天。

(3)口服红霉素 500mg,每 6 小时一次,共 10 天。

(4)对有中枢神经系统受累的患者。

1)静脉注射青霉素 G 300 万 U,每 4 小时一次,持续 14 天。

2)静脉注射头孢曲松 2g,每天 1 次,共 14 天。

3.地方性虱传回归热(成人)

1)口服/静脉注射单剂量四环素 500mg。

2)口服单剂量多西环素 200mg。

3)肌内注射普鲁卡因青霉素 G 40 万~80 万 U。

4)口服/静脉注射单剂量红霉素 500mg。

4.对所有患者都应监测吉海反应。

1)50%的患者在第一次服用抗生素后的 2~3 小时内发生吉海反应。

2)出现寒战、发热和白细胞减少;可并发低血压、急性呼吸窘迫综合征和死亡。

5.暴露后预防性使用多西环素(200mg 口服,然后 100mg 口服,持续 4 天),对预防流行性蜱传回归热是有效的。

莱姆病

1.常见于在欧洲和北美的蜱虫传播感染。

2.最初的报道发生于 1975 年,在美国康涅狄格州莱姆镇。

3.对莱姆病的诊断和治疗是有争议的。

4.公众对莱姆病的看法是,其具有高度的致病性,难以治疗和诊断。

5.其他综合征可能被误诊为莱姆病。

6.存在多种活性病原体。

7.采用非标准的诊断技术和治疗方法可能对体弱的患者造成损害。

8.与患者及家属等详细讨论,并查看美国传染病学会(IDSA)和英国传染病学会(BIA)的新指南。

流行病学

疏螺旋体属,以前被称为广义伯氏疏螺旋体。有6个种能够引起莱姆病。

(1)伯氏疏螺旋体(以前称为狭义伯氏疏螺旋体)(与关节炎和神经系统表现有关)。

(2)伽氏疏螺旋体(与神经系统的表现有关)。

(3)阿弗西尼疏螺旋体(与慢性萎缩性肢端皮炎有关)。

(4)巴伐利亚疏螺旋体。

(5)马约尼疏螺旋体。

(6)斯柏曼疏螺旋体。

美国

1.伯氏疏螺旋体是北美地区存在的唯一致病种。

2.每年新发约30万病例。

3. 95%的莱姆病例来自14个州。

4.有记录的高感染率地区(>20%的蜱虫携带伯氏疏螺旋体):

(1)新英格兰地区。

(2)美国中部濒临大西洋诸州的部分地区。

(3)明尼苏达州和威斯康星州的部分地区。

欧洲

1.伽氏疏螺旋体和阿弗西尼疏螺旋体比伯氏疏螺旋体更为常见。

2.伽氏疏螺旋体最常于英国发现。

3.发病率较高的是中欧,例如,斯洛文尼亚为155/100 000。

4.英国的发病率为0.7/100 000。

带菌者

1.莱姆病是通过硬蜱的叮咬传播的(图24.6)。图24.7表示了带菌硬蜱的2年生命周期。

2.通常情况下,鸟类和哺乳动物是硬蜱的宿主。

3.人类是偶然的宿主(通常是蛹的阶段)。

临床表现

通常,分为早期和晚期莱姆病,见表24.3。

1.最初感染是皮肤感染(典型的游走性红斑),可以传播到其他组织和器官。

2.临床表现包括:轻微的"流感样"病变表现,如关节痛(可被误诊为关节炎),以及皮肤、关节、神经系统和心脏表现。

早期莱姆病

游走性红斑

1.皮肤感染。

2.莱姆病最常见的表现(见于90%以上的病例)。

3.明显的靶样病变,中央有消退现象(图24.7)。

4.通常在叮咬后7~14天内出现,也可长达30天。

5.直径>5cm。

6.蜱虫超敏反应在最初的48小时内出现,通常直径<5cm。

7.原发性游走性红斑发生在蜱虫叮咬的部位。

8.多病变提示早期播散性疾病。

9.临床诊断即可,因为血清学检查在疾病早期可能是阴性的。

10.及时的抗生素治疗可消除抗体反应。

疏螺旋体淋巴细胞瘤

1.孤立性红蓝色病变(图24.8)。

2.无痛。

3.直径数厘米。

4.常见于耳、乳头或阴囊上。

5.组织学上为多克隆B细胞浸润。

6.在北美很罕见,欧亚菌株的阿弗西尼疏螺旋体更常见。

7.比游走性红斑的皮损出现的晚,可持续1年或更长。

8.治疗方法与游走性红斑相同。

心脏病

1.罕见的房室传导阻滞;心肌炎更不常见。

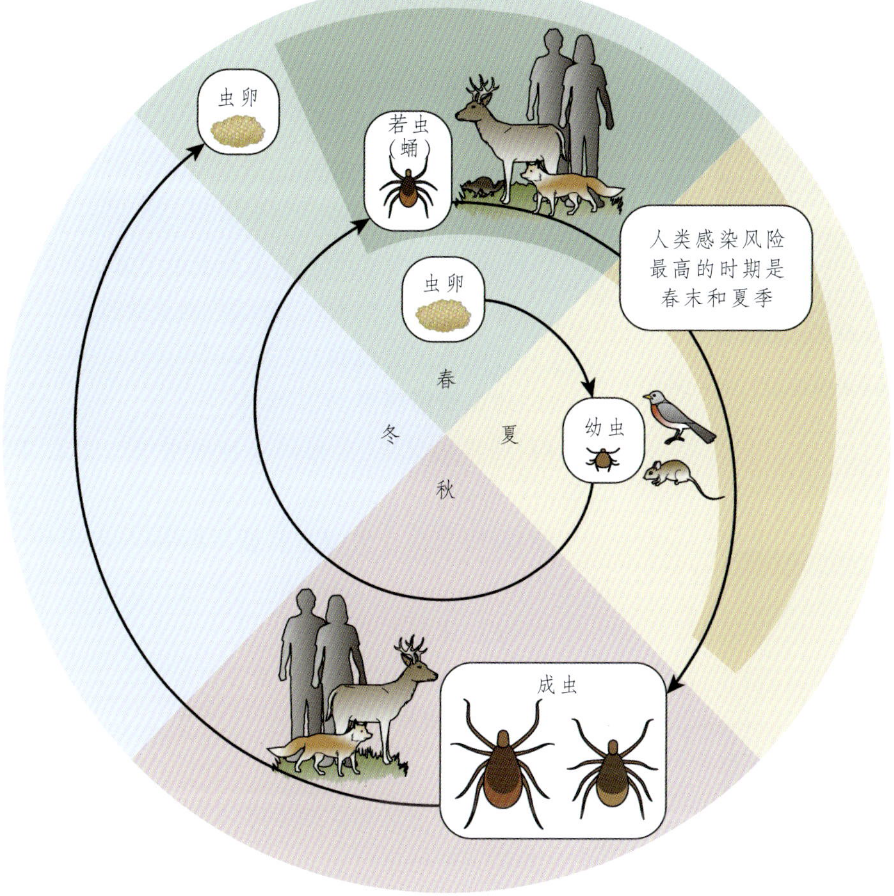

图 24.6　蜱虫的生命周期。(From Schoen RT. Management of Lyme disease. In:Weisman MH,et al.Targeted Treatment of the Rheumatic Diseases. Elsevier;2010. Adapted from http://www.cdc.gov/ncidod/dvbid/lyme/ld_transmission.htm.)

表 24.3　早期和晚期莱姆病的传统分类

	皮肤	神经系统	其他
早期	移行性红斑、淋巴细胞瘤	莱姆脑膜炎、第Ⅶ对脑神经麻痹	莱姆心肌炎
晚期	慢性萎缩性肢端皮炎	麻痹脑炎、脑脊髓炎、周围神经病变	莱姆关节炎

2.通常发生在感染后 2 个月内。

3.需要血清学确认(通常在发病时为阳性)。

4. 6 周内痊愈,但建议用抗生素治疗以防止后遗症发生。

5.入院监测的标准

(1)一度房室传导阻滞 PR 间期延长(>300ms)。

(2)二度或三度阻滞。

(3)有症状。

(4)呼吸困难。

(5)胸部疼痛。

(6)晕厥。

临床表现:早期神经性莱姆病

中枢神经系统

亚急性淋巴细胞性脑膜炎:

(1)发病时间比病毒性脑膜炎长,中位数为 7 天。

(2)脑神经麻痹。

(3)在儿童中常见乳头水肿。

(4)脑脊髓炎(罕见)。

周围神经系统

1.脑神经病变。最常见于第Ⅶ对脑神经,可能是双侧的。

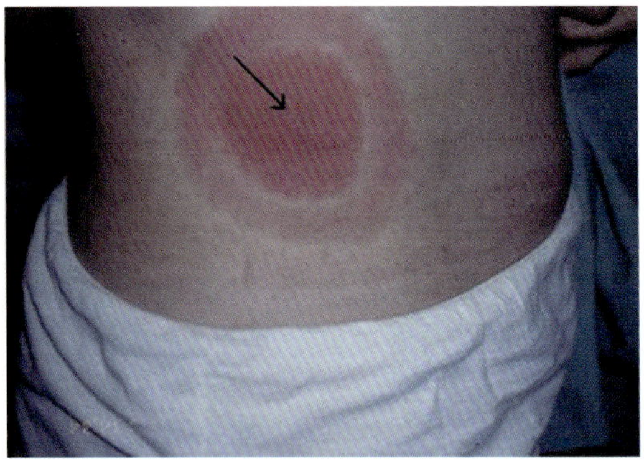

图 24.7 游走性红斑病变伴有点状出血(箭头所示)。[From Nadelman RB. Erythema nigrans. Infect Dis Clin North Am. 2015;29(2):211-239.]

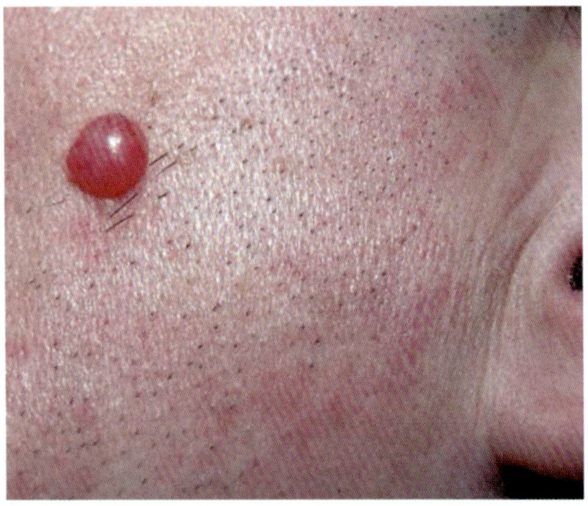

图 24.8 波状淋巴细胞瘤。(Photo by Spectrum11-Own work. Licensed under Creative Commons Zero,Public Domain Dedication via Wikimedia Commons-http://commons.wikimedia.org/wiki/File:Borrelial_lymphocytoma.jpg#mediaviewer/File:Borrelial_lymphocytoma.jpg.)

2.通常无须治疗即可缓解,但提倡治疗以避免并发症,如莱姆关节炎。

3.神经根病变。

4.多发性单神经炎。

临床表现:眼莱姆病

1.罕见发生。

2.通常表现为结膜炎。

3.也可能表现为葡萄膜炎、乳头炎、角膜炎和巩膜炎。

临床表现:晚期莱姆病

1.可能与游走性红斑病变混淆,不易辨别,但少见。

2.关节炎

(1)通常涉及膝关节。

(2)常见大量渗出物。

(3)其他大关节和颞下颌关节也可受累。

(4)特点是间歇性发作,持续数周至数月。

(5)滑液粒细胞浸润。

(6)建议做滑膜液 PCR 检查。

(7)通常情况下,如排除了神经系统的受累,则口服治疗有效。

(8)口服药治疗失败需要进一步治疗(考虑使用肠道外药)。

(9)非甾体抗炎药有效。

(10)发生抗生素难治性关节炎可能是因为对伯氏疏螺旋体外膜蛋白(OspA)有自身免疫反应。

3.脑病

(1)轻度的记忆和认知障碍。

(2)脑脊液结果可能是正常的。

(3)预计血清阳性。

(4)抗生素治疗反应缓慢(需治疗数月)。

4.脑脊髓炎

(1)罕见。

(2)进展缓慢。

(3)类似多发性硬化症,但 MRI 无异常。

(4)血清阳性。

(5)鞘内产生抗体。

(6)脑脊液淋巴细胞增多。

(7)脑脊液蛋白升高。

(8)脑脊液葡萄糖正常。

(9)脑脊液 PCR:检出率低。

5.周围神经病变

(1)间歇性麻痹。

(2)典型的手套-袜套样分布。

6.慢性萎缩性肢端皮炎(图 24.9)

(1)在北美罕见,在欧洲比较常见。

(2)晚期的皮肤表现(感染后多年)。

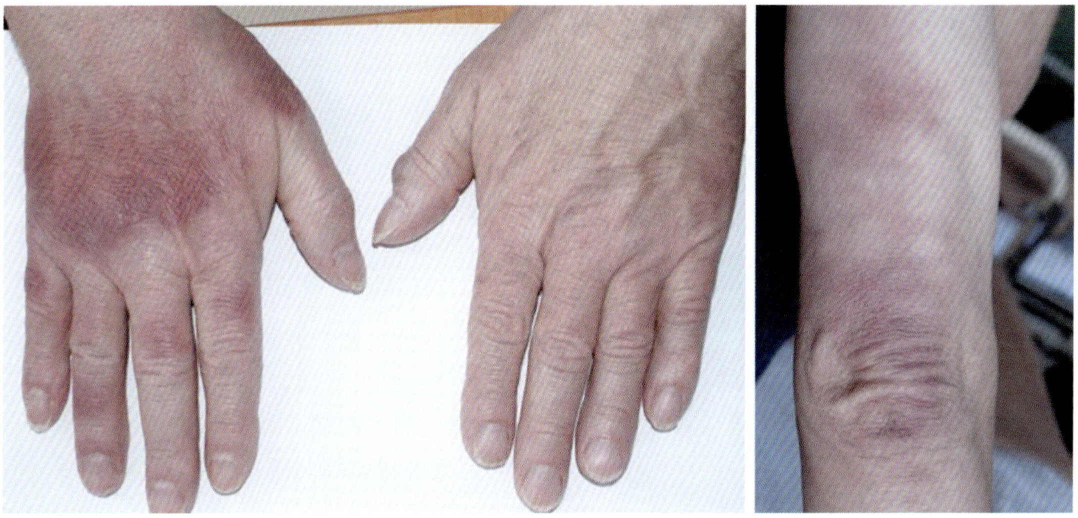

图 24.9　萎缩性慢性皮炎。[With permission from Elsevier. The Lancet. From Joanna Zajkowska,et al. Acrodermatitis chronica atrophicans. Lancet Infect Dis. 2011;11(10):800.]

(3)在女性中更常见。

(4)20%的患者有游走性红斑病史。

(5)最常见的是与阿弗西尼疏螺旋体有关。

(6)早期:皮肤呈“蓝-红”变色。

(7)晚期:皮肤萎缩,呈“纸皮征”。

(8)2/3 的患者有相关的周围神经病变。

(9)可能在骨突起上形成结节。

调查

注:IDSA 临床实践指南和 BIA 指南都在修订之中。

游走性红斑

皮肤莱姆病伴典型游走性红斑皮疹的临床诊断充分。

真皮外的莱姆病

1.有蜱虫接触史。

2.需要支持性诊断。

3.从患者标本中培养螺旋体(金标准,但因为敏感性低和操作困难且周期长,很少开展)。

4.组织学:可观察到螺旋体或典型组织形态,如慢性萎缩性肢端皮炎。

5.血清学:急性和恢复期(症状发生后>2 周)。

6.在脑脊液中也可以检测鞘内抗体的产生。

7. PCR

(1)组织 PCR 的检出率高于体液。

(2)组织,如皮肤、滑膜、心内膜。

(3)体液,如脑脊液、滑膜和眼部液体。

血清学

1.应在经认证的实验室进行。

2.如果在未经认证的实验室进行检测,应由临床医生重复检测。

3.如果出现症状,通常主张用配对的血清标本来评估血清转换。不建议仅在被咬后进行。

4.早期治疗可能会阻止抗体的产生。

5.两级检测法

(1)一级:多价酶联免疫吸附试验

报告假阳性的情况:

- 自身免疫性疾病。
- 交叉反应抗体,如 EB 病毒。
- 其他螺旋体感染,如梅毒。
- 不适当的界值/解释。

(2)如果一级阳性,则进行二级检测:分离 IgM 和 IgG 免疫印迹(蛋白质印迹法)。

1)IgM 的假阳性较常见。

2)询问并记录关于蜱虫的接触史。

3)抗体反应可能需要数周时间才能形成,因此,在疾病早期提倡重复检测。

4)尽管进行了治疗,IgG仍可持续数月或数年。

6.建议临床医生谨慎对待“莱姆专科”实验室提供的其他特异性较差的检测,包括:

(1)显微镜检查血液或体液中的螺旋体。

(2)CD-57+/CD3-淋巴细胞亚群分型。

(3)淋巴细胞转化试验。

治疗选择

治疗方案因诊断时的感染阶段而异。见表24.4。

1.伯氏疏螺旋体的抗生素敏感药物:

(1)四环素类药物。

(2)多数青霉素类药物。

(3)第二代(如头孢呋辛)和第三代(如头孢曲松)头孢类药物。

(4)大环内酯类药物效果较差。

2.据报道,在治疗的前24小时内,约有15%的患者出现轻度吉海反应,症状加剧。

预防

预防莱姆病的核心是避免被蜱虫叮咬。穿上防护衣服,如长袖和长裤,结合驱蜱剂,警惕并迅速清除附着的蜱虫。

接种莱姆病外膜蛋白A疫苗并不能提供长久的防护。

预防性治疗

1.在欧洲不推荐使用药物预防。

2.美国:如果满足以下所有条件,可以考虑使用多西环素进行单剂量药物预防。

(1)肩突硬蜱已附着至少36小时,且经过鉴定。

太平洋硬蜱的感染率很少达到20%,因此,一般没有必要进行预防治疗。

(2)预防性治疗可以在清除蜱虫后72小时内开始。

(3)蜱虫的局部感染率估计至少为20%。

(4)使用多西环素治疗尚无禁忌证。

莱姆病后综合征

1.具有争议性。

2.尽管对莱姆病进行了适当治疗,仍有症状。

表24.4 莱姆病的治疗建议

临床表现	抗生素推荐	治疗持续时间
早期		
游走性红斑	口服方案[a]	14天(14~21天)
急性播散性非神经性莱姆病	多四环素100mg,每天2次	21天
	或头孢曲松钠2g OD	14天
心脏疾病	住院:头孢曲松钠2g OD[b]	14天(14~21天)
	非住院:口服方案[a]	
神经系统	头孢曲松钠2g OD[b]	14天(10~28天)
脑膜炎	头孢曲松钠2g OD[b]	14天(10~28天)
神经根病	口服方案[a]	14天(14~21天)
第Ⅶ对脑神经节麻痹		
晚期		
神经系统	头孢曲松钠2g OD[b]	14天(14~28天)
中枢神经系统	头孢曲松钠2g OD[b]	14天(14~28天)
周围神经系统		
关节炎(无神经损害)	口服方案[a]	28天
慢性萎缩性肢端皮炎	口服方案[a]	21天(14~28天)

[a] 口服方案=口服阿莫西林500mg,每天3次或口服多西环素100mg,每天2次(一线);或口服头孢呋辛酯500mg,每天2次(二线);阿奇霉素(三线);OD,过量。

[b] 替代方案=头孢噻肟或青霉素G。

3.主诉的症状

(1)疲劳。

(2)广泛的肌肉骨骼疼痛。

(3)认知障碍。

(4)活动水平降低。

4. IDSA 建议“必须有既往患有莱姆病的客观证据”。

5.检测应在经认证的实验室,使用有效的方法进行。

6.如没有可靠的证据,则不应重复进行最初的抗生素治疗。

7.不提倡长期的抗生素治疗。

8.可能与其他疾病有关,如慢性疲劳综合征和纤维肌痛。

9.患者可能寻求非常规疗法或非循证疗法。

(张家晖 译　龚向东 校)

推荐阅读和参考文献

1. Giacani L, Lukehart SA. The endemic treponematoses. *Clin Microbiol Rev*. 2014;27(1):89–115.
2. Wormser G, Dattwyler RJ, Shapiro ED. The clinical assessment, treatment, and prevention of Lyme disease, human granulocytic anaplasmosis, and babesiosis: Clinical Practice Guidelines by the Infectious Diseases Society of America. *Clin Infect Dis*. 2006;43:1089–1134.
3. British Infection Association. The epidemiology, prevention, investigation and treatment of Lyme borreliosis in United Kingdom patients: a position statement by the British Infection Association. *J Infect*. 2011;62:329–338.
4. Stanek G, Fingerle V, Hunfeld KP, et al. Lyme borreliosis: clinical case definitions for diagnosis and management in Europe. *Clin Microbiol Infect*. 2011;17(1).
5. WHO resources: http://www.who.int/mediacentre/factsheets/fs316/en/; http://www.who.int/yaws/disease/en/.
6. Centers for Disease Prevention and Control (CDC). Lyme webpage. https://www.cdc.gov/lyme/stats/index.html.

第 25 章 皮肤和软组织感染及毒素介导疾病

Stephen Y. Liang

总则

1.皮肤和软组织感染(SSTI)是临床中十分常见的感染性疾病及综合征。

2.多数 SSTI 是由革兰阳性细菌引起的,其中金黄色葡萄球菌和 β-溶血性链球菌(尤其是 A 组链球菌)最为多见。社区获得性耐甲氧西林金黄色葡萄球菌(MRSA)与 SSTI 密切相关,在高流行人群中,以及地理区域选择经验性抗生素治疗时应注意考虑。

3.为了更合理地了解 SSTI,本章首先回顾了从表层皮肤开始,逐渐扩散至皮下及软组织的主要感染。随后讨论了集中于 SSTI 相关的特殊的临床表现。最后针对特定微生物引发的 SSTI 和毒素引起的疾病进行了进一步的讨论。

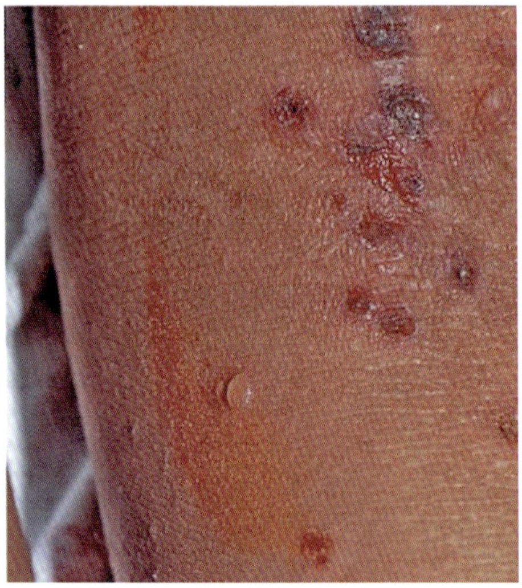

图 25.1 非大疱性脓疱疮,最初的水疱被结痂性皮损替代。(From Stevens DL. Cellulitis,pyoderma,abscesses,and other skin and subcutaneous infections. In:Cohen J,Powderly W,Opal S,eds.Infectious Diseases. 4th ed. Elsevier;2017.)

主要的皮肤和软组织感染

脓疱疮

1.由 A 组链球菌和(或)金黄色葡萄球菌引起的浅表性表皮感染。

2.水疱和脓疱破裂后产生蜜黄色结痂性皮损(非大疱性脓疱病),经常累及面部和四肢(图 25.1)。细菌重复感染也可发生在轻微皮肤创伤或病毒感染的部位(如水痘-带状疱疹病毒、单纯疱疹病毒)。

3.大疱性脓疱病占所有脓疱疮的 10%,是由产生毒素的金黄色葡萄球菌引起的。浅表松弛大疱破裂后产生结痂性皮损,类似植物性皮炎(如接触有毒藤蔓后)。

4.本病较常见于儿童,好发于炎热、潮湿的环境。其他危险因素包括社会经济地位低下,生活在人口密集区以及卫生条件差的区域。

5.链球菌性脓疱病与流行病有关,特别是在热带地区,并可并发于链球菌性肾炎。

6.系统性口服青霉素(如阿莫西林-克拉维酸钠、双氯西林)或头孢菌素(如头孢氨苄)治疗有效。依据当地的抗生素敏感性,可使用 TMP-SMX、多西环素

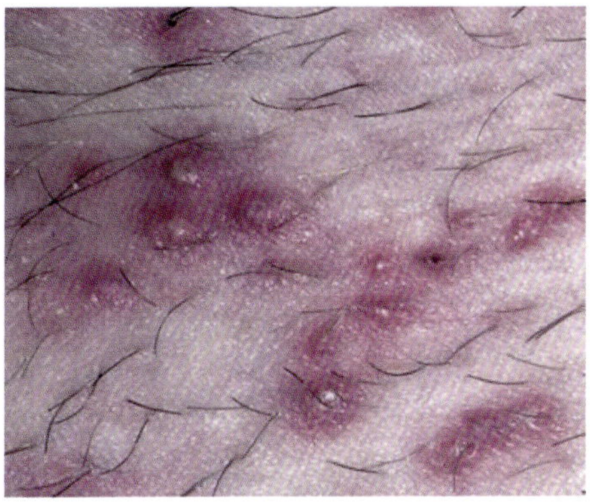

图 25.2 耐甲氧西林的金黄色葡萄球菌毛囊炎。(From Habif TP. Clinical Dermatology. 6th ed. Elsevier;2016.)

或克林霉素经验性地覆盖 MRSA。外用杆菌肽或莫匹罗星可用于轻度、局限性感染。

毛囊炎

1.本病主要是由金黄色葡萄球菌引起的毛囊感染。

2.主要表现为以毛囊为中心,隆起性红斑丘疹,伴或不伴脓疱,常见于头皮、面部(包括鼻腔)、躯干、臀部及下肢(图 25.2)。感染累及深层组织形成疖和痈。

3.主要风险因素包括皮肤创伤(如反复剃须)、多汗症、毛囊闭塞和鼻腔内金黄色葡萄球菌载量。

4.感染通常是自限性的。外用莫匹罗星治疗适用于轻度感染。当毛囊炎严重或广泛时,建议口服抗葡萄球菌的抗生素[例如,对甲氧西林敏感的金黄色葡萄球菌(MSSA)使用双氯西林或头孢菌素;对 MRSA 使用 TMP-SMX、多西环素或克林霉素]。

5.在某些情况下,毛囊炎也与其他微生物相关。

6.铜绿假单胞菌:接触被污染或未完全氯化的水(热水浴缸毛囊炎)(图 25.3)。在多数情况下是自限性的,但对于严重的感染,需使用口服环丙沙星来治疗。

7.真菌(包括马拉色菌、皮肤癣菌和白色念珠菌):在接受过广谱抗生素或皮质类固醇(局部或口服)治疗,或免疫功能低下的患者中常遇到。外用克霉唑或全身抗真菌治疗(如氟康唑、伊曲康唑)有效。

8.禽类血吸虫(尾蚴性皮炎或"游泳者瘙痒症"):软体动物中间宿主在接触淡水后释放尾蚴,在人体毛囊和毛孔内引发过敏反应,导致强烈的瘙痒(图 25.4)。这种反应是自限性的,可以用止痒药和局部皮质类固醇治疗。抗生素治疗并非必要。

疖和痈

1.真皮层或皮下组织内的脓肿形成,最常见的病

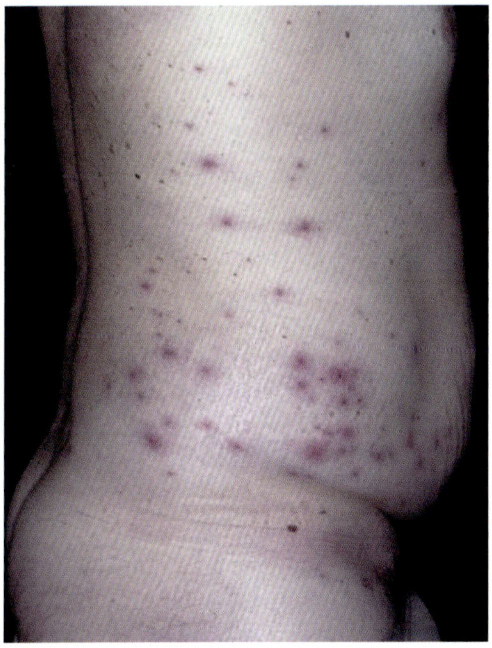

图 25.3 铜绿假单胞菌毛囊炎(热水浴缸毛囊炎)。(From Habif TP. Clinical Dermatology. 6th ed. Elsevier;2016.)

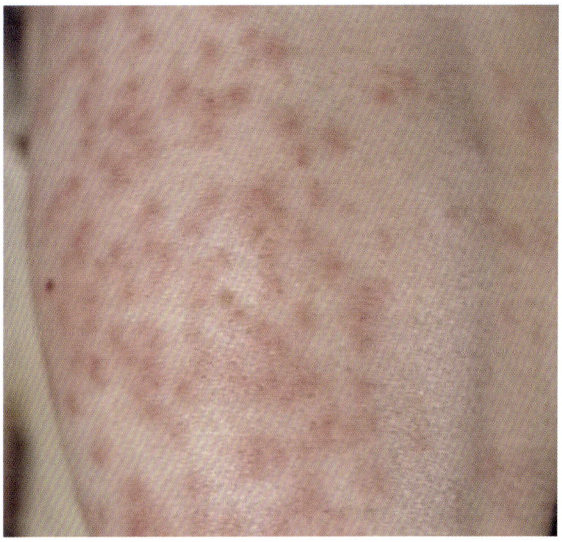

图 25.4 尾蚴性皮炎(游泳者瘙痒症)。(From Stevens DL. Cellulitis, pyoderma, abscesses, and other skin and subcutaneous infections. In: Cohen J, Powderly W, Opal S, eds. InfectiousDiseases. 4th ed. Elsevier;2017.)

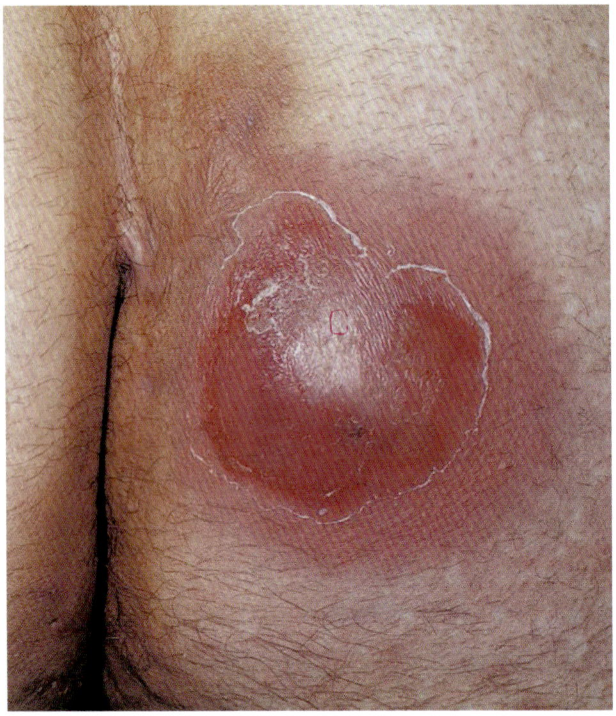

图 25.5 疖。(From Habif TP. Clinical Dermatology. 6th ed. Elsevier;2016.)

因是金黄色葡萄球菌感染。

2.疖是毛囊的深层感染(图 25.5)。几个疖合并形成一个痈,是一种更为广泛的皮肤感染,并伴有脓液。

3.疼痛、压痛、波动和(或)红斑性皮损与毛囊炎类似,常累及毛发的表面,特别是在面部、颈部、腋下和臀部。病变可沿毛囊的走行自发引流。全身性的症状和体征包括发热和淋巴结肿大,更常见于痈。

4.风险因素包括皮肤外伤、肥胖、免疫抑制和鼻腔内金黄色葡萄球菌载量。

5.单纯的经验性抗生素治疗对治疗疖肿可能有效,但切开引流脓肿是治疗痈的主要方法。

6.在切开和引流过程中进行脓液培养有助于选择适当抗生素进行治疗。

7.对于无并发症的感染,选择经验性的口服抗葡萄球菌的抗生素 (如对 MSSA 使用双氯西林或头孢菌素;对 MRSA 使用 TMP-SMX、多西环素或克林霉素) 进行治疗。如果患者有广泛的感染需要住院治疗, 静脉使用萘夫西林、苯唑西林或头孢唑啉治疗 MSSA 是适宜的。万古霉素、利奈唑胺、达托霉素或头孢他林可用于治疗 MRSA 感染。

8.累及鼻腔和(或)面部内侧 1/3 的疖和痈可并发海绵窦化脓性血栓。如出现头痛、发热、眶周水肿、眼睑下垂、突眼、球结膜水肿和脑神经损伤(累及第Ⅲ~Ⅵ对脑神经)等临床症状,应引起高度重视。

9.除金黄色葡萄球菌外,其他微生物也可导致脓肿的形成:

(1)革兰阴性菌和厌氧菌与口周、肛周和外阴阴道脓肿相关。

(2)偶发分枝杆菌与美甲店和足浴店的感染暴发有关。

丹毒

1.丹毒是一种累及真皮层上部和上皮淋巴管的感染,常与 A 组链球菌和其他 β-溶血性链球菌有关。

2.表现为隆起、境界清楚、紧张性红斑和浸润性皮损,累及面部(蝶形分布)或下肢(图 25.6)。起病急,常伴疼痛和全身症状,包括发热和寒战。

3.在幼儿和老年人中较为常见。

4.危险因素包括肥胖、糖尿病、静脉功能不全、淋巴水肿、足癣、先前区域性手术(如淋巴结清扫、隐静

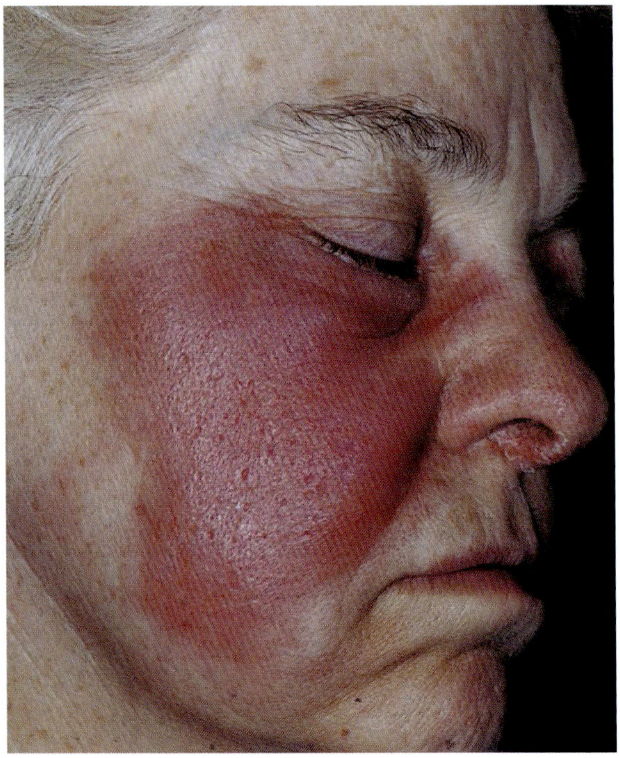

图 25.6 丹毒。(From Habif TP. Clinical Dermatology. 6th ed. Elsevier;2016.)

脉移植)和皮肤外伤。

5.轻度感染的治疗包括口服青霉素(如青霉素V、阿莫西林)、头孢菌素或克林霉素。对于需要住院治疗的中重度感染,建议静脉注射青霉素 G。丹毒很难与蜂窝织炎鉴别,后者可能由链球菌或金黄色葡萄球菌引起。在这种情况下,萘夫西林、苯唑西林或头孢唑啉是合适的选择。

蜂窝织炎

1.通常由金黄色葡萄球菌、A 组链球菌或其他链球菌引起的真皮深层和皮下组织的感染。

2.主要表现为皮肤红斑、水肿和发热,伴有或不伴有脓性引流或渗出物,常累及下肢,伴有压痛和淋巴结肿大(图 25.7)。全身症状包括发热和寒战,特别是由 A 组链球菌引起的蜂窝织炎。与丹毒的区别在于,蜂窝织炎感染较深导致其边界并不清楚。

3.危险因素包括肥胖、静脉功能不全、淋巴水肿、足癣、先前区域性手术和皮肤外伤。潜在的感染(如疖、痈、深部软组织脓肿、骨髓炎)亦可以表现为蜂窝织炎。慢性压疮和伤口可以并发感染,并发展成周围的蜂窝织炎。

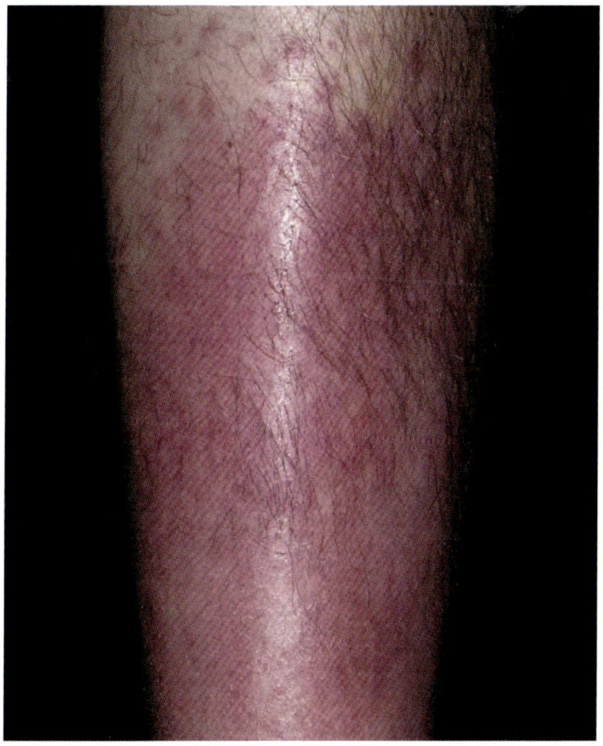

图 25.7　蜂窝织炎。(From Habif TP. Clinical Dermatology. 6th ed. Elsevier;2016.)

4.血液培养很少呈阳性。

5.经验性抗生素治疗应建立在临床怀疑金黄色葡萄球菌与链球菌感染之上。

(1)口服抗生素应覆盖 MRSA 和链球菌,包括双氯西林、阿莫西林/克拉维酸钠或头孢菌素。如果高度怀疑或证实有 MRSA,则应选用 TMP-SMX、多西环素或克林霉素。

(2)静脉抗生素应覆盖 MSSA 和链球菌,包括萘夫西林、苯唑西林、头孢唑啉或克林霉素。如果怀疑是 MRSA,建议使用万古霉素、达托霉素、头孢唑啉或利奈唑胺。

6.血栓性静脉炎可并发下肢蜂窝织炎。眼眶蜂窝织炎可发展为眼眶脓肿、骨膜下脓肿、脑脓肿和(或)脓毒性海绵窦血栓。

7.多数蜂窝织炎病例是由链球菌属和金黄色葡萄球菌引起,但根据感染的解剖位置、宿主的免疫状态和环境暴露(如水、土壤、植被),也可能出现由其他病原体引起的感染,如肠球菌、革兰阴性菌(如绿脓杆菌、肠杆菌科)、厌氧菌和真菌。

坏死性软组织感染

1.肌肉、筋膜和脂肪的暴发性感染,通常按微生物病原学分为以下 2 类:

(1)Ⅰ型:混合需氧菌(如肠杆菌科)和厌氧菌(如梭杆菌、链球菌属、拟杆菌、梭菌)感染。

(2)Ⅱ型:A 组链球菌、金黄色葡萄球菌(包括 MRSA)、嗜水气单胞菌或创伤弧菌的单一菌感染。

2.最初感染部位之上的皮肤可正常,表现为与体征不相称的疼痛,迅速出现皮下捻发音、变色(红色至紫色)、水疱、大疱和组织坏死,并伴有全身中毒症状(发热、血流动力学不稳定、败血症)(图 25.8)。四肢是常见的感染部位,感染也可累及颈部(颈部坏死性筋膜炎)、腹壁、会阴部(福尼尔坏疽)或手术伤口。

3.风险因素包括糖尿病、周围血管疾病、免疫抑制、近期手术或创伤以及注射毒品(IDU)。

4.由于早期的临床表现可能与蜂窝织炎和其他 SSTI 重叠,因此要高度怀疑并确定诊断:

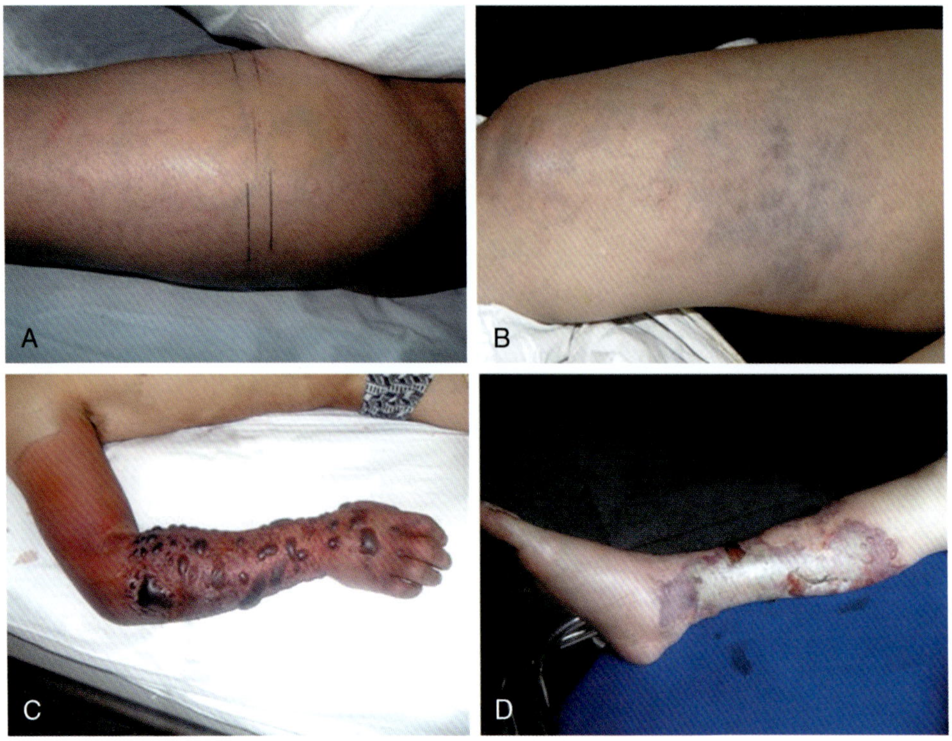

图 25.8 弧菌属引起的坏死性软组织感染的渐进式发展：(A)左侧大腿感染，早期表现为皮肤损伤，迅速肿胀并感到疼痛。(B)右侧大腿，皮肤损伤的晚期表现为肿胀、瘀斑和不断进展的坏死。(C)右臂，晚期表现为肿胀、血性大疱。(D)右下肢，晚期表现为皮下组织坏死和大疱。[From Hong GL, Lu CJ, Lu ZQ, et al. Surgical treatment of 19 cases with Vibrio necrotising fasciitis. Burns. 2012; 38(2):290–295.]

表 25.1 坏死性筋膜炎实验室风险指标(LRINEC)

变量	分值
CRP>150mg/L	4
白细胞升高	1
WBC=15 000~25 000/mm^3	2
WBC>25 000/mm^3	
贫血	1
Hgb=11~13.5g/dL	2
Hgb<11g/dL	
低钠血症，Na<135mmol/L	2
肾功能不全，Cr>1.6mg/dL(>141.44μmol/L)	2
血清葡萄糖>180mg/dL(>10mmol/L)	1

Cr，肌酐；CRP，C 反应蛋白；Hgb，血红蛋白；WBC，白细胞。

注：LRINEC 评分<6 时，坏死性软组织感染风险较低，但不能排除诊断。临床上高度怀疑有坏死性软组织感染时，无论 LRINEC 评分如何，都应及时进行手术清创。

(1)实验室指标作为预测的一方面，如坏死性筋膜炎实验室风险指标(LRINEC)评分(表 25.1)，其作用十分有限。

(2)坏死性软组织感染的血培养的阳性率较蜂窝织炎高(25%)。

(3)影像学检查，包括 X 线摄影和 CT 扫描，可以显示沿筋膜平面和皮下组织的气体和水肿。MRI 敏感性过高，且可能会不必要地延误及时的手术干预。

(4)在影像学不明确的情况下，应以临床诊断为主，手术探查可能同时起到诊断和治疗的作用。

5.必须进行紧急和积极的手术清创，以控制感染源并防止感染的进一步发展。

术中应进行组织培养，指导抗生素治疗。

6.经验性抗生素治疗应包括广谱药物的组合，如万古霉素或利奈唑胺以覆盖革兰阳性细菌(如 MRSA)，哌拉西林-他唑巴坦或美罗培南以覆盖革兰阴性菌和厌氧菌。

7.虽然克林霉素对革兰阳性菌覆盖率低，但其可以抑制细菌的蛋白质合成和毒素的产生。

8.死亡率可能高达 35%。

化脓性肌炎

1.化脓性肌炎主要是由金黄色葡萄球菌引起的原发性骨骼肌脓肿。

2.临床表现为发热伴有局部骨骼肌肿胀、触痛，肿胀和波动的程度随着时间的推移而加重。病变部位皮肤出现红斑和皮温升高，随后出现血流动力学不稳和脓毒症。

3.在热带地区更常见。

4.风险因素包括注射毒品、创伤(穿透性损伤、钝性挫伤或剧烈运动)、人类免疫缺陷病毒感染、糖尿病、长期皮质类固醇治疗、肝脏疾病、营养不良和血液系统恶性肿瘤等。弓形虫也与化脓性肌炎的发生有关。

5. X 线平片可显示软组织气体和水肿。超声和 CT 适用于识别明显的脓肿形成。MRI 在脓肿形成之前对识别局灶性肌肉水肿(肌炎)非常敏感,并能详细地显示感染范围。

6.通过手术或经皮引流脓肿,并进行培养指导抗生素治疗。

7.经验性抗生素治疗应覆盖 MSSA 和 MRSA,常使用万古霉素。对于严重感染和免疫力低下的患者,应考虑扩大覆盖范围,包括革兰阴性菌和厌氧菌。

8.肌筋膜室综合征是潜在的并发症,特别是当脓性肌炎累及胫骨前肌室。

梭菌性肌坏死

1.由梭状芽孢杆菌(主要是产气荚膜梭状芽孢杆菌)引起的快速进行性骨骼肌感染,也被称为气性坏疽。

2.最初的肌肉疼痛与体格检查不相称,后来发展为紧张的肌肉肿胀、皮下捻发音、叠加性的皮肤变色(红色至紫色)和大疱,随后出现全身性中毒反应(图 25.9)。

3.通常见于受污染的开放性骨折、穿透性伤口、手术伤口(尤其是肠道或胆道手术)、脓毒性流产或危及肢体的周围血管疾病。肌内注射和皮下注射黑焦油海洛因也与感染有关。其他风险因素包括糖尿病、血液系统恶性肿瘤和胃肠道疾病。

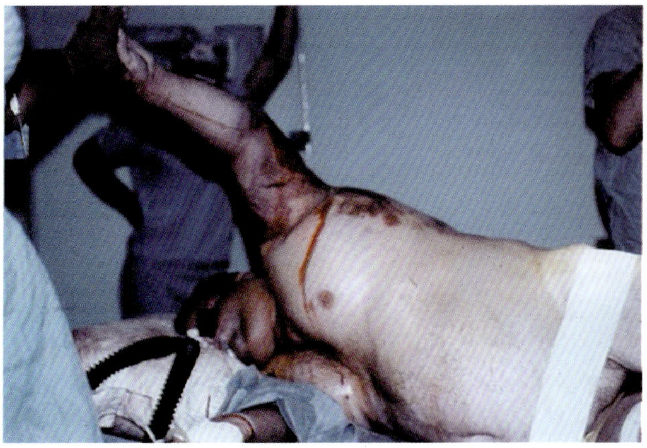

图 25.9　梭状芽孢杆菌引发的肌坏死，肩部皮肤有典型的青铜色变色。(From Pasternack MS,Swartz MN. Myositis and myonecrosis. In:Bennett JE,Dolin R,Blaser MJ,eds. Mandell,Douglas,and Bennett's Principles and Practice of Infectious Diseases. 8th ed. Elsevier;2015.Fig. 96.2.)

(1)败血症引起的肌坏死可见于隐匿性胃肠道恶性肿瘤或中性粒细胞性结肠炎引起的菌血症。

(2)X 线平片和 CT 显示沿筋膜和软组织分布的气体和水肿。CT 和 MRI 对诊断早期感染有较大帮助。

(3)紧急且积极的手术清创切除感染的肌肉,与筋膜切开减轻肌肉间室的压力同等重要。应对切除组织进行细菌培养以指导抗生素用药。

(4)最初的经验性抗生素治疗应广泛覆盖坏死性感染,联合使用万古霉素或利奈唑胺、哌拉西林-他唑巴坦或美罗培南和克林霉素进行治疗。梭菌性肌坏死的靶向治疗，最好联合使用青霉素 G 和克林霉素，这两种药物对产气荚膜杆菌都有很强的抗菌活性,后者还能抑制毒素的产生。

特殊情况下的皮肤和软组织感染(表 25.2)

水源暴露相关感染

皮肤创伤和环境中水源暴露，可能引发水生细菌性 SSTI。

气单胞菌属

(1)与淡水(湖泊、河流、溪流)、河口(咸水)水和洪水接触,以及药用水蛭治疗相关。

表 25.2 特殊情况下皮肤和软组织感染的鉴别诊断

临床情况	特定生物
水源暴露	
河口水体(咸水)和洪水	气单胞菌属、创伤弧菌
用手直接处理产品	创伤弧菌(贝类)、丹毒丝菌属(虾、蟹、鱼)
水族馆或游泳池池水	海洋分枝杆菌
足浴店和美甲店	偶发分枝杆菌
与动物产品接触(如兽皮、羊毛)	炭疽杆菌
动物咬伤	
犬	犬巴氏杆菌、犬咬二氧化碳嗜纤维菌(无脾,潜在肝病)
猫	多杀巴氏杆菌、汉赛巴通体(猫抓病)
人咬伤	啮蚀艾肯菌
猕猴	B 病毒
水蛭疗法	气单胞菌
创伤性损伤	
网球鞋刺穿	铜绿假单胞菌
土壤或植被接触	毛霉菌、曲霉菌、镰刀霉菌、申氏孢子丝菌
烧伤	金黄色葡萄球菌、铜绿假单胞菌

(2)蜂窝织炎和创伤性伤口感染是与嗜水气单胞菌有关的最常见的 SSTI。另外,肌坏死和坏死性软组织感染也可出现。

(3)建议使用第三代头孢菌素、氟喹诺酮或TMP-SMX 进行治疗,等待阳性伤口细菌学培养的抗生素药敏试验出结果后再行调整。

(4)接受药用水蛭治疗的患者应预防性使用环丙沙星。

创伤弧菌

(1)与接触盐水或河口水体(如墨西哥湾)有关,或因用手直接处理和(或)摄取生的或未煮熟的贝类(如牡蛎)而致病。

(2)直接暴露于受污染的水或贝壳的创伤性伤口(如打开牡蛎时),并发蜂窝织炎可迅速发展为出血性大疱、组织坏死和潜在的坏死性软组织感染。

(3)原发性败血症继发于摄入受污染的贝类,特别是那些有基础肝病或血色素沉着病的患者,可表现为出血性大疱,并且可发展为全身中毒,导致感染性休克。

(4)伤口和血液培养对确诊有重要作用。

(5)多西环素与头孢曲松或头孢噻肟的联合抗生素治疗。

海鱼分枝杆菌

(1)与暴露于水族馆、游泳池和一些自然水体有关。

(2)皮肤的微小创伤接触水生生物后会形成小的紫色丘疹,并在数周内表面溃烂形成瘢痕(图 25.10)。

(3)临床表现相似,需与申克孢子丝菌鉴别诊断。

(4)抗生素治疗可选择克拉霉素联合乙胺丁醇或利福平,时间通常为 3~4 个月,并应在抗生素敏感性试验指导下进行。

动物咬伤感染

1.动物咬伤相关的软组织感染通常源于该动物的正常口腔菌群或患者的皮肤菌群(葡萄球菌、链球菌)。

2.伤口处的红斑、水肿、压痛和化脓是感染的常见症状。可能出现发热和淋巴管炎。根据解剖位置和咬伤的深度,也可能出现腱鞘炎、化脓性关节炎和骨髓炎。

猫狗咬伤

1.犬和猫的口腔菌群包括巴斯德氏菌、犬咬嗜二氧化碳菌和厌氧菌,以及链球菌和葡萄球菌。在猫的

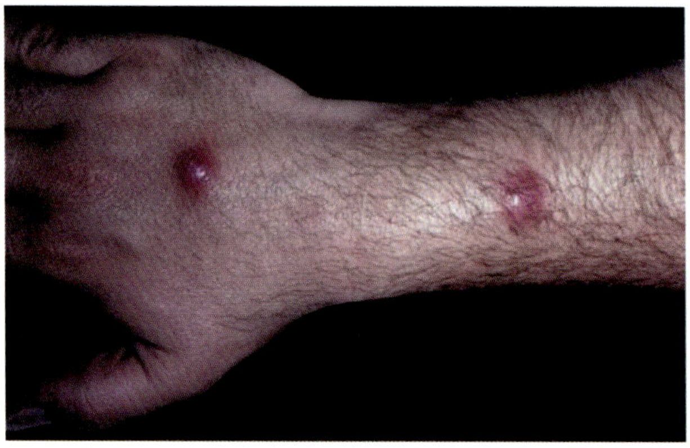

图 25.10 海洋分枝杆菌感染。(From Habif TP.Clinical Dermatology. 6th ed. Elsevier;2016.)

唾液中还有汉氏巴尔通体。

2.犬咬伤占全部动物咬伤的 80%以上,其中只有 5%发生感染，因为多数咬伤仅为浓度较浅的皮肤撕裂伤。与之相反,超过 80%的猫咬伤都会感染,因为猫咬伤大多较深。

3.犬或猫咬伤后的抗生素预防用药应覆盖多杀巴氏杆菌。

(1)推荐使用阿莫西林-克拉维酸,通常使用 3~5 天。环丙沙星,TMP-SMX 或多西环素联合克林霉素可作为替代方案。

(2)暴露后可能需要预防狂犬病。

4.犬或猫咬伤后软组织感染的治疗与预防性抗生素用法相同。对于需要住院的严重感染，氨苄西林-舒巴坦可广谱性覆盖感染菌。根据当地流行情况应考虑经验性的 MRSA 覆盖。

5.其他与犬和猫咬伤相关的感染

(1)犬咬二氧化碳嗜纤维菌感染可进展为菌血症和脓毒症,特别是对于无脾或有基础肝病患者。

(2)汉氏巴尔通体是猫抓病的病原体。

人咬伤

1.人类口腔菌群包括链球菌、葡萄球菌和厌氧菌,其中最需要注意的是啮蚀艾肯菌。

2.阿莫西林-克拉维酸对啮蚀艾肯菌有效,适用于预防和治疗感染。对于需要住院治疗的严重感染,无论是否增加对 MRSA 的覆盖，都推荐使用氨苄西林-舒巴坦。

野生动物咬伤

1.在大多数情况下,阿莫西林-克拉维酸是多数软组织感染患者预防和经验治疗的合理选择。

罕见病原体可能与某些野生动物咬伤有关,抗生素治疗应该以伤口培养结果为指导。气单胞菌与淡水或咸水中的水蛭、短吻鳄和蛇的叮咬有关。弧菌感染可见于鲨鱼咬伤。黏质沙雷氏菌感染可见于鬣蜥咬伤。

2.暴露后可能需要预防狂犬病。

3.猕猴咬伤有传播 B 型病毒的风险,B 型病毒是一种疱疹病毒。

(1)暴露后预防推荐使用伐昔洛韦或阿昔洛韦。

(2)人类 B 病毒感染可在咬伤部位出现水疱或溃疡、流感样疾病或致命的脑脊髓炎,建议静脉注射阿昔洛韦治疗。

创伤后感染

1.葡萄球菌和链球菌仍然是穿透性创伤后,导致皮肤与软组织感染的最常见的微生物。

2.锐物穿透橡胶底鞋刺伤足部通常可能导致铜绿假单胞菌引起的伤口感染、化脓性关节炎和骨髓炎有关。

3.在农业、牲畜/农场及工业中,穿透性伤口可能会被土壤、植被或粪便污染,导致包括动物肠道菌群和自然环境中的分枝杆菌和真菌在内的罕见感染。

4.侵袭性真菌感染(IFI),包括毛霉属、曲霉菌属和镰刀菌属及其他真菌,还可能与机动车事故(特别是摩托车手和未系安全带的乘客)伤、自然灾害(如龙卷风)和爆炸装置导致的受伤有关。

5.对于严重的感染,特别是 IFI,手术清创可能是必要的。术中的细菌和真菌培养,以及组织病理学检查是确定合适的抗生素和(或)抗真菌治疗的关键,并能明确 IFI 的诊断。

与烧伤相关的感染

1.金黄色葡萄球菌和铜绿假单胞菌是与烧伤伤口感染(脓疱疮、蜂窝织炎或手术部位感染)和烧伤创面脓毒症(侵袭性感染)相关的最常见的微生物。

(1)烧伤后,感染的微生物由初期的革兰阳性皮肤菌(葡萄球菌、链球菌)逐步转变为革兰阴性菌(如铜绿假单胞菌、鲍曼不动杆菌、肠杆菌科)。

(2)多重耐药菌(包括 MRSA)和真菌(如念珠菌、毛霉菌、曲霉菌和镰刀菌属)可能随着住院时间的延长和广谱抗生素的使用而出现。

2.烧伤创面脓毒症的风险因素包括全身体表面积(TBSA)烧伤>20%、烧伤创面延迟切除(可增加烧伤焦痂的细菌定植)、高龄和免疫抑制。

3.烧伤创面脓毒症的诊断需要具备与伤口感染和全身体征一致的临床特征，烧伤创面活组织检查显示每克组织中细菌计数>10^5 个,以及组织病理学上有微生物侵入未烧伤组织的证据。

4.一般,单靠抗生素治疗就足以治疗烧伤伤口感染,但积极的手术伤口清创和手术培养指导下的抗生素治疗对于有效治疗烧伤创面脓毒症仍是必要的。

手术部位感染

1.金黄色葡萄球菌(包括 MRSA)、凝固酶阴性葡萄球菌、肠球菌、铜绿假单胞菌和其他肠道革兰阴性细菌都是与 SSI 相关的常见微生物。

术后 48 小时内迅速进展的浅表手术部位感染应考虑 A 组链球菌和梭状芽孢杆菌。

2.浅表手术部位感染,包括表皮真皮和皮下组织,而深部感染涉及肌肉、筋膜和其他组织。红斑、水肿、压痛和手术部位脓性分泌物是常见的症状。

3.如果在术后 30 天内发生了 SSI,则通常归咎于手术过程。当涉及假体植入或其他操作时,该窗口期可能延长。

4.风险因素包括糖尿病、肥胖、高龄、免疫抑制、营养不良、烟草依赖、既往感染、金黄色葡萄球菌的定植和长期住院。

5.经验性广谱抗生素和早期手术清创是优化临床预后的关键,术中应获得培养物以辅助调整抗生素治疗。

其他特定微生物的皮肤和软组织感染

皮肤炭疽

1.炭疽芽孢杆菌芽孢的皮下组织感染。

2.瘙痒性丘疹发展成水疱和大疱,继而形成溃疡,留下无痛的黑色焦痂,周围有硬结(图 25.11)。可能出现发热。

3.芽孢暴露常是由于直接接触受感染的动物或触摸受污染的动物产品(如皮革、羊毛)所致。

4.抗生素治疗需要使用环丙沙星或多西环素,持续 60 天。

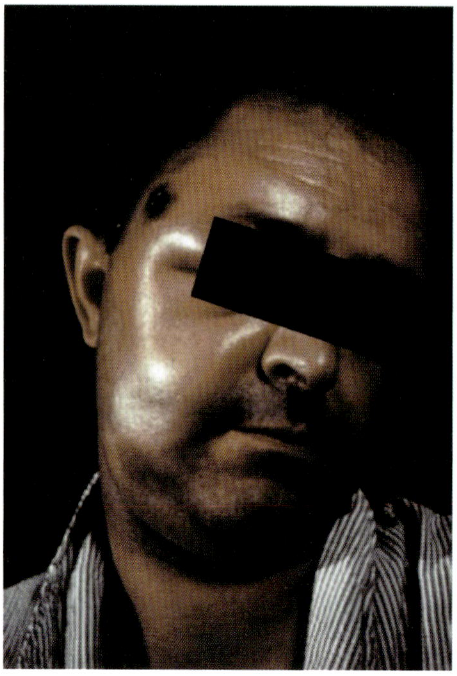

图 25.11 皮肤炭疽，周围软组织明显水肿。(From Rao GR, Walker DH. Anthrax.In:GuerrantR, WalkerD, WellerP, eds. Tropical Infectious Diseases. 3rd ed. Elsevier;2011.)

丹毒丝菌感染

1.丹毒丝菌引起皮肤组织慢性感染。

2.蜂窝织炎会导致疼痛的紫罗兰色皮损,并伴有淋巴管炎,通常由手部擦伤引起(图 25.12)。

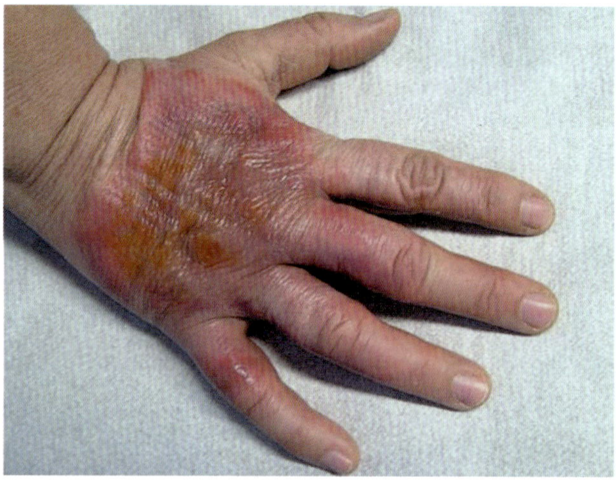

图 25.12 丹毒丝菌感染。(From Habif TP. Clinical Dermatology.6th ed.Elsevier;2016.)

3.与以下人员的职业暴露有关：处理受污染的虾、蟹、鱼、动物肉和兽皮。

4.局部感染的抗生素治疗可选择青霉素 V、头孢氨苄或环丙沙星。对于更广泛的感染，可以静脉注射青霉素 G、头孢曲松或亚胺培南治疗。

带状疱疹

1.潜伏的水痘-带状疱疹病毒（VZV）再激活，并出现皮肤表现。

2.在免疫力正常的宿主中，前驱性疼痛和伴发的沿皮节分布（通常是胸椎或腰椎）的水疱性皮疹是典型特征。水疱演变成脓疱，最终结痂（图 25.13）。通常累及单个皮节，但也可能影响相邻的皮节。

（1）沿第 V 对脑神经（三叉神经，通常为 V1）皮节出现水泡，特别是累及鼻部（Hutchinson 征），伴有眼痛和结膜炎时，应考虑带状疱疹眼病，其可导致角膜炎、虹膜炎和视力丧失（图 25.14）。

（2）耳郭和耳道内水泡伴耳痛和单侧面瘫应考虑耳带状疱疹（Ramsay Hunt 综合征）。

3.在 72 小时内使用阿昔洛韦或伐昔洛韦治疗可减少疼痛的持续时间和降低严重程度，加快皮损愈合，并可减少带状疱疹后遗神经痛的发生。

皮肤癣菌病

1.由皮肤癣菌引起的涉及皮肤、头发和指甲的一系列浅层真菌感染，包括表皮癣菌属、小孢子菌属和毛癣菌属。

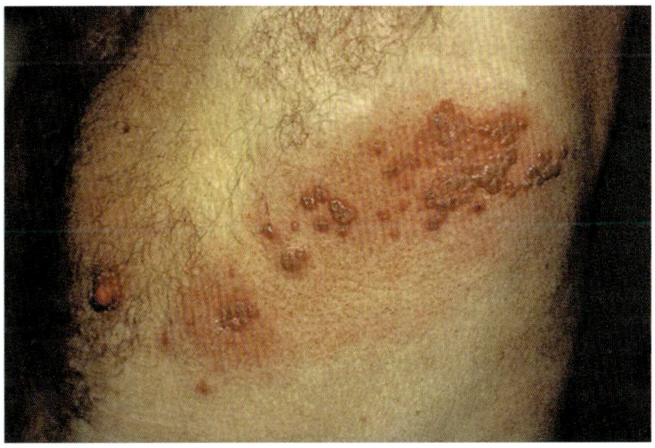

图 25.13　带状疱疹。（From James WD，Berger TG，Elson DM. Andrews' Diseases of the Skin：Clinical Dermatology.12th ed.Elsevier；2016.）

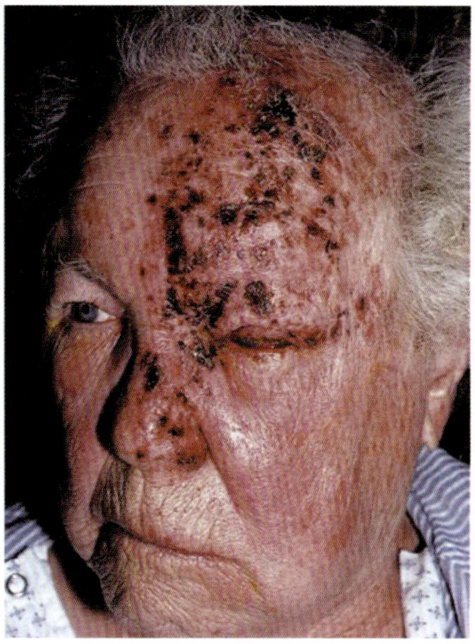

图 25.14　皮节受累的带状疱疹。（From James WD，Berger TG，Elson DM. Andrews' Diseases of the Skin：Clinical Dermatology.12th ed. Elsevier；2016.）

2.常见的皮肤癣菌感染

（1）体癣：瘙痒性的环状的匐行疹，中央清晰，边缘凸起，可累及身体多处部位，不包括面部、手足及腹股沟区（图 25.15）。

（2）股癣：累及腹股沟区域的中央消退型的瘙痒性红斑。

（3）足癣（脚癣）：红斑糜烂或鳞屑性斑片伴瘙痒，常见于趾缝。

（4）头癣：累及头皮的鳞状性斑块，头发角质层被破坏导致脱发。

3.除了头皮（头癣）或指甲（甲癣）感染外，初始的抗真菌治疗通常包括外用唑类药物；外用制霉菌素对皮肤癣菌无效。口服唑类药物（伊曲康唑、氟康唑）、特比萘芬或灰黄霉素可用于难治性或广泛性感染。头癣和甲癣通常用特比萘芬或灰黄霉素治疗。

孢子丝菌病

1.由双态性申克菌引起的皮肤和皮下组织的慢性感染。

2.损伤部位会在数天至数周内出现轻微疼痛的

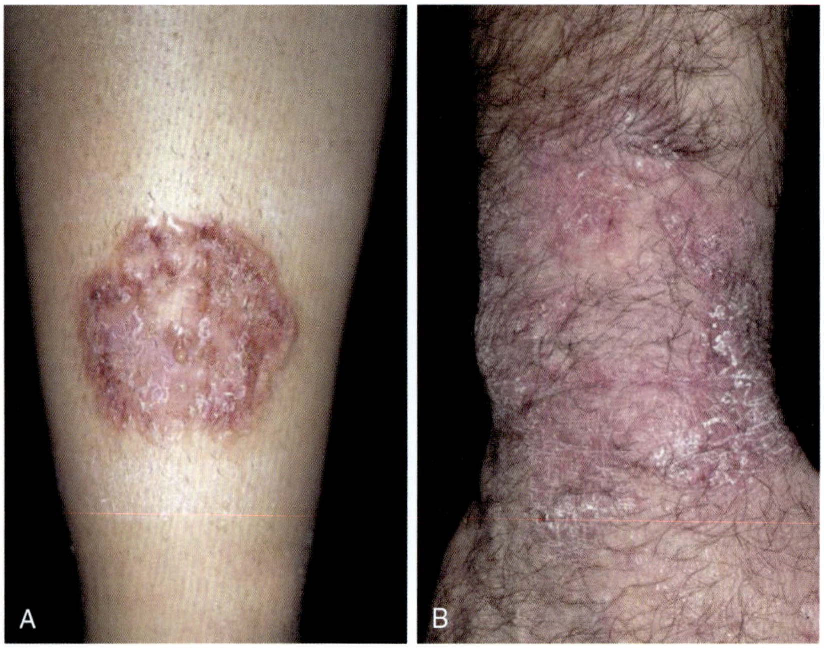

图 25.15 体癣。(A)典型的圆环状皮损。(B)伴有弥漫性鳞屑的广泛皮损。(From Habif TP. Clinical Dermatology. 6th ed.Elsevier;2016.)

丘疹或结节,伴或不伴溃疡。随后,病变可能沿着四肢的近端淋巴分布(孢子丝状扩散)(图 25.16)。

3.肢端外伤后,伤口与土壤或植被中的菌接触可导致典型感染(例如,园丁身体被玫瑰刺刺伤)。

4.首选的抗真菌药物是伊曲康唑。

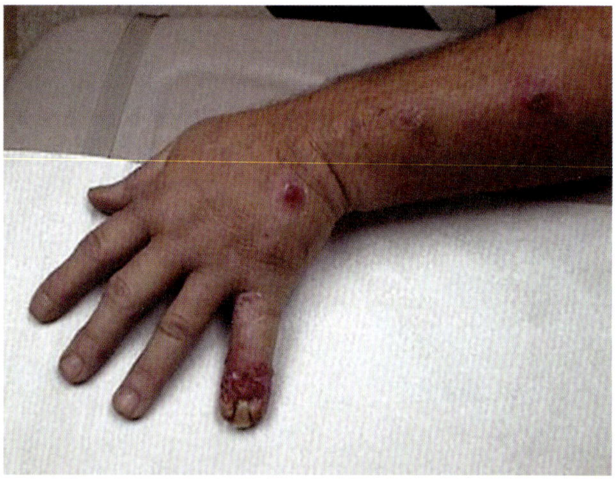

图 25.16 孢子丝菌病。(From Rex JH,Okhuysen PC. Sporothrix schenckii. In:Bennett JE,Dolin R,Blaser MJ,eds. Mandell,Douglas,and Bennett's Principles and Practice of Infectious Diseases. Updated8th ed. Elsevier;2015.)

基于皮损特征的皮肤软组织感染鉴别诊断(表 25.3)

毒素介导的疾病

中毒性休克综合征(TSS)

1.由中毒性休克综合征毒素 1(TSST-1)和产毒金黄色葡萄球菌产生的肠毒素引起的超抗原介导性疾病。

2. CDC 描述了 TSS 最严重的情况(表 25.4)。临床表现可能为非特异性发热性疾病到血流动力学不稳定、多器官功能障碍和弥漫性红皮病(一种无痛的、类似晒伤的皮疹,可导致脱屑)(图 25.17)。

3.危险因素包括金黄色葡萄球菌定植、异物的存在(如鼻腔填充材料、强吸收性卫生棉条)以及缺乏 TSST-1 宿主抗体。

4.血培养很少呈阳性。

5.抗生素治疗通常包括萘夫西林,苯唑西林或万古霉素(取决于是否怀疑 MRSA)联合克林霉素(抑制毒素产生)。利奈唑胺也可用于治疗 MRSA,并可抑制 TSST-1 的产生。

6.应立即进行积极的液体复苏并清除可成为产毒金黄色葡萄球菌宿主的异物。

7.致死率低(<5%)。

链球菌中毒性休克综合征(STSS)

1.由 A 组链球菌外毒素引起的超抗原介导性

表 25.3　基于皮损特征的皮肤和软组织感染鉴别诊断

临床疾病	病原体
水疱性皮损	
大疱性脓疱疮	金黄色葡萄球菌
葡萄球菌烫伤皮肤综合征	金黄色葡萄球菌
坏死性软组织感染	Ⅰ型：需氧和厌氧混合菌 Ⅱ型：A 组链球菌、金黄色葡萄球菌、创伤弧菌
梭状芽孢杆菌性肌坏死	产气荚膜梭菌、败血症梭菌
结痂性皮损	
脓疱疮	金黄色葡萄球菌、A 组链球菌
诺卡氏菌病	诺卡放线菌
体癣	皮肤癣菌
全身性真菌感染	组织胞浆菌 粗球孢子菌 皮炎芽生菌
皮肤分枝杆菌感染	海鱼分枝杆菌 结核分枝杆菌
皮肤利什曼病	利什曼原虫
溃疡性皮损	
皮肤炭疽	炭疽杆菌
皮肤白喉	白喉杆菌
坏死性深脓疮	铜绿假单胞菌
溃疡淋巴结型土拉菌病	弗朗西斯土拉菌
杆菌性血管瘤病	汉氏巴尔通体，五日热巴尔通体
腺鼠疫	鼠疫杆菌
布鲁里溃疡	溃疡分枝杆菌
皮肤利什曼病	利什曼原虫
性传播感染（生殖器溃疡性疾病）	梅毒螺旋体（原发性梅毒） 杜氏嗜血杆菌（软下疳） 沙眼衣原体（性病淋巴肉芽肿） 单纯疱疹病毒

From: Stevens DL. Cellulitis, pyoderma, abscesses, and other skin and subcutaneous infections. In: Cohen J, Powderly W, OpalS, eds. Infectious Diseases. 4th ed. Philadelphia: Elsevier; 2017. p. 84-94.

疾病。

2. CDC 诊断标准描述了暴发性 STSS（表 25.5）。临床表现各有不同。与 TSS 相比，STSS 的皮疹不明显。

表 25.4　中毒性休克综合征的诊断标准（TSS）

临床标准

- 发热：体温≥38.9℃
- 皮疹：弥漫性红斑
- 脱屑：发疹后的 1~2 周
- 低血压：成人收缩压≤90mmHg，16 岁以下儿童收缩压低于同年龄组的第 5 百分位数）
- 多器官受累（≥3 个器官系统）
  - 胃肠道：发病时呕吐和（或）腹泻
  - 肌肉：严重肌痛或 CPK≥正常值上限的 2 倍
  - 黏膜：阴道、口咽或结膜充血
  - 肾脏：BUN 或血清 Cr≥实验室检查正常值上限的 2 倍，在没有尿路感染的情况下尿沉渣出现脓尿（每高倍视野≥5 个白细胞）
  - 肝脏：总胆红素，ALT，或 AST≥正常值上限的 2 倍
  - 血液系统：血小板计数<100 000/mm^3
  - 中枢神经系统：无发热和低血压时，定向障碍或意识改变，不伴局部神经症状

实验室标准

如果获得以下测试的阴性结果：

- 血液或脑脊液培养（血液培养结果可能呈金黄色葡萄球菌阳性）
- 落基山斑疹热、钩端螺旋体病或麻疹的血清学

情况分类

- 疑似：≥4 条临床标准+实验室标准符合
- 确诊：5 条临床标准+实验室标准符合，包括脱屑（除非死亡发生在脱屑之前）

ALT，丙氨酸转氨酶；AST，天冬氨酸转氨酶；BUN，血尿素氮；CPK，磷酸激酶；Cr，肌酐。

诊断标准定期更新，可在 CDC 网站查询，http://wwwn.cdc.gov/nndss.

3.风险因素包括近期手术、阴道分娩或剖宫产、外伤和病毒感染（如水痘、流感）。

4.高达 60%的病例的血培养可能是阳性的。

5.具体的针对 A 组链球菌的抗生素治疗是将青霉素与克林霉素联合。因为暴发性 STSS 可能与败血性休克无法区分，在确认链球菌感染之前，无论是否额外覆盖 MRSA，都可能需要使用哌拉西林-他唑巴坦或美罗培南联合克林霉素进行广泛的覆盖。

6.积极的液体复苏、血管加压药/正性肌力支持、机械通气和感染伤口（手术或外伤）的及时手术清创对于提高生存率至关重要。

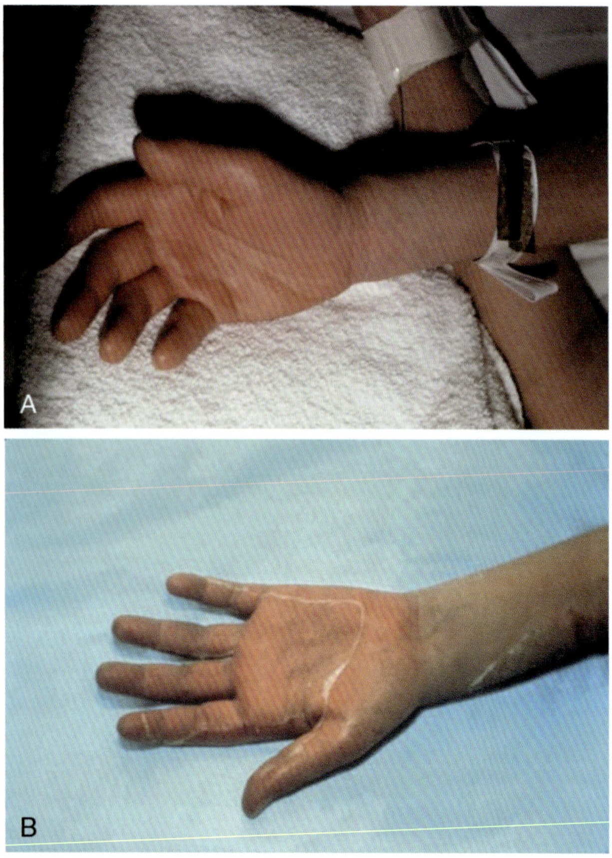

图 25.17 中毒性休克综合征。(A)晒伤样皮疹和皮下水肿。(B)疾病晚期脱屑。(From CDC Public Health Image Library. Panel A,Image#5114;panel B,Image#5113. Photo credit:CDC. http://phil.cdc.gov.)

表 25.5 链球菌中毒性休克综合征诊断标准(STSS)[a]

临床标准

- 低血压:成人收缩压≤90mmHg,6 岁以下儿童收缩压低于同年龄组的第 5 百分位数
- 多器官受累(≥2 个器官系统):
  - 肾损害:成人血清 Cr≥2mg/dL(≥177μmol/L),或≥同年龄正常值上限的 2 倍
  - 已有肾病患者,肌酐≥基线值的 2 倍
  - 凝血障碍:血小板计数≤100 000/mm³(≤100×10⁶/L)或弥散性血管内凝血,后者定义为凝血时间延长、纤维蛋白原水平降低以及存在纤维蛋白降解产物
  - 肝受累:总胆红素,ALT,或 AST≥患者年龄正常值上限的 2 倍,对于已有肝病的患者,≥基线值 2 倍
  - 急性呼吸窘迫综合征:在没有心力衰竭的情况下急性发作的弥漫性肺浸润和低氧血症,或有弥漫性毛细血管渗漏的证据,表现为全身性水肿的急性发作,或胸腔/腹腔积液伴低白蛋白血症
  - 皮肤:泛发性红斑,可能有皮肤脱屑
  - 软组织坏死,包括坏死性筋膜炎、肌炎或坏疽

实验室标准

- 分离出 A 组链球菌

情况分类

- 疑似:符合所有临床标准+无其他已确定的疾病病因+从非无菌部位分离出 A 组链球菌
- 确诊:满足所有临床标准+从无菌部位(如血液、脑脊液、滑液、胸膜液或心包液)分离出 A 组链球菌

ALT,丙氨酸转氨酶;AST,天冬氨酸转氨酶;Cr,肌酐。

[a] 诊断标准定期更新,可在 CDC 网站查询,http://wwwn.cdc.gov/nndss.

7.死亡率为 20%~45%。

葡萄球菌性烫伤样皮肤综合征

1.该病是由产毒金黄色葡萄球菌产生的剥脱性毒素 A 或 B 引起的水疱病。

2.浅表的猩红色皮疹迅速发展为易破裂的大的松弛性水疱,导致皮肤广泛剥落,暴露出鲜红的皮肤(图 25.18)。Nikolsky 征阳性(轻柔牵引周围皮肤时大疱容易破裂),临床表现可能类似中毒性表皮坏死松解症(TEN)。发热和皮肤压痛常见。

3.较常见于儿童和新生儿(新生儿天疱疮)。

4.抗葡萄球菌抗生素治疗包括萘夫西林、头孢唑啉或万古霉素。液体复苏至关重要。

5.疾病的严重程度和范围不同,儿童的死亡率较低(<3%),但成人的死亡率较高。

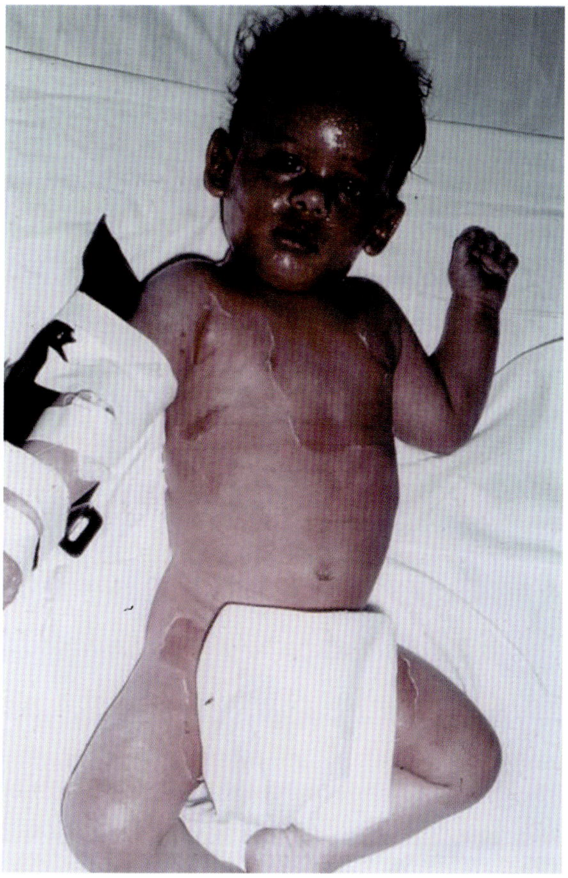

图 25.18　葡萄球菌性烫伤样皮肤综合征。(From Pasternack MS, Swartz MN. Cellulitis, necrotizing fasciitis, and subcutaneous tissue infections. In: Bennett JE, Dolin R, Blaser MJ, eds. Mandell, Douglas, and Bennett's Principles and Practice of Infectious Diseases. Updated 8th ed. Elsevier; 2015.)

(熊竞抒　王珍珍　程潮江　译　王洪生　校)

推荐阅读

1. Abrahamian FM, Goldstein EJ. Microbiology of animal bite wound infections. *Clin Microbiol Rev*. 2011;24(2):231–246.
2. Diaz JH, Lopez FA. Skin, soft tissue and systemic bacterial infections following aquatic injuries and exposures. *Am J Med Sci*. 2015;349(3):269–275.
3. Liu C, Bayer A, Cosgrove SE, et al. Clinical practice guidelines by the Infectious Diseases Society of America for the treatment of methicillin-resistant *Staphylococcus aureus* infections in adults and children. *Clin Infect Dis*. 2011;52(3):e18–e55.
4. Norbury W, Herndon DN, Tanksley J, et al. Infections in burns. *Surg Infect*. 2016;17(2):250–255.
5. Stevens DL, Bisno AL, Chambers HF, et al. Practice guidelines for the diagnosis and management of skin and soft tissue infections: 2014 update by the Infectious Diseases Society of America. *Clin Infect Dis*. 2014;59(2):e10–e52.
6. Wong CH, Khin LW, Heng KS, et al. The LRINEC (Laboratory Risk Indicator for Necrotizing Fasciitis) score: a tool for distinguishing necrotizing fasciitis from other soft tissue infections. *Crit Care Med*. 2004;32(7):1535–1541.

第 26 章

骨与关节感染

Shadi Parsaei

糖尿病足感染与相关骨髓炎

定义:因感染微生物引起的骨骼炎症。

流行病学

1.感染机制:糖尿病相关的足部溃疡直接延伸至相邻的组织和骨骼。

2.风险因素:血糖控制不佳、周围神经病变、周围血管疾病(PVD)、既往创伤、慢性溃疡、复发性溃疡史、可触及骨头的伤口。

3.致病微生物:导致糖尿病足感染(DFI)的常有多种微生物,可能由革兰阳性菌、革兰阴性菌和(或)厌氧生物组成。具体感染一般依据经验判断,包括严重程度、疑似微生物及其在相应社区的流行情况。

(1)革兰阳性菌(葡萄球菌属、链球菌属)是 DFI 的主要微生物。耐甲氧西林金黄色葡萄球菌(MRSA)是一种值得关注的病原体,可出现在多达 1/3 的感染病例中。

根据经验,革兰阳性菌只引起轻度至中度感染;如患者有既往 MRSA 感染史、MRSA 定植的证据、MRSA 高流行社区,经验性治疗应考虑覆盖 MRSA。

(2)革兰阴性菌,如肠杆菌科引起中度至重度感染;治疗时应考虑这类微生物。

(3)尽管经常提及铜绿假单胞菌,但是仅一小部分 DFI 与铜绿假单胞菌有关。如存在某些风险因素(例如,有水暴露史或者非抗铜绿假单胞菌药物治疗失败),根据经验,可以考虑针对性治疗。

(4)厌氧菌,包括拟杆菌属菌,特别是有组织坏死或局部缺血的情况下;中度至重度感染应考虑厌氧菌经验性治疗。

诊断(图 26.1)

1.实验室检查

全血细胞计数(CBC)、综合代谢组合(CMP)、血红蛋白 A1c、血沉(ESR)和 C-反应蛋白(CRP)。

2.成像

(1)X 线可以显示骨质侵蚀,但可能需要 2~4 周才能显示放射学变化。X 线阴性并不排除骨髓炎。

(2)MRI 敏感性强,可用于疑似早期(<2 周)骨髓炎(OM)和评估继发的深部组织感染或软组织脓肿。

(3)MRI 在检测沙尔科变化方面有局限性。

(4)在 MRI 不可用的情况下(如放置起搏器),CT 扫描或核成像可以考虑。

3.微生物培养

(1)血液培养(建议 2 组),尤其是在存在全身感染症状的情况下。

(2)如患者病情稳定,在等待培养数据之前,应停止经验性抗生素治疗。

(3)理想情况下,应在对该区域进行清创后或通过对深层组织和(或)骨骼进行采样以获得培养物。

(4)在使用表面拭子时,微生物可能来自表面定植的微生物,不一定能体现深层的病原体。

但是,如培养物有 MSSA 或 MRSA,提示深层组织可能被感染。

治疗

1.通常需要多学科团队协作(涉及足病、血管、伤口护理、传染病、初级保健)。

2.获得病原体培养资料。

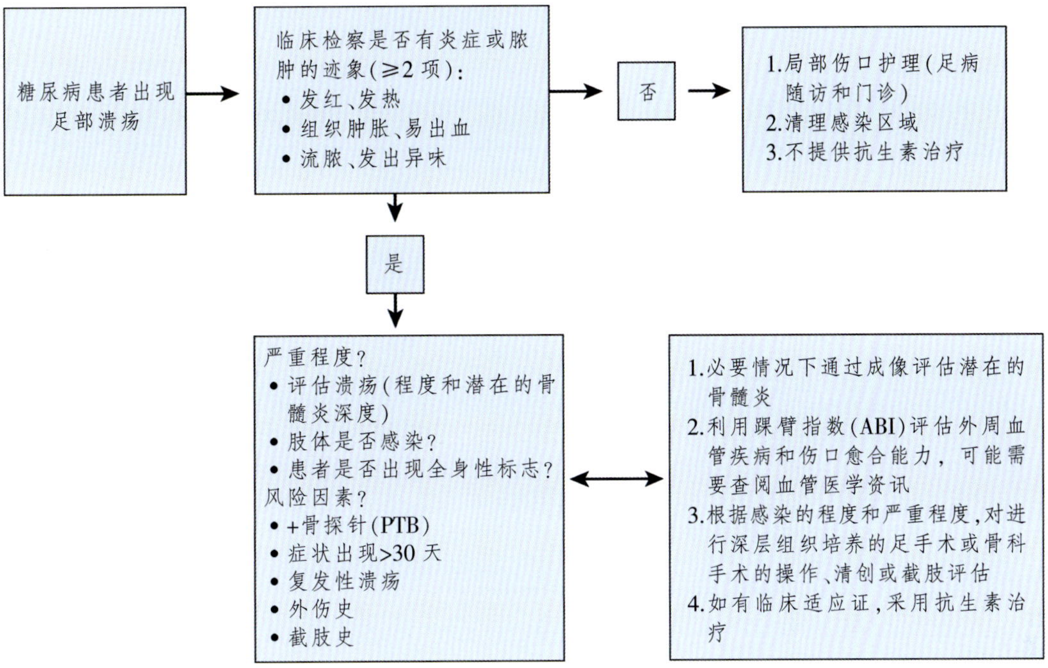

图 26.1　糖尿病足溃疡的评估。(Lipsky BA, Berendt AR, Cornia PB, Pile JC et al., 2012 Infectious Disease Society of America Clinical Practice Guideline for the Diagnosis and Treatment of Diabetic Foot Infections, Clinical Infectious Diseases, Volume 54, Issue 12, 15 June 2012, pp. e132–e173.)

3.通过成像进一步了解感染的深度和程度。

4.评估 PVD 的存在(如 ABI),因为不良的血流量会影响伤口愈合并阻碍抗生素输送到感染部位。一些患者可能需要进行血管重建。

5.在系统性疾病患者中,经验性抗生素治疗,并根据培养数据逐步过渡至最终治疗。对于病情稳定的患者,最好等待培养数据。

6.如没有相关脓肿或坏疽,可以只考虑药物处理(如抗生素)。

7.抗生素治疗的时间为 4~6 周,但可以根据完成的手术清创术缩短，并且如近端手术边缘在组织病理学检查中没有显示出炎症迹象。

感染性关节炎

定义:原生关节感染。

流行病学

1.感染机制:可能通过血液由远端输入(如血管内感染、牙源性感染源等)或接触感染(如皮质类固醇注射、创伤)或长骨骨髓炎而连续感染。

2.膝关节最常见(50%的病例),其次是臀部、肩部、肘部和足踝(按频率顺序)。

3.胸骨-锁骨关节或骶髂关节的病因可能是静脉注射吸毒(IVDU)。

4.风险因素:老年人、菌血症或血管内感染、近期或频繁的 IVDU、注射皮质类固醇史、糖尿病、类风湿关节炎等合并症或有近期关节手术史。

5.临床表现

(1)累及关节,有疼痛、发热和肿胀。

(2)关节移动困难或难以承受重量。

(3)可能出现全身发热等症状。

6.某些情况与化脓性关节炎相似,症状包括蜂窝织炎、滑囊炎、炎性关节炎,如晶体关节病(痛风和假性痛风)、类风湿关节炎和反应性关节炎。

7.关节液中可能有晶体存在,但不能以此排除感染性关节炎;虽然不太常见,但几种炎症过程可能同时存在。

诊断

1.实验室检查

(1)CBC、CMP、ESR 和 CRP。

(2)血液培养(建议2组);在高达50%的病例中,培养物可能呈阳性。

(3)关节穿刺术仍然是诊断感染性关节炎的金标准。关节抽吸后,如患者临床稳定,建议停止抗生素治疗。出现以下情况,应检测滑膜液:

1)细胞计数和差异。

2)革兰染色,以及培养(需氧/厌氧、真菌、抗酸杆菌)。

3)晶体分析,用于评估痛风和假性痛风。

4)根据滑液结果,病因见表26.1。

2.影像学

(1)X线片可以显示关节间隙变宽程度,提示关节间隙积液。

(2)MRI可以检测到相关的连续性骨髓炎和关节间隙积液。

(3)当MRI不可行时(例如,在起搏器放置或其他不兼容硬件的情况下),可行CT。

(4)如怀疑心内膜炎等血管内感染(如金黄色葡萄球菌、链球菌、念珠菌等),可拍摄超声心动图。

致病性微生物(表26.2)

细菌

可分为淋球菌和非淋球菌。

1.淋球菌性关节炎是由淋球菌感染引起的,是40岁以下性活跃成年人化脓性关节炎的重要病因。

2.少部分黏膜感染起因于微生物的菌血症传播。播散性淋球菌感染(DGI)通常表现为关节痛、腱滑膜炎和皮疹(关节炎-皮炎综合征),但在高达1/3的未

表26.1 关节穿刺滑膜液结果

变量	正常组	无炎症组[a]	炎症组[b]	败血症关节炎	关节出血症组
滑膜液	透明	透明	轻度不透明	不透明/云雾状	有血
WBC(mm^3)	<200	<200	>2000	>50 000[c,d]	因有RBC,可能干扰评估
PMN(%)	<25	<25	≥50	≥75[c,d]	>50或<75
滑膜液培养	阴性	阴性	阴性	阳性[d]	阴性

[a] 如骨关节炎。

[b] 如痛风、假性痛风、类风湿关节炎。

[c] 值得注意的是,与非淋菌性关节炎相比,继发于淋病奈瑟菌的感染性关节炎可能表现为有较少的细胞计数。

[d] 值得注意的是,抗生素预处理可能影响细胞计数、差异性和培养产量。

Shoulter DE and Russell AS.(2019). Synovial fluid analysis. In M. R. Curtis(Ed.),UptoDate.

表26.2 致病微生物及常见关联

微生物	临床状况
金黄色葡萄球菌(MSSA或MRSA)	健康且免疫功能低下、类风湿关节炎、IVDU
B族链球菌	糖尿病控制不佳、恶性肿瘤
肺炎链球菌	脾功能障碍
肠道革兰阴性菌(克雷伯菌、大肠杆菌)	胃肠道感染、免疫功能低下、创伤、IVDU
假单胞菌	糖尿病、免疫功能低下、水暴露/污染、创伤
气单胞菌属	海水、水暴露/污染
沙门氏菌属	镰状细胞病、HIV
啮蚀艾肯菌消化链球菌属	通过口腔菌群接种(例如,咬伤、口腔菌群感染、IVDU使用过程中的针头污染)
多杀性巴氏杆菌	猫咬伤
二氧化碳嗜纤维菌属	犬咬伤
人支原体	产后感染性关节炎、泌尿生殖系统近期手术史、免疫功能低下

IVDU,静脉注射吸毒。

经治疗的病例中，可观察到化脓性远端单关节炎或寡关节炎(如膝关节、腕和足踝)。

3.皮肤发病范围从斑丘疹到手掌或足底，常为脓疱性皮肤病(平均 10~15 处病变)。

4.疑似 DGI 的实验室检测应包括泌尿生殖道核酸扩增(NAAT)和(或)生殖器外黏膜部位(口咽和直肠)的间接评估。

5.这种生物很难在常规培养基上培养，需要巧克力琼脂或塞耶-马丁培养基。

6.血液培养通常诊断率较低，但是早期传播阶段除外。

7.虽然未经 FDA 批准，但可以对滑膜液进行 NAAT。并非所有实验室都能提供。

8.需注意，淋病奈瑟菌引起的脓毒性关节炎的滑液细胞计数不如其他常见细菌性病因明显。

9.受累关节可能反复出现关节积液。受累关节往往对抗生素治疗反应迅速。一旦病情好转，患者即可转入下一步治疗。

10.治疗

(1)初始治疗：头孢曲松 1g IV Q24h+阿奇霉素 1g PO×1。

(2)降压治疗：多西环素。头孢克肟与耐药性增加有关，不再推荐作为一线治疗。

(3)可能需要总共 7~14 天的抗生素治疗。

(4)如发现复发性感染，筛查晚期补体缺乏。

11.非淋菌性关节炎：常见关联见表 26.2。

莱姆病关节炎(见第 30 章)：

1)伯氏疏螺旋体感染，常在春季至夏季由肩胛硬蜱传播。

2)关节炎是该疾病最常见的晚期表现。其通常表现为单关节炎，常见累及膝关节。可能没有疾病的全身性表现。

3)可将滑液进行 PCR 检测，以确认诊断结果。

4)建议口服抗生素治疗(如多西环素、阿莫西林或头孢呋辛)，持续治疗 30 天。如观察到反应不足，则可以使用头孢曲松行静脉注射治疗。

12.分枝杆菌关节炎(见第 32~33 章)

(1)结核分枝杆菌性感染性关节炎是骨关节病的第二常见表现，仅次于脊柱结核(Pott 病)。任何关节都可能受到影响，但通常大关节(臀部、膝盖)受影响较大。

(2)龟分枝杆菌(M. chelonae)和偶然分枝杆菌(M. fortuitum)是最常见的非结核分枝杆菌，可能导致免疫活性宿主感染。感染途径为，创伤期间的直接接触或皮肤和软组织感染直接延伸到骨骼。通常需要手术治疗。

真菌(见第 27~28 章)

1.感染性关节炎发病率较低，多由念珠菌引起。

2.其他病因包括芽生真菌病、隐球菌病、球虫病和孢子丝菌病。感染是由直接接触或传播性疾病蔓延引起的(常见于免疫功能低下的宿主)。

病毒

1.主要病原体包括 HIV、乙型肝炎、丙型肝炎、细小病毒 B19 和阿尔法病毒(如基孔肯雅病毒)。

2.病毒性关节炎通常在对称的多关节处急性发作，症状常为发热和皮疹，是系列性症状的一部分。

3.发病机制：这可能是由于滑膜的直接感染，而不是由于病毒感染形成的免疫复合物。

4.实验室检查

(1)CBC、CMP、肌酸激酶、ESR、CRP 和病毒血清学(基于临床怀疑)。

(2)类风湿因子(RF)、抗环瓜氨酸肽(CCP)和抗核抗体(ANA)有助于治疗风湿性疾病。

低滴度自身抗体(如 ANA 或 RF)可能存在于病毒性关节炎的发病过程中（由于抗体交叉反应导致假阳性)。

5.多数病毒性关节炎感染为自限性疾病，只需使用非甾体抗炎药(NSAID)进行支持性治疗。

6.在高达 60%的受感染成年人中可以观察到继发于细小病毒的关节受累，其中女性较常见。关节受累多表现为类风湿关节炎(RA)样，如腕、掌指和近端指间关节的对称性受累。

7.乙型肝炎引起的关节痛可见于前驱期(RA 样)或慢性感染。常因形成免疫复合物而发生。

8.丙型肝炎引起的关节痛起因于形成免疫复合物，可出现在 RA 样关节炎(常见)或累及较大关节的寡关节炎中；这种表现通常与混合性原发性冷球蛋白血症相关。

9.接种疫苗后，风疹不太常见(可能累及手的小关节)。

10.基孔肯雅热病毒是由埃及伊蚊和白纹伊蚊传播的。在亚洲、非洲、欧洲，以及加勒比地区都有发病。其可能影响小型和大型关节，通常影响>10个关节。突出的关节症状常导致皮疹和高热。多达1/3的患者可能出现慢性症状，并伴有反复复发的关节受累。可以通过基孔肯雅病毒RNA的RT-PCR检测进行诊断(症状出现后1周内)；如症状出现时间超过1周，则可以进行血清学检测(自症状出现起数月内，IgM最多可出现3次)。

11.反应性关节炎是一种无菌性关节炎，假设是继发于先前感染引起的免疫反应失调。与HLA-B27弱相关。

12.年轻患者多见，男女比例为1:1。表现为大关节的不对称性寡关节炎，有关节外表现，如葡萄膜炎、尿道炎或结膜炎(经典三联征)。

13.与反应性关节炎相关的前期感染微生物包括沙眼衣原体(可以通过尿液NAAT鉴别)、志贺氏菌、沙门氏菌、弯曲杆菌、耶尔森菌。

14.这通常是一种排除诊断。

15.除沙眼衣原体(应进行治疗)外，建议对其他病因均进行支持性护理。

治疗

1.抽吸和手术引流，结合抗生素是治疗的主要方法。如怀疑感染性关节炎，应推进外科评估及诊断治疗，以保持关节功能。

2.对于化脓性(非淋菌性)关节炎，建议进行长达4周的病原体导向性抗生素治疗。可以使用静脉注射抗生素或高度生物利用度的口服抗生素治疗(如氟喹诺酮类)。对淋球菌性关节炎的治疗周期较短(7~14天)。

3.真菌和分枝杆菌性关节炎等非典型感染需要手术和药物相结合的方法，并延长疗程，至少6个月。

脊髓骨髓炎

定义：椎体和邻近椎间盘间隙感染。

流行病学

1.美国的发病率有所上升，有以下原因：

(1)IVDU数量不断上升。

(2)使用留置血管导管。

(3)免疫抑制患者增加。

2.约50%的病例为年龄>60岁的患者，其中男性较常见。

3.感染机制：感染通常发生在血液中，可以通过较远的感染源(如血管内感染、口腔感染)受到感染，不是通过直接(如皮质类固醇注射、创伤)，或延伸性接触[如食管穿孔、皮肤和软组织感染(SSTI)，或炎性肠病患者的胃肠道]感染，椎间盘可受累并延伸至相邻椎体。

4.腰椎是常见的受累部位，其次是胸椎、颈椎。

5.感染风险因素包括合并症(如糖尿病)、IVDU、皮质类固醇注射和既往脊柱手术史。

通常为单体微生物，70%由革兰阳性菌引起。

革兰阴性菌感染在腰椎较为常见。

高达30%的患者会出现精神系统并发症。

诊断

1.实验室检查

(1)CBC、CMP、ESR以及CRP。

(2)血培养(建议行两组)，考虑感染为血行传播，75%的病例可能为阳性。

2.影像学

(1)MRI为诊断金标准。

(2)当MRI禁忌(如体内有起搏器)时，CT可作为替代方案。

(3)放射性核素成像敏感性强，但特异性弱。

(4)X线摄片可能在病程后期才能发现侵蚀性病变。

3.建议行骨/组织活检以进行培养(有氧/厌氧、AFB或真菌)，并行组织病理学检查，以获得微生物学诊断。16sPCR检测不是常规进行的，因其敏感性较弱，且不易操作(如有需要仍可进行)。如患者病情稳定且没有神经系统损害，可在获得培养样本之前暂停抗生素，以免降低培养样本量。

致病菌

1.金黄色葡萄球菌(MSSA和MRSA)感染占病例的50%以上。肠道革兰阴性杆菌占30%(主要在腰椎)。

2. B组链球菌感染与不易控制的糖尿病相关。

凝固酶阴性葡萄球菌(CoNS)常与硬件感染相关。

3.假单胞菌感染与免疫功能低下/IVDU 有关。

4.沙门氏菌感染与镰状细胞病患者有关。

5.念珠菌感染与 IVDU 和留置血管导管有关。

6.非典型病因

(1)结核分枝杆菌脊椎骨髓炎(Pott 病)是骨关节结核的常见病症。

1)占病例的 50%~60%,通常位于胸腰椎。

2)与化脓性脊椎骨髓炎相比,最初涉及连续的椎骨,并在病程后期延伸至椎间盘(前部上端椎间盘或下端椎间盘,后部除外)。

(2)布鲁氏菌病为地区性疾病,主要见于中东和地中海地区。其与未经高温消毒的牛奶/奶酪有关。

通常表现为腰骶部的骶髂关节炎或椎间盘炎。

治疗

1.至少需要 6~8 周的病菌导向性治疗。给药途径常为静脉注射或口服(口服药需有高度生物利用度)。

2.非典型病菌感染的治疗需要外科和药物相结合,适当延长抗生素的治疗疗程。布鲁氏菌病可能需要至少 12 周的疗程。抗酸杆菌和真菌引起的感染可能需要长达 24 周的治疗。

人工关节感染(PJI)

定义:人工关节感染是涉及关节内假体的感染。由于无严格定义加之缺少相应的诊断标准，临床诊断具有挑战性。

流行病学

1.有约 1.5%的原发性全髋关节置换术(THA)和 2.5%的原发性全膝关节置换术(TKA)患者发生 PJI。

2.返修操作会增加感染风险。

(1)分类

1)早期 PJI:发病时间少于手术 3 个月,连续,感染来自关节植入期间。

2)滞后 PJI:术后 3~24 个月期间发作,连续,感染来自关节植入期间。

3)晚期 PJI:术后 24 个月开始,病原随血液扩散至关节。

3.风险因素

(1)术前:拟修复的关节有过手术;骨骼有过感染、吸烟、糖尿病、肥胖、类风湿关节炎、免疫抑制。

(2)术后:手术部位感染,血肿,金黄色葡萄球菌菌血症。

临床表现

1.PJI 症状多变,常见症状可能包括:

(1)假肢结合处疼痛突然发作。

(2)假体附近慢性疼痛。

(3)关节红斑。

(4)瘘管引流或伤口引流。

(5)无明显原因的化脓现象。

2.与 PJI 混淆的情况:金属碎屑沉积症(金属与金属磨损导致局部超敏反应)、无菌性松动(由于骨质溶解或磨损等原因导致的固定丧失)、晶体诱发的关节炎(痛风、假性痛风)。

3.常见致病菌

(1)凝固酶阴性葡萄球菌(CoNS),表皮葡萄球菌常见。

(2)金黄色葡萄球菌(MSSA 或 MRSA)。

(3)链球菌。

(4)痤疮皮炎杆菌(以前称为痤疮丙酸杆菌)与肩部 PJI 相关,但髋或膝关节 PJI 罕见。

(5)肠道革兰菌阴性。

(6)非典型生物,如布鲁氏菌、Coxiella、真菌(最常见的念珠菌属)和分枝杆菌(如结核分枝杆菌)。

(7)培养阴性[可能由抗生素预处理不当或非典型菌感染(如布鲁氏菌或柯氏杆菌)引起,如高度怀疑可行血清学检查进而诊断]。

诊断

1.实验室检查

(1)CBC、CMP、ESR 和 CRP。

(2)如怀疑菌血症,则应进行血液培养(建议 2 组)。

2.影像学

(1)如怀疑是血管内感染,建议进行超声心动图。

(2)X 线摄影可显示假体松动或相关的骨髓炎。

(3)MRI 和 CT 可能受到硬件伪影的影响。

3.关节穿刺术仍是诊断PJI的金标准;如患者临床稳定,建议进行抗生素治疗,直到完成抽吸。抽吸液应用于以下目的:

(1)细胞计数和鉴别。

(2)革兰染色和培养[需氧/厌氧菌、真菌、AFB(抗酸杆菌)]。

(3)晶体分析以鉴别痛风和假性痛风。

(4)分子生物标志物(如α-防御素)在PJI的诊断中越来越多地被使用,并且似乎不受先前抗生素疗法的影响。但并非所有机构都有条件进行。

(5)应通过CT引导抽吸术或术中培养(需氧/厌氧、真菌、AFB);假体的超声处理/涡旋处理(如怀疑有产生物膜的微生物)可以有效地提高培养标本的样本量;但是,这可能使标本受到污染或出现假阳性结果,并且并非在所有机构中都可用。

4.对标本应进行组织病理学检查。

5.不建议常规使用16sPCR,其敏感性较低,可根据具体情况使用。

治疗

1.如证实感染,通常需要手术和药物治疗相结合。

清创术,抗生素和植入物保留(DAIR),然后口服抗生素长期抑制。

适于早期PJI,症状<3周,假体固位良好,无瘘管。涉及金黄色葡萄球菌等微生物时,风险增高。

2.后期感染可以通过两阶段替换法治疗。但在某些情况下,可使用一阶段替换法。

3.如感染与留用的硬件有关,致病菌通常为葡萄球菌(如表皮葡萄球菌、MSSA、MRSA),可口服利福平辅助治疗,因其能够抑制细菌生物膜活性。

(徐冬格 译 李尔广 校)

第 27 章

由酵母和酵母样真菌引起的感染

Ilan S. Schwartz

隐球菌病

微生物学

1.有 2 类主要物种复合体：新生隐球菌(*Cryptococcus neoformans*)和格特隐球菌(*Cryptococcus gatti*)。目前，已确认在这些菌种中至少有 7 种致病隐球菌菌种。然而，正式分类并未修改。

2.较大的多糖荚膜是这些真菌的一个明显特征。这种真菌的毒力很强。无荚膜的菌株很少致病。

流行病学

1.隐球菌病通常与免疫损害(IC)有关。

(1)晚期 HIV 感染、移植、长期服用皮质类固醇、肝硬化等是较大的风险因素。

(2)AIDS 中的隐球菌病与 CD4+T 细胞<100/μL 有关。

(3)在美国，AIDS 相关病例现在只占少数；HIV 仍然是资源匮乏环境下的主要共病。

(4)15%~25%病例是免疫健全患者。

2.新生隐球菌感染通常与鸽子粪便、腐烂的树木有关，并在全球分布。

3.通常，格特隐球菌与桉树有关，流行地区包括加拿大不列颠哥伦比亚省的温哥华岛；美国的太平洋西北，澳大利亚。进一步的研究表明，该范围可能还在持续扩大。

临床表现

隐球菌性脑膜炎(CM)

1.虽然被称为脑膜炎，但这种综合征实际上是一种脑膜脑炎。

2.通常，需要高度怀疑和进一步的证据才能做出诊断，因为临床体征不可靠。

3.少数患者，可能出现典型的脑膜痉挛和畏光症状(1/4~1/3)。

4.发热症状不一定出现，可能有 50%的患者没有发热。

5.昏昏欲睡、精神状态改变等脑病症状可能是因为颅内压升高和直接神经侵犯。

6.脑神经麻痹出现在疾病后期，最常见的是颅内压升高。脑神经麻痹也可能在治疗过程中出现，最常见的原因是免疫重建炎症综合征(IRIS)，常累及视神经。

7.少数患者也可能发生占位性病变(隐球菌瘤)。

肺

(1)疾病可能是无症状的，也可能类似亚急性或慢性肺炎。

(2)胸部影像异常包括肺结节、淋巴结病变、浸润和空洞。

皮肤

1.皮肤病可能以多种形式出现，典型的皮损是广泛的丘疹和中央脐凹，类似于传染性软疣(图 27.1)。

2.可直接接种到皮肤中，但在多数情况下，皮肤损伤是由播散造成的。

其他

1.眼及眼神经受累在中枢神经系统疾病中较为常见。

(1)眼麻痹、乳头水肿和(或)视网膜渗出物是最常见的发现。

(2)乳头水肿通常是颅内压升高的征象。

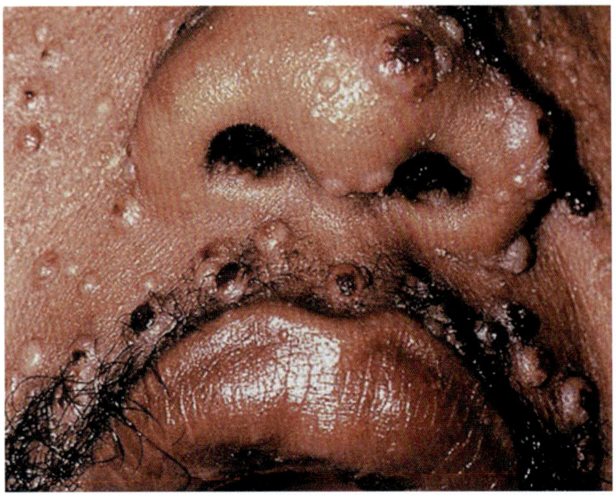

图 27.1 隐球菌病的软疣样病变。(From James WD, Berger TG, Elston DM. Diseases resulting from fungi and yeasts. In: Andrews' Diseases of the Skin: Clinical Dermatology. 12th ed. Elsevier; 2016.)

2.慢性前列腺炎

前列腺隐球菌病通常是亚临床的,但在未经充分治疗的播散性隐球菌病患者中,前列腺隐球菌病可能复发。

3.骨和软组织

(1)只有<10%的播散性隐球菌病患者出现骨关节损害。

(2)脊椎骨髓炎是最常见的表现。

(3)在 X 线片上可看到界限清楚的溶骨性病变。

(4)化脓性关节炎并不常见,但已有报道,通常累及膝盖。

4.腹膜炎可能发生,尤其是肝硬化和腹膜透析的患者。文献中有时将其描述为自发性真菌性腹膜炎,但应将其视为播散性疾病。死亡率非常高(约为80%)。

诊断

1.脑脊液(CSF)分析

(1)典型的特征包括轻度升高的蛋白质、低血糖、淋巴细胞增多症。

(2)许多隐球菌性脑膜炎患者腰椎开放压升高。如果第 1 次腰椎穿刺的开放压力为负,头痛、神志不清或其他临床不良事件增多,可能与治疗过程中形成的压力升高有关。

(3)隐球菌性脑膜炎检测应包括隐球菌抗原(CRAG)、印度墨汁染色(如果有,应进行,但自隐球菌抗原筛查出现以来并未大量使用)和真菌培养。

2.培养

(1)隐球菌属可从血液、脑脊液和组织中培养出来,通常在几天内。

(2)在多数需氧和真菌培养基上生长。

(3)通过裂解离心法,可加速血液中菌株的分离。

(4)刀豆蛋白-甘氨酸-百里香酚琼脂对格特隐球菌呈蓝色,而对新生隐球菌不变色。然而,确定菌种常使用基质辅助激光解吸/电离飞行时间(MALDI-TOF)确定。

3.细胞病理学/组织病理学

(1)HE 染色显示 4~10μm 的酵母菌,由于较大的多糖荚膜不染色,酵母菌周围有大的透明区域。

(2)真菌染色,即 GMS 或PAS 染色,显示窄小的芽和大小不一的菌体(图 27.2)。

(3)印度墨汁染色有助于观察脑脊液,但这项测试在美国不再广泛使用(图 27.3)。

(4)黏液洋红染色将多糖荚膜染成粉红色或红色(图 27.4),阿尔新蓝将荚膜染成蓝色;这有助于区分其他大小和形态相似的无荚膜真菌。

4.荚膜抗原检测

(1)在隐球菌性脑膜炎出现体征/症状的数月之前,血清和脑脊液中就可能检测到隐球菌抗原。

(2)与旧的方法(胶乳凝集、酶免疫分析)相比,

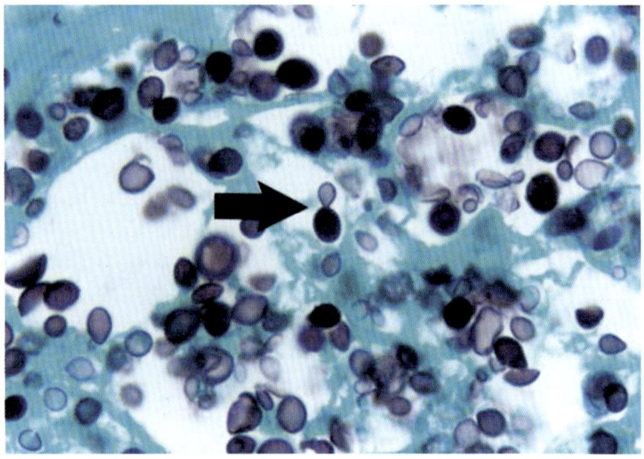

图 27.2 GMS 染色显示新生隐球菌窄小的芽和大小不一的菌体(×1000)。(From Wojewoda C, Procop GW. Infections with yeasts and yeastlike fungi. Pathol Infect Dis. 2015;26:531-572.)

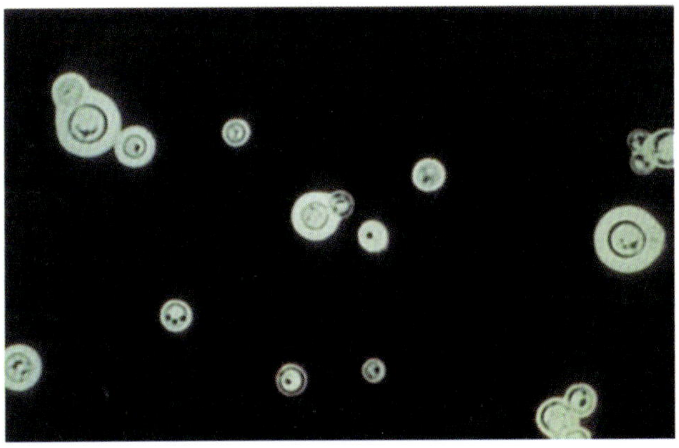

图 27.3 新生隐球菌。印度墨汁染色，显示围绕着出芽酵母细胞的大荚膜(×1000)。(From Pfaller MA, McGinnis MR. The laboratory and clinical mycology. In: Anaissie EJ, McGinnis MR, Pfaller MA, eds. Clinical Mycology. 2nd ed. Elsevier; 2009)

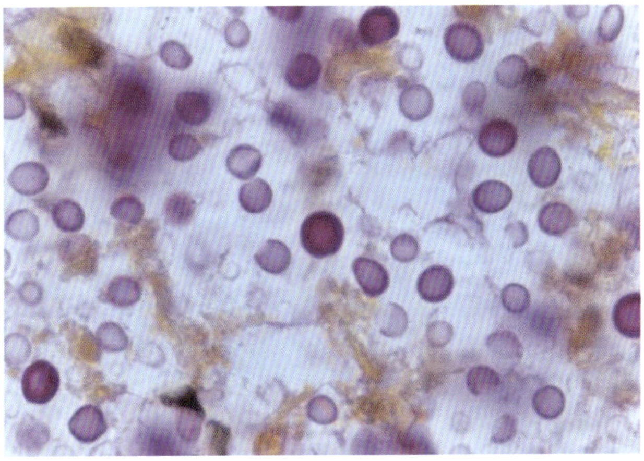

图 27.4 新陈代谢活性的隐球菌的荚膜可用黏液洋红染色突出显示(×1000)。(From: Wojewoda C, Procop GW. Infections with yeasts and yeastlike fungi. Pathol Infect Dis. 2015; 26: 531-572.)

侧向流动法现在更受欢迎，因其具有更高的敏感性、特异性，价格较低，不需要太多的培训，且需要较少的检测时间。

1)在隐球菌性脑膜炎发病率较高的国家，应对 CD4 细胞计数≤100/μL 的 HIV 携带者进行常规血清隐球菌抗原检测。如果筛查血清隐球菌抗原阳性，则有必要进行脑脊液检查以排除隐球菌性脑膜炎。如排除活动性隐球菌性脑膜炎，先进行口服氟康唑 400mg/d 至少 12 个月。如果调查结果提示隐球菌性脑膜炎，则进行隐球菌脑膜炎治疗(见下文)。

2)隐球菌抗原滴度与总真菌负荷的相关性较差。

3)连续监测对评估治疗反应没有作用。患者可在感染后数年内保持阳性，滴度的变化与临床病程无关。

4)隐球菌抗原试验对于诊断孤立性肺隐球菌病的敏感性较低。

5.所有被诊断为隐球菌病(包括中枢神经系统外疾病或无症状抗原血症)的患者都需要接受脑脊液检查以排除隐球菌性脑膜炎。

治疗

隐球菌性脑膜炎的治疗包括 3 个阶段：诱导期、巩固期和维持期(图 27.5)。

1.诱导期：两种药物治疗≥2 周。

(1)两性霉素 B(AMB)

静滴脂质体 3~4mg/(kg·d)(首选)或脱氧胆酸盐 0.7mg/(kg·d)(替代方案)。

(2)氟胞嘧啶 100mg/(kg·d)，口服。

1)该药也被称为 5-氟胞嘧啶(5-FC)。

2)试验表明，将其添加到 AMB 中，可更快地进行脑脊液灭菌，提高生存率。

3)不良反应包括血细胞减少、肝毒性和胃肠道毒性。

4)在没有氟胞嘧啶的情况下，两性霉素 B 联合氟康唑 800mg/d 口服或静滴治疗优于单独使用两性霉素 B(但劣于两性霉素 B 联合氟胞嘧啶)。

(3)如果在治疗≥2 周后，临床症状有所改善，且重复脑脊液培养为阴性，则治疗进入巩固阶段。

2.巩固期

氟康唑每天 400mg，口服，至少 8 周。

3.维持期

氟康唑每天 200mg，口服，维持至少 1 年的唑类治疗。

1)对于非中枢神经系统疾病、肺外隐球菌病或弥漫性/重症肺部疾病应与隐球菌性脑膜炎同等对待。局限性肺部疾病(无症状性的 CrAg+，故排除了隐球菌性脑膜炎)可用氟康唑 400mg，口服或静脉，每天 1 次，至少 1 年。

2)开始抗反转录病毒治疗的时机很重要。

3)在一项试验中证明，如果隐球菌性脑膜炎患

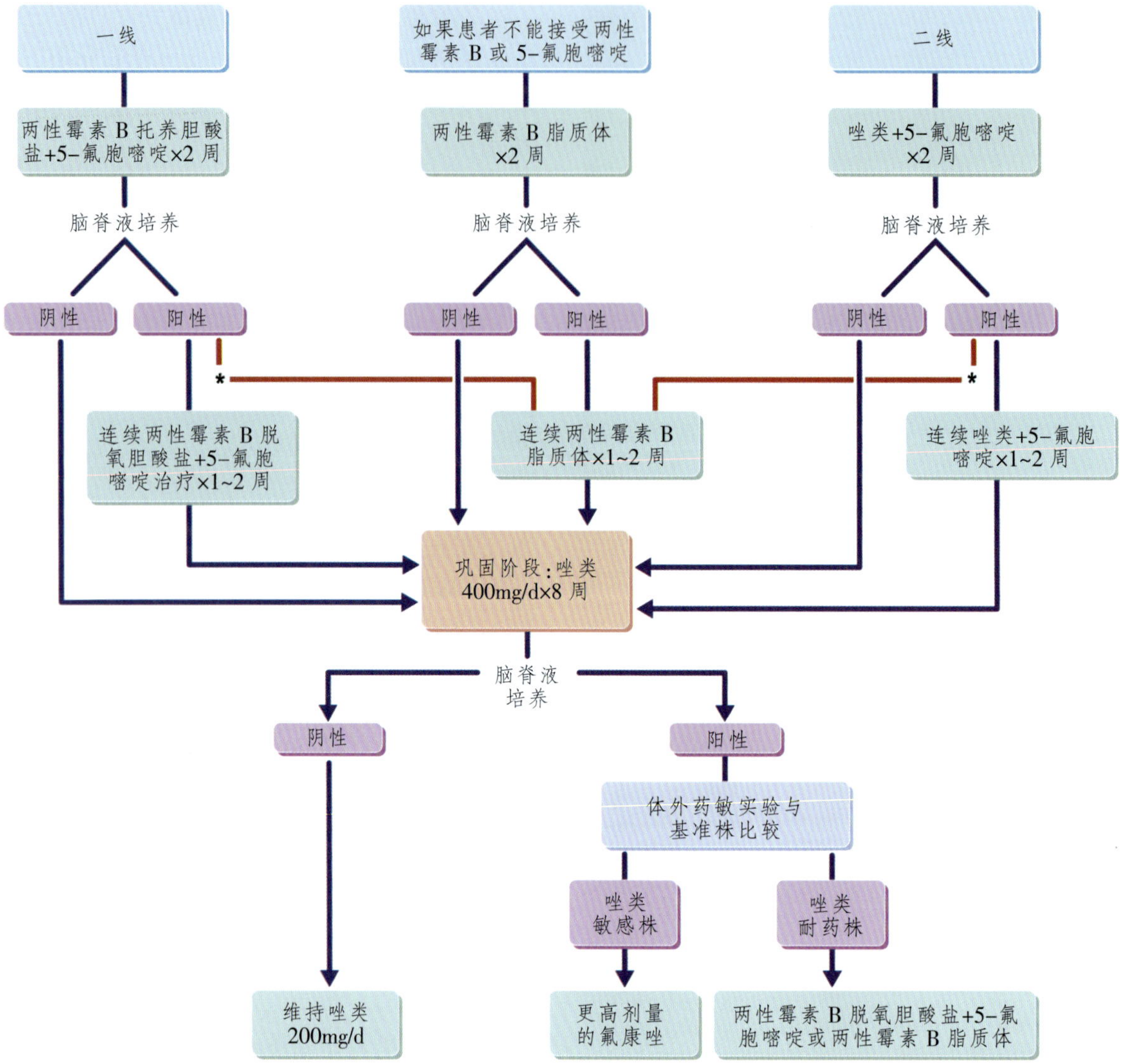

*如果病菌负荷较基线相比没有变化或继续增加,或者两性霉素B脱氧胆酸菌/5-氟胞嘧啶因毒性不得不停用。

图27.5 隐球菌性脑膜炎的治疗流程图。(From Viviani MA, Tortorano AM. Cryptococcus. In: Anaissie EJ, McGinnis MR, Pfaller MA, eds. Clinical Mycology. 2nd ed. Elsevier; 2009.)

者在开始抗真菌治疗2周内开始抗反转录病毒治疗,死亡率有所增加。

因此,谨慎的做法是至少等到诱导治疗完成之后(至少2周,尽管一些专家建议等待至少10周)。

治疗中的其他考虑因素

1.颅内压升高的处理至关重要。

(1)即使进行了有效的治疗,患者的临床状况也可能因颅内压升高而恶化。

(2)诊断时应测量所有患者的腰椎开放压力。

(3)如果腰部压力升高,应引流脑脊液(通过连续腰椎穿刺或插入腰椎引流管/脑室造口术)。

(4)在极少数情况下,慢性升高的压力会导致脑室腹腔引流,因为压力可能难以恢复正常。

2.免疫重建炎症综合征(IRIS)的治疗

(1)在新开始/重新开始接受抗反转录病毒治疗的HIV携带者和隐球菌性脑膜炎患者中,有约30%的人出现了反常的免疫重建炎症综合征。

(2)在脑脊液抗反转录病毒预治疗启动时常可观察到无炎症或轻微炎症。

(3)尽管疗效有一定效果,但可能仍表现为中枢神经系统恶化(脑脊液培养仍呈阳性,治疗失败)。

(4)治疗总体上是支持性的;继续抗真菌药物和抗反转录病毒疗法(并确保ICP得到控制);皮质类

固醇的作用不确定。

3.皮质类固醇

(1)在治疗隐球菌性脑膜炎时常规使用皮质类固醇可能增加残疾和死亡率。

(2)皮质类固醇在免疫重建炎症综合征和卒中和(或)隐球菌病性水肿的治疗中有效,但作用是有限的。

肺孢子菌

微生物学

1.杰氏肺孢子菌是肺孢子菌肺炎(PCP)的致病菌。

2.最初被认为是原生动物的杰氏肺孢子菌现在经遗传分析证明是一种真菌。

3.杰氏肺孢子菌的生活史包括营养形态和包囊。

感染和疾病的流行病学

1.感染可能是通过呼吸道,多数人的初次感染发生在出生后 2 年内。

2.疾病几乎只发生在免疫受损宿主上。易受影响的是有以下情况的患者:

(1)晚期 HIV 感染患者(CD4+T 细胞<200/μL,严重时<100/μL)。

(2)长期使用皮质类固醇或其他免疫抑制剂治疗慢性自身免疫性疾病,或作为移植后用药等。

(3)恶性肿瘤(特别是淋巴瘤)的化疗。

(4)先天性免疫缺陷。

肺孢子菌肺炎临床表现

1.患者通常表现为发热、呼吸困难、干咳和体重减轻。

2.缺氧是感染并进展至肺孢子菌肺炎的必要条件。

3. HIV 携带者的临床恶化通常是缓慢的,非HIV相关疾病的恶化速度更快。

4. X 线片通常显示双侧间质病变(图 27.6)。

诊断

1.病理改变是肺孢子菌肺炎的诊断标准。

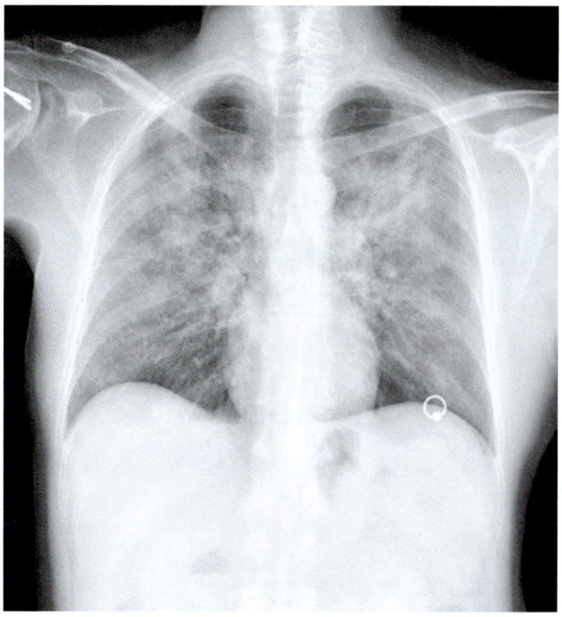

图 27.6　胸片显示双侧浸润。(From Walzer PD,Smulian AG, Miller RF. Pneumocystis species. In:Bennett JE,Dolin R,Blaser MJ,eds. Mandell,Douglas,and Bennett's Principles and Practice of Infectious Diseases. 8th ed. Elsevier;2015.)

(1)肺组织的特征性病理表现为 HE 染色所见的无细胞、有泡沫、嗜酸性、肺泡内渗出物(图 27.7)。

(2)真菌染色(如 PAS 或 GMS)显示囊肿(图 27.8),可与肺泡蛋白沉积症鉴别。

(3)免疫荧光抗体可用于标亮微生物,显著提高病理检查的敏感性。

2.分子诊断工具尚未广泛用于肺孢子菌肺炎的诊

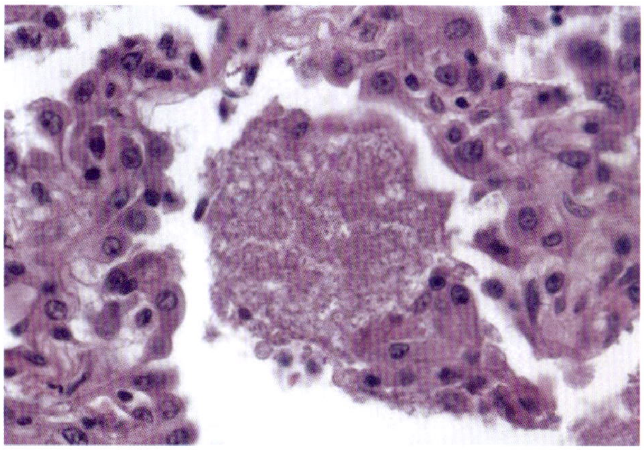

图 27.7　肺孢子菌病的肺泡呈嗜酸性管型(HE 染色,×500)。(From Wojewoda C,Procop GW. Infections with yeasts and yeastlike fungi. Pathol Infect Dis. 2015;26:531-572.)

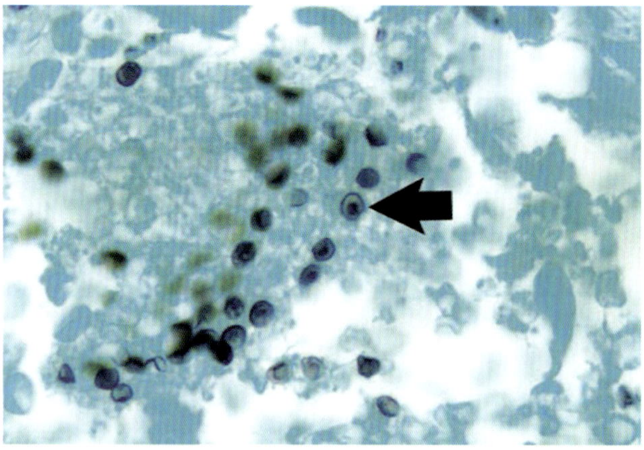

图 27.8 GMS 染色显示肺组织中肺孢子菌的包囊形式。它们不会出芽。有些显示独特的囊内小体(箭头所示,×1000)。(From Wojewoda C,Procop GW. Infections with yeasts and yeastlike fungi. Pathol Infect Dis. 2015;26:531–572.)

断。PCR 检测是灵敏和特异的,但不能商业化。

3.培养在诊断 PCP 中没有作用,因为杰氏肺孢子菌不会在人工培养基上生长。

4.肺孢子菌肺炎中增多的非特异性生物标志物包括血清乳酸脱氢酶和 1,3-β-D-葡聚糖。

治疗

肺孢子菌肺炎治疗建议见表 27.1。

预防

对有肺孢子菌肺炎病史的患者需进行二级预防。此外,建议对 CD4+T 细胞计数≤200/μL 或占淋巴细胞总数<14%的 HIV 携带者,或 CD4+T 细胞计数≤250/μL,但无法启动抗反转录病毒疗法和每 3 个月 CD4+T 细胞监测的情况下进行一级预防。

首选方案为 TMP-SMX 每天 1DS (DS,双倍强度)口服。该联合疗法还能预防弓形虫病。

替代方案包括以下几种:

(1)TMP-SMX,1DS,口服,每周 3 次(首选),或

(2)氨苯砜 100mg,口服,每天 1 次;或 50mg,口服,每天 2 次(二线,检查 G6PD),或

表 27.1 肺孢子菌肺炎(PCP)的治疗

指征	推荐指数	药物	途径	剂量	评价
中度至重度 PCP	首选	TMP-SMX	IV	TMP,每天 1 次,15mg/kg;SMX,每天 75mg/kg,分 3 次	临床改善后转为口服
重度 PCP:PaO_2<70mmHg 或 A-a O_2 梯度>35mmHg	可替代方案	喷他脒	IV	3~4mg/kg,每天 1 次	静脉滴注>60 分钟,观察血糖、肾动脉、足尖扭转
中度 PCP:A-a O_2 梯度为 35~45mmHg	可替代方案	克林霉素和	IV	600mg,每 6 小时;900mg,每 8 小时	临床改善后转为口服
		伯氨喹	PO	30mg(基线),每天 1 次	检测 G6PD
	首选	泼尼松	PO	40mg,每天 2 次×5 天;40mg,每天 1 次×5 天;20mg,每天 1 次×11 天	尽快在 72 小时内开始
轻度 PCP	首选	TMP-SMX	PO	双倍剂量(160mg TMP+800mg SMX),片剂,每天 3 次	
PaO_2≥70mmHg 和 A-a O_2 梯度≤35mmHg	可替代方案	TMP 和	PO	5mg/kg,每天 3 次[15mg/(kg·d)]	检测 G6PD 是否缺乏
		氨苯砜	PO	100mg,每天 1 次	
	可替代方案	克林霉素和	PO	450mg,每天 4 次;或 600mg,每天 3 次	检测 G6PD 是否缺乏
		伯氨喹	PO	30mg(基线),每天 1 次	
	可替代方案	阿托伐醌	PO	750mg,每天 2 次	与餐同服

注:HIV 携带者应接受 21 天的治疗;非 HIV 携带者应接受至少 14 天的治疗,视免疫功能损害的严重程度而定。

A-a,肺泡:动脉;TMP,甲氧苄啶;SMX,磺胺甲基异噁唑;G6PD,葡萄糖-6-磷酸脱氢酶。

（3）氨苯砜 50mg+乙胺嘧啶 75mg+亚叶酸钙 25mg，口服，每周 1 次，或

（4）雾化喷他脒每个月 300mg（如肺上叶突破性感染，药物不易于到达），或

（5）阿托伐醌每天 1500mg，口服（与餐同服），或

（6）阿托伐醌 1500mg+乙胺嘧啶 25mg+亚叶酸 10mg，口服，每天 1 次。

念珠菌病

微生物学

1.念珠菌属（Candida spp.）是消化道、皮肤的常见定植菌。

2.目前，白念珠菌（Candida albicans）是导致临床疾病的最常见原因；其次是光滑念珠菌（C. glabrata），需注意，这在一定程度上取决于地区位置和之前的抗真菌暴露。

3.光滑念珠菌是较难杀灭的菌种，因其是第二常见的菌种，在许多情况中引起侵袭性疾病，并显示出对唑类（很少是棘白菌素）的敏感性降低。

4.克柔念珠菌（C. krusei）难杀灭，其对氟康唑具有耐药性，并对其他抗真菌药物的敏感性低。

5.近平滑念珠菌（C. parapsilosis）对氟康唑敏感，但对棘白菌素的最低有效浓度（MIC）增加。强大的生物膜形成造成了对中心静脉导管和植入性装置的影响。

6.葡萄牙念珠菌（C. lusitaniae）：对两性霉素 B 耐药，但对氟康唑和棘白菌素仍敏感。是较为少见的一种细菌。

7.耳念珠菌（C. auris）逐渐成为院内感染的一个病因。几种因素的加聚使得这种真菌很难识别，很难从环境根除，也很难治疗。

8.耳念珠菌能快速地水平传播。与其他念珠菌不同的是，多数病例都是由外源性菌株引起的，后者通常是在患者进入医院时已经定植在内源微生物群中。

9.耳念珠菌可引起侵袭性疾病，如念珠菌血症或深部感染。它还可能引起耳真菌病（耳朵感染）和乳突炎。

10.鉴定可能具有挑战性，因为耳念珠菌通常会被鉴定系统误认。VITEK-2 可将耳念珠菌误认为希木龙念珠菌（C. haemulonii）或无名念珠菌（C. famata），API-20C 可将其误认为黏红酵母（Rhodotorula glutinis）、清酒酵母（C. sake）或酿酒酵母（Saccharomyces cerevisiae）。用 MALDI-TOF 或 DNA 测序可做出正确的鉴定。

11.耳念珠菌常对一种或多种抗真菌药物产生抗药性。几乎所有的菌株都对氟康唑耐药，50%的分离株对两种或两种以上的抗真菌药物具有耐药性。很少会遇到泛耐药，泛耐药使感染无法治疗。

黏膜念珠菌病

皮肤念珠菌病综合征

包括间擦疹、甲沟炎、甲真菌病、阴茎头炎、毛囊炎、泛发性皮肤念珠菌病。

口咽念珠菌病（OPC）

1.通常为白念珠菌（80%~90%）。

2.风险因素包括免疫受损（AIDS、糖尿病、皮质类固醇使用、癌症）、抗生素暴露和义齿的使用。

3.临床

（1）鹅口疮会引起口腔疼痛、味觉障碍（味觉改变）和吞咽困难。

（2）检查发现弥漫性红斑和白色斑块（图 27.9），这些斑块可被刮掉，会出血或露出敏感的黏膜。

4.治疗

（1）轻度疾病可外用克霉唑、咪康唑或制霉菌素，疗程 7~14 天。然而，这些治疗的失败率很高，而且由于味道不佳而难以耐受，这使得氟康唑在多数情况下是首选的治疗方法。

（2）中到重度感染应每天服用氟康唑 100~200mg，口服，疗程 7~14 天。替代方案是伊曲康唑溶液200mg 口服，每天 1 次；或泊沙康唑混悬液 500mg 口服，每天 2 次，3 天，然后每天 400mg，最多 4 周。

（3）当口服治疗不能耐受时，可考虑使用氟康唑进行非肠道治疗；棘白菌素或两性霉素 B 是替代方案。很少需使用两性霉素 B。

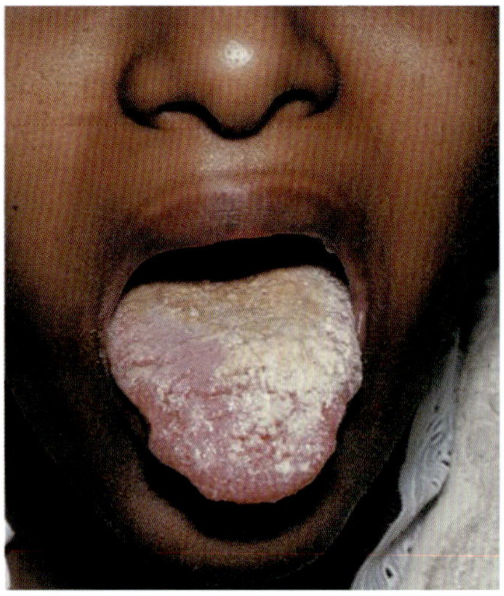

图 27.9 鹅口疮。(From James WD, Berger TG, Elston DM. Diseases resulting from fungi and yeasts. In: Andrews' Diseases of the Skin: Clinical Dermatology. 12th ed. Elsevier; 2016.)

食管念珠菌病

1.风险因素包括 IC 条件,如晚期 HIV 感染,以及吸入皮质类固醇,抗生素的使用,以及头颈部的放射治疗。

2. 2/3 的病例在没有 OPC 的情况下发生食管念珠菌病。

3.症状包括吞咽困难、吞咽疼痛和胸骨后疼痛。

4.诊断通常是通过经验性抗真菌治疗的反应做出的。当进行食管镜检查时,可能会在红斑背景上发现黄色或白色的斑块,并有一定程度的溃疡。

明确的诊断结果需要组织病理学的活检, 但在临床实践中很少做到这一点。

5.治疗

(1)氟康唑 200~400mg 口服,每天 1 次,疗程 14~21 天,为一线治疗。

(2)如果不能耐受口服治疗,建议静脉注射氟康唑或棘白菌素,如好转,转为口服氟康唑。

(3)如果疾病复发或对治疗抵抗,可能需通过食管镜检查获取样本, 并将样本送去培养和行抗真菌药敏试验。

外阴阴道念珠菌病(VVC)(参见第 18 章)

1.微生物学

VVC 在多数病例中是由白念珠菌引起的。

2.流行病学

(1)VVC 在育龄女性中十分常见(75%的女性将经历至少 1 次)。

(2)风险因素包括初潮后和绝经前(或在接受激素替代疗法的绝经后女性中)、妊娠、皮质类固醇、糖尿病,以及使用抗生素。

(3)复发性 VVC 发生在少部分女性中;通常是由非白念珠菌引起的。

3.临床表现

最常见的症状是瘙痒、异常阴道分泌物(从水状到类似"白软干酪"状,没有异味)、外阴刺激、性交困难、外部排尿困难。

4.检查

外生殖器红斑肿胀、常为外周脓疱性病变,阴道黏膜红斑,宫颈正常。

5.诊断

(1)必须将 VVC 与细菌性阴道病和滴虫病相鉴别(见第 18 章)。

1)正常 pH 值(4~4.5),与细菌性阴道病、滴虫病形成对比,后两者的 pH 值>4.5。

2)在 KOH 涂片上可看到真菌成分。

(2)常规不需要培养。

6.治疗

(1)对于非复杂性的 VVC,推荐使用局部抗真菌药物。

(2)其他疗法:氟康唑 150mg 口服 1 次。

(3)对于重症急性 VVC,氟康唑 150mg 口服,每 3 天口服 1 次,2~3 个疗程。

1)对于对氟康唑耐药的 VVC,可选择局部阴道内注射硼酸、制霉菌素或 3%氟胞嘧啶乳膏。

2)复发性 VVC:用氟康唑诱导治疗或局部治疗 10~14 天,然后每周口服氟康唑 150mg,共 6 个月。

慢性皮肤黏膜念珠菌病(CMC)

1.流行病学

(1)与几种特殊的天然免疫缺陷相关。

(2)涉及的突变

1)自身免疫调节因子(AIRE)基因。

2)信号转导和转录激活因子 1(STAT1)。

3)白细胞介素-17(IL-17)受体。

4)Dectin-1 缺乏症。

5)Toll 样受体 3 缺陷。

2.临床表现

(1)皮肤/指甲/黏膜的慢性非侵袭性念珠菌病。

(2)破坏容貌的过度角化病变。

(3)严重的食管念珠菌病可导致结构化改变。

(4)有时与自身免疫性多内分泌综合征 1 型有关[也称为自身免疫性多内分泌病-念珠菌病-外胚层营养不良/发育不良(APECED)]。这种常染色体隐性综合征的特征是 CMC、甲状旁腺功能减退症和肾上腺功能不全,这三者在<90%的患者中存在。其他发现可能有性腺功能减退、白癜风、脱发、吸收不良、贫血和(或)白内障。

(5)通常从婴儿期出现,但取决于亚型。

3.诊断

(1)只有对相关突变的 AIRE 基因进行遗传分析,才能做出明确的诊断。

(2)筛查内分泌疾病,如甲状腺功能减退症(检查促甲状腺激素±游离 T4 和 T3 水平);性腺功能减退症[男性为促卵泡激素(FSH)和黄体生成素(LH),对于月经不规律或无月经的月经后女性,测量雌二醇和催乳素];肾上腺功能亢进症[检查促肾上腺皮质激素(ACTH),行促肾上腺皮质激素刺激试验];甲状旁腺功能减退症(在月经不调或无月经的情况下,测量雌二醇和催乳素);肾上腺功能亢进症[检查促肾上腺皮质激素(ACTH),行促肾上腺皮质激素刺激试验];甲状旁腺功能减退症。恶性贫血(以巨噬细胞贫血和低维生素 B_{12} 水平为特征)也可能发生。

(3)考虑进行内分泌自身抗体筛查(但阴性结果不排除诊断)。

(4)排除其他原发性和继发性免疫缺陷(检查免疫球蛋白、白细胞减少症患者的全血细胞计数,筛查 HIV 等)。

4.治疗

持续进行全身性氟康唑、伊曲康唑或酮康唑治疗,以症状为导向再决定何时停药。

耳真菌病

1.近来,耳念珠菌常为社区获得性耳乳突炎的病因。

2.该综合征可通过分泌物拭子真菌培养来诊断。

3.目前还没有确定性的治疗耳念珠菌病的最佳疗法。

4.严重的乳突炎病例,可能需要清创。

侵袭性念珠菌病

念珠菌血症

1.微生物学

白念珠菌是侵袭性疾病中最常见的菌种;其次是多数中心见到的光滑念珠菌,热带念珠菌在北美以外的一些地区更为常见。克柔念珠菌和近平滑念珠菌也是侵袭性念珠菌病的常见致病菌。

2.流行病学

(1)风险因素分为 3 类:①破坏黏膜皮肤边界的因素;②干扰中性粒细胞功能和计数的因素;③使微生物群向念珠菌属倾斜的因素。具体包括:中心静脉导管、广谱抗生素的使用、最近的胃肠道手术、完全肠外营养、中性粒细胞减少症。

(2)应考虑到在已报告病例的地区,住院的患者已感染耳念珠菌。

3.临床表现

(1)可能出现发热和血流动力学不稳定,如细菌性脓毒症。

(2)并发症特别包括以下情况:

1)脉络膜视网膜炎(图 27.10),所有念珠菌血症患者都应考虑这种情况。

2)心内膜炎并不常见,但对于使用人工瓣膜、静脉注射吸毒和培养持续阳性的人群,应怀疑。

4.诊断

(1)血培养是诊断的标志;然而,这受到念珠菌生长缓慢(通常为 2~5 天)的限制。此外,血培养可能漏诊 50%的侵袭性念珠菌病(即肝脾疾病)病例。

(2)临床微生物学实验室通常使用市售 ID 系统 MALDI-TOF 鉴定物种。

1)耳念珠菌可能被 ID 系统误认。例如,VITEK-2 常将其误认为希木龙念珠菌,较少将其误认为无名念珠菌;而 API-20C 可能错误地将其识别为黏性红酵母、清酒酵母菌或酿酒酵母。

2)准确的鉴定可通过 DNA 测序或 MALDI-TOF

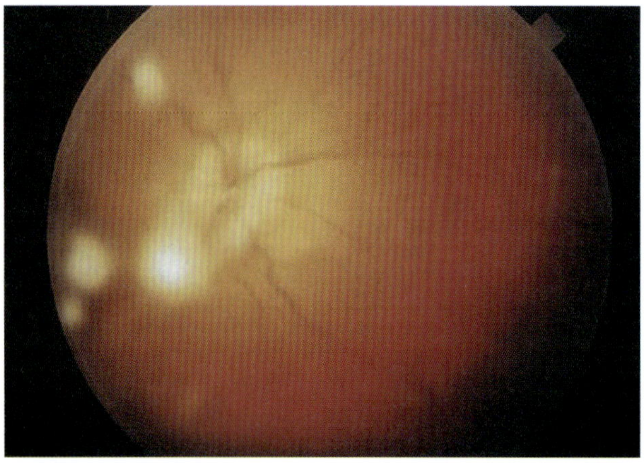

图 27.10 假念珠菌眼内炎。对所有的念珠菌患者都应该检查这种白色视网膜脉络膜病变(界限清楚)。[From Bicanic TA, Harrison TS. Systemic fungal infections. Medicine. 2014;42(1):26-30.]

进行。

(3)非培养性诊断性检测亦有售(表 27.2)。

5.治疗

(1)侵袭性念珠菌病的一线治疗应该为棘白菌素,直到菌种形成±抗真菌药敏试验,确认氟康唑敏感株。

(2)替代方案(在非危重性以及预计没有氟康唑耐药菌株的患者中):氟康唑(800mg 静脉注射/口服,随后每天 400mg 静脉注射/口服)。

(3)对于病情稳定、感染了氟康唑敏感性念珠菌菌株以及重复血培养阴性的患者,建议从棘白菌素过渡到氟康唑。

(4)两性霉素 B 脂质体是一种替代药物(如果对其他抗真菌药不耐受、药物不可用或分离株对其他抗真菌药物有抗药性)。

(5)对所有念珠菌血症病例行扩大性眼科检查;这应在确诊后 1 周内进行(中性粒细胞减少的患者除外,应在中性粒细胞恢复后 1 周内接受检查)。

(6)每天重复血液培养,记录菌血症清除日期,以确定治疗持续时间。

(7)在没有深部感染的情况下,在真菌血症清除以及相关症状缓解后继续治疗 2 周。

(8)如果发生的是中心静脉导管相关性念珠菌血症,应尽早安全地移除中心静脉导管。

(9)感染或被定植耳念珠菌的患者需要采取接触隔离预防措施;病房应该每晚用杀孢子剂进行彻底清洁。

慢性播散性念珠菌病(肝脾念珠菌病)

1.流行病学

这种综合征最常见的风险因素是中性粒细胞减少症。

2.临床表现

(1)这种综合征通常影响肝脏和脾脏。虽然其他器官的受累也很常见,但这些部位的疾病在影像学上可能不那么明显。

(2)慢性播散性念珠菌病通常表现为对抗生素无反应的发热、腹痛和(或)中性粒细胞减少症恢复后肝酶升高(特别是碱性磷酸酶)。

3.诊断

(1)腹部影像显示肝和(或)脾浸润或脓肿(图 27.11)。

(2)血液和活检培养通常是阴性的。

(3)活组织检查显示酵母菌引发的炎症反应(但光滑念珠菌——假菌丝除外)。

表 27.2 非培养性侵袭性念珠菌诊断试验的操作特征

检测方法	敏感性	特异性	注意点
1,3-β-D 葡聚糖	75%~80%	80%	表现为假阳性的定植、血液制品、某些 β-内酰胺抗生素、透析
甘露聚糖结合/抗甘露聚糖免疫球蛋白	83%	86%	在侵袭性念珠菌病宿主中敏感性下降 检测的响应需要时间 阳性结果不能区分急性和既往感染
T2 MRI(T2 念珠菌)	89%~91%	98%	能检测出 5 种常见念珠菌,可对 3 组中的 1 组进行鉴定;白念珠菌/热带念珠菌、光滑念珠菌/克柔念珠菌、近平滑念珠菌 其他物种可能被遗漏

4.治疗

(1)使用两性霉素 B 脂质体或棘白菌素先治疗几周，然后再开具氟康唑治疗处方(排除氟康唑耐药株)。

(2)治疗持续至影像学显示感染消退(治疗时间中位数为 9 个月)。

尿路念珠菌病

1.微生物学

(1)在留置导尿管的患者中，有 25%的尿路感染(UTI)是由念珠菌引起的。

(2)多数尿培养呈阳性的感染可通过拔除导尿管或更换导尿管来清除。

2.临床表现

(1)念珠菌会导致下尿路感染，偶尔也会导致上尿路感染。

(2)肾念珠菌病可能是全身性念珠菌血症的并发症。

(3)尿路感染可并发真菌球(同时在肾盂和膀胱)，导致梗阻。

3.诊断

(1)从临床角度，通常认为，无症状性念珠菌尿不严重。

(2)对患有念珠菌尿症的脓毒症患者，应考虑诊断为播散性念珠菌病。

(3)要做出诊断，考虑血液培养和肾脏成像。

4.治疗

(1)无症状性念珠菌尿可通过拔除留置尿管来自我恢复；除非有很高的扩散风险(如中性粒细胞减少症、极低出生体重儿或接受泌尿外科手术的患者)，否则不需要治疗。

(2)症状性膀胱炎：氟康唑(如果敏感)200mg，每天 1 次，疗程 2 周。

(3)肾盂肾炎：氟康唑(如果敏感)200~400mg，每天 1 次，疗程 2 周。

(4)对真菌球的管理应包括手术干预，外加治疗肾盂肾炎的抗真菌药物。如果肾造瘘管是原发感染部位，可考虑用两性霉素 B 脱氧胆酸盐冲洗。

其他酵母菌

毛孢子菌属

1.微生物学

(1)这些酵母菌可能引起浅表和(很少的)深部感染。

(2)阿萨西毛孢子菌是常导致侵袭性疾病的致病菌。

(3)其他与疾病相关的物种

1)星形毛孢子菌、皮肤毛孢子菌会引起浅表感染。

2)卵形毛孢子菌导致头皮的白色毛结节病(毛干

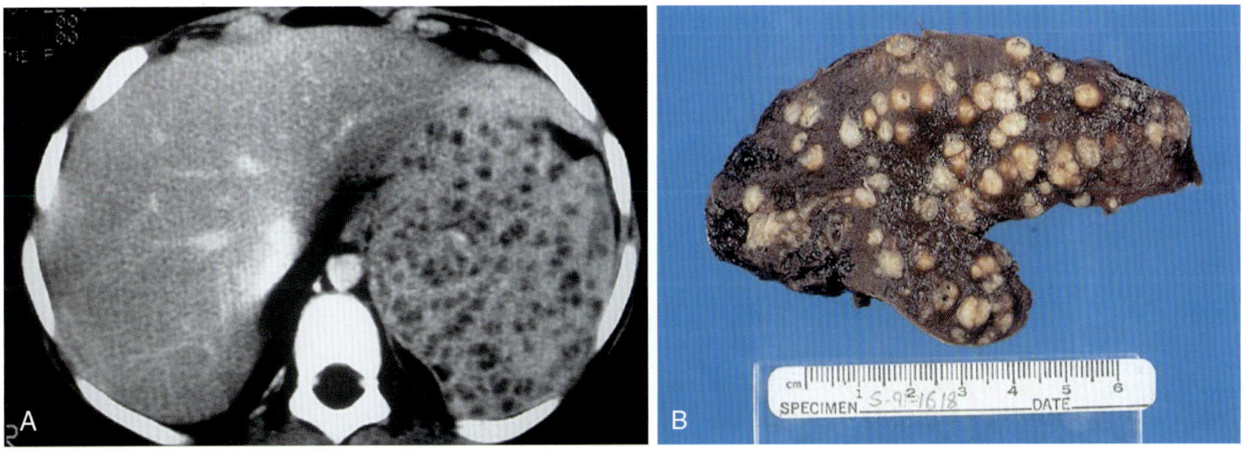

图 27.11　慢性播散性念珠菌病的影像学和病理学表现。(A)CT 和(B)大体标本显示肝脏和脾脏多发性白念珠菌肉芽肿病变，1 例 5 岁男性患儿患有急性淋巴细胞白血病，长期粒细胞减少，使用两性霉素 B 治疗仍发热。(From Smith PB, Steinbach WJ. Candida species. In: Long SS, Prober CG, Fischer M, eds. Principles and Practice of Pediatric Infectious Diseases. 5th ed. Elsevier; 2018.)

感染)。

3)皮瘤毛孢子菌导致阴毛白色毛结节病。

4)黏状毛孢子菌和皮瘤毛孢了菌较少与系统性疾病有牵连。

(4)独特的是,这些真菌产生有隔菌丝、关节孢子和出芽酵母。

2.流行病学

(1)疾病的风险因素包括医院中内科和外科疾病交叉的患者,如恶性肿瘤或中性粒细胞减少症患者、服用皮质类固醇的患者、人工心脏瓣膜患者、移植接受者和静脉注射吸毒者。

(2)入口通常是通过胃肠道或呼吸道;偶尔入口是中心静脉导管。

3.临床表现

(1)由这些菌群引起的浅部真菌病包括须部毛孢子菌病、甲真菌病和耳真菌病。

(2)由毛孢子菌引起的侵袭性综合征,包括肺炎,以及急性/慢性播散性疾病。

1)急性疾病在临床上类似侵袭性念珠菌病。

2)慢性播散性疾病类似慢性肝脾念珠菌病:中性粒细胞减少症恢复后肝、脾和其他组织的慢性感染。

4.诊断

(1)感染的明确诊断,需通过对病变组织进行组织病理学检验和真菌培养。

(2)血培养也有助于诊断全身性疾病。

(3)对于慢性播散性腹部疾病,碱性磷酸酶通常升高。腹部影像显示肝脾浸润或脓肿。

(4)毛孢子菌会与隐球菌抗原产生交叉反应。

5.治疗

(1)两性霉素B和棘白菌素的最低抑菌浓度较高,三唑类的最低抑菌浓度较低。

(2)全身性疾病的治疗一般使用三唑类药物。

红酵母属

1.微生物学

(1)通常,这种从临床标本中提取到的真菌可能是污染物,但有时是免疫受损宿主的病原体。

(2)黏红酵母(原称深红类酵母菌),是最常见的与疾病有关的微生物。

2.临床表现

症状包括中心静脉导管相关性真菌性血症、原因不明的发热、罕见的脑膜炎。

3.诊断

在正确的临床诊断中,血流中的分离株应该是侵袭性疾病的诊断。其他部位的分离株不一定代表真正的致病性。

4.治疗

(1)去除中心静脉导管和抗真菌药物治疗对患者是合适的,但这两种干预措施的临床证据并不十分充分。

(2)两性霉素B/氟胞嘧啶可以考虑使用,通常有效。红酵母属一般对三唑类药物不敏感,对棘白菌素具有耐药性。

马拉色菌属

1.微生物学

(1)马拉色菌属是亲脂性的双相性真菌。

(2)糠秕马拉色菌最常导致人类发生疾病。

(3)厚皮马拉色菌可能与侵袭性疾病(并非皮肤病)有关。

(4)糠批马拉色菌不能合成中链或长链脂肪酸,生长需要外源性营养。了解这方面的流行病学,有利于感染的诊断。

1)这类真菌倾向于在皮肤的油性区域(头皮、肩、胸部、背部)定植;在青少年中定植率较高。

2)可能污染肠外脂质。

3)除非微生物实验室接到怀疑通知,否则很难使之重现,因为分离菌株需要使用富含脂肪酸补充剂的培养基(例如,狄克逊培养基,或添加橄榄油/吐温的沙氏葡萄糖琼脂培养基)。

临床症状

1.定植十分常见。

(1)这类真菌最常在人类皮肤定植。

(2)在青少年中常见(定植率>90%)。

(3)在新生儿重症监护病房的新生儿中,定植较为普遍。

(4)皮肤感染是由马拉色菌引起的最常见的临床综合征。

2.花斑糠疹(花斑癣)(图 27.12)

(1)临床表现

1)色素减退或色素过度沉着的斑疹聚集成鳞屑性斑块(图 27.12A)。

2)躯干或四肢近端通常会受到影响。

(2)诊断

1)活检可显示酵母和菌丝,角质层呈“竹篮编织”状(图 27.12B)。

2)用 KOH 显微镜检查皮肤刮片可能发现酵母菌和菌丝形态,典型的外观是“意大利面和肉丸状”(图 27.12C)。Colcofluor 荧光增白剂染色也有助于突出真菌成分(图 27.12D)。

(3)治疗

1)外用唑类或特比萘芬乳膏通常是首选疗法。

2)严重情况下可能需要口服伊曲康唑全身治疗。

3)患者应该意识到色素改变可能需要几个月的时间才能解决。

3.毛囊炎也可能由马拉色菌引起。

4.马拉色菌引起脂溢性皮炎和头皮屑常见。

5.全身疾病很少见。

6.流行病学

(1)全身疾病最常发生在早产儿身上。

(2)风险因素包括早产、中心静脉置管、肠外脂质、免疫受损状态。

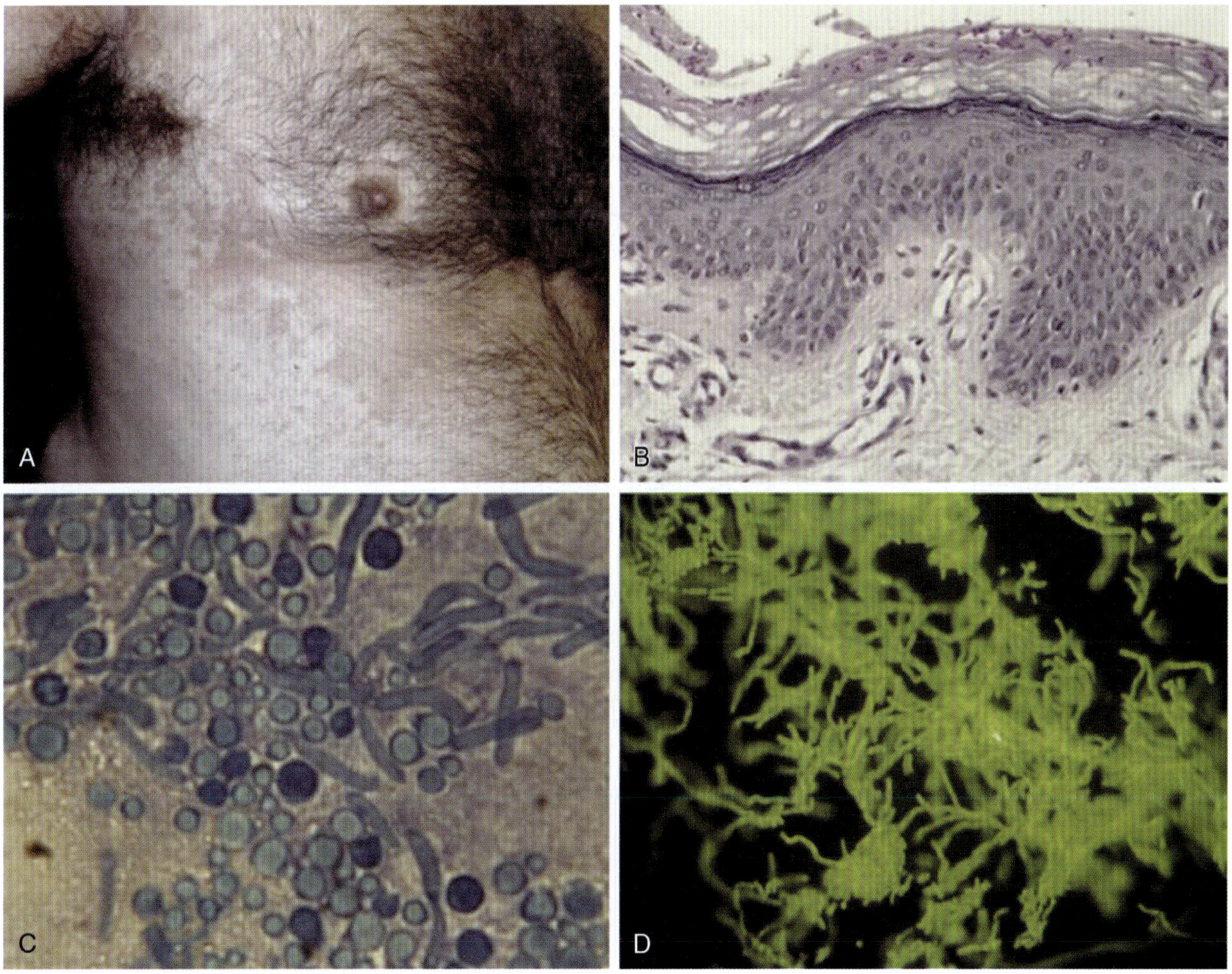

图 27.12 花斑糠疹的临床表现、组织学和直接镜检结果。(A)典型的花斑糠疹病变,54 岁男性。(B)花斑糠疹组织学:真皮明显无炎症浸润,整个角质层有丰富的孢子和菌丝(HE 染色,×200)。(C)糠疹皮肤鳞屑上的马拉色菌菌丝和酵母细胞,经帕克墨水染色,呈“意大利面和肉丸”状外观(×1000)。(D)Calofluor 荧光增白剂染色后的花斑糠疹皮肤鳞屑。[From Gaitanis G, Velegraki A, Mayser P., Bassukas ID. Skin diseases associated with Malassezia yeasts: facts and controversies. Clin Dermatol. 2013;31(4):455-463.]

(3)临床表现包括广谱抗生素治疗无效的发热、心动过缓、呼吸窘迫、肝脾大、嗜睡。

(4)侵袭性疾病的诊断可能很困难。

1)常见的非特异性表现包括白细胞增多和血小板减少。

2)X线胸片显示双侧肺浸润>50%。

3)真菌血症也可通过血沉棕黄层(“血沉棕黄层”是白细胞和血小板的浓缩悬浮液,是血液离心后获得的抗凝血液样品的一部分)的革兰染色来诊断,但不常用。

4)在没有富含脂质的培养基的情况下,血液培养通常是阴性的(因此,必要时应与微生物学实验室沟通临床怀疑)。

5)裂解离心可提高血液回收率。

7.治疗

(1)除非存在深层次感染,否则通常只需要去除中心静脉导管和停用静脉注射脂类。

(2)如果真菌血症持续,应开始全身治疗(如两性霉素B或氟康唑)。

芽生裂殖菌

1.芽生裂殖菌是一种酵母菌,过去叫作头状地霉菌或头状毛孢子菌。

2.临床感染的罕见原因。

3.感染的风险因素可能与毛孢子菌相似:在免疫受损的情况下,包括中性粒细胞减少和血液系统恶性肿瘤。

4.可能发生全身感染,包括真菌血症,或累及不同器官部位的局部疾病。

5.最常见的临床综合征是无局部症状的发热,对抗生素无反应。

6.全身疾病的诊断通常是通过血液培养进行的。

7.最佳治疗方案尚未确定。分离株在体外通常对两性霉素B敏感。也可考虑伊曲康唑、伏立康唑和泊沙康唑等较新的三唑类药物。

酵母菌属

1.酵母菌属常以“面包酵母”或“酿酒酵母”为大众所知。

2.偶尔,酿酒酵母与人类疾病有关。

3.风险因素包括免疫受损情况、化疗、中心静脉置管、胃肠道手术和抗菌药物暴露。

4.少数阴道炎病例可能与烘焙过程中使用的商业酿酒酵母菌株有关。

5.在多数报道中,临床疾病包括真菌血症,但来自其他部位的分离株导致很难确定究竟是何处的菌株导致发病。尿路感染,包括症状性阴道炎,也有明确的报道。肺炎和脓胸已有报道,腹膜炎、胆囊炎和人工瓣膜心内膜炎也有报道。

6.从血培养中分离菌株可确定诊断;在确定致病性之前,其他部位的分离一定做好区别标记。

7.治疗应包括去除中心静脉置管(如果适用),按需使用全身性抗真菌药。

(宋娜娜 译 刘维达 校)

推荐阅读

1. Pappas PG, Kauffman CA, Andes DR, et al. Clinical practice guideline for the management of candidiasis: 2016 update by the Infectious Diseases Society of America. *Clin Infect Dis.* 2016;62(4):e1–e50.
2. Kullberg BJ, Arendrup MC. Invasive candidiasis. *N Engl J Med.* 2015;373(15):1445–1456.
3. Chowdhary A, Sharma C, Meis JF. *Candida auris*: A rapidly emerging cause of hospital-acquired multidrug-resistant fungal infections globally. *PLoS Pathog.* 2017;13(5):e1006290.
4. Panel on Opportunistic Infections in HIV-Infected Adults and Adolescents. Guidelines for the prevention and treatment of opportunistic infections in HIV-infected adults and adolescents: recommendations from the Centers for Disease Control and Prevention, the National Institutes of Health, and the HIV Medicine Association of the Infectious Diseases Society of America. Available at: http://aidsinfo.nih.gov/contentfiles/lvguidelines/adult_oi.pdf.
5. Perfect JR. Cryptococcosis (*Cryptococcus neoformans* and *Cryptococcus gattii*). In: Bennett JE, Dolin R, Blaser MJ, eds. *Mandell, Douglas, and Bennett's Principles and Practice of Infectious Diseases.* Updated 8th ed. Philadelphia: Elsevier; 2015. pp. 2934–2948.

第 28 章

双相型真菌病

Laurie Proia

定义

温度诱导型双相型真菌：此类真菌以丝体（霉菌）形式在环境温度（21~25°C）下生长，而在体温（37°C）下则转化为酵母相，这是一种通过复杂基因调控发生的相变。

双相型真菌

1.荚膜组织胞浆菌（*Histoplasma capsulatum*），杜波组织胞浆菌（*H. duboisii*）。

2.皮炎芽生菌（*Blastomyces dermatitidis*）。

3.粗球孢子菌（*Coccidioides immitis*），波萨达斯球孢子菌（*C. posadasii*）。

4.巴西副球孢子菌（*Paracoccidioides brasiliensis*）。

5.马尔尼菲篮状菌[*Talaromyces*（*Penicillium*）*marneffei*]。

6.申克孢子丝菌（*Sporothrix schenckii*）。

7.伊蒙菌属（*Emmonsia spp.*）。

荚膜组织胞浆菌，杜波组织胞浆菌

流行病学

1.组织胞浆菌病是最常见的地方性真菌病。

2.全世界均有发现（除南极洲以外的所有大陆），主要存在于北美，特别是美国中部和俄亥俄州-密西西比河流域、中美洲和南美洲、加勒比海地区。

3.美国感染率最高的州是伊利诺伊州（南部）、印第安纳州、俄亥俄州西部、密苏里州、肯塔基州、田纳西州、密西西比州和阿肯色州。

4.该菌见于鸟类或蝙蝠的粪便中；洞穴探险活动可能导致有暴露史，存在于鸟类栖息地、鸡舍、监狱/校园操场等地的土壤中。

5.吸入小分生孢子（孢子）至肺部可引发感染。

6.由荚膜组织胞浆菌变种杜波组织胞浆菌引起的非洲组织胞浆菌病，主要见于西部非洲和马达加斯加，发现具有三向性——感染淋巴结、皮肤（冷脓肿）和骨骼/关节，但很少引起肺部感染。

临床表现

1. 50%~90%为无症状或亚临床感染，非进行性，尤其是在低浓度孢子暴露的健康宿主中。

2.流行地区居住人群既往感染，可通过 CT 扫描偶然发现脾脏钙化灶。

急性肺组织胞浆菌病

1.潜伏期约 14 天，早期出现流感样症状（发热、咳嗽、胸痛），影像学检查可显示斑片状的肺炎伴/不伴纵隔或肺门淋巴结肿大（提示性线索）。

2.症状的严重程度可能与孢子暴露量有关。

3.风湿病样表现的发生率为 5%~10%，包括关节痛、结节性红斑或多形性红斑、心包炎，通常具有自限性。

4.持续性纵隔淋巴结肿大发生率<10%，肿大的淋巴结可压迫局部结构，如气道、肺血管或食管等；症状可能持续数月，如咳嗽、呼吸困难、胸痛、吞咽困难，抗真菌治疗通常无效。

慢性肺组织胞浆菌病

1.症状持续超过 6 周，并伴有进行性肺浸润或肺空洞（图 28.1）。

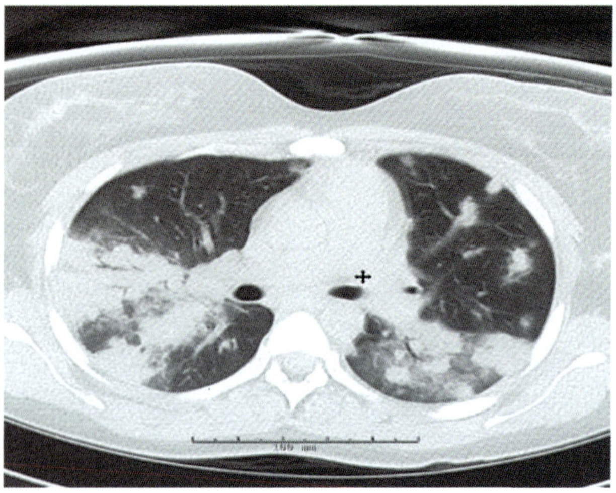

图 28.1 感染性肺组织胞浆菌肾移植受者的胸部 CT 扫描图像显示双侧融合性结节性肺炎改变。

2.慢性阻塞性肺病(COPD)在老年男性患者中更常见,常累及肺部上叶,表现类似于肺结核或肺癌,通常为发热、盗汗、咳嗽、咯血和体重减轻。

3.很少见到支气管胸膜瘘形成。

播散性组织胞浆菌病

1.肺外血源性扩散存在个体差异,健康宿主细胞的免疫限制其扩散。

2.进行性播散性感染多见于老年人或免疫功能低下人群,如 HIV/AIDS(CD4<100 个细胞/微升)、实体器官移植患者、使用肿瘤坏死因子(TNF-α)拮抗剂患者。但在 γ-干扰素缺乏症的患者中很少见。

3.症状可呈急性和暴发性,或更多为亚急性发热性消耗性疾病。

4.常有发热、出汗、呼吸道症状和体重减轻,其可通过网状内皮系统扩散,表现为淋巴结肿大、肝大和骨髓浸润,亦可出现肾上腺功能不全。

5.其他受累部位,包括胃肠道黏膜伴口腔溃疡、结肠肿块病变或溃疡性结肠炎。皮肤传播通常以泛发性丘疹为特征,但也可表现为局灶性坏死性蜂窝织炎(图 28.2)。

6.实验室检查显示全血细胞减少和转氨酶升高(当 AST>ALT 时,怀疑此病),以及碱性磷酸酶升高,影像学上表现为弥漫性结节性(粟粒状)浸润。

7.组织胞浆菌可以通过器官移植传播,通常在移植后 2 周出现,如同种异体移植的二次传播,常严重且致命。

8.可能与噬血细胞性淋巴组织细胞增生症(HLH)有关。

纤维性纵隔炎

1.通常认为该病是肺组织胞浆菌病的后遗症(但也可能有其他原因,如结核病、结节病、淋巴瘤、特发性/自发性免疫病)。

2.宿主对组织胞浆菌抗原异常强烈的炎性反应,导致坏死性淋巴结炎、局部钙化和纤维化,以及后期气道受损、大血管受压和纵隔结构塌陷。

3.组织病理学检查显示肉芽肿和纤维化,组织中并没有酵母菌(若存在酵母菌形式,则通常不可生长且培养呈阴性)。

4.尚无有效的治疗方法(抗真菌药和类固醇无效),放置支架可缓解气道或血管阻塞症状。

诊断

1.培养是诊断慢性肺部感染和播散性感染的金标准。组织胞浆菌在真菌培养基上生长,可能需要>2 周的时间。

2.直接镜检慢性肺炎患者痰液/灌洗液,可能会观察到胞内外小酵母(2~4μm)。

3.播散性组织胞浆菌病中,血液、骨髓或其他组织可能存在特征性的酵母(血液细胞瑞特染色、组织 GMS 染色或 PAS 染色)(图 28.3)。

4.组织胞浆菌 ELISA 检测可测量血清或尿液中的真菌细胞壁半乳甘露聚糖,也可在支气管镜灌洗液或 CSF 中进行测量;在免疫功能低下的宿主中,播散性感染的敏感性最高(>90%);严重的急性肺炎有时也可能被发现。与芽生菌属、副孢子菌属、篮状菌属会发生交叉反应,较少见于粗球孢子菌属,罕见于曲霉属。尿液抗原阴性不能排除感染。尿液中抗原的清除可以指示治疗反应。

5.可通过免疫扩散或补体固定来检测组织胞浆菌的抗体。免疫扩散检测到 H 和 M 沉淀素条带(M 条带更常被检测到,且可能会持续数年)。补体固定抗体滴度>1:8 可用于诊断慢性肺/纵隔组织胞浆菌病;可能在数年时间内保持阳性,因此,对于活动性感染的特异性较低。

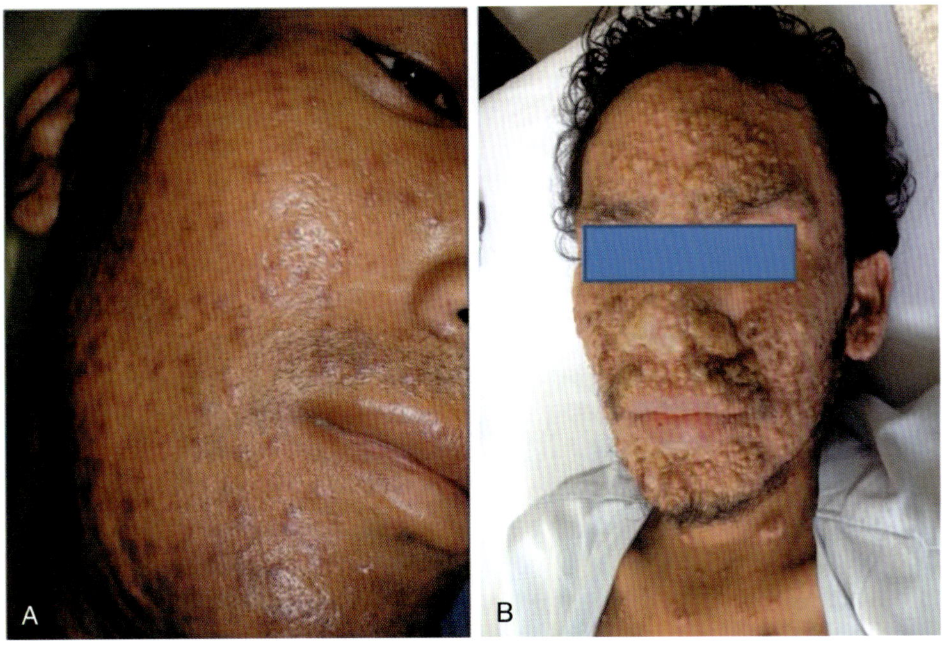

图 28.2　播散性组织胞浆菌病的皮肤损害表现。[Panel A from Chang P, Rodas C. Skin lesions in histoplasmosis. Clin Dermatol. 2012;30(6):592-598. Panel B courtesy Andrej Spec MD.]

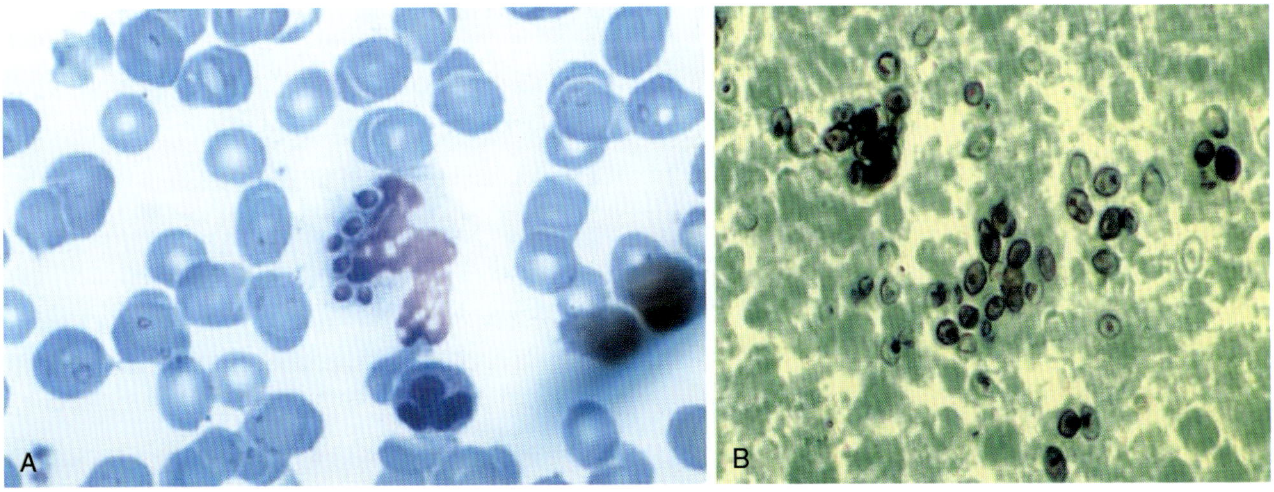

图 28.3　组织胞浆菌病。(A)血液涂片显示中性粒细胞内组织胞浆菌的胞内小酵母细胞。GMS(银染)染色显示组织胞浆菌的小酵母细胞形式(细胞壁黑染)。(B)在播散性组织胞浆菌病患者的肺部,荚膜组织胞浆菌酵母相充满了吞噬细胞;图中显示了大量梨形的薄壁出芽孢子(银染)。[Panel A from Deepe GS. Histoplasma capsulatum (Histoplasmosis). In: Bennett JE, Dolin R, Blaser MJ, eds. Mandell, Douglas, and Bennett's Principles and Practice of Infectious Diseases. 8th ed. Elsevier; 2015. Panel B from Husain A. The lung. In: Kumar V, Abbas AK, eds. Robbins & Cottran Pathologic Basis of Disease. 9th ed. Elsevier; 2015.]

治疗

抗真菌治疗适应证(根据 2007 年 IDSA 指南)

1.明确的适应证,已证实或可能有效。

(1)急性弥漫性肺部感染,中重度或重度症状。

(2)慢性空洞性肺部感染。

(3)播散性或 CNS 感染。

2.适应证不明确,疗效未知。

(1)急性局灶性肺部感染,持续性无症状或伴有轻度症状。

治疗	
肺组织胞浆菌病	
急性、自限性、健康宿主	无须治疗，观察
轻度到中度	伊曲康唑
中度到重度	两性霉素脂质体(L-AMB,3~5mg/kg/d)，治疗1~2周直到临床改善，再降级为口服伊曲康唑
播散性组织胞浆菌病	
轻度到中度	伊曲康唑
中度到重度	L-AMB治疗1~2周直到改善，再降级为伊曲康唑
CNS感染	耐受的情况下，L-AMB治疗4~6周直到改善，再降级为口服伊曲康唑(或可考虑伏立康唑，有更好CNS/CSF渗透性)

(2)纵隔淋巴结炎。

(3)纵隔肉芽肿，皮质类固醇治疗的炎症综合征。

3.不推荐、疗效未知或无效。

(1)纵隔纤维化。

(2)孤立、无症状的肺结节。

4.避免使用氟康唑、棘白菌素(体外活性差)。

5.避免在妊娠初期使用唑类药物(潜在致畸性)。

6.伊曲康唑胶囊需要胃酸以增强生物利用度(与食物、酸性饮料同服)，同时抗酸剂的使用可能会导致治疗失败，如H2阻滞剂或质子泵抑制剂(PPI)。

7.服用伊曲康唑可能会导致负性肌力和充血性心力衰竭(CHF)的加重。

8.尽管有新型唑类药物(伏立康唑、泊沙康唑、伊沙康康唑)体外药敏试验和临床疗效的报道，但尚无使用该类药物的循证数据。

皮炎芽生菌

流行病学

1.皮炎芽生菌生长在河流和水道沿岸有机残渣丰富的、潮湿酸性土壤中。

2.存在于美国中西部的俄亥俄州和密西西比河流域(芽生菌病旧称芝加哥病)、美国中南部及与五大湖接壤的地区(纽约北部和加拿大省份)。

3.户外职业或爱好的男性，如林业工人或猎人，以及其随行犬(犬可能是社区暴发的征兆)。

4.分生孢子(孢子)从土壤进入空气中，被吸入而造成原发感染。罕有发生实验室事故或农民感染的报道。

临床特征

1.约50%的感染者是无症状或亚临床感染。

2.潜伏期通常为4~6周。

3.更严重的感染与新近发现的皮炎芽生菌菌株(*Blastomyces dermatitidis*)有关，并更名为吉氏芽生菌(*Blastomyces gilchristii*)。

急性肺部芽生菌病

1.流感样症状，伴发热、疲劳、咳嗽。

2.有感染自愈的报道。

3.可进展为成人呼吸窘迫综合征(ARDS)。

慢性肺部芽生菌病

1.呼吸道症状通常持续2~6个月或更长时间。

2.影像学表现呈大叶性浸润或占位性结节可被误认为是结核病或肺癌，常被误诊或漏诊(图28.4)。

3.典型患者按照社区获得性肺炎进行治疗，在使用多疗程的抗生素治疗后无反应，最终通过支气管镜检查或肺活检确诊。

4.可能会类似放线菌病或结核病(TB)在组织平

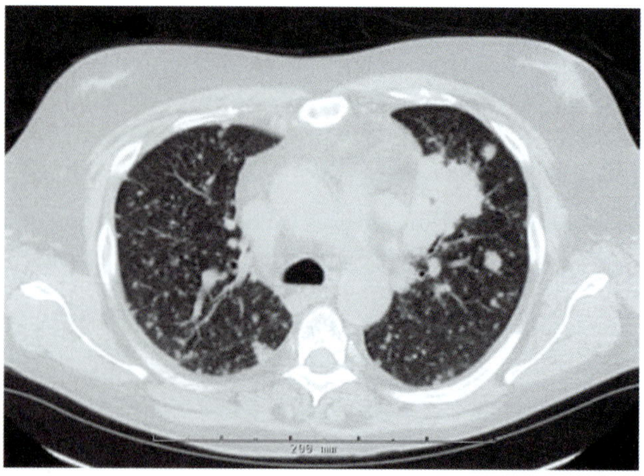

图28.4 肝移植受者感染严重肺部芽生菌病的胸部CT扫描图像，显示左上叶一较大的空洞性肿块，伴许多小结节和弥漫性网状结节浸润。

面连续扩散，肺炎可能并发脓胸、邻近的肋骨或椎骨骨髓炎，或在胸壁形成窦道。

播散性芽生菌病

1. 25%~75%患者，芽生菌肺外传播比组织胞浆菌或球孢子菌更常见。

2.在免疫能力正常和低下的个体中均会发生肺外播散，但细胞免疫功能受损患者(如 HIV、糖尿病、实体器官移植、使用慢性类固醇或 TNF-α 拮抗剂的人群)更容易出现播散。

3.患者可能存在播散征象，但无活动性肺部感染(尽管可能在胸部 X 线片或 CT 扫描图像上显示实变区域)。

4.肺外播散的常见部位包括：皮肤、骨骼/关节、泌尿生殖道(GU)和 CNS。

5.皮肤是最常见的感染部位；病变可为单个或多个，丘疹或脓疱。慢性皮肤病变可呈溃疡性或疣状(类似基底细胞癌，并有凸起的珍珠样边界)。皮肤病变可能发生在身体的任何部位，但偏爱于面部，尤其会沿鼻唇沟分布(图 28.5A，B)。

6.骨关节芽生菌病会导致慢性骨髓炎(通常是长骨或中轴骨)或脓毒性关节炎。脊柱感染可表现为硬膜外脓肿、椎旁或腰大肌脓肿并伴有邻近的椎骨骨髓炎。

7.泌尿生殖道感染，通常表现为男性附睾睾丸炎或慢性前列腺炎(无菌性脓尿)。女性的泌尿生殖道感染少见。

8.播散性感染病例中，有 5%~10%发生中枢神经系统芽生菌病，更常见于糖尿病患者中；通常伴有单一肿块病变的慢性头痛和(或)局灶性神经功能缺损，有时会伴发脑膜炎。

诊断

1.金标准是在 SDA 真菌培养基培养 5~10 天，观察有无生长。也可通过直接镜检观察体液或组织中特征性酵母而做出推定诊断。

2.酵母细胞大(8~15μm)，细胞壁具有折光性，并产生单芽，在母细胞和子细胞之间具有宽基底(图 28.6)。

3.痰液或支气管肺泡灌洗液可用 10% KOH 或钙荧光白处理。GMS 或 PAS 染色可有助于鉴定组织中的酵母细胞。

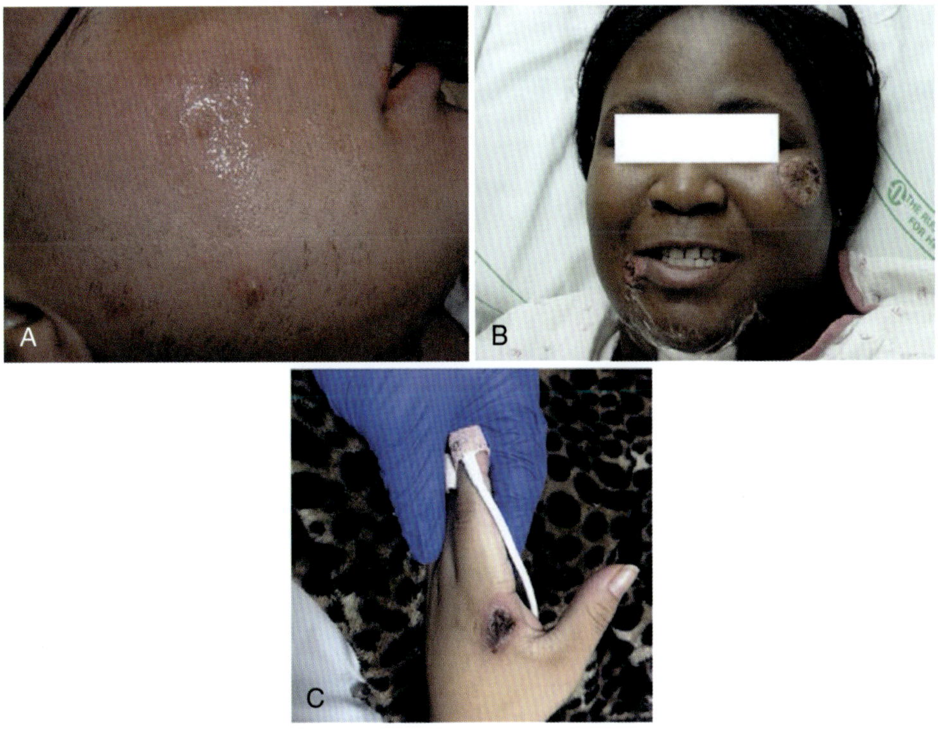

图 28.5 播散性芽生菌病的皮肤病变。(A)脓疱疹。(B，C)大而凸起的疣状病变。

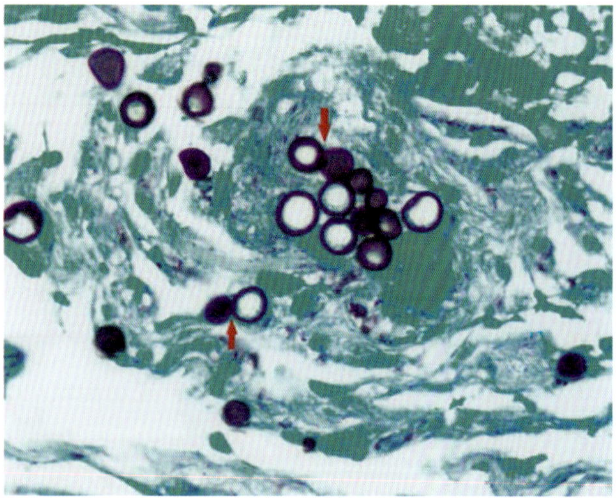

图 28.6 肺活检组织 GMS 染色，一簇酵母细胞及两个宽基底出芽的细胞(箭头所示)。

4.芽生菌引发的炎性反应由嗜中性兼细胞介导。在组织病理学检查中可同时看到微脓肿和肉芽肿。

5.芽生菌检测抗体可在市场上购买，但传统的血清学检查缺乏敏感性和特异性。

6.芽生菌与血清/尿液组织胞浆菌的 ELISA 有高度交叉反应，可用于测量血清或尿液中半乳甘露聚糖芽生菌的特异性 ELISA，但仍可与组织胞浆菌存在交叉反应。

治疗

1.通常建议对所有患者进行治疗，即使是轻度感染患者，因为未经治疗的肺部芽生菌病可能会进展或播散。

2.大多数有肺部芽生菌病的患者会出现长期或慢性症状，需要治疗。

3.轻度至中度非中枢神经系统感染患者，伊曲康唑可作为一线药物。

4.中度至重度肺部芽生菌病、中枢神经系统感染或妊娠早期女性应首选两性霉素 B 脂质体，后续可降级为口服伊曲康唑等唑类药物(可考虑将伏立康唑用于中枢神经系统芽生菌病)。

5.氟康唑和棘白菌素体外的活性较差。

6.药物的生物利用度存在变异(血药浓度低可能是治疗失败的原因)，建议对所有服用伊曲康唑(胶囊或混悬剂)的患者进行药物浓度监测。

7.所有的唑类均可一定程度上抑制 CYP450 系统；在移植受者中，伊曲康唑抑制 CYP3A4 并可升高钙调神经磷酸酶抑制剂(如他克莫司)和环孢素的血药浓度，进而导致药物相互作用而产生毒性，造成肾脏、中枢神经系统的副作用。

8.伏立康唑主要抑制 CYP2C19 同工酶，并可较小程度抑制 CYP2C9 和 CYP3A4，CYP2C19 的基因多态性也可能导致伏立康唑代谢的患者间存在差异。因此，需要对治疗药物浓度进行监测(若使用者代谢快速可能会导致低血药浓度(<1μg/mL)，并导致治疗失败，而高血药浓度(>5.5μg/mL)则可与毒性反应有关，如脑病等。

粗球孢子菌，波萨达斯球孢子菌

流行病学

1.粗球孢子菌主要在加利福尼亚南部引发感染，波萨达斯球孢子菌(*C. posadasii*)这两种菌的感染在临床上无法区分。

2.发现于西半球干旱沙漠地区土壤中：亚利桑那州(有“Cocci 走廊”之称的凤凰城斯科德代尔，图森接壤的高流行地区)、新墨西哥州、加利福尼亚南部、西部得克萨斯州、墨西哥北部，以及中美洲和南美洲的部分地区；在华盛顿州、犹他州的恐龙国家纪念碑发现了一些孤立的感染源。

3.病例也经常发生在流行地区之外，常发生于近期去过或居住在美国西南部的人群；孢子可附着在汽车表面或通过感染地区农产品远距离传播。

4.雨季、沙尘暴、地震后感染率会增加。

5.在环境中以关节孢子存在，主要由肺进入人体，吸入一个孢子就可引发感染。

6.吸入的关节孢子生长转变为酵母相的球囊(最大 70μm)。内生孢子会聚集在球孢子囊内，一旦成熟，球体破裂并释内孢子至周围组织中(孢子再变成球囊，如此循环)。

急性肺球孢子菌病

1.潜伏期通常为 1~3 周，约 60%为亚临床感染。

2.又称“圣华金河热”，可模仿社区获得性肺炎的症状，伴有发热、乏力、咳嗽、胸膜炎、呼吸困难；红细胞沉降率(ESR)升高和周围嗜酸性粒细胞增多的概率为 10%~15%。

3.随着孢子暴露量增加，可能会出现更严重的症状。

4.多关节痛、结节性红斑或多形性红斑组成的相关皮肤病和风湿病综合征(“沙漠风湿病”)更常见于女性，可为原发球孢子菌感染的线索。

5.感染可能会消退且不留后遗症，5%会形成残留的肺结节或薄壁空洞；这些病变通常在 1~2 年内消退，也可扩大或破裂进入邻近的胸膜，可能需要手术切除(图 28.7)。

慢性肺球孢子菌病

1.可发生在糖尿病、免疫功能低下的宿主中。

2.湿性咳嗽、胸痛、呼吸困难和咯血，并伴有盗汗、疲劳和体重减轻的全身症状。

3.胸部影像检查显示实变和空洞形成，可能存在肺门淋巴结肿大。

播散性肺球孢子菌病

1.肺外血源性传播很少见，通常<1%，且常发生在感染的第 1 年。

2.细胞免疫缺陷人群更常见，也可由其他正常宿主进展而来。

3.高风险传播人群包括男性、妊娠女性、有非洲或菲律宾血统的人群，以及由于 HIV 感染、器官移植、使用 TNF-α 拮抗剂而引起的免疫抑制。

4.最常见的传播部位是脑膜，也可以播散到皮肤、骨骼/关节(特别是膝盖或椎骨，有时伴有椎旁脓肿)(图 28.8)。

5.球孢子菌脑膜炎最常见的症状是慢性进行性头痛。患者可能会由于血管炎而出现热性脑卒中或由于脊柱蛛网膜炎而引起背痛。脑脊液显示淋巴细胞增多、低葡萄糖和高蛋白，嗜酸性粒细胞可能升高，而培养通常呈阴性。

6.有供体器官所致球孢子菌感染的报道，通常发生在移植后 2 周内，严重且常致命。

诊断

1.培养是诊断的金标准，但是对体液或组织进行组织病理学检查可能会发现具有内生孢子的特征性球囊(图 28.9 和图 28.10)。

2.成熟的菌落具有很强的感染性，怀疑球孢子菌时应提醒实验室相关工作人员。

3.血清学检查是有效的。球孢子抗体可能需要几周的时间，初始 IgM 反应会在 1~2 周内发生，而后的 IgG 可能会持续数月。

4.抗球孢子菌抗体可通过免疫扩散、ELISA 或补体固定试验来测量；ELISA 检测 IgM 和 IgG 对早期感

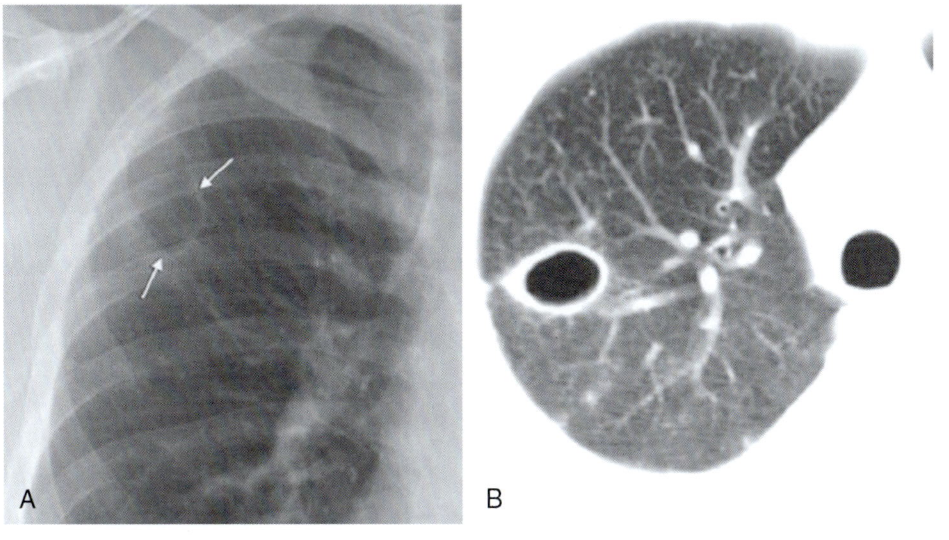

图 28.7 胸部 X 线片和 CT 图像提示右侧肺上叶的球孢子菌形成的薄壁空洞。(Courtesy of Drs. Rebecca M. Lindell and Thomas E. Hartman, Mayo Clinic, Rochester, MN.)

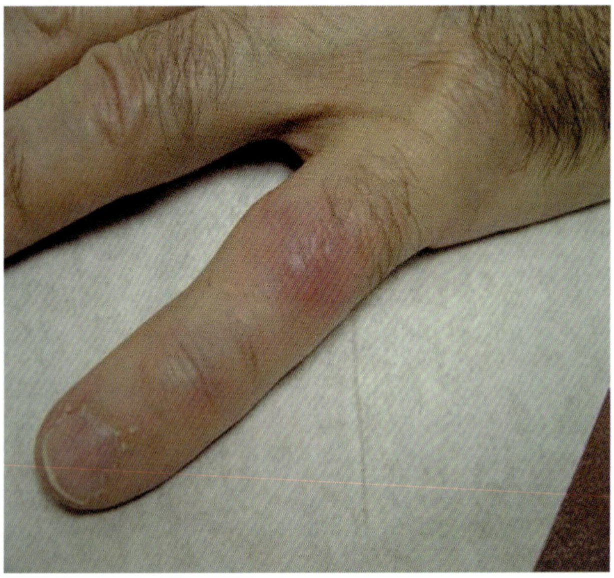

图 28.8 播散性球孢子菌病的皮肤损害表现。

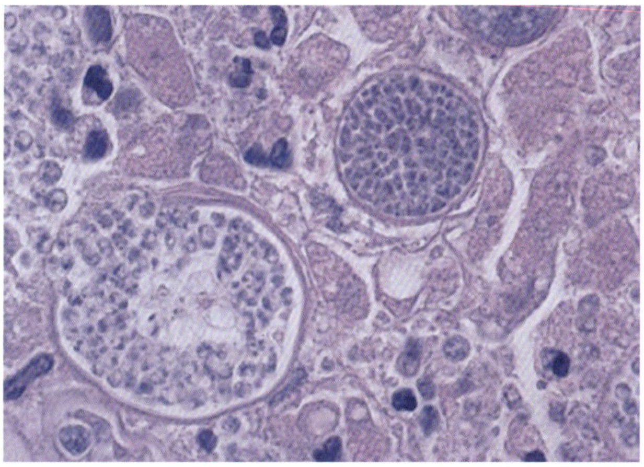

图 28.9 球孢子菌的酵母形式，显示含有细胞内内生孢子的大球体(母细胞)；左侧的球体显示母细胞破裂，内生孢子释放至邻近组织中。(From Klatt EC. The lung. In: Kumar V, Abbas AK, eds. Robbins and Cotran Pathologic Basis of Disease. 9th ed. Elsevier; 2015.)

染更加敏感，可用于初步筛查，但缺乏特异性(特别当 IgM 单独呈阳性时)；免疫扩散比 ELISA 更具有特异性。

5.可通过补体固定法对血清或脑脊液中的球孢子菌抗体进行定量检测，由于脑脊液培养通常呈阴性，这种方法通常用于诊断脑膜疾病。IgG 滴度过高或升高可能与进行性或播散性疾病有关。

6.与组织胞浆菌抗原测定方法相似，球孢子菌抗原测定法可检测尿液、血清或脑脊液中的半乳甘露聚糖，免疫力低下宿主发生播散性感染时的敏感性更高。

治疗

1.通常，对于早期感染的健康宿主，不建议使用抗真菌治疗，因为大多数患者无须治疗即可自愈。

2.高危人群(可能有更严重的疾病或发生播散的患者)，有严重或长期肺炎或播散感染的患者，需要治疗。

3.氟康唑或伊曲康唑的治疗有效。

4.两性霉素 B 及其脂质体应作为严重感染或妊娠早期的初始疗法，唑类药物有致畸性。

5.未治疗的球孢子菌脑膜炎可导致死亡，并且由于存在高复发风险，需要终身治疗；初始治疗使用大剂量氟康唑(400~1200mg/d)，该药物具有出色的 CNS/CSF 渗透性。对于严重或难治的中枢神经系统感染患者，可选用腰椎鞘内或心室灌注给予两性霉素 B。

6.棘白菌素的活性较差。

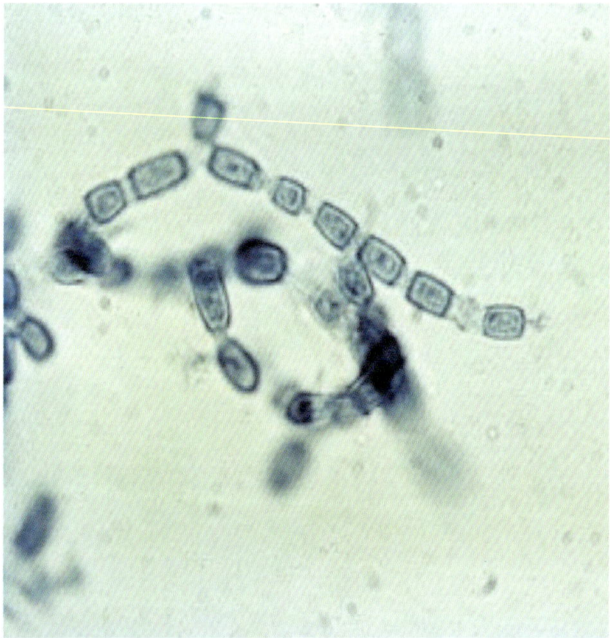

图 28.10 球孢子菌菌丝的桶状关节孢子 (From Shehab KW, Shehab ZM. Coccidioidomycosis. In: Cherry JD, Harrison GJ, Kaplan SJ, Steinbach WJ, Hotez PJ, eds. Feigin and Cherry's Textbook of Pediatric Infectious Diseases. 8th ed. Elsevier; 2019.)

巴西副球孢子菌

流行病学

1.副球孢子菌病是在南美洲发现的一种常见的系统性真菌病(以前称为南美芽生菌病)。

2.大多数病例发生在巴西,其次是委内瑞拉、哥伦比亚、厄瓜多尔及阿根廷。

3.通常,主要影响生活在巴西农村、农业地区的人群,尽管城市地区发病率随着 HIV 大流行而增加。

4.通过吸入土壤中定植的孢子获病,但症状性感染很少见(<5%),且取决于潜在的宿主免疫应答。

5.由直接接触引起的原发性皮肤黏膜感染少见,但存在可能。

6.平均潜伏期可能会>10 年,甚至>15年,离开流行区多年后可能会出现感染。

7.有两种感染模式:急性/亚急性(青少年)和慢性。

急性/亚急性副球孢子菌病

1.占所有病例的<10%,在儿童和年轻人中更为常见。

2. HIV 感染者也可能出现急性疾病。

3.表现为播散性感染,并通过网状内皮系统播散。

4.症状包括发热、体重减轻、外周和中枢性淋巴结肿大、肝大、脾大、骨髓浸润引起的全血细胞减少,肺炎不常见。

5.疾病可模仿播散性结核、组织胞浆菌感染或淋巴瘤;患有急性副球孢子菌病和存在风险因素的人群应进行 HIV 感染检测。

慢性副球孢子菌病

1.90%的副球孢子菌病以慢性形式存在,症状可能在初次感染后数月或数年出现。

2.常见于从事农业或种植业工作的 30~60 岁男性。

3.临床表现为肺炎,黏膜受累率>50%。口腔黏膜最常受影响,通常表现为疼痛性溃疡(图 28.11)。

4.可以从肺传播到其他部位,包括皮肤、淋巴结、肾上腺和中枢神经系统,类似于结核或组织胞浆菌病。

诊断

1.可通过培养痰液、血液、皮肤和其他组织进行诊断。可能需要 3~4 周才能生长。

2.对体液或组织的直接镜检可发现酵母的特征形式:大而圆的母细胞,其上附有多个基底狭窄的芽生子细胞,像“船舵”一样,如仅存在两个芽生孢子,则形成“米老鼠”耳朵的形状(图 28.12)。

3.可以进行血清学检测,但免疫功能低下的患者可能不敏感。

治疗

1.大多数唑类、两性霉素 B 和 TMP-SMX 均具有治疗活性。

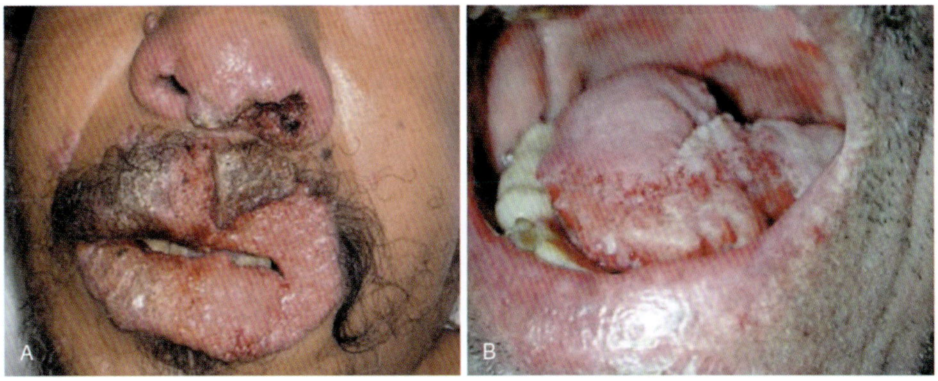

图 28.11　副球孢子菌病的皮肤黏膜病变。(Panel A from Restrepo A, Tobón AM, Cano LE. Paracoccidioidomycosis. In: Bennett JE, Dolin R, Blaser MJ, eds. Mandell, Douglas, and Bennett's Principles and Practice of Infectious Diseases. Updated 8th ed. Elsevier; 2015. Panel B from Negroni R, Anstead GM, Graybill JR. Paracoccidioidomycosis. In: Guerrant RL, Walker DH, Weller PF, eds. Tropical Infectious Diseases: Principles, Pathogens and Practice. 3rd ed. Elsevier; 2011.)

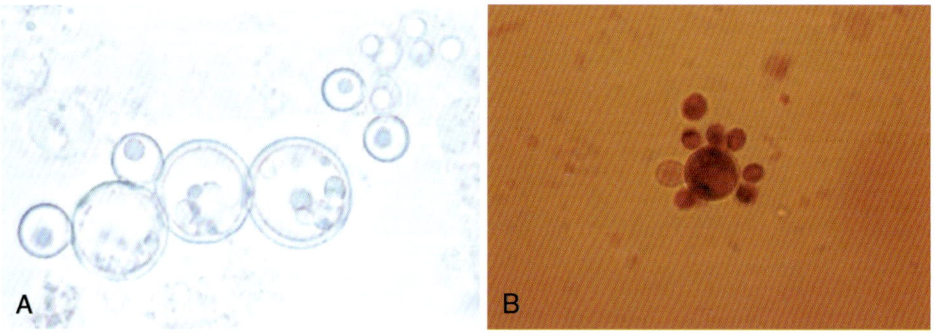

图 28.12 副球孢子菌的酵母相显示出特征性的多个芽生子细胞，类似于米老鼠的耳朵(A，左下)或船舵(B)。(Panel A from Restrepo A, Tobón AM, Cano LE. Paracoccidioidomycosis. In: Bennett JE, Dolin R, Blaser MJ, eds. Mandell, Douglas, and Bennett's Principles and Practice of Infectious Diseases. 8th ed. Elsevier; 2015. Fig. 269.1. Panel B from Negroni R, Anstead GM, Graybill JR. Paracoccidioidomycosis. In: Guerrant RL, Walker DH, Weller PF, eds. Tropical Infectious Diseases: Principles, Pathogens and Practice. 3rd ed. Elsevier; 2011.)

2.伊曲康唑推荐用于轻度至中度疾病，两性霉素 B 的脂质体或大剂量 TMP-SMX 用于严重感染患者，大剂量 TMP-SMX 或伏立康唑也可用于中枢神经系统感染。

3.使用 TMP-SMX 可能需要更长的疗程以防止复发。

马尔尼菲(青霉)篮状菌

流行病学

1.居住在东南亚的 HIV 感染者或到流行区旅行的免疫力低下人群的主要机会病原体。

2.流行于东南亚，尤其是泰国北部和越南、印度东北部，以及中国的南部(广东、广西沿海一带)。

3.确切生态位尚不清楚，但据推测是从环境中吸入孢子所致，很少有通过皮肤感染的报道。

临床表现

1.多数受影响的患者为男性，包括 HIV 感染(CD4<100 个细胞/微升)、器官移植、长期使用类固醇或 γ-干扰素缺乏、潜在的细胞免疫缺陷，老年人和营养不良的人群也有较高的患病风险。

2.大多数感染是无症状或亚临床症状，有症状的疾病是由潜伏感染的再激活和继发播散所致，尤其是向网状内皮系统器官(淋巴结、肝脏、脾脏、骨髓)的播散。

3.篮状菌病可能被误认为是播散性结核病、组织胞浆菌病或类鼻疽，常见症状包括发热、体重减轻、咳嗽、腹泻、淋巴结肿大、肝大、脾大和全血细胞减少症。

4.弥漫性丘疹的发病率为 60%~70%，丘疹可能发展为中央脐凹，类似于播散性皮肤隐球菌病或传染性软疣。

5. 50%的患者存在血培养阳性(真菌血症)。

6.肺部影像学显示弥漫性网状结节(粟粒状)浸润，但可见占位性实变或空洞化改变。

诊断

1.取痰液、血液、皮屑、淋巴结组织和骨髓培养，通常在 2~7 天内生长。

2.霉菌菌落的特征是产生可溶性红色色素，该色素可扩散到琼脂中。

3.细胞内外酵母呈椭圆形，通过裂变分裂而非芽生分裂，因此，其具有特征性的中隔或横膈。

4.用于诊断组织胞浆菌或曲霉菌感染的半乳甘露聚糖抗原测定可以看到与篮状菌的交叉反应。

5.血清学检测尚未证明有效。

治疗

1.伊曲康唑用于轻度至中度感染，两性霉素 B 脂质体用于中度至重度感染，以及中枢神经系统疾病。

2.伏立康唑可以替代伊曲康唑,氟康唑的活性较差,不建议使用棘白菌素类药物。

3.通常,对于 CD4>50 个细胞/微升的 HIV 感染者,开始抗真菌治疗后应将抗反转录病毒治疗(ART)的时间推迟 2 周,以降低 IRIS 的风险。如果 CD4<50 个细胞/微升,则建议不延迟 ART 治疗。

4.对于 HIV 感染者,建议伊曲康唑持续维持剂量(200mg/d)进行二级预防,直至 ART 免疫重建,通常 CD4>100 个细胞/微升至少持续治疗 6 个月。

孢子丝菌属

流行病学

1.大多数病例在北美和南美有报道,但在世界范围内均有发现,特别是墨西哥、哥伦比亚、巴西和乌拉圭；在秘鲁农村中部高地生活的儿童和成人中发现了高流行区。

2.尽管在世界范围内还发现了其他较不常见的菌种(如巴西孢子丝菌),但申克孢子丝菌是主要致病菌种。

3.感染是由含有真菌孢子的土壤或腐生物通过创伤接触皮肤和皮下组织所致。

4.过去,称之为“玫瑰园丁病”,指感染在玫瑰刺伤后引发。

5.在土壤、稻草、干草、木材和泥炭藓中发现孢子丝菌,高风险人群包括园丁、园林师、花匠、林业工人或建筑工人。

6.人畜共患病的传播很普遍。皮肤感染可能是由挖掘型动物(尤其是猫、犬,甚至犰狳)的咬伤或抓伤引起。孢子丝菌病最早发现于南美犰狳猎人。

7.吸入雾化的孢子丝菌可能会导致肺部感染。

临床表现

1.感染类型包括,皮肤淋巴管型、肺炎、骨/关节感染和播散型疾病。

2.播散型感染发生在具有潜在免疫缺陷的个体中,包括营养不良、乙醇(酒精)中毒、糖尿病和 HIV 感染。

3.皮肤淋巴管型孢子丝菌病

(1)最初,真菌接种部位通常涉及手指或手,但也可在身体有创伤的任何部位。

(2)几周内,感染部位会出现无痛性丘疹,病灶可保留为固定的丘疹或斑块。在某些情况下,丘疹会发生溃疡,然后沿局部淋巴管继发扩散,可能不存在局部腺病(图 28.13)。

(3)孢子丝菌样病变(结节性淋巴管炎)的鉴别诊断包括诺卡氏菌、海鱼分枝杆菌(或其他非结核分枝杆菌)和利什曼原虫。

4.肺部孢子丝菌病

(1)在酒精中毒或慢性阻塞性肺疾病的中年男性中更常见。

(2)可表现为类似于纤维空洞型肺结核,预后通常较差。

5.骨关节型孢子丝菌病

(1)可能导致脓毒性关节炎或骨髓炎,其原因是真菌通过皮肤直接接种到关节腔或骨骼中。

(2)也可能发生从肺向单个关节或多个关节的血行播散。

6.播散型孢子丝菌病

(1)播散性感染很少见,最常见于潜在 HIV 感染晚期的患者。

(2)可以从肺部或皮肤淋巴感染的部位扩散。

(3)可能扩散到任何器官,如眼、脑膜、肝脏、脾脏、骨髓和淋巴结,也可能与弥漫性皮肤受累有关。

诊断

1.皮肤、痰液或其他组织的培养仍然是诊断的金标准。孢子丝菌在 SDA 上很容易生长,通常需要 1~2 周。

2.酵母细胞呈小椭圆形,有时形似雪茄(图 28.14)。

3.组织病理学检查可能显示中性粒细胞和肉芽肿的混合炎性反应,与芽生菌相似。

4.血清学检测无意义。

治疗

1.即使是健康宿主或皮肤固定型患者,若不进行治疗,感染也不会消退。

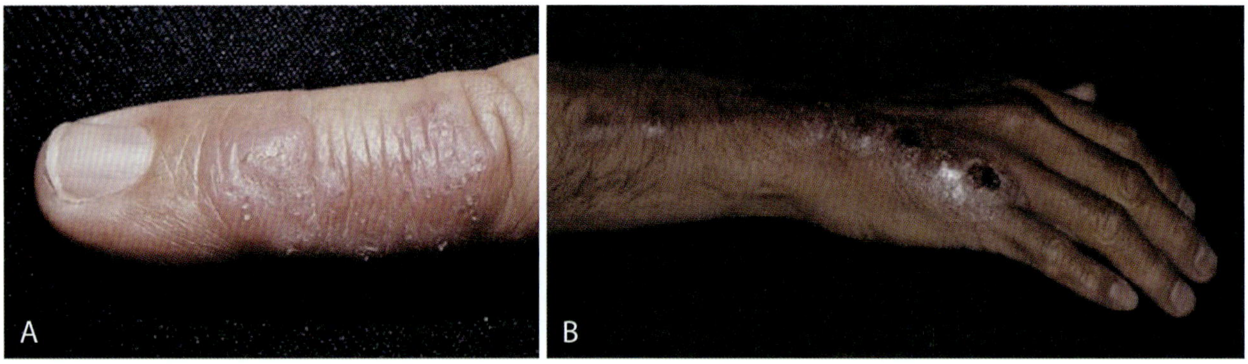

图 28.13 孢子丝菌病。(A)手指上的慢性硬结斑块。(B)特征性的皮肤淋巴管型分布模式。(Panel A from Cohen BA. Pediatric Dermatology, 4th ed. Elsevier; 2013. Panel B courtesy Adrina Motta MD, Universidad El Bosque, Bogota, Colombia.)

2.轻度至中度感染,包括皮肤淋巴管型及骨关节疾病或单纯性肺炎,首选伊曲康唑治疗。

3.中度至重度的孢子丝菌病,优选两性霉素 B(最好是脂质体),再逐渐改为长期口服伊曲康唑治疗。

4.氟康唑不如伊曲康唑有效,是二线治疗药物;特比萘芬可能有效,但临床数据有限。

5.口服碘化钾饱和溶液(SSKI)已被用于治疗孢子丝菌病,尤其是在唑类药物应用之前;现在已被伊曲康唑替代,但由于成本低廉,发展中国家仍可能使用 SSKI。副作用包括有金属味、呕吐和唾液腺肿大等,可能会限制其使用。

6.局部热疗可能是皮肤固定型孢子丝菌病的有效治疗方法,尤其是对于禁用唑类药物的妊娠女性。

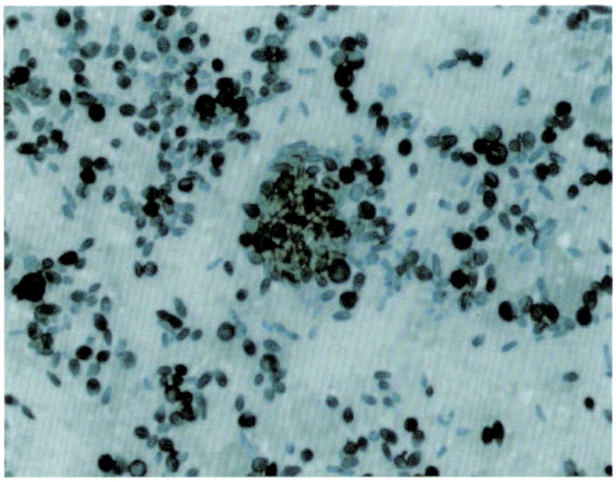

图 28.14 孢子丝菌小椭圆形孢子的 GMS 染色。(Courtesy Dr. Rene Gerhard, São Paulo, Brazil.)

伊蒙菌属

1.广泛分布于世界各地土壤中的双相真菌。

2.一些菌种与啮齿类动物肉芽肿性肺部感染有关。

3.罕见,但在晚期 HIV 感染者和实体器官移植受者中可观察到播散性感染。

4.可被误诊为弥漫性组织胞浆菌病。

5.在南非的 13 名 HIV 感染者中,伊蒙菌病报告中 CD4+ T 细胞最大中位数为 16 个细胞/微升。

6.继发于发热、真菌血症、肺炎(影像学表现可模仿肺结核)和弥漫性皮肤损伤(包括丘疹、斑块结痂和溃疡)。

7.在真菌培养基上容易生长,酵母菌落小且呈椭圆形,带有单个或多个窄基芽孢。

8.建议用两性霉素 B 治疗,然后逐步改用伊曲康唑。

(张美洁 译 刘维达 校)

推荐阅读

1. Wheat LJ, Freifeld AG, Kleiman MB, Baddley JW, et al. Clinical practice guidelines for the management of patients with histoplasmosis: 2007 update by the Infectious Diseases Society of America. *Clin Infect Dis*. 2007;45:807–825.
2. Chapman SW, Dismukes WE, Proia LA, et al. Clinical practice guidelines for the management of blastomycosis: 2008 update by the Infectious Diseases Society of America. *Clin Infect Dis*. 2008;46:1801–1812.
3. Galgiani JN, Ampel NM, Blair JE, et al. 2016 Infectious Diseases

Society of America (IDSA) Clinical practice guideline for the treatment of coccidioidomycosis. *Clin Infect Dis*. 2016;63:717–722.
4. Kauffman CA, Bustamante B, Chapman SW, et al. Clinical practice guidelines for the management of sporotrichosis: 2007 update by the Infectious Diseases Society of America. *Clin Infect Dis*. 2007;45:1255–1265.
5. Shikanai-Yasuda MA, Mendes RP, Colombo AL, et al. Brazilian guidelines for the clinical management of paracoccidioidomycosis. *Rev Soc Bras Med Trop*. 2017;50:715–740.
6. Supparatpinyo K, Khamwan C, Baosoung V. Disseminated *Penicillium marneffei* infection in Southeast Asia. *Lancet*. 1994;344:110–113.
7. Nelson KE, Sirisanthana T. Disseminated *Penicillium marneffei* infection in a patient with AIDS. *N Engl J Med*. 2001;344:1763.
8. Kawila R, Chaiwarith R, Supparatpinyo K. Clinical and laboratory characteristics of *Penicilliosis marneffei* among patients with and without HIV infection in Northern Thailand. *BMC Infect Dis*. 2013;13:464.
9. Kenyon C, Bonorchis K, Corcoran C, et al. *Emmonsia*: a dimorphic fungus causing disseminated infection in South Africa. *N Engl J Med*. 2013;369:1416–1424.

第29章 单一形态感染病变

PascHalis Vergidis

微生物学

透明丝孢霉是一种无色、有隔膜菌丝并产生关节孢子的霉菌，包括曲霉属、镰刀菌属和青霉属。

曲霉菌

曲霉菌生长迅速，3天内成熟。在组织学上形成分隔菌丝（直径3~12μm），呈约45°角的分支（图29.1）。菌丝几乎彼此平行。

（1）烟曲霉是最常见的菌种。

（2）土曲霉对两性霉素B耐药。

（3）黄曲霉可使免疫正常宿主患鼻窦炎，但不会侵入组织。

（4）黑曲霉通常定植于呼吸道，但有时可能与侵袭性疾病有关。黑曲霉可引起耳真菌病，为非侵袭性疾病。

（5）曲霉菌普遍存在于固体、水、空气和腐烂的植物中。

（6）在医院建成或改造后，散布的孢子可导致疾病暴发。

镰刀菌

1.茄病镰刀菌和尖孢镰刀菌是镰刀菌中与人类疾病相关的最常见菌种。

2.镰刀菌产生特征性的梭形大分生孢子（香蕉或独木舟状大分生孢子）（图29.2）。在组织学上，镰刀菌形成以锐角分支的分隔菌丝（直径3~8μm）。

青霉菌

1.青霉属通常定植于呼吸道而不引发疾病。

2.另见第28章（双相型真菌）中的马尔尼菲篮状菌（原为马尔尼菲青霉菌）。

接合菌

1.接合菌是一类可形成宽带状菌丝的真菌（直径

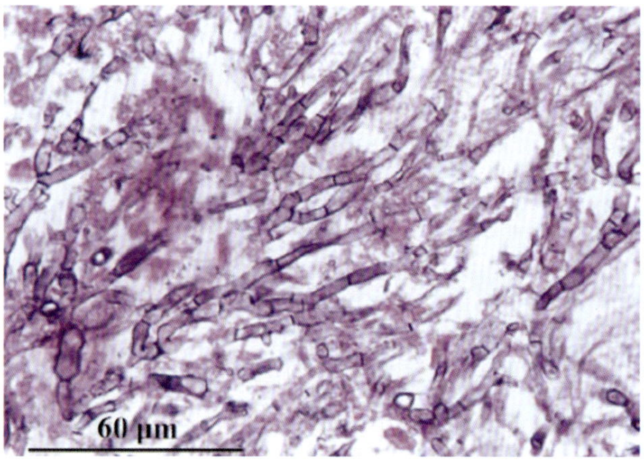

图29.1 曲霉的分隔菌丝，呈约45°角分支。（From Kaminski's Slide Atlas, University of Adelaide. https://mycology.adelaide.edu.au/.）

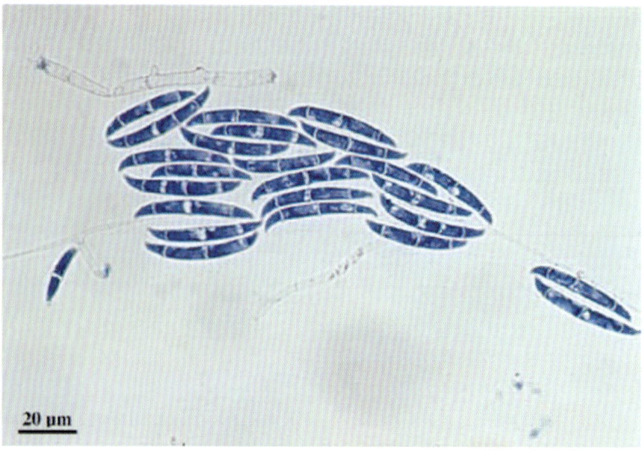

图29.2 镰刀菌属典型的“香蕉”状大分生孢子。（From Kaminski's Slide Atlas, University of Adelaide. https://mycology.adelaide.edu.au/.）

3~25μm)，无或少有隔膜(图 29.3)。分支不规则，非二分支，有时成直角。

2.接合菌包括根霉属、毛霉属、根毛霉属、小克银汉霉属、横梗霉属(以前称为犁头霉属)和其他菌种。

3.根霉和根毛霉产生根状菌丝(根状菌)。

4.疾病风险因素包括糖尿病控制不佳伴有高血糖和酮症酸中毒、血液系统恶性肿瘤/造血干细胞移植(HSCT)/实体器官移植(SOT)、皮质类固醇的使用、严重创伤(战争损伤、龙卷风、海啸后)中的皮肤和软组织感染。

赛多孢子菌

1.产生浅黄至黄棕色的可扩散色素。有分隔菌丝(直径 2~4μm)。类似于曲霉属，但在 60°~70°角处表现为二分支。

2.尖端赛多孢子菌(波氏假性阿利什霉的无性形式)。

3.多育节荚孢霉(*Lomentospora prolificans*)(无无性形式)。

暗色真菌

1.存活于土壤和空气中的多类真菌，生长在植物和有机体中。由于其细胞壁中存在黑色素，菌落通常为黑色。

2.许多该菌的感染是由环境中的外伤植入皮肤或皮下组织引起的。

3.吸入可引起肺部感染。为可传播疾病。

4.最重要的人类病原体：链格孢属、离蠕孢属、弯孢属和明脐霉属。

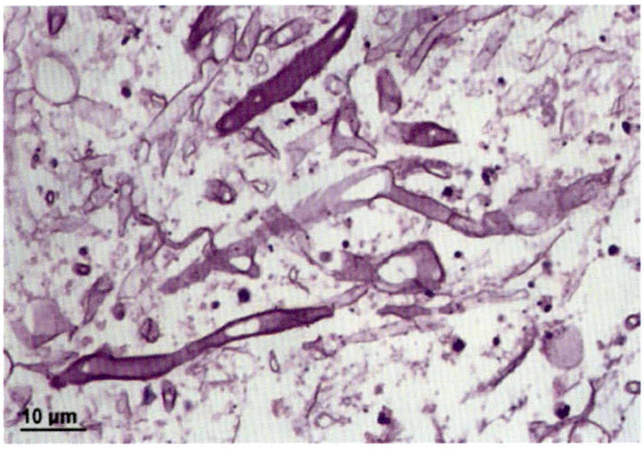

图 29.3 毛霉的丝带状无隔菌丝。(From Kaminski's Slide Atlas, University of Adelaide. https://mycology.adelaide.edu.au/.)

5.真菌性足菌肿和着色真菌病是由暗色胞壁真菌引起的不同疾病。

皮肤癣菌

1.皮肤癣菌是丝状真菌，可以消化角蛋白并从角蛋白中获取营养。

2.最常见的皮肤癣菌病由犬小孢子菌、红色毛癣菌和絮状表皮癣菌引起。

侵袭性肺真菌病

临床综合征

1.侵袭性肺真菌病最常见的病因是曲霉菌。

2.侵袭性曲霉病的风险因素包括严重和长期的中性粒细胞减少症、HSCT、移植物抗宿主病、SOT、TNF-α 拮抗剂、慢性皮质类固醇治疗、AIDS 及慢性肉芽肿。在 SOT 受体中，肺移植受体的风险最高。

3.其他肺部霉菌感染通常发生在严重中性粒细胞减少症和 HSCT/SOT 受体的患者中。包括接合菌、其他透明丝状菌(如镰刀菌)和暗色霉菌(如链格孢属、离蠕孢属、弯孢属)。

4.肺部感染通常是细菌进入机体的主要部位。感染该类菌可能会播散到其他组织(包括中枢神经系统)。

发病机制

1.吸入的分生孢子进入肺部后会发芽并转化为菌丝。

2.该类菌侵入血管导致血栓形成和组织梗死。血管破裂可引起咯血。

3.血管侵袭性坏死是毛霉菌病的标志。如果孢子被营养不良且免疫功能低下的患者吞食，可能会发展为胃肠道毛霉病。这种罕见的综合征主要影响胃部，除霉菌感染外，还可能导致中空器官破裂并继发细菌感染。

4.毛霉菌病可能表现为突破性感染，即对曲霉菌有效但对毛霉菌无效(例如，预防性用伏立康唑或棘白菌素)。

5.赛多孢子菌病由吸入引起，但也有淹溺于脏水后感染此菌的报道。在这种情况下可能会导致肺炎并播散到中枢神经系统。

临床表现

1.咳嗽、呼吸困难、胸膜炎性胸痛和咯血在侵袭性肺曲霉病中很常见。使用广谱抗生素治疗，但仍持续发热的高危患者应考虑该诊断。其他临床特征包括胸腔积液和气胸。由于免疫受损宿主的免疫力减弱，症状可能会不明显。

2.溃疡性曲霉气管支气管炎通常发生在肺移植受体患者中，其特征是广泛的假膜性或溃疡性病变。

3.除镰刀菌感染外，真菌血症并不常见。播散性疾病可迅速进展至死亡。

4.肺毛霉菌病可能表现为坏死肿块及咯血，并可通过血管浸润扩散到纵隔或心包。

诊断

1.侵袭性曲霉病

(1)诊断通常通过在高危患者呼吸道样本中发现曲霉菌，并与影像学检查结果一致。

(2)血清曲霉半乳甘露聚糖：中性粒细胞减少症患者的敏感性为82%。SOT受体的敏感性较低。与血清相比，支气管肺泡灌洗(BAL)液中的半乳甘露聚糖具有更高的敏感性。注意半乳甘露聚糖在其他真菌病(如组织胞浆菌病、镰刀菌病)中也可呈阳性。

(3)血清β-D-葡聚糖与曲霉病诊断的低敏感性和低特异性有关。

(4)影像学表现：肺结节浸润见于曲霉病和其他霉菌感染。晕征表现为结节周围毛玻璃样混浊，反映血管浸润后出血。空洞发生在病程后期。

2.镰刀菌病

(1)镰刀菌属可释放β-D-葡聚糖。该检测不具有特异性。

(2)曲霉半乳甘露聚糖可能发生交叉反应并产生阳性结果。

(3)影像学检查结果类似于其他侵袭性霉菌感染(肺结节、晕征、空洞)。

(4)侵袭性疾病中该菌真菌血症的发病率很高(与其他霉菌感染不同)。

3.肺毛霉病

(1)通常通过组织病理学确诊。

(2)由于无分隔菌丝的脆性，其组织培养的敏感性较低。可以通过切碎(而不是均质化)组织样本来提高产量。

(3)曲霉半乳甘露聚糖和β-D-葡聚糖检测在毛霉菌病中呈阴性。

(4)累及肺部则表现为空洞形成。组织血栓形成可导致楔形梗死。

4.赛多孢子菌病

常通过培养确诊。组织病理学可能显示血管浸润和血栓形成。

治疗

1.侵袭性曲霉病

(1)主要方案：与两性霉素B相比，伏立康唑可提高生存率并减少副作用。在一项随机对照试验中，发现艾沙康唑在治疗侵袭性霉菌病方面不劣于伏立康唑。

(2)可替代地使用两性霉素B脂质制剂或泊沙康唑。与口服混悬液相比，使用缓释泊沙康唑片可达到更高的血清浓度。

(3)两性霉素B、泊沙康唑和艾沙康唑对毛霉菌和其他非曲霉菌有一定的抗菌作用，可用于经验性治疗。

(4)常规不推荐联合治疗。在一项针对血液系统恶性肿瘤患者和HSCT受体的随机对照研究中，未能证明联合阿尼芬净治疗比单用伏立康唑治疗具有优势。然而，半乳甘露聚糖阳性组的联合治疗死亡率较低。对于严重、长期中性粒细胞减少症或血清/BAL半乳甘露聚糖升高的患者，可以考虑联合治疗。

2.侵袭性镰刀菌病

(1)通常建议将两性霉素B脂质制剂与伏立康唑联合使用，直至获得抗真菌敏感性。值得注意的是，镰刀菌属对棘白菌素具有内在耐药性。

(2)辅助治疗包括粒细胞集落刺激因子(CSF)、粒细胞-巨噬细胞CSF和粒细胞输注，但其疗效远未经证实。

3.毛霉菌病

(1)使用两性霉素B的脂质制剂(如两性霉素B脂质体5~10mg/kg)进行初级治疗。

(2)与棘白菌素联合治疗可能获益。

(3)地拉罗司作为辅助治疗并无益处,实际上可能会加重病情。

(4)一旦疾病得到控制,泊沙康唑或艾沙康唑可用作补救或降压治疗。

(5)其他措施包括:①受影响组织的手术清创;②纠正高血糖、酮症酸中毒;③减少使用免疫抑制(如果可能);④粒细胞 CSF、粒细胞-巨噬细胞 CSF、粒细胞输注。

(6)在 HSCT 和 SOT 受体中,毛霉菌病与高死亡率相关。

4.赛多孢子菌病

(1)尖端赛多孢子菌通常对两性霉素 B 具有耐药性。应使用伏立康唑治疗。

(2)多育节荚孢霉(旧称赛多孢子菌)通常对所有抗真菌药物都有耐药性。应进行手术清创。考虑减少免疫抑制剂的使用。联合抗真菌治疗可能获益。有报道显示特比萘芬和棘白菌素可有体外协同作用。

慢性肺曲霉病

临床综合征

1.慢性肺曲霉病(CPA)通常发生在有潜在器质性肺病(由于结核病或非结核分枝杆菌感染、既往胸腔手术等导致的预先存在的肺腔隙)的患者中。

2.慢性肺曲霉病通常影响中年患者,主要是男性。

疾病类型

1.曲霉结节:一个或多个结节,通常直径<3cm 且不会形成空洞。

2.慢性空洞性肺曲霉病是最常见的类型。其特点是存在多个空腔,空腔可能包含或不含曲霉球。若不及时治疗,肺空洞可能会进展为慢性纤维化肺曲霉病。广泛的纤维化破坏可导致肺功能丧失。

3.亚急性侵袭性曲霉病发生在轻度免疫功能低下或非常虚弱的患者中。该病具有与慢性空洞性肺曲霉病相似的特征,但进展更快。

4.曲霉球是肺、胸膜腔或扩张支气管内的真菌球(图 29.4)。这可能是慢性空洞性肺曲霉病或亚急性侵袭性曲霉病的并发症。

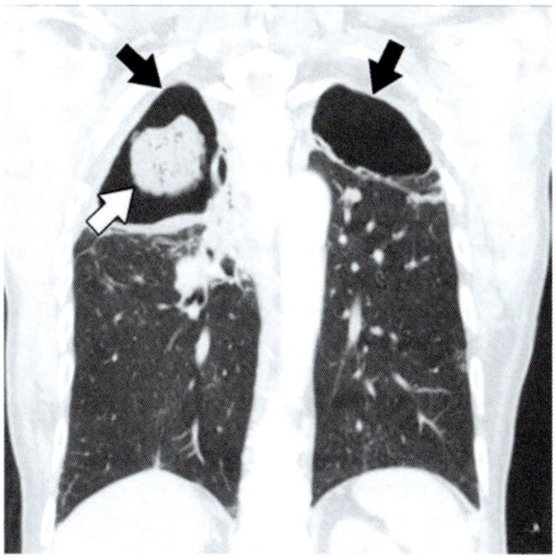

图 29.4 右上叶肺腔内的曲霉球(真菌球)。

临床表现

1.该病表现为呼吸困难、慢性咳痰和全身症状,如体重减轻、不适和厌食。

2.曲霉球可能无症状。

3.咯血是一种严重的、可能危及生命的并发症。

诊断

1.曲霉菌 IgG 升高。

2.来自痰液/BAL 培养物的曲霉菌生长,BAL 曲霉半乳甘露聚糖呈强阳性。

3.组织病理学显示菌丝符合曲霉特征。

4.影像学表现:慢性空洞性肺曲霉病的特征显示一个或多个可能含有曲霉球的厚壁肺腔相关的实变区域。曲霉球表现为实性、圆形或椭圆形腔内团块。在对比 CT 图像中无强化。

治疗

1.唑类疗法对进行性/有症状的疾病有益,可能有助于预防或治疗咯血。对治疗的反应通常很慢,治疗时间可能会延长(6~12 个月或更长时间)。

2.伏立康唑是治疗 CPA 的主要抗真菌药物。替代的抗真菌药物为伊曲康唑、泊沙康唑和艾沙康唑。

3.氨甲环酸可用于控制轻中度咯血。严重咯血需行支气管动脉栓塞治疗。

4.单个曲霉球可以通过手术切除。

过敏性支气管肺曲霉病

临床综合征

过敏性支气管肺曲霉病(ABPA)是哮喘或囊性纤维化患者气道曲霉定植后的一种超敏反应。

发病机制

ABPA由宿主对曲霉的异常炎症反应引起。

临床表现

ABPA的特征是支气管黏液嵌塞。在疾病恶化期间,患者出现短暂的肺部浸润。中枢性支气管扩张在患病多年后发生。ABPA可进展为肺纤维化或慢性肺曲霉病。

诊断

1.诱发条件(至少其一):哮喘、囊性纤维化。

2.硬性标准(两者均必须存在):曲霉菌IgE升高。总IgE升高(通常>1000IU/mL)。

3.其他标准(必须至少存在两项):血清抗体沉淀或曲霉菌IgG升高、影像学肺部模糊与ABPA一致、嗜酸性粒细胞增多(>500个细胞/微升)的糖皮质激素初治患者。

4.不符合ABPA标准的重度哮喘患者,可能患有真菌致敏的重度哮喘。

治疗

1.治疗旨在控制过敏反应和减轻真菌负荷。

2.建议疾病恶化时使用皮质类固醇治疗。

3.在一项随机试验中,伊曲康唑给药16周显著减少了皮质类固醇的使用,降低了IgE水平,并改善了运动耐量和肺功能。根据已有研究,通常使用伊曲康唑治疗。其他抗曲霉有效的唑类药物可能有效。

4.伊曲康唑与某些吸入性皮质类固醇之间的相互作用可导致库欣综合征。

5.停止抗真菌治疗后复发很常见。可能需要长期抗真菌治疗。

6.避免接触真菌(房屋翻新、堆肥、农业)可以防止病情恶化。

眼部疾病

临床综合征

1.角膜炎由隐形眼镜佩戴者的外伤引入或不良卫生习惯引起。2004—2006年发生镰刀菌感染暴发事件,与被污染的隐形眼镜溶液有关。曲霉角膜炎可由外伤或角膜手术引起。接触自然淡水或在自然淡水中游泳是风险因素之一。

2.曲霉菌是霉菌眼内炎的最常见病因。这种疾病通常是外源性的。内源性眼内炎通常发生在静脉吸毒者和有播散性感染的免疫低下患者中。

3.鼻窦毛霉菌病可能会扩展到眼眶间隙,导致眶周水肿、眼球突出、水肿和隔膜前水肿。通常累及单侧。

诊断

1.角膜炎的诊断通过角膜刮片钙荧光白染色和真菌培养进行确定。

2.霉菌性眼内炎的诊断通过培养玻璃体液或房水进行确定。

治疗

1.角膜炎用那他霉素滴眼液治疗,或者使用两性霉素B滴眼液。

2.眼内炎通过玻璃体内注射两性霉素B或伏立康唑,联合伏立康唑系统治疗(伏立康唑对玻璃体液具有良好的渗透性)。抗真菌治疗应联合玻璃体切割术。

侵袭性真菌性鼻窦炎

临床综合征

1.侵袭性真菌性鼻窦炎发生在血糖控制不佳的糖尿病、中性粒细胞减少症、HSCT/SOT受体和接受皮质类固醇治疗的患者中。感染可引起局部侵袭和播散。

2.侵袭性真菌性鼻窦炎的病原体包括曲霉、毛霉、根霉、镰刀菌、波氏假性阿利什霉和暗色真菌(如链格孢属、离蠕孢属、弯孢属)。

临床表现

1.侵袭性真菌性鼻窦炎表现为发热、鼻出血、鼻窦分泌物和头痛。

2.鼻黏膜出现黑色坏死焦痂是特征性表现,但并不总是存在。这种疾病可能会发展为鼻中隔穿孔。

3.并发症包括眶周水肿、视力丧失、复视、上睑下垂、眼肌麻痹、眼球突出、海绵窦血栓形成和脑脓肿。

4.在糖尿病酮症酸中毒或严重中性粒细胞减少症患者中,毛霉菌病可蔓延至眼眶或脑部。

诊断

1.鼻窦抽吸物培养有助于诊断。

2.诊断通过组织病理学证实组织侵袭进行确定。

3.如果严重免疫功能低下患者有全鼻窦炎的影像学证据,则考虑侵袭性真菌性鼻窦炎。

治疗

1.应使用两性霉素 B 的脂质制剂进行经验性治疗。

2.如果已排除毛霉菌病,则可用伏立康唑治疗感染。

3.可能需要手术清创。

4.临床改善后,治疗可以降级为口服药物(泊沙康唑和艾沙康唑对毛霉菌有抗菌活性)。

过敏性真菌性鼻窦炎(AFR)

临床综合征

1. AFR 是一种过敏性真菌反应,可导致免疫功能正常患者的中嗜酸性黏蛋白积聚。

2.该疾病主要由暗色真菌(链格孢属、离蠕孢属、弯孢属)和曲霉属引起。

发病机制

AFR 由宿主对暗色真菌和曲霉的异常炎症反应引起。

临床表现

AFR 是一种慢性鼻窦炎,通常与鼻息肉病相关,有时与 ABPA 相关。细菌或病毒感染后可能会加重。

诊断

AFR 的特征是慢性鼻窦炎,伴有鼻息肉病和嗜酸性黏液,鼻旁窦内有真菌菌丝。组织病理学未显示组织侵袭的证据。真菌特异性 IgE 升高。

治疗

1.皮质类固醇治疗可以控制炎症反应并导致息肉缩小。短期皮质类固醇治疗后复发很常见。

2.如果药物治疗失败,则需要行鼻内镜息肉切除术。手术治疗后应进行全身糖皮质激素治疗。

3.伊曲康唑可能对难治性疾病或频繁恶化的患者有益。

中枢神经系统感染

临床综合征

1.脑曲霉病见于免疫功能低下的宿主,常伴有肺部感染。静脉吸毒者可出现孤立的脑病。

2.中枢神经系统毛霉菌病通常由鼻窦炎进展引起。静脉注射吸毒者可再次发展为孤立的中枢神经系统感染。

3.由暗色真菌引起的脑脓肿最常由班氏枝霉引起,通常发生在免疫功能低下的宿主中。

4. 2012 年,接受硬膜外甲泼尼龙注射的患者暴发了真菌性脑膜炎,该注射剂被明脐霉(一种暗色霉菌)污染。

5.免疫功能低下宿主的播散性赛多孢菌感染易累及中枢神经系统。

临床表现

脑真菌感染可能表现为精神状态改变、头痛或局灶性神经功能缺损。CNS 感染与高死亡率相关。

诊断

1.通过组织病理学或培养确诊。

2.暗色真菌的细胞壁黑色素在 HE 染色时可呈黄褐色。使用 Fontana-Masson 染色可以更容易地识别这些黑壁真菌。

3.影像学表现无特异性。脓肿表现为环状强化病变。

治疗

1.脑脓肿的治疗包括手术引流/切除联合抗真菌治疗。

2.伏立康唑是曲霉菌脑脓肿治疗的首选药物。

3.毛霉菌病用两性霉B脂质体治疗。泊沙康唑或艾沙康唑在临床改善后可考虑作为降级治疗药物。

4.由暗色真菌引起的CNS感染可先用脂质体两性霉素B治疗,然后再使用伏立康唑(或其他三唑类药物)治疗。

5.尖端赛多孢子菌对两性霉素B具有耐药性。伏立康唑是首选治疗方法。

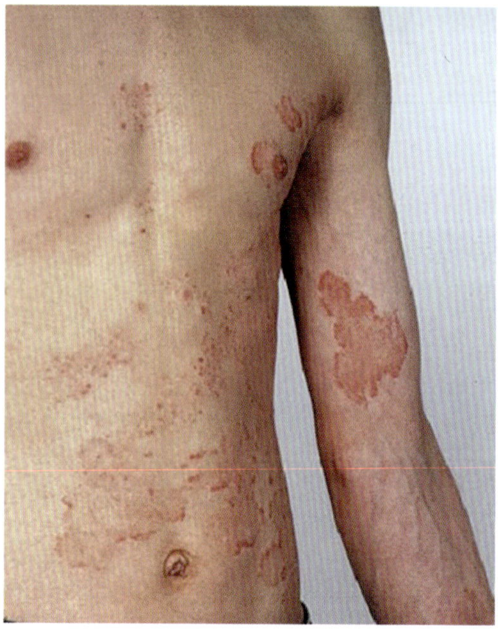

图 29.5 儿科体癣患者的多处癣病灶。

皮肤癣菌病

临床综合征

1.体癣。

2.足癣(脚气)。

3.股癣(腹股沟皱褶)。

4.头癣(皮质)。

5.须癣(胡须)。

6.甲真菌病。

临床表现

1.体癣表现为瘙痒性环状鳞屑或斑块,离心性扩展,后期中央出现皮肤损害,给人一种环形的印象(因此称为癣)(图29.5)。这种情况可能被误诊为湿疹或银屑病。

2.足癣可表现为以下3种形式:趾间(瘙痒、红斑糜烂或鳞屑)、角化过度(足底和足内侧/外侧表面角化过度)或炎症(水疱或大疱性病变)。主要症状是瘙痒。皮肤通常会开裂并伴有浸渍。主要并发症是细菌性蜂窝织炎和甲真菌病。

3.股胫癣(股癣)表现为腹股沟区出现鳞屑。皮疹可能会扩散到会阴或肛周区域。

4.头癣通常发生于幼儿。表现为头皮鳞屑,伴有不同程度的红斑、炎症和脱发,常伴瘙痒。感染可类似于脂溢性皮炎。

5.甲真菌病通常发生于足趾或手掌皮肤真菌感染后。最常表现为远端和甲下受累。

诊断

1.用氢氧化钾(KOH)制剂对受影响区域的皮肤进行刮片检查,可发现分段菌丝。

2.感染微生物可以通过皮肤刮屑或指甲剪的培养物发现。

治疗

1.皮肤癣菌病通常通过局部药物治疗,如唑类抗真菌药(咪康唑、克霉唑或其他)。

2.系统性抗真菌药仅用于泛发性疾病或局部治疗失败的患者。治疗皮肤癣菌病的主要口服抗真菌药是特比萘芬,也可用伊曲康唑或氟康唑。

3.肝衰竭是使用特比萘芬的一种罕见但严重的副作用。

4.局部治疗通常对甲真菌病无效。系统治疗(用特比萘芬或伊曲康唑)将持续数周。可用尿素糊剂去除残留的病甲。

其他皮肤霉菌感染

临床综合征

1.镰刀菌病可表现为局部皮肤病(蜂窝织炎)或播散性多发红斑性皮肤损害(丘疹、结节或坏死性皮肤病变)。最典型的表现是中性粒细胞减少症患者真菌性病甲周围的足趾蜂窝织炎，然后变成播散性坏死皮疹(图 29.6)。

2.赛多孢子菌可通过直接接触(通常是外伤)引起皮肤感染。

3.轻微外伤通常会导致暗色丝孢霉病(暗色真菌)。这种感染在男性中更为普遍,并且与户外活动有关,如农耕和伐木,通常是赤足。

4.真菌性足菌肿和有色芽生菌病是由暗壁真菌引起的不同疾病状态。感染通常发生在机体的外伤接种后,最常见于热带和亚热带地区。

5.毛霉菌引起的与医疗保健相关的感染暴发,与绷带、医院床单和建筑有关。通常接触部位表现类似于坏疽性脓疮的坏死性病变。

临床表现

1.侵袭性镰刀菌病在中性粒细胞减少症患者中表现为顽固性发热，具有不同阶段的转移性皮肤病变。坏死性病变可能类似于坏疽性脓疮。在一项针对 HSCT 受体的研究中,75%的患者出现转移性皮肤病变(图 29.6)。

2.皮肤毛霉菌病可以斑块、水疱、结节或溃疡的形式出现。深部受累可能表现为坏死性筋膜炎、肌炎或骨髓炎。

3.赛多孢子菌感染可引起丘疹性皮肤病变,进而发展为坏死。另一种表现是慢性皮下感染(足菌肿)。

4.皮下暗色丝孢霉病可表现为单个红斑结节,通常在四肢。在极少数情况下,感染可在免疫功能低下的患者中传播。

5.真菌性足菌肿(马杜拉足)是一种慢性皮下皮肤和软组织感染,通常影响下肢(通常是单足)。主要由足马杜拉分枝菌引起，通常影响在农村工作并经常接触土壤的健康成年人(如农民)。该疾病表现为

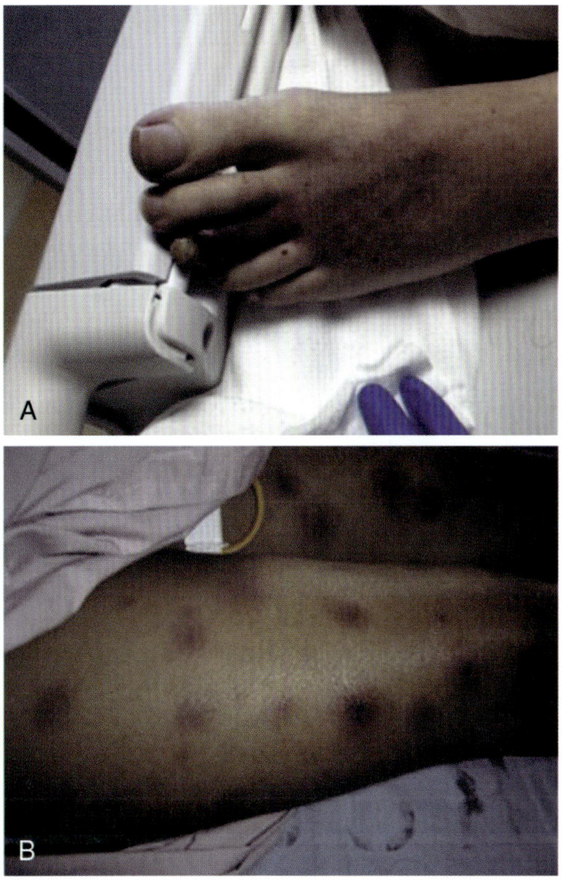

图 29.6 (A)镰刀菌相关的足趾感染,类似于甲真菌病周围的蜂窝织炎。(B)播散性镰刀菌皮疹,类似于多发性坏疽性脓疮。[Panel A from Biesbroeck LK,Shinohara MM. Inpatient Consultative Dermatology. Med Clin North Am. 2015;99 (6):1349–1364. ©2015. Panel B from Narayanan G,et al. Disseminated Fusarium fungemia in a patient with acute myeloid leukemia. Mayo Clin Proc. 2016;91(4):542–543. ©2016.]

结节性病变和窦道引流后肉眼可见的颗粒。感染可能会播散至骨骼。病变可能会在数月至数年内演变。

6.着色芽生菌病是一种皮肤和皮下组织的慢性局部真菌感染,通常累及下肢。主要由裴氏着色霉引起。病变通常呈疣状或菜花状。病变可持续多年。马达加斯加报道了许多病例。

诊断

1.马杜拉足可通过显微镜发现颗粒状物来诊断。颗粒的培养可建立微生物学诊断。影像学可用于确定疾病的程度(如骨骼受累)。

2.通过在 KOH 制备物上鉴定砖格状物进行确诊。

致病真菌可以通过皮肤活检标本培养获取。

治疗

1.由足马杜拉分枝菌引起的真菌性足菌肿可使用伊曲康唑治疗6~24个月。经过数周的抗真菌治疗后采用特定的肿瘤切除术。大病灶切除后的复发率仍然很高。

2.即使使用伊曲康唑或特比萘芬长期抗真菌治疗,色芽生菌病也难以治愈。治疗方式包括手术切除和局部治疗,如冷冻疗法。

3.马杜拉足和着色性芽生菌病可通过避免产生流行地区的皮肤创伤(穿鞋和覆盖四肢的防护服)进行预防。

(张静云 译 刘维达 校)

推荐阅读

1. Wheat LJ, Freifeld AG, Kleiman MB, Baddley JW, et al. Clinical practice guidelines for the management of patients with histoplasmosis: 2007 update by the Infectious Diseases Society of America. *Clin Infect Dis*. 2007;45:807–825.
2. Chapman SW, Dismukes WE, Proia LA, et al. Clinical practice guidelines for the management of blastomycosis: 2008 update by the Infectious Diseases Society of America. *Clin Infect Dis*. 2008;46:1801–1812.
3. Galgiani JN, Ampel NM, Blair JE, et al. 2016 Infectious Diseases Society of America (IDSA) Clinical practice guideline for the treatment of coccidioidomycosis. *Clin Infect Dis*. 2016;63:717–722.
4. Kauffman CA, Bustamante B, Chapman SW, et al. Clinical practice guidelines for the management of sporotrichosis: 2007 update by the Infectious Diseases Society of America. *Clin Infect Dis*. 2007;45:1255–1265.
5. Shikanai-Yasuda MA, Mendes RP, Colombo AL, et al. Brazilian guidelines for the clinical management of paracoccidioidomycosis. *Rev Soc Bras Med Trop*. 2017;50:715–740.
6. Supparatpinyo K, Khamwan C, Baosoung V. Disseminated *Penicillium marneffei* infection in Southeast Asia. *Lancet*. 1994;344:110–113.
7. Nelson KE, Sirisanthana T. Disseminated *Penicillium marneffei* infection in a patient with AIDS. *N Engl J Med*. 2001;344:1763.
8. Kawila R, Chaiwarith R, Supparatpinyo K. Clinical and laboratory characteristics of *Penicilliosis marneffei* among patients with and without HIV infection in Northern Thailand. *BMC Infect Dis*. 2013;13:464.
9. Kenyon C, Bonorchis K, Corcoran C, et al. *Emmonsia*: a dimorphic fungus causing disseminated infection in South Africa. *N Engl J Med*. 2013;369:1416–1424.

第30章 节肢动物传播的疾病

Alfredo J. Mena Lora

节肢动物传播的疾病在美国和世界各地越来越受到重视。该类疾病以节肢动物为传播媒介，是全球感染病发病和死亡的最常见原因之一。在过去的一个世纪里，随着全球化和跨境旅行活动增加，该类疾病的分布也发生了巨大变化。20世纪中叶，登革热开始在美洲热带和亚热带地区流行；近年来，曾经仅影响非洲偏远地区的寨卡病毒已对全世界热带和亚热带地区数百万人群构成重大公共卫生威胁。气温和气候变化也可能导致该类疾病的地理分布发生变化。在未来，临床实践和审查委员会仍需面对发病日益增加的节肢动物传播的疾病。

美国主要的节肢动物传播的疾病

莱姆病

1.莱姆病是由伯氏疏螺旋体引起的蜱传播的多阶段疾病，是美国最常见的蜱传播疾病。在欧洲，其他菌株也可能引起莱姆病，如伽氏疏螺旋体和艾氏螺旋体。

2.病媒：肩胛硬蜱（鹿蜱）、太平洋硬蜱。

3.宿主因地区而异。在美国东北部，白脚鼠、花栗鼠、短尾和蒙面鼩及东部灰松鼠是伯氏疏螺旋体的主要宿主。在加利福尼亚州，伯氏疏螺旋体已经从一些宿主物种中分离出来，这些宿主包括西部灰松鼠、暗足林鼠和加利福尼亚囊鼠。

4.地理位置：新英格兰、中大西洋各州、威斯康星州、明尼苏达州、太平洋西北部（表30.1）。

5.季节：春季、夏季或秋季，天气温暖的时节。

6.临床表现：多阶段。

（1）早期莱姆病：通常发生在被蜱虫叮咬后30天内。

1）早期定位：叮咬部位的靶病变（红斑移行）。可能出现流感样症状（图30.1）。在蜱虫叮咬后一周，可能出现移行性红斑。由于>25%的患者不记得被蜱叮咬过，可能无法推断蜱虫接触史。因此，具有相应自然疫源地暴露的流行病学史是关键。

2）早期传播：感染扩散到皮肤和其他器官。多发较小的红斑移行性病变，伴有不同程度房室传导阻滞的心肌炎和神经系统并发症。可能发生三级心脏传导阻滞，并危及生命。莱姆病的神经表现包括脑神经麻痹、神经根炎或无菌性脑膜炎。

（2）迟发性莱姆病：蜱虫叮咬后数月至数年发病。

1）表现包括关节炎、脑炎、周围神经病变、淋巴细胞瘤或慢性肢端皮炎。

2）莱姆病关节炎通常涉及关节肿胀和负重关节疼痛。大多数患者有膝关节受累。渗出液中可能中性粒细胞增多，并可能被误诊为细菌性化脓性关节炎。

3）第Ⅶ对脑神经病变是最常见的脑神经病变，可导致脑神经麻痹。也可能发生伴有疼痛、感觉异常或虚弱的神经根炎。

4）可能发生伴有淋巴细胞增多的无菌性脑膜炎。莱姆脑脊液指数是指脑脊液莱姆抗体与血清莱姆抗体的比率，其将蛋白质含量标准化，可以辅助诊断神经疏螺旋体病。辅助诊断的比例>1。

5）Bannwarth综合征是早期神经疏螺旋体病的表现，其特征为疼痛性神经根炎和淋巴细胞增多。通常与脑神经受累和周围麻痹有关。

6）肢端皮炎使远端肢体呈现蓝红变色，并在数

表 30.1 疾病、病媒和地理位置

疾病	病媒	地理位置
RMSF、兔热病	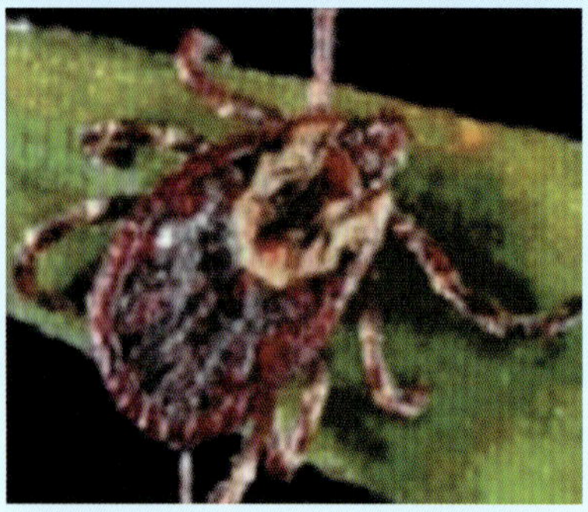 美国犬蜱	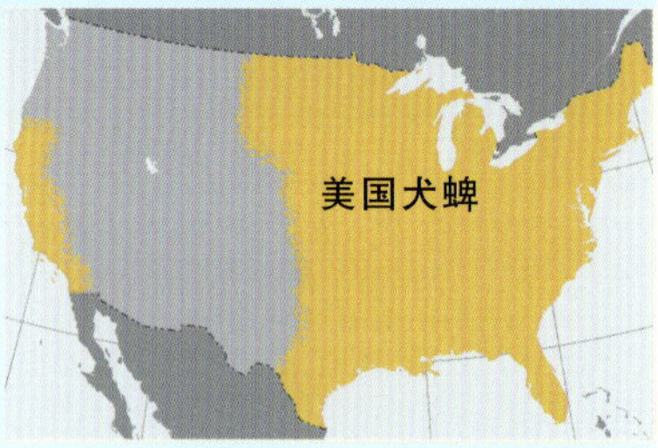
RMSF、兔热病	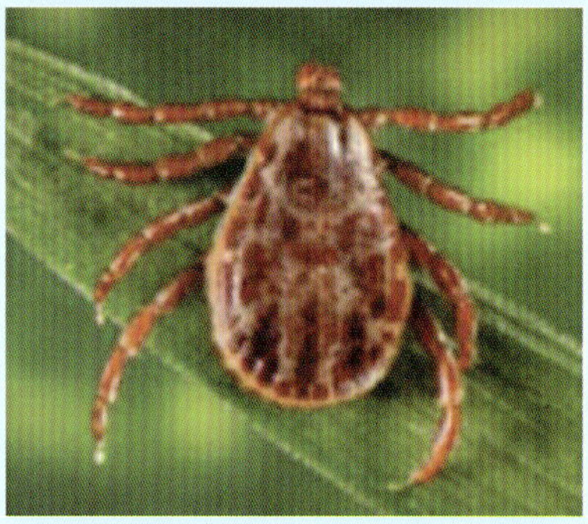 落基山木蜱	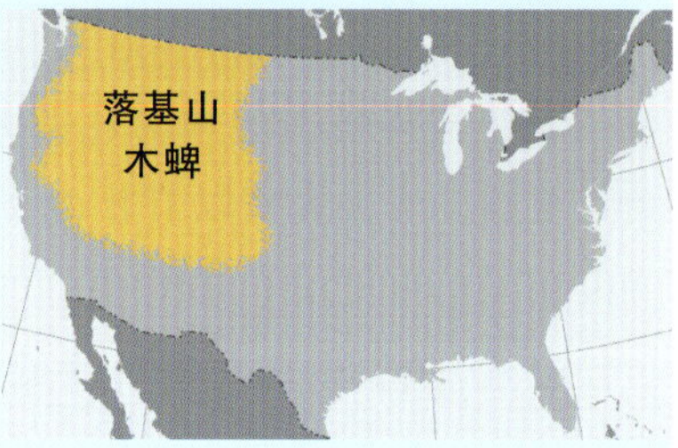
埃利希体病、兔热病、STARI	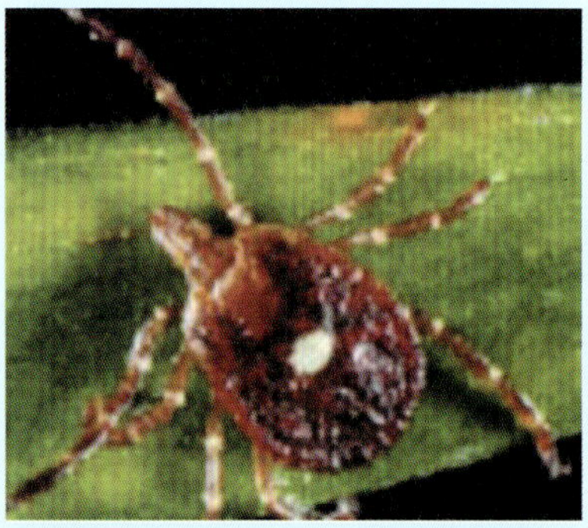 孤星蜱	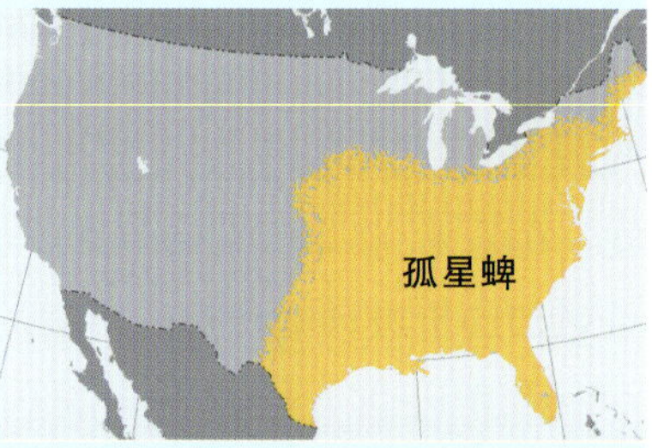
无形体病、巴贝虫病、莱姆病	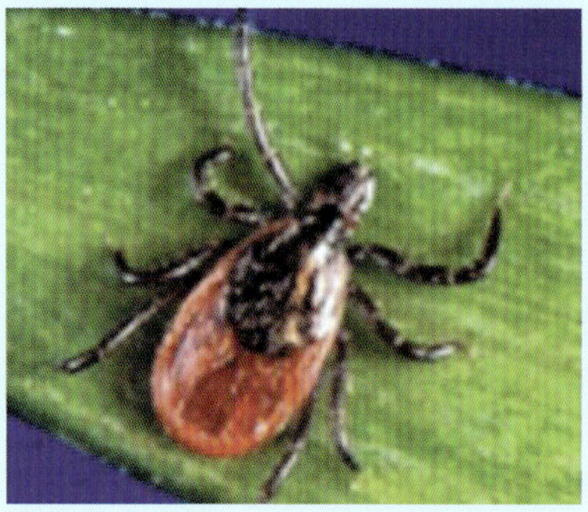 黑足蜱或鹿蜱	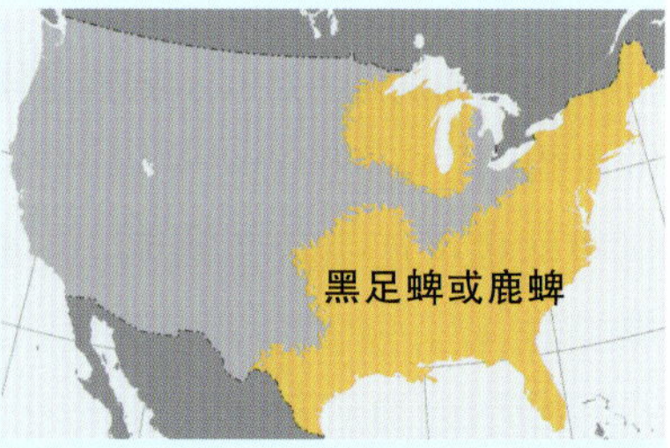

（待续）

表 30.1(续)

疾病	病媒	地理位置
无形体病、莱姆病	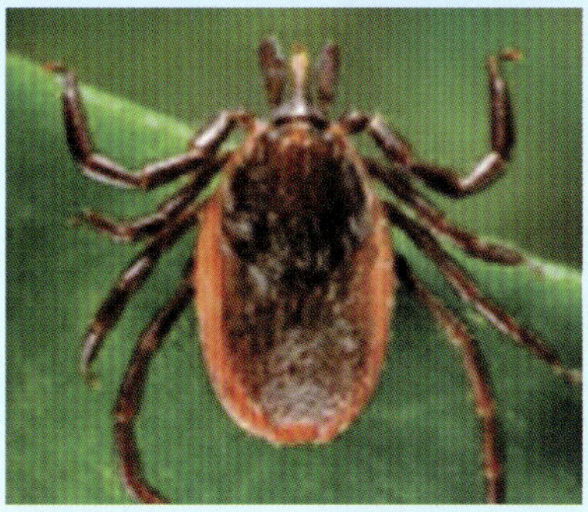 西部黑足蜱	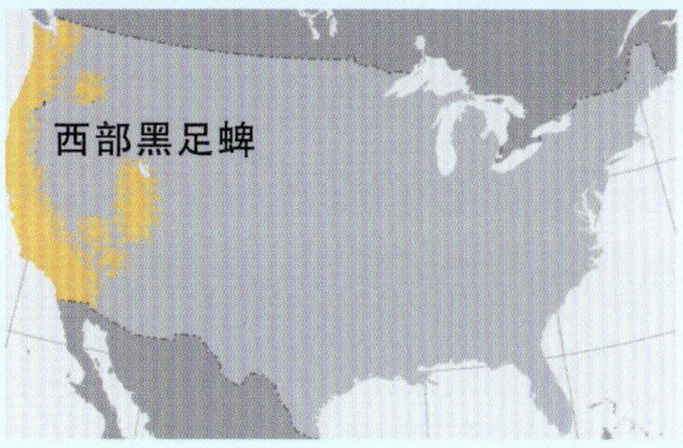
RMSF	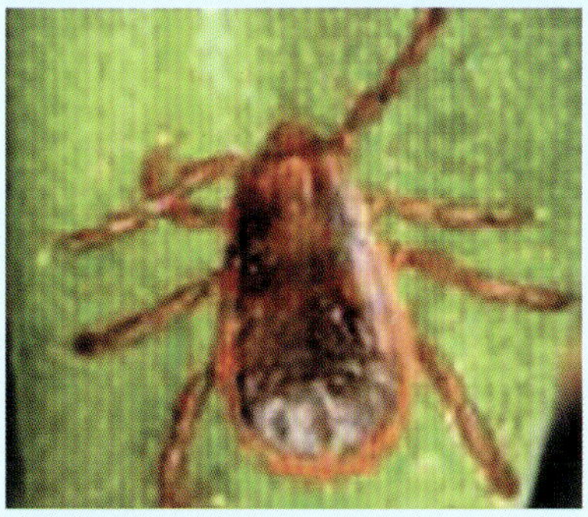 棕色犬蜱	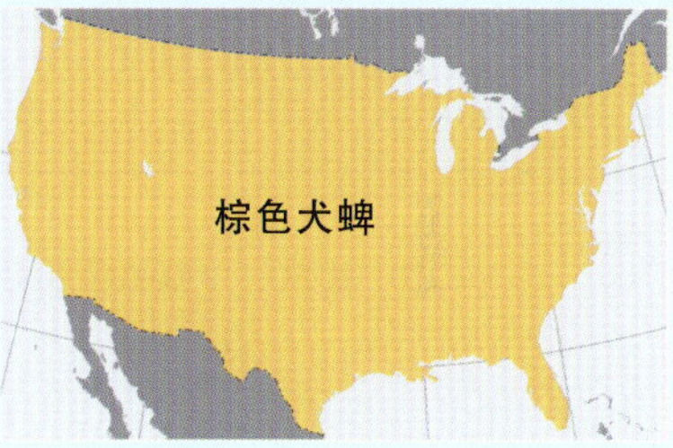
斑点热	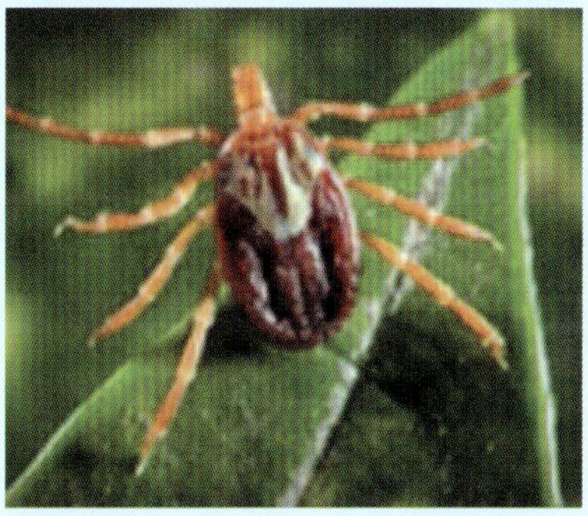 海湾花蜱	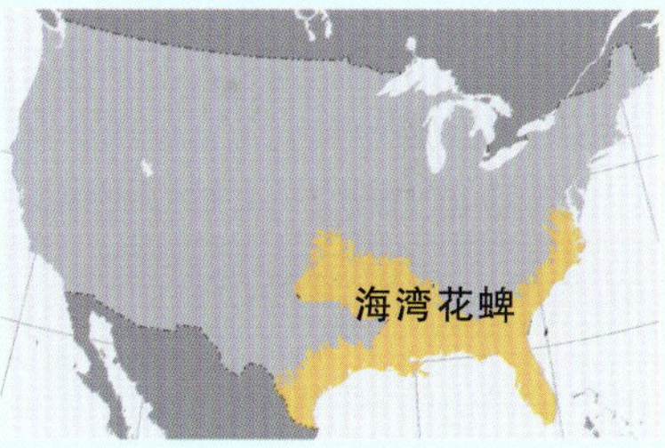

RMSF:落基山斑疹热;STARI:南方蜱类相关皮疹病。

月至数年内肿胀。皮肤变薄且萎缩,并可能形成硬化斑块。

7)莱姆病关节炎通常是单关节的,累及膝盖等主要关节。

(3)莱姆病后综合征:莱姆病后综合征,又称治疗后莱姆病综合征,是一种非特异性的疲劳综合征,可能发生在莱姆病之后。其被认为是一种感染后疲劳综合征。长期使用抗生素并不能改善症状。

7.诊断:检测将取决于疾病的阶段。

(1)临床诊断为早期莱姆病伴有游走性红斑或播散性游走性红斑。早期感染的血清学可能呈假阴性。血清学只适用于非典型或疑难病例。

(2)莱姆病的所有其他表现需要结合风险因素、表现和血清学诊断。应行 ELISA 和 WB 检测并将其与终末器官疾病相结合。

(3)中枢神经系统疾病、脑脊液研究、血清学和莱姆病脑脊液指数(脑脊液中莱姆病抗体与血清中莱姆病抗体的比例)。

8.治疗:取决于疾病的阶段和严重程度(图 30.2)。

(1)早期疾病可用阿莫西林或多西环素治疗

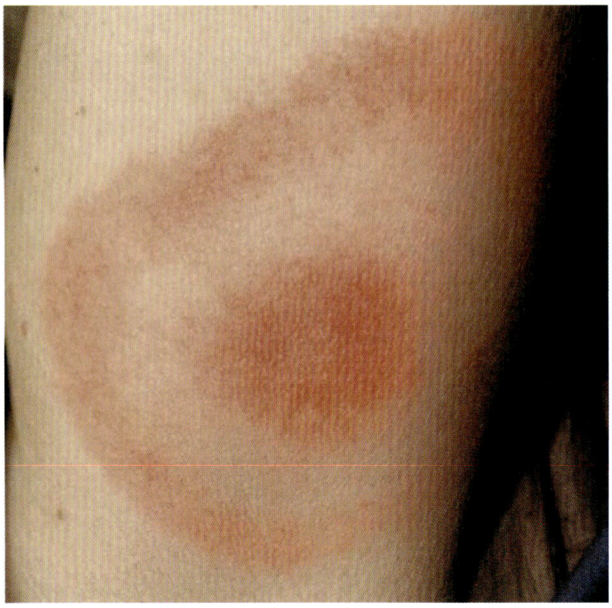

图30.1 莱姆病病灶。

10天。

(2)有中枢神经系统症状需要静脉注射头孢曲松或头孢噻肟14~28天。

(3)莱姆病关节炎可能需要更长的治疗时间，通常为28天。

(4)蜱虫叮咬后的预防措施：在蜱虫叮咬后72h内清除蜱虫并用多西环素治疗，在高度流行地区(莱姆病蜱虫阳性率>10%)的有效率为87%。

临床要点

莱姆病可以本地化或扩散传播。应记住莱姆病可能引起的合并感染：巴贝虫病和无形体病。

有一个短句子可以帮助记忆：“Ana gives lime juice to her babies”(anaplasmosis 无形体病，Lyme 莱姆病，babesiosis 巴贝虫病)。除巴贝虫病外，其他合并感染都可以用多西环素治疗。因此，若患者服用多西环素时无反应，需考虑巴贝虫病。

人粒细胞无形体病

1.人粒细胞无形体病(HGA)是由吞噬细胞无形体(一种感染粒细胞的细胞内病原体)引起的。

2.病媒：肩突硬蜱和太平洋硬蜱。

3.地理位置：主要分布在东海岸上部、大西洋中部和西海岸。

4.季节：春季、夏季或秋季，天气温暖的时节。

5.临床表现：发热性疾病，伴有不适、肌痛、恶心、呕吐和头痛。10%的患者出现黄色斑丘疹。其通常比人类单核细胞埃利希氏体病(HME)或落基山斑疹热温和。罕见：中枢神经系统受累。常见：转氨酶升高、白细胞减少和血小板减少。

6.诊断：血清学和PCR检测可以帮助诊断。中性粒细胞内的桑椹胚可以在血液涂片上观察到，而且HGA比HME更容易观察到桑椹胚(图30.3)。

7.治疗：多西环素。

临床要点

应注意区分HGA与HME，并记住可能发生的合并感染：巴贝虫病和莱姆病。再次用短句子

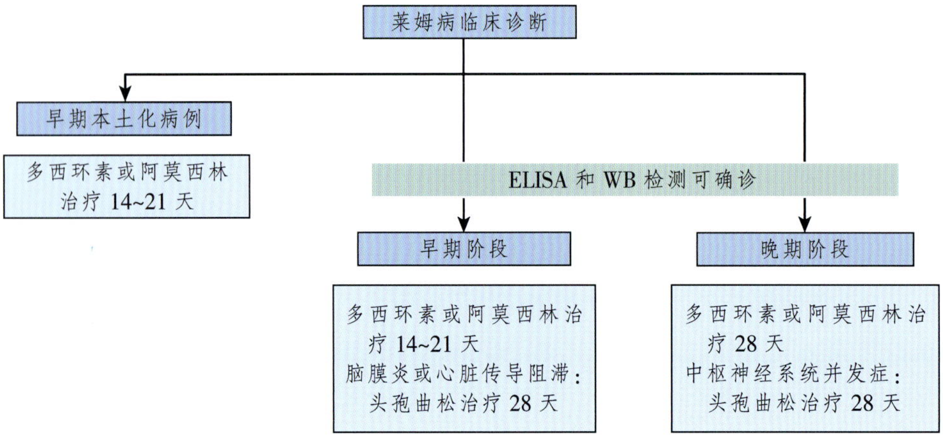

图30.2 莱姆病的临床诊断。

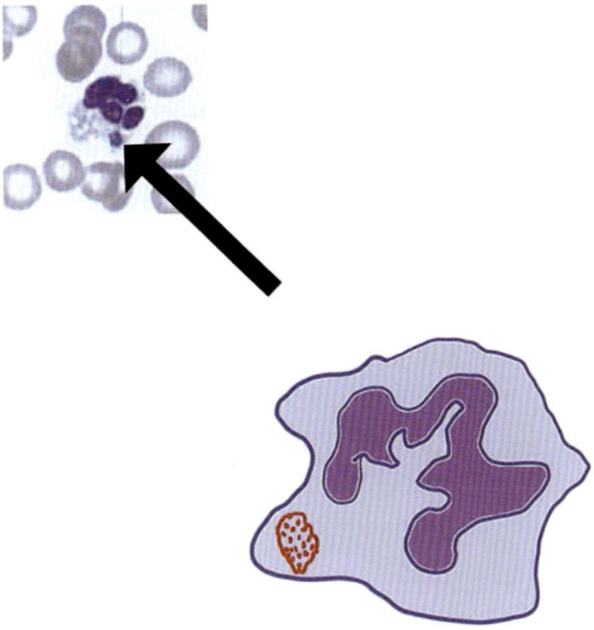

图 30.3　中性粒细胞内的桑椹胚。

帮助记忆："Ana gives lime juice to her babies"(anaplasmosis 无形体病，Lyme 莱姆病，babesiosis 巴贝虫病)(表 30.2)。

人类单核细胞埃立克体病

1. HME 或埃立克体病是由恰菲埃里希氏体引起的，恰菲埃里希氏体是一种感染单核细胞的细胞内病原体。

2.病媒：美洲花蜱(孤星蜱)。

3.地理位置：主要分布在东海岸、大西洋中部和中西部。

4.季节：春季、夏季或秋季，天气温暖的时节。

5.临床表现：发热性疾病，伴有不适、肌痛、恶心、呕吐、腹泻和头痛。白细胞减少症和转氨酶升高常见，也是诊断的线索。30%~50%的患者出现黄色斑丘疹。HME 通常比 HGA 更严重，儿童可能更加严重。随着多器官功能障碍综合征和急性呼吸窘迫综合征的进展，可能发生中枢神经系统受累。

6.诊断：血清学和 PCR 检测可以帮助诊断。单核细胞内的桑椹胚可以在血液涂片上被观察到，与 HGA 相比，HME 不太可能观察到桑椹胚(图 30.4)。

7.治疗：多西环素。

临床要点

注意区分 HGA 和 HME(表 30.2)。记住可能发生的合并感染：兔热病和南方蜱相关的皮疹疾病(见下文)。

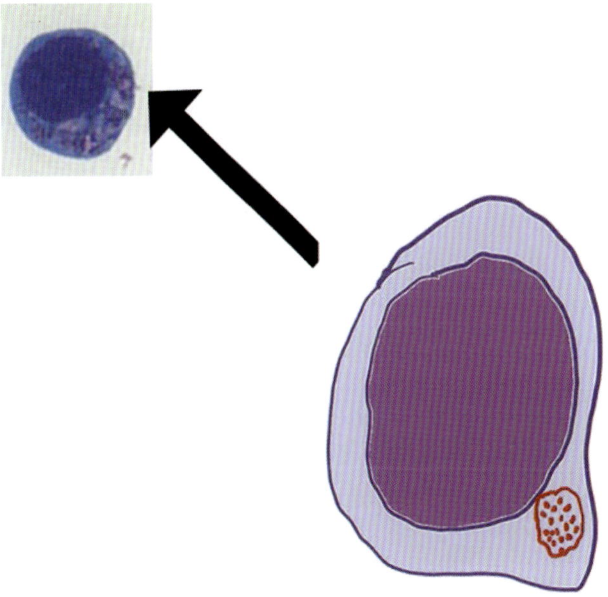

图 30.4　单核细胞内的桑椹胚。

表 30.2　人类单核细胞埃立克体病和人粒细胞无形体病的主要特征

	人类单核细胞埃立克体病	人粒细胞无形体病
蜱虫	花蜱	硬蜱
地理位置	东南地区、大西洋中部地区、南部中央地区	新英格兰地区、大西洋地区中部、中西部地区上部
症状鉴别	累及中枢神经系统，40%皮疹，异常血涂片≤20%	中枢神经系统受累及皮疹罕见，异常血涂片>50%
外周血涂片	单核细胞	多形核白细胞

巴贝虫病

1.巴贝虫病是一种类似疟疾的疾病，由田鼠巴贝虫(*Babesia microti*)引起，这是一种可感染红细胞并引起溶血的蜱传原生动物。如果没有去过疟疾流行地区的患者出现类似疟疾样的临床表现，请考虑此种感染。

2.病媒：硬蜱属。

3.地理位置：主要分布在东北部和中西部偏上的各州。

4.季节：春季、夏季或秋季，天气温暖的时节。

5.潜伏期：1~6 周。

6.临床表现：轻重程度从亚临床到严重。常见轻微症状，如反复发热、肌痛和溶血。疾病可以进一步发展并导致器官功能障碍、肾衰竭和呼吸窘迫。实验室检查结果通常包括溶血性贫血、乳酸脱氢酶升高、转氨酶升高和血小板减少，以及肌酐升高。

7.诊断：血液涂片或 PCR 检测。厚/薄涂片显示红细胞内环状结构和马耳他交叉(图 30.5)。如果寄生虫血症>5%，则构成高负荷，从而导致严重疾病。无脾、恶性肿瘤、免疫功能低下(使用 TNF-α 拮抗剂、HIV 感染)、心力衰竭、肝脏疾病或血红蛋白病患者是严重巴贝虫病的高危人群。

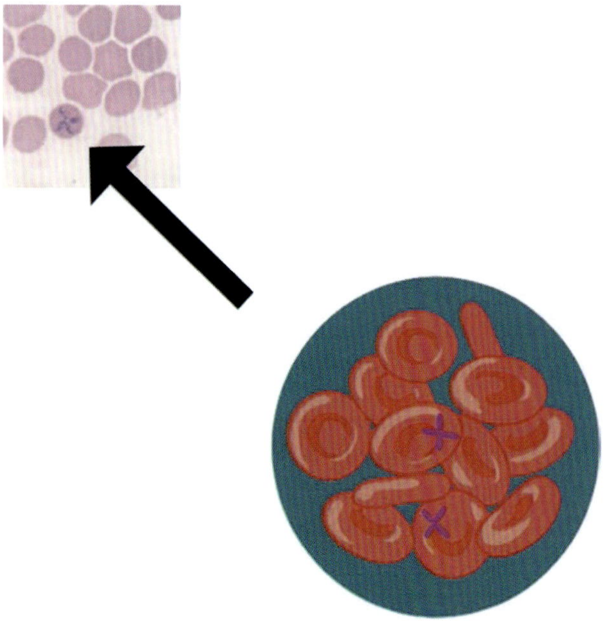

图 30.5　血红细胞中的马耳他交叉。

8.治疗：无临床症状的患者不需要治疗。对于轻度症状患者，使用阿托伐喹酮+阿奇霉素治疗 7~10天。重症患者需要使用克林霉素+静脉注射奎宁治疗。

临床要点

巴贝虫感染与疟疾有许多相似之处，这有助于将两者共同记忆。主要的相似之处包括溶血、一般临床表现，以及寄生虫血症水平对风险分层的重要性。请记住，发生蜱虫传播合并感染可能很常见。

落基山斑疹热

1.落基山斑疹热(RMSF)由立克次体引起，可通过多种蜱传播。这些蜱虫分布的地理区域可能不同，但不同地理区域存在的不同种类蜱虫，使得 RMSF 成为一种可以发生在美国大陆任何地方的疾病。

2.病媒：变异革蜱(犬蜱)、安氏革蜱(木蜱)、扇头蜱(犬蜱)、美洲花蜱(孤星蜱)。

3.地理位置：美国大陆。

4.季节：大多数发生在夏季，5 月~9 月。

5.临床表现：RMSF 病程进展快速并可致死。通常的三联症包括皮疹、头痛和发热。50%的患者可能出现皮疹，50%的患者也可能无皮疹，临床医生应高度怀疑具有流行病史指征的病例，也存在类似病毒性疾病的体征(图 30.6)。皮疹是典型的淡粉色斑点，从外周开始，从四肢扩散到胸部，皮疹通常不发生于面部。实验室检查结果可能包括白细胞增多或减少、血小板减少、贫血、肝功能异常、肌酸激酶(CK)升高，严重者可出现弥散性血管内凝血(DIC)和凝血障碍。然而，与埃立克体病和无形体病不同，白细胞减少和转氨酶升高不常见。脑脊液可表现为淋巴细胞增多。

6.诊断：通常进行临床诊断。缺乏治疗会导致高死亡率，因此，不建议推迟治疗以寻求先进的诊断方法。如果不治疗，可能在 5~7 天内出现器官衰竭并死亡。诊断方法包括血清学、立克次体 PCR 检测、皮肤活检或直接荧光抗体检测(DFA)。

7.治疗：多西环素是首选药物。疗程为 3~7 天。由

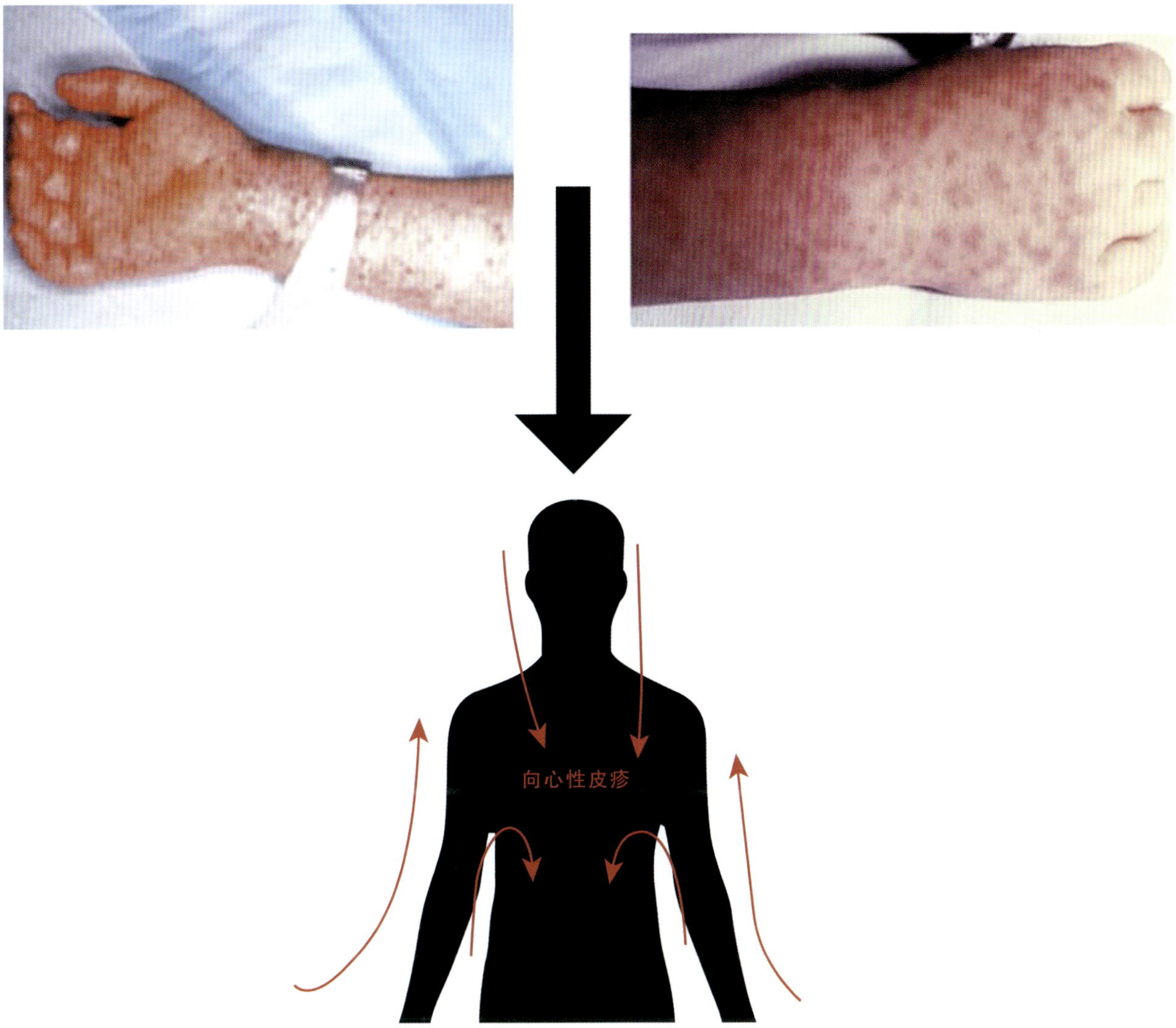

图 30.6　落基山斑疹热引起的皮疹。

于死亡率较高，对于高度疑似病例，应立即开始治疗。

临床要点

请记住 RMSF 可以出现在美国的任何地方，关键特征是皮疹(表 30.3)。还需记住可能发生的合并感染：兔热病。

立克次体痘

1.立克次体痘是由小蛛立克次体引起的斑疹热综合征。

2.病媒：屋螨。

3.地理位置：美国东北部，如纽约。

4.季节：全年。

5.临床表现：发热、不适、播散性水疱疹和咬伤部位的黑色焦痂。地理位置和屋螨暴露是可以与其他疾病进行区分的特征。

6.诊断：多依据临床诊断。当诊断不明确时，可采用血清学、活检和 PCR 技术。

7.治疗：多西环素。

临床要点

考虑来自美国东北部(通常在大城市)患者身上的立克次体，以及暴露于室内螨虫的情况。

表 30.3 立克次体属的主要特征

微生物	疾病	地理位置	病媒	症状表现
立克次体	落基山斑疹热	美国大陆	革蜱、扇头蜱和花蜱(犬蜱、木蜱、孤星蜱)	头痛、发热、手掌和足掌的向心性皮疹
小蛛立克次体	立克次体痘	美国东北部	家鼠	轻度皮疹
派氏立克次体	斑疹热	中大西洋地区	斑点钝眼蜱(海湾花蜱)	与落基山斑疹热类似的轻度皮疹、黑色焦痂("黑斑")
普氏立克次体	流行性斑疹伤寒	全球	人体虱子	发热、向心性皮疹
莫氏立克次体	地方性斑疹伤寒	全球	跳蚤	发热、肌痛、白细胞黏着缺陷、意识模糊、黑色焦痂

派氏立克次体相关的斑疹热

1.派氏立克次体在美国海湾沿岸和大西洋中部地区引起斑疹热综合征。

2.病媒:斑点钝眼蜱(海湾花蜱)。

3.地理位置:墨西哥湾海岸。

4.季节:全年。

5.临床表现:发热、不适、播散性水疱疹和咬伤部位的黑色焦痂。总体的表现和皮疹情况与 RMSF 非常相似,但较温和,叮咬处有黑色焦痂,称为"黑斑"。相应自然疫源地暴露的流行病学史是可以与其他疾病进行区分的特征。

6.诊断:多依据临床诊断。当诊断不明确时,可采用血清学、活检和 PCR 技术。

7.治疗:多西环素。

临床要点

如果来自美国东南部的患者同时有轻度 RMSF 和黑斑,需考虑患有与派氏立克次体相关的斑疹热。

南方蜱相关的皮疹疾病(STARI)

1.轻度发热性疾病,在蜱虫叮咬一周后可能出现类似于移行性红斑和莱姆病的皮疹。根据某单个病例报道,致病微生物可能是伯氏疏螺旋体。但真正的病因尚不明确。这是一种相对较新的疾病,在 20 世纪 80 年代首次被报道。

2.病媒:美洲花蜱(孤星蜱)。

3.地理位置:密西西比州、密苏里州、伊利诺伊州南部、马里兰州、佐治亚州、南卡罗来纳州和北卡罗来纳州。

4.季节:主要为夏季。

5.临床表现:轻度发热性疾病,伴有不适、头痛和皮肤损害。这些临床表现可能单一或多发,但与莱姆病的全身多器官表现无关。

6.诊断:通常在有 STARI 而无莱姆病的地区使用排除性诊断。

7.治疗:大多数患者无须治疗即可自行康复。

要点

在莱姆病不流行的地区,当看到类似莱姆病的特征时,可考虑 STARI。

蜱麻痹

1.蜱麻痹由蜱唾液腺内的神经毒素引起。引起本疾病最常见的蜱是安氏革蜱(落基山脉木蜱)和变异革蜱(美国犬蜱),美洲花蜱也会导致蜱麻痹。

2.地理位置:太平洋西北部地区。

3.季节:夏季更常见。

4.临床表现:上行性麻痹、呼吸衰竭和死亡。

5.诊断:通过临床表现进行诊断,通常在皮质或其他不明显部位发现麻痹和嵌顿性蜱虫。

6.治疗:支持性护理和除蜱。

临床要点

请注意,对于徒步旅行后有不明原因神经衰弱的患者,蜱麻痹是最常见的。请在皮质等不明显的地方寻找蜱虫(见表 30.1)。

蜱传回归热

1.蜱传回归热可由多种微生物引起。在美国,回归热螺旋体、赫姆斯螺旋体和帕克疏螺旋体是最主要的病原体。

2.在卫生条件较差的情况下,主要临床表现为发热、头痛、流感样综合征。

3.病媒:钝缘蜱,患者可能不记得被蜱虫叮咬。

4.地理位置:美国西南部,特别是高海拔地区。

5.季节:全年。

6.临床表现:发热、寒战、头痛、肌痛、恶心、每周或每 10 天复发 1 次。疾病可以持续几个月。可出现肝大、脾大、血小板减少,甚至 DIC。中枢神经系统疾病可导致精神状态改变和神经功能缺损。

流行性虱传回归热也由回归热螺旋体引起,并通过人体虱子(人虱)传播。其通常发生在贫穷的社会经济环境和卫生条件下,在战争、饥荒和难民中发病率不断上升。

7.诊断:血液涂片的吉姆萨染色可显示螺旋体血症。可采用血清学和 PCR 检测。

8.治疗:多西环素或四环素 5~10 天。如果有中枢神经系统症状,可使用头孢曲松。

临床要点

如果是美国西南部回归性发热患者,考虑蜱传回归热的可能(回归热螺旋体、赫姆斯螺旋体和帕克疏螺旋体)。

战壕热

1.战壕热是一种由五日热巴尔通体引起的虱传回归热。

2.主要临床表现为发热、头痛、流感样综合征。一系列症状持续 5~6 周。其间 4~5 天反复发作 1 次,“五日热”这个名字反映的是时间周期。如果是无家可归或卫生条件差的患者,需要考虑这种微生物的可能性。

3.病媒:人体虱子(人虱)。

4.地理位置:全球。

5.季节:全年。

6.临床表现:发热、寒战、头痛、肌痛、恶心、不适、头晕、脾大,偶尔出现黄斑状躯干皮疹。发热持续数周,每 4~5 天发作 1 次。

7.诊断:微生物难以培养。在较低温度下长时间培养可能会产生阳性血液培养物。间接荧光测定(IFA)和 ELISA 也可以在正确的临床环境中使用。目前已有新的 PCR 检测方法,可能会在诊断中发挥更广泛的作用。

8.治疗:多西环素或氨基糖苷类药物可用于治疗。

临床要点

如果是无家可归或卫生条件较差的患者,需要考虑感染此种微生物。

斑疹伤寒

恙虫病

1.恙虫病是由恙虫病东方体引起的疾病。恙虫病也被称为丛林斑疹伤寒。

2.病媒:恙螨。

3.地理位置:东南亚。

4.临床表现:叮咬部位出现焦痂,随后出现发热性疾病和皮疹。

5.诊断：血清学检测、直接免疫荧光检测或皮肤样本的PCR检测。

6.治疗：多西环素。

临床要点

重点留意曾暴露于东南亚地区且叮咬部位有特征性焦痂的患者。

流行性斑疹伤寒

1.流行性斑疹伤寒是一种由普氏立克次体引起的疾病，目前在世界范围内流行。与恶劣的卫生条件有关。

2.病媒：人体虱子。

3.地理位置：全球。

4.临床表现：发热，从躯干开始向外扩散的斑丘疹，也可导致反复发热的疾病（Brill-Zinsser病）。该病可能进展至昏迷和死亡。

5.诊断：血清学检测、直接免疫荧光检测或皮肤样本的PCR检测。

6.治疗：多西环素。

临床要点

重点留意无家可归或难民营的发热患者，可能患有这种疾病。这种疾病也与鼯鼠跳蚤有关。

地方性斑疹伤寒

1.地方性斑疹伤寒，又称鼠型斑疹伤寒，是一种由莫氏立克次体引起的蚤传发热性疾病。通过接触受感染的鼠蚤传播。

2.地理位置：全球。美国以加州、夏威夷和得克萨斯州为主。

3.临床表现：发热、寒战、肌痛、恶心、呕吐、偶发皮疹和淋巴结病变。这种疾病可以发展为精神状态的改变和意识模糊。在叮咬部位会形成坏死的焦痂。

4.诊断：血清学、免疫荧光检测和活检。

5.治疗：多西环素。

临床要点

地方性斑疹伤寒已波及全球。在美国，通常分布在夏威夷和东南部与墨西哥交界处。

美国主要经蚊虫传播的节肢动物感染病（表30.4）

蚊媒疾病

登革热

1.登革热（DENF）由登革热病毒（DENV）引起，是全世界最常见的蚊媒病毒性疾病。疾病谱范围从轻度发热到严重的血浆渗出、休克和死亡。其也是世界范围内最常见的出血热病因。登革热是全世界发病和死亡的一个重要原因，每年有5000万~1亿人感染，2.2万人死亡。

2.病原体：DENV是一种黄病毒，有五种已知的DENV血清型（DENV 1~5）。这些是抗原不同的血清型，每一种都能产生独特的宿主免疫反应。可能会发生抗体依赖性增强作用，这会导致患者在随后暴露于DENV时产生更强的免疫反应。这会激发更强的免疫反应、出血，并发展为重症登革热。

3.病媒：由埃及伊蚊和白纹伊蚊传播。

4.地理位置：全球热带和亚热带地区，周期性暴发影响大城市地区。

5.季节：热带和亚热带地区全年流行。在雨季，当降水蓄积和蚊虫滋生时，暴发更为常见。

6.临床表现：WHO的分类包括：有或无典型症状的登革热，以及伴有出血和休克的重症登革热（图30.7）。

（1）登革热潜伏期为4~10天，是旅行者从流行地区返回后出现发热的病因。

（2）登革热的非典型症状（轻度至中度）：发热、恶心、呕吐、轻微的皮疹、肌痛等病毒性疾病症状。

（3）当患者发展为内皮损伤和血浆渗漏时，会出现典型的登革热症状，如腹痛、血小板减少、血液浓缩、水肿、积液、肝大、出血和持续性呕吐等。

表 30.4 美国其他节肢动物传播的疾病

微生物	疾病	地理位置	病媒	症状表现
哈特兰病毒	哈特兰病毒病	中西部	美洲花蜱(孤星蜱)	发热、疲劳、腹泻、白细胞减少、血小板减少
波瓦桑病毒	蜱媒脑炎	中西部偏上地区、加拿大	硬蜱和革蜱	发热、寒战、意识模糊、急性播散性脑脊髓炎
波旁病毒	波旁热	中西部和中部大西洋地区	革蜱或花蜱	发热、头痛、不适、黄色斑丘疹。严重可发展为骨髓抑制和急性呼吸窘迫综合征
科罗拉多壁虱热病毒	科罗拉多蜱虫热、山地蜱虫热	落基山脉地区,通常在高海拔地区	安氏革蜱	发热、寒战、不适、黄色斑丘疹。严重可发展为出血热和脑膜炎

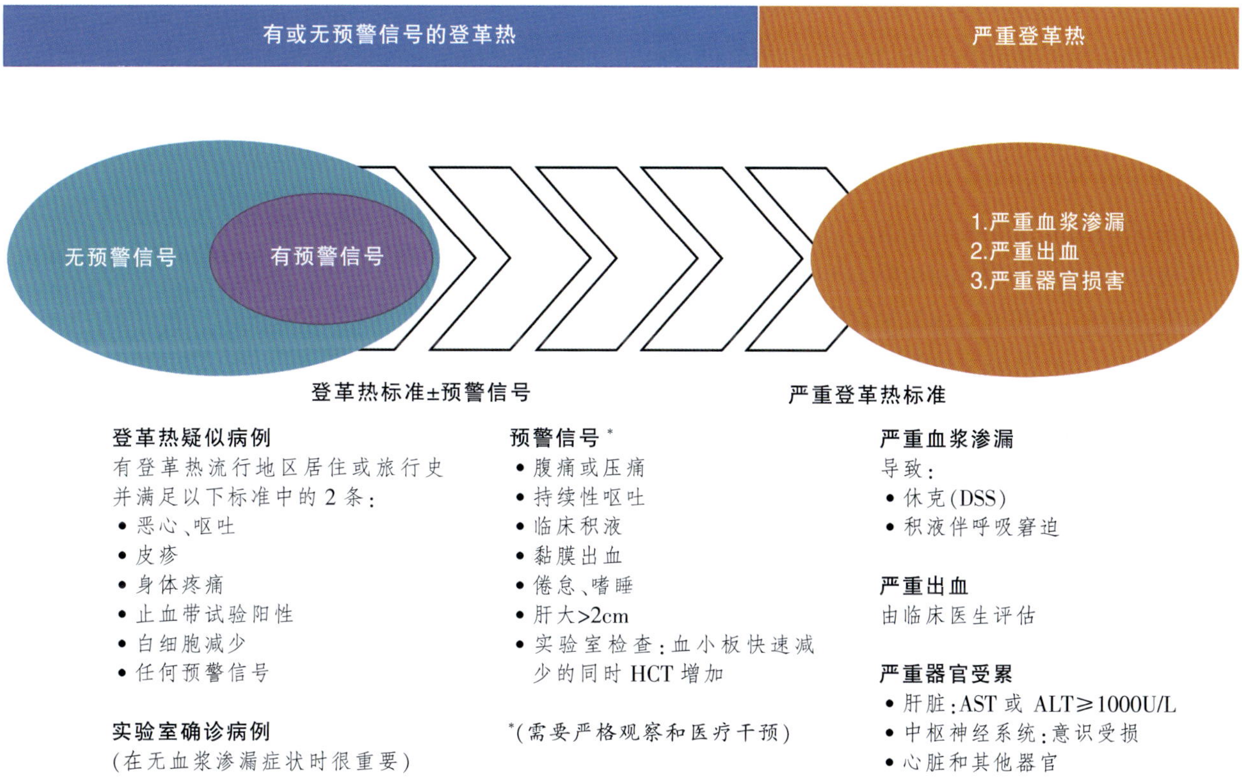

图 30.7 世界卫生组织登革热分类。

(4)重症登革热表现为血浆持续渗漏,伴有明显水肿、出血和低血压。

7.诊断:通常适用于高发病率地区的临床诊断。经 ELISA 检测的登革热 IgM 抗体通常在第 6 天呈阳性。血清登革热非结构蛋白-1(NS-1)抗原检测可在第 1 天开始呈阳性。血液病毒培养或 PCR 也可在发病第 1 天检测到病毒。

8.治疗:采用支持性疗法包括口服或静脉补液、持续监测血流动力学状态、血小板和血红蛋白。建议有预警信号的患者住院治疗,对其进行监测、补液并防止发展为重症登革热。目前还没有抗病毒治疗的方法。不推荐输注类固醇或血小板。

临床要点

警惕从流行地区归来的任何发热旅行者患有登革热的可能。记住和黄热病(转氨酶升高和黄疸表现居多,常因旅行前缺乏免疫接种)、基孔肯雅病(关节痛症状居多,出血症状较少)和钩端螺旋体病(常因接触疫水患病,表现为结膜充血)之间的关键区别(表30.5)。

基孔肯雅热

1.基孔肯雅热(CHIKF)由基孔肯雅病毒(CHIKV)引起。其名字取自莫桑比克的马孔德语,意思是"弯曲的东西",指其可能导致严重的关节疾病。CHIKF可引起轻度发热性疾病并伴有多关节痛。尽管有证据表明病毒在受损的关节中持续复制,但仍可能有一部分患者的关节残留疼痛是神经性的。

2.病媒:由埃及伊蚊和白纹伊蚊传播。

3.地理位置:热带和亚热带地区。自2014年在美洲出现CHIKV后,CHIKV现已遍布全球。佛罗里达州和波多黎各也有记录的本地感染病例。

4.季节:热带和亚热带地区全年流行。在雨季,当降雨蓄积和蚊虫滋生时,暴发更为常见。

5.临床表现:发热、寒战、疲劳、头痛、斑丘疹、恶心、呕吐、背痛、肌痛、多关节痛、淋巴结病变和结膜炎。发热通常在疾病的第3天消退。多关节痛和疲劳可能在患病后持续数月。已有罕见的脑炎病例报道。实验室检查显示轻度血小板减少、白细胞减少和CK升高。

6.诊断:高发病率地区通常开展临床诊断。血清PCR检测可用于疾病确诊。血清IgM抗体可在病程的第2天检测到,并持续3个月。血清IgG抗体多年保持阳性。血清学检查可对旅行者有帮助,因为来自流行地区的患者可能有先前的无症状暴露史。

7.治疗:无特殊治疗方法,仅对症支持治疗、补液和休息。非甾体抗炎药和对乙酰氨基酚可以减轻发热和关节疼痛。

临床要点

注意如何将此病与类似的旅行相关疾病区分开(表30.5)。

寨卡病毒病

1.寨卡病毒病由寨卡病毒(ZIKV)引起,ZIKV是一种与登革热和黄热病密切相关的黄病毒。1947年在乌干达首次被发现。在密克罗尼西亚发生5000例感染病例的暴发疫情(2007年)前,仅报道过13例。在美洲出现ZIKV之前,法国波利尼西亚群岛曾发生过一次大的疫情(2013年)。如今在亚洲、非洲和美洲流行。

2.病媒:由埃及伊蚊和非洲伊蚊传播。母婴垂直传播和母乳传播,以及通过精液进行性传播。

3.地理位置:热带和亚热带地区。目前ZIKV在世界范围内流行。佛罗里达州和波多黎各也有记录的本地感染病例。

4.季节:热带和亚热带地区全年流行。在雨季,当降雨蓄积和蚊虫滋生时,暴发更为常见。

5.临床表现:大多数为无症状感染患者。可能出现轻微的临床症状,包括低热、关节痛、非化脓性结膜炎和弥漫性斑丘疹。感染后并发症包括Guillain-Barré综合征。母婴传播可导致流产、眼科并发症和小头畸形。

6.诊断:可以通过ELISA和PCR技术进行检测。检测的指标已经更新,在撰写本文时,可能无法在审

表30.5 登革热、基孔肯雅热、黄热病和钩端螺旋体病的区别

	登革热	基孔肯雅热	黄热病	钩端螺旋体病
主要特征	发热、有蚊虫暴露史 血小板减少 休克	发热、有蚊虫暴露史 关节疼痛 症状轻于登革热	发热、有蚊虫暴露史 肝炎、黄疸、旅行前未接种疫苗	发热、有疫水暴露史 转氨酶不成比例的升高、胆红素血症 结膜充血

查委员会中进行查证。

7.治疗：无特殊治疗方法。仅对症支持治疗、补液和休息。非甾体抗炎药和对乙酰氨基酚可以减轻急性症状。

临床要点

注意寨卡病毒病与胎儿畸形、Guillain–Barré 的高度关联。ZIKV 是唯一一种可以通过性途径传播的节肢动物传染病。对于处于妊娠期或计划妊娠的患者，可能需要相关的旅行建议和禁欲措施。

黄热病

1.黄热病由黄热病病毒（YFV）引起。YFV 是一种与登革热和寨卡病毒密切相关的黄病毒。疾病谱范围从无症状感染到可能致命的多器官病毒性出血热。

2.病媒：由埃及伊蚊和趋血蚊属传播。

3.地理位置：非洲和美洲的地方性流行病，在高密度的城市地区和丛林/森林中均流行。

4.季节：热带和亚热带地区全年流行。在雨季，当降雨蓄积和蚊虫滋生时，暴发更为常见。

5.临床表现：通常为轻度发热性疾病和自我康复的发热性疾病。感染分为 3 个阶段：

（1）第 1 阶段：感染。发热、头痛、畏光、肌痛、恶心、呕吐。转氨酶轻度升高。

（2）第 2 阶段：缓解。无发热，症状消失。患者通常完全康复，不会进展至下一阶段。

（3）第 3 阶段：中毒。疾病发展为最严重的形式，再次出现发热、恶心、呕吐和黄疸。出现多器官功能障碍，伴有少尿性肾衰竭、氮质血症、转氨酶升高（AST >ALT）和高胆红素血症。可发生出血并发症，包括血尿、黑便、呕血、黏膜出血、瘀斑。病情进展至抽搐、惊厥或昏迷等神经系统症状的患者，死亡率可高达 70%。

6.诊断：可以通过 PCR 和 ELISA 技术进行检测。

7.治疗：对症支持治疗。

8.预防：建议即将前往美洲和撒哈拉以南的非洲地区等黄热病流行地区的人员接种黄热病疫苗，年龄在 9 个月以上即可接种。这种减毒活疫苗不推荐用于免疫功能低下的患者。如果可能发生新的暴露，建议 10 年后加强接种剂量。

黄热病疫苗可引起疫苗相关神经营养性疾病（YEL–AND）和疫苗相关内脏营养性疾病（YEL–AVD）。YEL–AND 可引起发热和头痛，可在治疗后 3~50 天发展为脑炎或脱髓鞘疾病，并伴有周围神经或中枢神经受累。大多数患者会完全恢复。YEL–AVD 可引起发热、不适、头痛和肌痛，可发展为肝炎、低血压、多器官衰竭和死亡。

临床要点

在旅行前未接种疫苗的患者罹患黄热病的可能性较大。注意将黄热病与类似的旅行相关疾病进行区分（表 30.5）。

疟疾（另见第 34 章）

1.疟疾由恶性疟原虫、三日疟原虫、间日疟原虫、卵形疟原虫和诺氏疟原虫引起。疟疾是造成世界范围内发病和死亡的主要病因，在发热旅客中应始终保持重视。

2.疟疾的生命周期很复杂，且审查委员会进行的深入研究很少。

（1）恶性疟原虫侵袭所有生命时期的红细胞，因此，可以通过微血管终末器官损伤引起最严重的疾病。恶性疟原虫是美国报道的最常见的病原微生物类型，也是引起严重疟疾的最常见原因。严重疟疾的特点是红细胞的分离和内皮细胞的损伤，从而导致器官衰竭。

（2）间日疟原虫侵入网织红细胞，可作为休眠子在肝细胞中持续存在数月至数年。

（3）卵形疟原虫也可以在肝细胞中持续存在数月到数年。这可能是旅行归来很长一段时间后出现再次发热的原因。

（4）三日疟原虫引起低水平寄生虫血症，是一种典型的轻度疾病。

（5）诺氏疟原虫在形态上类似于三日疟原虫，但可引发严重疾病，仅在包括马来西亚在内的东南亚地区被发现。

3.病媒：按蚊。通常在夜间或黎明前叮咬和传播疾病。

4.地理位置：全球热带和亚热带地区。疾病程度和耐药性在地理上可能有所不同。

5.季节：热带和亚热带地区全年流行。

6.临床表现：疟疾的主要症状是发热，可能伴随阵发性的典型发热周期。疟疾又称为疟疾发作。发作依赖于抗体释放，如红细胞破裂和释放裂殖子。间日疟原虫、卵形疟原虫和恶性疟原虫的阵发性发作将在 48h 内出现，三日疟原虫的发病时间为 72h。最初发热可能是不规则的。恶性疟原虫可表现出明显的阵发性、持续性或不规则的发热周期。

(1)除发热外，在临床实践（和审查委员会）中区分无并发症疟疾和严重疟疾至关重要，因为这会改变管理模式。

(2)无并发症疟疾：黄疸、周期性发热、寒战、出汗。无终末器官损害的迹象。

(3)严重疟疾：症状与无并发症型相同，但伴有终末器官损害，如肾衰竭、代谢性酸中毒、脑病或肺水肿。高寄生虫血症>5%也可诊断为严重疟疾。

7.诊断：吉姆萨染色的厚涂片和薄涂片可用于诊断、确定寄生虫的种类和程度。目前有可以迅速诊断的快速诊断试验，但不能确定寄生虫血症的程度。快速抗原检测可能会漏掉低水平的寄生虫血症，因此，应始终进行厚涂片检查。

图 30.8 显示了疟原虫物种间的差异。

8.治疗：对氯喹敏感的疟原虫只存在于少数国家，治疗将取决于耐药性趋势、临床表现和严重程度。美国疾控中心提供治疗疟疾的免费热线，是治疗这种罕见疾病的重要资源。

(1)无并发症疟疾：使用阿托伐醌-氯胍×3 天、蒿甲醚-本芴醇×2 天、硫酸奎宁+多西环素/克林霉素×7 天或甲氟喹治疗。如果患者来自氯喹敏感地区，可使用磷酸氯喹×2 天或羟基氯喹×2 天治疗。

(2)严重疟疾：静脉注射奎宁+多西环素、四环素或克林霉素。应继续静脉治疗直到寄生虫血症<1%，且患者可耐受口服药物。也可以静脉注射青蒿素治疗。一旦寄生虫血症<1%，可以转换为上述任何口服疗法。

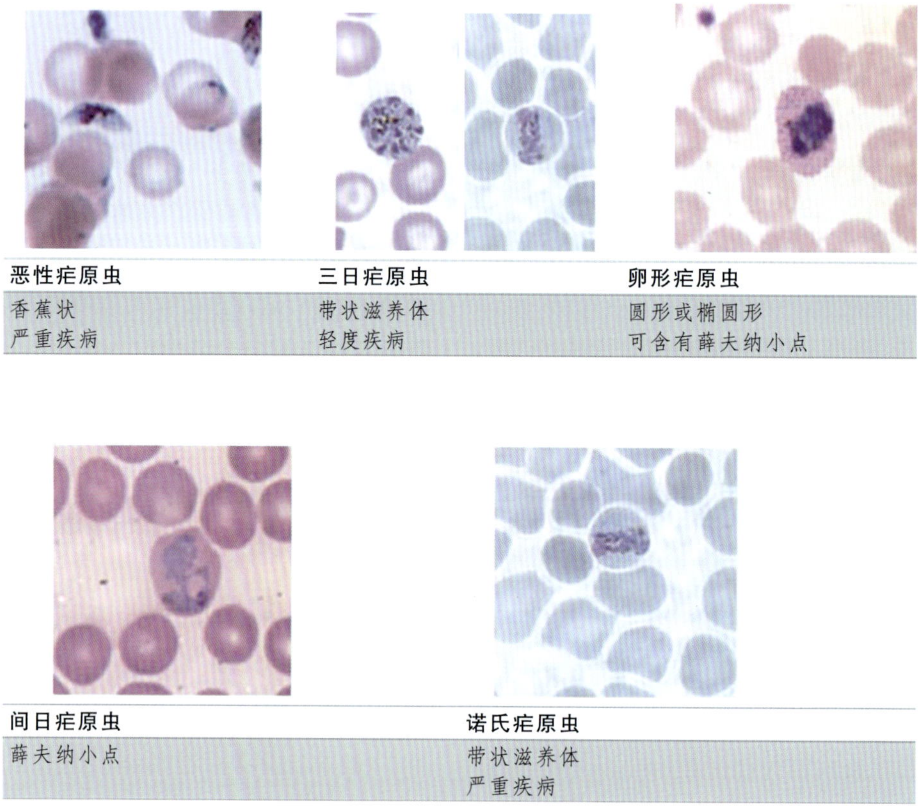

图 30.8 疟原虫物种间的差异特征。

(3)对于严重疟疾患者,需要住院并持续监测,以监测静脉药物引起的 QTc 和 QRS 增宽。

(4)血液置换无疗效。

(5)妊娠期:首选药物为奎宁或氯喹。避免使用伯氨喹。

(6)对于三日疟原虫和卵形疟原虫感染,还必须用伯氨喹清除休眠子 14 天。

9.预防:阿托伐醌-氯胍适用于大多数地区。氯喹只能在氯喹敏感地区使用。甲氟喹是妊娠期预防的首选药物。甲氟喹可引起多梦、失眠和头晕。

终末预防:大多数疟疾流行地区至少有 1 种复发性疟疾。前往这些地区的旅客,特别是长期有暴露风险的旅客,应给予伯氨喹 2 周的终末预防。

临床要点

注意疟原虫种类之间的关键区别。评估严重程度是关键,并了解在静脉注射抗疟药物治疗严重疾病时注意进行持续监测、QTc 监测和电解质监测的必要性。

输入性节肢动物传播的疾病

内脏和皮肤利什曼病

1.利什曼病涉及多种不同病原体引起的多种临床综合征。综合征包括皮肤、黏膜和内脏形式。感染范围从无症状到严重。皮肤和黏膜利什曼病是主要的临床类型,而内脏利什曼病可危及生命。内脏利什曼病由原生动物杜氏利什曼原虫和美洲利什曼原虫引起。皮肤利什曼病由主要利什曼原虫、热带利什曼原虫、墨西哥利什曼原虫、亚马孙利什曼原虫、秘鲁利什曼原虫和巴西利什曼原虫引起。该病可分为旧大陆型利什曼病和新大陆型利什曼病,这取决于机体和感染利什曼病的地理区域。两者均可引起全身或皮肤疾病。

2.病媒:由不同种类的沙蝇传播。

3.地理位置:内脏利什曼病在印度、孟加拉国、尼泊尔、苏丹和巴西更为常见。皮肤利什曼病在阿富汗、阿尔及利亚、伊朗、巴西、哥伦比亚和秘鲁更为常见。

4.临床表现

(1)旧大陆型利什曼病:可能出现暂时性的皮肤或黏膜皮肤病,并可能留下瘢痕。内脏疾病(Dumdum 热、黑热病)表现为发热、体重减轻、肝大、脾大和骨髓受累(图 30.9)。

(2)新大陆型利什曼病:智利和乌拉圭常见皮肤和黏膜受累。与旧大陆型利什曼病相似的内脏受累也会发生。

5.诊断:活检、组织学检查、培养、血清学研究和 PCR 技术。可能需要骨髓活检,活检结果可能与组织胞浆菌病相似。

6.治疗:局部疾病可用局部巴龙霉素和甲基苄索铵软膏或病灶内抗生素治疗,也可以使用手术切除或局部冷冻疗法。对于严重的全身性疾病,建议使用氟康唑、五价锑化合物或两性霉素 B 进行全身治疗。

临床要点

在皮肤损伤处寻找比萨饼样边界。

美洲锥虫病

1.美洲锥虫病由一种名为克氏锥虫的原生动物

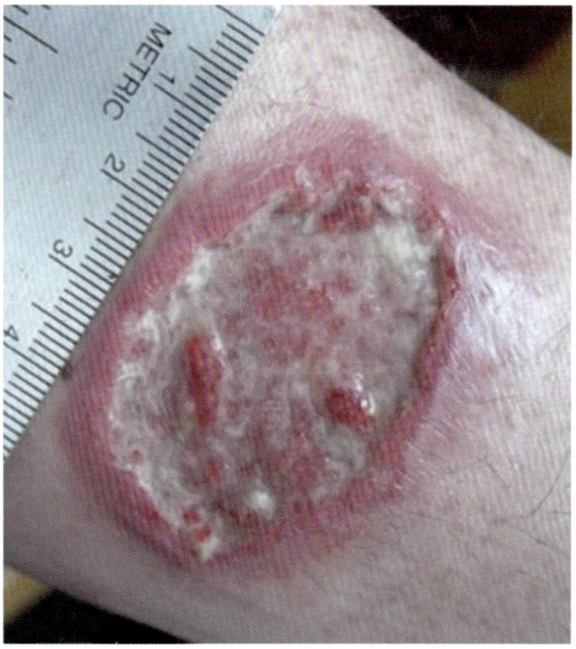

图 30.9 利什曼原虫引起的溃疡。

引起，在拉丁美洲农村地区通过“接吻”虫传播。美洲锥虫也可以通过垂直和输血传播。

2.病媒：猎蝽/“接吻”虫。感染不是通过叮咬引起的，而是通过猎蝽在进食过程中留下的粪便引起的。这些粪便随后被患者接触并进入伤口。北美也有类似种类的红尾蝽，但它们在进食时不排便，锥虫无法完成整个生命周期。

3.地理位置：美洲特有。

4.临床表现：疾病可表现为急性和慢性两种形式。

(1)急性疾病：可能在初次感染后1~2周开始。表现包括接触部位的红色病变(Chagoma)及进展至眶周水肿(罗马尼亚征)。伴发热和不适，还可能发生淋巴结病变和HSM(图30.10)。

(2)慢性疾病：通常导致终末器官损害。心脏问题最常见，伴双心室扩张。胃肠道疾病也可能发生，包括巨结肠或巨食管。在AIDS患者中可能发生中枢神经系统疾病，并伴有再激活、脑膜脑炎和脑脓肿。

5.诊断：血清学检测、血液吉姆萨染色。可使用PCR技术检测(图30.11)。

6.治疗：硝呋替莫或苄硝唑。如果心脏受累严重，可能需要起搏器。终末器官损害可能进展，需要进行实体器官移植。

临床要点

注意罗马尼亚征和慢性并发症，如心脏、食管或胃肠道扩张。

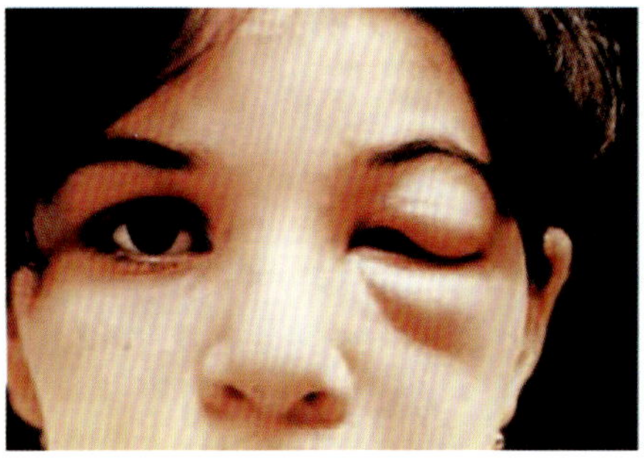

图30.10 罗马尼亚征。(From Ryan ET, Durand M. Ocular disease. In: Guerrant RL, Walker DH, Weller PF. Tropical Infectious Diseases: Principles, Pathogens and Practice. 3rd ed. Elsevier; 2011.)

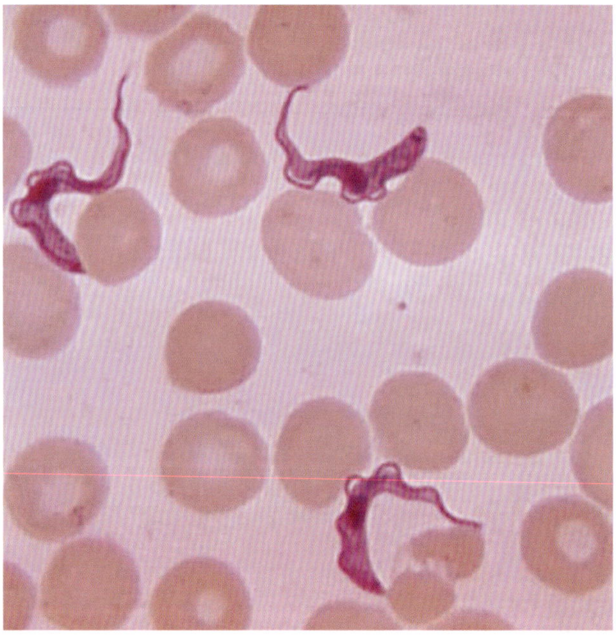

图30.11 克氏锥虫。

非洲昏睡病

1.原生动物布氏锥虫引起的人畜共患病。这种疾病通过舌蝇传播，也可发生垂直或性传播。

2.病媒：舌蝇。

3.地理位置：甘比亚布氏锥虫分布在西非，而罗得西塞布氏锥虫则分布在非洲东部。

4.临床表现，此疾病有3个阶段：溃疡阶段、系统阶段和中枢神经系统阶段。

(1)溃疡阶段：舌蝇叮咬部位通常出现下疳。

(2)系统阶段：通过静脉和淋巴系统传播。出现发热、不适和淋巴结病变。

(3)中枢神经系统阶段：侵入中枢神经系统导致脑膜脑炎，伴有头痛、嗜睡和行为改变。

5.诊断：通过吉姆萨染色的厚血涂片、下疳涂片或淋巴结抽吸物涂片直接观察锥虫(图30.12)。血清学检测也有帮助。脑脊液分析及染色可以检测是否有中枢神经系统感染。

6.治疗：喷他脒、美拉胂醇或二氟甲基鸟氨酸。

临床要点

注意舌蝇与“睡眠病”有关。

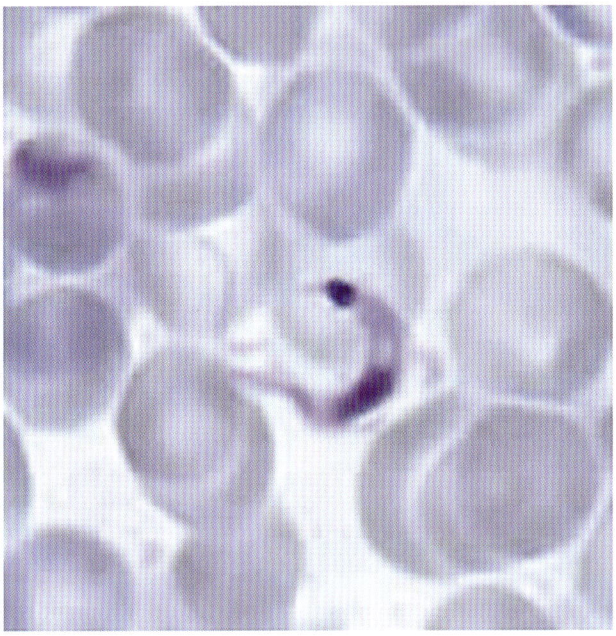

图 30.12 布氏锥虫。

奥罗亚热

1.奥罗亚热也被称为腐肉病，是一种由杆菌状巴尔通体引起的疾病，由沙蝇传播。在从南美洲回来的旅行者中，通常表现为发热性疾病。

2.病媒：沙蝇属的沙蝇。

3.地理位置：秘鲁、厄瓜多尔和哥伦比亚。通常发生在高海拔地区。

4.临床表现：可表现为急性发热性疾病，伴有淋巴结肿大、脾大和溶血性贫血。其慢性形式可表现名为秘鲁疣的小结节病变，伴不适、体重减轻、发热。

5.诊断：Warthin-Starry 染色的组织病理学检查可在淋巴结或皮肤病变中观察到多种细菌。血清学检测可能有效，但可能引起其他巴尔通体物种的交叉反应。

6.治疗：环丙沙星。

临床要点

考虑流行地区（如秘鲁）人群患有奥罗亚热的可能性。

非洲蜱咬热

1.非洲立克次体引起的发热性疾病。在有皮肤损伤或焦痂病史的返程旅客中，应始终考虑这种疾病。

2.病媒：花蜱属。

3.地理位置：非洲撒哈拉以南。

4.季节：全年。

5.临床表现：发热性疾病伴头痛和水疱疹。其特点是在蜱叮咬部位发现黑色的焦痂（图 30.13）。

6.诊断：诊断以临床诊断为主。诊断不明确时，可以继续使用血清学检测、活检和 PCR 技术进行诊断。

7.治疗：多西环素。

临床要点

如果发热患者有小黑色焦痂、有非洲旅行史和蜱虫接触史，则应该考虑这种疾病的可能性。

其他旅行相关的节肢动物传播斑疹热

详见表 30.6。

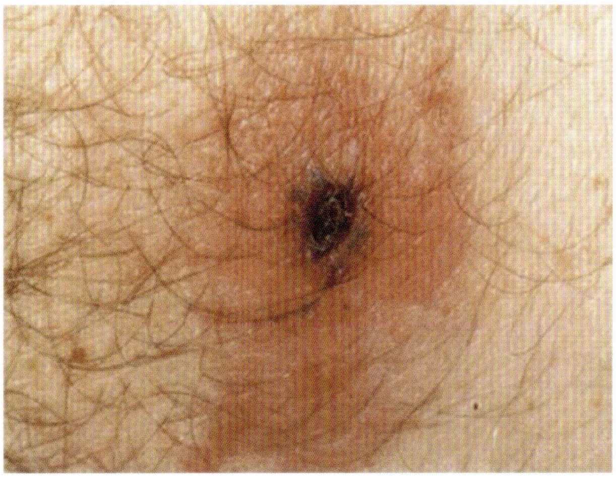

图 30.13 黑色焦痂。(From Faccini-Martínez AA, García-Álvarez L, Hidalgo M, Oteo JA. Syndromicclassification of rickettsioses: An approach for clinical practice. Int J Infect Dis. 2014; 28: 126-139.)

表 30.6 旅行相关节肢动物传播发热综合征的主要特征

微生物	疾病	地理位置	病媒	临床表现
斯洛伐克立克次体	TIBOLA	欧洲和亚洲	革蜱、扇头蜱和花蜱（犬蜱、木蜱和孤星蜱）	淋巴结病变、发热和不适
斯洛伐克立克次体或边缘革蜱	DEBONEL	欧洲和亚洲	屋螨	皮肤坏死、淋巴结病变、发热和不适
斯洛伐克立克次体、劳氏立克次体、rioja立克次体	SENLAT	欧洲和亚洲	革蜱	皮质焦痂、颈部淋巴结病变、发热和不适
康氏立克次体	地中海斑疹热、南欧斑疹热	地中海地区、东南亚	扇头蜱（犬蜱）	法国人对这种疾病的描述：发热和丘疹性皮疹
日本立克次体	东方斑疹热、日本斑疹热	日本、亚洲北部	褐黄血蜱	发热、黄色皮疹和斑疹
西伯利亚立克次体	西伯利亚斑疹热	俄罗斯、中国、蒙古国	革蜱	发热、黑色焦痂、头痛、肌痛、淋巴结病变
猫立克次体	蚤传斑疹热	除南极外的世界范围	猫蚤	发热、血小板减少
非洲立克次体	非洲蜱咬热	非洲	花蜱	发热、黑色焦痂（黑斑）
澳洲立克次体	昆士兰蜱传斑疹伤寒	亚洲	硬蜱	发热、头痛、肌痛、皮疹

TIBOLA：蜱传淋巴结病变；DEBONEL：皮炎坏死性红斑淋巴结病变；SENLAT：蜱叮咬后头皮焦痂和颈部淋巴结病变。

（胡建利 译/校）

推荐阅读

1. Wormser GP, Dattwyler RJ, Shapiro ED, et al. The clinical assessment, treatment, and prevention of Lyme disease, human granulocytic anaplasmosis, and babesiosis: clinical practice guidelines by the Infectious Diseases Society of America. *Clin Infect Dis.* 2006;43:1089–1134.
2. Biggs HM, Behravesh CB, Bradley KK, et al. Diagnosis and management of tickborne rickettsial diseases: Rocky Mountain spotted fever and other spotted fever group rickettsioses, Ehrlichioses, and anaplasmosis — United States. *MMWR Recomm Rep.* 2016;65:1–44.
3. Sanchez E, Vannier E, Wormser GP, et al. Diagnosis, treatment, and prevention of Lyme disease, human granulocytic anaplasmosis, and babesiosis: a review. *JAMA.* 2016;315:1767–1777.
4. Talagrand-Reboul E, Boyer PH, Bergström S, et al. Relapsing fevers: neglected tick-borne diseases. *Front Cell Infect Microbiol.* Epub ahead of print 4 April 2018. http://doi.org/10.3389/fcimb.2018.00098.
5. Marcondes CB, Contigiani M, Gleiser RM. Emergent and reemergent arboviruses in South America and the Caribbean: why so many and why now? *J Med Entomol.* Epub ahead of print 2 March 2017. http://doi.org/10.1093/jme/tjw209.
6. Ashley EA, Pyae Phyo A, Woodrow CJ. Malaria. *Lancet.* 2018;391:1608–1621.
7. Aronson N, Herwaldt BL, Libman M, et al. Diagnosis and treatment of leishmaniasis: clinical practice guidelines by the Infectious Diseases Society of America (IDSA) and the American Society of Tropical Medicine and Hygiene (ASTMH). *Clin Infect Dis.* 2016;63:1539–1557.
8. Bern C. Antitrypanosomal therapy for chronic Chagas' disease. *N Engl J Med.* 2011;364:2527–2534.

第 31 章

动物接触性感染

Gerome Escota

钩端螺旋体病

钩端螺旋体病是一种与啮齿动物接触获得的人畜共患感染性疾病。啮齿动物是钩端螺旋体的主要宿主，其通过尿液将细菌排出体外。人类接触被啮齿动物尿液污染的潮湿土壤或水就会感染。框 31.1 总结了感染钩端螺旋体病的危险因素。

微生物学和发病机制

1.钩端螺旋体是一种螺旋体（螺旋形和线圈形细菌）。

2.医学上重要的螺旋体感染可通过“SwiRLL”标记（框 31.2）。

3.用暗视野显微镜观察效果最佳，因为这些细菌有很强的运动性。钩端螺旋体是引发人类疾病最重要的病原体。

4.人类暴露于被污染的水后，可通过破损的皮肤、黏膜或结膜（侵入部位无相关局灶性病变）感染该细菌。

5.接着发生血液传播和穿透组织屏障。

6.继发广泛的血管炎，主要累及肾脏（急性肾小管坏死、间质性肾炎）、肺（肺出血）、肝脏（胆汁淤积、肝细胞变性；症状明显的肝坏死不常见）。

框 31.1　钩端螺旋体病的风险因素：流行性词汇

1.娱乐活动：淡水游泳、独木舟、皮划艇、越野自行车、铁人三项
2.自然灾害：洪水、降雨增加
3.职业或家庭接触啮齿动物

框 31.2　医学上重要的螺旋体感染：SwiRLL

1. S(*Syphilis*)：梅毒（梅毒螺旋体）
2. R(*Relapsing fever*)：回归热（复发螺旋体炎）
3. L(*Leptospirosis*)：钩端螺旋体病（钩端螺旋体）
4. L(*Lyme disease*)：莱姆病（伯氏疏螺旋体）

流行病学

1.感染在世界上所有地区都广泛流行。监测研究表明，这可能是最常见的人畜共患感染性疾病。

2.在温带国家，疫情暴发在夏末或初秋；在热带地区，疫情发生在雨季。

3.在美国，钩端螺旋体病发病率最高的地方是夏威夷。

临床表现

1.钩端螺旋体病具有广泛的临床谱系。感染通常是自限性的（2~20 天的潜伏期）。部分患者会出现双相疾病，如图 31.1 所示。

2.有些患者不会发展为严重疾病，而另一些患者会在症状没有短暂改善的情况下发展为严重疾病。在暴发性病例中，患者可迅速发展为严重疾病的症状。

3.下肢和（或）腰部肌肉压痛是体格检查的特征性表现。

4.结膜充血（发红而无渗出）也是一种特征性表现（图 31.2）。

5.威尔病是一种严重的肝肾功能障碍综合征（框 31.3）。

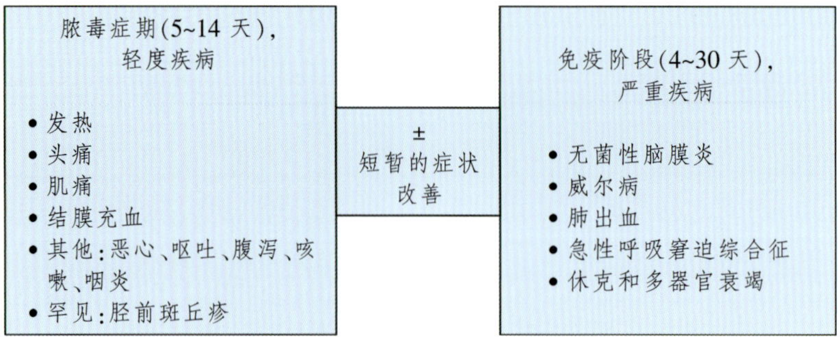

图 31.1 钩端螺旋体病的双相疾病特征。

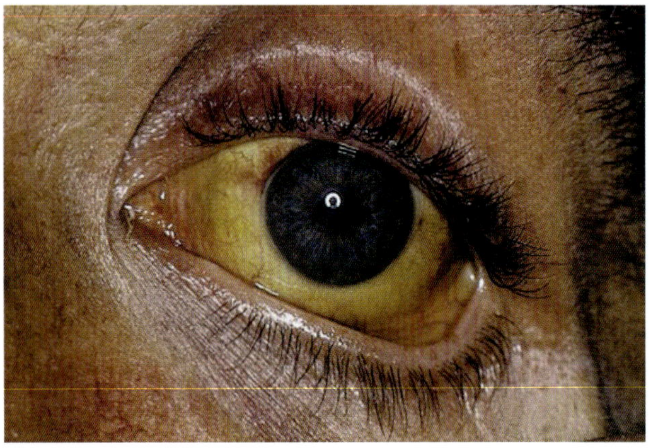

图 31.2 威尔病患者的结膜炎。(From Cohen J, Powderly WG, eds. Infectious Diseases. 2nd ed. Mosby; 2004.)

框 31.3 钩端螺旋体病的肝功能障碍:流行性词汇

肝功能障碍的特点是:

总胆红素升高(通常极度升高)与 AST 和 ALT 轻度升高(很少>200 U/L)不成比例

诊断

1.在发病的前 10 天,可以从血液和 CSF 中分离出钩端螺旋体。发病一周后,可在尿液中见到该微生物。

2.因为钩端螺旋体的低敏感性和特异性,在暗视野显微镜下直接检查钩端螺旋体不是常规操作(伪影可能会被误认为是钩端螺旋体)。

3.该生物可在合适的培养基中培养;然而,阳性培养物并不常见。

4. PCR 检测该病原体是一种有效的工具,但需要进一步的临床验证。

5.显微镜凝集试验(MAT)是诊断钩端螺旋体病最常用的方法,包括在暗视野显微镜下暴露带有钩端螺旋体抗原的血清样本和凝集检测。其依赖于在患病第一周后抗钩端螺旋体的 IgM 抗体的增加。诊断显示:

(1)在急性期和恢复期 MAT 滴定量升高 4 倍。

(2)在存在相容症状的情况下,单个 MAT 滴度≥1:800。

(3)单个 MAT 滴度≥1:200 表明近期或当前存在感染。

治疗

1.静脉注射青霉素 G 是治疗严重疾病的首选,头孢曲松与青霉素 G 疗效相当。轻度疾病可口服抗生素(多西环素、阿莫西林、氨苄西林)治疗。

2.贾里斯-赫克斯海默反应(框 31.4)可使治疗复杂化。

预防

在高风险暴露期间(例如,高流行地区的频繁洪水),可以每周使用多西环素进行预防。

巴尔通体病

微生物学和发病机制

1.巴尔通体是一种需要复杂营养环境的细胞内革

框 31.4 贾里斯-赫克斯海默反应

1.以接受抗生素治疗后数小时内的发热、寒战、皮疹、肌痛或头痛为特征(快速杀死生物体以释放细胞因子)

2.通常见于螺旋体感染患者(见框 31.1)

3.治疗:通常为自限性;退热药、支持治疗兰阴性杆菌。有3种可导致人类疾病的巴尔通体：亨氏巴尔通体、通体巴尔通体和杆状巴尔通体。

2.亨氏巴尔通体感染与接触猫（即猫抓伤、猫咬伤）有关。

3.通体巴尔通体（战壕热的病原体）和杆状巴尔通体（奥罗亚热和秘鲁疣的病原体）与接触节肢动物有关，已在第30章“节肢动物传播的疾病”中讨论。

4.亨氏巴尔通体通过猫划伤或咬伤感染人类，从而允许接种受感染的猫蚤粪便（猫头蚤）。直接接触猫蚤也与人类感染有关。

5.请注意，猫可能因巴尔通体而致菌血症，但多年不引起症状（通常是小猫）。

6.该生物感染人体后，会出现局部炎症反应（即局部淋巴结病），继而通过内皮细胞侵袭导致全身播散。

流行病学

亨氏巴尔通体感染在世界范围内均有分布。虽然其通常影响儿童和青少年，但感染可发生在所有年龄组及免疫功能正常和免疫功能低下的宿主中。

临床表现

1.猫抓病是与巴尔通体感染相关的主要临床综合征。

（1）被猫咬伤或抓伤后1周内，感染部位（如四肢、皮质、眼睛）会出现丘疹和（或）脓疱（必须寻找这些经常被遗漏的症状表现）。在被咬伤或抓伤1~7周后会出现局部淋巴结病（通常在腋窝、上腋窝、颈部、腹股沟；在感染的同侧）。

（2）患者可能会主诉数天的发热、不适、头痛、关节痛和肌痛。

（3）淋巴结肿大可持续数月且通常是寻求医疗服务患者的主诉。其会引发较重的疼痛，并且在某些患者中可能会化脓。淋巴结会在有或没有抗生素治疗的情况下消退。

2.在10%的患者中可以看到先于或伴随淋巴结病发展（甚至在没有淋巴结病的情况下）的非典型表现。

帕里诺眼腺综合征（图31.3）：肉芽肿性结膜炎伴有同侧耳周（很少在下颌下）淋巴结肿大。

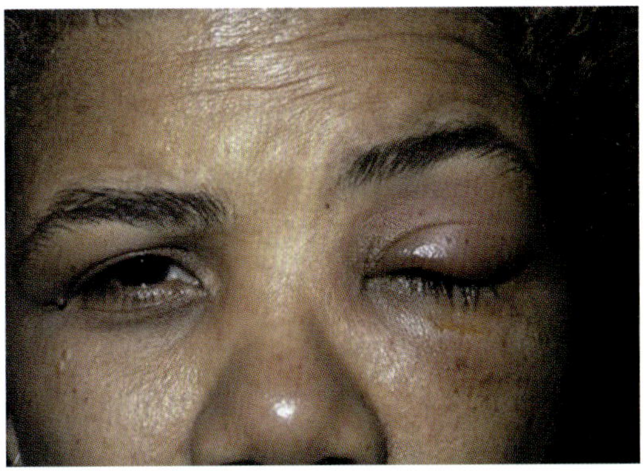

图31.3 帕里诺眼腺综合征（结膜炎伴眼睑肿胀和单侧区域淋巴结肿大，图中未显示）。(From Kaiser PK, Friedman NJ. Conjunctiva and sclera. In: The Massachusetts Eye and Ear Infirmary Illustrated Manual of Ophthalmology. 4th ed. Elsevier; 2014.)

3.脑病/脑炎

（1）头痛是一种常见的主诉，患者可发热。

（2）其他症状：烦躁、意识模糊、脑神经麻痹、局灶性神经功能缺损、癫痫发作、昏迷。

（3）脑脊液检查通常显示淋巴细胞为主、轻度细胞增多和葡萄糖正常。

（4）大脑的磁共振成像通常是正常的。

4.神经性视网膜炎

（1）视力突然丧失（通常涉及单侧眼睛）是最常见的情况。

（2）在眼科检查中，特征性表现是带有星状渗出物（星形形成）的视盘水肿。

（3）自然消退，预后良好。

5.不明原因发热（即使没有局部体征）。

6.肉芽肿性肝炎或脾炎：表现为长期发热、腹痛；腹部CT扫描通常显示肝大或脾大，伴有低密度病变（图31.4）。

7.其他：非典型肺炎、致残性肌肉骨骼表现（关节炎、骨炎、肌痛）、横贯性脊髓炎、高钙血症（与肉芽肿形成相关的维生素D过量产生有关）。

与巴尔通体感染相关的其他临床综合征包括细菌性血管瘤病和细菌性紫癜。其主要见于CD4计数<200个细胞/微升的HIV携带者（PLWH）和其他免疫抑制患者。值得注意的是，通体巴尔通体也可引起细菌性血管瘤病/紫癜。

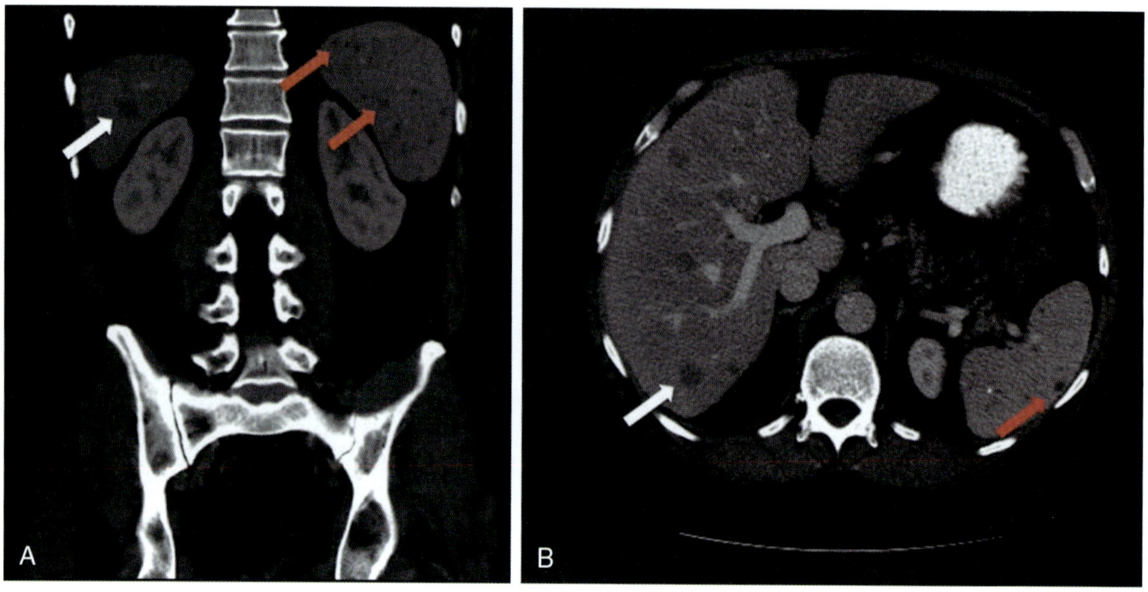

图 31.4 肝脾巴尔通体病。腹部和骨盆的 CT 扫描图像。(A)冠状位;(B)失状位。红色箭头所示为低密度病变。(From Bieraugel K, Oehler D, NeSmith M, Chiovaro J. Cat got your spleen? Hepatosplenic Bartonella infection. 2015; Am J Med. 128(3):246–249.)

8.细菌性血管瘤病

(1)新生血管增生表现为皮肤结节/肿块(通常为红色/紫色),切开时会大量出血。

(2)结节/肿块也可累及肝、脾、肺、骨、脑、胃肠道。

(3)经常出现发热和其他全身症状。

(4)在 HIV 感染者中表现可能类似卡波西肉瘤。

9.细菌性紫癜

(1)常累及肝、脾,表现为无数充满血液的囊肿。

(2)经常出现发热和全身症状。

(3)腹部 CT 扫描通常显示肝大或脾大并伴有低密度病变。

10.亨氏巴尔通体和通体巴尔通体也是心内膜炎培养阴性的重要原因(见第 15 章)。

诊断

当患者出现上述任何一种综合征并且有猫接触史(即使没有咬伤或抓伤)时,如果血清学检测呈阳性,或有特征性的组织病理学表现,或存在巴尔通体的分子证据,通常会被诊断为巴尔通体病。

1.血清学检测

(1)IgG 滴度<1:64:患病可能性低但不排除。

(2)IgG 滴度 1:65~1:256:可能感染,重复测试应在 2 周内完成。

(3)Ig 滴度>1:256:强烈提示存在近期或活动性感染。

2. Warthin–Starry 染色显示有杆菌的坏死性肉芽肿(通常呈星状),是巴尔通体病的病理标志。

3.可以对组织标本进行巴尔通体 PCR 检测以进一步确诊。

治疗

表 31.1 中详述的抗生素治疗通常可加速症状消退。

表 31.1 巴尔通体病的治疗

猫抓病	通常是自限性的 严重表现考虑使用抗生素:大环内酯×5 天
脑炎	多西环素 + 利福平 ×(4~6)周
神经性视网膜炎	多西环素 + 利福平 ×(4~6)周
细菌性血管瘤病	大环内酯或多西环素 ×3 个月
细菌性紫癜	大环内酯或多西环素 ×4 个月
心内膜炎	确诊病例: 多西环素 ×6 周(如果不进行手术干预,则为 3 个月)+ 庆大霉素 ×14 天 疑似病例: 头孢曲松 + 多西环素 ×6 周 + 庆大霉素 ×14 天

布鲁氏菌病

微生物学和发病机制

布鲁氏菌属是小的、革兰阴性的细胞内球杆菌。布鲁氏菌病是野生动物和家养动物(例如,牛、绵羊、山羊、猪)的人畜共患病。布鲁氏菌病也是一种职业病,因为其在农民、兽医和实验室技术人员中最为常见。

1.多种传播途径:

(1)摄入被感染和未经高温消毒的牛奶。

(2)通过皮肤的破损(在狩猎期间)直接接触被感染的动物或其分泌物。

(3)吸入被感染动物的气溶胶。

(4)其他:输血、器官移植。

2.导致大多数人类感染的 3 个物种:

(1)布鲁氏菌:绵羊、山羊、骆驼。

(2)流产布鲁杆菌:牛。

(3)猪布鲁氏菌:家猪/野猪。

布鲁氏菌进入人体后,会迁移至淋巴结并通过网状内皮系统进行全身播散,从而导致组织中肉芽肿的形成。

流行病学

1.分布于世界各地,但更常见于地中海国家、波斯湾、墨西哥部分地区、中美洲和南美洲、印度次大陆、巴尔干半岛和俄罗斯。

2.在美国,布鲁氏菌早已被成功从畜群中根除,所有病例都与旅行、迁徙或接触未经高温消毒的进口牛奶有关。

临床表现

由于其广泛的疾病表现,与结核病一样,通常被称为“伟大的模仿者”。

1.布鲁氏菌病是 FUO 的重要原因,尤其是在已知接触过家畜的患者中。

(1)在典型的 1~4 周潜伏期后,表现为急性或隐匿性发热,伴恶臭(霉味)、明显的肌痛和关节痛、疲劳、不适、腹痛、厌食和抑郁。肝大、脾大和淋巴结肿大在检查或影像学表现上可能很明显。

(2)这些症状可持续或反复数天、数周或数年(“波状热”)。

2.布鲁氏菌病是一种播散性疾病,几乎可以累及任何器官系统(类似于结核病,尽管布鲁氏菌病的呼吸道受累不像结核病那样常见)。

3.骨关节受累(年轻患者的骶髂关节炎;老年患者的椎间盘炎和外周关节炎)是 50%以上患者最常见的局部感染。

4. Pedro-Pons 征被认为是布鲁氏菌性脊柱炎的特征。在 X 线片上,椎骨受累(通常是腰椎)通常是特征性前上阶梯状侵蚀。

5.神经系统受累通常是一种严重的并发症。神经布鲁氏菌病表现为急性或慢性脑膜脑炎、脊髓炎、脑神经麻痹和神经根神经病。症状可以逐渐演变,并且表现通常很细微,以至于在很长一段时间内都无法诊断。脑脊液通常显示淋巴细胞为主的细胞增多、高蛋白和低血糖(类似于结核病)。

6.附睾睾丸炎是另一种常见的并发症,表现为睾丸肿胀。在正确的流行病学调查中,任何主诉睾丸疼痛/肿胀和关节疼痛的患者都应排除布鲁氏菌病。

7.心内膜炎、心包炎、心肌炎。

8.其他:肝脾脓肿、结肠炎、腹膜炎、肺炎、血液学表现(贫血、血小板减少、白细胞减少、弥散性血管内凝血)、皮肤和眼部病变。

诊断

1.骨髓培养是诊断的金标准。其比血培养更敏感,即使之前使用过抗生素也会保持阳性,并且对慢性布鲁氏菌病患者最有用。如果高度怀疑,即使血清学检测未呈阳性,也应该进行骨髓培养。

2.血清学检测。

3.在非流行地区 IgG 滴度 >1:80 被认为呈阳性。

4.在流行地区 Ig 滴度>1:160 被认为呈阳性。

5.值得注意的是,血清学检测在慢性感染、再感染和复发的情况下会变得更难解释,因为急性感染后滴度仍然升高。

6.假阳性结果:抗体会与土拉弗朗西斯菌和其他细菌发生交叉反应。

7.基于 PCR 的分子检测是一种很有前景的工具。

治疗

1.抗生素治疗详见表 31.2。

2.尽管进行了抗生素治疗,仍有 5%~15%的病例会复发。

3.即使抗生素治疗后抗体滴度下降,在抗生素疗程后监测也不是可靠的指标。血清学检测的解释需要与随访期间的临床检查相关联。

Q 热

微生物学和发病机制

与布鲁氏菌病一样,Q 热是一种与家畜(例如,牛、绵羊、山羊)接触有关的人畜共患病。其他动物如马、犬、猪和骆驼,可以携带该生物体并传播给人类。与布鲁氏菌病不同,其仍然存在于美国的家畜群中。

1.伯纳特立克次体是一种革兰阴性球杆菌,也是 Q 热的病原体,会从粪便、尿液、牛奶,尤其是被感染动物的胎盘产品中排出。人类通过雾化吸入而感染。

2.虽然与被感染的动物密切接触是最常见的感染方式,但对于人类感染并不是必需的。Q 热的暴发发生在与载有被感染动物车辆经过的道路邻近的社区中。

3.最危险的感染是动物的分娩过程。

4.只要一个细菌入侵就足以使人类患病。

流行病学

1.分布于世界各地,新西兰除外。

2.绵羊和山羊养殖的城市化导致了欧洲近期的大规模暴发。

临床表现

1.最常见的症状是轻微的自限性发热,持续数天至 2 周。有些感染者也无症状。

2.肺炎

(1)Q 热是引发非典型肺炎(即亚急性疾病、干咳、腹泻、肝炎和头痛等非呼吸系统表现为主)的原因之一。

(2)不到 1/3 的患者出现咳嗽,但以发热和头痛为主。头痛有时非常严重,以至于可能成为寻求医疗帮助患者的主诉。

(3)虽然不是 Q 热所特有,但在正确的流行病学调查中,圆形肺炎(硬币大小的肺部浸润)的出现应引起对伯纳特立克次体感染的怀疑。

3.心内膜炎

(1)是慢性 Q 热的最常见形式,也是急性 Q 热的并发症(有些患者曾有无症状的急性感染)。

(2)主要发生在老年患者(>40 岁)、既往有瓣膜病/手术史的患者、免疫功能低下的患者和妊娠女性中。

(3)患者表现为轻度、长期和间歇性发热、疲劳和不适。

4.其他常见表现:肝大、脾大、杵状指、紫癜性皮疹、免疫复合物肾小球肾炎。

5.患者还可能有高丙种球蛋白血症和自身抗体水平升高(例如,类风湿因子、抗平滑肌抗体、抗线粒体抗体、抗磷脂抗体、抗人球蛋白试验阳性)。

6.肝炎

(1)部分患者可表现为急性 Q 热的症状。

(2)常发生于与慢性 Q 热感染相关的不明原因发热患者。

表 31.2　布鲁氏菌病的治疗

无并发症的非局灶性疾病	多西环素 + 链霉素(或庆大霉素)× 6 周 替代方案:多西环素 + 利福平 × 6 周
骨关节病	多西环素 + 链霉素(或庆大霉素)× 3 个月
神经布鲁氏菌病	(头孢曲松 × 1 个月)+[多西环素 + 利福平 ×(4~5)个月];一般必须继续口服抗生素,直到脑脊液参数正常
心内膜炎	缺乏数据:氨基糖苷类、多西环素和利福平的组合 × 6 周~6 个月

(3)抗生素治疗仍能持续;在这些患者中,对自身免疫性肝炎可能有效,短期的皮质类固醇治疗有时可获益。

7.不明原因发热

可并发肺炎、肝炎或血液学表现。

8.组织活检(图 31.5)可见类脂、甜甜圈或纤维蛋白环肉芽肿则表明存在 Q 热感染(尽管这一发现也见于霍奇金淋巴瘤、EBV 感染和药物的超敏反应)。

9.其他:骨关节感染、溶血性贫血、反应性血小板增多症、结节性红斑、感染后疲劳综合征。

诊断

血清学检测一直是诊断 Q 热的主要方法。该测试依赖于抗体对伯纳特立克次体特征性相变的抗体反应(Ⅰ期和Ⅱ期;形态相似但抗原和生化不同)。

1.急性 Q 热(急性肺炎、肝炎)

(1)在急性感染期间,伯纳特立克次体由Ⅱ期主导。随着感染变为慢性,其会转变为Ⅰ期主导。

(2)急性感染:Ⅱ期抗体(IgG、IgM)远大于Ⅰ期抗体(IgG、IgM)。

(3)2~4 周后Ⅱ期 IgG 抗体升高 4 倍也可诊断为急性 Q 热。

2.慢性 Q 热(心内膜炎、不明原因的长期发热等)

(1)慢性感染:Ⅰ期抗体(IgG、IgM 通常呈阴性)远大于Ⅱ期抗体(IgG、IgM 通常呈阴性)。

(2)单独Ⅰ期 IgG 滴度>1:800 可诊断为慢性 Q热。

治疗

1.急性 Q 热:多西环素×14 天。

(1)替代药物包括大环内酯类、TMP-SMX 或氟喹诺酮类。

(2)妊娠女性建议使用 TMP-SMX。

2.慢性 Q 热(包括心内膜炎):多西环素+羟氯喹×18 个月(人工瓣膜心内膜炎为 24 个月)。

(1)替代药物,包括多西环素+利福平、多西环素+氟喹诺酮。

(2)妊娠女性建议使用 TMP-SMX。

(3)在停止抗生素治疗期间和至多 2 年内,应每 3 个月进行一次血清学检测。一般而言,Ⅰ期 IgG<1:800、贫血和高丙种球蛋白血症改善、血沉下降即可达到治愈。

土拉菌病

微生物学和发病机制

土拉弗朗西斯菌是土拉菌病的病原体,是一种革兰阴性球杆菌。土拉弗朗西斯菌亚种土拉菌种和全北区种(holarctica)导致了大多数人类疾病。

1.土拉菌病主要与暴露于兔子、松鼠、田鼠、麝鼠和海狸有关。犬、猫和其他以它们为食的肉食动物可

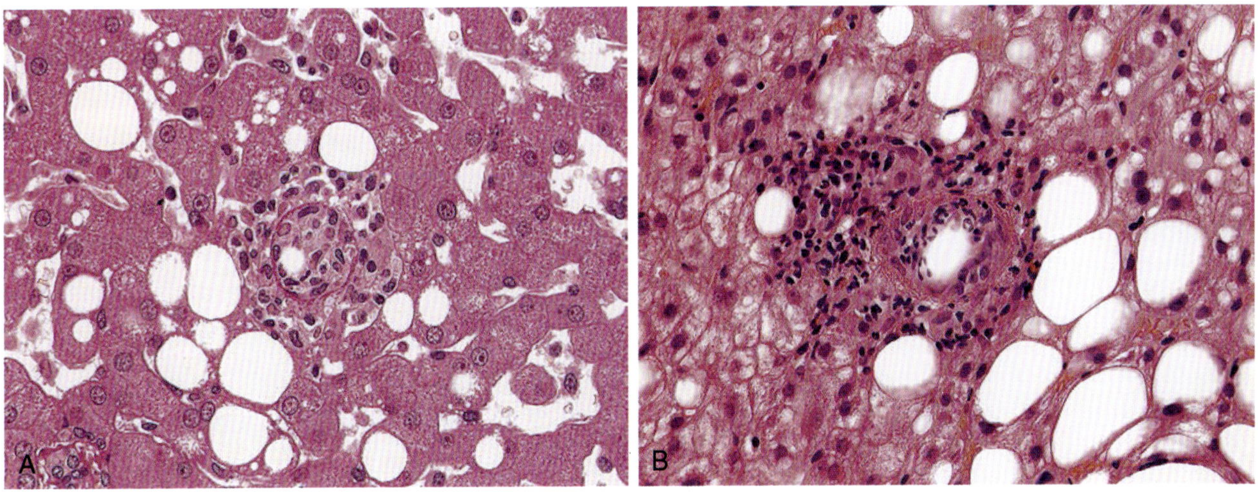

图 31.5　甜甜圈状肉芽肿,中心清晰,周围有嗜酸性环。(From Kanel GC, Korula J. Infectious disorders, non-viral. In: Atlas of Liver Pathology. Elsevier; 2011.)

以通过用爪或口携带微生物来传播疾病。

2.土拉菌病有多种传播途径。

(1)节肢动物咬伤(在大多数情况下是蜱虫、加利福尼亚和内华达州的苍蝇及一些欧洲国家的蚊子;可以通过唾液或粪便传播)和接触受污染的动物产品(例如,给被感染的动物剥皮、包扎)是最常见的途径。

(2)其他:通过吸入雾化液滴、摄入被污染的水或泥土(甚至肉)、动物咬伤感染。

(3)在割草等活动中吸入被污染的材料(如灰尘、干草、水)(2000年玛莎葡萄园岛暴发的感染)。

(4)无人传人的风险。

3.进入皮肤后,会引发以组织坏死为特征的局部炎症反应。然后细菌扩散到区域淋巴结并通过血液(大多数是菌血症)和淋巴系统传播。组织标本有时可显示干酪样肉芽肿。

4.由于其高入侵率,是生物恐怖主义的潜在媒介(见第47章)。处理疑似土拉菌病患者标本的实验室人员需要得到通知。

流行病学

1.主要局限在北半球;可以确定的是,在英国、非洲、南美洲和澳大利亚不存在。

2.美国50%以上的病例报告发生在夏季月份的阿肯色州、密苏里州、堪萨斯州、南达科他州、加利福尼亚州和俄克拉荷马州。

临床表现

潜伏期一般为3~5天。最常见的症状是突然发热、寒战、疲劳、头痛、肌痛、咳嗽、腹痛和腹泻。

土拉菌病有6种经典的表现形式,其经常相互重叠。

1.溃疡腺

(1)皮肤溃疡+区域淋巴结肿大(腹股沟>宫颈)。

(2)随着时间的推移,皮肤溃疡可能会变成焦痂(图31.6),并且可以在淋巴结肿大之前、同时或之后出现;溃疡有时呈孢子丝状分布。

2.腺体

(1)与溃疡性土拉菌病一起出现较为常见。

(2)无皮肤溃疡(或已消退)。

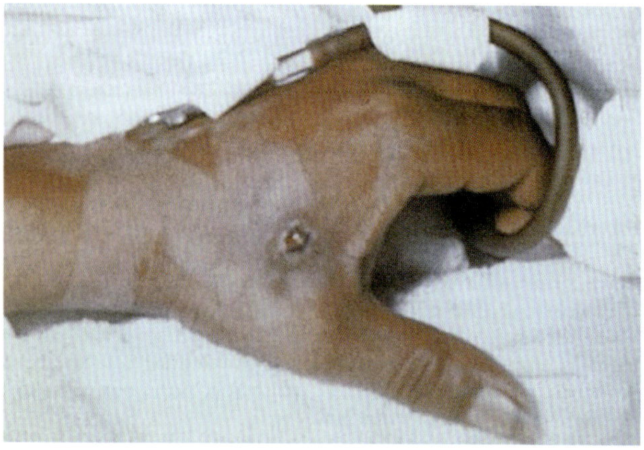

图31.6 土拉菌性焦痂。(From Beard CB, Dennis DT. Tularemia. In: Cohen J, Opal S, Powderly W, eds. Infectious Diseases. 3rd ed. Elsevier; 2010.)

(3)淋巴结疼痛且常持续数周;发热和其他全身症状可能在就诊时已消退。

(4)鉴别诊断:化脓性感染、猫抓病、性传播疾病(梅毒、软下疳、性病淋巴肉芽肿)、孢子丝菌病、肺结核。

3.眼腺

(1)通常只影响单侧眼睛。

(2)通过被污染的手指、水花或气溶胶进入结膜后感染。

(3)与猫抓病(帕里诺眼腺综合征)的表现相似。

4.咽部

(1)通过口咽传播(被污染的食物或水)。

(2)常并发颈部淋巴结肿大。

5.肺部

(1)通过吸入或其他形式血行传播的土拉菌病(伤寒>溃疡性腺病)。

(2)表现为对常规抗生素无反应的社区获得性肺炎;肺炎症状和浸润甚至可持续数月,从而模仿慢性肺炎的其他病因。

6.伤寒

(1)发热伴其他全身症状,无明显皮肤病变或淋巴结肿大。

(2)通常表现为不明原因的发热,因此,最难诊断;严重的病例可迅速恶化。

(3)突出表现:腹痛、腹泻、恶心、呕吐、头痛、肝炎(慢性患者伴脾大和肝大)。

(4)可能并发脑膜炎的概率很小。

诊断

1.血清学检测仍然是诊断土拉菌病的最常用方法。

(1)单滴度>1:128(微量凝集)或>1:160(管状凝集),并伴有相应的症状提示活动性疾病。

(2)需要注意的是,针对土拉弗朗西斯菌的抗体在急性感染后往往会持续数年。

(3)10~14 天后抗体滴度重复升高 4 倍是土拉菌病的明确血清学诊断。

2.可以使用特殊培养基从血液、淋巴结、伤口引流/活检、痰液或胸膜液中分离出微生物。

治疗

1.中度至重度疾病:链霉素或庆大霉素×(7~10)天。

2.轻度疾病:环丙沙星或多西环素×14 天。

3.脑膜炎:链霉素或庆大霉素+多西环素或氯霉素×(2~3)周。

其他重要感染

炭疽病

炭疽由炭疽芽孢杆菌引起,炭疽芽孢杆菌是医学上重要的革兰阳性杆菌之一(框 31.5)。

放线菌和诺卡氏菌也是革兰阳性杆菌,但通常被描述为"分枝丝状生物"(BFO)。

1.与通过吸入或摄入的方式接触被感染的食草动物(如牛)和被污染的动物产品(如皮革、羊毛、毛发、角)有关,或者与接触(即使是轻微创伤)可长时间存在于环境中的细菌孢子有关。

框 31.5 医学上重要的革兰阳性杆菌

"CARE er in Problem-Based Learning"

1. C,棒状杆菌、梭状芽孢杆菌
2. A,溶血奥秘菌
3. R,马红球菌
4. E,红斑丹毒
5. P,痤疮丙酸杆菌(或角质杆菌)
6. B,芽孢杆菌
7. L,李斯特氏菌、乳酸菌

2.散发病例最常见于非洲、中东和拉丁美洲;炭疽已被用于生物恐怖主义(参见第 47 章)。

根据不同传播途径,感染表现不同。

1.皮肤炭疽

(1)无痛、非化脓性丘疹,在数天内发展成水疱,然后发展为黑色焦痂,周围有大量与伤口大小不成比例的硬结或非凹陷性水肿(整个肢体可能水肿);水肿继发于细菌产生的水肿因子(图 31.7)。

(2)通过注射吸毒获得的皮肤炭疽表现不典型(无焦痂,表现为广泛的皮肤感染;相对无痛,并伴有明显的水肿和全身症状)。

2.吸入性炭疽

(1)几乎总是引起对生物恐怖主义的怀疑。

(2)尽管使用了适当的抗生素和重症监护,但严重感染仍具有很高的死亡率。

(3)以流感样疾病(前驱期)开始,然后发展到以高热、呼吸困难、胸膜炎性胸痛和意识模糊为特征的中间期(胸部 X 线片通常显示纵隔增宽和出血性胸腔积液),最后进展(即使使用抗生素)到多器官衰竭的暴发期。

(4)被诊断为纵隔疾病而不是肺实质疾病。

3.胃肠道炭疽

(1)通常通过摄入未煮熟的肉感染。

(2)口咽炭疽:明显的咽部炎症,伴有溃疡和假膜形成(类似于白喉);面部和颈部明显水肿。

(3)肠道炭疽:腹泻、严重腹痛、恶心、呕吐、大量腹水(可能是血性的)、血性腹泻。

4.炭疽脑膜炎(框 31.6)

50%的病例是菌血症的并发症(通常来自吸入性炭疽和胃肠道炭疽)。

治疗

1.皮肤炭疽(自然获得):氟喹诺酮或多西环素×(7~10)天。

2.皮肤炭疽(疑似生物恐怖主义):氟喹诺酮或多西环素 × 60 天。

3.全身性炭疽(吸入性、胃肠道、严重皮肤炭疽)和脑膜炎除外:环丙沙星+克林霉素/利奈唑胺×(2~3)周(随后进行暴露后预防以防止复发 → 单药治疗直至完成 60 天的治疗)。

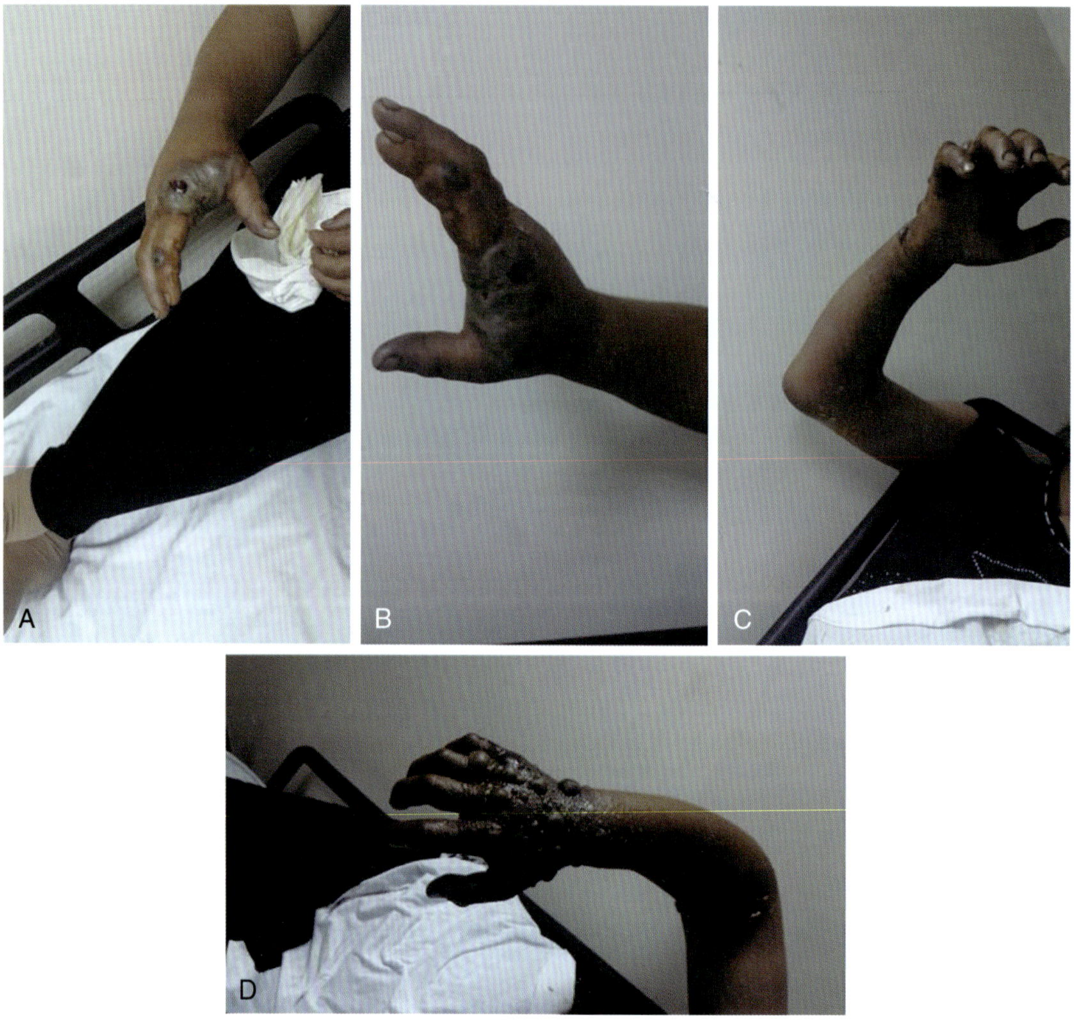

图 31.7 皮肤炭疽。注意突出的焦痂被大量水肿包围，这是感染的特征。有时会出现出血性水疱。[From Emet M, Tortum F, Karagoz S, Calbay A. Cutaneous anthrax. J Emerg Med. 2017;52(2):240–241.]

4.全身性炭疽(吸入性、胃肠道、严重皮肤炭疽)伴脑膜炎(或腰椎穿刺不能排除脑膜炎的病例):环丙沙星+美罗培南+利奈唑胺×(2~3)周(随后进行暴露后预防以防止复发→单药治疗直至完成 60 天的治疗)。

5.所有全身性炭疽患者也应接受抗毒素治疗(瑞西巴库、奥托萨昔单抗)。

框 31.6 炭疽脑膜炎

对所有具有严重和全身表现的吸入性、胃肠道或皮肤炭疽病例保持高度怀疑。除非有禁忌证,否则应在这些患者中进行腰椎穿刺以排除脑膜炎

1.死亡先兆(通常在发病后一天)

2.表现为急性发作性头痛和快速进展的精神状态恶化

3.以蛛网膜下隙出血、广泛的实质出血和脑水肿为特征

6.此外,所有吸入性炭疽患者都应接受炭疽免疫球蛋白治疗。

7.脑膜炎、皮肤炭疽伴广泛水肿或感染性休克患者应考虑糖皮质激素治疗。

鼠疫

1.由鼠疫耶尔森菌(革兰阴性杆菌)引起。

2.与被感染的啮齿动物及其捕食者(通常是犬和猫)密切接触有关。

3.人类通过跳蚤叮咬(最常见)、直接接触(例如,在狩猎期间处理受感染动物的尸体)或吸入气溶胶(肺鼠疫)传播。

4.大多数病例报告发生在非洲撒哈拉以南,特别是马达加斯加、坦桑尼亚和刚果民主共和国;在美

国，大多数病例来自新墨西哥州、亚利桑那州、科罗拉多州和加利福尼亚州。

5.临床表现

(1)腺鼠疫。

(2)通常在四肢被跳蚤叮咬后出现。

(3)以急性和突然出现的腹股沟淋巴结肿大(腹股沟、腋窝或头颈部区域的极度疼痛和触痛的淋巴结肿大)为特征(图 31.8)，伴有高热和寒战。

淋巴结无上行淋巴管炎的征象，而上行性淋巴管炎是其他原因引起的感染性淋巴结炎的特征。

(4)败血型鼠疫。

(5)在无淋巴结肿大的情况下突然出现高热、寒战和其他全身症状。

快速进展性疾病；死亡可能会在几天内发生。

(6)肺鼠疫。

(7)原发性肺炎发生在吸入感染性气溶胶后(例如，与肺鼠疫患者密切接触，与咽部细菌污染的犬或猫密切接触，与相关的实验室工作或生物恐怖主义密切接触)。

(8)继发性肺炎是脓毒症或腺鼠疫的并发症。

表现为高热、寒战、咳嗽(通常伴有血痰)，并在几天内迅速进展为呼吸功能障碍；胸部影像学显示双侧肺泡浸润和实变。

6.治疗：链霉素或庆大霉素是治疗的首选。多西环素为替代药物。治疗持续 7~14 天。

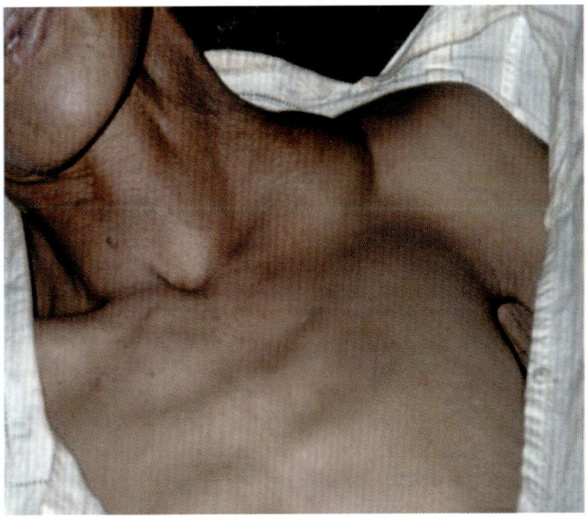

图 31.8 鼠疫患者的颈椎腹股沟淋巴结肿大。

鼠咬热

1.由念珠状链杆菌(北美洲、欧洲)和螺杆菌(亚洲)引起，是啮齿动物鼻咽菌群的一部分。

2.与啮齿动物接触有关(例如，咬伤是最常见的传播途径，甚至来自宠物老鼠的咬伤，但患者可能会在不记得实际咬伤的情况下感染)；捕食啮齿动物的食肉动物咬伤也会传播这种感染。

3.与念珠状链杆菌和螺旋菌引起的感染不同，但两者的共同特点均是突然发热、寒战和头痛。

(1)念珠状链杆菌：特征为出现明显的迁移性关节痛/关节炎和弥漫性麻疹样或点状皮疹，可累及手掌和足底。

(2)鼠咬热螺旋体：特点是在侵入部位出现溃疡，并伴有区域淋巴结病；随着时间的推移，溃疡形成焦痂；无关节炎/关节痛。

4.两者均可以在外周血涂片上被观察到，但只有念珠菌在培养物中生长；鼠咬热螺旋体主要通过在涂片上直接观察来诊断。

5.治疗：青霉素 G 是首选治疗方法。

汉坦病毒

1.由布尼亚病毒科病毒引起；通过暴露(如吸入、接触)气溶胶或受大鼠尿液、粪便或唾液污染而发生人际传播。

2.通常感染不健康的个体；清洁老鼠出没的房间是一个常见的风险因素。

3.导致两种医学上重要的综合征：

(1)出血热和肾综合征(HFRS)。

(2)汉坦病毒(韩国、中国、俄罗斯东部)和多布拉瓦病毒(巴尔干半岛)会导致严重的 HFRS。

(3)2016 年 12 月—2017 年 1 月，首尔病毒在美国引发 HFRS 疫情。

普马拉病毒(斯堪的纳维亚地区)引起流行性肾病(HFRS 的一种较轻形式)。

(4)汉坦病毒肺综合征(HPS)。

辛诺柏病毒，发现于美国西部(犹他州、科罗拉多州、亚利桑那州和新墨西哥州的病例最多)。

4.临床表现：框 31.7。

框 31.7 汉坦病毒感染的标志(HFRS 和 HPS)

1.发热、血小板减少症(在 HFRS 中更严重)、白细胞增多伴左移(涂片中未成熟的髓细胞)、非典型淋巴细胞增多症、血细胞比容升高(由于毛细血管通透性增加)
2. HFRS 的特点是发热、严重的血小板减少症(导致出血性瘀点和出血)和急性肾衰竭(急性间质性肾炎);由于急性和严重的毛细血管渗漏综合征的发展,导致血流动力学不稳定,引发休克和多器官衰竭
3. HPS 的表现与 HFRS 相似,但没有急性肾衰竭和出血素质的早期发展;其特征是毛细血管渗漏增加导致肺水肿继发呼吸衰竭,发展迅速

5.诊断:检测血清中的 IgM,血液或组织样本的 PCR 检测。

6.治疗是支持性的;应避免过度补液,并推荐使用强心药物。

猴痘和牛痘

1.猴痘病毒之所以如此命名,是因为其最初是从猴子身上分离出来的,但从那时起,人们发现其可以感染多种小型哺乳动物。

(1)感染仅限于非洲,但在 2003 年,美国(伊利诺伊州、印第安纳州、堪萨斯州、密苏里州)暴发了与土拨鼠和南美啮齿动物接触有关的疫情;暴发调查表明,豚鼠感染了来自加纳进口的小动物的猴痘病毒。

(2)以发热和水疱性皮疹为特征;水疱出现在同一发展阶段(与水痘或水痘皮疹不同);皮疹与天花无法区分,但猴痘与皮疹的区别在于猴痘感染下颌下/颈淋巴结病的显著发展。

2.牛痘是一种与接触被感染奶牛有关的病毒;特点是出现局部水疱(通常是手和脸),伴有轻度发热和不适。

羊传染性脓疱病

1.羊传染性脓疱病毒感染与接触绵羊、山羊、牛、骆驼有关。

2.以感染部位(通常是手指)出现孤立结节为特征;结节最初表现为丘疹,然后在 4~6 周内缓慢发展成水疱和肉芽肿结节(图 31.9)。

3.通常是自限性的,但据报道,局部西多福韦和咪喹莫特有效。

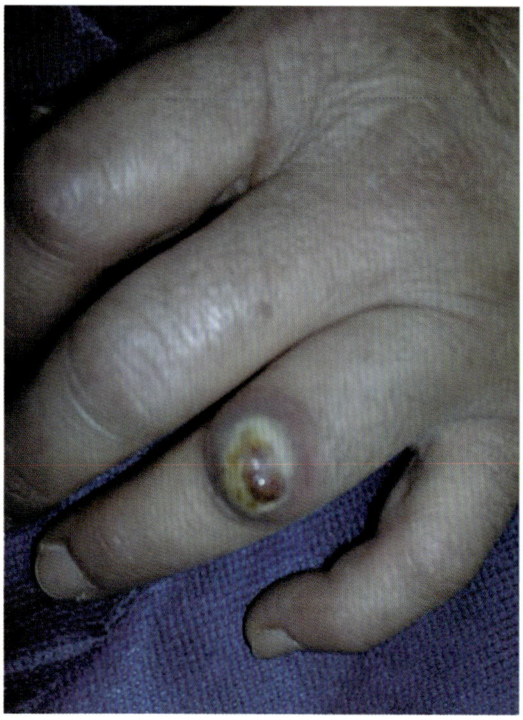

图 31.9 羊传染性脓疱病。接种部位的孤立病灶。

B 型疱疹病毒

1.疱疹病毒 B(也称为 B 病毒)感染与接触旧大陆猕猴有关。

2.获取途径:咬伤、抓伤、破损皮肤接触黏膜分泌物。

3.人类最常见和最可怕的表现是脑炎,与单纯疱疹病毒脑炎类似;其他患者主诉感染部位周围出现局部水疱性皮疹并伴有感觉异常。

4.可能暴露于 B 型疱疹病毒的患者应接受阿昔洛韦/伐昔洛韦 14 天的预防性治疗。

5. B 型疱疹病毒感染患者应接受静脉注射更昔洛韦/阿昔洛韦治疗,并在感染后长期口服阿昔洛韦/缬更昔洛韦。

鹦鹉热

1.由鹦鹉衣原体引起。

2.与受感染鸟类(无症状或患病)接触有关;人类感染主要来自长尾小鹦鹉、凤头鹦鹉和鹦鹉,但许多鸟类可以传播这种疾病。

3.当来自干燥鸟粪的细菌被雾化并被吸入时,人类会感染该疾病。

4.与宠物店或家禽农场接触相关的疫情暴发。

5.引起非典型肺炎的特征性症状(即干咳、非呼吸系统症状为主,包括头痛、肌痛、腹泻、转氨酶异常)。

6.主要通过血清学检测诊断。

7.使用多西环素、大环内酯类或氟喹诺酮类药物进行治疗。

狂犬病

1.与接触狂犬病犬(主要在发展中国家)和野生动物,特别是蝙蝠、浣熊、臭鼬和狐狸(在美国)有关。

2.通过接触被感染动物的唾液传播(很少通过蝙蝠洞穴中的雾化病毒或器官移植传播)。

3.以致命的中枢神经系统感染为特征。

4.有关更多信息,请参阅第 12 章(中枢神经系统感染)。

有关人与人之间传播的风险,请参见框 31.8。

其他动物相关感染

表 31.3 列出了由动物接触引发的各种其他感染。

框 31.8　人传人的风险

在此处介绍的人畜共患病中,只有肺炎型鼠疫(鼠疫耶尔森菌)可以在人与人之间传播

表 31.3　其他感染

病原体/感染	动物暴露	临床要点
马红球菌(见框 31.5)	马	亚急性肺炎(通常是空洞)、肺外感染(脑和皮肤脓肿) 在患有肺部马拉科细菌病(慢性肉芽肿性感染)且有流行病学接触史的患者中,应考虑马红球菌
多杀性巴氏杆菌	猫	感染范围广
犬二氧化碳嗜菌体	犬	无脾/免疫功能低下患者的严重脓毒症和休克
海洋分枝杆菌	鱼、鱼缸	淋巴管炎(或孢子丝菌病)、结节性蜂窝织炎、深部感染(如腱鞘炎)
沙门氏菌(非伤寒)	宠物爬行动物和两栖动物(蛇、龟、青蛙)	菌血症、肠胃炎
淋巴细胞脉络丛脑膜炎病毒	啮齿动物	常见于冬季 无菌性脑膜炎(但也可能是细菌性的) 器官移植感染
弓形虫	猫	对妊娠和免疫功能低下的患者很重要 单核细胞增多症样疾病;免疫功能低下患者的肺炎和脑脓肿
红斑丹毒(见框 31.5)	猪、羊、马、鱼	通常感染屠宰场工人、屠夫、渔民、水族馆工人 引起界限清楚的紫色皮疹(罗森巴赫丹毒)和较小的肿胀(通常在手上、感染部位)
牛分枝杆菌	牛(未经高温消毒的牛奶)	在临床和影像学上与结核病无法区分
单核增生李斯特氏菌(见框 31.5)	食源性(未经高温消毒的乳制品)	老年患者(> 60 岁)、免疫功能低下的宿主 导致一种独特形式的中枢神经系统感染,即菱脑炎,主要影响免疫功能正常患者的脑干
埃博拉病毒和马尔堡病毒	灵长类动物 (蝙蝠可能是宿主,但尚未明确蝙蝠与人类之间的传播)	仅见于非洲 接触受感染的动物(例如,屠宰、狩猎) 病毒性出血热 高死亡率和人际传播率

(谷文欣 译　鲍倡俊 校)

第 32 章

结核病

Carlos R. Mejia-Chew, Thomas Charles Bailey

病原学

结核病(TB)是由结核分枝杆菌(MTB)复合群中的任何一种引起的疾病,包括:

1.结核分枝杆菌。

2.非洲分枝杆菌。

3.牛分枝杆菌(常见于肠道结核,通过食用未经高温杀菌的乳制品引起)。

4.卡内迪分枝杆菌(病例常见于非洲好望角)。

5.鳍分枝杆菌(暴露于海豹)。

6.田鼠分枝杆菌(啮齿类动物病原体)。

7.卡介苗(BCG)。

流行病学

1. MTB 广泛分布于世界各地, 全球大约有 1/3 的人口被感染。

2.每年结核病新发病例数为 1000 万,但只有640 万患者得到治疗。

3.结核病是世界上头号传染病杀手(2017 年 160 万人死于结核病), 也是 HIV 感染者的主要死亡原因(1/3 的 AIDS 死亡病例与结核病相关),其中大多数患者生活在非洲撒哈拉沙漠以南地区。

4.全球耐药结核病呈上升趋势,尤其在印度、俄罗斯和一些东欧国家。

(1)耐多药(MDR)结核病:同时耐异烟肼(INH)和利福平(RIF)两种药物。

(2)广泛耐药(XDR)结核病:除同时耐异烟肼和利福平外,还对任意一种氟喹诺酮类(FLQ)药物耐药,且至少对三种注射剂中的一种耐药(阿米卡星、卷曲霉素或卡那霉素)。

自然史

1.抗酸杆菌(AFB)涂片阳性肺结核患者的密切接触者感染结核的风险(约 30%)高于涂片阴性肺结核患者的密切接触者(约 10%)。

2.因为分枝杆菌并不是真正处于休眠状态,所以潜伏性结核感染(LTBI)是误称,然而这个术语仍然被广泛使用(图 32.1,表 32.1)。

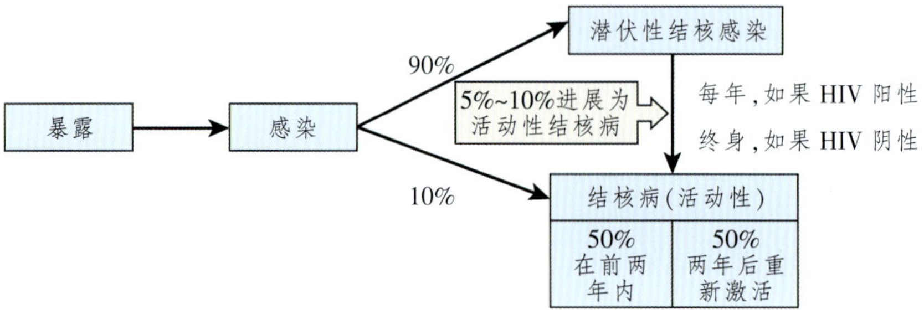

图 32.1 潜伏性结核感染示意图。

表 32.1　结核病的风险因素

感染的风险因素	进展为活动性结核病的风险因素
无家可归	糖尿病(D)
工作相关的暴露(医疗保健机构/监狱)	静脉注射毒品(I)
	肠道旁路术
来自高流行地区的移民	肿瘤坏死因子抑制剂(T)
活动性肺结核患者的接触者	胸部 X 线检查异常(C),包括结核感染治疗不当
监禁	
静脉注射毒品	HIV 感染(H)或其他免疫抑制
	晚期肾病(E)
	近期结核感染(R)
	硅沉着病(S)
居家或工作中接触感染者	DITCHERS

结核感染

1.无症状感染可以通过皮内注射结核菌素皮肤试验(TST)(表 32.2)或 γ-干扰素释放试验(IGRA)诊断。

2.胸部影像学检查无异常,或有肉芽肿和(或)有胸膜/实质性瘢痕。

3.暴露后 3~6 周 TST 转阳。

4. IGRA 有 2 种类型(图 32.2)。

(1)QuantiFERON®-TB Gold Plus(QFT-Plus)。

(2)T-SPOT® TB test(T-Spot)。

5. IGRA 特异性很高(>90%)并且结果不受卡介苗接种的影响。

6. HIV 感染者,IGRA 和 TST 可能均为阴性(>10%)。晚期 AIDS 患者(例如,CD4 计数<50 个细胞/微升),如果最近接触传染性结核病患者,即便筛查结果为阴性,也要考虑进行结核潜伏感染的治疗。

7.由于异烟肼会增加肝脏毒性,妊娠期间预防性治疗推迟到产后 3 个月。因此, 通常仅对有近期接触、合并 HIV 感染或有其他明显的免疫抑制的妊娠女性进行结核潜伏感染的治疗。

结核感染的治疗

1.治疗结核感染前最重要的一件事是排除活动性结核病[症状问诊、体格检查和胸部 X 线片(CXR)]。

2.有效的结核潜伏感染治疗能够将进展为结核病的风险降低 60%~90%(表 32.3)。

3. <60% 的患者完成了 9 个月的异烟肼单药治疗。

4.每周一次(12 剂)的异烟肼联合利福喷汀(RPT)的短程方案(3 个月)可以提高依从性。

5.耐多药结核病患者的接触者,结核潜伏感染的治疗基于药物敏感性试验。建议采用以氟喹诺酮药物为基础的 12 个月治疗方案,单独或联合第二种药物[如果对乙胺丁醇(EMB)敏感,则优先考虑]。

6.治疗前谷丙转氨酶、谷草转氨酶、碱性磷酸酶和总胆红素的基线检查可以用于区分是治疗前结果异常,还是抗结核药物引起的肝毒性。然而,只有在以下情况下才会常规推荐:

(1)潜在的肝脏疾病。

(2)饮酒。

(3)正在使用有肝毒性的药物。

表 32.2　TST 结果解读

TST 硬结直径(非红晕)	阳性人群
≥5mm	HIV 感染、活动性结核病患者的密切接触者、胸部 X 线片表现符合结核病特征、免疫抑制(器官移植患者或者使用泼尼松≥15mg/d,使用时间超过 3 周的患者)、接受抗肿瘤坏死因子治疗
≥10mm	透析患者、糖尿病患者、静脉注射毒品者、淋巴瘤/白血病患者、头/颈部癌症患者、≤4 岁儿童、发病率较高国家出生的外国人、高危人群(例如:医护人员、羁押人员、无家可归者、居住在养老院或长期护理机构的人员、微生物实验室的工作人员)
≥15mm	健康人群
假阴性	接种活疫苗、低蛋白血症、淋巴组织增生性疾病、老年人、使用免疫抑制剂(糖皮质激素)、注射方法不正确、结果解释错误或存储不当

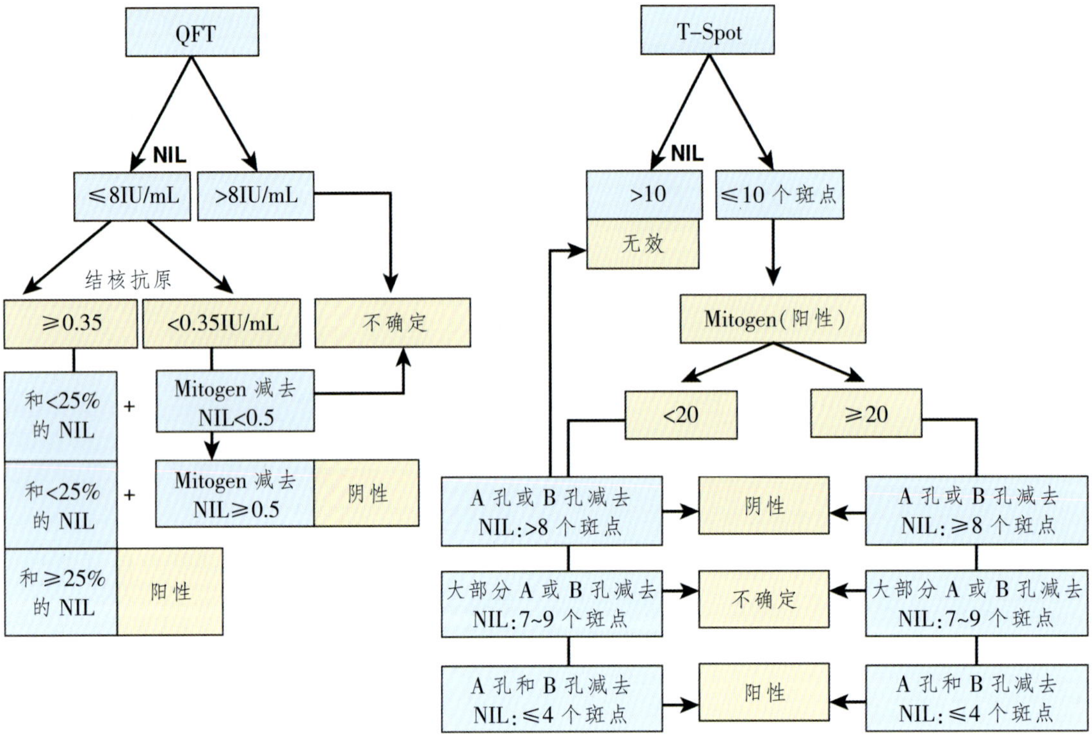

图 32.2 阳性(mitogen)对照或阴性(NIL)对照结果失败可能会导致不确定值(QFT)或无效(T-Spot)结果。当对照的结果无效时,可以用患者检测值减去阴性对照值来解释结果。

(4)妊娠到产后 3 个月。

(5)合并 HIV 感染。

7.每月监测肝炎的临床症状。

临床表现

1.结核病最常见于肺部,但也可以影响任何器官。

2.结核病典型的组织病理学特征是干酪样("乳酪样")肉芽肿性炎症。

3.根据发病时间,结核病可以被分为原发性结核和继发性结核(原发后);根据发病部位,可以被分为肺结核和肺外结核。

表 32.3 结核潜伏感染的治疗

治疗方案	疗程	剂次
INH+RPT,每周一次	3 个月	12
RIF,每日一次	4 个月	120
INH,每日一次	6 个月	180
INH,每日一次	9 个月	270
INH,每周两次	6~9 个月	52~76

INH:异烟肼;RPT:利福喷汀;RIF:利福平。

4.肺外结核在 HIV 感染者中更常见,并且可能无全身症状。

5.典型的亚急性/慢性症状通常包括发热、寒战、盗汗、体重减轻、咳嗽和咯血。

6.如果病变部位为肺部(不仅仅是胸膜),患者具有潜在的传染性,应在负压室隔离。

7.最常见的肺外结核是淋巴系统结核(表 32.4)。

肺结核

原发性肺结核

由于患者无症状或症状轻微,且通常可自我缓解(发热和干咳),因此,大部分患者未能确诊。可出现胸痛症状,但不常见,儿童可出现胸腔淋巴结肿大,导致支气管压迫。

继发性肺结核

1.通常是进行性的,好发于肺上叶,伴有空洞,但淋巴结肿大少见。

2.约 50%的病例有发热和盗汗的症状。

3.约 25%的病例出现咯血,但由 Rasmussen 动脉

表 32.4 结核病的典型类型:原发性与继发性

原发性肺结核	继发性肺结核
常见于儿童或免疫功能低下的患者(结核病流行地区或传染性结核病患者的密切接触者)	常见于成人
>80%患者中下肺叶有病变	好发于上肺叶
2/3 患者肺门淋巴结肿大(右>左)	肺部空洞、增殖型病变
1/3 患者有胸腔积液	肺外结核更常见

瘤导致的咯血比较少见(腔隙性动脉瘤)。

4.好发部位的顺序是:肺上叶尖后段>肺下叶尖段>肺上叶尖前段。

5.比原发性肺结核更容易出现空洞(20%~40%)。

6.其他典型胸部 CT 表现:肺门淋巴结肿大、小叶中心结节、分枝线状病变(树状芽征)。

7.下肺野结核导致结核病病变出现在肺门以下。

结核性胸膜炎

1.高达 25%的原发性肺结核患者出现胸腔积液。

2.虽然 2~4 个月后可自行消退,但可能会出现胸膜增厚/钙化灶。

3.如果不进行治疗,婴幼儿和免疫抑制患者可出现疾病的迅速进展,免疫功能正常患者存在发生继发性肺结核的风险。

4.结核性胸膜炎临床诊断的依据是胸腔积液为淋巴细胞数量占优势的渗出液,伴有腺苷脱氨酶(ADA)>40IU/L,或胸膜活组织病理学检查为干酪样肉芽肿(>70%的病例)。

5.胸腔积液抗酸染色涂片镜检的敏感性很低(<10%),核酸扩增试验(NAAT)的敏感性也较低(约为 45%)。

6.结核性胸膜炎的确诊依据是胸腔积液结核分枝杆菌分离培养(敏感性<30%)或胸膜活组织培养(敏感性 40%~80%)。

7. >95%的肉芽肿性胸膜炎患者存在肺结核。其他情况,如类风湿关节炎、真菌感染、土拉菌病和结节病等也可以引起肉芽肿性胸膜炎。

8.治疗后,大多数患者 2 周内退热,6 周内胸腔积液被吸收。

气管、支气管结核

1.在病灶范围广泛的结核病(空洞)中,气管、支气管感染更为常见,由肺实质病灶侵入引起。

2.可引起咳嗽咳痰、气喘,有哮鸣音,听诊有湿啰音,很少出现咯血。

3. 90%的病例出现支气管狭窄,支气管溃疡(咯血)或穿孔(瘘管)是潜在的并发症。

4.在高达 20%的病例中,胸部 X 线检查正常,但是 CT 检查显示支气管病变。支气管结核通过支气管镜检查确诊。

5.支气管镜刷检和肺泡灌洗液培养阳性率较高(>90%)。

粟粒性结核

1.呈播散性(血源性),常见于接触结核病患者后的 6 个月内,但也出现在继发性结核病患者中。

2.急性粟粒性结核可能是暴发性的(多器官衰竭/脓毒性休克/急性呼吸窘迫综合征)。

3.最常见于老年人、婴幼儿和免疫抑制患者(包括 HIV 感染者)。

4.几乎总是累及肺部,典型的胸部影像学表现为弥漫分布的小结节(≤3mm),主要分布在肺下叶(就像粟粒种子分布在肺内)。

5.临床评估应包括眼底检查。

6.贫血是最常见实验室检查异常结果,但其他细胞减少也较常见,还报道过类白血病反应的病例。

7.活组织培养阳性率较高的部位:骨髓、肝脏、淋巴结、胸膜/支气管。

肺外结核

淋巴结核

1.淋巴结是除肺部外第二常见受累的部位。通常由继发性结核引起。

2.在 HIV 感染者、女性和儿童中更常见。

3.颈淋巴结结核又称为瘰疬。

4.通常表现为慢性淋巴结肿大、无压痛、伴或不伴发热;但由于淋巴结聚集,也可表现为巨大的肿块。

5.切开和引流波动肿块可导致瘘管形成。

6.诊断需进行淋巴结穿刺,取组织样本进行涂片、培养和组织学评估。如果需要的话,合理的方法是先进行细针穿刺再进行活检。

中枢神经系统结核

1.中枢神经系统结核表现为3种临床疾病:脑膜炎、颅内结核瘤和脊椎蛛网膜炎。

2.结核性脑膜炎

(1)通过血行播散,在原发性结核(通常发生率较高)或继发性结核(通常发生率较低)中发生。

(2)具体的风险因素包括:HIV感染、免疫抑制、老年人、酗酒、营养不良和癌症。

(3)结核性脑膜炎表现为亚急性/慢性基底膜脑膜炎(即全身不适、头痛、意识模糊、低热)。

(4)可能会迅速进展为昏迷、癫痫和麻痹。

(5)如果不治疗,通常会在数周内死亡。

(6)50%的患者胸部X线检查异常。

(7)脑脊液检查显示:糖含量极低、蛋白升高、中度淋巴细胞增多。

(8)最近,一种新的分子检测方法Xpert MTB/RIF Ultra(Xpert Ultra)诊断结核性脑膜炎的敏感性和特异性>90%。

结核性眼内炎

1.可发生在眼睛的任何部位,但由于血行播散,通常表现为葡萄膜炎(前或后)。

2.临床诊断依据:结核病接触史,身体其他部位证实结核病变或结核感染检测阳性,并且有脉络膜肉芽肿的典型表现。

3.其他导致脉络膜肉芽肿的原因包括梅毒、结节病和真菌感染。

4.可以通过眼组织的涂片/培养确诊,但很少进行该检查。如果能够获得样本,可以进行快速分子检测,但阳性率较低。

骨与关节结核

1.不通过接触传播,而是通过血行播散,可以影响任何部位的骨骼。

2.两种病理类型:渗出型(干酪型)和增生型。

3.渗出型特点是:骨/关节破坏/炎症及相邻软组织内形成脓肿;而增生型比较隐匿,破坏力也较小(更常见于成人)。

4.结核病椎间盘炎/骨髓炎(Pott病,又称脊柱结核)常见于下胸椎和上腰椎区域。这可能与脊柱寒性脓肿有关。

5.结核性风湿病(Poncet病)是一种急性、对称性、免疫介导的多关节炎,可见于活动性结核病患者。

6. 50%的患者有明显的肺部症状。

7.诊断需要取组织标本进行涂片镜检、培养和组织学评价[针吸和(或)活检]。

结核性心包炎

1. 1%的肺结核患者发生结核性心包炎。

2.症状是非特异性的(发热、体重减轻、盗汗),但通常表现为隐匿性心包炎(胸痛、端坐呼吸、咳嗽)。

3.进展的4个阶段:纤维蛋白渗出→血清血液渗出→肉芽肿性干酪样变→缩窄性瘢痕形成。

4.即使及时进行抗结核治疗,约50%的患者仍会发生缩窄性心包炎。

5.诊断需要进行心包穿刺或组织活检。

(1)心包炎患者,如果身体其他部位证实结核病变,淋巴细胞性心包渗出物中ADA>30U/L或抗结核治疗有效,可作出初步诊断。

(2)如果发生缩窄性心包炎的风险较高,才可以使用类固醇:大量心包积液、大量的炎性细胞或有缩窄的早期迹象。

(3)缩窄性心包炎有时需要进行心包切除术。

卡介苗病

1.卡介苗是由减毒牛型结核分枝杆菌制成的活疫苗,可预防婴幼儿粟粒性结核和结核性脑膜炎。

2.卡介苗对成人没有预防作用。

3.免疫抑制患者可出现播散性卡介菌感染。

4.自20世纪70年代以来,通过膀胱直接灌注卡介苗,已作为膀胱癌的辅助免疫治疗。

5.膀胱内灌注卡介苗的患者可出现肉芽肿性卡介苗病(前列腺炎、椎间盘炎/骨髓炎、肺炎、肝炎、粟粒样病变/脓毒症)。

6.卡介苗(牛分枝杆菌)对吡嗪酰胺(PZA)有天生的耐药性,因此卡介苗病的治疗方案包括利福平、异烟肼和乙胺丁醇三种药物。

诊断

1.所有被诊断为结核病的患者都应接受 HIV 检测,所有 HIV 感染者都应该接受结核病筛查。

2. TST 和 IGRA 均不能区分结核感染和结核病(诊断支持,但既不能诊断也不能排除结核病)。

3.有结核病暴露风险或如果感染结核后会进展为活动性结核病的患者,应进行结核潜伏感染的筛查。

4.对于所有≥2 岁的人群,IGRA 是筛查结核潜伏感染的首选方法(一些专家提倡对≥1 岁的人群进行筛查)。否则,TST 是首选。

5.典型的胸部异常表现(上肺叶浸润或空洞)和(或)组织病理学发现(肉芽肿)提示有结核感染,但不是特异性的。

6.结核分枝杆菌培养是诊断结核病的金标准:对肺结核敏感性>90%(敏感性最高的诊断方法), 但是对肺外结核敏感性较低。

7.结核分枝杆菌培养

(1)固体培养基(如罗氏培养基):生长缓慢(4~8 周),菌落看起来"表面粗糙,呈黄色",为非产色菌(不着色)。

(2)液态琼脂培养基生长速度较快(6~10 天)。

8.应在 24h 内进行 3 次初始痰培养(图 32.3)。

9.应每月进行 1 次痰培养,直至连续 2 个月培养结果呈阴性,以确定治疗的总持续时间。

10.经过 2 周有效治疗后,连续 3 次痰涂片阴性(每次至少间隔 2 天),可以认为没有传染性。

11.痰涂片的敏感性为 50%~60%(晚期 HIV 感染者的敏感性为 30%~50%), 但其他杆菌感染痰涂片检查也可能呈阳性(框 32.1)。

12.检测结核分枝杆菌 DNA 的NAAT 的特异性比较高,但不同类型标本的敏感性不同。

13.合适的核酸扩增试验包括:

(1)结核分枝杆菌直接扩增(MTD)试验。

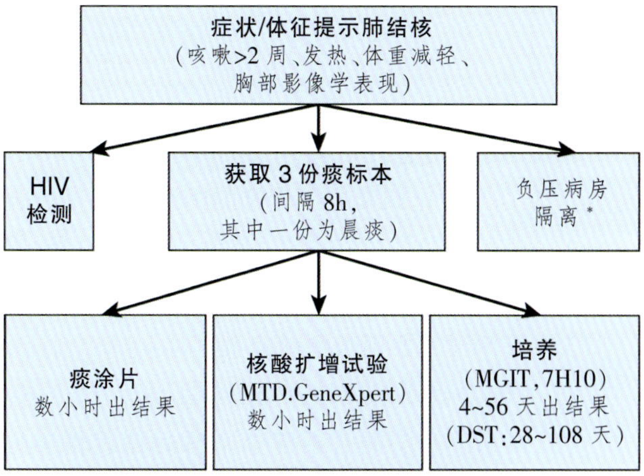

快速检测的可能结果	解释
涂阳/NAAT+	结核病
涂阳/NAAT−	考虑 NTM
涂阴/NAAT+	结核病
涂阴/NAAT−	考虑其他诊断

图 32.3 疑似肺结核病例的诊断试验。HIV:人类免疫缺陷病毒;NAAT:核酸扩增试验;MTD:结核分枝杆菌直接扩增试验;GeneXpert:Xpert MTB/RIF 技术; MGIT: 分枝杆菌生长指示管法;7H10:米氏 7H10 琼脂培养基;DST:药物敏感性试验;NTM 非结核分枝杆菌;* 院内。

(2)Xpert MTB/RIF 试验,该方法还能够检测利福平的耐药性(ropB 基因变异),能够预测耐多药结核病。

(3)这些检测方法的升级版本也将能够检测二线抗结核药物的耐药性。

14.应对疑似感染部位的标本进行核酸扩增试验。

15.除了 AFB 涂片、核酸扩增试验和培养外,还应对样本进行组织学检查。

16.试验敏感性:培养(1~10 CFU/mL)>核酸扩增试验(100 CFU/mL)>涂片(10 000 CFU/mL)。

框 32.1 其他抗酸杆菌涂片阳性微生物

非结核分枝杆菌(所有呼吸道样本中的分枝杆菌均怀疑为鸟分枝杆菌复合群、堪萨斯分枝杆菌和脓肿分枝杆菌)

红球菌属等

诺卡氏菌属(部分抗酸、革兰阳性、分枝丝状微生物)

军团菌属

孢子类、环孢子类和隐孢子类(改良抗酸法)

治疗

1.对于药物敏感的结核病,治疗疗程为6~9个月,分为2个月的强化期和4~7个月的继续期。

2.培养阴性的结核病患者(多次,培养物足量)继续期可缩短至2个月。

3.以下情况需要延长治疗疗程:

(1)中枢神经系统结核:9~12个月。

(2)肺部伴有空洞且治疗2个月后持续培养呈阳性:9个月。

(3)未接受抗病毒治疗的HIV感染者:9个月。

(4)骨与关节结核:9~12个月,如果有骨或关节置换,需要治疗12个月。

4.糖皮质激素适用于结核性脑膜炎,但不是结核性心包炎的常规治疗药物。

5.每日疗法治疗效果显著。间歇疗法常用于直接观察治疗,但由于其疗效降低,并且增加利福平耐药,不推荐用于HIV感染者。

6.一线药物包括利福平、异烟肼、吡嗪酰胺、乙胺丁醇(利福喷汀)。有关抗菌药物的详细信息,包括剂量、常见不良反应和药物相互作用,见第6章“抗结核分枝杆菌药物”。

7.儿童患者,如果HIV检测阴性、涂片阴性且肺部无空洞,或如果源病例已知,且为药物敏感性结核病,则可不使用乙胺丁醇。

8.随访

(1)基线肝功能检查、肌酐和全血细胞计数。

(2)治疗2周后,每周进行痰涂片镜检直至痰涂片转阴。首次痰涂片检查结果阴性后,再取两份痰标本(采样时间均不在同一天)进行涂片镜检,以确认患者无传染性。

(3)每月进行一次痰培养,直至连续两次痰培养呈阴性。

(4)每月进行一次临床评估(如果使用乙胺丁醇包括色视检查)直至疗程结束。

9.结核病治疗失败=治疗4个月后培养结果呈阳性。

(1)通常与治疗期间体重无增加和(或)持续盗汗有关。

(2)缺乏依从性、耐药、吸收不良、病灶范围广泛(双侧肺、空洞或肺外结核)。

10.结核病复发=完成治疗且明显治愈后结核病复发(表32.5)。

HIV感染者

1.合并HIV感染的结核病患者的治疗与非HIV感染的结核病患者没有区别,但以下情况除外:

(1)药物相互作用更常见,尤其是与利福平的相互作用。如果抗病毒治疗方案包括蛋白酶抑制剂,可以用利福布汀替代利福平。

(2) HIV感染增加结核感染进展为活动性结核病的风险,CD4细胞计数影响结核病的严重程度/临床表现。

(3)结核病加速AIDS的病程(能够增加HIV病毒载量)。

2.晚期HIV感染合并结核病患者,开始抗反转录病毒治疗后可发生IRIS。

(1)结核病恶化。

(2)无症状者(临床上未识别)出现症状。

(3) IRIS通常在开始抗反转录病毒治疗2~3周后出现,并且可能需要使用皮质类固醇治疗。抗结核治疗和抗反转录病毒治疗均应继续进行。

3. HIV/结核分枝杆菌双重感染者开始抗反转录病毒治疗的时间见第38章抗反转录病毒治疗,HIV/结核分枝杆菌合并感染部分。

耐多药结核病

1.治疗方案基于分离株体外药敏试验敏感的多种药物(表32.6)。

2.切勿在治疗失败方案中仅增加一种药物。

3.传统治疗方案是痰培养阴转后继续治疗>18个月。强化期使用5种有效药物治疗6个月,继续期使用4种有效药物。

4. WHO批准使用9~12个月的标准治疗方案作为耐多药结核病的一线治疗(有条件推荐;证据水

表 32.5　结核病的有效治疗方案

方案	强化期(8 周)		继续期(18 周)	
	药物	间隔和剂量	药物	间隔和剂量
1	利福平 异烟肼 吡嗪酰胺 乙胺丁醇	7 剂次/周,共 56 剂次 或 5 剂次/周,共 40 剂次	异烟肼 利福平	7 剂次/周,共 126 剂次 或 5 剂次/周,共 90 剂次
2	利福平 异烟肼 吡嗪酰胺 乙胺丁醇	7 剂次/周,共 56 剂次 或 5 剂次/周,共 40 剂次	异烟肼 利福平	3 剂次/周,共 54 剂次

修改自 2016 年 ATS/CDC/IDSA 药物敏感结核病治疗指南。首选方案 1,是最有效的方案。

表 32.6　二线抗结核药物

注射剂	卡那霉素(KAN)
	阿米卡星(AMK)
	卷曲霉素(CM)
	链霉素(STM)
氟喹诺酮类	左氧氟沙星(LFX)
	莫西沙星(MFX)
口服药物	乙胺丁醇
	环丝氨酸(DCS)
	利奈唑胺(LZD)
作用不明确药物	氯法齐明(CFZ)
	阿莫西林-克拉维酸(AMX/CIV)
	亚胺培南(IPM)
	高剂量异烟肼(INH)
	克拉霉素(CLR)
	对氨基水杨酸(PAS)
新结核药物(三线)	贝达喹啉
	德拉马尼

平低)。

(1)使用下面 7 种药物 4~6 个月:高剂量异烟肼+吡嗪酰胺+乙胺丁醇+卡那霉素+莫西沙星+氯法齐明+丙硫异烟胺。

(2)然后使用下面 4 种药物:吡嗪酰胺+乙胺丁醇+莫西沙星+氯法齐明,治疗 5 个月。

5. 2012 年,贝达喹啉上市,其作为结核分枝杆菌 ATP 合成酶抑制剂,是 40 年来 FDA 批准的第一个抗结核新药。

6.德拉马尼是另一种用于耐多药和广泛耐药结核病的新型硝基咪唑类药物,但在美国未获批准。

(丁晓艳　译　竺丽梅　校)

第 33 章 非结核分枝杆菌感染

Yasir Hamad

引言

非结核分枝杆菌(NTM)是一类除结核分枝杆菌复合体(MTBC)外,普遍存在的抗酸染色阳性(AFB)杆菌。到目前为止,已经被鉴定的非结核分枝杆菌超过150种,其中约50%能够引发人类或动物疾病。

微生物学和分类

过去常用形态学和生长速率来进行物种鉴定(图33.1)。近年来,基于生化特征和分子学的鉴定方法使NTM物种的鉴定结果更加准确,也鉴定了许多新菌种。

分枝杆菌的生长速率可以为NTM的分子鉴定提供线索。NTM分为快生型分枝杆菌(RGM)和慢生型分枝杆菌(SGM)两类,快生型分枝杆菌通常在7天内长出可见菌落,而慢生型分枝杆菌生长时间>7天。这里的生长时间特指在固体培养基上的传代培养,在液体培养基中生长速度很大程度上受接种量影响,可能出现与这一规律不相符的结果。

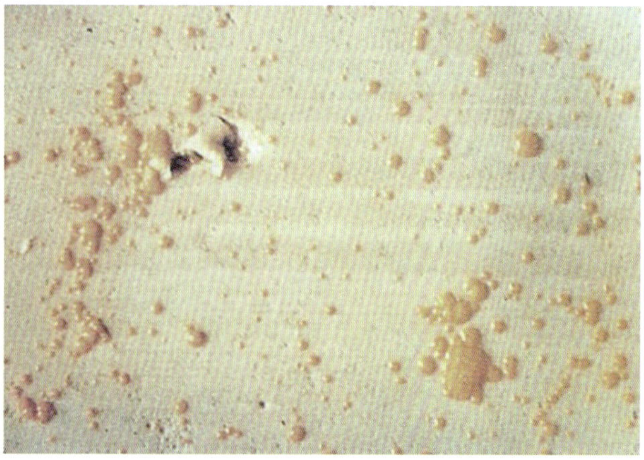

图 33.1 米氏琼脂培养基上的堪萨斯分枝杆菌菌落,在光线下短暂暴露后产生黄色色素。(From Murray PR, Rosenthal K, Pfaller M. Medical Microbiology. 8th ed. Elsevier;2016.)

Runyon 分类法

1.用于NTM的表型鉴定。

2.除生长速率外,也评价了在有/无光照条件下产黄色色素的能力。

(1)光产色菌慢生长,仅光照条件下产黄色色素。

(2)暗产色菌无光照条件下产黄色色素。

(3)不产色菌不产生色素。

所有快生型分枝杆菌均为不产色菌。

表33.1展示了部分快生型和慢生型分枝杆菌的特征。

多数NTM会在28~37℃条件下,于2~3周内长出菌落。美国传染病学会(IDSA)建议对所有NTM培养应包括液体和固体培养基。表33.2总结了一些需要特殊培养基补充、不同培养温度或更长培养时间的NTM。

流行病学

1. NTM在全球环境内广泛存在。

2. NTM存在于土壤和水中(自然或人工)。

(1)通常能抵抗对水的加氯消毒。

(2)堪萨斯分枝杆菌(*M. kansasii*)、蟾分枝杆菌(*M. xenopi*)、猿分枝杆菌(*M. simiae*)几乎只在市政水源中发现。

3.在美国东南部地区NTM分离率和患病率更高,特别是堪萨斯分枝杆菌、MAC和脓肿分枝杆菌(*M. abscessus*)。

表 33.1　NTM 分枝杆菌 Runyon 分类

快生型分枝杆菌	慢生型分枝杆菌
脓肿分枝杆菌	光产色菌
脓肿亚型	海分枝杆菌
博莱亚型	堪萨斯分枝杆菌
马赛亚型	暗产色菌
龟分枝杆菌	戈登分枝杆菌
偶遇分枝杆菌复合群	瘰疬分枝杆菌
偶遇分枝杆菌	不产色菌
外来分枝杆菌	鸟分枝杆菌复合群
猪分枝杆菌	鸟分枝杆菌
免疫原分枝杆菌	胞内分枝杆菌
产黏液分枝杆菌	奇美拉分枝杆菌
耻垢分枝杆菌	嗜血分枝杆菌
	玛尔摩分枝杆菌
	猿分枝杆菌
	土分枝杆菌
	溃疡分枝杆菌
	蟾分枝杆菌
	苏尔加分枝杆菌

表 33.2　需特殊培养条件的 NTM 菌种

特殊培养需求	NTM 菌种
低生长温度，28~30°C	出众分枝杆菌
（自皮肤、关节液和骨骼分离的标本）	日内瓦分枝杆菌
	嗜血分枝杆菌
	海分枝杆菌
铁	嗜血分枝杆菌
分枝杆菌素	鸟分枝杆菌副结核亚型
	日内瓦分枝杆菌
蛋黄	溃疡分枝杆菌
延长培养时间（8~12 周）	日内瓦分枝杆菌
	溃疡分枝杆菌
仅在体内生长	麻风分枝杆菌

NTM 感染的风险因素

1.肺 NTM 疾病：支气管扩张、囊性纤维化、吸烟和慢性阻塞性肺病。

2.播散性疾病：细胞介导的免疫缺陷（如 AIDS、使用类固醇）；IFN-γ 或 IL-12 通路缺陷的遗传综合征。

3. TNF-α 拮抗剂在 NTM 感染中的风险尚不清楚。

感染途径

1.从环境中吸入感染的气溶胶（如淋浴喷头、热水浴缸）。

2.食入病原体（鸟分枝杆菌播散性疾病的假定途径）。

3.通过皮肤破损或外伤直接感染（如 RGM 的皮肤和软组织感染）。

4.无人与人之间或动物与人之间的传播。

非感染性，所以为非可报告/应报告的疾病。

临床表现

侵入性感染可分为 4 种主要表现：

1.肺部感染（最常见）。

2.淋巴腺炎。

3.皮肤、软组织、骨感染。

4.播散性感染。

每种临床症状的病原体如表 33.3 所示。

诊断

由于 NTM 在环境中普遍存在，仅在培养物中分

表 33.3　NTM 引起的常见症状与病原体

临床症状	常见病原体
肺部感染（最常见）	鸟分枝杆菌复合群
	堪萨斯分枝杆菌
	脓肿分枝杆菌
淋巴腺炎	鸟分枝杆菌复合群
皮肤、软组织、骨感染	偶遇分枝杆菌复合群
	龟分枝杆菌
	脓肿分枝杆菌
	海分枝杆菌
	溃疡分枝杆菌（在美国少见）
播散性感染	伴 HIV 感染：鸟分枝杆菌、堪萨斯分枝杆菌
	不伴 HIV 感染：脓肿分枝杆菌、龟分枝杆菌
变态反应性肺炎	金属工人：免疫原分枝杆菌
	热水浴缸：鸟分枝杆菌

离得到并不足以诊断临床疾病。NTM 感染性疾病的诊断还需要有相应的临床表现，对于肺部疾病的诊断有更加完善的标准，概述如下。

肺部感染

1.鸟分枝杆菌复合群是肺部感染最常见的原因，其次是堪萨斯分枝杆菌和脓肿分枝杆菌。

2. NTM 肺部感染的诊断需要临床、微生物学、影像学的评估(框 33.1 和框 33.2)。

3.如果根据这些标准没有确诊，则应随访患者，直到确诊或排除诊断。

临床重要的 NTM 感染

鸟胞内分枝杆菌复合群

1.慢生长，不产色。

2.美国 NTM 感染最常见的致病菌。

3.两种主要的病原体：鸟分枝杆菌和胞内分枝杆菌。

4.胞内分枝杆菌是 NTM 肺部感染最常见致病菌。

5.鸟分枝杆菌是 AIDS 患者中播散性 NTM 感染的最常见致病菌。

框 33.1 疑似 NTM 肺部感染的最低限度评估

1.胸部 X 线片，如阴性则用高分辨率 CT 扫描
2. 3 次以上痰标本查见抗酸阳性菌
3.排除其他疾病(如结核病)

框 33.2 NTM 肺部感染的临床和微生物学诊断标准

临床(满足以下 2 条标准)

1.肺部症状、胸片上结节或空洞影或高分辨率 CT 扫描上多灶性支气管扩张伴多发小结节
2.排除其他诊断

微生物学(满足以下 3 条标准中 1 条)

1.至少 2 个不同的痰标本的阳性培养结果
2.至少一次支气管冲洗/灌洗液有阳性培养结果
3.经支气管或其他肺活检有分枝杆菌感染的组织病理学特征(肉芽肿性炎症或 AFB)且 NTM 培养阳性，或活检显示分枝杆菌组织病理学特征且一次以上痰液或支气管灌洗液 NTM 培养阳性

MAC 肺部感染

两种临床和影像学表型：

1.不典型的纤维空洞性肺病

(1)这是一种侵袭性疾病，通常影响 40~50 岁有吸烟和酗酒史的男性。

(2)未经治疗，1~2 年后发展为广泛的肺空洞伴呼吸衰竭。

2.结节性支气管扩张性疾病

(1)温夫人综合征：缓慢进展型。

(2)通常影响绝经后、不吸烟的白人女性。

(3)常为右中叶或舌部受累。

治疗

1.仅推荐针对大环内酯类药物的敏感性检测。

2.联合治疗是治疗的基础。

3.标准方案：利福平+乙胺丁醇+大环内酯(阿奇霉素/克拉霉素)。

4.纤维空洞型可每天给药，结节性支气管扩张型可每周给药 3 次。

5.培养结果呈阴性后继续治疗 12 个月。

6.对于难治性病例，可采用静脉氨基糖苷类药物和手术切除。

MAC 播散性感染

1.发热为主要症状，80%的病例可出现。

2.其他不常见症状有盗汗和体重减轻。

3.体征包括腹部压痛、肝大、脾大、淋巴结肿大。

4.最常见于 CD4 计数<50 个细胞/微升的 AIDS 患者。

5.通过无菌部位的 MAC 培养进行诊断。

(1)90%病例分枝杆菌血培养呈阳性(第二取样后增加至 98%)。

(2)可通过骨髓、淋巴结或肝活检诊断。

治疗

1. MAC 疗法和 ART 通常会产生良好的反应(框33.3)。

(1)克拉霉素清除 MAC 的速度更快。

(2)阿奇霉素耐受性更好，药物相互作用更少。

2.注意利福霉素、蛋白酶抑制剂、非核苷反转录酶抑制剂间的相互作用。

框 33.3 播散性 MAC 的治疗和预防

1.治疗：大环内酯（阿奇霉素/克拉霉素）+乙胺丁醇±利福布汀

2.预防：如果 CD4 计数<50 个细胞/微升，给予阿奇霉素 1200mg，每周 1 次，或克拉霉素 500mg，每天 2 次

3.利福布汀用于短期死亡风险高的患者和存在显著的药物相互作用的患者。

4.因免疫系统随着 ART 治疗恢复，需要注意监测 IRIS 的发生。

5.继续 MAC 治疗直至：

（1）对临床治疗有反应后至少 3 个月。

（2）对 ART 有良好的病毒载量反应（连续两次<50 个拷贝数/毫升）。

（3）对 ART 有良好的 CD4 计数反应（连续两次>100 个细胞/微升，至少间隔 3 个月）。

MAC 淋巴结病

1.美国分枝杆菌性淋巴结炎最常见的病因。

2.儿童感染远大于成人感染。

（1）主要影响<3 岁的幼儿。

（2）有免疫缺陷的成人。

3.通常为颈部淋巴结受累。

4.通过手术切除可治愈 95%的病例。

5.需排除结核病。

6.因为引起持续性感染伴窦道形成、慢性引流存在的概率较高，所以需避免在未使用大环内酯类药物的情况下使用抗结核药物和在没有切除的情况下进行活检。

MAC 过敏性肺炎

1.俗称“热水浴缸肺”。

2.与 MAC 暴露相关的过敏性肺疾病，由暴露于 MAC 过度生长的不排水泳池或水疗中心（对消毒剂有抵抗力）引起。

3.金属加工液相关的类似综合征已被发现与免疫原分枝杆菌有关。

4.通过临床、影像学和微生物学检查进行诊断（框 33.4）。

5.治疗有争议，但通常包括清除感染源（如热水浴缸）±类固醇激素，以及根据临床反应和疾病严重程度进行短期抗菌治疗（3~6 个月）。

奇美拉分枝杆菌（*M. chimaera*）

1. MAC 的种类之一。

2.最近引发了一次在心脏手术患者中的暴发（风险因素见框 33.5）。

3.感染与心脏手术或体外膜氧合（ECMO）中使用被污染的加热器-冷却器有关。

4.感染的常见特征包括发热、不适、体重减轻、淋巴细胞减少和碱性磷酸酶升高。

5.感染包括心内膜炎、严重播散性感染和慢性胸骨伤口感染。

6.播散性感染可累及肝脏、骨髓、肺、皮肤、脑、淋巴结和骨骼（脊柱）。

7.潜伏期可能很长，中位时间为 19 个月（3~60 个月）。

8.抗生素治疗方案与鸟分枝杆菌复合体治疗类似。

9.人工瓣膜心内膜炎可能需要手术治疗。

框 33.4 MAC 过敏性肺炎的诊断

临床标准

1.亚急性呼吸系统症状（呼吸困难、咳嗽、发热）

+

2.热水浴缸暴露史

影像学标准

1.弥漫性浸润的结节灶

±

2.磨玻璃样不透明度和马赛征

微生物学

痰液、支气管肺泡灌洗液、组织和热水中分离出 MAC

框 33.5 奇美拉分枝杆菌的风险因素

1. 2013 年 1 月以来的心胸外科手术

2.心脏瓣膜手术（更换或修复）远大于 CABG 或移植手术

3.其他报告的与感染相关的操作为心肺移植、左心室辅助装置植入，以及血管移植物

10.死亡率很高,可达50%。

堪萨斯分枝杆菌(*M.kansasii*)

流行病学

1.堪萨斯分枝杆菌是美国NTM感染性疾病第二常见病因,仅次于MAC。

2.在美国中部和南部各州更为普遍。

3.英格兰东南部和威尔士也有较高的感染率。

4.自来水是主要的繁殖场所。

5.疾病主要影响中年白人男性。

6.感染的风险因素见框33.6。

临床表现

肺部感染

1.与肺结核有非常相似的表现。

2.上肺叶易感,空洞性疾病常见。

3.曾有类似MAC的结节性支气管扩张性肺病的报道。

4.如不治疗,病程通常为渐进性。

播散性感染

1.堪萨斯分枝杆菌是AIDS患者播散性NTM感染的次常见致病菌。

2.与MAC播散性感染不同,50%患者有肺部感染。

3.仅25%的患者血培养呈阳性。

4.与肺部感染治疗方案相同。

5.需注意利福霉素、蛋白酶抑制剂、非核苷反转录酶抑制剂之间的药物相互作用。

治疗

1.典型的治疗方案是利福平、异烟肼和乙胺丁醇。

2.治疗时间为从培养阴性开始持续12个月。

3.建议对利福平进行药物敏感性试验。

4.利福平是治疗成功的关键。

5.对药物反应通常良好,不需要手术干预。

框33.6 堪萨斯分枝杆菌的风险因素

1.尘肺病
2.慢性阻塞性肺病
3.既往的分枝杆菌病
4.恶性肿瘤
5.酗酒
6. HIV

脓肿分枝杆菌(*M. abscessus*)(RGM)

微生物学和流行病学

脓肿分枝杆菌是一种快生型分枝杆菌，包含以下3个亚种：

1.脓肿分枝杆菌。

2.马萨分枝杆菌。

3.博莱分枝杆菌。

脓肿分枝杆菌在美国东南地区更常见(佛罗里达州至得克萨斯州)。

临床表现

皮肤、软组织、骨疾病。

1.可表现为溃疡、脓肿、引流窦道、结节(图33.2)。

2.通常继发于外伤和手术(如美容手术)。

3.能够自发缓解或需要手术清创。

4.以药敏试验为基础的治疗方案疗效尚可。

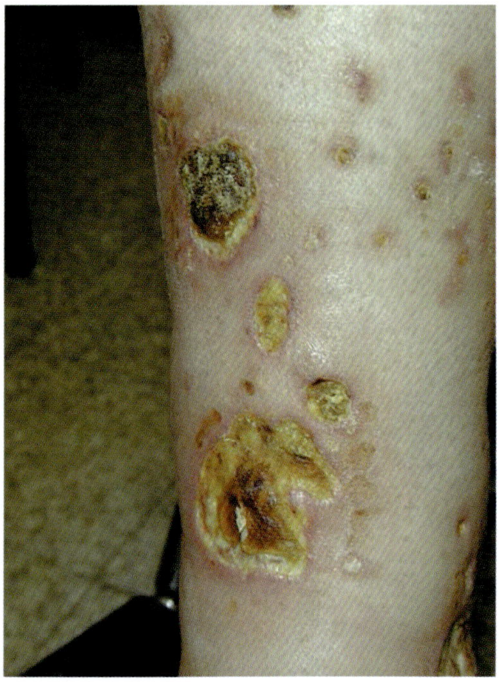

图33.2 脓肿分枝杆菌感染引起的下肢结节和溃疡。(Courtesy Roni Dodiuk-Gad.)

肺部感染

1.NTM 肺部感染的第 3 常见原因。

2.占 RGM 肺部感染病例的 80%。

3.最常影响 60 岁无吸烟嗜好的白人女性。

4.在青年人中的患病风险因素见框 33.7。

5.临床表现通常与 MAC 肺病相似，只有 15%发展为空洞性病变。

治疗

治疗需在抗菌药物敏感性试验指导下进行。

1.特征性地对标准抗结核药物抵抗。脓肿分枝杆菌尤其对克拉霉素、阿米卡星敏感(尤其马赛亚型)。

2.对头孢西丁、亚胺培南、替加环素、利奈唑胺的 MIC 较低。

3.对氯法齐明的 MIC 通常较低，但没有明确的下限。

4.治疗周期

(1)严重的皮肤、软组织感染为 4 个月。

(2)骨感染为 6 个月。

(3)肺部感染，自培养阴性开始持续 12 个月。

5.控制感染源非常重要：对脓肿的引流和被感染异物的清除。

6.由于药物毒性和缺乏可靠的经验性抗菌疗法，治疗非常具有挑战性。

7.脓肿分枝杆菌马萨亚型比脓肿亚型的预后更好，因其缺少诱导大环内酯功能性耐药的红霉素耐药甲基化酶基因(*erm*)。

龟分枝杆菌(*M. chelonae*)(RGM)

临床表现

1.过去曾被报道为龟/脓肿分枝杆菌家族的一员。

框 33.7 脓肿分枝杆菌的风险因素

1.支气管扩张
2.既往分枝杆菌病
3.囊性纤维化
4. α-1-抗胰蛋白酶缺乏症
5.类脂性肺炎
6.慢性呕吐

2.治疗通常比脓肿分枝杆菌感染更容易。

3.皮肤、软组织、骨骼感染是最常见的临床表现。

4.播散性皮肤感染常见于免疫抑制人群。

5.角膜炎感染与隐形眼镜和眼部手术有关[如激光辅助原位角膜磨镶术(Lasik)]。

6.肺部感染亦有报道，但并不常见。

治疗

1.分离株通常对大环内酯类、妥布霉素、利奈唑胺和亚胺培南敏感。

2.根据药敏试验，治疗方案通常包括大环内酯类和一种伴随药物。

3.治疗持续时间因临床表现而异(框 33.8)。

偶遇分枝杆菌复合群(RGM)

临床表现

1.引起健康个体 60%的局部皮肤 NTM 感染。

2.在免疫功能低下患者中无明显易感性。

3.皮肤、骨骼和软组织感染可为散发或聚集性病例。

4.美甲沙龙修足过程中的漩涡足浴器已被确定为一些暴发的来源。

5.肺部感染罕见，但可发生在慢性呕吐和胃酸反流患者中。

治疗

1.通常对大环内酯类、喹诺酮类、多西环素、米诺环素、氨基糖苷类、TMP-SMX 敏感。

2.携带 *erm* 基因，有大环内酯类耐药的风险。

3.治疗持续时间与龟分枝杆菌感染相同(见框 33.8)。

4.传染源控制很重要，应包括对脓肿的引流和被感染异物的清除。

框 33.8 龟分枝杆菌感染的治疗持续时间

1.皮肤和软组织感染为 4 个月
2.骨感染为 6 个月
3.肺部感染，自培养阴性开始持续 12 个月

麻风分枝杆菌(*M. leprae*)

微生物学和流行病学

1.麻风病原体(框33.9)。

2.不能在体外培养。

3.可在免疫缺陷小鼠爪垫中培养。

4.通过鼻部分泌物、呼吸道飞沫、胎盘、母乳喂养、皮肤接触传播,以及接触犰狳引起的人畜共患病。

临床表现

1.主要特征是伴有感觉减退的色素减退皮肤病变。

2.病变也可为红斑性和浸润性。

3.其他神经症状包括乏力、自主神经功能障碍和周围神经增粗。

4.亚型

(1)表现范围从结核型(少杆菌性)到瘤型(多杆菌性)(表33.4)。

(2)这两种形式代表了免疫系统对感染反应的极端表现。

(3)在这两个极型之间存在3种交界型:交界偏结核型、交界偏瘤型和交界型麻风病。

5.表现为组织损伤和骨吸收。

6.长期并发症主要由神经病变和疾病的系统性表现引起。

7.眼部常因面神经麻痹(干涩)或虹膜睫状体炎而受累。

免疫介导反应

1.逆转反应

(1)表现为体温升高、红斑和原有病变的皮肤损害和肿胀。

(2)起因为针对活体或死亡杆菌旺盛的局部T细胞免疫反应。

(3)可与除结核型外任何形式的麻风病伴发。

(4)如不及时治疗,可能会导致永久性神经损伤。

2.麻风病结节性红斑(ENL)

(1)认为其是免疫复合物沉积后补体激活的结果。

(2)表现为急性新发皮下结节,呈红色、疼痛和压痛性(图33.5)。

(3)最常影响面部和下肢伸侧皮肤。

(4)偶尔影响其他器官,包括眼睛、鼻黏膜、关节、肾脏和睾丸。

诊断

1.流行国家采用临床检查和皮肤切刮试验进行诊断。

2.皮肤活检的组织病理学检查是金标准。

框33.9 麻风的流行病学特征

1. WHO在2017年报告了211 009例新病例
2. 2013年81%的新增病例来自印度(59%)、巴西和印度尼西亚
3. 青少年和30岁以上人群似乎更容易感染这种疾病,且男性更容易感染

表33.4 麻风的临床病谱

类型	结核样型	瘤型
皮肤损害数量	<5	大量
皮肤损害类型	斑片或丘疹	结节、丘疹、斑片、浸润性皮损
皮肤损害感觉	感觉减退	感觉无受损
系统受累	局限于皮肤和神经	可影响眼、鼻黏膜、神经、肾脏和骨骼
病理表现		
肉芽肿形成	成形	无
抗酸杆菌	少量或无	大量
淋巴细胞	大量	少量
图片	图33.3	图33.4

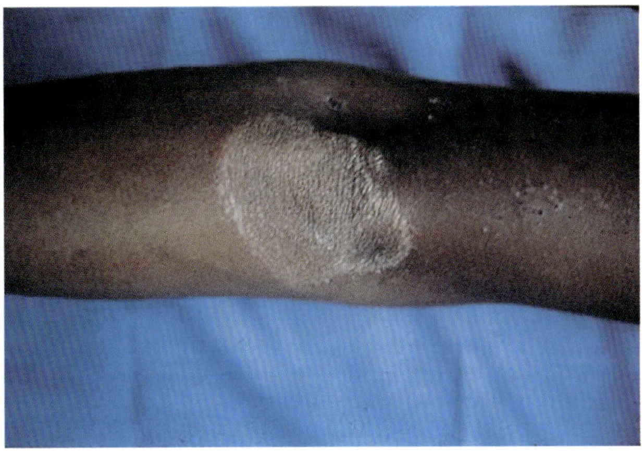

图 33.3 结核样麻风。早期结核性病变的特征是伴有色素减退的麻木斑。(From Britton WJ. Leprosy. In:Cohen J,Powderly WG,Opal SM. Infectious Diseases,3rd ed. Philadelphia:Mosby;2010.)

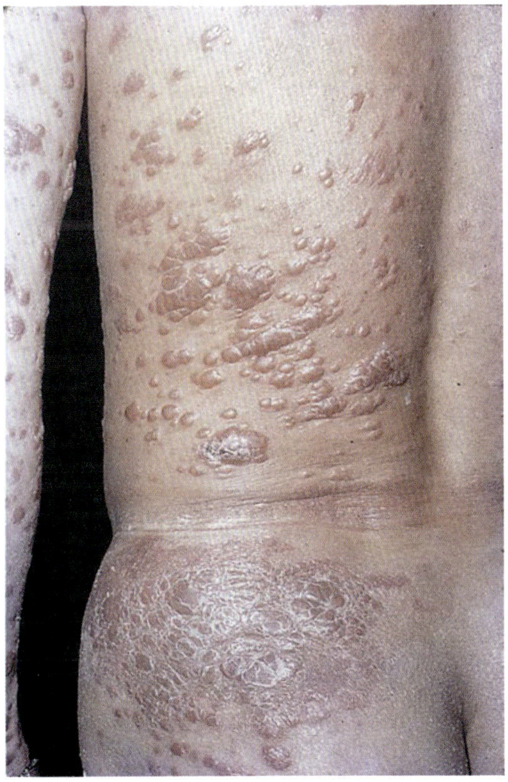

图 33.4 瘤型麻风。皮肤多发弥漫浸润的结节,大小不一,每个结节均含有大量麻风菌。(From Britton WJ. Leprosy. In:Cohen J,Powderly WG,Opal SM. Infectious Diseases,3rd ed. Philadelphia:Mosby;2010.)

3.血清学和 PCR 检测的作用有限,且无可用的市售产品。

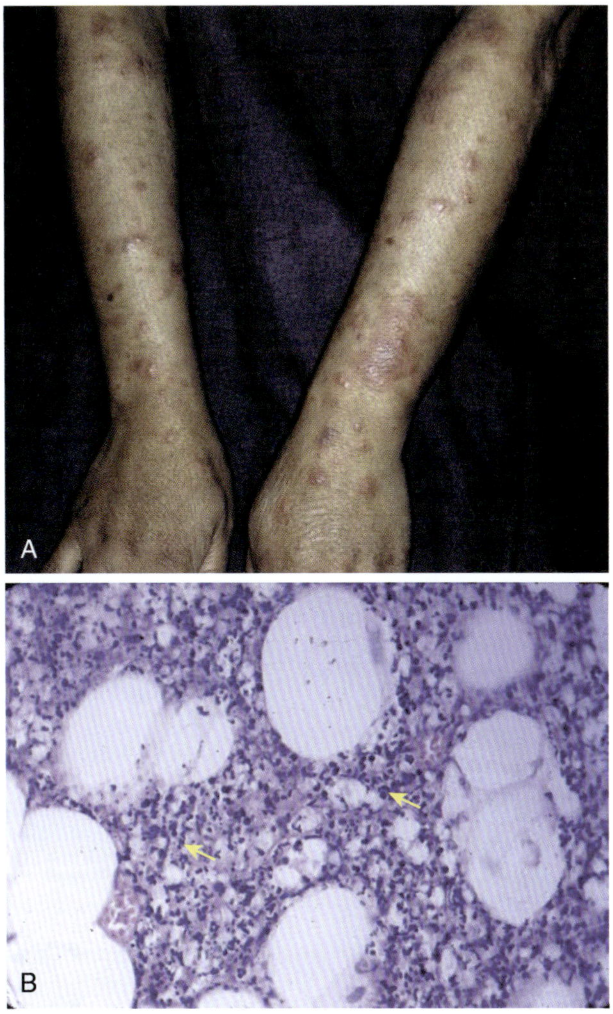

图 33.5 麻风结节性红斑(ENL)。(A)以结节性红斑为表现的瘤型麻风患者双上肢见粉红色丘疹、斑块和结节。(B)ENL 处皮肤损害的组织病理:小叶性脂膜炎和多核细胞浸润(箭头所示)(HE 染色,×400)。(Courtesy Sonia Kamath.)

治疗

1.推荐使用多种药物治疗。

2.氨苯砜、利福平和氯法齐明是一线药物。

3.延长疗程:12~24 个月。

4.在治疗时建议筛查基线 G6PD 缺乏症,定期检测全血细胞计数和代谢指标。

5.替代药物包括氟喹诺酮类、米诺环素和克拉霉素。

6. WHO 的建议与美国国家汉森病规划在以下方面存在差异:

(1)结核型麻风的给药种类数量。

(2)利福平每月给药,还是每天给药。

(3)治疗持续时间。

(4)麻风反应使用糖皮质激素和多药抗菌方案治疗。

(5)氯法齐明已用于逆转反应。

(6)沙利度胺作为一种类固醇药物,可用于ENL。

其他临床相关的非结核分枝杆菌菌种

其他少见的非结核分枝杆菌菌种总结于表33.5中,这些是目前已知具有临床意义的菌种。

表33.5 少见非结核分枝杆菌的临床表现

NTM菌种	临床表现	评价
日内瓦分枝杆菌(*M. genavense*)	艾滋病患者中的播散性感染	当存在播散性感染但培养阴性时需考虑该疾病 生长需要特殊条件(见表33.2)
戈登分枝杆菌(*M. gordonae*)	多被认为是污染菌 很少导致肺部疾病	采集呼吸道标本前饮水或用自来水漱口
嗜血分枝杆菌(*M. haemophilum*)	皮肤、软组织和关节疾病 在免疫低下的宿主中播散性感染	最适生长需要特殊条件(见表33.2)
免疫原分枝杆菌[*M. immunogenum*(*RGM*)]	中心静脉置管相关的菌血症 皮肤感染 金属加工液污染引起的过敏性肺炎	因污染范围被认为与假性暴发相关
玛尔摩分枝杆菌(*M. malmoense*)	淋巴结炎 肺部疾病	主要发生于欧洲儿童和亚洲儿童的疾病
海分枝杆菌(*M. marinum*)	伤口接触污染水源引起的皮肤和软组织感染 多累及上肢(图33.6)	"鱼缸肉芽肿"的病因 最适生长需要特殊条件(见表33.2)
产黏液分枝杆菌[*M. mucogenicum*(*RGM*)]	中心静脉置管相关的菌血症 腹膜透析导管相关性腹膜炎	从肺组织中分离出时通常认为是污染菌
瘰疬分枝杆菌(*M. scrofulaceum*)	儿童淋巴结炎 金矿工人肺部疾病	自限性疾病,可能由处理水引起
猿分枝杆菌(*M. simiae*)	临床疾病的罕见病因	有因水污染导致假暴发的报道
耻垢分枝杆菌[*M. smegmatis*(*RGM*)]	皮肤、软组织和骨疾病的罕见病因 类脂性肺炎患者的肺部疾病	对大环内酯类抗生素抵抗
苏尔加分枝杆菌(*M. szulgai*)	与结核和堪萨斯分枝杆菌相似的肺部疾病	培养中隔离十分重要(环境中并不常见)
土分枝杆菌复合群(*M. terrae complex*)	不产色分枝杆菌与手腱鞘炎相关	或被认为是非致病菌
溃疡分枝杆菌(*M. ulcerans*)	皮肤及软组织慢性进展性坏死性溃疡(布鲁里溃疡)(图33.7)	世界上第三大常见的分枝杆菌病病因(次于结核和麻风分枝杆菌) 在美国罕见 最适生长需要特殊条件
蟾分枝杆菌(*M. xenopi*)	空洞型肺疾病 慢性阻塞性肺疾病是风险因素	加拿大第二常见非结核分枝杆菌(仅次于MAC) 嗜热菌,可定植于热水管道

NTM:非结核分枝杆菌;MAC:鸟胞内分枝杆菌复合群;RGM,快性型分枝杆菌。

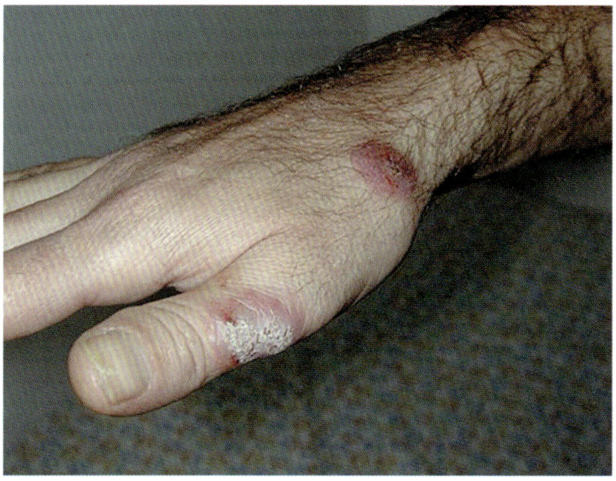

图 33.6 皮肤海分枝杆菌感染患者拇指和手背可见斑块。(Courtesy Roni Dodiuk-Gad.)

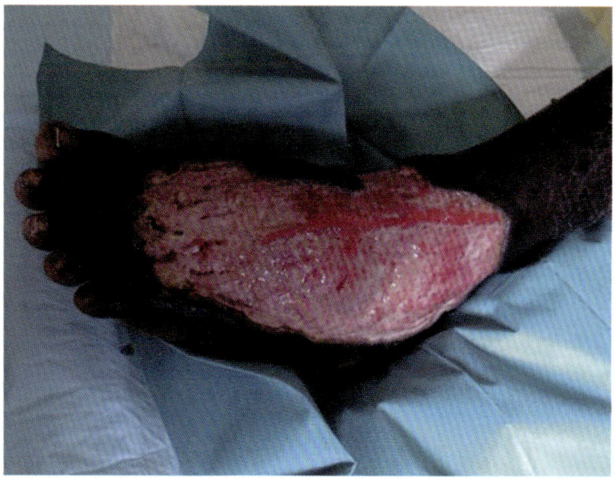

图 33.7 溃疡分枝杆菌感染左足见大溃疡。(Courtesy Nicolas Vignier.)

(梅又铭 曾蕊 潘玲 译 王洪生 校)

推荐阅读和参考文献

1. Griffith DE, et al. An official ATS/IDSA statement: diagnosis, treatment, and prevention of nontuberculous mycobacterial diseases. *Am J Respir Crit Care Med.* 2007;175(4). https://doi.org/10.1164/rccm.200604-571ST.
2. Haworth CS, et al. British Thoracic Society guidelines for the management of non-tuberculous mycobacterial pulmonary disease (NTM-PD). *Thorax.* 2017;72(suppl 2).
3. World Health Organization. *Guidelines for the Diagnosis, Treatment and Prevention of Leprosy.* Geneva: WHO; 2018. https://apps.who.int/iris/handle/10665/274127.

第 34 章 原虫

Francesca Lee, Nicolas Barros, Dominick Cavuoti

引言

已知原生动物中，只有少数可引起人类疾病。病原学鉴定通常取决于形态学，但随着技术的进步，鉴定方法也有了更多的选择，包括抗原检测和 NAAT。这些生物在临床上通常按其主要感染部位进行分类（尽管一些物种可通过传播感染）。与许多感染一样，流行病学是评估特定病原体致病原因的关键。对于原虫引起的某些感染情况，其治疗方法已经通过充分的研究和验证。但在其他情况下，仅存在有限的证据来支持推荐方案。

血液和组织原虫

疟疾

早在公元前 2700 年的中国、公元前 1550 年的古埃及，以及公元前 413 年的古希腊的文字记载中，就有关于疟疾症状的描述。其最初被认为是一种通过不良空气传播的疾病。直到 19 世纪末，法国和英国的医生才发现了这种寄生虫并阐明了其生命周期。

病原学与发病机制

1.该疾病由五种疟原虫引起。包括恶性疟原虫、间日疟原虫、卵形疟原虫、三日疟原虫和最近被发现的诺氏疟原虫（框 34.1）。

2.疟原虫生命周期（图 34.1）复杂，涉及两个宿主。媒介是通常在夜间觅食的雌性按蚊（图 34.2）。感染疟疾的雌性按蚊将子孢子接种到人体宿主中造成感染，

框 34.1 潜伏期

卵形疟原虫和间日疟原虫的显著特征是休眠（休眠子）阶段，该阶段可以在肝脏中持续存在多年，导致未来复发

这些子孢子感染肝细胞，并在肝细胞中发育为裂殖体。成熟裂殖体破裂并释放裂殖子，释放的裂殖子感染红细胞，最初可见的是环状或滋养体阶段。其成熟为裂殖体，再次破裂并释放更多裂殖子。一部分裂殖子有性分化为配子体（而不是发育为裂殖体）。这些配子体被下一个按蚊摄入，在蚊子肠道内部进行孢子生殖。

流行病学

1. WHO 统计数据显示，2016 年全球有 91 个国家流行疟疾，有 2.16 亿病例，造成 44.5 万人死亡。

2.疾病负担和物种流行率因地理位置和季节而存在差异。90%的病例及死亡发生在非洲。其他高发地区包括中美洲、南美洲、东南亚、印度次大陆和中东。寄生虫在温度>15.5℃的条件下才能生存。低于此温度值，将无法进行传播（表 34.1）。

3.感染疟疾的风险受环境和人为因素的影响。环境中如果存在有利于按蚊生长的条件，包括温暖的雨季、浅水区域，以及家庭中缺乏蚊帐或其他保护措施，则生活在这些环境中的人类将面临被蚊子叮咬的风险。在低流行区，反复多次的感染可使机体产生一定的保护性免疫力，因此，成人发病严重程度低于儿童。5 岁以下儿童的疾病严重程度和死亡率最高。

临床表现

1.所有疟原虫感染均有发热症状。早期通常存在非特异性症状，如疲劳、头痛、肌痛、关节痛、腹痛、

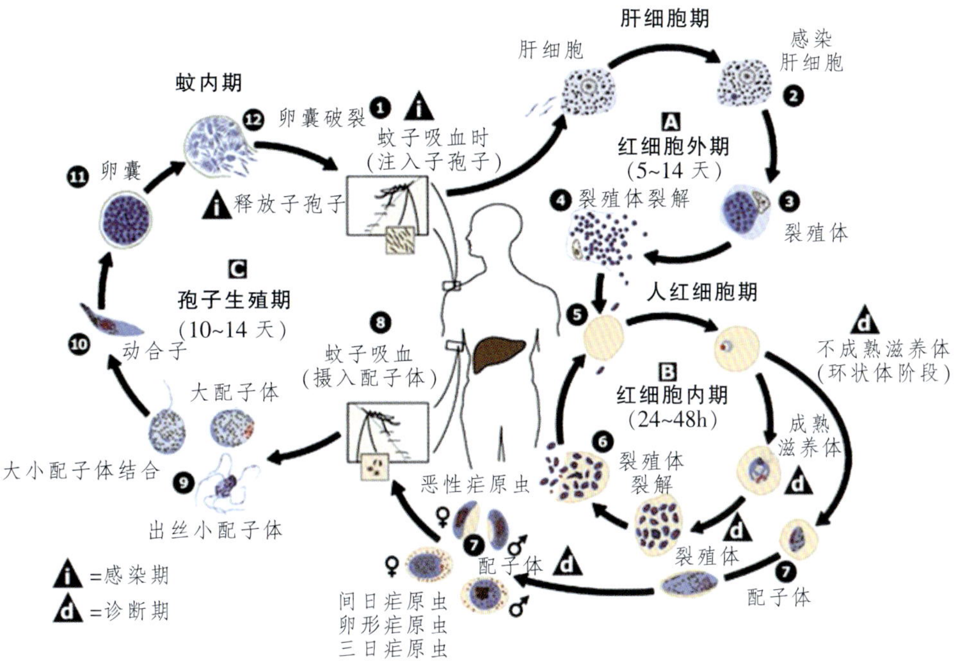

图 34.1　导致疟疾症状的红细胞内期疟原虫。(Courtesy Centers for Disease Control and Prevention. About malaria.http://www.cdc.gov/malaria/about/biology/.)

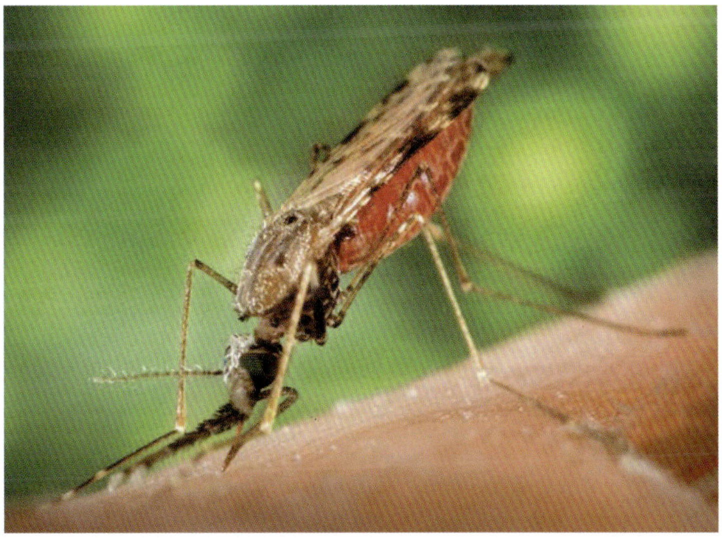

图 34.2　疟疾的传播媒介——按蚊，在吸血过程中腹部朝上。[From Feder HM, Mansilla-Rivera K. Fever in returning travelers: a case-based approach. Am Fam Phys. 88(8):524 - 530. Courtesy Centers for Disease Control and Prevention.]

表 34.1　疟原虫的地理分布

	恶性疟原虫	间日疟原虫	卵形疟原虫	三日疟原虫	诺氏疟原虫
地理分布	热带和亚热带中南美洲、非洲、东南亚	热带和亚热带中南美洲、印度、东南亚；重点地区为韩国和俄罗斯	非洲撒哈拉沙漠以南	热带和亚热带的南美洲、非洲、东南亚	东南亚(特别是缅甸、泰国和柬埔寨)

咳嗽。

(1)体格检查正常,或可能表现面色苍白、脾大、黄疸。

(2)实验室检查结果可能包括贫血、胆红素升高、血小板减少、急性肾衰竭及转氨酶升高。

2.恶性疟原虫

(1)可引起重症疟疾,表现为酸中毒、昏迷、癫痫发作、休克、肾衰竭、严重贫血和黄疸(框34.2)。

(2)严重程度通常与寄生虫血症(感染寄生虫的红细胞比例)有关,但并不具有可预测性。

(3)其他疟原虫导致重症的可能性不大,但诺氏疟原虫感染病例不断增加。

3.发热热型有时被用来鉴别感染疟原虫的种类。发热由成熟的裂殖体破裂引起。利用发热模式鉴别疟原虫种类在早期感染中并不可靠(表34.2)。

框34.2 疟疾并发症(助记词:CHAPLIN)

1.脑型疟疾/昏迷/惊厥(Cerebral malaria/Coma/Convulsions)
2.低血糖症/出血/血红蛋白尿(黑尿热)[Hypoglycemia/Hemorrhage/Hemoglobinuria(blackwater fever)]
3.贫血(Anemia)
4.肺水肿(Pulmonary edema)
5.乳酸酸中毒(Lactic acidosis)
6.黄疸(Icterus)
7.肾小管坏死(Necrosis of renal tubules)

诊断

1.多年来,诊断依赖于镜检的厚血膜和薄血膜涂片。某些特征可指向特定疟原虫种类(正常大小红细胞中的细小环状一般为恶性疟原虫),但经常会出现重叠(表34.3)。特别是诺氏疟原虫感染早期类似恶性疟原虫,但随着感染的发展,其形态发生变化,类似于三日疟原虫(框34.3和图34.3)。由于濒死状态的疟原虫形态发生变化,因此,治疗也会影响显微镜镜检结果。因此,一旦开始治疗,镜检人员就很难做出初步诊断。

2.面对这些挑战,开发了快速诊断测试和分子检测方法。快速诊断法直接用血液样本进行,通常采用泛特异性靶标和恶性疟原虫特异性靶标[富含组氨酸蛋白2(HRP-2)]。分子检测比较有前景,但在参考实验室之外尚不易操作。快速诊断测试对非恶性疟疾及低密度感染的敏感性较低,且无法对感染的原虫进行量化。因此,不能根据快速诊断测试结果排除疟疾。快速诊断测试后往往需要进行显微镜镜检。

治疗

预防

对于生活在流行地区的人来说,预防比治疗更重

表34.2 疟疾的发热热型

	恶性疟原虫	间日疟原虫	卵形疟原虫	三日疟原虫	诺氏疟原虫
红细胞内期持续时间	48h	48h	48h	72h	24h
发热热型	不规则隔日热	隔日热	隔日热	三日热	每日热
记忆特点	听起来"恶劣",无清晰的特点			疟疾与发热"有关"	每天诺氏疟原虫都会出现

表34.3 红细胞和疟原虫形态

	恶性疟原虫	间日疟原虫	卵形疟原虫	三日疟原虫	诺氏疟原虫
红细胞多重感染	普遍	可能	可能	无	有
薛氏点	无	有,多	有,粗大	无	无
感染细胞的大小	正常	增大	增大	正常或略小	正常或略小
裂殖体中的裂殖子数目	8~24(少见)	12~24	6~14	6~12,菊花状	6~16
配子体	新月形	阿米巴样	圆形/长杆状	圆形	多变

框 34.3　“了解诺氏疟疾”

不要被诺氏疟疾蒙蔽：若患者出现重症疟疾，但显微镜镜检看起来像三日疟疾，则可能是诺氏疟疾，而三日疟疾通常为良性

要。这意味着要消除积水、使用蚊帐、避免在蚊虫活动高峰时段出门，而且尽可能使用杀虫剂来减少蚊虫的数量。对于旅行者来说，最重要的考虑因素(除了使用驱虫剂、蚊帐和适当的衣物)是预防。应在旅行前充分考虑疟疾传播的风险并采取适当的预防措施。

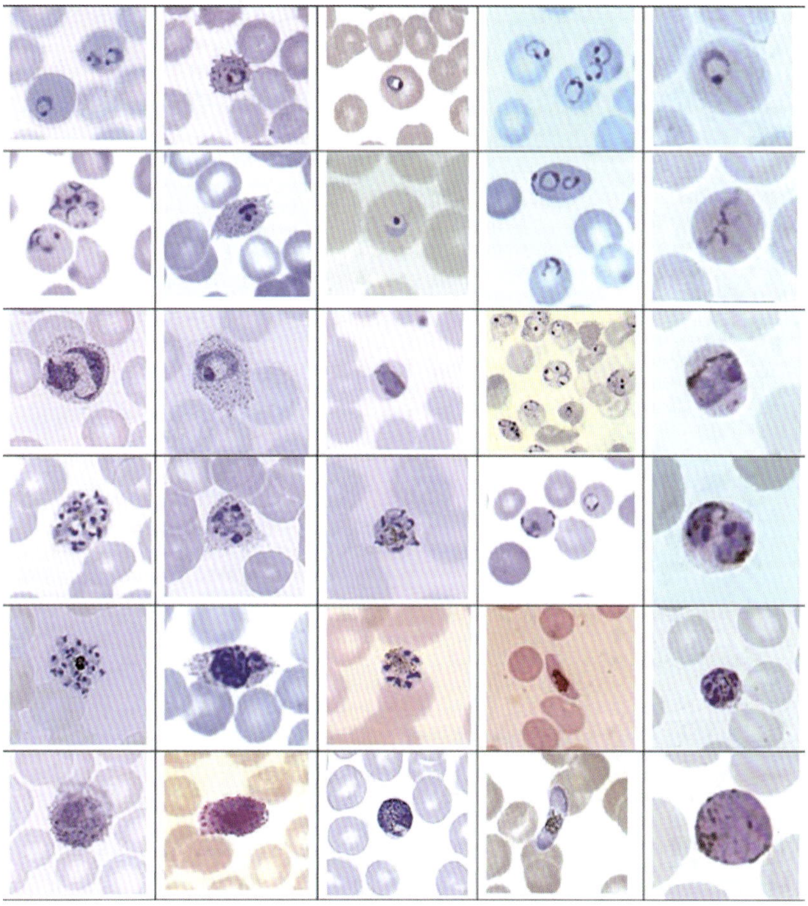

图 34.3　疟原虫的形态。(从左至右)第 1 列：间日疟原虫(注意感染的红细胞增大)。(自上而下)(1)早期滋养体(环状体)(注意一个红细胞常含有 2 个环，并不少见)；(2)晚期环状体：注意环的阿米巴样性质；(3)晚期滋养体：具有薛氏点(注意增大的红细胞)；(4)未成熟的裂殖体；(5)成熟裂殖体：18 个裂殖子，疟色素集中；(6)小配子体：染色质分散。第 2 列：卵形疟原虫(注意感染的红细胞增大)。(1)早期滋养体(环状体)：具有薛氏点(红细胞的边缘呈锯齿状)；(2)早期滋养体(注意增大的红细胞，有薛氏点，红细胞呈椭圆形)；(3)晚期滋养体，红细胞边缘呈锯齿状；(4)未成熟裂殖体：红细胞呈不规则状；(5)成熟裂殖体：8 个裂殖子，不规则排列；(6)小配子体：染色质分散。第 3 列：三日疟原虫(注意感染的红细胞正常或略小)。(1)早期滋养体(环状体)；(2)早期滋养体：胞质深染；(3))晚期滋养体(带状)；(4)未成熟裂殖体；(5)成熟裂殖体，9 个裂殖体，呈菊花状排列；(6)大配子体，染色质致密。第 4 列：恶性疟原虫。(1)早期滋养体(有双核染色质点，形似头戴式耳机)；(2)早期滋养体(附针或贴花形式)；(3)早期滋养体(注意多环/细胞)；(4)晚期滋养体具有较大的环(附针或贴花形式)；(5)新月形配子体；(6)新月形配子体。第 5 列：诺氏疟原虫，除图(5)外，均于较高放大倍率下拍摄(注意正常或略小的感染红细胞)。(1)早期滋养体(环状体)；(2)早期滋养体，纤细条带状；(3)晚期滋养体(条带状)；(4)未成熟裂殖体；(5)成熟裂殖体，裂殖子呈菊花状排列；(6)小配子体，染色质较分散。注：若无贴花形式、薛氏点、每个细胞多环及各发育阶段特征，4 种类型的早期环非常接近，疟疾类型的区分可能非常困难。切记：一组阴性的血培养涂片不能排除疟疾感染。[Columns 1–4 from Garcia LS. Malaria. Clin Lab Med. 2010;30 (1):93–129. Column 5 courtesy Centers for Disease Control and Prevention.]

1.抗氯喹的恶性疟原虫:广泛存在。仅限于对氯喹抗药性较低的地区,如加勒比地区、巴拿马运河以西的中美洲和中东某些地区。

2.抗甲氟喹的恶性疟原虫:正在不断增加。缅甸/泰国边境、柬埔寨、越南南部。

3.抗氯喹的间日疟原虫:印度尼西亚和巴布亚新几内亚。

4.有疑问时

(1)阿托伐喹酮:于出行前 1~2 天开始使用,离开疟疾流行地区后持续使用 7 天。

禁用人群:肌酐清除率<30mL/min、妊娠女性、幼儿(框 34.4)。

(2)多西环素:于出行前 1~2 天开始使用,离开疟疾流行地区后持续使用 4 周。

禁用人群:妊娠女性、幼儿。

(3)甲氟喹:针对甲氟喹敏感的疟疾地区。于出行前>2 周开始使用,每周 1 次,离开疟疾流行区后连续使用 4 周。

禁用人群:有精神疾病、心脏传导异常的患者。

(4)伯氨喹:主要用于预防间日疟原虫及卵形疟原虫。出行前 1~2 天开始使用,离开疟疾流行地区后连续使用 7 天。

1)终末期预防(或抗复发预防)是指在离开疟疾地区后服用 14 天伯氨喹,以防止间日疟原虫/卵形疟原虫的复发或延迟发作。通常适用于长时间暴露于流行地区的人群。

2)禁用人群:G6PD 缺乏、妊娠/哺乳期。

治疗

1.治疗疟疾的第一步是确定疾病的严重程度。

2.复杂的疟疾定义

(1)脑型疟疾/昏迷/惊厥。

(2)低血糖症/出血/血红蛋白尿(黑尿热)。

(3)严重贫血(12 岁以下儿童<0.5g/L,或 12 岁以上儿童及成人<0.7g/L)。

(4)肺水肿。

(5)乳酸酸中毒(血浆碳酸氢盐<15mmol/L 或乳酸>5mmol/L)。

(6)黄疸(血清胆红素>3mg/mL)。

(7)肾小管坏死(ATN)。

(8)休克。

(9)高寄生虫血症(恶性疟原虫的原虫率>10%)。

3.复杂疟疾的治疗

选择静脉注射青蒿琥酯治疗。若无青蒿琥酯,可使用奎宁或氯喹。静脉治疗应持续至少 24h,一旦患者可以耐受口服药物,转而采用口服给药(直至整个疗程结束)。

4.简单疟疾的治疗

(1)简单疟疾的治疗取决于疟疾类型及抗药性。

(2)在氯喹抗性的恶性疟疾流行地区,首选方案包括:

1)蒿甲醚-本芴醇(复方蒿甲醚)×3 天。

2)阿托伐喹酮×3 天。

(3)替代方案

1)硫酸奎宁+多西环素/四环素/克林霉素×7 天(框 34.5)。

2)美氟喹×2 剂(框 34.5)。

(4)抗药性未知的恶性疟疾流行地区患者,轻症多为三日疟疾或诺氏疟疾。

甲氟喹或羟基氯喹×48h。

(5)抗药性未知的间日疟疾流行地区患者出现间日疟疾或卵形疟疾。

氯喹或羟基氯喹加磷酸伯氨喹×14 天。

(6)抗氯喹抗性的间日疟疾地区的患者。

1)硫酸奎宁+多西环素/四环素+磷酸伯氨喹×7 天。

2)阿托伐喹酮+磷酸伯氨喹×3 天。

3)甲氟喹联合磷酸伯氨喹。

框 34.4 妊娠女性的疟疾预防

妊娠女性预防疟疾的可用药物:甲氟喹、氯喹、羟氯喹

框 34.5 警告

甲氟喹可引起神经精神不良反应,即便停止治疗,该反应也可持续存在。也可能导致粒细胞缺乏症和再生障碍性贫血。奎宁可导致严重的心脏传导异常,包括 QT 段延长和室性心动过速,不推荐其与其他 QT 间期延长的药物联合使用

美洲锥虫病:恰加斯病

病原学与发病机制

1.克氏锥虫是原生生物寄生虫,锥蝽类昆虫(接吻虫)是其主要传播媒介。该昆虫吸血,随后于伤口附近排便(框 34.6)。粪便中含有的锥鞭毛体,经咬伤的伤口或黏膜进入人体(例如,抓伤口后揉眼睛)。可经母婴垂直传播、输血、器官移植和食用受污染的食物或实验室感染传播。

2.病媒:锥蝽类昆虫(接吻虫)(图 34.4)。

流行病学

1.美洲特有,从美国南部到阿根廷和智利的北部。尽管仅限于美洲,但流行率最高的地区包括玻利维亚、阿根廷、巴拉圭、厄瓜多尔、萨尔瓦多和危地马拉,非流行地区可经垂直传播。在美国许多地方都发现了锥蝽,并发现其感染枯氏锥虫。

2.防止感染的主要方法是在墙壁上贴上灰泥,并密封入口,可以防止此类昆虫在夜间吸食人类血液。

临床表现

1.大多数患者无症状。

2.急性期可能出现发热、叮咬部位发炎(若侵入部位发生在结膜会导致单侧眼睑水肿:Romaña 征)(图 34.5)、淋巴结肿大及肝脾大。急性期也可能出现心肌炎,通常为亚临床状态。

3.慢性期由于引起心脏和胃肠道疾病,会在医学上引起重视。慢性恰加斯型心肌病可表现为双心室心力衰竭、广泛的电异常/心律失常,以及血栓栓塞性疾病,包括卒中。值得注意的是,心尖室壁瘤是与这种感染有关的独特结构变化。较少见的是,慢性感染可表现为食管与结肠的运动功能障碍,范围从轻度的转运迟缓到形成巨食管或巨结肠。

4.通常会遇到非典型的恰加斯病,即患者实验室检查显示感染(通常是血清学检测),但没有明显的体征或症状。

5.慢性恰加斯病的再激活见于免疫抑制患者,或继发于 HIV,或存在实质器官移植的患者。这些患者中的主要表现包括脑膜炎、脑脓肿、急性心肌炎、皮肤结节、喉炎和器官排斥反应。

6.经母婴垂直传播的先天性恰加斯病比例高达 10%。主要感染表现包括低出生体重、贫血、肝脾大,有时还包括严重的中枢神经系统疾病和呼吸衰竭。

诊断

1.急性期:在显微镜下可见血液或血沉棕黄层中的锥鞭体,若条件允许,可采用 PCR 检测。

2.慢性期:通常采用基于血清学的 ELISA 或 IFA 技术。若呈阳性,则结果应由参考实验室进行确认(如

框 34.6 排泄物底部

感染这种病毒,需接触(昆虫的)排泄物的底部

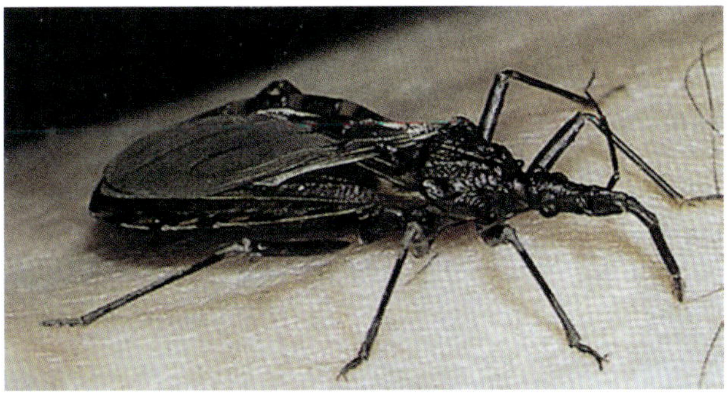

图 34.4 感染性锥蝽属,克氏锥虫的病媒。(From Wallace P, Pasvol G. 2007. Atlas of Tropical Medicine and Parasitology.6th ed. Elsevier;2007. Image #1TF231.)

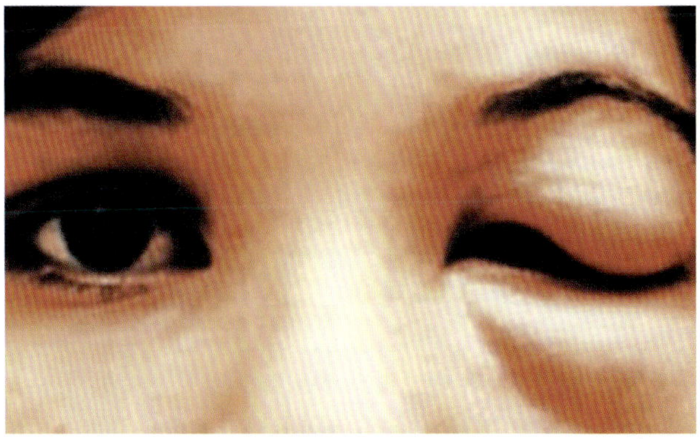

图 34.5 Romaña 征:叮咬部位单侧眼睑水肿。(From Miles MA. Chagas disease (American trypanosomiasis). In:Cohen J, Powderly W,Opal S,eds. Infectious Diseases. 4th ed. Elsevier; 2017.)

美国疾病控制与预防中心)。也可通过组织活检中显示无鞭毛体来诊断(图 34.6)。

3.再激活:显微镜下可见血液或血沉棕黄层中的锥鞭体,若条件允许,可采用 PCR 检测。若确认了是移植后的再激活,则应实施监测方案,每周一次采集样本持续两个月,然后每 2 周采集一次样本持续一个月,最后每月采集一次样本持续 6 个月(若寄生虫血症持续存在,或患者接受器官排斥治疗,则需更长时间)。

4.先天性:诊断应在母体身上得到证实。婴儿是急性感染,因此,在血液中可观察到原虫,PCR 检测可辅助诊断。由于抗体反映的是母体内的情况,所以血清学在这一人群中的应用有限。

治疗

1.患有急性或先天性克氏锥虫感染,以及患有再激活疾病的患者应接受治疗。患有慢性感染<19 岁的患者也应接受治疗。对于<50 岁的慢性或不确定患者,建议不明确。患有晚期心肌病或严重胃肠道疾病、妊娠和严重肾功能或肝功能障碍,不应予以治疗(表 34.4)。

2.所用的两种药物是苯硝唑或硝呋莫司,剂量取决于年龄和体重。治疗周期取决于所选用的药物和患者年龄,可达 60~120 天。

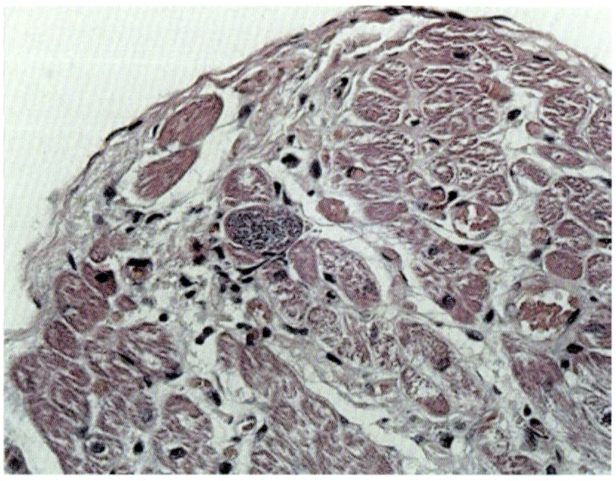

图 34.6 恰加斯病心脏移植患者的心肌无鞭毛体巢(HE 染色,原始放大倍数×40)。(Courtesy Dr Paula Carmo, MD, Belo Horizonte, Minas Gerais, Brazil.)

表 34.4 治疗美洲锥虫病的时机

临床表现	是否需要治疗
急性克氏锥虫感染	是
早期先天性克氏锥虫感染	是
<18 岁儿童,伴有慢性克氏锥虫感染	是
克氏锥虫在免疫功能低下宿主体中再激活	是
成人(19~50 岁),伴或不伴轻度心肌病	是
成人>50 岁,不伴晚期心肌病	可能
不伴晚期心肌病的胃肠道疾病	可能
晚期心肌病伴充血性心力衰竭	否
巨食管症伴吞咽障碍	否
妊娠期	完全不需要
严重肾衰竭或肝衰竭	完全不需要

非洲锥虫病:昏睡病

病原学与发病机制

1.布氏冈比亚锥虫和布氏罗得西亚锥虫。

2.病媒:舌蝇(采采蝇)。布氏冈比亚锥虫经须舌蝇传播。布氏罗得西亚锥虫经刺舌蝇传播。

3.当被采采蝇叮咬后,锥鞭毛体被注射到皮肤中,在该部位形成疼痛性结节,称锥虫下疳。随后锥虫通过区域淋巴管扩散,并散布到全身血液中。其能穿过血管壁进入脑脊液。

4.传播方式:采采蝇叮咬(图 34.7)。其他已报道的传播方式包括输血、先天性感染和实验室感染。

流行病学

两种锥虫均为非洲特有,但地理分布取决于物种。

(1)布氏冈比亚锥虫分布于非洲中西部[主要在刚果(金)、中非共和国和乍得]潮湿的栖息地中。

(2)布氏罗得西亚锥虫分布于东非(主要是马拉维和乌干达)干燥的栖息地中。

临床表现

两种锥虫均有两个阶段:早期或血淋巴期,即 I

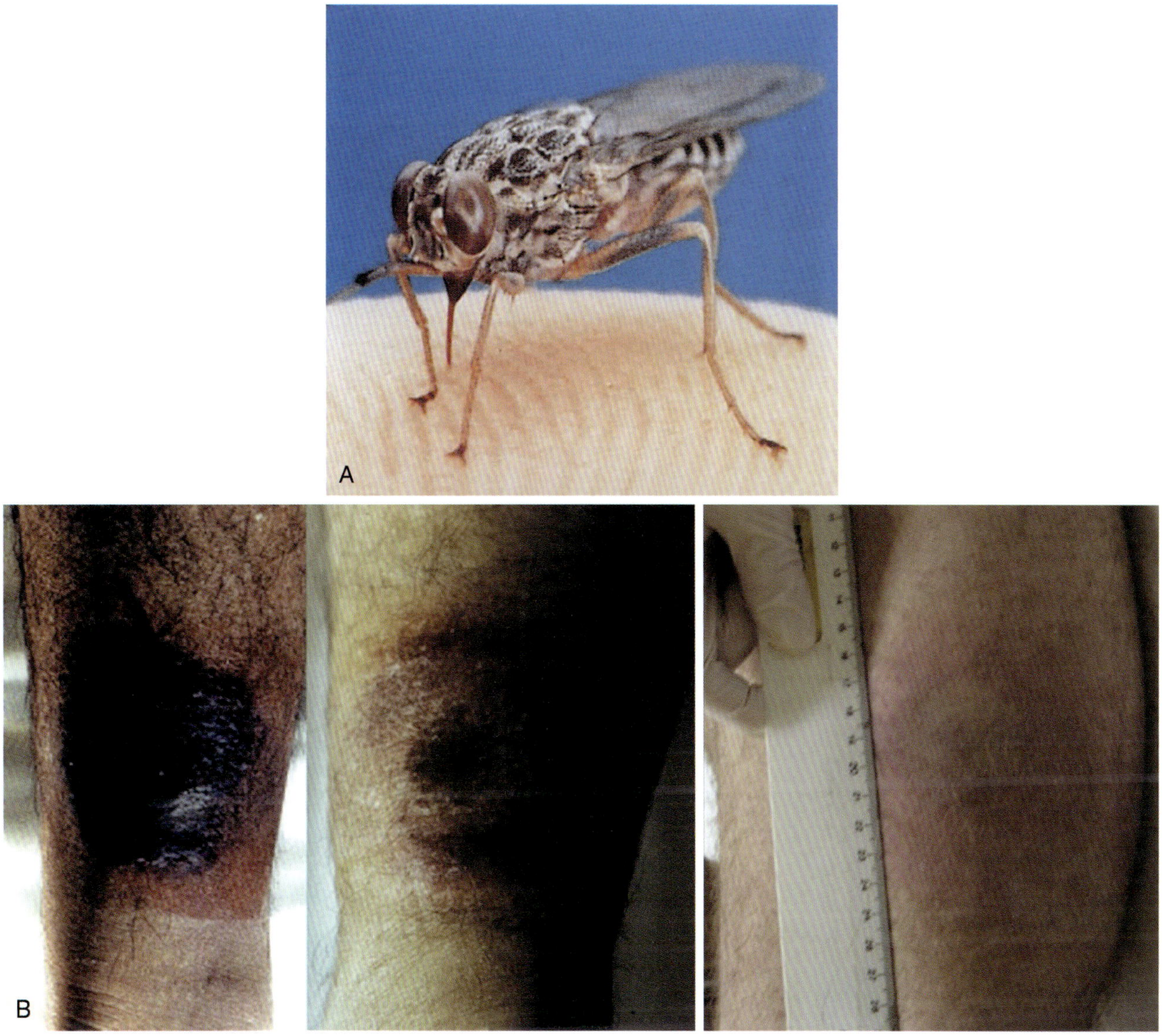

图 34.7　(A)采采蝇。(B)非洲锥虫病下疳。[Panel A courtesy Wellcome Foundation, Berkhamsted, England. Panel B courtesyProf. Denis Malvy, Bordeaux, France(left, middle) and Prof. Joachim Richter, Düsseldorf, Germany(right)]

期,在此期间,锥虫进入血液循环和淋巴系统内循环。而晚期/Ⅱ期则以中枢神经系统症状为主(框 34.7)。若不治疗,Ⅱ期死亡率为 100%。

1. Ⅰ期

(1)布氏冈比亚锥虫早期阶段较长,主要特征是发热、头痛、淋巴结肿大、肝脾大和内分泌失调,可持续数年。

框 34.7　东部和西部

像时区的变化一样,非洲昏睡病在东部要比西部更严重。因此,"东部最少,西部最好",至少是指一种进展较慢、不具备侵袭性的疾病表现

(2)布氏罗得西亚锥虫Ⅰ期的特征是在叮咬局部形成锥虫下疳、发热、淋巴结肿大、肝脾大和心肌炎。持续时间更短,数周至数月。

2. Ⅱ期

严重的中枢神经系统症状和睡眠障碍,若不及时治疗,将在数周内出现昏迷和死亡,这种情况在布氏冈比亚锥虫感染中可能发生得更慢。

诊断

1.血涂片、组织抽吸物或 CSF 显微镜镜检可见锥鞭毛体(图 34.8)。市售的抗体试剂仅可用于诊断布氏冈比亚锥虫。

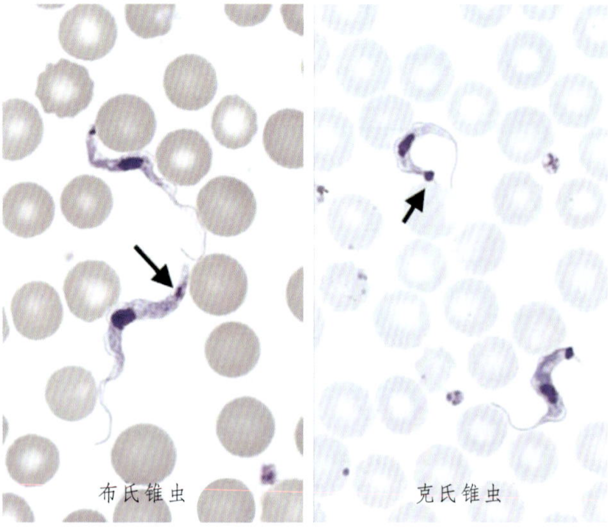

图 34.8 布氏锥虫:小动基体(箭头所示);克氏锥虫:大动基体(箭头所示)。通常情况下,克氏锥虫被描述为"C"形,但从这幅图像可以看出,情况并非总是如此。[From Schmitt BH, Rosenblatt JE, Pritt BS. Laboratory diagnosis of tropical infections. Infect Dis Clin North Am. 2012;26(2):513–554.]

2.对所有非洲锥虫病疑似患者都必须进行分期。腰椎穿刺收集的脑脊液显示每微升白细胞数超过5个或存在寄生虫,则患者被归类为Ⅱ期。

治疗

1.布氏冈比亚锥虫

(1)Ⅰ期:喷他脒治疗7天。

(2)Ⅱ期:尼呋替莫治疗10天+依氟鸟氨酸治疗7天。

2.布氏罗得西亚锥虫

(1)Ⅰ期:舒拉明钠治疗5周。

(2)Ⅱ期:美拉胂醇治疗10天。

巴贝虫病

病原学与发病机制

1.巴贝虫属是红细胞内寄生的原虫。在美国最常见的是微小巴贝虫。邓肯巴贝虫和类邓肯巴贝虫较少见,分歧巴贝虫主要分布于欧洲。

2.病媒:肩胛硬蜱(黑足蜱或鹿蜱);太平洋蜱可能是西海岸的病媒。主要动物宿主是白足鼠和白尾鹿(框34.8)。

框 34.8 一种"多彩"的疾病

这是一种"多彩"的疾病:黑足蜱叮咬白足鼠并感染红细胞

3.主要通过若虫阶段的蜱叮咬进行传播(尽管成年蜱也可以传播)。通过输血、器官移植和胎盘传播感染。由于主要通过病媒传播,大多数患者都出现在夏季。人类是机会性、终末宿主。蜱在进食时,在长时间的附着过程中会将子孢子释放到真皮中(框34.9)。随后这些子孢子进入血液并侵入红细胞,在红细胞内发育为裂殖子。大多数临床症状由红细胞释放裂殖子所引起,导致宿主炎症反应、溶血和贫血。

流行病学

该病在美国东北部最常见,包括楠塔基特岛、玛莎葡萄园和长岛。而在美国威斯康星州、华盛顿、俄勒冈州和加利福尼亚州则很少有报道。

临床表现

1.临床特征范围从亚临床状态到危及生命。发热和流感样症状较常见,但与疟疾不同,发热没有周期性。严重病例可能出现类似疟疾的症状,如高热、寒战、盗汗、肌痛、溶血性贫血、血尿、肝脾大和黄疸。

2.与其他蜱媒传播的疾病不同,该病潜伏期很长,为1~4周。然而,在输血相关感染的患者中,潜伏期可长达9周。

3.引起重症的风险因素包括无脾、高龄和免疫抑制(HIV、恶性肿瘤、使用皮质类固醇)。

4.鉴于巴贝虫由肩胛硬蜱传播,如果对患者进行适当的治疗后仍继续发热,则应考虑常见的无形体病合并感染莱姆病(见第30章)。

诊断

1.旅行史和近期使用的抗菌药物非常重要。由于虫体看起来与疟疾非常相似,特别是恶性疟疾,因此,了解出行史对于实验室工作人员来说很重要。

2.以EDTA作为抗凝剂收集血液,制备厚薄血涂片。涂片可进行瑞特染色或吉姆萨染色。

框 34.9 应当了解

如果能在36h内清除蜱虫,则感染风险显著下降

3.形态特征

(1)感染的红细胞大小正常。

(2)无细胞内色素。

(3)虫体形态多样(圆形、椭圆形、纺锤形)。

(4)红细胞内有多重感染。

(5)细胞外形式常见(疟疾中不可见)。

(6)马耳他十字:细胞内四分体裂殖子,较为罕见(图 34.9)。

(7)分子检测可在参考实验室开展,适用于疑难病例。

(8)血清学检测在巴贝虫病的诊断中无作用。

治疗

1.首选方案是阿托伐醌和阿奇霉素联合用药 7~10 天。

2.替代组合可选用克林霉素和奎宁治疗。

3.静脉给药或口服给药方式取决于感染的严重程度。

4.服用免疫抑制剂的患者应接受 6 周的治疗,并且至少 2 周血液中无巴贝虫。

利什曼病

病原学与发病机制

1.大多数感染是由利什曼原虫属的单细胞胞内原虫所引起。至少有 21 个不同的种类与人类疾病有关。其共同病媒是雌性白蛉(旧大陆为白蛉属;新大陆为卢氏属)。大多在夜间进食。

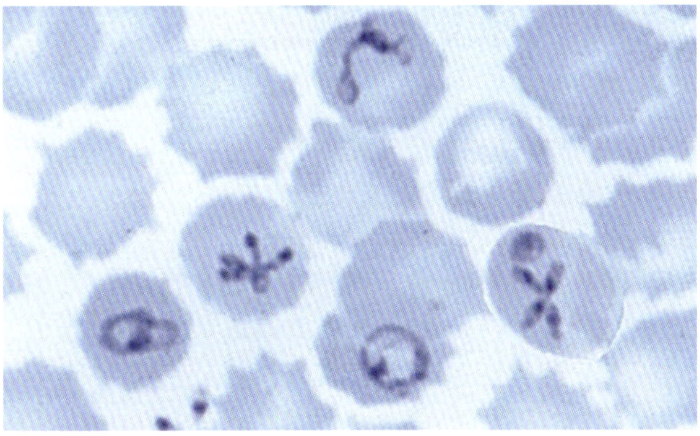

图 34.9 马耳他十字。(From McAdam A, Milner DA, Sharpe AH. Infectious diseases. In Kumar V, Abbas AK, Aster JC. Robbins & Cotran Pathologic Basis of Disease. 9th ed.Elsevier; 2015.)

2.前鞭毛体寄生于白蛉的消化道内,当雌性白蛉进食时,前鞭毛体随之进入哺乳动物体内。前鞭毛体进入脊椎动物的巨噬细胞后,转化为无鞭毛体。无鞭毛体在组织和巨噬细胞中继续分裂繁殖。雌性白蛉下一次进食中吸入被感染的巨噬细胞,并重复该循环。大多数种类均有动物宿主。

流行病学

1.利什曼原虫在全球热带和亚热带地区均有分布。其被分为典型的两组:旧大陆和新大陆。

2.旧大陆利什曼原虫属分布从欧洲西南部延伸至非洲东北部,跨越阿拉伯半岛和亚洲,在非洲各地均有零散病例。

3.新大陆利什曼原虫属在西半球被发现,从得克萨斯州到中美洲及南美洲。在澳大利亚、南极洲和太平洋岛屿上未发现本地感染。

临床表现

疾病类型分为内脏利什曼病与仅限于黏膜和皮肤的利什曼病。本文主要针对皮肤利什曼病、黏膜皮肤利什曼病和内脏利什曼病(框 34.10 和图 34.10)进行鉴别。

皮肤利什曼病(CL)最常见的表现是暴露区域皮肤(白蛉叮咬处)常发生一个或多个溃疡(框34.11)。病变会在寄生虫接种感染后的数周至数月发展。溃疡出现侵蚀并形成硬化的边界。这些病变通常无痛,可持续很长时间。外观各异,从单一的溃疡到孢子丝型样到湿疹性病变或其他形式。

(1)弥漫性皮肤利什曼病(DCL)较为罕见,是由寄生虫传播到接种部位远端的巨噬细胞导致,淋巴细胞反应最小。通常见于细胞介导免疫缺陷的患者。由于其外观表现,有时被称为麻风性利什曼病。

(2)复发性利什曼病(LR):又称热带利什曼病。愈合的原发病灶周围有持续的丘疹形成,伴有明显

框 34.10 飞跃土地的利什曼原虫:新旧大陆介绍

1.旧大陆:kala-azar=内脏利什曼病

2.新大陆:espundia=黏膜皮肤利什曼病

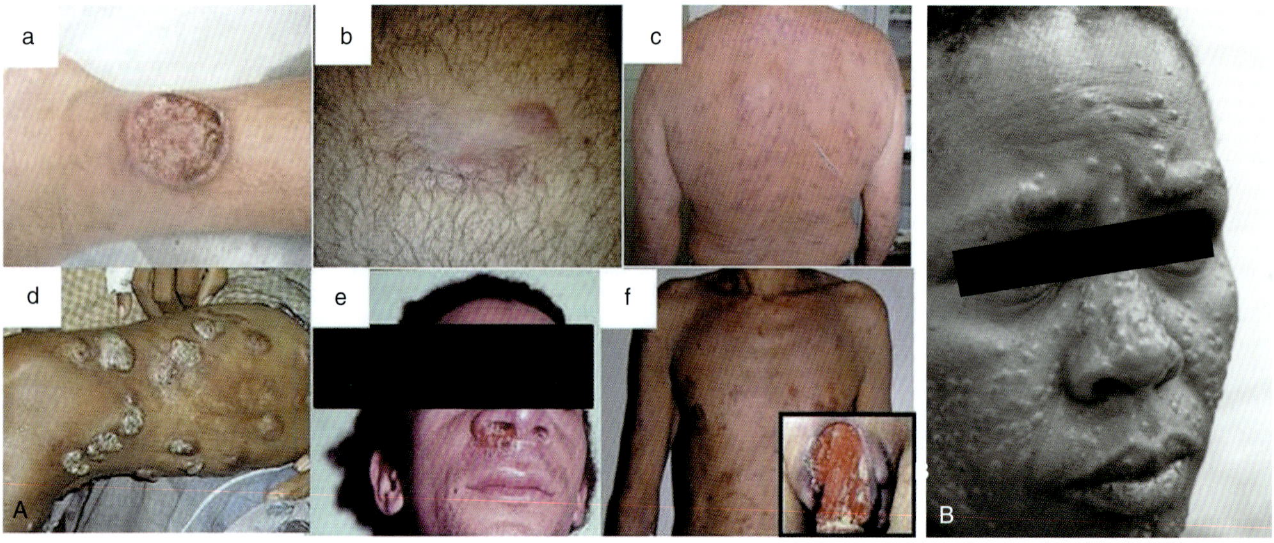

图 34.10 (A)(a)LCL 显示下肢单一溃疡。(b)累及皮肤的利什曼病治愈病灶周围出现丘疹和水疱。(c)播散性皮肤利什曼病背部呈现许多小溃疡。(d)DCL 表现为肿瘤性病变和结节,并伴有结痂和左下肢陈旧损伤的瘢痕。(e)鼻部皮肤利什曼病病灶和鼻黏膜浸润。(f)感染 HIV 的患者出现非典型性皮肤利什曼病,胸部和腹部出现多个黄斑。(插图)患有急性免疫缺陷综合征患者阴茎的广泛溃疡。(B)黑热病后的皮肤利什曼病。[Panel A:(a)courtesy Luiza K. Oyafuso,Instituto de Infectologia Emilio Ribas,São Paulo,Brazil;(b)courtesy Maria Edileuza Brito,Centro de Pesquisas Aggeu Magalhães,Fundação Oswaldo Cruz,Brazil;(c)courtesy Edgar M. Carvalho,Universidade Federal da Bahia,Brazil;(d)courtesy Jackson ML Costa,Centro de Pesquisas Gonçalo Muniz,Fundação Oswaldo Cruz,Brazil.(e and f)From Goto H,Lauletta Lindoso JA. Infect Dis Clin North Am. 2012;26 (2):293-307. Panel B:From Magill AJ,Ryan ET,Hill DR,Solomon T. Hunter's Tropical Medicine and Emerging Infectious Diseases. 9th ed. Elsevier;2013.]

的肉芽肿性免疫反应。

2.黏膜皮肤利什曼病(ML)又称鼻咽黏膜利什曼病,是皮肤利什曼病并发症或晚期并发症。其特征是口腔和鼻黏膜的破坏性病变,可发展到鼻、腭、喉和周围组织。也存在生殖器黏膜病变。旧大陆感染很少进展为 ML,因此,主要为新大陆感染造成。

3.内脏利什曼病(VL)或黑热病,是无鞭毛体播散到网状内皮系统的结果(框 34.12)。通常表现为脾大(±肝大),以及血细胞减少的相关表现,如苍白、鼻出血。实验室检查显示全血细胞减少、转氨酶升高和白蛋白降低。若不进行治疗,死亡率较高。VL 治疗后的罕见晚期后遗症是后卡拉热皮肤利什曼病, 以弥漫性色素减退斑为特征。

框 34.11 问题:引起皮肤利什曼病的虫种

答案:

1.旧大陆:硕大利什曼原虫、热带利什曼原虫、嗜硫利什曼原虫

2.新大陆(物种名称有帮助):墨西哥利什曼原虫、委内瑞拉利什曼原虫、亚马孙利什曼原虫、巴西利什曼原虫、秘鲁利什曼原虫、古安尼斯利什曼原虫、巴拿马利什曼原虫

3.由于黏膜疾病的风险更高,尼加拉瓜以外任何地方的患者(墨西哥利什曼原虫以外的物种)应该进行治疗

内脏萎缩性疾病:较轻型的内脏利什曼病,见于 20 世纪 90 年代初海湾战争的美国退伍军人。

诊断

1.首选使用显微镜镜检直接观察无鞭毛体,可在皮肤刮片、组织活检和血涂片标本上进行。敏感性取决于临床表现和样本类型。诊断 VL 的首选方法是骨髓穿刺,敏感性为 60%~85%。在 CL、DCL 和 ML 中,溃疡边缘涂片、活检或刮片应进行显微镜镜检。当然也有专门的培养技术(图 34.11 和图 34.12)。

框 34.12 问题:引起内脏利什曼病的虫种

答案:

多诺瓦尼利什曼原虫、婴儿利什曼原虫

2.采用组织 PCR 方法,对所有具有利什曼病临床表现的病例诊断敏感性较高。

3.血清学检测对 VL 最有效。但其具有限制性,不能区分既往感染和活动性感染。

治疗

1.基于传播风险和局部缺损状态决定是否治疗 CL,同时还应考虑感染的种类、宿主免疫状态或患者意愿。保持观察可能已经足够了,或仅进行局部治疗。

2.治疗选择有限,包括:

(1)五价锑化合物:常作为 CL 和 ML 的一线用药。可系统性或者病灶内注射给药。

(2)两性霉素 B(脱氧胆酸盐和脂质体制剂):对 CL 最有效。

(3)灭特复星:治疗新大陆的 CL 和 ML、新/旧大陆的 VL。可致畸。

(4)唑类:主要用于 CL。

(5)巴龙霉素对引起皮肤利什曼病的某些菌株有效,但很少使用。

3."多诺万破坏"。

4."侵袭婴幼儿"。

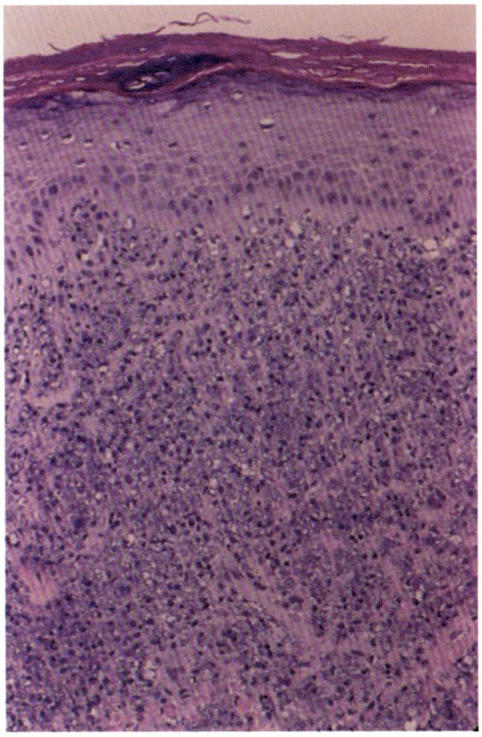

图 34.12 前臂结节染色显示大量圆形嗜碱性细胞内无鞭毛体和动基体,提示存在利什曼病(HE 染色,原始放大倍数×40)。(From Handler MZ,Patel PA,Kapila R,Al-Qubati Y,Schwartz RA. Cutaneous and mucocutaneous leishmaniasis:differential diagnosis,diagnosis,histopathology,and management. J Am Acad Dermatol. 2015;73:911-926.)

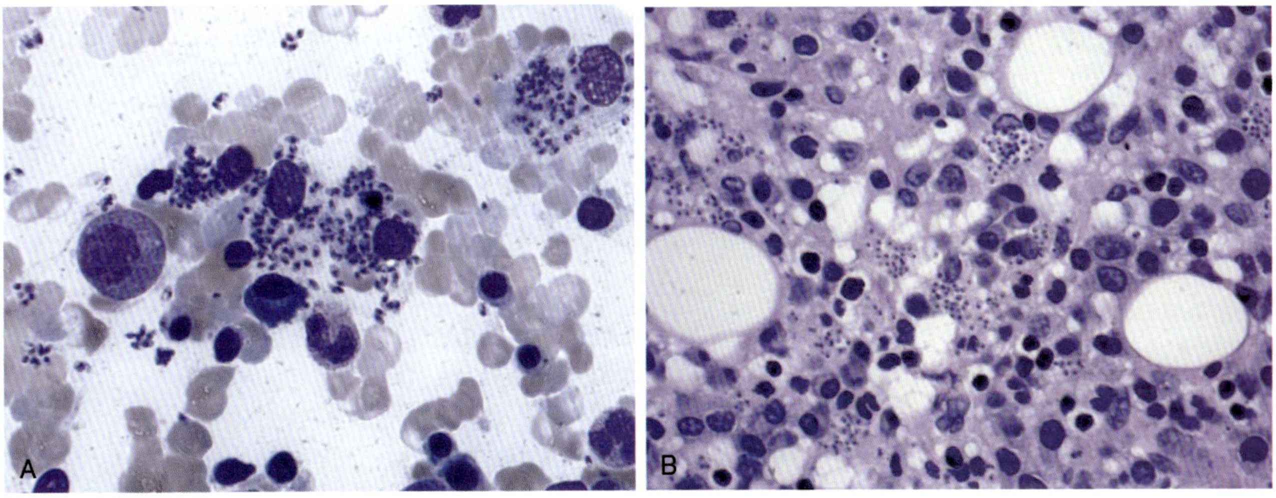

图 34.11 骨髓利什曼病。(A)涂片既可在细胞外,也可在组织细胞内观察到利什曼原虫无鞭毛体(瑞特-吉姆萨染色)。(B)在骨髓环钻活检切片(HE 染色)上也可以观察到组织内无鞭毛体。(From Kradin RL. Diagnostic Pathology of Infectious Disease. 2nd ed. Elsevier;2018.)

弓形虫病

病原学与发病机制

1.弓形虫的生命周期复杂,涉及终末宿主(猫科动物,包括家猫)和中间宿主(较多,从啮齿动物到鸟类再到农场动物均可)(图34.13)。

2.有性周期发生在终末宿主的肠上皮细胞内。卵囊随猫粪便排出体外,并在1~5天内具有传染性。

3.中间宿主通过吞噬成熟的卵囊感染。在中间宿主体内,卵囊破裂,释放出子孢子,发育为速殖子。速殖子经过淋巴系统和血液播散,到达神经和肌肉组织,在其中分离成包囊,成为缓殖子。

4.猫通过进食含有包囊的被感染组织或在环境中直接摄入带孢子的卵囊而感染。

5.人类(中间宿主)通过直接食用含有成熟卵囊的食物和水或通过食用带有包囊组织的未煮熟的肉,以及通过输血或移植引发感染(框34.13)。

6.当速殖子穿过胎盘时,弓形虫可经胎盘从母体传播至胎儿。值得注意的是,当妊娠女性发生急性感染时,随着胎龄的增长,婴儿患先天性弓形虫病的风险会增高,但疾病的严重程度反而降低。

流行病学

弓形虫病是世界范围内的人畜共患病。血清阳性率为10%~90%,生活在气候温暖潮湿并且暴露于被污染土壤(孩子在泥土中活动)的人群中感染率最高(框34.14)。在美国,血清阳性率约为11%,在美国境外出生的人群中较高,而在美国出生的人群中较低。在南美、中东部分地区和非洲某些地区,先天性弓形虫病发病率显著上升。美国发病率约为每1万

框34.13 对食物的思考

从技术上讲,人类是中间宿主(如小鼠),由于一般没有动物食用人类,人类也是终止传播宿主。但是从理论上讲,狮子也许会通过食用患弓形虫病的人而感染。

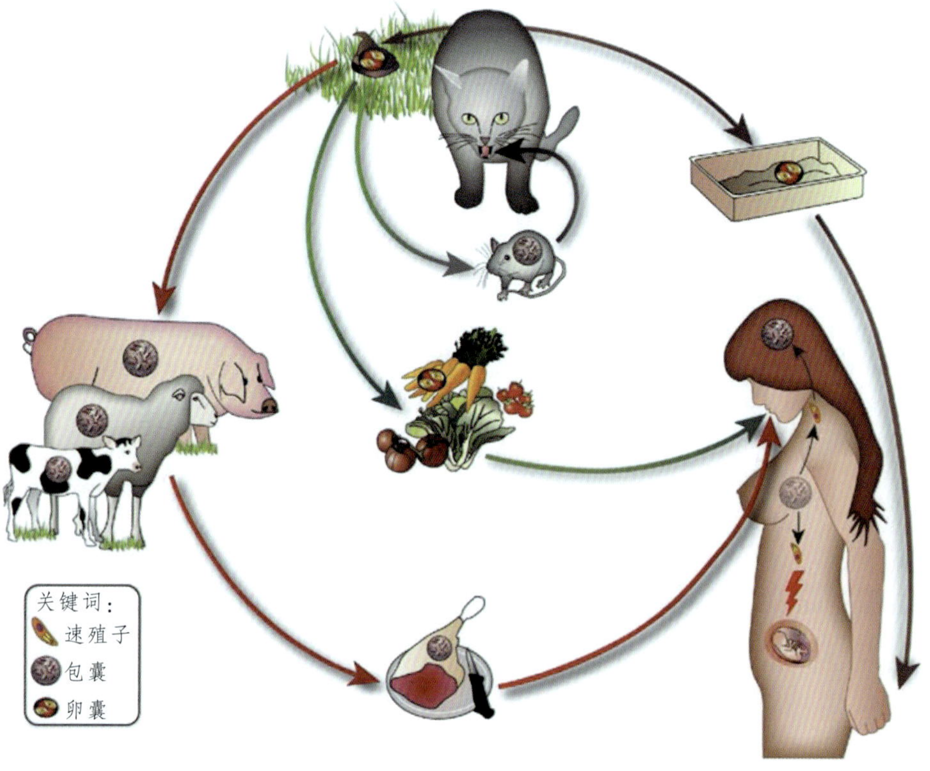

图34.13 弓形虫的生命周期。(From Rougier S, Montoya JG, Peyron F. Lifelong persistence of toxoplasma cysts: a questionable dogma? Trends Parasitol. 2017;33(2):93-101.)

框 34.14　弓形虫病的诊断：猫与人类

请记住，弓形虫存在于猫粪便，而不是人的粪便。因此，粪便虫卵和寄生虫检查对患者而言不是很好的诊断方法。在妊娠期间的诊断至关重要，依赖于血清学检测。

例新生儿中出现 1 例。

临床表现

1.弓形虫病在免疫功能正常的人群中，感染通常无症状。若出现症状，最常见的是流感或单核细胞增多症样疾病，通常伴有淋巴结肿大。这些症状会在数周到数月内自动消失。弓形虫还会在健康的患者中引起脉络膜视网膜炎，表现为视力减退或飞蚊症。

2.胎盘获得性感染的临床表现取决于患病的前 3 个月及弓形虫的基因型(某些基因型与更严重的疾病相关)。先天性弓形虫病三联征包括脉络膜视网膜炎、脑积水和颅内钙化，尽管这在理论之外很少出现。大多数婴儿在接受常规体格检查时处于亚临床的状态。如果在妊娠早期感染通常出现较严重的临床表现。

3.免疫功能低下的个体再激活的风险增加。CD4 计数<200 个细胞/微升的 HIV 感染者是公认的高危人群，最常见的表现为脑炎，其次是肺炎(临床上与肺孢子虫病相似)。这些患者的影像学表现为多发性脑内肿块病变(图 34.14)。实体器官移植受者会出现再激活。损害程度可能因免疫抑制状态而有所不同，可能包括弓形虫脑炎、肺弓形虫病或同种异体移植失败，尤其是在心脏移植受者中。

诊断

诊断具有挑战性，最常用的检测方法是通过 ELISA、PCR 及组织活检检测 IgM 和 IgG(图 34.15)。在免疫功能正常的个体中，诊断通常结合临床症状、体征和血清学检测。如果弓形虫 IgM 阴性且 IgG 阳性，可基本排除急性感染。如果仅 IgM 呈阳性，表明很可能为急性感染，但如果两者均为阳性，则解释很复杂，因为弓形虫 IgM 抗体可持续存在 12 个月或更长时间。

在 HIV 携带者/AIDS 患者中，诊断需基于低 CD4+ T 细胞计数、脑炎、弓形虫 IgG 阳性和脑实质多发性环状强化病灶。血清学检测在免疫功能低下患者中也同样具有挑战性。移植前的 IgG 检测对于移植患者来说很有帮助，特别是骨髓移植。诊断通常依赖于组织病理学检查或分子技术(包括 PCR 检测)。

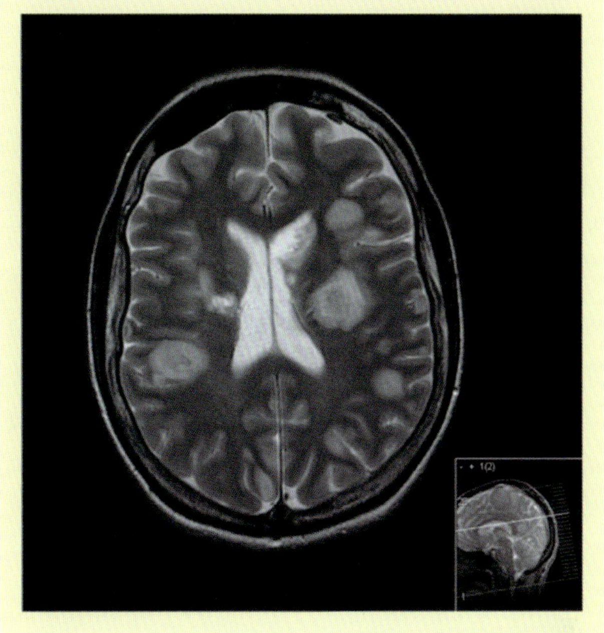

图 34.14　MRI 显示典型的脑弓形虫病的多发性环状强化病灶。(From Croucher A, Winston A. Neurological complications of HIV. Medicine. 2013;41(8):450–455.)

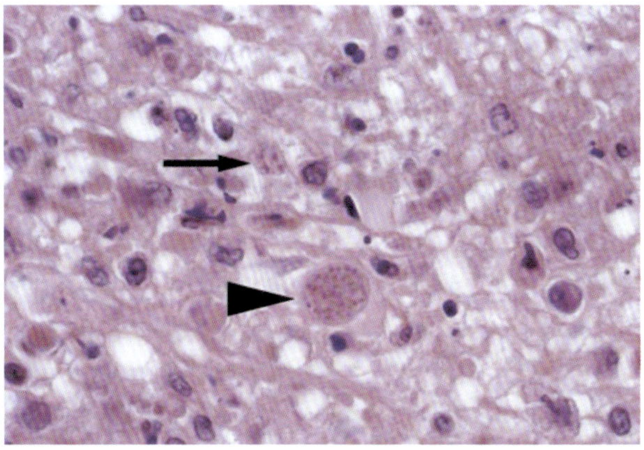

图 34.15　弓形虫感染。在组织切片中，速殖子的形状在组织切片中比印模涂片更难识别，但包囊(三角箭头所示)比速殖子(箭头所示)更容易辨认。(Reproduced with permission from Pritt BS. Protozoal infections. In: Procop GW, Pritt BS, eds. Pathology of Infectious Diseases: A Volume in the Series: Foundations in Diagnostic Pathology. Philadelphia: Elsevier; 2015:610–43.)

治疗

1.免疫功能正常的宿主,其急性感染通常具有自限性,无须治疗,除非患者有严重或长期的临床症状,或显示终末器官受累。治疗方案为口服乙胺嘧啶加磺胺嘧啶加亚叶酸(叶酸)2~4周。

2.眼部疾病应至少治疗6周。

3.伴有免疫功能低下(HIV感染/AIDS、实体和干细胞移植)疑似或确定感染的患者,应至少治疗6周。治疗结束后,此类患者应继续使用TMP-SMX、氨苯砜+乙胺嘧啶或阿托伐酮预防,直至发生免疫重建或免疫抑制的整体净状态较低。

4.妊娠女性和婴儿的治疗较为复杂。妊娠女性在妊娠18周前疑似或确认感染,但胎儿未显示感染,应使用螺旋霉素治疗。如果在妊娠18周或之后,羊水PCR检测呈阳性或超声检查疑似阳性,则建议使用乙胺嘧啶、磺胺嘧啶和亚叶酸的联合治疗。这些相同的药物也用于婴儿和较大的儿童,剂量以体重为基础,多数情况下可与泼尼松一起使用。

肠道原虫

1.虽然粪便中可发现许多原虫,但仅有少数物种经证实是人类病原体。其他原虫常表示为食用受污染的食物或水,这可能会促使临床医生继续检测真正的病原体。

2.常见的症状是腹泻。尽管可能存在与检验结果相关的关键流行病学线索,但实际上,大多数患者要么具有多种风险因素,要么没有明确的风险因素,要么没有将一种病原体与另一种病原体区分开。重要的是要知道什么可以通过虫卵和寄生虫(O&P)检查得到可靠的诊断,以及哪些病原体需要额外的检测。

新巴兰蒂迪亚病

病原学与发病机制

新巴兰蒂氏菌(原名结肠小袋纤毛虫)是唯一能感染人类的纤毛虫原生动物。生命周期简单:通过被污染的食物或水,或经粪-口途径摄入包囊而感染。包囊在肠道中脱囊逸出滋养体,滋养体在结肠中定植,包囊随粪便排出体外。

流行病学

结肠小袋纤毛虫呈世界性分布,以热带、亚热带地区为主。猪是常见的保虫宿主。

临床表现

1.无症状感染。

2.急性结肠炎

(1)水样大便或血便(痢疾)。

(2)恶心、呕吐、腹泻、腹痛。

3.慢性感染:罕见。

间歇性血性腹泻和疼痛。

4.可能导致结肠穿孔。

诊断

1.粪便镜检(O&P检查)

(1)新鲜粪便生理盐水涂片,观察滋养体(40~200μm)和包囊(50~70μm)(很少使用)。

(2)采用聚乙烯醇(PVA)对包囊和滋养体进行永久染色。

(3)福尔马林浓缩包囊。

2.可以在结肠黏膜中发现虫体(图34.16)。

3. NAAT(不常见)。

治疗

1.四环素。

2.甲硝唑或帕罗霉素。

隐孢子虫病

病原学与发病机制

微小隐孢子虫和人隐孢子虫是人类最常见的病原体。尽管在人体中也发现了一些特定的隐孢子虫种,然而还有很多隐孢子虫种存在于特定的脊椎动物体内。这些顶复门原生动物通过卵囊传播。疾病主要发生在小肠近端。自体感染可使疾病持续存在(换句话说,因为手不卫生而误食自己的粪便)。

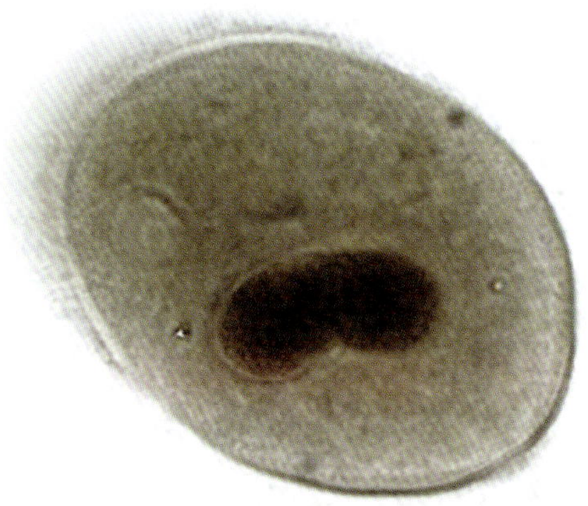

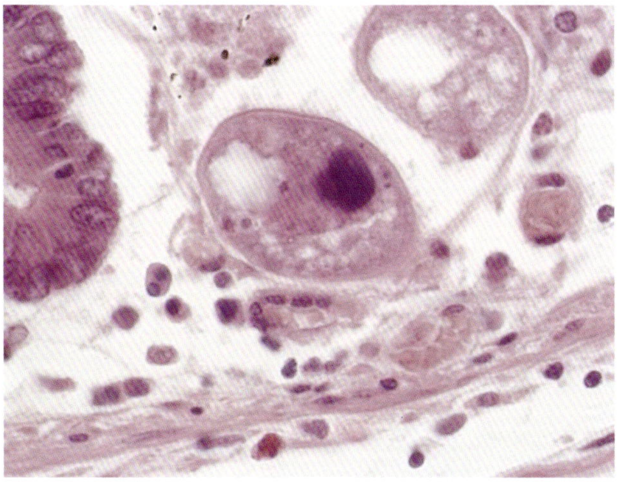

图 34.16　结肠内的结肠小袋纤毛虫滋养体(HE 染色,×1000)。(From Rifai N. Neobalantidium coli. In:Rifai N,et al.,eds. Tietz Textbook of Clinical Chemistry and Molecular Diagnostics. 6th ed. Elsevier;2018.)

流行病学

隐孢子虫呈世界性分布，经常被发现存在于饮用水或游泳池中(框 34.15)。值得注意的是,卵囊对加氯消毒有抵抗力,而且常不能被充分过滤。

临床表现

1.潜伏期为 3~28 天,通常为 7~10 天。

2.感染后通常无症状。

框 34.15　游泳池注意事项

如果一个社区出现多个病例,尤其是在夏季,请保持警惕

3.免疫功能正常的宿主

(1)症状从急性到亚急性到慢性、水样腹泻,有时还会大量腹泻。

(2)可能有相关的胃肠道症状,如恶心、疼痛。

(3)一般在 14 天内自愈。

4.免疫功能缺陷的宿主(特别是 HIV 感染/AIDS 患者)。

(1)可能会有严重的腹泻和严重的消瘦表现。

(2)胆道受累,包括非结石性胆囊炎、胆管炎、胰腺炎。

诊断

1.抗原检测(通常同时检测贾第虫属)

(1)直接免疫荧光分析(DFA)。

(2) ELISA。

2.核酸扩增试验

通常用作复检。

3.粪便镜检(图 34.17)

(1)卵囊直径为 4.2~5.4μm。

(2)常规 O&P 检查是不够的。

(3)需特殊染色,最常见的是改良抗酸染色法。

4.小肠或结肠活组织检查显示管腔表面(细胞内但胞浆外)有卵囊(图 34.18)。

治疗

1.支持性治疗,包括补液和使用止泻药。

2.免疫功能正常的患者一般能自愈。

如果病情严重或症状持续>2 周，可以考虑服用硝唑尼特或帕罗霉素。

3.免疫功能低下的患者:无证据表明治疗有效。

(1) HIV 感染者:抗病毒治疗。

(2)非 HIV 所致的免疫功能缺陷患者:减少免疫抑制,可使用硝唑尼特治疗。

环孢子虫病

病原学与发病机制

环孢子虫病是由球虫原虫——卡耶塔环孢子虫引起的疾病。人类是唯一已知的宿主。通过摄入被污

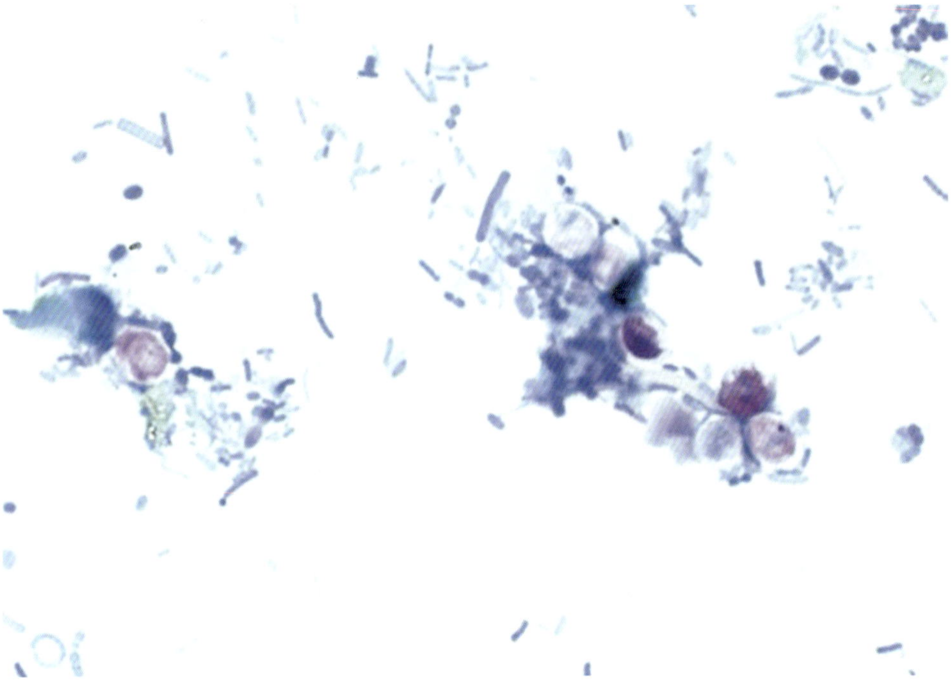

图 34.17 隐孢子虫属。粪便标本中卵囊的改良抗酸染色(×1000)。注意染色强度的变化。(From Pritt BS. Protozoal infections. In: Procop GW, Pritt BS, eds. Pathology of Infectious Diseases. Elsevier; 2015.)

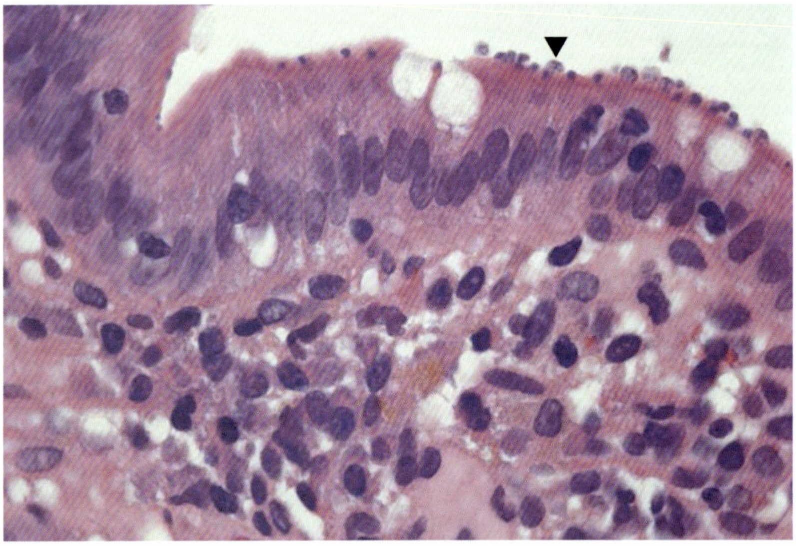

图 34.18 位于管腔边缘或肠上皮细胞胞质的纳虫空泡内,小而圆的淡蓝色物体即微小隐孢子虫。微小隐孢子虫很少侵入人体或引起扩散。无炎症、坏死或出血。(From Klatt EC. The gastrointestinal tract. In: Kumar V, Abbas AK, Aster JC. Robbins & Cotran Pathologic Basis of Disease. 9th ed. Elsevier; 2015.)

染的水或食物感染。粪便中未成熟的卵囊需在适宜的环境中耗费数天时间进行孢子化后才具有传染性,因此,人与人之间(粪-口途径)不能直接传播。通过粪便排出的未孢子化的卵囊具有传染性。感染主要发生在小肠。

流行病学

环孢子虫病流行地区很广。大多数病例报告来自墨西哥、中南美洲、印度次大陆和东南亚。在北美,大多数病例与被污染的进口新鲜农产品(豌豆、蔬菜沙拉、香菜、覆盆子等)有关(框 34.16)。在流行地区,感染可能具有季节性,但目前尚未得到很好的证实。

临床表现

1.潜伏期:2~14 天,平均 7 天。

2.无症状感染,特别是在流行地区。

3.水样腹泻

可能是暴发性的。

4.体重减轻、食欲下降、腹部抽筋及腹胀、排气、恶心、疲劳。

5."流感样"症状:全身疼痛、呕吐、低热。

可能是自限性的,或病程较长,持续数月。

6.儿童和老年人患病时严重程度最高。

7.HIV 感染可并发无结石性胆囊炎。

8.有报道感染后并发反应性关节炎。

诊断

1.粪便镜检:需要特殊染色,最常见的是改良抗酸染色。卵囊(球形;7.5~10μm)比隐孢子虫大(图 34.19)。环孢子虫在紫外线显微镜照射下会自发荧光。

2. NAAT:通常用作复检。

3.小肠组织活检:肠上皮细胞内有卵囊。

框 34.16　考虑环孢子虫感染

考虑素食者感染该病原体时,会出现暴发性腹泻、腹胀和排气

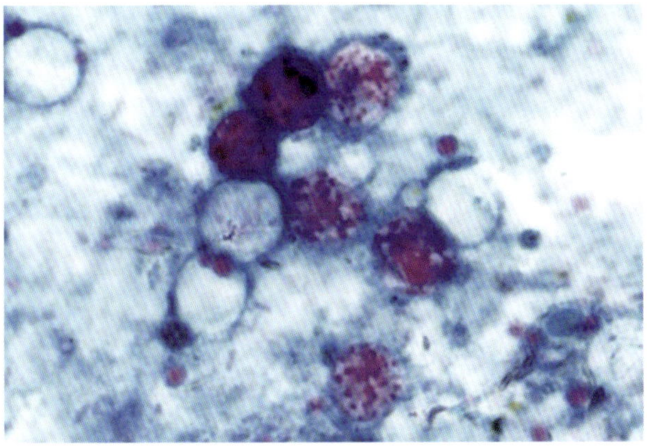

图 34.19　卡耶塔环孢子虫卵囊。(From Babady E, Pritt BS. Parasitology. In: Rifai N, et al., eds. Tietz Textbook of Clinical Chemistry and Molecular Diagnostics. 6th ed. Elsevier; 2018.)

治疗

1. TMP-SMX。

2.对磺胺过敏者可用硝唑尼特。

囊等孢球虫病(旧称等孢球虫病)

病原学与发病机制

囊等孢球虫病是由球虫原虫——贝氏囊等孢球虫(旧称贝氏等孢球虫)引起的疾病。人类可能是贝氏囊等孢球虫的唯一宿主, 该属的其他成员也可以感染其他脊椎动物。通过摄入被污染的水或食物感染。卵囊是感染形式(随粪便排出)。像环孢子虫一样,虫体需在外部环境中发育成熟,因此,人与人之间不能直接传播。病变主要出现在小肠,也可出现在大肠,但很少发生在肠道以外。

流行病学

囊等孢球虫病呈世界性分布,以热带、亚热带地区为主。

临床表现

1.水样、非出血性腹泻

可能出现身体不适、食欲缺乏、腹痛、呕吐、发热,有时会出现脂肪泻。

2.免疫功能正常的患者:自限性。

3.免疫功能低下的患者:慢性、迁延性、严重腹泻伴消瘦。

HIV 感染:非结石性胆囊炎。

诊断

1.粪便镜检

(1)卵囊大,椭圆形,25~30μm。

(2)改良抗酸染色。

2. NAAT。

3.小肠活组织检查:肠上皮细胞内可见卵囊(卵囊呈椭圆形,比环孢子菌大)(图 34.20)。

治疗

1. TMP-SMX(框 34.17)。

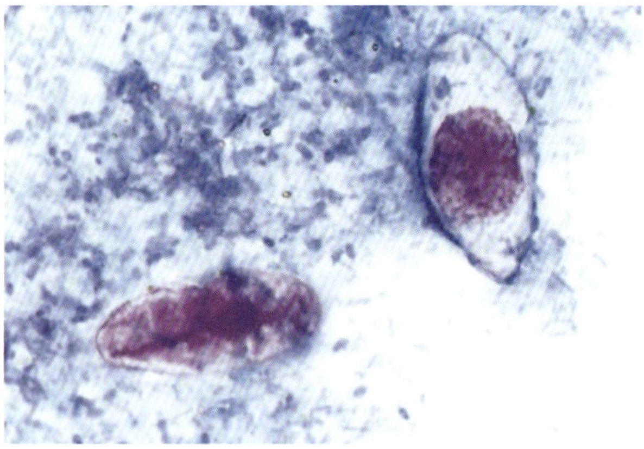

图 34.20 贝氏囊等孢球虫卵囊，每个卵囊含1个孢子体。(From Babady E,Pritt BS. Parasitology. In:Rifai N,et al.,eds. Tietz Textbook of Clinical Chemistry and Molecular Diagnostics. 6th ed. Elsevier;2018.)

框 34.17 TMP-SMX:你知道吗?

应用 TMP-SMX 预防肺孢子菌肺炎(PJP/PCP)可降低患囊等孢球虫病和环孢子虫病的风险

2.环丙沙星。

阿米巴病

病原学与发病机制

1.病原体主要为溶组织内阿米巴。其他多种肠道阿米巴也已被证实。迪斯帕内阿米巴是非致病性的。莫西科夫斯基内阿米巴与疾病相关的报道越来越多。孟加拉内阿米巴致病性尚不明确。

2.人因摄入被成熟包囊污染的食物或水、粪-口途径及性传播而感染。在小肠包囊中的虫体脱囊而出,释放出滋养体。滋养体迁移并侵入结肠黏膜,增殖并形成包囊。包囊和滋养体随粪便排出体外,但后者在体外迅速被破坏死亡(图 34.21)。

流行病学

溶组织内阿米巴呈世界性分布,在印度、非洲、墨西哥、中南美洲的部分地区感染率较高。在卫生条件和社会经济条件较差的地区更为常见。在美国和其他工业化国家,受影响的包括旅行者、来自流行地区的新移民以及男男性行为人群。

临床表现

1.潜伏期 2~4 周。

临床症状可能多年不明显,尤其是肠外形式。

2.肠道感染

(1)无症状定植:80%~90%。

(2)轻度腹泻,常带血。

(3)腹痛。

(4)发热。

(5)暴发性结肠炎伴肠坏死、穿孔、腹膜炎(罕见,死亡率高)。

(6)持续性或慢性腹泻(图 34.22A)。

3.阿米巴肿:周围肉芽组织的局限性感染。不常见。

4.肠道外疾病

(1)阿米巴肝脓肿:发热、右上腹疼痛、适当的流行病学和影像学检查(图 34.22B)。

1)男性发病率是女性的 10 倍。

2)旅行者即使短暂暴露后也会发生感染。

3)症状包括发热、右上腹疼痛、肝大、腹泻、咳嗽、身体不适、呕吐。

4)黄疸并不常见。

(2)其他极少报道的感染包括胸膜肺、心脏疾病(通常由肝脓肿破裂引起)、脑脓肿、皮肤感染。

诊断

1.粪便镜检(O&P 检查)(图 34.23)

(1)生理盐水涂片法用于检测新鲜粪便中活动的滋养体(不常采用)。

(2)聚乙烯醇永久性染色法检测滋养体(单核为10~60μm,通常为 15~20μm)和包囊(4 核为 12~15μm)。

(3)特定浓度的福尔马林用以检测包囊。

(4)不能鉴别虫种:通常认为侵入红细胞的内阿米巴都是溶组织内阿米巴,但这一观点最近受到了质疑。

2.粪便抗原检测。

3.血清抗原检测。

4.血清学检测:由于检测结果呈阳性不能区分是

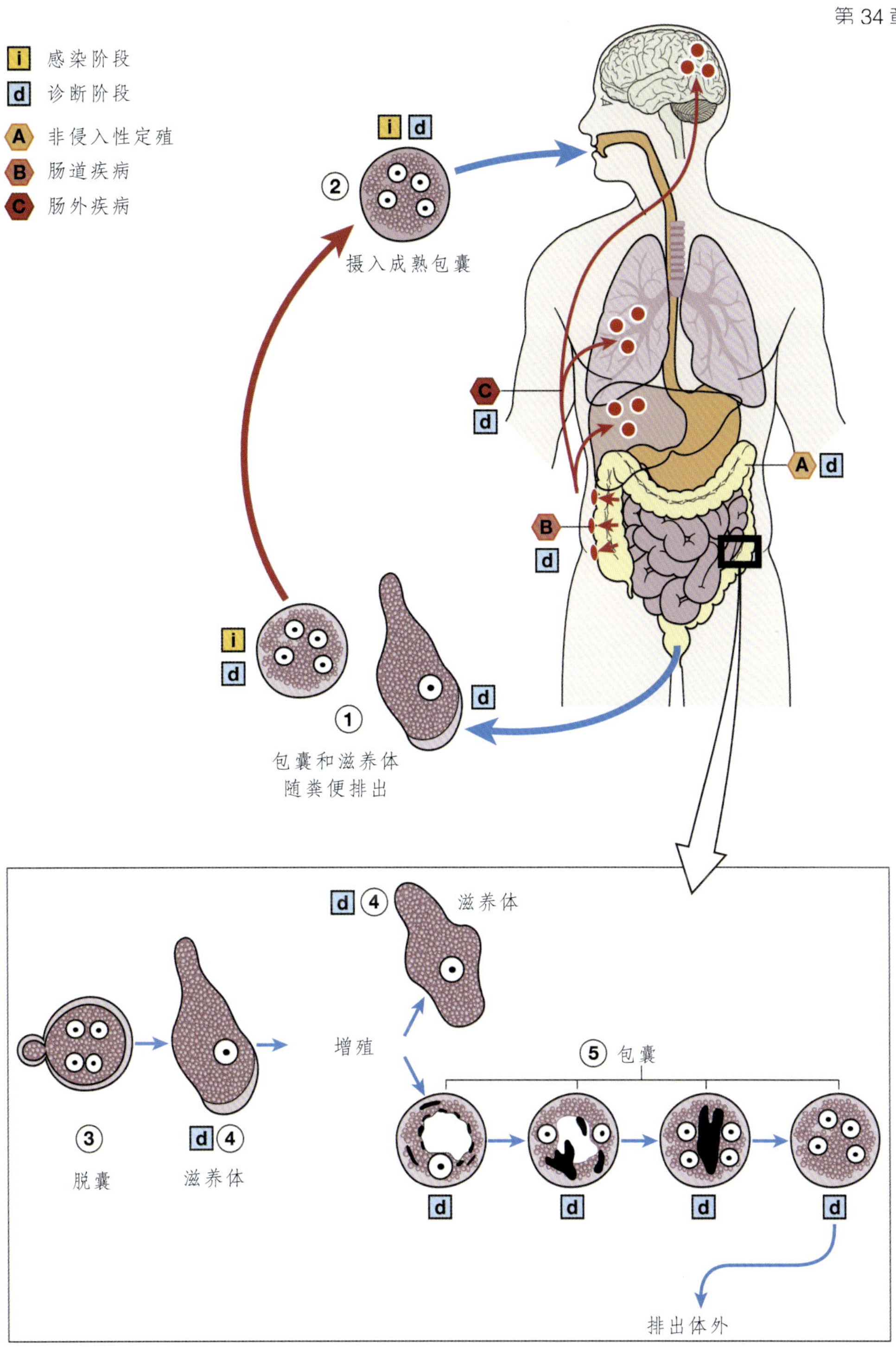

图 34.21　内阿米巴属的生命周期。(From Long SS, Prober CG, Fischer M. eds. Principles and Practice of Pediatric Infectious Diseases. 5th ed. Elsevier; 2018.)

急性感染还是既往感染,因此,血清学检测对排除阿米巴病感染最有用。

5. NAAT:通常用作复检,可能与迪斯帕内阿米巴产生交叉反应。

6.部分病例需进行内镜活检。

(1)典型的表现是"烧瓶样"溃疡(图 34.24)。

(2)滋养体位于溃疡边缘。

治疗

1.侵袭性结肠炎:甲硝唑联合二碘羟喹或帕罗霉素管腔剂。

2.无症状患者:仅限腔内用药。

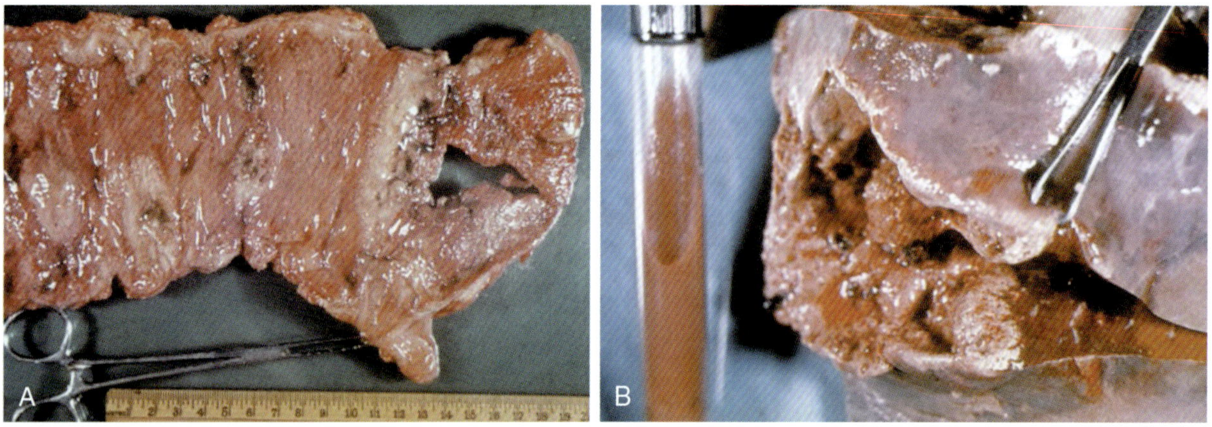

图 34.22 溶组织内阿米巴感染表现为严重的阿米巴结肠炎(A)和阿米巴肝脓肿(B)。从阿米巴肝脓肿(B 中试管)中抽出的物质类似于“鱼子酱”。(Courtesy Centers for Disease Control and Prevention, Public Health Image Library.)

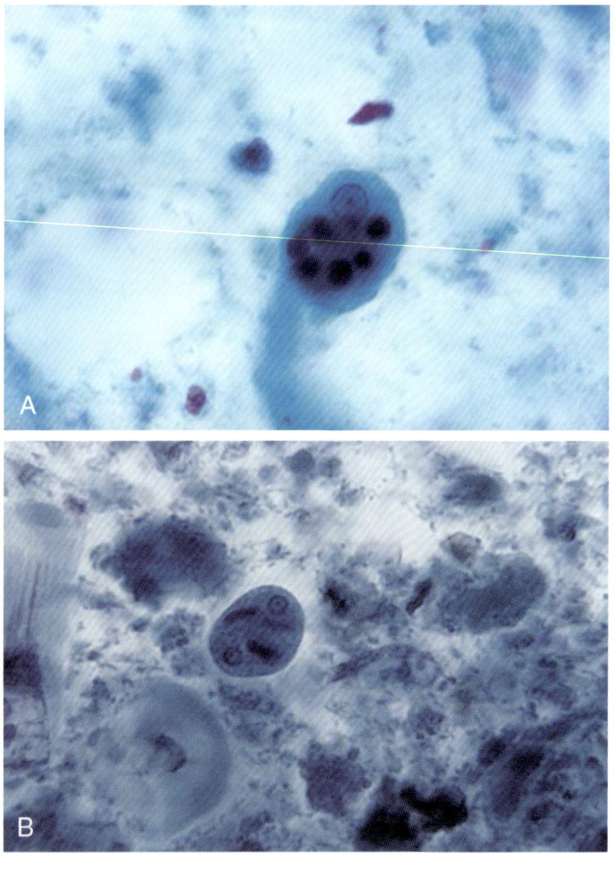

图 34.23 溶组织内阿米巴滋养体(A)和包囊(B)。滋养体可运动,大小为 12~60μm(平均 15~30μm)。细胞内的单个细胞核呈圆形,有一个中心点(核仁),染色质颗粒均匀地分布在核膜周围。胞质中可见被摄入的红细胞。包囊较小[10~20μm(平均 15~20μm)],含有 1~4 个核(通常为 4 个)。胞质中可能会出现圆形的染色质条带。(Courtesy Centers for Disease Control and Prevention, Public Health Image Library.)

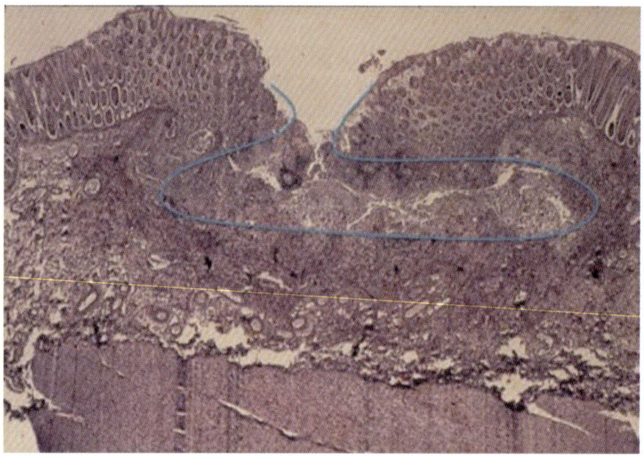

图 34.24 粪便样本中的溶组织内阿米巴滋养体可见摄入的红细胞碎片。(From the collection of Herman Zaiman, “A Presentation of Pictorial Parasites.”)

3.阿米巴肝脓肿:甲硝唑或替硝唑联合一种管腔剂(即使粪便检测呈阴性)。

贾第鞭毛虫病

病原学与发病机制

1.病原体是有鞭毛的原生动物——十二指肠贾第鞭毛虫(又称蓝氏贾第鞭毛虫或肠贾第鞭毛虫)。通过被污染的水或食物及粪-口途径传播。粪便中的包囊处于感染期,仅 10 个包囊就足以致病。滋养体是代谢活跃阶段,主要存在于小肠。

2.贾第虫属的其他虫种可感染非人类宿主，包括猫和犬。虽然十二指肠贾第鞭毛虫也能感染宠物，但相比其他不会感染人类的贾第鞭毛虫更少发生（框 34.18）。

流行病学

1.呈全球性分布，常被发现存在于供水系统（湖泊、溪流、池塘）。

2.卫生条件差的地区尤为常见。

3.幼儿的感染率通常最高，在托儿机构工作是公认的风险因素。

4.包囊对外界抵抗力强，可以在冷水中存活，这意味着来自山间溪流的水在饮用之前应该经过处理和过滤。

临床表现

1.无症状感染/定植。

2.急性贾第虫病

(1)潜伏期为 7~14 天。

(2)症状可能会持续 2~4 周。

(3)腹泻，常伴有恶臭味粪便和脂肪泻、身体不适、腹部抽筋、腹胀、胀气、恶心、体重减轻。不常见的症状包括呕吐、发热、便秘、瘙痒。

3.慢性贾第虫病

(1)可在急性贾第虫病后发展，或独立发展。

(2)无明显腹泻症状的稀便、脂肪泻、体重减轻和吸收不良、身体不适/疲劳、腹部痉挛、腹胀、胀气。

4.常见并发症

(1)营养性吸收不良和发育障碍，特别是儿童发育明显受限。

(2)获得性乳糖不耐受。

(3)肠易激综合征。

(4)反应性关节炎。

框 34.18　宠物传播

接触感染贾第鞭毛虫的犬会使人腹泻吗？有可能，但可能性很小

诊断

1.粪便镜检(O&P 检查)（图 34.25）

(1)生理盐水涂片检查滋养体和包囊（应用较少）。

(2)聚乙烯醇永久染色检查滋养体（呈梨形，2 个核，具鞭毛，10~20μm）和包囊（10~14μm，成熟包囊有 4 个核，未成熟包囊有 2 个核）。

(3)特定浓度福尔马林可检测包囊。

2.抗原检测（通常同时检测隐孢子虫）

(1)DFA。

(2)ELISA。

3. NAAT：通常用作复检。

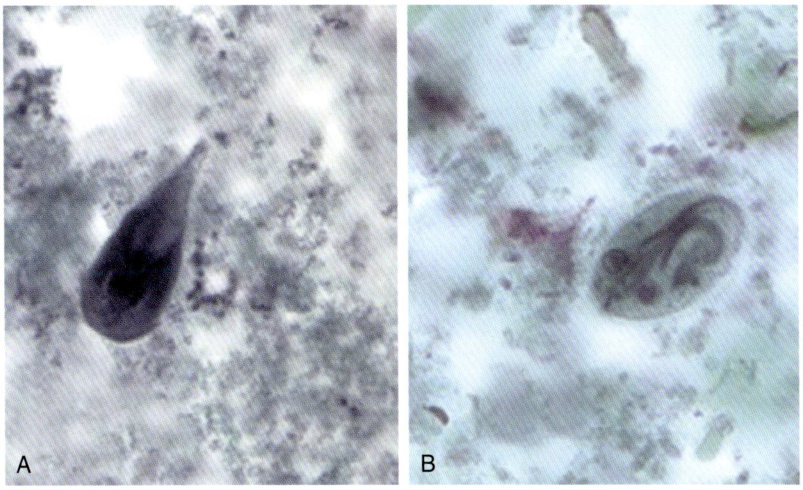

图 34.25　十二指肠贾第鞭毛虫滋养体（A）和包囊（B）（三色染色，原始放大倍数×1000）。(Courtesy Centers for Disease Control and Prevention, DPDx Image Library.)

4.十二指肠活检或引流物检查滋养体(图 34.26)。

治疗

1.替硝唑:适用于≥3 岁的患者。

2.硝唑尼特:可用于≥1 岁的患者。

3.甲硝唑。

4.巴龙霉素:妊娠早期使用。

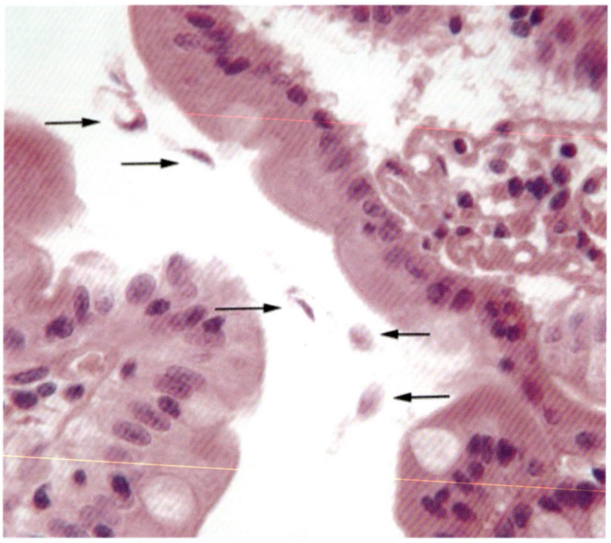

图 34.26 十二指肠贾第鞭毛虫,肠道活检可观察到滋养体(箭头所示)(HE 染色,×500)。(From Rifai N. Giardia duodenalis (a.k.a.,G. lamblia,G. intestinalis). In:Rifai N,et al.,eds. Tietz Textbook of Clinical Chemistry and Molecular Diagnostics. 6th ed. Elsevier;2018.)

其他值得关注的肠道原虫

芽囊原虫(原人芽囊原虫)

1.呈全球性分布,致病性存在争议。被发现存在于多种动物的粪便中,芽囊原虫可能是一种人畜共患病(图 34.27)。

2.O&P 检查可发现包囊和滋养体。

3.由于芽囊原虫致病性较弱,大多数情况下患者仅主诉摄入了被污染的食物或水而无其他症状,因此,促使临床医生继续寻找其他病原体。

4.据报道,粪便中发现芽囊原虫的患者在服用甲硝唑或替硝锉后成功治疗慢性胃肠道疾病。

脆弱双核阿米巴

1.呈全球性分布,致病性仍存在争议。由于许多实验室无法准确鉴别出脆弱双核阿米巴,因此,其致病性可能被低估。可导致腹泻、结肠炎,儿童感染症状可能会更严重。

2.粪-口途径是主要的传播方式,有可能通过附着在蛲虫卵上进行传播。

3.粪便 O&P 检查可见滋养体(图 34.28)。

4.症状持续超过一周,且粪便中发现虫体存在时,才建议进行治疗。可供选择的药物包括甲硝唑、替硝唑和巴龙霉素。

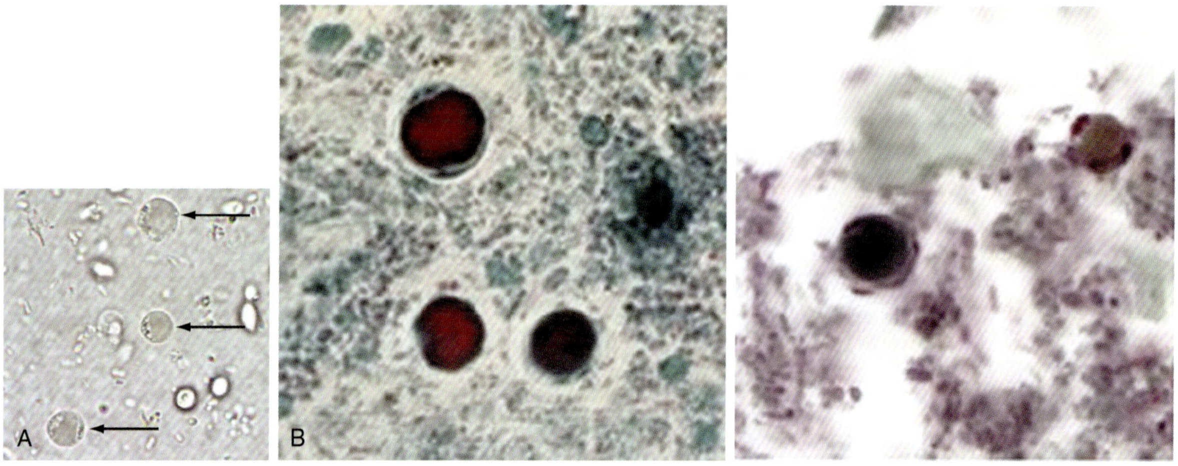

图 34.27 人芽囊原虫包囊。(A)未染色的湿涂片。箭头所示为包囊。(B)三色染色。液泡呈红色到蓝色。(Courtesy Centers for Disease Control and Prevention,DPDx Image Library.)

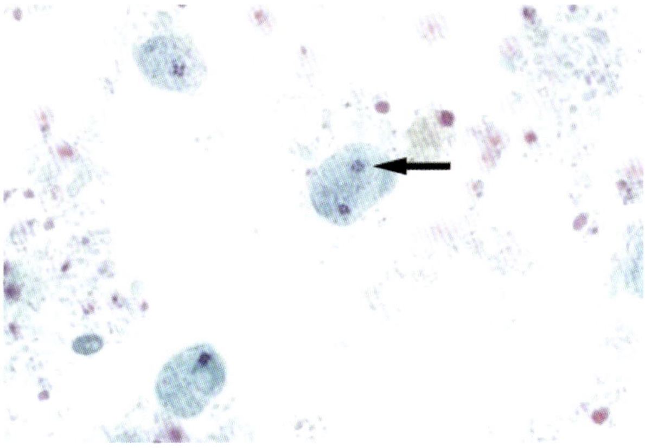

图 34.28 脆弱双核阿米巴滋养体显示出典型的"碎片化"外观(箭头所示)。(From Pritt BS. Parasitology Benchtop Reference Guide:An Illustrated Guide for Commonly Encountered Parasites. Northfield,IL:College of American Pathologists;2014.)

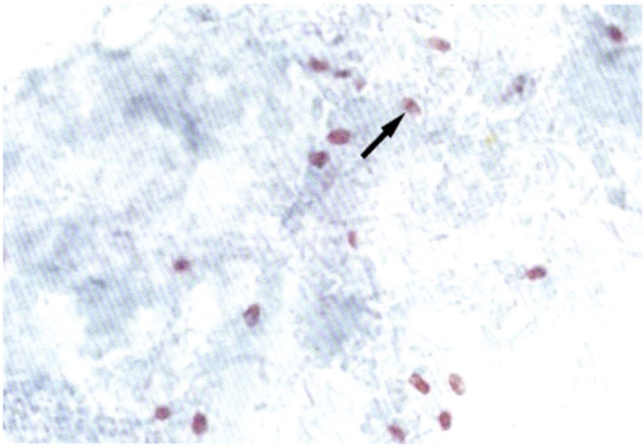

图 34.29 粪便中的微孢子虫，使用改良三色染色法。(From Babady E,Pritt BS. Parasitology. In:Rifai N,et al.,eds. Tietz Textbook of Clinical Chemistry and Molecular Diagnostics. 6th ed. Elsevier;2018.)

微孢子虫

1.既往被视为原虫,现在被归类为专性的、细胞内的、形成孢子的真菌。

2.已知至少有 15 个属具有致病性,包括脑炎微孢子虫属、肠上皮细胞微孢子虫属、匹里虫属、微粒子虫属。物种形成非常规。

3.呈全球性分布。可通过吸入孢子、接触含有孢子的水及动物性传播感染。

4.感染主要发生在免疫功能不全的患者中,最常见的是 AIDS 患者。

5.可引起角膜结膜炎、皮肤和肌肉感染、腹泻、非结石性胆囊炎、肺炎、尿路感染等症状。

6.通常通过变色染色、免疫荧光分析、HE 染色和组织革兰染色等方法检测被感染组织中的微孢子虫(图 34.29)。

7.粪便 PCR 检测中常见微孢子虫。

8.治疗方案包括阿苯达唑(对肠上皮细胞微孢子虫属无效)、烟曲霉素、氟喹诺酮类药物。

肠道病原体:总结

表 34.5 总结了导致肠道感染的风险因素和可能的病原体。表 34.6 总结了有助于鉴别诊断的诊断方法。

自生生活阿米巴

此类阿米巴不需要宿主可以自生生活。自生生活阿米巴在环境中生存适宜，只在有限的情况下才会引发人类疾病。但当其引起疾病时，往往是致命的。狒狒巴拉姆希阿米巴和巴氏阿米巴(Sappinia)可引起肉芽肿性阿米巴脑炎。棘阿米巴也可引起该类疾病,以及 CNS 以外的疾病。福氏耐格里阿米巴可导致原发性阿米巴脑膜脑炎。

耐格里属阿米巴

病原学与发病机制

病原体:福氏耐格里阿米巴(Naegleria fowleri)。在不适宜的环境中以包囊形式存在，在适宜的环境中以滋养体的形式存在，以及第三种生存形式——不进食的鞭毛型。滋养体形式具有传染性。人体可通过饮入被污染的水感染耐格里阿米巴，虫体通过鼻黏膜侵入机体,沿着嗅觉神经向上迁移至脑部。

流行病学

1.分布于世界各地,但需要温暖的淡水,包括:湖泊、河流、地热温泉、从工厂排放的温水、维护不良的游泳池、热水器和自来水。最适温度上限为 46℃。亦

表 34.5 风险因素、临床表现和可能的病原体

	结肠小袋纤毛虫	隐孢子虫	环孢子虫	贝氏囊等孢球虫	溶组织内阿米巴	贾第鞭毛虫	脆弱双核阿米巴	芽囊原虫
食源性疾病暴发		x	x					
未灭菌的乳制品		x						
生食材		x	x					
饮用未经处理的淡水、或在其中游泳		x				x		
在淡水娱乐设施中游泳		x						
寄养机构		x				x		
儿童保育中心		x				x		
前往资源匮乏地区旅行	x	x	x	x	x	x	x	x
接触猪的排泄物	x							
农场、宠物暴露		x						
艾滋病		x	x	x				
免疫抑制药物		x	x	x				
肛门生殖器/口腔/手指接触		x			x	x		
慢性腹泻		x	x	x	x	x	未知	未知
痢疾(便血)	x				x			
发热					x 如有高热			

表 34.6 诊断方法[a]

	结肠小袋纤毛虫	隐孢子虫	环孢子虫	贝氏囊等孢球虫	溶组织内阿米巴	贾第鞭毛虫
粪便 O&P 检查	x				x	x
改良粪便耐酸染色		x	x	x		
粪便抗原检测		x				x
粪便 NAAT(如果可用)		x	x	x	x	x
粪便免疫检测		x				x

O&P:虫卵和寄生虫;NAAT:核酸扩增试验。

[a] 不包含脆弱双核阿米巴和芽囊原虫的原因是:脆弱双核阿米巴和芽囊原虫的鉴别诊断难度很大。

存在于土壤中。

2.最常见的风险因素是上述来源中的娱乐用水活动(框 34.19)。

框 34.19 耐格里阿米巴记忆技巧

耐格里阿米巴在向你的大脑喷 PAM 前需要温暖的水

临床表现

1.原发性阿米巴脑膜脑炎(PAM)

(1)平均潜伏期为 5 天。

(2)致死率为 99%。

2.急性脑膜脑炎

(1)发热、头痛、畏光、恶心、呕吐、行为改变、精

神状态改变、癫痫发作。

(2)脑膜征、脑神经麻痹、颅内高压导致疝气和死亡。

诊断

1.脑脊液湿涂片显示运动的滋养体(图34.34A)。

2.脑脊液细胞瑞特染色法。

3.脑脊液的 NAAT 或脑组织活检(不作为商用)。

4.脑脊液的抗原测试或组织活检。

5.脑脊液中的白细胞显著增多,以分叶核白细胞为主,可见大量的红细胞。葡萄糖含量降低,蛋白质含量升高,开放压力升高。

治疗

1.治疗方案仍不明确。

2.米替福星(杀阿米巴剂)与其他药物联合使用已成功应用多个病例。

3.其他常规使用的药物包括两性霉素 B、利福平、氟康唑、阿奇霉素。

狒狒巴拉姆希阿米巴

病原学与发病机制

1.病原体:狒狒巴拉姆希阿米巴(框 34.20)。

2.以包囊和滋养体的形式存在于外界环境中,两者都具有传染性。通过破损的皮肤或呼吸道吸入进入人体,引发疾病。

流行病学

呈世界范围内分布,可存在于土壤和灰尘中。狒狒巴拉姆希阿米巴也可存在于水中。免疫功能正常和免疫功能低下的人均可患该疾病。在美国,西班牙裔患者比例很高。有报道发现其可通过实质性器官移植传播。

框 34.20 你知道吗?

狒狒巴拉姆希阿米巴最初是在一只死去的山魈狒狒的大脑中被发现的,因此得名

临床表现

1.潜伏期未知。

2.肉芽肿性阿米巴脑炎(GAE)

(1)通常在面中部/鼻子区域出现肉芽肿性皮肤病变(图 34.30)。

(2)数周至数月进行性加重的头痛、发热、视力变化、行为变化、局灶性神经系统功能缺陷。

(3)最终会发展为颅内高压、癫痫发作、昏迷、死亡。

(4)中枢神经系统症状可能先于鼻窦或耳部感染,而且通常是皮肤病变。

皮肤病变常发生在面部。

(5)可能会引出创伤和环境暴露史。

诊断

肉芽肿性阿米巴脑炎

1.脑部成像(CT 或 MRI)显示存在脑水肿(图 34.31A,B)。

2.腰椎穿刺通常是禁忌证(局灶性病变)。

如果获得脑脊液样本,通常可见淋巴细胞增多、葡萄糖含量降低、蛋白质含量升高,滋养体少见。

3.需进行脑组织活检。

(1)HE 染色将显示滋养体和包囊(图 34.31C)。

(2)组织培养。

(3)NAAT 未被广泛使用。

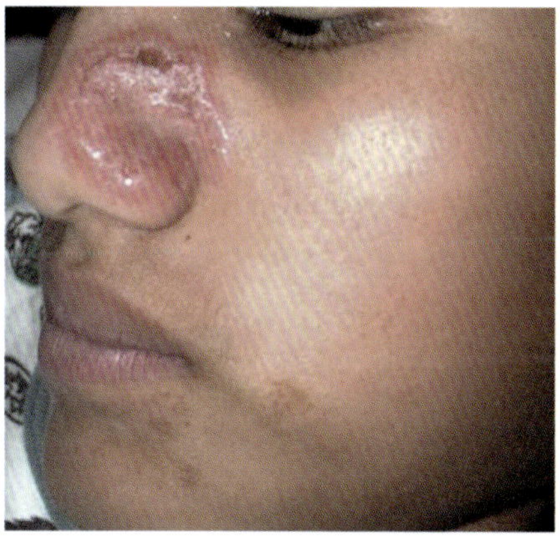

图 34.30 自生生活阿米巴感染的皮肤表现。(Courtesy Francisco Bravo,MD)

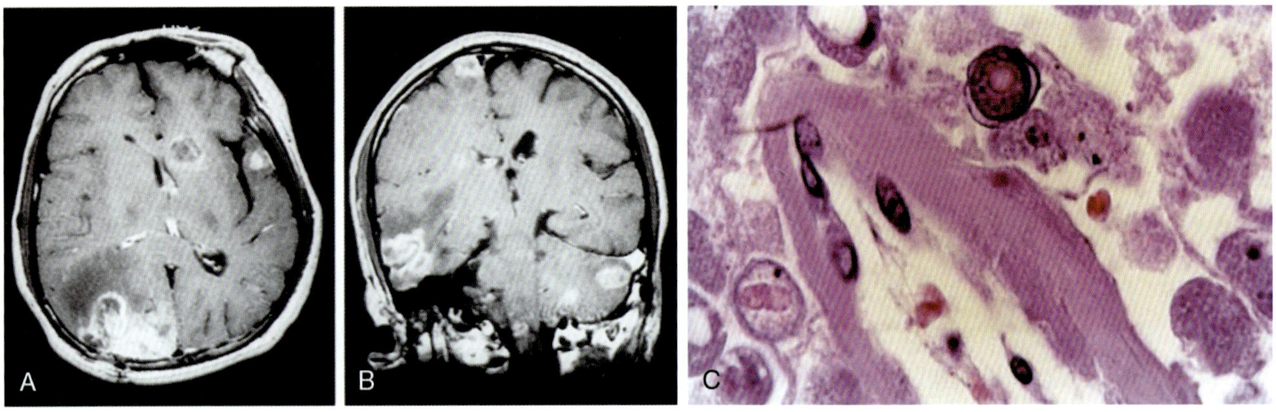

图 34.31　(A,B)感染狒狒巴拉姆希阿米巴的肉芽肿性阿米巴脑炎患者的脑部 MRI。右脑、左小脑、中脑和脑干可见多发性强化灶。(C)同一患者脑部病变的显微镜下图像,显示血管周围有阿米巴滋养体。顶部中央上方可见一个圆形阿米巴包囊,具有特征性的双壁（HE 染色，原始放大倍数×100）。[From Deol I, Robledo L, Meza A, et al. Encephalitis due to a free-living amoeba (Balamuthia mandrillaris): case report with literature review. Surg Neurol.2000;53:611-616.]

皮肤病变

1.活检组织染色。主要表现为出血性坏死(免疫能力正常的宿主中可见肉芽肿性炎症)、包囊、滋养体。

2.免疫荧光或免疫过氧化物酶染色(CDC 建议)。

治疗

1.具体治疗方案尚不明确。

2.联合治疗包括喷他脒、磺胺嘧啶、氟胞嘧啶、氟康唑、大环内酯、米替福辛。

棘阿米巴

病原学与发病机制

1.病原体:棘阿米巴属。据报道,至少有 9 种具有致病性。以包囊和滋养体形式存在于外界环境中。滋养体具有传染性(图 34.32)。

2.进入眼部可引起角膜炎(框 34.21)。

3.经呼吸道或皮肤侵入人体,可通过血循环进入中枢神经系统或其他部位。

4.可沿着嗅觉神经迁移至大脑。

流行病学

1.呈全球性分布。存在于土壤、灰尘、淡水、淡盐水、海水、游泳池、热水浴缸、饮用水系统、暖气、通风和空调系统。

2.导致角膜炎的风险因素,包括长期使用隐形眼镜和隐形眼镜使用过程的不良卫生习惯,尤其是双眼暴露于自来水时,市售隐形眼镜药液也有被污染的报道。

3.中枢神经系统和其他感染最常见于免疫缺陷患者(HIV 患者、实质性器官和干细胞移植受者、肝硬化患者等)。

临床表现

1.潜伏期未知。

2. GAE

(1)数周至数月进行性加重的头痛、发热、视力变化、行为变化、局灶性神经系统功能缺陷。

(2)最终导致颅内压升高、癫痫发作、昏迷、死亡。

3.角膜炎

通常为单侧。

4.其他表现

(1)皮肤感染(图 34.33)

1)健康人群和免疫抑制患者均有报道。

2)表现为丘疹或结节,可发展为坏死性溃疡、斑块、蜂窝织炎。病程中可能会疼痛或无痛。

(2)鼻咽感染

1)见于免疫功能严重低下的患者。

2)慢性流涕和鼻窦炎,鼻中隔糜烂。

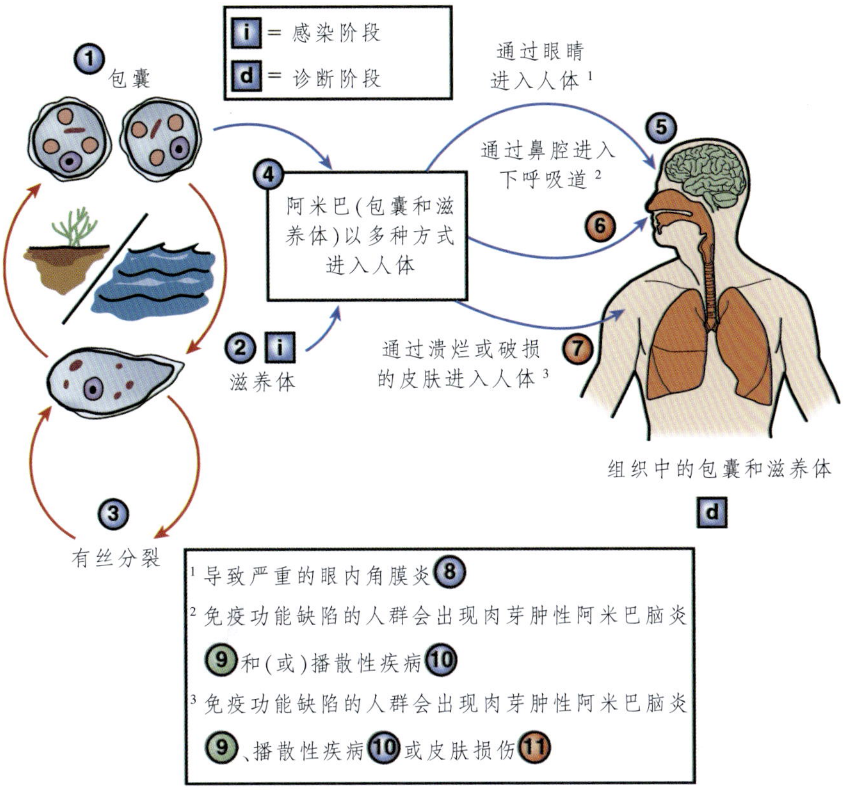

图 34.32 棘阿米巴属生命周期。(From Nelson J, Singh U. Acanthamoeba species. In: Long SS, Prober CG, Fischer M. eds. Principles and Practice of Pediatric Infectious Diseases. 5th ed. Elsevier; 2018.)

框 34.21 角膜炎记忆技巧

哪种自生生活阿米巴会引起角膜炎?

棘阿米巴(acanthamoeba)——英文读音类似“眼角”(canthus),是眼睛的一部分

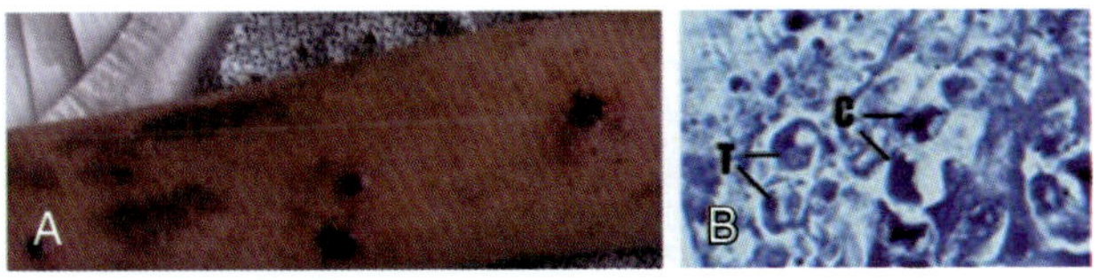

图 34.33 (A)HIV/AIDS 患者感染棘阿米巴后引起的皮肤溃疡。(B)溃疡部位取样镜检,显示棘阿米巴滋养体(T)和包囊(C)。(HE 染色,×1000)(From Visvesvara GS, Roy SL, Maguire J, eds. Pathogenic and opportunistic freeliving amebae. In: Guerrant RL, Walker DH, Weller PF, eds. Tropical Infectious Diseases: Principles, Pathogens and Practice. 3rd ed. Elsevier; 2011.)

(3)播散感染

1)见于免疫功能严重低下的患者。

2)皮肤、肺、中枢神经系统可见或未见明显症状。

诊断

肉芽肿性阿米巴脑炎

1.腰椎穿刺为禁忌证(局灶性病变)。

如果获得脑脊液样本,通常可见淋巴细胞增多、葡萄糖含量降低、蛋白质含量升高。滋养体少见。

2.需进行脑组织活检。

3. HE 染色显示滋养体和包囊,同时伴出血性坏死。

4.组织培养。

5. NAAT 未被广泛应用。

角膜炎

1.角膜刮片用荧光增白剂、吉姆萨或血液染色,

观察滋养体和(或)包囊(图34.34D~F)。

2.角膜刮片用于培养和NAAT(框34.22)。

其他

1.皮肤感染:组织活检染色(图34.34C)。

2.鼻咽感染:组织活检染色。

3.播散感染:组织染色活检(通常用于死后诊断)。

治疗

肉芽肿性阿米巴脑炎

1.具体治疗方案尚不明确。

2.米替福星(杀阿米巴剂)与其他药物联合使用在多个病例中已成功应用。

3.其他药物包括喷他脒、氟康唑、TMP-SMX、甲硝唑。

框34.22 微生物趣事

可通过将组织样品放置在涂布有肠道细菌(通常是大肠杆菌)的无营养琼脂平板上培养棘阿米巴和耐格里阿米巴。这是因为寄生虫会吞噬细菌并在平板上移动。其运动轨迹肉眼可见,安装加湿装置可显示出虫体(图34.34B)

角膜炎

1.具体治疗方案尚不明确。

2.推荐联合治疗:聚六亚甲基双胍或双胍-氯己定联合丙脒或己脒定滴剂。

其他

1.皮肤感染:尝试各种局部用药组合和全身性药物,包括米替福辛。

2.鼻咽感染:手术切除+联合治疗。

3.播散感染:联合疗法。

巴氏阿米巴

病原学与发病机制

病原体:巴氏阿米巴虫和双核匀变虫(Sappinia diploidea)以包囊和滋养体形式存在。

流行病学

分布广泛,常见于麋鹿和水牛排泄物附近。也可见于农场动物、有腐烂植物的土壤中及淡水水源附近。

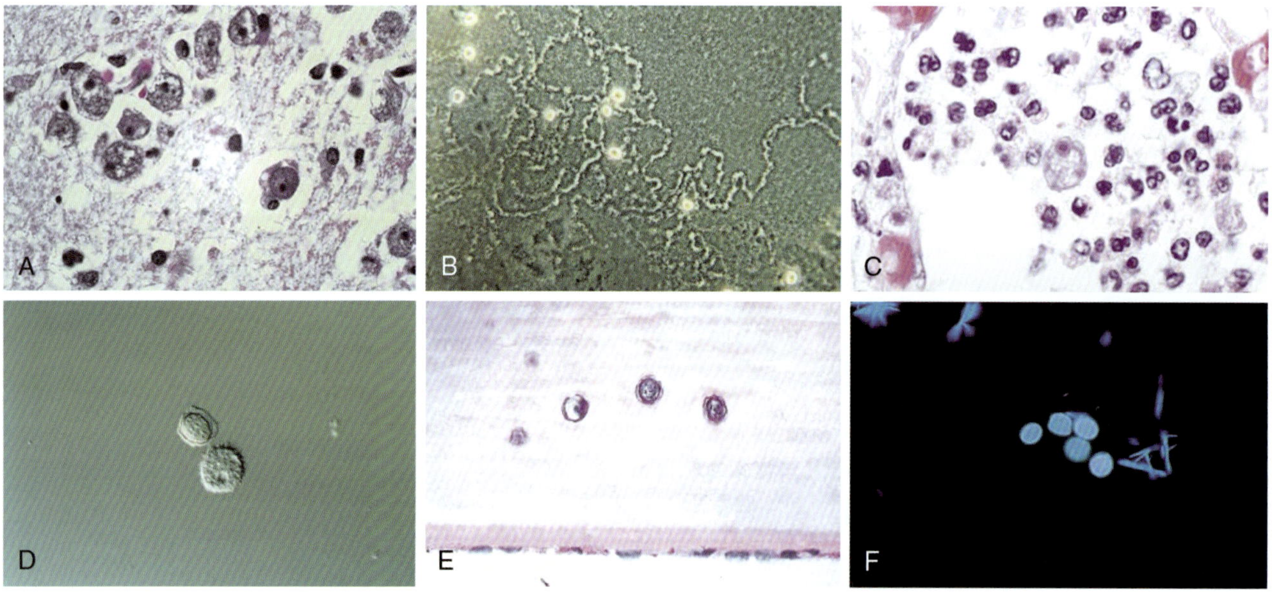

图34.34 (A)原发性阿米巴脑膜脑炎患者体内的福氏耐格里阿米巴滋养体(HE染色,×100)。(B)棘阿米巴培养显示运动型滋养体在涂布有大肠杆菌的琼脂平板上留下了运动轨迹(相差显微镜,×100)。(C)感染HIV患者的皮肤病变内可见棘阿米巴滋养体(吉姆萨染色,×1000)。(D)棘阿米巴滋养体和包囊(微分干涉对比显微镜,×400)。(E)角膜基质内的棘阿米巴双壁包囊(HE染色,×1000)。(F)荧光增白剂染色后的棘阿米巴包囊(荧光显微镜,×400)。(From Fritsche TR, Pritt BS. Medical parasitology. In: McPherson RA, Pincus MR, eds. Henry's Clinical Diagnosis and Management by Laboratory Methods. 23rd ed. Elsevier; 2017.)

临床表现

据报道，一名继发于巴氏阿米巴感染引发的肉芽肿性阿米巴脑炎患者。该患者是一名饲养家畜的农民，最初表现为鼻窦感染的症状，随后发展成脑炎。病灶切除后可见滋养体。

经阿奇霉素、喷他脒、伊曲康唑和氟胞嘧啶联合治疗后痊愈。

（唐建霞　唐凤　朱国鼎　译　曹俊　校）

第 35 章

蠕虫

Jennifer M. Fitzpatrick

土源性蠕虫

1.世界各地蠕虫感染的主要病因，全球约有 15 亿人感染。

2.据 WHO 推测，目前有超过 8.8 亿儿童需要接受治疗。

3.土源性线虫：卵或幼虫直接在土壤中发育至感染期。

4.线形动物门。

5.常见虫种

(1)蛔虫(似蚓蛔线虫)。

(2)鞭虫(毛首鞭形线虫)。

(3)钩虫(美洲板口线虫和十二指肠钩口线虫)。

6.绝大多数感染者无症状，但会导致营养不良、发育迟缓、认知发育受损、学校出勤率和成绩(未来经济潜力)下降等。

(1)全球缺铁性贫血最常见的病因。

(2)人体常存在同时感染其他蠕虫和(或)寄生虫的情况，进而对宿主营养、病理和发病率等产生叠加效应。

(3)个体感染的易感性包括行为方式、流行病学、遗传易感性和免疫力。

(4)发病率与体内蠕虫负荷有关。

重度感染会产生严重疾病的风险。

值得注意的是，尽管蠕虫对不同宿主、生命周期阶段、繁殖、生态环境和病理结果有很强的适应性，但人体针对不同蠕虫的免疫反应差异很小。

7.产生大量的 Th2 型水平的细胞因子，包括 IL-4、IL-5、IL-9 和 IL-10 等。

8.产生大量高水平的 IgE、嗜酸性粒细胞和肥大细胞。

世界范围内的控制方案主要围绕 WHO 关于减少被忽视的热带疾病(NTD)的决议而制订。

9.定期进行大规模人口驱虫(学龄儿童)。

财政补贴、有效和低毒的化疗。

10.健康教育和社区参与。

11.改善卫生条件，减少蠕虫虫卵或幼虫对土壤的污染(感染性传播)。

似蚓蛔线虫(蛔虫)

发病机制

1.经口食入虫卵而感染，包括虫卵污染的手、食物、水等。

2.人类是唯一已知的宿主。

3.受精蛔虫卵在(温暖潮湿的)土壤中经过最长 3 周的时间发育成感染期虫卵，因此，传播存在一定的季节性。

4.感染早期，幼虫侵入组织，引起超敏免疫反应和炎症。

5.成虫寄生于人体小肠腔内，主要是空肠。

6.儿童仅产生不完全免疫力。

7.产卵量大：每天可产卵 20 万个。

8.无症状感染者的虫卵脱落有利于传播。

虫卵可以在潮湿的土壤中存活长达 6 年，也能在冰冻和(或)干燥期存活下来。

9.成虫无法在人体内繁殖。

来自低流行地区的游客/旅行者通常在 12~18 个

月内由于成虫的死亡而失去传染性。

10.寄生于猪肠道的猪蛔虫，也可以感染人体。(遗传基因与蛔虫相近，人体感染主要与养猪业和粪肥使用有关)。

11.生命周期(图 35.1)：成虫(长 15~35cm)寄生于人体空肠中，雌虫和雄虫交配后产出的虫卵随粪便排出。一旦感染期虫卵被误食或吸入，幼虫在小肠内孵化出来，穿透黏膜，通过静脉循环经肝脏迁移到心脏和肺部(摄入后约 4 天)。逐渐成熟的虫体穿过肺泡毛细血管进入肺泡，沿着支气管气管逆行至咽部，随着人的吞咽动作进入肠道。

临床表现

大多数感染者无明显症状；15%可导致严重疾病。

1.早期感染，幼虫在肺部移行时可出现肺部损害。

(1)嗜酸性粒细胞增多、发热、干咳、呼吸急促和胸痛。

(2)重症：嗜酸粒细胞性肺炎(Löffler 型综合征)。

(3)具有自限性，当虫体发育成熟并移行到小肠时相关症状即可消失。

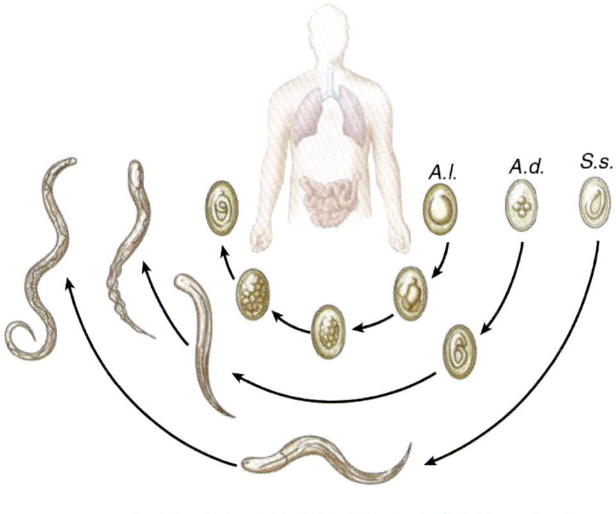

图 35.1　具有肺部移行过程的肠道线虫生命周期。蛔虫(A.l.)、钩虫[美洲板口线虫或十二指肠钩口线虫(A.d.)的虫卵随粪便排出，以及粪类圆线虫(S.s.)的虫卵在肠腔中孵化为幼虫后随粪便排出。蛔虫卵在土壤中发育为感染期卵，人摄入后被感染。钩虫和粪类圆线虫经皮肤渗透感染。(From Maguire JH. Intestinal nematodes (roundworms). In：Bennett JE，Dolin R，Blaser MJ，eds. Mandell，Douglas，and Bennett's Principles and Practice of Infectious Diseases. Updated 8th ed. Elsevier；2015.)

2.成虫是主要致病阶段(感染后 6~8 周出现症状)。

(1)营养不良；营养缺乏，包括蛋白质、维生素 A 和维生素 C、乳糖、脂肪酸等。

(2)成虫阻塞胆管/胰腺管所致胰腺和肝胆疾病，导致胆绞痛、非结石性胆囊炎、上行性胆管炎、管腔狭窄、胰腺炎等。

(3)少数情况下会引起蛔虫性肠梗阻。

(4)成虫在肠道以外的组织器官移行可引起相关疾病。

诊断与治疗

1.粪便显微镜检查虫卵(图 35.2)或查见成虫。

(1)粪便、尿液或痰液样本。

(2)在胃抽吸物、内镜检查标本或肺部移行期间的痰液样本中发现幼虫。

(3)经直肠或口鼻查见成虫(罕见)。

2.根据临床症状结合影像学检查：在平片上可以看到成虫，而超声、CT 和(或)内镜逆行胰胆管造影术(ERCP)也可以显示胆管中的蠕虫和炎性病理。

3. PCR 技术虽可用于检测血液和(或)粪便中的寄生虫，但是此类方法尚未成为寄生虫诊断的标准方法，特别是在资源匮乏的国家。

4.治疗：阿苯达唑单剂量口服(可延长至 3 天)；甲苯达唑或伊维菌素单剂量。

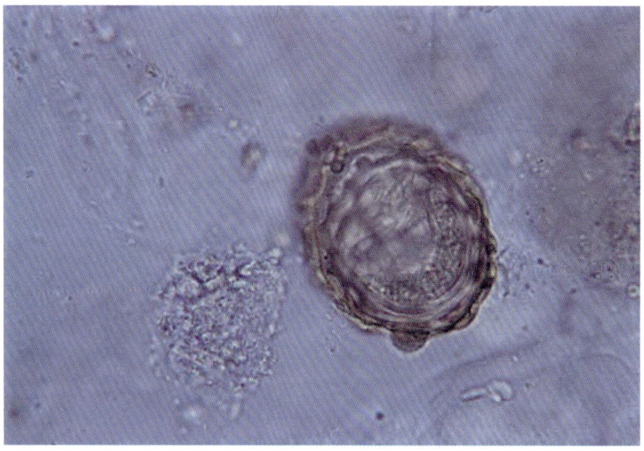

图 35.2　粪便中的蛔虫卵。椭圆形，大小为(50~70)μm×(40~50)μm。(From Curtis CM. Parasitic infections of the gastrointestinal tract. In：Cohen J，Powderly W，Opal S，eds. Infectious Diseases. 3rd ed. Elsevier；2010.)

毛首鞭形线虫(鞭虫)

1.流行情况与蛔虫相似。

2.据估计,全球约25%的人口受到感染,以学龄儿童为主。

3.与恶劣的卫生条件、卫生设施及地区贫困有关。

4.通过被土壤污染的手、食物和(或)水等途径摄入虫卵而感染。

发病机制

1.生命周期(图35.3):虫卵随粪便排出到土壤中,约经1~2个月时间发育成为感染期卵。

2.在小肠/大肠腔内幼虫从卵内孵出,随后穿透盲肠黏膜隐窝,并侵入肠上皮内摄取营养(在分泌脂质双层成孔蛋白后)。

3.成虫在约2~3个月后经常出现在盲肠和升结肠等部位;重度感染时,也会出现在远端结肠和直肠。

4.病理改变包括黏膜炎症、水肿、巨噬细胞和细胞因子浸润。

5.约感染12周后开始产卵(每天产7000~20 000个卵),成虫寿命一般为1~2年。

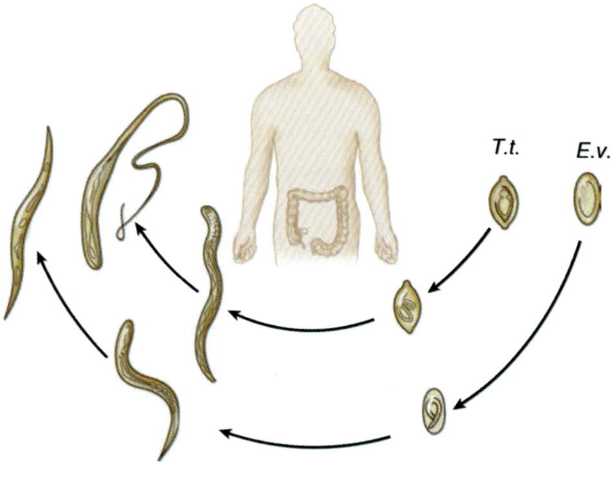

图35.3 无肺部移行过程的肠道线虫的生命周期。毛首鞭形线虫(T.t.)卵随粪便排出;蠕形住肠线虫(E.v.)卵沉积在肛门周围。虫卵在短时间内发育为感染期卵,经口感染人体。虫卵在肠道内孵化为幼虫并最终迁移到结肠或盲肠。(From Maguire JH. Intestinal nematodes(roundworms). In:Bennett JE, Dolin R, Blaser MJ, eds. Mandell, Douglas, and Bennett's Principles and Practice of Infectious Diseases. Updated 8th ed. Elsevier;2015.)

6.无肺部移行期。

临床表现

1.大多数患者无明显症状,偶尔伴有嗜酸性粒细胞增多。

2.导致重度感染(约200条虫体,通常感染的虫体数量<20条)。

3.儿童感染:长期结肠炎。

慢性腹痛、营养不良、腹泻、缺铁性贫血、生长发育迟缓、杵状指等。

4.鞭虫性痢疾综合征

里急后重感、大便稀、有黏液或黏血。

5.复发性直肠脱垂。

诊断与治疗

1.诊断

(1)粪便镜检用于鉴定虫卵或检查成虫(图35.4)。

(2)内镜检查黏膜或脱垂直肠上的成虫。

2.治疗

(1)首选单剂量甲苯达唑治疗。

(2)轻中度感染:阿苯达唑3天,甲苯达唑3天,或者伊维菌素3天。

(3)严重感染:至少治疗5天,最多治疗7天。

值得关注的是,近年来的临床试验表明,感染一些致病性蠕虫可以改变某些炎症条件下的疾病进展。

3.鞭虫可以分泌某些物质诱导产生抗炎细胞因子。

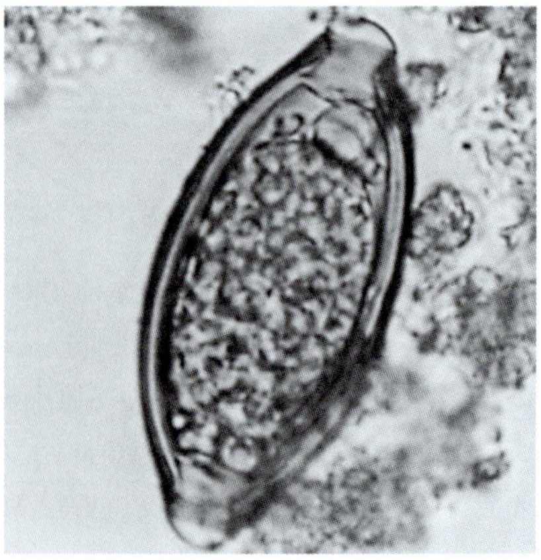

图35.4 鞭虫卵。典型大小为(50~55)μm×(22~24)μm;偶见巨大虫卵(78μm×30μm)。(From Bogitsh B, Carter C, Oeltman T, eds. Human Parasitology. 5th ed. Elsevier;2019.)

4.研究表明,猪鞭虫感染可有效改善炎症性肠道疾病患者的临床进展,尤其是克罗恩病。

5.蠕虫能巧妙地适应逃避、调节宿主免疫反应,并释放许多抗炎分子。

6.阐明蠕虫免疫调节的基本机制及其对炎症性疾病的影响还需要进一步的研究,但仍具有临床应用的价值。

美洲板口线虫和十二指肠钩口线虫(钩虫)

1.据报道,全球约有 10%的人口受到感染。

2.全球缺铁性贫血的主要病因,尤其是学龄儿童和育龄女性。

3.主要流行于全世界的热带和亚热带地区。

发病机制

1.生命周期(见图 35.1):虫卵在土壤中孵化释放出杆状蚴,进一步发育为丝状蚴(感染期幼虫阶段),丝状蚴通过释放多种蛋白酶经毛囊汗腺或皮肤破损处主动侵入宿主皮肤内。

2.在土壤中,幼虫经皮肤入侵,赤足行走在被污染的土壤上可被感染(其次是经口感染)。

3.幼虫移行至肺部,沿气管和食管上行,最终发育成熟并通过口囊中的钩齿或板齿附着在小肠黏膜壁上。

4.钩虫以其钩齿或板齿咬附于肠壁摄取营养可导致慢性失血,此外,在虫体产生的相关酶、抗凝血剂及血小板活化抑制剂的作用下,可引起肠黏膜毛细血管的暴露而导致慢性失血。

临床表现

1.多数感染者无明显症状,贫血严重时可出现明显症状。

2."地痒":幼虫入侵皮肤导致的皮肤瘙痒性斑丘疹。

3.短暂性肺炎:幼虫在肺部移行所致,较蛔虫病少见,病情较轻。

4.低龄患者较常出现上腹痛、腹泻、厌食、外周血嗜酸性粒细胞增多(常在感染后 1 个月左右)。

5.成虫可导致慢性腹痛、持续的外周血嗜酸性粒细胞增多症并伴有缺铁性贫血和长期营养不良症状。

诊断与治疗

1.诊断:粪便显微镜检查可以检查虫卵或成虫(两种钩虫虫卵在形态上是无法区分,虫种鉴定采用粪便钩蚴培养法)(图 35.5)。

2.粪便样本/培养物的 PCR 检测,常使用核糖体 DNA(rDNA)内部转录间隔(ITS1-1 和 2)检测或实时 PCR 方法(二者通常用于流行病学监测)。

3.治疗

(1)单剂量阿苯达唑。

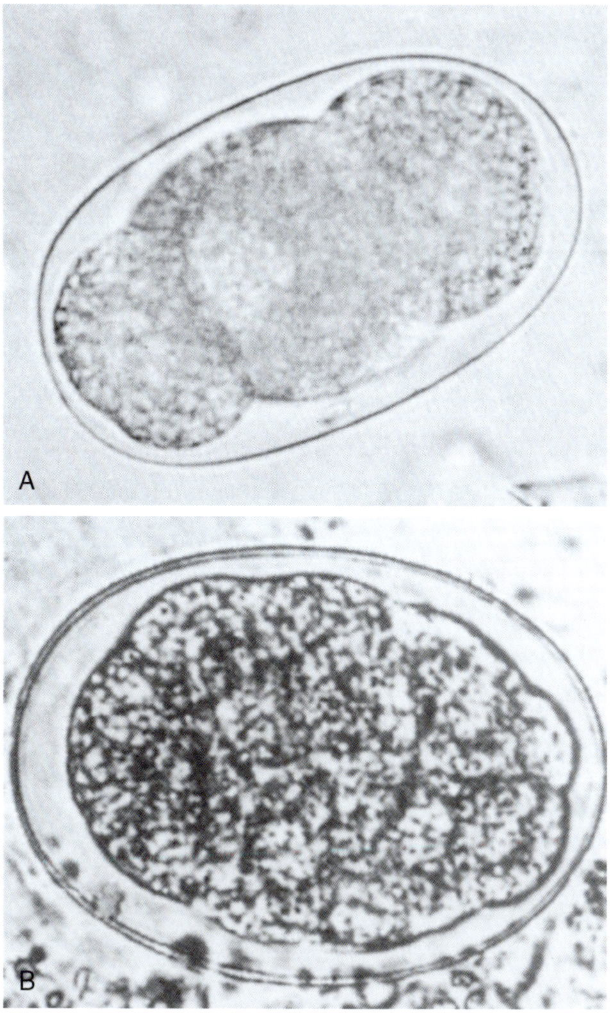

图 35.5　钩虫卵。(A)未成熟的钩虫卵,可以观察到发育中的幼虫。(B)成熟的钩虫卵。[From Brooker SJ. Soil-transmitted helminths (geohelminths). In:Farrar J,et al.,eds. Manson's Tropical Diseases. 23rd ed. Elsevier;2014.]

(2)甲苯达唑 3 天或阿苯达唑 3 天。

(3)可使用吡喃酮氨甲酸酯,但可能需要多次给药才能完全消除虫体。

(4)伊维菌素治疗效果不佳,因此,不推荐使用(仅在大规模药物治疗计划中可作为单剂量使用)。

其他线虫

粪类圆线虫

1.主要流行于热带/亚热带的农村地区,温带地区仅零散发生。

2.粪类圆线虫可以在人类宿主或土壤内完成整个生命周期,从而产生无限期的自体感染循环(肠道线虫中是独一无二的)。

发病机制

1.生命周期(见图 35.1):在被人类粪便污染的土壤或其他材料中发现感染性丝状蚴侵入人体皮肤。

2.与钩虫感染相似,丝状蚴在肺部迁移,经气管和食管,最终发育为成虫附着在小肠黏膜壁上。

3.值得注意的是,少数杆状蚴能在会阴或结肠内发育为丝状蚴并重新进入黏膜, 从而能够在不离开宿主的情况下实现自体感染并完成整个生命周期。

4.由于人体宿主体内无雄性成虫,虫卵通过雌虫的孤雌生殖产生。

5.有时可以观察到人与人之间的直接传播。

临床表现

1.大多数感染者无症状伴或不伴外周血嗜酸性粒细胞增多(既无诊断也无预后)。

2.幼虫穿透皮肤时有“地痒”。

3.轻度间歇性胃肠道、皮肤或肺部症状,可持续多年。

4.典型的炎症性水肿、瘀斑、蛇皮癣或荨麻疹,以及严重的瘙痒症。

5.幼虫感染:是类圆线虫病的病理特征,幼虫在真皮内移行,呈消退性和快速移动的皮疹或红斑束,播散性感染时有脐周紫癜、非触痛性紫癜、血管性水肿和红皮病(图 35.6)。

6.幼虫在肺部移行可产生轻度肺炎(或罕见的

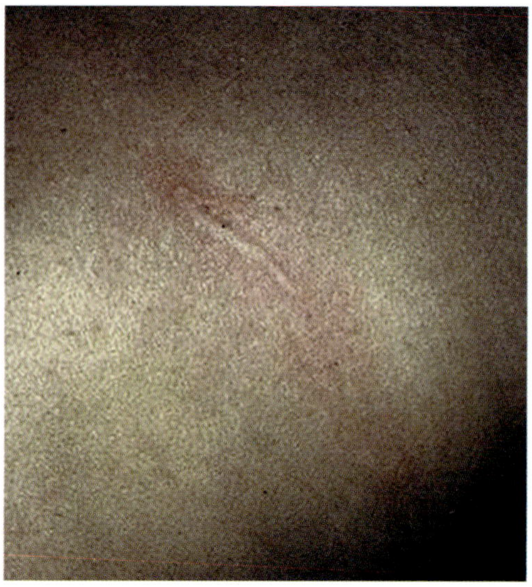

图 35.6 幼虫感染。幼虫迁徙性荨麻疹(类圆线虫感染)。[Copyright Dr. Alison Grant,Hospital for Tropical Diseases, London,UK. Reproduced from Checkley AM. Eosinophilia in returning travellers and migrants from the tropics:UK recommendations for investigation and initial management. J Infect. 60(1):1–20]

Löeffler 样综合征),伴有咳嗽、呼吸困难、喘息,偶有咯血。

7.胃肠道表现包括腹痛(十二指肠炎、肠炎和吸收不良)、厌食、恶心、腹泻和呕吐。

重度感染综合征

1.丝状蚴生成增多:自体感染增强。

2.常见于免疫功能低下的高危人群。

(1)先天性免疫缺陷、恶性肿瘤、中性粒细胞减少症患者,接受皮质激素、细胞毒性药物、免疫调节(包括抗肿瘤坏死因子药物)治疗,以及曾经接受过造血干细胞移植、实体器官移植、脾脏切除术的人群。

(2)潜在的合并感染,如 HIV,特别是嗜 T 淋巴细胞病毒 I 型(HTLV-1)。

(3)其他情况如过度饮酒和营养不良。

(4)Th2 功能障碍,伴播散性类圆线虫病和治疗失败。

(5)肺部/肠道中所见蠕虫数增多,但也可见于中枢神经系统、肾脏、肝脏等不常见部位。

3.高危因素患者的诊断要点

(1)隐匿性革兰阴性或多菌性菌血症;当蠕虫移出肠道时,会携带引起隐匿性菌血症的肠道细菌。

(2)无神经外科器械或近期神经外科手术史的革兰阴性脑膜炎。

诊断与治疗

1.粪便取样:鉴定杆状蚴,敏感性为 50%(图 35.7)。

(1)粪便样本接种在琼脂板上,室温下培养 48h。

(2)幼虫在琼脂上爬行,沿途传播细菌,形成细菌生长模式。

(3)肉眼检查并用福尔马林洗涤琼脂板,从而鉴定幼虫。

(4)进行健康教育(如穿鞋)以减少感染并制订社区计划来改善卫生条件。

2.在重度感染综合征中,幼虫也可以从其他非粪便标本中被检出,如痰液、支气管肺泡灌洗液、胸膜/腹腔液等。

3.血清学检测通常是通过 ELISA 检测丝状蚴的 IgG。

(1)在免疫功能低下的患者中可呈假阴性。

(2)PCR 检测正在研发中。

4.治疗

(1)一线治疗药物为伊维菌素:每天 2 次单剂量,连续 2 天。

(2)阿苯达唑作为替代药物,疗程 3 天,如果需要,可在 3 周后重复使用。

5.重度感染综合征的最佳治疗方案尚未完全阐明。

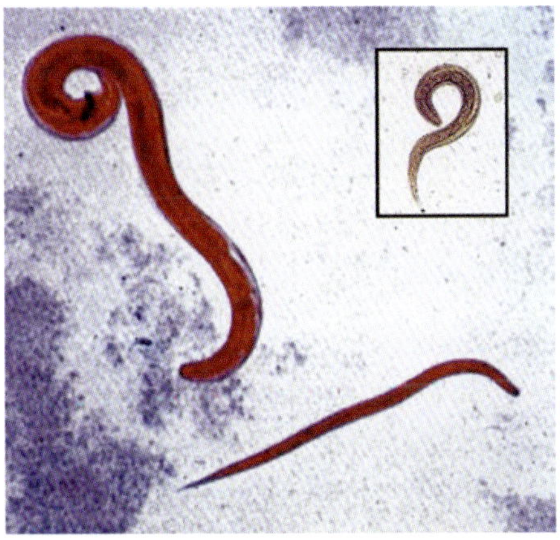

图 35.7 感染粪类圆线虫后,粪便中的丝状蚴(长 550μm)和未成熟的成虫(1.3mm)。(From Siddiqui AA. Strongyloidiasis. In:Guerrant RL,Walker DH,Weller PF,eds. Tropical Infectious Diseases:Principles,Pathogens and Practice. 3rd ed. Elsevier;2011.)

(1)免疫重建。

(2)延长伊维菌素±阿苯达唑的使用疗程。

(3)经常发生革兰阴性菌血症的患者可以使用覆盖肠道菌群的广谱抗生素。

(4)移植前,预先启动免疫抑制;如果以前有过未经治疗的感染或证据表明存在暴露,则进行血清学检测。

蠕形住肠线虫(蛲虫)

1.西方国家最常见的线虫之一。

2.人类是唯一的宿主。

3.温带/热带地区。

4.格氏蛲虫(*E. gregorii*)是第 2 个确定的种类,有相同的临床表现。

发病机制

1.学龄儿童(<2 岁的儿童罕见)常见的寄生虫病,居住条件密集易发生,尤其是家庭内部常见。

2.通过自身感染和环境接触在人群中传播。

3.生命周期(见图 35.3):食入的虫卵在小肠中孵化出幼虫,幼虫发育为成虫后在结肠、盲肠或阑尾中寄生。

4.从虫卵发育为成虫通常需要约 4 周的时间。

5.成虫每天释放约 1 万个虫卵,寿命为 2~3 个月。

6.虫卵在不同的环境中可存活:最长可存活 3 周(温暖潮湿地区仅存活几天),暴露在空气中约 6h 后即具有感染性(促进粪口传播)。

临床表现

1.大多数感染者都是无症状和自限性的。

2.交配后的雌虫(雄虫罕见)在夜间移行到肛周区域;引发强烈的瘙痒感(促进虫卵的粪口传播)。

3.虫卵沉积在肛周皮肤皱褶上(图 35.8)。

4.抓挠、表面皮肤刺激可能导致继发性细菌感染。

5.女性生殖道感染。

6.睡眠紊乱。

7.严重的心理困扰和焦虑。

诊断与治疗

1.透明胶带试验:为了增加敏感性,在清晨清洗前用低倍显微镜检查虫卵。

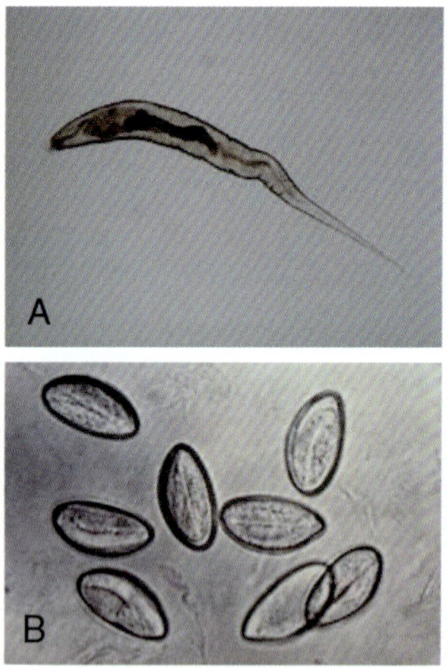

图 35.8 (A)雌性蛲虫成虫,细小、白色、大小为 9~12mm×0.5mm。(B)典型虫卵为卵圆形,大小为 50μm×25μm,虫卵的一侧扁平呈现典型的豆状外观。(From Moore TA. Enterobiasis. In:Guerrant RL,Walker DH,Weller PF,eds. Tropical Infectious Diseases:Principles,Pathogens and Practice. 3rd ed. Elsevier;2011.)

2.睡眠时检查肛周是否有成虫:白色、针状、长约 8~13mm。

3.治疗

(1)单剂量阿苯达唑或单剂量甲苯达唑,重复 2~3 周。

(2)美国最常用的是单剂量噻嘧啶重复 2~3 周。

(3)药物治疗主要作用于成虫/发育中的幼虫,无法同时消灭虫卵,通常需要重复治疗。

(4)由于重复感染和传播很常见,通常要治疗共同居住的所有成员。

(5)讲究卫生。不留长指甲、勤洗手、勤洗被褥、不共用毛巾或个人衣物等。

组织线虫

毛形线虫属

1.存在 9 个种类,至少 12 个基因型。

2.最常见的:旋毛形线虫,通常与宿主猪有关。

3.其他物种包括布氏旋毛虫、伪旋毛虫和穆氏旋毛虫,通常与食用野生动物有关。

4.所有种类都有可能感染人类,但目前发现,其中 7 种与人类的疾病相关。

5.分为成囊型和非成囊型,成囊型仅能在感染哺乳动物宿主肌肉组织中形成囊包,非成囊型可感染哺乳动物、鸟类(1 种)或爬行类(2 种)但不能形成囊包。

6.通过食用被污染的生肉或未煮熟的肉(幼虫囊包)感染。

发病机制与临床表现

宿主摄取含有幼虫囊包的肉类后,在胃酸和胃蛋白酶的作用下,幼虫从囊包中释放出来。然后,旋毛虫的成熟和致病经历了两个不同的阶段(图 35.9)。

1.肠道期(摄入后 2~7 天)

(1)幼虫侵入小肠黏膜,发育为成虫。

(2)交配后的雌虫释放新生幼虫;无症状或可伴有非特异性症状,包括:水样腹泻、腹痛、恶心、呕吐。

(3)局部绒毛萎缩、黏膜和黏膜下浸润(中性粒细胞/嗜酸性粒细胞/巨噬细胞;Th1 和 Th2 混合反应)。

2.肌肉期(摄入>7 天)

(1)新生幼虫通过血液(或通过淋巴管)移行并侵入骨骼肌内,导致一系列的症状。

1)肌肉疼痛、触痛、肿胀、无力、高热、黄斑或荨麻疹、头痛、咳嗽、呼吸困难、吞咽困难。

2)舌下劈裂出血、结膜和视网膜出血、眶周水肿和化脓、视力障碍、眼痛。

3)症状在感染暴露后 2~3 周达到高峰。

(2)感染的严重程度与最初感染的幼虫数量直接相关。

3.其他临床病变

(1)外周血嗜酸性粒细胞增多常见;与疾病严重程度无相关性。

(2)血清肌酶(肌酸激酶和乳酸脱氢酶)升高和高丙种球蛋白血症。

(3)心脏受累(幼虫不在心肌形成囊包:局部炎症反应和心肌炎);致命的急性旋毛虫心肌炎。

(4)多器官受累:中枢神经系统(脑膜炎/脑炎)、肾脏和(或)肺。

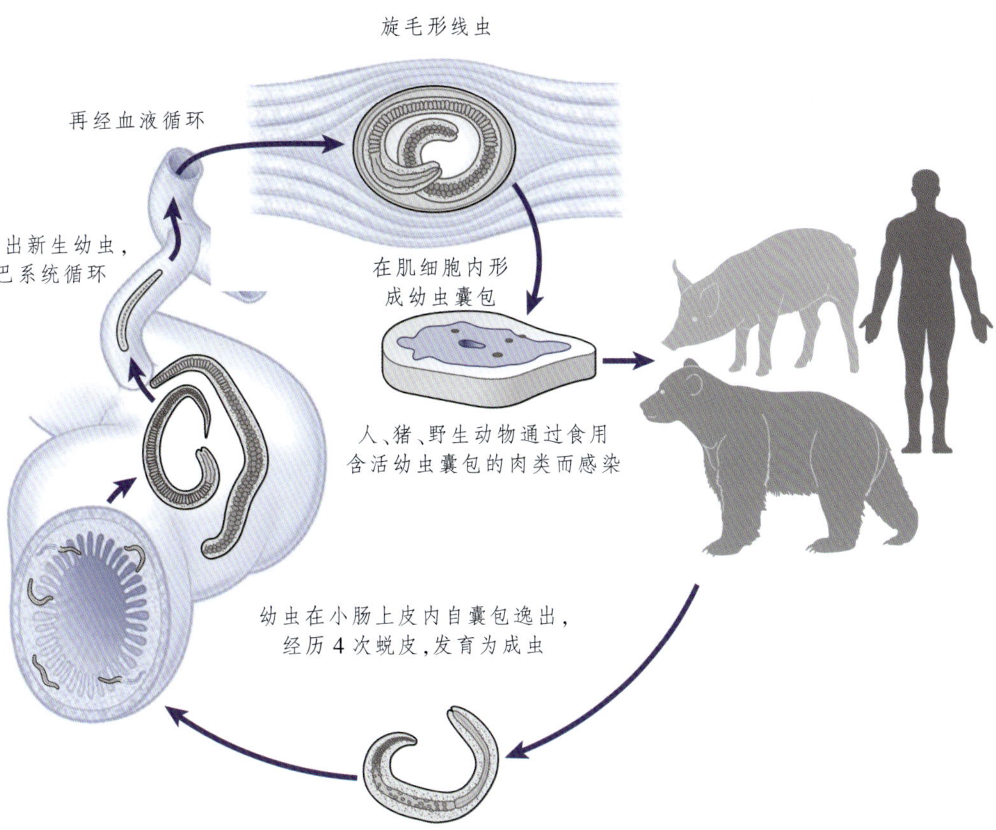

图 35.9　不同发育阶段和寄生部位的旋毛形线虫的生命周期。(From Bruschi F. Trichinellosis. In: Magill AJ, Hill DR, Solomon T, Ryan E, eds. Hunter's Tropical Medicine and Emerging Infectious Diseases. 9th ed. Elsevier; 2013.)

诊断与治疗

1.血清学检测：常用方法有 ELISA、间接免疫荧光试验或乳胶凝集；免疫印迹可用于确诊。

(1)感染后至少 3 周血清转阳。

(2)合并感染、其他蠕虫感染和自身免疫性疾病均可引起交叉反应，降低特异性。

(3)抗原检测灵敏度低。

2.肌肉活检幼虫：患者比较痛苦，通常不推荐(图35.10)。

3.暂无市售的 PCR 检测试剂。

4.治疗

(1)在轻度自限性感染中，不一定需要进行驱虫治疗。

(2)阿苯达唑 10~14 天。

(3)也可先用甲苯达唑 3 天，再加大剂量 10 天。

(4)重症患者可同时使用泼尼松，持续 10~15 天。

(5)侵入肌肉后的治疗可能无法消除肌肉中的感染性幼虫。

(6)可以考虑在潜在暴露后 6 天内给予 5 天甲苯达唑，进行暴露后的预防。

麦地那龙线虫病：麦地那龙线虫(几内亚蠕虫)

1.摄入未经处理的含剑水蚤感染期幼虫的水源而感染。

2.剑水蚤死亡后，释放出幼虫，幼虫穿透胃肠黏膜壁而进入腹腔和腹膜后间隙。

3.移行至皮下结缔组织。

4.发育成熟后，雌虫移行至终末宿主皮下，雄虫死亡形成包囊。

临床表现

1.初期反应可有发热、荨麻疹、瘙痒、头晕、恶心、呕吐、腹泻。

2.形成局部皮肤丘疹。

3.外周血嗜酸性粒细胞增多。

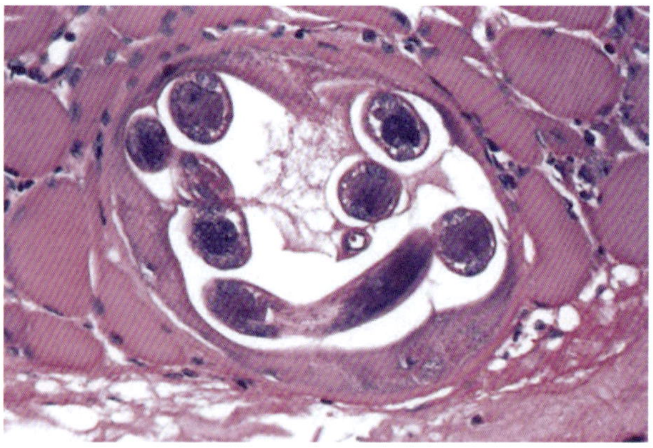

图 35.10 骨骼肌细胞内盘绕的旋毛虫幼虫。[From Kazura JW. Tissue nematodes (trichinellosis, dracunculiasis, filariasis, loiasis, and onchocerciasis). In: Bennett JE, Dolin R, Blaser MJ, eds. Mandell, Douglas, and Bennett's Principles and Practice of Infectious Diseases. Updated 8th ed. Elsevier; 2015.]

治疗

1.治疗的基础是缓慢地经皮拖出成虫(图 35.11)。

(1)用一根小棒在伤口处卷上虫体,每天抽出几厘米的虫体(可能需要数周/数月)。

(2)如果虫体受损或未完全拔出,可能会出现强烈的局部疼痛性炎症反应。

2.后续可用敷料进行伤口护理以及相关的止痛措施。

控制与预防

近年来,WHO 和国际伙伴在全世界治疗和消除麦地那龙线虫病方面取得了非凡进展。

1.社区监测和健康教育的普及。

2.饮水经尼龙过滤器过滤。

3.杀虫剂的使用。

4. 1986 年:350 万例/年, 约 20 个非洲/亚洲国家;现在全球<25 例/年。

5. 2016 年 1 月,WHO 认证 198 个国家已消除麦地那龙线虫病, 目前仅剩 8 个国家仍在进行消除认证(全部在非洲)。

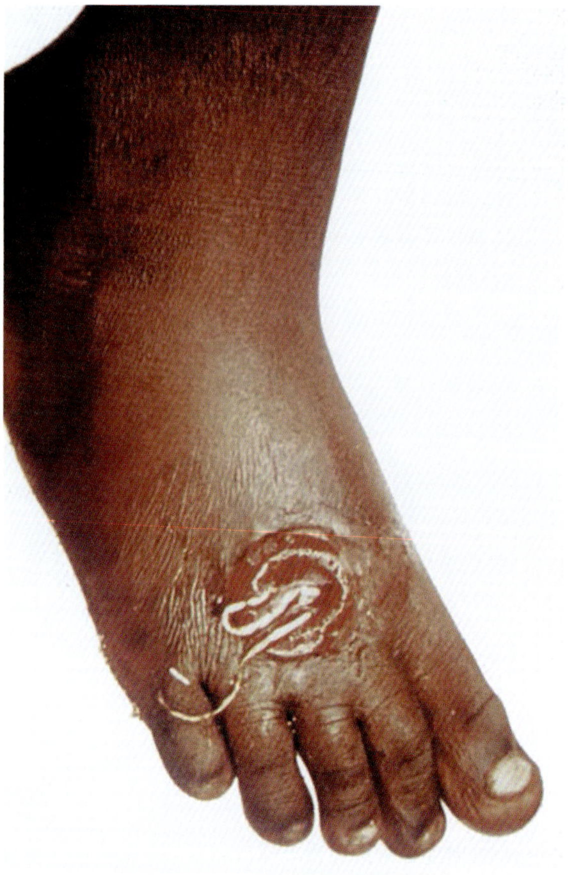

图 35.11 麦地那龙线虫从足部皮肤伸出。[From Kazura JW. Tissue nematodes (trichinellosis, dracunculiasis, filariasis, loiasis, and onchocerciasis). In: Bennett JE, Dolin R, Blaser MJ, eds. Mandell, Douglas, and Bennett's Principles and Practice of Infectious Diseases. Updated 8th ed. Elsevier; 2015.]

淋巴丝虫病:班氏吴策线虫(班氏丝虫)和马来布鲁线虫(马来丝虫)

1.寄生在淋巴管和皮下组织的线虫。

2. 3 种主要的淋巴丝虫

(1)全世界最常见的是班氏吴策线虫,可导致 90%的淋巴丝虫病。

(2)马来布鲁线虫和帝汶布鲁线虫。

3.通过吸血蚊媒传播;人类是终末宿主。

4.人是班氏丝虫的唯一终末宿主；相比之下，马来丝虫除可寄生于人体外还可感染家畜和野生动物。

5.在非洲最常见的传播媒介是按蚊，在美洲最常见的传播媒介是致倦库蚊、伊蚊和曼蚊。

6.在城市和热带地区导致毁容和残疾的主要原因。

7.丝虫(以及节肢动物)是沃尔巴克氏菌的宿主。正常发育和生存所需，也是药物靶点。

临床表现

大多数感染者无症状或存在亚临床的淋巴管扩张和功能障碍。

1.致病以成虫为主。

2.感染通常发生在儿童时期。

3.淋巴丝虫病

(1)急性淋巴丝虫病，伴有头痛或发热及其他全身症状。死虫引发的急性炎症反应，沿受影响的淋巴管向远端逆行发展，称逆行性淋巴管炎。

(2)对于青春期后的男性患者，班氏丝虫的成虫最常见于阴囊的淋巴管内；全身症状可表现为精索炎、附睾炎、睾丸炎或肉芽肿性结节。

约 30%的感染者会发展成慢性症状。

4.乳糜尿

(1)扩张的淋巴管破裂进入肾盂(班氏丝虫病)。

(2)镜下血尿和蛋白尿。

5.淋巴水肿

(1)最常见的是下肢，但也可发生在手臂、乳房和生殖器。

(2)大多数人在初次感染后数年才出现该症状。

(3)反复发生的继发性细菌感染。

(4)晚期淋巴水肿又称“象皮肿”(图 35.12)。

6.丝虫性鞘膜积液

成虫引起的淋巴损害(图 35.13)。

7.热带肺嗜酸性粒细胞增多症(TPE)

(1)咳嗽、发热、明显的嗜酸性粒细胞增多、血清 IgE 升高和抗丝虫病抗体阳性。

(2)无外周微丝蚴血症。

(3)报告的大多数病例来自亚洲的常住居民。

(4)20~40 岁的男性最常见。

(5)相反，Löeffler 综合征则是由蛔虫、粪类圆线虫、十二指肠钩口线虫和美洲板口线虫引起的嗜酸性粒细胞肺炎。

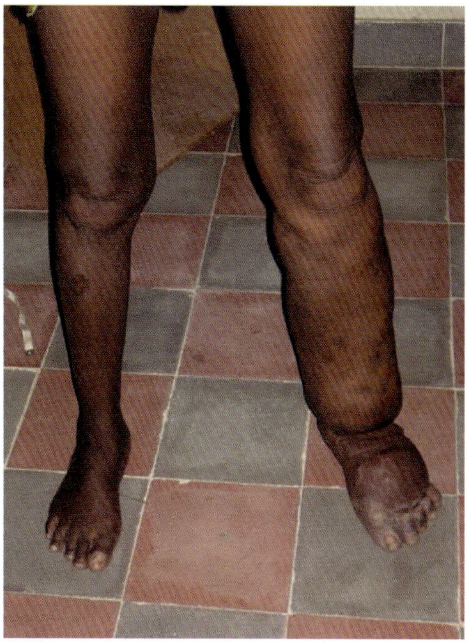

图 35.12　下肢晚期淋巴水肿(象皮肿)。(Courtesy Thomas Fürst, PhD, Swiss Tropical and Public Health Institute, Basel, Switzerland)

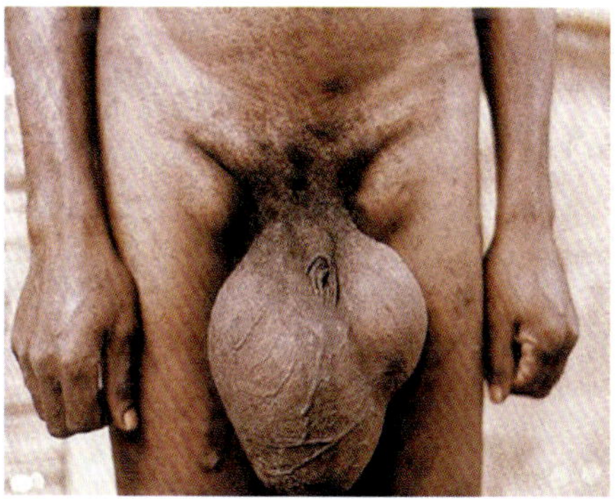

图 35.13　班氏丝虫病患者鞘膜积液和腹股沟淋巴结肿大。(Nutman TB. Lymphatic filariasis. In: Guerrant RL, Walker DH, Weller PF, eds. Tropical Infectious Diseases: Principles, Pathogens and Practice. 3rd ed. Elsevier; 2011.)

诊断与治疗

1.从血液、其他液体中鉴定出微丝蚴(微丝蚴的检出峰值在夜间)(图 35.14)。

2.血清学检测：在未检出微丝蚴的情况下可采用 ELISA 法检测沃尔巴克氏菌。

3. DEC 治疗 1 天或 12 天；1 天的治疗效果通常

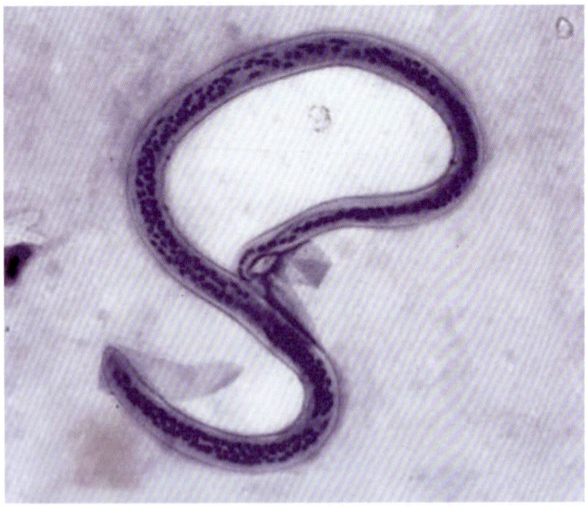

图 35.14 班氏吴策线虫微丝蚴。通过形态特征来区分微丝蚴的种类，如是否存在鞘膜和内核的位置（吉姆萨染色，厚血膜，原始放大倍数×1000）。（Schmitt BH. Laboratory diagnosis of tropical infections. Infect Dis Clin North Am. 2012;26(2):513–554.）

与12天的治疗效果相同。

4.有研究表明，在轻中度感染的情况下，可使用多西环素进行4~6周的抗虫治疗（杀死成虫），且可以减轻病变的程度。

5.对淋巴水肿患者的治疗，遵循护理的基本原则，如注意卫生、适量运动和伤口护理。

6.注意：通常鞘膜积液患者在DEC治疗后临床上没有改善，最终采取手术治疗，这可能是活动性感染的证据。

控制

1. WHO和其国际合作伙伴致力于消除的重点疾病。

2.目的：通过预防性化疗减少传播，消除淋巴丝虫病。

3. WHO建议的预防性大规模用药。

（1）每年对高危人群进行综合治疗。

（2）阿苯达唑与伊维菌素或DEC联用。

（3）减少血液中的微丝蚴数量：防止传染给昆虫媒介。

罗阿丝虫病：罗阿罗阿线虫（非洲眼虫）

罗阿罗阿线虫通过斑虻[静斑虻（*C. silacea*）和*C. didiata*]反复叮咬人体传播（雌性虻科红蝇）。

1.雌虻白天吸食血液，尤其是在雨季。

2.最常见于中非和西非。

3.约有1440万人生活在高风险地区。

4.另有1520万人居住的地区曾报道有20%~40%的人感染过罗阿丝虫病。

5.由幼虫发育为成虫所经历的时间较长，为6~12个月。

6.罗阿罗阿线虫不携带沃尔巴克氏菌内共生菌。

7.感染通常需要长时间的反复暴露（或即使短时间居住也要反复强烈接触）。

8.雌虫在移行过程中产出微丝蚴，微丝蚴在外周血中呈昼夜周期性。

9.该虫寄生于皮下组织中，通常在组织层之间（韧带或肌腱）和（或）筋膜之间，最常见于肺部。

10.受精的雌虫每天可产生数千条微丝蚴。

11.成虫在人体内可存活20年。

临床表现

1.大多数感染者无症状，仅表现外周血嗜酸性粒细胞增多。

2.虫体在皮下组织中移行时会产生一过性的瘙痒和肿胀感及血管性水肿反应，常发生在面部和四肢暴露部位，称为“卡拉巴”肿（图35.15）。

3.肌肉酸痛、关节疼痛和疲劳。

4.移行至结膜形成“眼虫”（图35.16）。

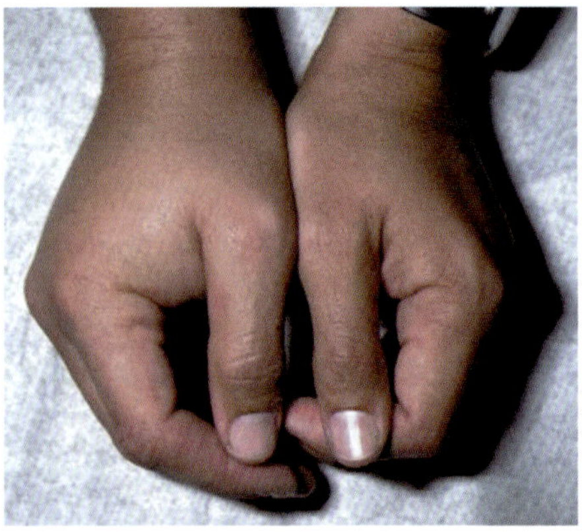

图 35.15 右手卡拉巴丝虫性肿胀。（From Klion AD. Loiasis and Mansonella infections. In Guerrant RL, Walker DH, Weller PF, eds. Tropical Infectious Diseases: Principles, Pathogens and Practice. 3rd ed. Elsevier; 2011.）

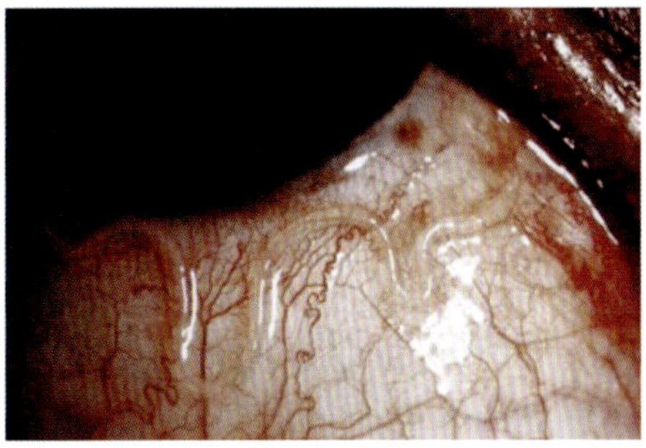

图 35.16 罗阿罗阿线虫成虫移行至结膜下。(From Armed Forces Institute of Pathology)

5.心内膜纤维化引起心肌炎。

6.免疫复合型肾病。

7.脑炎:一般与 DEC 或伊维菌素治疗有关,治疗后神经系统并发症的确切机制不明。

诊断与治疗

1.标准诊断试验为日间血检出微丝蚴(10:00~14:00);吉姆萨染色的薄或厚血涂片。

2.采用浓缩法计数虫体,指导治疗。

3.血清学方法灵敏度高/特异性低;需与班氏丝虫、帝汶丝虫、盘尾丝虫和奥氏曼森线虫感染相鉴别。

4.美国批准了一种 PCR 方法用于罗阿丝虫病的诊断;美国国立卫生研究院寄生虫病实验室研发的 RT-PCR 可以检测和定量罗阿丝虫微丝蚴(也可行床旁检测)。

5.常用的一线治疗药物是 DEC;然而,在重度感染患者的治疗中,DEC(和伊维菌素)应禁止使用,因为快速杀灭虫体(Mazzotti 反应)引起致命性脑病的风险很高。这些患者通常采用阿苯达唑或单采进行预处理(皮质类固醇治疗不能消除脑病风险)。

6. DEC 治疗所致的 Mazzotti 反应

(1)以发热、荨麻疹、淋巴结肿胀和压痛、心动过速、低血压、关节痛、水肿和腹痛为特征;可发生危及生命的脑炎和休克。

(2)一般发生在 DEC 治疗后 7 天左右。

(3)与快速杀灭微丝蚴引发的急性重度炎症反应有关。

(4)可通过皮肤斑贴试验诊断。

(5)阿苯达唑可作为替代药物使用。

7.注意:罗阿丝虫病合并感染盘尾丝虫病的患者应禁止使用 DEC,有导致失明和(或)皮肤病变恶化的风险。

先治疗盘尾丝虫病,然后再用 DEC 治疗罗阿丝虫病。

8.该病的流行区域尚未实施控制或消除方案。

9.没有市售的疫苗。

10.短途旅行者可预防性服用 DEC。

盘尾丝虫病:旋盘尾线虫(河盲症)

1.人类是唯一终末宿主。

2.雌雄异体:单个虫体只具有一套雄性或雌性的生殖器官(非雌雄同体)。

3.通过吸血的黑蝇蚋属传播。

4.蚋叮咬人体后,感染性第三期幼虫沉积在皮下组织中,6~12 个月内发育为成虫。

5.雌虫寄生在皮下或深部的肌肉组织中,周围有纤维结节;雌、雄成虫配对后产生微丝蚴。

6.盘尾丝虫的成虫和微丝蚴携带内共生的沃尔巴克氏菌;对微丝蚴的生育和生存至关重要。

临床表现

1.成虫可以在皮下组织/肌内聚集,被纤维组织包裹,形成皮下无痛性、血管性纤维结节。

2.微丝蚴可通过皮下、真皮、眼组织和淋巴系统迁移。

3.活的微丝蚴仅可诱导宿主产生微弱的免疫反应。

4.垂死或死亡的微丝蚴会产生临床炎症反应。

5.未蜕皮的微丝蚴可移行至真皮和眼球;角膜炎是由沃尔巴克氏菌和盘尾丝虫抗原共同引起的,而皮肤损害是由盘尾丝虫单独造成的。

6.盘尾丝虫性皮肤病、瘙痒、色素脱失(豹皮)、丘疹性皮炎、苔藓样皮炎和萎缩(图 35.17)。

7.盘尾丝虫病(豹皮)、瘙痒、丘疹性皮炎、苔藓样皮炎、萎缩、色素脱失(图 35.18)。

8.皮下结节,即“盘虫病”。通常含有 1~2 条成年雄虫和 2~3 条成年雌虫,不引起明显症状,但常出现在骨性突出部位。

9.腹股沟淋巴结纤维化和皮肤萎缩,引起“悬垂

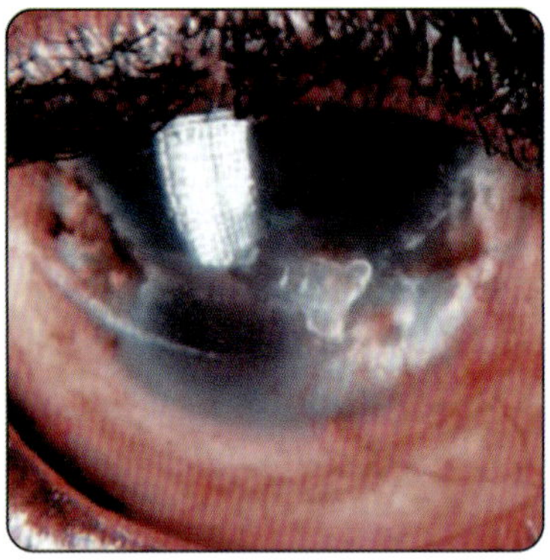

图 35.17 盘尾丝虫病：晚期硬化性角膜炎。(From Kanski J, Bowling B. Synopsis of Clinical Ophthalmology. 3rd ed. Saunders;2013.)

性腹股沟”(图 35.18)。

诊断与治疗

1.眼睛或皮肤中微丝蚴的鉴定。

(1)角膜巩膜检查仪器——皮肤切片/活检；标本在生理盐水中培养 24h 后观察微丝蚴。

(2)眼科裂隙灯检查。

2.治疗

(1)使用单剂量伊维菌素，每隔 3~6 个月，直至无症状。

(2)多西环素已被证明对沃尔巴克氏菌有效，可作为辅助疗法使用 6 周。

(3)没有公认的替代疗法；避免引发 Mazzotti 反应，DEC 应禁用(如上文的罗阿线虫病)。

控制

1.采用伊维菌素进行持续性的社区导向治疗(CDTI)和环境友好的病媒控制。

2.消除眼部发病和实现传播阻断的目标。

3.目前正在实施的“消除非洲被忽视热带病的扩大专项(ESPEN)”工作方案中，包含盘尾丝虫病。

4. WHO 建议采用伊维菌素进行大规模预防性用药以治疗盘尾丝虫病，每年至少一次，持续 10~15 年。

其他重要组织线虫

管圆线虫属

1.导致严重的胃肠道或中枢神经系统疾病，具体因虫种而异。

2.广州管圆线虫(大鼠肺虫)可引起嗜酸性脑膜炎(脑脊液中嗜酸性粒细胞>10%)。

3.风险因素：食用生的或未煮熟的螺类。

4.多发于东南亚地区。

5.支持性治疗，无须抗寄生虫治疗(常为禁忌证)。

贝利蛔线虫属

1.寄生于浣熊体内，人体通过摄入被污染的土壤感染。

2.虫体侵入眼部(幼虫眼部移行症)、内脏器官(幼虫内脏器官移行症)或脑部(幼虫神经移行症/嗜酸性脑膜炎)。

3.人体感染罕见，但在美国(尤其是儿童)偶有出现。

4.无明确的抗寄生虫治疗方法。

异尖线虫属

1.在鱿鱼/海鱼中发现的线虫，通过食用生的/未煮熟的海鲜感染。

2.进食生鱼(如寿司)后反应剧烈；急性腹痛、恶心、呕吐、过敏反应；常被误认为急腹症。

3.通常无须抗寄生虫药物(可服用阿苯达唑，但未经 FDA 批准)。

4.治疗：内镜或手术取出虫体。

弓首线虫属

1.寄生于犬(或猫)体内；经被污染的土壤或污物感染。

2.感染具有自限性，通常不需要使用抗寄生虫药物治疗。

血吸虫和其他吸虫(吸虫扁形虫)

1.扁形虫属扁形动物门。

2.血吸虫不仅造成了沉重的全球疾病负担，还严重影响了社会经济发展。

(1)虽然死亡率很低，但发病率却很高。

(2)仅次于疟疾的第二大严重影响社会经济的寄生虫病。

(3)在资源贫乏的流行国家，该慢性病可能会导

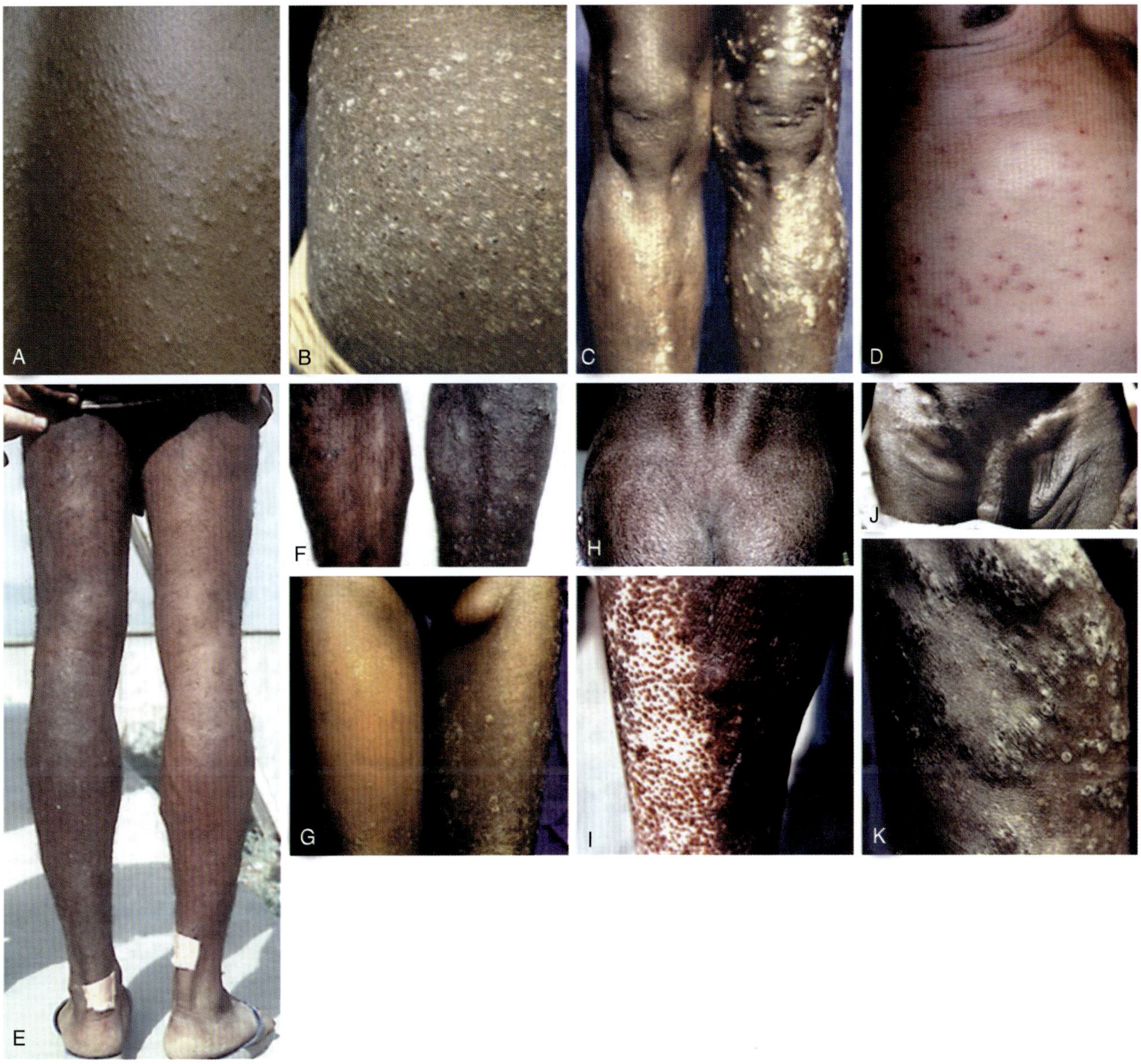

图 35.18　盘尾丝虫病的皮肤病变。(A)急性脓疱性盘尾皮炎。(B,C)慢性盘尾皮炎。(D)危地马拉皮炎。(E,F,G)单侧好发、皮肤黑色素沉着、股淋巴结肿大的 Sowda 病。(H)15 岁男童出现皮肤萎缩。(I)豹皮。(J)悬垂性腹股沟。(K)苔藓样皮炎。(Hoerauf AM. Onchocerciasis. In Tropical Infectious Diseases:Principles,Pathogens and Practice. 3rd ed. Elsevier;2011.)

致工作效率下降,最终造成收入降低,加重了贫困群体的经济和心理负担。

3.高危人群:74 个国家的 5 亿~6 亿人。

4.感染人数:已超过 2 亿且仍在增加。

5.全球疾病负担:估计每年有 20 万人死亡,损失伤残调整寿命年 200 万(最多达 2000 万)。

6.已知的血吸虫多达 23 种。根据中间宿主、成虫寄生部位和虫卵形态不同,临床上常见的血吸虫主要有以下 5 种。

(1)曼氏血吸虫在撒哈拉以南非洲的流行率最高,也流行于南美洲。

(2)埃及血吸虫流行于撒哈拉以南非洲和非洲北部、中东地区。

(3)日本血吸虫流行于中国/东南亚地区。

(4)间插血吸虫流行于非洲西部和中部的部分地区。

(5)湄公血吸虫流行于沿湄公河流域地区的柬埔寨到老挝段。

7.通常仅通过虫卵的形态就可以鉴定虫种(图 35.19)。

血吸虫在3个环境生态位之间循环(淡水水生环境、中间宿主软体动物和终宿主脊椎动物),具有两种不同的生殖方式。

8.世代交替:在有性繁殖的成虫和无性繁殖的幼虫阶段之间世代交替。

9.扁形动物中的特例:雌雄异体,而不是雌雄同体;雄虫和雌虫各有一套独立的生殖系统。

10.成虫吸收宿主蛋白,并用宿主抗原包裹自身,从而可以逃避免疫攻击,延长在血液中的生存时间。

11.生命周期(图 35.20):淡水中,虫卵孵化出的毛蚴在水体中自由游动,感染水生螺类,并在螺体内进行了两轮无性繁殖,以感染性尾蚴的形式释放到水中。

12.尾蚴侵入未破损的皮肤感染人类宿主,随后脱去尾部成为童虫。

13.数天后,童虫经血管(或淋巴管)离开皮肤组织,随血液循环最先到达肺部,随后进入体循环。

14.成虫吞食红细胞,发育成熟后雌雄配对,整个过程大约需要5周,此后开始产卵,并完成整个生命周期。

发病机制与临床表现

1.流行于农村地区;城市地区通常缺乏中间宿主生长所需的淡水环境。

2.通过接触被尾蚴污染的淡水池塘、湖泊和河流而感染。

3.临床症状是由宿主对虫卵的免疫反应引起的;虫卵沉积在组织中激活 Th2 型免疫反应引起了慢性炎症和纤维化。

4.虫卵的产生、宿主免疫极化和病理改变都是紧密关联的。

5.感染的自然病程取决于首次感染的年龄、接触疫水的次数、宿主的免疫力及遗传易感性。

6.在流行地区,感染虫体的数量随年龄增长而逐渐增多,在20岁时达到高峰,随后显著下降。

7.嗜酸性粒细胞增多症、IgE、IL-4 和 IL-5 与感染有关。

8.旅游时单次接触疫水,感染的虫体数量很少,感染程度轻,发病率低。

9.配对成虫可在人体内存活约5年,甚至20~30年。

有趣的是,成虫通常呈合抱状态(产卵的雌虫居留于体型较大的雄虫抱雌沟内)。

许多患者在急性和慢性感染阶段可能均无症状或呈亚临床表现。

10.尾蚴通过从钻腺释放排泄/分泌产物操控宿主的局部免疫反应。

11.尾蚴侵入皮肤时通常无明显症状。

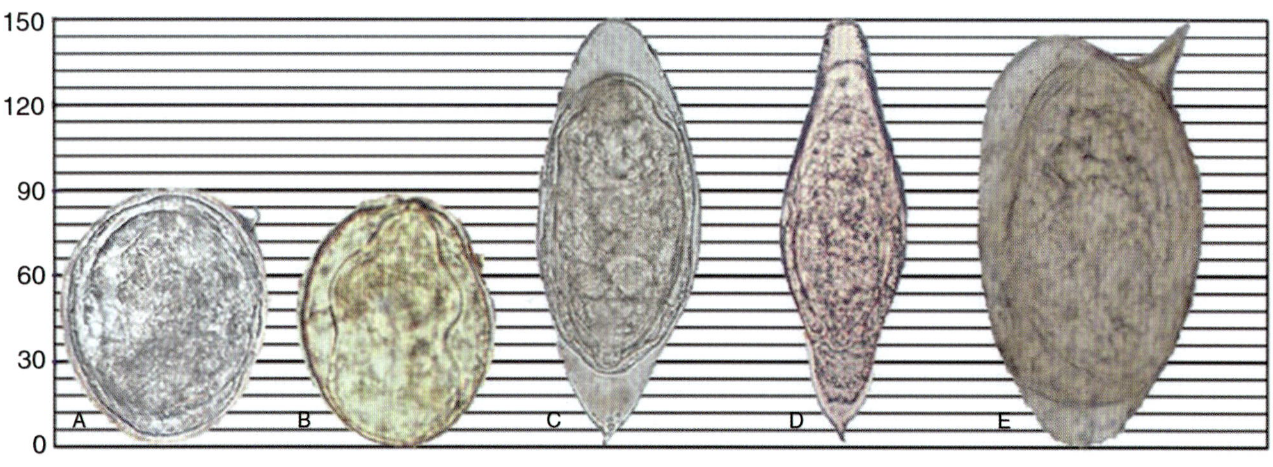

图 35.19 寄生人体的血吸虫虫卵。(A)日本血吸虫;(B)湄公血吸虫;(C)埃及血吸虫;(D)间插血吸虫;(E)曼氏血吸虫。测量结果用 μm 表示,埃及血吸虫具有特征性的端棘,而曼氏血吸虫具有侧棘。(From Bustinduy AL. Schistosomiasis. In:Farrar J,et al., eds. Manson's Tropical Diseases. 23rd ed. Elsevier;2014.)

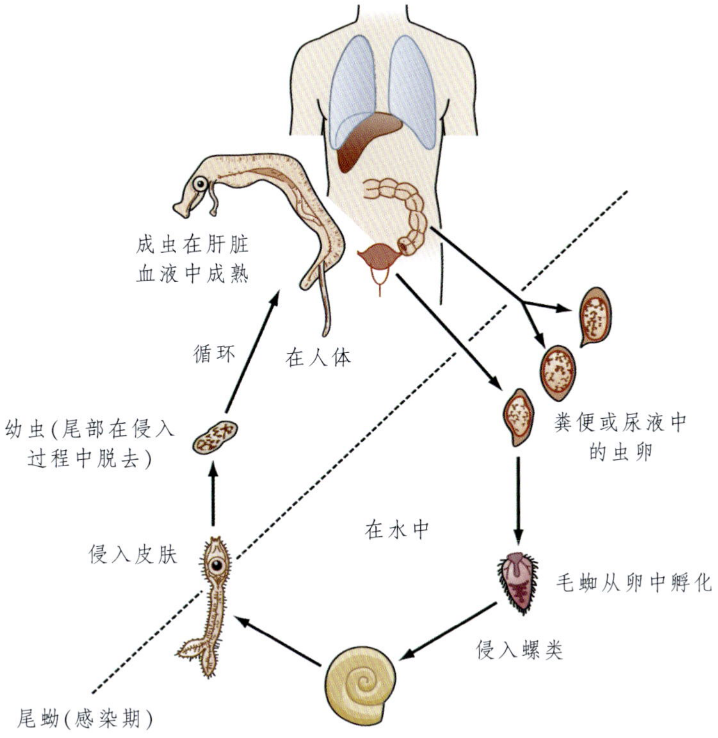

图 35.20 血吸虫的生命周期和血吸虫病的发病过程。在淡水环境中,自生生活的毛蚴从虫卵中孵化,感染水生螺类,并经历两轮无性繁殖后释放感染性尾蚴到水中。尾蚴侵入人类宿主皮肤时脱去尾部,发育为幼虫。数天后,幼虫通过血管(或淋巴管)离开皮肤组织,首先通过静脉循环进入肺部,然后进入全身血管系统。虫体以血液为食,成熟后配对;大约在感染后 5~6 周雌虫开始产卵。虫卵通过尿液或粪便(取决于物种)进入螺类栖息的淡水环境。(From Montgomery SP. Blood trematodes:schistosomiasis. In:Long SS,Prober CG,Fischer M,eds. Principles and Practice of Pediatric Infectious Diseases. 5th ed. Elsevier;2018.)

12.重复接触尾蚴(非初次接触)引起的过敏性反应:偶尔有局部炎症并出现瘙痒皮疹("游泳者瘙痒"),在接触疫水后数小时至一周内发生。

13.禽类血吸虫病:由血吸虫引起的尾蚴性皮炎,宿主通常是鸟类/哺乳动物,而不是人类。尾蚴可以侵入皮肤,但不会在人体内发育为成虫。侵入型血吸虫包括异腺奥毕吸虫(鸭是正常宿主),其他常见的有毛毕吸虫属和巨毕吸虫属。

急性血吸虫病

1. Katayama 热:急性发作的症状包括发热、荨麻疹、血管性水肿、寒战、肌痛、关节痛、干咳、腹泻、腹痛和头痛。

(1)症状轻微、具有自限性,可在数天、数周或数月内痊愈。

(2)肝大、脾大和淋巴结肿大、疼痛。

(3)可累及 CNS。

(4)引发针对抗原和循环免疫复合物的超敏反应。

(5)初次接触疫情性水源后 2~8 周。

(6)与虫体的发育成熟、抗原负荷和新产生虫卵的增加(通常是 5 周龄成虫)有关。

(7)常见于旅行者或游客等无适应性免疫的宿主。

(8)外周血嗜酸性粒细胞计数升高。

2.血吸虫(幼虫)通过肺血管系统迁移,并可能引起咳嗽和(或)呼吸困难。

(1)呼吸道症状和体征(约 75%的患者)。

(2)一过性肺炎。

慢性感染

慢性感染可持续数年无症状。

1.由反复接触疫水、治疗后反复感染所致。

2.疾病严重程度的相关因素

(1)沉积组织中的虫卵数量和解剖分布(感染物种的器官倾向性)。

(2)持续时间和感染强度。

3.人类宿主免疫反应:如上所述,Th2 型反应表现为高水平的 IL-4、IL-5、IL-9 和 IL-10, 以及循环 IgE、嗜酸性粒细胞和肥大细胞反应。

4.虽然这些 Th2 反应显然与免疫病理有关,但其也可以让宿主在持续感染的情况下存活下来。

与血吸虫种类直接相关的病理变化

肠道/肝脾血吸虫病:曼氏血吸虫和日本血吸虫

1.成虫寄生于肠系膜静脉丛。

2.慢性炎症可导致肠壁溃疡、增生和息肉,并伴有严重感染、肝纤维化和门静脉高压。

(1)沉积在肝窦前门静脉周围的虫卵引起该部位的非纤维性肉芽肿性炎症。

(2)虫卵沉积在门静脉周围间隙可导致门静脉周围纤维化(Symmer 管茎纤维化)。

(3)门静脉闭塞:门静脉高压症合并脾大、门腔静脉分流和胃肠道静脉曲张。

(4)IL-13 可能在纤维化的发展中发挥重要作用(小鼠感染模型)。

(5)肝脏质地坚实且呈结节状。

3.患病儿童出现非良性的肝大、脾大及门静脉系统扩张与发育迟缓有关。

4.结肠溃疡:肠道出血和缺铁性贫血(通常因钩虫混合感染而加重)。

5.慢性或间歇性腹痛、食欲缺乏和腹泻。

6.学龄儿童反复感染导致贫血、营养不良和发育迟缓。

7.及时治疗和再次治疗可导致终末器官损害逆转/部分逆转(治疗后 6~12 个月)。

8.见图 35.21。

泌尿生殖系统血吸虫病:埃及血吸虫

1.成虫一般寄生于下尿路的静脉丛。

2.虫卵随尿液排出,患者出现镜下或肉眼血尿和(或)脓尿(终末性血尿、血精症)。

3.虫卵滞留在尿路中,可造成损伤、排尿困难和血尿。

4.膀胱收缩、纤维化、增厚并伴有钙化(虫卵钙

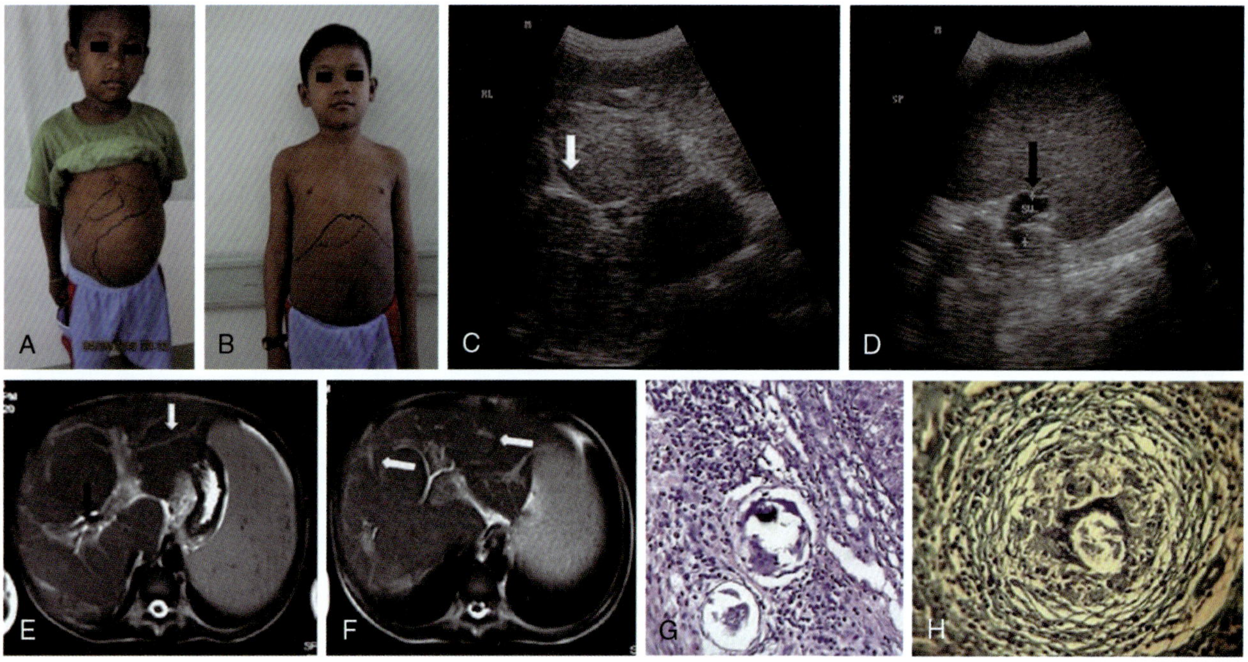

图 35.21 罹患严重血吸虫病的 12 岁男孩,脾切除前(A)和脾切除后(B)图像。超声检查显示(C)门静脉主干明显增厚(白色箭头所示),(D)脾明显增大,脾静脉扩张(黑色箭头所示)。MRI 显示(E)右门静脉海绵样变(黑色箭头所示),沿门静脉第二支的门静脉周围纤维化(白色箭头所示),(F)遍布肝实质的曲线束与门静脉周围纤维化(箭头所示)一致。组织病理学切片显示(G)肝脏早期日本血吸虫虫卵肉芽肿和(H)肝脏晚期肉芽肿。(From Olveda DU. The chronic enteropathogenic disease schistosomiasis. Int J Infect Dis. 2014;28:193-203.)

化/膀胱壁纤维化)。

5.膀胱和输尿管壁发生肉芽肿性炎症、溃疡和假性息肉。

6.其他长期并发症包括膀胱颈梗阻、输尿管积水和肾积水。

7.免疫复合物肾小球病变可导致蛋白尿和肾病综合征。

8.膀胱癌风险增加,通常是鳞状细胞癌。

9.可寄生于女性生殖道,导致女性生殖系统血吸虫病,可影响宫颈、输卵管和阴道。

10.对其他细菌感染(特别是沙门氏菌)的易感性增加;可能是 HIV 感染的独立风险因素。

11.外阴、阴道和宫颈的肥大和溃疡性病变。

中枢神经系统

1.神经血吸虫病可累及脊髓(急性脊髓病)和(或)脑,脊髓疾病比脑部疾病更常见。

2.极其罕见。

3.成虫在脊髓或微循环中的异常迁移/栓塞。

4.虫卵产生/异位沉积可引起强烈的炎性肉芽肿反应,导致局部组织破坏和瘢痕形成。

5.偶尔出现栓塞性中枢神经系统虫卵肉芽肿,表现为占位性病变。

诊断

1.显微镜下可进行粪便的虫卵鉴别(图 35.22)。

2.在轻度感染者(如返回的旅行者)中,虫卵会间歇少量脱落。

3.提高粪便和尿液检测敏感性,在不同日期采集 3 个样本。

4.肠道血吸虫病感染程度分级

(1)轻度(<100 个虫卵/克)。

(2)中度(100~400 个虫卵/克)。

(3)重度(>400 个虫卵/克)。

5.泌尿生殖系统血吸虫病感染程度

轻至中度(<50 个虫卵/10 毫升)或重度(>50 个虫卵/10 毫升)。

6.对来自疫区的旅行者或移民进行抗血吸虫抗体的血清学检测(抗成虫抗体)。

(1)使用最后一次接触潜在污染的水体后至少 6~8 周的血清进行检测;在此期间虫体充分发育成

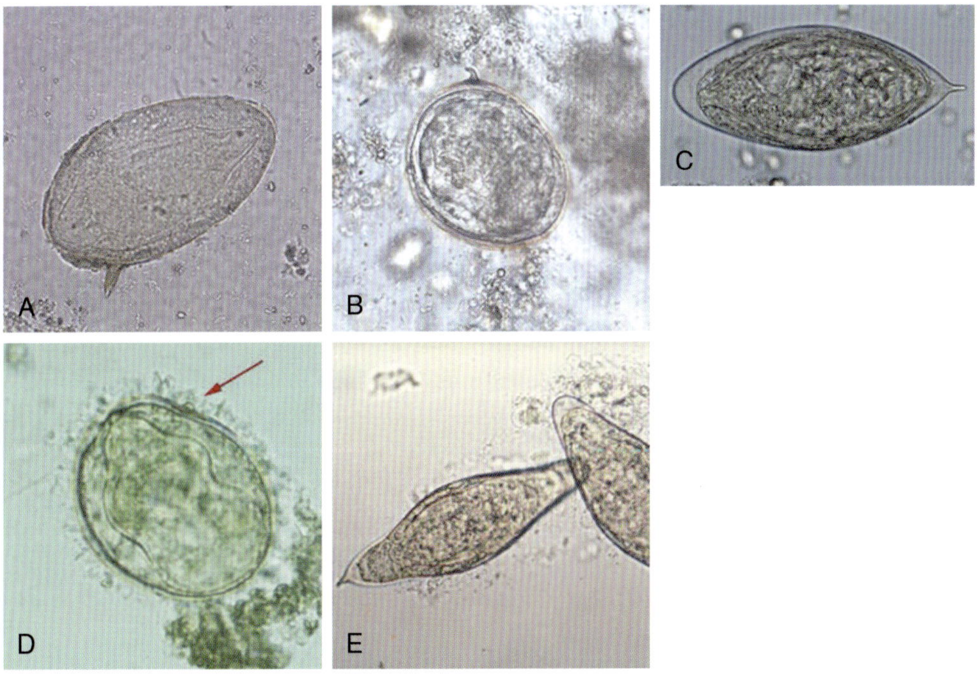

图 35.22 人体血吸虫的虫卵形态。曼氏血吸虫(A)虫卵侧边有一突出小棘。日本血吸虫虫卵(B)更圆,小棘不太突出。埃及血吸虫虫卵(C)末端有一更大的小棘。湄公血吸虫虫卵(D)有一不明显的小棘(箭头所示)。间插血吸虫虫卵(E)类似埃及血吸虫虫卵,末端有一小棘,中央有突起。(From http://www.dpd.cdc.gov/dpdx/HTML/Schistosomiasis.htm. Part A courtesy of the Missouri State Public Health Laboratory.)

熟，人体产生大量针对成虫阶段的抗体。

(2)ELISA、放射免疫分析、间接血凝、免疫印迹和补体结合试验。

(3)成虫提取物、尾蚴抗原或虫卵提取物，如曼氏血吸虫可溶性虫卵抗原(SmSEA)。

(4)大多数市售的抗体检测方法不具有物种特异性，因此，这些检测通常被用作血吸虫感染的筛查试验(高灵敏度和低特异性)。

(5)抗体效价与寄生虫感染程度无关。

治疗

吡喹酮(PZQ)是治疗金标准：高效低毒(单次治愈率达90%)。

1.除非镜检和(或)血清学检测呈阳性，否则不推荐使用：暴露后至少6周开始服用(成虫阶段，吡喹酮对幼虫无杀灭效果)。

2. PZQ使虫体抗原暴露于宿主免疫反应(之前被隐藏)；导致细胞因子和趋化因子级联反应。

3.成虫分解后，死亡的成虫在被破坏后可释放出虫卵；PZQ可杀死成虫，但不能作用于虫卵或幼虫；虫卵经胃肠蠕动排出体外。

4.通过2~6个月的虫卵排泄监测以确认治愈。

5.如果持续有虫卵排出，则重复治疗。

6.大规模治疗计划；旨在通过学龄儿童的定期治疗来预防其以后发病。

7.不同的治疗目标

(1)解决与生命周期发展相关的急性/逆转早期慢性病理变化。

(2)预防慢性长期感染后遗症的并发症。

在全球范围内，依靠单一药物治疗血吸虫病。

8.目前耐药性较小，但在后续大规模全球治疗计划中可能仍是一个问题。

9.该领域内，体外和体内均证实可产生耐药性。

(1)最常见于感染高度流行的地区，传播迅速且再感染频繁。

口服PZQ在美国和英国可供人体使用(未经许可)。

控制与预防

1.健康教育。

2.卫生设施。

3.在流行地区的淡水区域慎用灭螺剂。化学性驱虫疗法：治疗所有感染人体的血吸虫的单一药物为PZQ。

(1)大规模治疗计划。

(2)定期对所有高危人群进行治疗。

(3)低流行地区：试图阻断传播。

(4)全球控制计划：重复治疗可大大减少血吸虫相关疾病，并加速(部分)保护性免疫的获得。

食源性吸虫(吸虫感染)

肝片形吸虫：世界性分布。

1.中间宿主为软体动物。

2.绵羊和牛是肝片形吸虫最重要的也是最常见的宿主。其他宿主还包括马、骆驼、山羊、鹿和兔子(食草类哺乳动物)。

3.人类是其偶然宿主。感染通常通过食用被污染的水生植物(如水田芹)而引起。

临床表现

1.急性期：摄入囊蚴后6~12周。

(1)症状与虫体在肝脏早期移行有关：发热、右上腹痛、肝大和黄疸。

(2)厌食、恶心、呕吐、肌痛、咳嗽和荨麻疹。

(3)外周血嗜酸性粒细胞增多。

(4)症状可能会持续数周。

2.慢性感染期：在首次接触6个月后出现，可持续多年。

(1)胆道绞痛、胆管炎、胆石症、阻塞性黄疸和继发性胰腺炎。

(2)长期和(或)重度感染也可导致硬化性胆管炎和胆汁性肝硬化。

3.肝外表现可能是虫体通过软组织和(或)血源性迁移至其他部位引起的。

(1)肝外部位包括腹壁(最常见)、肺、心脏、脑、泌尿生殖道、眼睛和皮肤。

(2)咽部肝片吸虫病(“halzoun”综合征)多数发生于中东地区，与食用生肝脏有关。

诊断

1.显微镜下鉴别粪便、十二指肠引流液或胆汁标本中的虫卵(图 35.23)。

在急性感染早期无法检测到虫卵。

2.早期移行期间血清学检测呈阳性。

美国 CDC 建议结合排泄分泌(ES)抗原进行 ELISA 检测,并结合免疫印迹确认阳性结果。

3.影像学检查在临床上非常有效,包括 CT、超声、胆道造影、ERCP 和 MRI。

治疗

1.三氯苯哒唑是咪唑类衍生物,对肝片吸虫的各个阶段均有疗效,治愈率>90%,口服 1 或 2 天治疗。

2.没有确定的替代方案。

3.常规随访约 3 个月:嗜酸性粒细胞减少、虫卵清除及血清学效价降低。

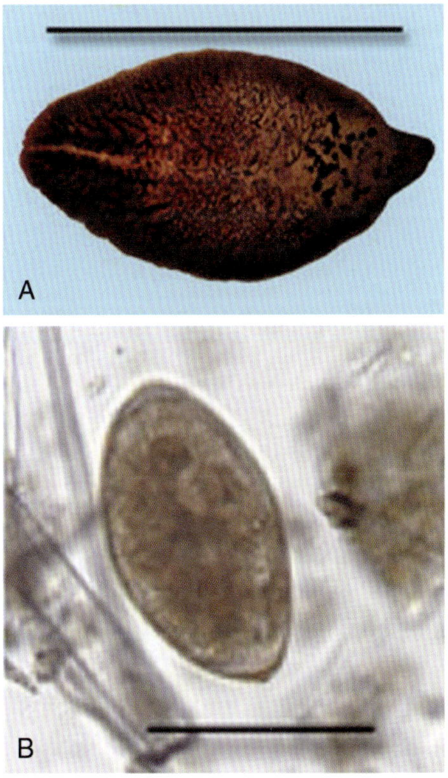

图 35.23　肝片形吸虫。(A)成虫(大小为 30mm×15mm)。标尺代表 30mm。(B)虫卵[大小为(130~150)μm×(60~90)μm]。标尺代表 100μm。(Courtesy of DPDx, Division of Parasitic Diseases, National Center for Infectious Diseases, Centers for Disease Control and Prevention.)

4.三氯苯达唑在美国不能用于治疗(未经 FDA 批准用于此适应证);只能通过 CDC 根据调查方案获得。

5.在英国使用未经许可。

6.无上市的疫苗。

华支睾吸虫(和后睾吸虫属)

华支睾吸虫、猫后睾吸虫或麝猫后睾吸虫为哺乳动物寄生虫,均与食入鱼肉有关。

1.犬和猫是重要的保虫宿主。

2.人类是偶然宿主。

3.因人类食用生的、咸的、腌制的、烟熏的、盐卤的、干制的、未煮熟的或者加工不良的含囊蚴淡水鱼而感染。

4.在中国、朝鲜、韩国和越南均可发现。

5.据估计,全球有超过 3500 万人感染,另有 6 亿人受到感染的威胁。

6.猫后睾吸虫在东南亚以及中欧和东欧流行,特别是西伯利亚和俄罗斯的其他地区。

7.麝猫后睾吸虫流行于泰国、越南、柬埔寨和老挝。

发病机制与临床表现

1.囊内幼虫在十二指肠中破囊而出,移行到达胆管、胆囊和(或)胰管。

2.不引发细胞介导的免疫反应;反复感染会造成虫荷累积效应。

3.初次感染后,症状可能会随着年龄和时间而加重。

4.华支睾吸虫病和麝猫后睾吸虫病通常被认为具有相似的病理过程。

5.大多数感染是良性的和无症状的;病理变化也取决于感染的强度和持续时间。

6.急性感染

(1)通常在感染后 10~30 天出现非特异性的表现,如疲劳、乏力和消化不良。

(2)非特异性症状,如右上腹疼痛、消化不良、腹泻、腹胀和乏力。

(3)急性感染症状多见于猫后睾吸虫病。

1)高热、厌食、恶心、呕吐、腹痛、全身不适、肌痛、关节痛、荨麻疹、淋巴结肿大和肝大。急性感染症状在猫后睾吸虫病中更为常见，如发热、恶心、呕吐、腹痛、淋巴结肿大和肝大。

2)症状持续2~3周。

(4)外周血嗜酸性粒细胞增多伴或不伴转氨酶/血清IgE升高，通常在2~4周内可在粪便中检测到虫卵。

7.慢性感染：继发于长期再感染。

(1)慢性炎症导致胆管纤维化和邻近的肝实质破坏。

(2)成虫引起的物理性胆管阻塞。

(3)失去功能的胆囊为死虫和结石的形成提供场所。

(4)梗阻性黄疸、胰腺炎、复发性胆管炎、化脓性肝脓肿和胆管性肝炎。

(5)慢性华支睾吸虫感染与胆管癌密切相关。

诊断与治疗

1.检测粪便、十二指肠或胆汁标本中的虫卵。

2.慢性期：改良加藤厚涂片法可用于量化感染强度。

3.辅助成像：有用，但依赖于临床病情。

4. ELISA无法准确区分现有感染和既往感染，且还可能与其他寄生虫发生交叉反应，分子技术还未应用于临床。

5.治疗

(1)PZQ治疗1~2天(儿童剂量相同)。

(2)阿苯达唑替代治疗7天(或甲苯达唑)。

并殖吸虫病(肺吸虫)

1.已知的并殖吸虫有50种，其中16种在临床中常见。

2.最重要的是卫氏并殖吸虫(东方肺吸虫)。

3.卫氏并殖吸虫在中国、朝鲜、韩国、越南、日本、菲律宾和印度均有发现。非洲并殖吸虫流行于西非；墨西哥并殖吸虫仅在中南美洲被发现。

4.在美国中西部和南部的淡水蝲蛄中很少发现克氏并殖吸虫。

5.人因食入生的或未煮熟的被寄生虫污染的溪蟹或蝲蛄而感染。

6.第一和第二中间宿主分别为螺类和溪蟹(或蝲蛄)。

7.据估计，全球有2000万人感染，超过2.9亿人面临感染威胁。

8.人体内的感染可持续20年。

发病机制

1.在淡水溪蟹和蝲蛄的肌肉和内脏中形成囊蚴。

2.未煮熟的、部分煮熟的、盐渍的、腌制的溪蟹和蝲蛄被食用后，幼虫会被释放出来。

3.幼虫在十二指肠、肠壁、腹膜中移行，随后通过横膈膜迁移至肺部。

4.成虫寄生在肺实质内被包裹的囊腔中。

5.虫卵(末端呈盖状结构)进入细支气管引起咳嗽，通过痰或吞咽排出(从而进入粪便)(图35.24)。

6.虫卵在水中孵出毛蚴，侵入第一个中间宿主(川卷螺)，并经过数次无性繁殖，发育成尾蚴。

7.尾蚴被排入水中，感染第二个中间宿主(溪蟹和蝲蛄)，并在肌肉/内脏内形成囊蚴。

临床表现

1.大多感染者无症状。

2.急性症状在2个月内发生。

(1)腹痛、恶心、腹泻、咳嗽、荨麻疹、发热、胸痛。

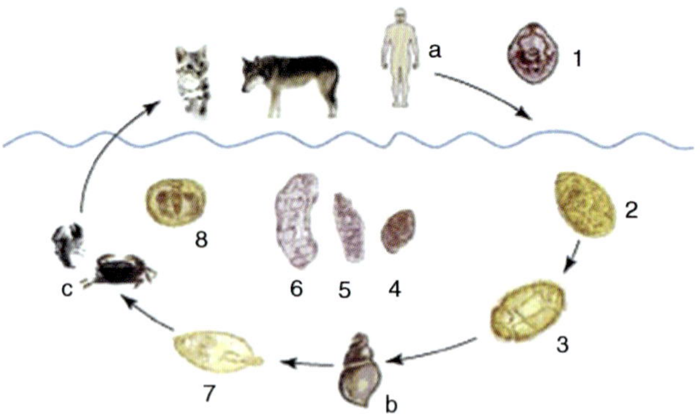

图35.24 卫氏并殖吸虫的生命周期。在终末宿主(a)中，成虫(1)存在于肺细支气管中。虫卵(2)通过痰液和粪便排入外环境中。水中的毛蚴(3)进入第一中间宿主川卷螺中。川卷螺体内的毛蚴经历多个发育阶段[胞蚴(4)、雷蚴(5,6)和尾蚴(7)]，尾蚴被排入水中，寻找第二中间宿主(溪蟹和蝲蛄)(C)，尾蚴在肌肉或其他器官中形成囊蚴(8)。食用生的或未煮熟的被感染溪蟹和蝲蛄会导致终末宿主的感染。(From Liu Q. Paragonimiasis: an important food-borne zoonosis in China. Trends Parasitol. 2008;24(7):318-323.)

(2)与第一次产卵及腹膜内的幼虫迁移有关。

(3)外周血嗜酸性粒细胞增多。

3.急性和慢性肺炎

对脱落的虫卵和囊内成虫产生炎症反应；慢性病变的临床症状与支气管炎/支气管扩张相似。

1)慢性咳嗽、铁锈色痰和反复咯血。

2)影像学表现：钙化、弥漫性浸润、胸腔积液和结节。

4.肺外感染症状

(1)中枢神经系统最常见：寄生虫引起的嗜酸性粒细胞性脑膜脑炎或脑部感染。

(2)中枢神经系统钙化囊肿主要表现为占位性病变，并伴有相关症状和体征。

(3)感染其他器官会导致过敏反应和慢性炎症(停止排出虫卵，生命周期结束)从而导致纤维化。

腹部内脏、心脏、皮肤。

(4)斯氏狸殖吸虫通常引起皮肤结节、皮下脓肿或一种被称为"吸虫幼虫移行症"的爬行皮疹。

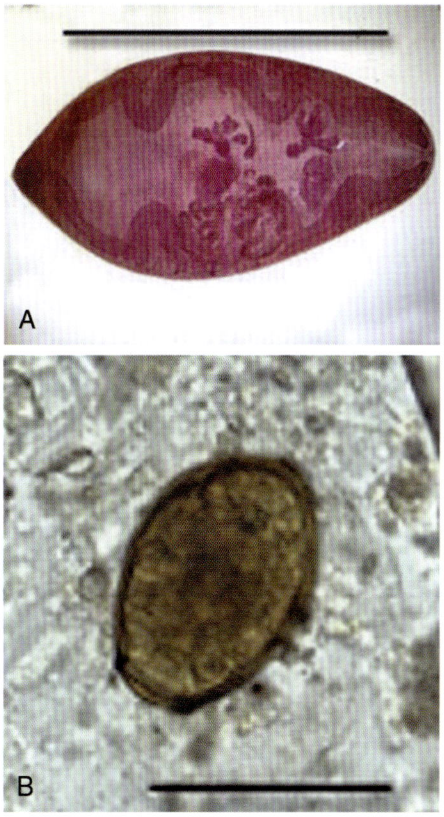

图 35.25 卫氏并殖吸虫。(A)成虫[大小为(7~16)mm×(4~8)mm]。图中标尺表示 10mm。(B)虫卵[大小为(80~120)μm×(50~60)μm]，为染色的湿涂片。标尺表示 100μm。(Courtesy DPDx, Division of Parasitic Diseases, National Center for Infectious Diseases, Centers for Disease Control and Prevention.)

诊断与治疗

1.显微镜下检测痰液、粪便、组织活检中的虫卵(图 35.25)。

2.可能需要多个样本，尤其是轻/低度感染。

3.血清学检测有助于诊断，尤其是在轻度感染的情况下；在感染后的 2~3 周内可检测到针对并殖吸虫蛋白的抗体，抗体水平在治愈后 2 年内仍不降低。

ELISA 具有高敏感性和高特异性(分别为 92% 和>90%)，可以用于血清或脑脊液标本的检测。

4.治疗

(1)使用 PZQ 3 天：所有种属感染均可接受的治疗。

(2)三氯苯达唑可作为替代药物，使用单剂量或双剂量。

(3)在脑部感染中，对于死亡虫体炎症反应需要同时使用糖皮质激素。

姜片虫病(肠道吸虫)、布氏姜片吸虫

1.人体最大的肠道吸虫；常见于南亚和东南亚。

2.食用被污染的水生植物感染；猪是主要的保虫宿主。

3.不存在人与人之间的直接传播；尾蚴从淡水软体动物(扁卷螺为中间宿主)中释放出来，在水生植物表面形成囊蚴。

4. 3 个月后完全发育成熟，每天约产 2 万个虫卵，成虫寿命约为 1 年。

5.成虫寄生在十二指肠和空肠中。

(1)大多数情况下是无症状感染。

(2)外周血嗜酸性粒细胞增多。

(3)感染后 1~2 个月出现腹痛、恶心、呕吐和发热。

(4)局部发炎、水肿、溃疡，可能还有脓肿。

(5)肠梗阻和其他并发症。

6.在重度感染患者中，虫体抗原和代谢物过敏而引起的过敏性症状较为常见。

诊断与治疗

1.粪便中虫卵或虫体的显微镜检测:虫卵比成虫更难辨认。

2.治疗

(1)PZQ 1 天内分 3 次口服(儿童剂量相同)。

(2)三氯苯达唑作为替代药物,使用单剂量或双剂量。

(3)同样,脑部疾病的治疗通常需要使用短疗程的糖皮质激素联合 PZQ,以抑制死亡虫体相关的炎症反应。

绦虫

带绦虫病和裂头绦虫病(绦虫)

1.生命周期通常需要两个不同的宿主。

2.全球最常见的有肥胖带绦虫(牛带绦虫)(图 35.26)和链状带绦虫(猪带绦虫)(图 35.27)。

(1)牛/猪通过摄入被污染的含有虫卵/孕节的植物而感染。

(2)人是其唯一的终末宿主。

3.阔节裂头绦虫和日本海裂头绦虫(鱼肉绦虫)。

(1)寄生人体最大的绦虫(可长达 25m)。

(2)通过进食各种含有感染性裂头蚴的淡水鱼而感染。

(3)世界上最常见的是阔节裂头绦虫,通常见于北欧、东欧和日本。

4.人体摄入后,原头蚴从包囊中释放出来,并附着在小肠壁。

(1)孵出的六钩蚴侵入肠壁并随血液流动到达肌肉组织。

(2)因此,囊尾蚴在肌肉组织内发育,可存活数年。

(3)完全发育为成虫需要 8 周时间,人体感染虫体的数量通常为 1~5 条。

(4)肥胖带绦虫的成虫通常≤5m,链状带绦虫的成虫通常为 2~7m。

5.孕节最终会从成虫虫体脱落,随粪便排出后进入下一生命周期的循环。

(1)肥胖带绦虫的成虫约有 1000 个节片;每个节片产生 10 万个虫卵。

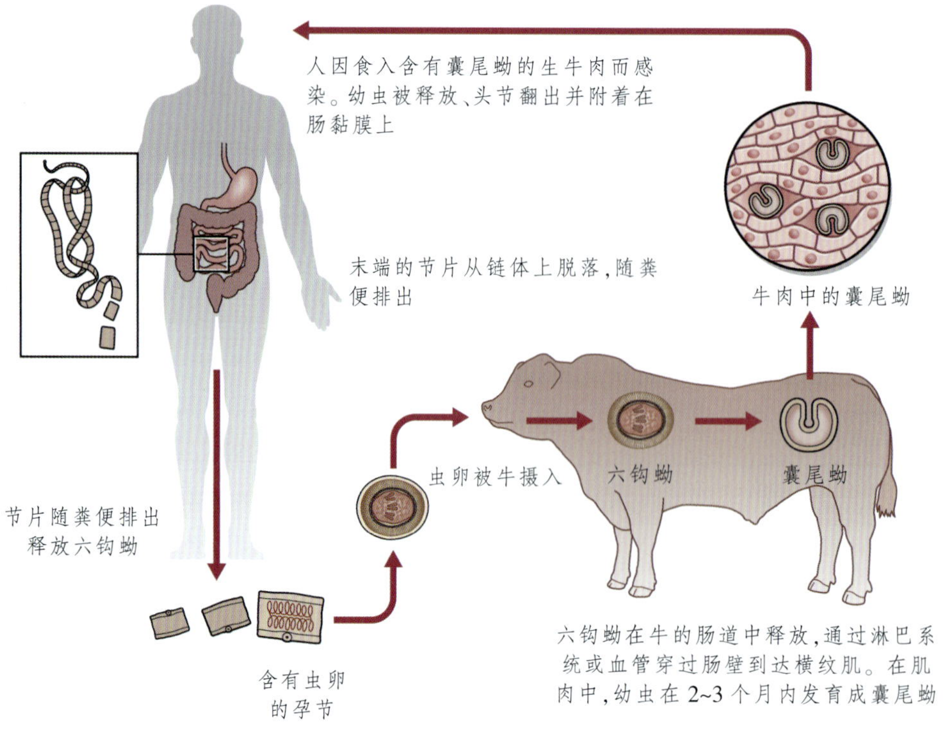

图 35.26 肥胖带绦虫的生命周期。(Courtesy Tropical Resources Unit, Wellcome Trust.)

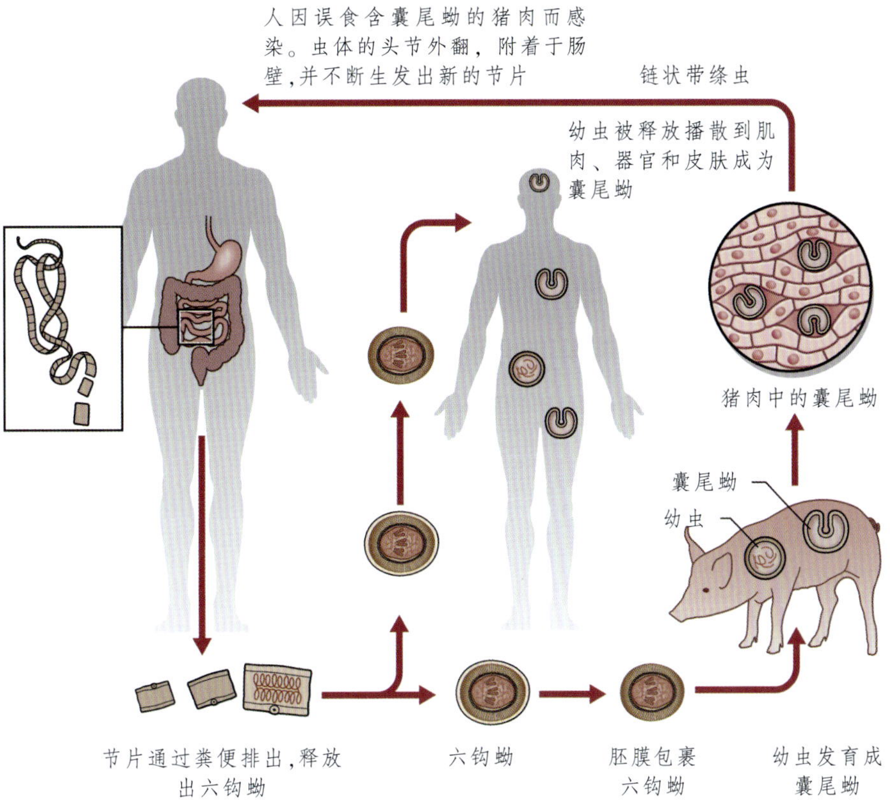

图 35.27　链状带绦虫的生命周期。(Courtesy Tropical Resources Unit, Wellcome Trust.)

(2)链状带绦虫的成虫多达 2000 个节片，每个节片产生 5 万个虫卵。

临床表现

大多数感染者无症状或少数会出现轻度/中度症状，这些症状可能包括(但不局限于)：

1.恶心、食欲减退、呕吐、上腹部/广泛性腹痛，以及非特异性嗜睡/乏力。

2.外周血嗜酸性粒细胞增多可能是短暂性的，如果存在也不明显。

3.阔节裂头绦虫病可导致疲劳、不适、腹泻和过敏性症状。外周血嗜酸性粒细胞增多症相对少见，仅存在于 5%~10%的患者中。

4.成虫节片随粪便排出，患者在粪便中观察到异物/活动物体(活的或将死/已死的节片)；患者对此产生心理困扰。

5.如果多条虫体缠绕在一起，可能会引发肠梗阻。

6.节片可被吸入或反流，迁移可能导致胆囊炎或胆管炎。

7.特别注意，阔节裂头绦虫病可能导致维生素 B_{12} 缺乏伴巨幼细胞性贫血；阔节裂头绦虫对维生素 B_{12} 具有独特的亲和力，可以与宿主竞争吸收。

诊断与治疗

1.通过显微镜检查粪便中的虫卵(图 35.28)和(或)进行节片(图 35.29)鉴定。

2.可采用浓缩法(感染性弱时)。

3.在显微镜下带绦虫属的虫卵在形态上难以区分，相反，孕节和头节可以被清晰辨认。

4.相反的是，链状带绦虫和肥胖带绦虫的节片和头节在形态上可以区分，虫种鉴别可能有助于感染的溯源。

5.治疗

(1)PZQ 单剂量治疗带绦虫和裂头绦虫(儿童和成人)。

(2)氯硝柳胺是可接受的替代品，但在美国无法使用(单剂量)；阿苯达唑也可能有效。

需要治愈检测。

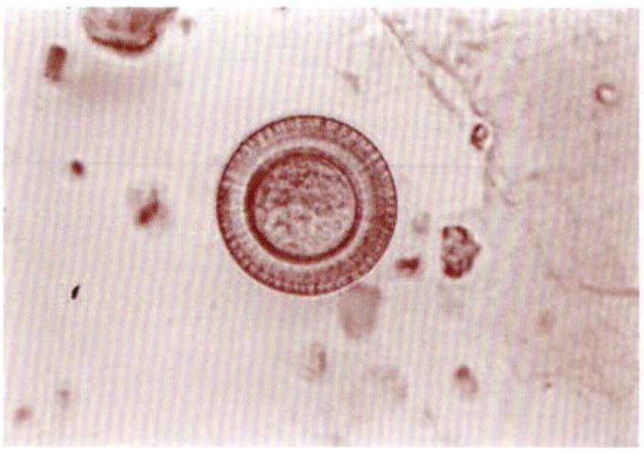

图 35.28 带绦虫虫卵。大小通常为 30~40μm。(From the collection of Herman Zaiman, "A Presentation of Pictorial Parasites.")

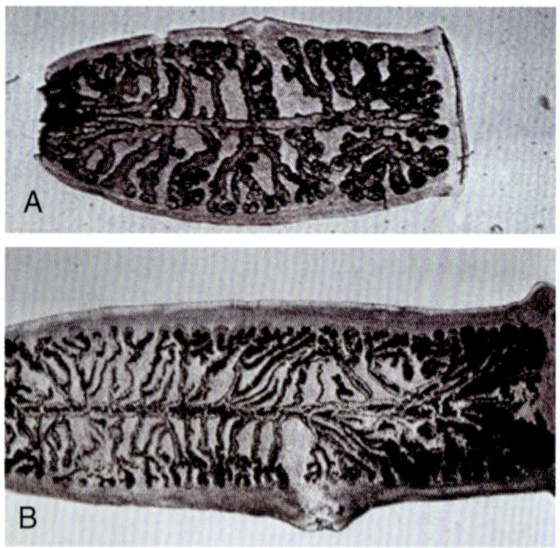

图 35.29 (A)链状带绦虫节片和(B)肥胖带绦虫节片(印度墨汁染色)。(From Wittner M, White Jr AC, Tanowitz HB. Taenia and Other Tapeworm Infections. In Guerrant RL, Walker DH, Weller PF, eds. Tropical Infectious Diseases: Principles, Pathogens and Practice. 3rd ed. Elsevier; 2011.)

囊尾蚴病:链状带绦虫

链状带绦虫的幼虫阶段可导致组织感染。

1.据估计,全世界有 5000 万人感染,每年有 5 万人死于该病(脑囊虫病)。

2.人是偶然的终末宿主;存在人与人之间的传播。

3.误食绦虫携带者排出的虫卵或孕节而感染;无症状家庭携带者(最常见,或自体感染)。

4.不同于误食含囊尾蚴的猪肉,其在人体肠道中发育为成虫。

摄入人体后,虫卵在小肠内孵出六钩蚴,侵入黏膜壁,并通过血液传播到大脑、横纹肌、肝脏和(或)其他组织。

5.组织中的囊尾蚴在 3~8 周内完成发育。

6.平均潜伏期为 3.5 年。

临床表现

1.脑实质内囊肿:癫痫和头痛(流行地区成人癫痫发作的重要原因),多数无症状。

2.脑实质外囊肿,包括脑室内或蛛网膜下隙(葡萄状:旧术语,无头节的分叶囊肿);颅内压升高伴或不伴精神状态变化。

3.脑积水在成人中比在儿童中更常见(更有可能患有实质性病变)。

4.其他非特异性临床症状包括肿块效应、视力改变、局灶性神经体征、精神状态改变和脑膜炎。

5.通常不会发热。

6.神经系统以外的表现可能涉及多种组织、器官。

(1)肌肉、皮下组织、脊柱或眼睛受累。

(2)心脏囊肿可能无症状,导致心律失常和(或)传导异常。

诊断

感染的囊尾蚴数量和炎症程度不同,其临床表现、自然病史和预后也不同。

1.临床表现和影像学检查(通常是 MRI+平扫CT)(图 35.30)。

2.通常无外周血嗜酸性粒细胞增多。

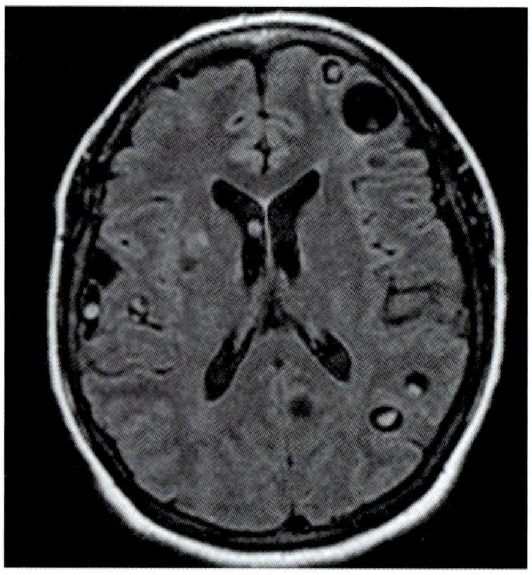

图 35.30 多发性囊尾蚴病患者的脑部 MRI。在多个囊尾蚴内可以观察到幼虫的头节,额叶角内也存在虫体。(Courtesy Dr. T. Nash.)

3.辅助血清学检测不是必需的，阴性结果也不能排除感染，但推荐使用 ELISA 作为验证试验。

4.筛查潜伏性结核和粪类圆线虫（在皮质类固醇治疗前）。

5.应进行眼底检查。

治疗

1.使用阿苯达唑 10~14 天或阿苯达唑与 PZQ 联合使用。

2.地塞米松用作实质性脑囊尾蚴病的辅助治疗药物，减轻濒死虫体引发的炎症反应（在驱虫前 24h 使用）。

3.可能需要进行神经外科手术，但要根据个人情况进行评估±影像学监测随访。

预防

1.预防绦虫感染。

(1)严格猪肉生产、加工、检验的卫生安全标准。

(2)去除生肉中可见的包囊/直接丢弃。

(3)如上冷冻或烹调。

(4)改善卫生条件。

2.预防猪囊尾蚴病。

(1)防止猪接触人类排泄物。

(2)阻断传播。

1)社区和个人教育。

2)个人卫生和卫生设施。

3)重点人群治疗和（或）大规模治疗计划。

棘球蚴病

1.四种棘球绦虫可导致人类感染。

(1)最常见的有细粒棘球绦虫（棘球蚴病/犬绦虫）和多房棘球绦虫，分别可引起囊型棘球蚴病（CE）和泡型棘球蚴病（AE）。

(2)福氏棘球绦虫和少节棘球绦虫可引起多囊棘球蚴病，但较少引起人类感染。

(3)通过误食活的感染期虫卵污染的食物、水、土壤或与动物宿主密切接触而感染。

(4)人类是偶然的中间宿主。

2.细粒棘球绦虫（犬绦虫）：存在终末宿主（通常是犬或相关物种）和中间宿主（绵羊、山羊、骆驼、马、犬和猪）。

3.多房棘球绦虫：终末宿主是狐及其他肉食动物和小型哺乳动物（主要是啮齿动物）。

4.生命周期（图 35.31）：细粒棘球绦虫的成虫寄生在终末宿主的小肠中，孕节通过粪便释放虫卵进入环境。

5.虫卵被中间宿主（绵羊、山羊、马等）摄入后，在小肠中孵化并释放出六钩蚴。

6.六钩蚴侵入肠道黏膜，通过循环系统移行至多个脏器，特别是肝和肺。

7.六钩蚴发育成一个逐渐增大的棘球蚴囊，产生许多原头节和子囊，填满囊肿内部。

8.人类通过误食虫卵而感染，虫卵在肠道中释放出六钩蚴，并在各种器官中形成囊肿。

临床表现

细粒棘球绦虫

1.最初为无症状的初级阶段。

2.症状/体征取决于囊肿的大小和部位；囊肿几乎可出现于身体的任何部位，无论是通过初次接触还是通过二次传播而获得。

3.六钩蚴侵入黏膜，进入血液循环，在宿主内脏中内形成囊肿。

(1)最常累及肝脏（50%~70%的患者，最常见的是肝右叶，出现症状前囊肿直径可达 10cm），其次是肺部（25%的患者主述有时会咳出“咸”痰或盐水样痰）。

囊肿破裂可进入胆管并引起胆绞痛；产生梗阻性黄疸、胆管炎或胰腺炎常伴右上腹（RUQ）疼痛、呕吐、过敏反应。

(2)累及的其他实质器官包括脑、肌肉、肾脏、骨骼、心脏和胰腺。

(3)大多数患者都是单器官受累，通常为单个囊肿。

4.应警惕，囊型包虫病在治疗后数年可能复发。

多房棘球绦虫

通常有症状，但几乎不累及肝脏以外的器官。肝脏病变多呈弥散状。

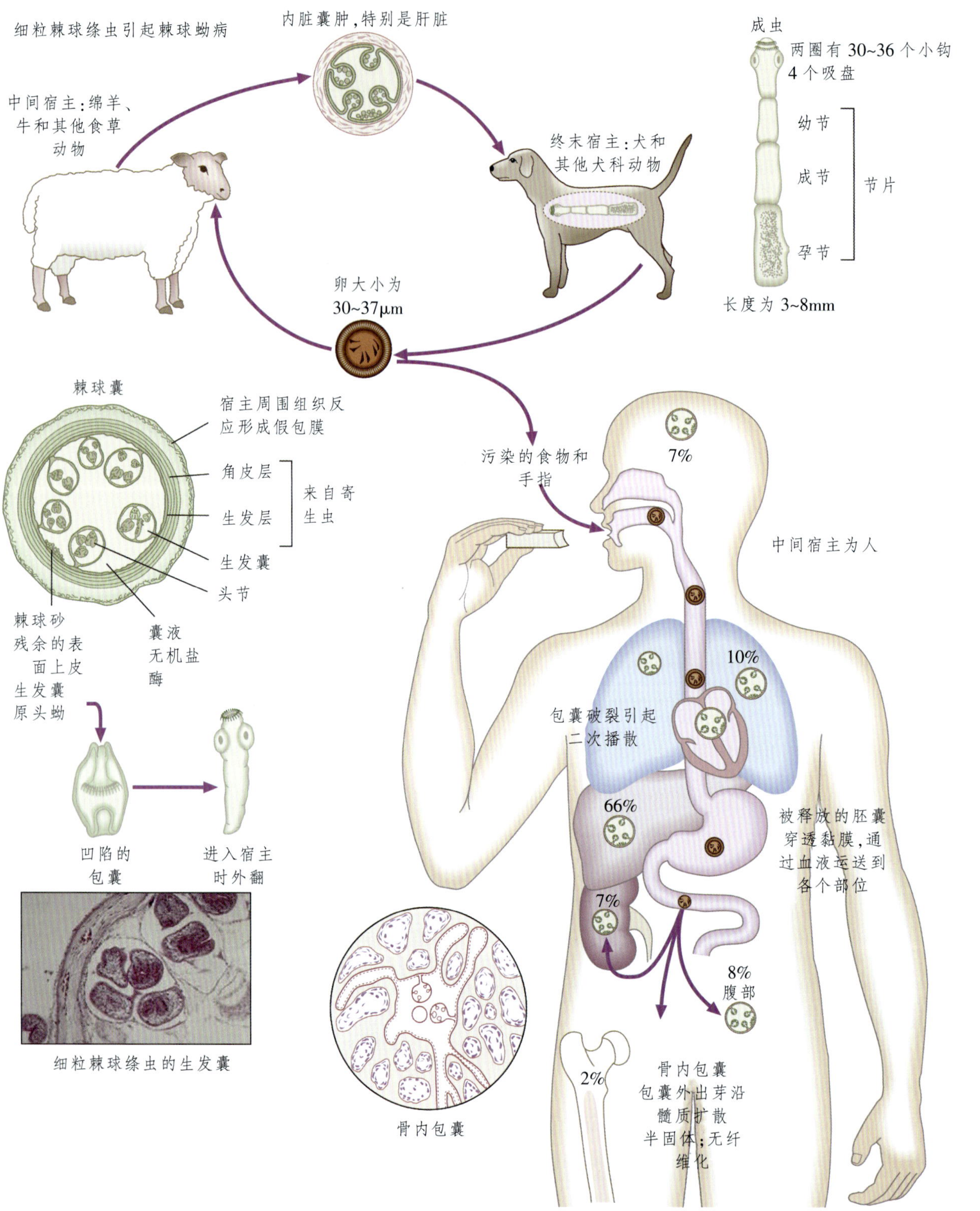

图 35.31 细粒棘球绦虫的生命周期。细粒棘球绦虫的成虫(长 3~6mm)寄生于终末宿主的小肠中(如犬)。孕节中的虫卵随粪便排出，被适宜的中间宿主摄取后(例如，绵羊、山羊、猪、牛、马等)，虫卵在小肠中孵化，释放出六钩蚴，六钩蚴侵入肠壁并通过循环系统迁移至各个器官，尤其是肝和肺。在这些器官中，六钩蚴发育成一个逐渐增大的包囊，产生原头节和子囊，填满囊肿内部。终末宿主通过摄入中间宿主含有包囊的器官而被感染。摄入后，原头节外翻，附着在肠黏膜上，在 32~80 天内发育成成虫。(Data from the Centers for Disease Control and Prevention. DPDx-Laboratory Identification of Parasitic Diseases of Public Health Concern: Parasites-Echinococcosis. Last updated December 2012. https://www.cdc.gov/parasites/echinococcosis/). Moro PL. Echinococcus species: agents of echinococcosis. In: Long SS, Prober CG, Fischer M, eds. Principles and Practice of Pediatric Infectious Diseases. 5th ed. Elsevier; 2018.)

诊断与治疗

1.诊断通常结合影像学检查和血清学检测;也可根据超声扫描、CT 和(或)MRI(图 35.32)结果。

(1)肝囊肿患者血清学检测的阳性率高于肺囊肿患者。

(2)多房棘球绦虫的血清学敏感性和特异性均高于细粒棘球绦虫。

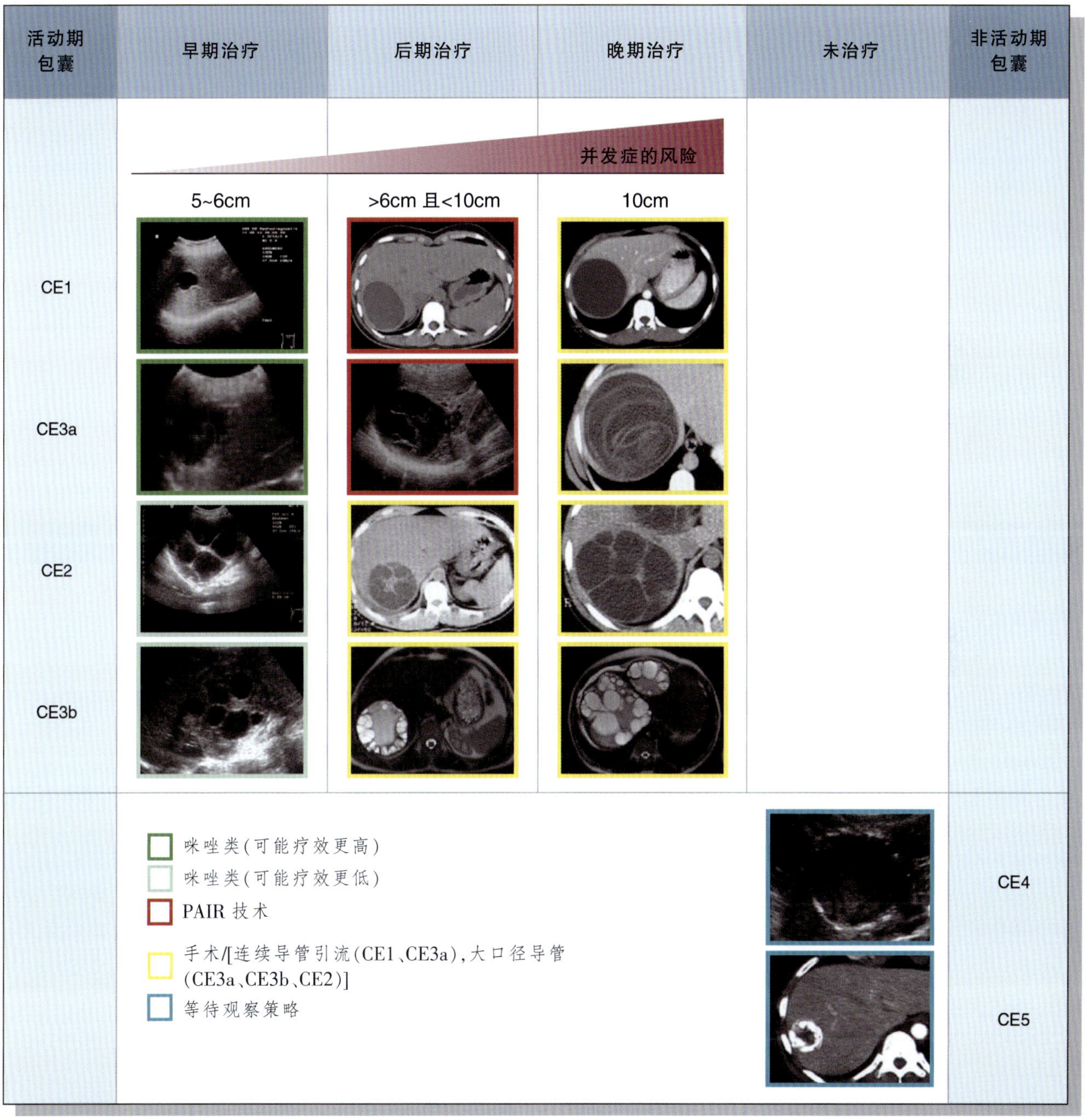

图 35.32 囊型包虫病(CE)包囊期的治疗方式及包囊分期、大小相关的并发症风险。退化:CE 包囊从活跃期变为非活跃期、死囊(自然退化)。等待观察策略(CE4 和 CE5)中观察到包囊自然消退,应定期对患者进行随访,及时发现并发症,保证无复发。咪唑类(通常为阿苯达唑)和经皮穿刺治疗[主要为穿刺-抽吸-注射-再抽吸(PAIR);在一些包囊中心进行连续导管引流和使用大口径导管]:自然退化加速。手术:通过切除寄生虫源性包囊和部分来源于宿主的结缔组织囊(周围囊),将寄生虫物质从患者体内完全清除:包虫外囊部分剥除术;通过切除寄生虫源性包囊和整个来源于宿主的结缔组织囊(周围囊):包虫外囊完整剥除术或额外切除部分被包囊占位的脏器:切除术。(Images copyright W. Hosch, Department of Radiology, Heidelberg University Hospital. Reproduced from Stojkovic M. Echinococcosis. In Farrar J, et al., eds. Manson's Tropical Diseases. 23rd ed. Elsevier; 2014)

2.治疗：明确的治疗方案取决于囊肿的大小/位置和临床症状；见 WHO 治疗指南。备选方案包括：

(1)等待观察策略。

(2)单独使用阿苯哒唑。

(3)阿苯哒唑±经皮穿刺治疗(±改良的导管插入术)±手术(阿苯哒唑可降低复发风险或作为不能手术病例的主要治疗方法)。

注意阿苯哒唑需要在任何尝试方案前至少4天给予，以避免因囊肿破裂囊液溢入腹腔而引起的致命性过敏反应。

(4)手术切除通常在使用合适的杀囊剂后进行。

(5)采用 PAIR 技术(穿刺、抽吸、注射、再抽吸)经皮穿刺治疗包虫囊肿。

(6)改良的导管插入技术可从囊腔内直接吸出生发囊和子囊。

使用大口径导管和切割装置及抽吸装置。

(7)多数手术都有过敏反应和继发感染的风险。

关键特征：总结(表35.1)

1.自体感染是粪类圆线虫特有的。

其他可以自体感染的蠕虫包括旁毛细线虫和膜壳绦虫(本章未涉及)。

2.生命周期中存在暂时性肺部移行的蠕虫包括：蛔虫、钩虫(十二指肠钩口线虫和美洲板口线虫)、粪类圆线虫、并殖吸虫。

3.组织线虫：成虫不会在人体宿主(终末宿主)内繁殖。

4.下列蠕虫感染后通常不需要进行抗寄生虫治疗：管圆线虫(禁止使用抗寄生虫药物)、异尖线虫和弓首线虫。

5.治疗方法：参见表35.2。

表35.1 全球重要的人体寄生蠕虫的主要特征

寄生虫(通用名)	动物宿主或媒介	传播方式	寄生人体部位	主要病理表现[ab]
线虫(线虫)				
肠道线虫				
似蚓蛔线虫	–	摄入感染期虫卵	小肠–自由活动	一过性肺炎、营养不良、肝胆梗阻和继发感染
美洲板口线虫(钩虫)	–	丝状蚴经皮肤侵入	小肠–吸附	缺铁性贫血和蛋白质营养不良(失血)
十二指肠钩口线虫(钩虫)	–	丝状蚴经皮肤侵入	小肠–吸附	缺铁性贫血和蛋白质营养不良(失血)
毛首鞭形线虫(鞭虫)	–	摄入感染期虫卵	小肠–浅表黏膜	慢性腹痛、缺铁性贫血、直肠脱垂、鞭虫痢疾综合征
粪类圆线虫[c]	–	丝状蚴经皮肤侵入/自身感染	小肠–嵌入	复发性皮疹、幼虫感染、重度感染、弥漫性类圆线虫病
蠕形住肠线虫(蛲虫)[c]	组织线虫	摄入感染期虫卵	盲肠、阑尾、结肠–自由活动	局部瘙痒(通常位于肛周)，异位寄生罕见
组织线虫				
旋毛形线虫	猪、马和其他哺乳动物	摄入被污染的肉类(幼虫囊包)	横纹肌	长期的胃肠道刺激/炎症、眶周/面部水肿、发热、不适、皮疹和结膜炎
麦地那龙线虫(几内亚蠕虫)	淡水中的甲壳纲动物(桡足类)	摄入桡足类动物(感染期幼虫)	皮下组织	局部炎症反应、皮肤疼痛出现水疱和肿胀
班氏吴策线虫(淋巴丝虫病)	按蚊、库蚊和伊蚊属	以血液为食	淋巴组织	慢性淋巴水肿(四肢)、鞘膜积液、睾丸炎、精索炎

(待续)

表 35.1(续)

寄生虫(通用名)	动物宿主或媒介	传播方式	寄生人体部位	主要病理表现[ab]
马来布鲁线虫(淋巴丝虫病)	按蚊、库蚊和伊蚊属	以血液为食	淋巴组织	慢性淋巴水肿(四肢)、鞘膜积液、睾丸炎、精索炎
罗阿罗阿线虫(非洲眼虫)	斑虻属(雌性虻科红蝇)	以血液为食	皮下组织	皮下结膜肿胀
旋盘尾线虫(河盲症)	蚋属(蚋)	以血液为食	皮下组织/肌肉	无痛性皮下/肌肉内结节、皮炎、萎缩、色素脱失、导致失明的角膜炎(点状后硬化)
吸虫(吸虫)				
曼氏血吸虫	双脐螺属	尾蚴经皮肤侵入	肠系膜小静脉	肝大、脾大、肝窦周围虫卵肉芽肿、西门斯管-门静脉周围纤维化、门静脉高压、栓塞性中枢神经系统虫卵肉芽肿罕见
日本血吸虫	钉螺属	尾蚴经皮肤侵入	肠系膜小静脉	肝大、脾大、肝窦周围虫卵肉芽肿、西门斯管-门静脉周围纤维化、门静脉高压、栓塞性中枢神经系统虫卵肉芽肿罕见
埃及血吸虫	泡螺属	尾蚴经皮肤侵入	下尿路小静脉	膀胱纤维化萎缩-钙化卵和肉芽肿并发膀胱癌(SCC)、女性生殖道损害
肝片形吸虫(肝吸虫)	椎实螺属	食入被污染的水田芹和其他水生植物	胆管	荨麻疹、高热、触痛、肝大、黄疸、贫血、炎症和间歇性胆管阻塞
华支睾吸虫(中华肝吸虫)	豆螺属/淡水鱼	食入被后尾蚴污染的鱼	胆管、胰管	肝大、色素结石、胆管炎、胆囊炎、肝脓肿、高危胆管癌(增生的胆管上皮)
后睾吸虫属	豆螺属/淡水鱼	食入被后尾蚴污染的鱼	胆管、胰管	肝大、色素结石、胆管炎、胆囊炎、肝脓肿、高危胆管癌(增生的胆管上皮)
卫氏并殖吸虫(东方肺吸虫)	短沟蜷属、钉螺属、疾行螺属/淡水溪蟹、蝲蛄	食入被后尾蚴污染的溪蟹、蝲蛄	肺实质	病理表现类似于慢性支气管炎和(或)支气管扩张
布氏姜片吸虫(肠道吸虫)	扁卷螺属/水生植物	食入被后尾蚴污染的水生植物	小肠	十二指肠黏膜炎症、溃疡和脓肿
绦虫(绦虫)				
肠道绦虫				
肥胖带绦虫(牛带绦虫)	牛	摄入牛肉中的囊尾蚴	肠腔	心理困扰和焦虑
链状带绦虫(猪带绦虫)	猪	摄入猪肉中的囊尾蚴(幼虫包囊)	肠腔	囊尾蚴病(虫卵自体感染)、心理困扰和焦虑

(待续)

表 35.1(续)

寄生虫(通用名)	动物宿主或媒介	传播方式	寄生人体部位	主要病理表现[a,b]
阔节裂头绦虫(鱼肉绦虫)	猫、小型哺乳动物、狼、熊	食入被污染的淡水鱼(裂头蚴包囊)	肠腔	维生素 B_{12} 缺乏继发巨幼细胞性贫血(±并发叶酸缺乏)
绦虫幼虫				
链状带绦虫幼虫(囊尾蚴病)[c]	猪、人	摄入链状带绦虫虫卵(虫卵或孕节)(人粪便)	组织感染;通常为中枢神经系统感染	脑囊虫病;癫痫发作、颅内高压、实质内脑囊肿、脑炎、脑膜炎、脑积水
细粒棘球绦虫(囊型包虫)	犬、绵羊、山羊、骆驼、马、牛和猪	从被污染的食物、水源或土壤中摄入感染期虫卵,或直接接触动物宿主	肝脏、肺	肝内或肺囊肿(也包括脑、心脏和骨骼);无性萌发形成"子囊"——腔内梗阻和(或)继发性细菌感染(囊肿破裂/渗漏)
多房棘球绦虫(泡型包虫)	狐、其他食肉动物和小型哺乳动物(主要是啮齿动物)	从被污染的食物、水源或土壤中摄入感染期虫卵,或直接接触动物宿主	肝脏	肝囊肿横向无性萌发;肿瘤样组织侵袭和异位转移;胆道梗阻、门静脉高压和布加综合征

[a] 一般认为,大多数蠕虫感染很少有症状。

[b] 许多慢性重度蠕虫感染——无论是单独感染还是合并感染,都会导致儿童发育迟缓、认知功能受损、学习退步,最终导致个人发展受限。

[c] 可能在人与人之间传播。

表 35.2 抗寄生虫治疗总结

寄生虫	一线治疗
线虫	阿苯哒唑,以下情况除外: • 粪类圆线虫:伊维菌素 • 吴策线虫、布鲁线虫:DEC • 罗阿罗阿线虫:DEC(合并感染旋盘尾线虫病和高罗阿罗阿线虫微丝蚴血症下应避免使用) • 旋盘尾线虫:伊维菌素(避免使用 DEC)
吸虫	PZQ,以下情况除外: • 片形属:三氯苯哒唑
绦虫	阿苯哒唑和(或)PZQ

DEC:乙胺嗪;PZQ:吡喹酮。

(茅范贞 黄玉政 戴洋 译 曹俊 校)

推荐阅读和参考文献

1. Bennett JE, Dolin R, Blaser MJ, eds. *Mandell, Douglas, and Bennett's Principles and Practice of Infectious Diseases.* Updated 8th ed. Elsevier; 2015.
2. WHO Neglected Tropical Diseases. Latest information regarding epidemiology, global treatment programs, eradication updates and current news: http://www.who.int/neglected_diseases/en/.
3. UpToDate (Wolters Kluwer). www.uptodate.com: Extensive repository of evidence-based resources.
4. Sanford Guide of Antimicrobial Chemotherapy: for US anti-helminth chemotherapy (use most up-to-date edition). https://www.sanfordguide.com/.
5. British National Formulary: for UK regimens, doses, and availability (use most up-to-date edition): https://bnf.nice.org.uk/drug/.

第 4 部分 免疫受损宿主的感染

第 36 章 HIV 自然史

Stefan George

流行病学

自然史

1.首次报告的 HIV 感染病例在 1980 年初。从那时起，大约有 7610 万人被诊断出感染了 HIV，约 3500 万人死亡。

2.全球 15~49 岁成年人的 HIV 感染率在 1997 年达到高峰，为 0.11%，此后有所下降。

3. 1996 年采用抗反转录病毒疗法后，HIV 相关的发病率和死亡率大幅度下降。例如，图 36.1 显示了在美国引入抗反转录病毒治疗后，对所有年龄段 HIV 感染者的死亡率都产生了一定程度的影响。

4.虽然全球 HIV 的发病率正在下降，但抗反转录病毒疗法的引入导致了 HIV 总体流行趋势的上升，这可能是由于随着越来越多的人获得治疗，HIV 感染者的存活率升高。图 36.2 说明了这一趋势，显示世界各地区≥50 岁 HIV 感染者人数增加。

全球 HIV 感染统计

1. 2016 年，世界范围内估计有 3670 万 HIV 感染者(PLWH)。其中 1780 万是女性(约 50%)，210 万是儿童(<15 岁)。

2.大约有 1950 万 PLWH(约 53%)正在接受抗反转录病毒治疗。

3.撒哈拉以南的非洲

(1)2016 年，东部和非洲南部有 1940 万 PLWH，

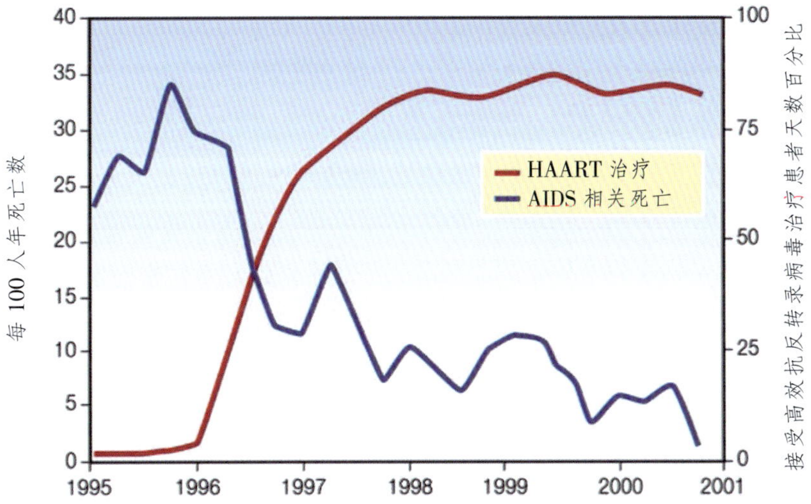

图 36.1 联合治疗对 AIDS 相关死亡的影响。(HAART：高效抗反转录病毒治疗)(From Ryu W-S. Molecular Virology of Human Pathogenic Viruses. Elsevier；2016)

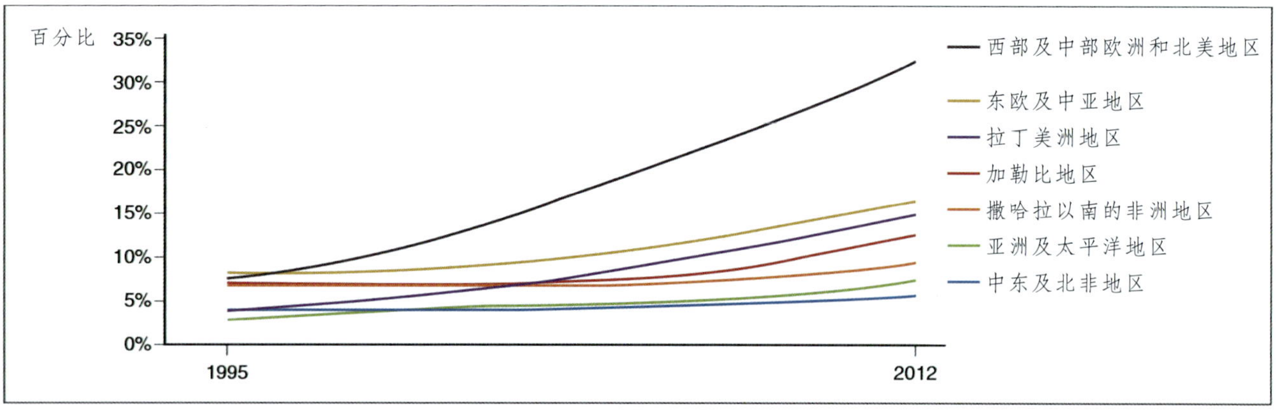

图 36.2 按年龄和性别分列的 50 岁以上成人 HIV 感染者百分比。(From HIV and aging. A special supplement to the UNAIDS report on the global AIDS epidemic 2013. Figure 2. http://www.unaids.org/sites/default/files/media_asset/20131101_JC2563_hiv-and-aging_en_0.pdf.)

西非和中非有 610 万 PLWH,这意味着这个地区约有 5%的成年人口受到影响。

(2)几乎占全球 HIV 感染率的70%。

(3)女性感染该病毒占比接近 60%。

(4)2016 年,在非洲的东部和南部,约 60%的 PLWH 获得抗反转录病毒治疗,在西部和非洲中部只有约 35%的感染者获得了抗反转录病毒治疗。

4.亚洲和太平洋地区

(1)2016 年,亚洲和太平洋地区约有 510 万 PLWH。

(2)印度是该地区 PLWH 数量最多的国家(约 210 万)。

(3)东南亚的发病率最高,商业性性工作、男男性行为和注射吸毒是主要的传播方式。

5.拉丁美洲地区

(1)2016 年,拉丁美洲预计有 180 万 PLWH,近 50%的新发感染发生在巴西,该地区的发病率最高。

(2)该地区的抗反转录病毒治疗覆盖面大幅度增加。

6.欧洲东部及亚洲中部地区

(1)2016 年该地区约有 160 万 PLWH。

(2)主要是由注射毒品引起,异性性传播也起着重要作用。

7.欧洲西部及中部和北美地区

(1)2016 年该地区约有 210 万 PLWH。

(2)这些地区较高的抗反转录病毒治疗覆盖率在减少 AIDS 相关死亡方面发挥了关键作用,随着感染者寿命的延长,所有国家的 PLWH 数量保持稳定或增加。

(3)该地区男性占 PLWH 的大多数,在感染者中男性约为女性的 2.5 倍。

(4)在这些高收入国家,AIDS 的发病率有显著的种族差异,少数种族群体的患病率高于一般人群。在西欧,2006 年报告的 AIDS 病例中约 35%是移民。

8.美国

(1)据估计截至 2015 年年底,美国有 110 万 PLWH。

(2)男男同性性行为者是目前为止受影响最大的亚人群(图 36.3)。

(3)与其他高收入国家一样,美国的 HIV 发病率存在着明显的种族差异(图 36.4),其中非洲裔美国人和拉美裔美国人受到的影响最大。

发病机制

病毒学

1. HIV 属于慢病毒属,反转录病毒科。

2.目前发现了两个不同种类的病毒:HIV-1 型和 HIV-2 型。全球大多数 HIV 感染病例属于 HIV-1 型。HIV-2 具有较低的毒力和传染性,而且主要局限在西非。

复制周期

1. HIV 以细胞免疫系统为目标。其特异性靶点包括 CD4+T 细胞、巨噬细胞和树突状细胞。

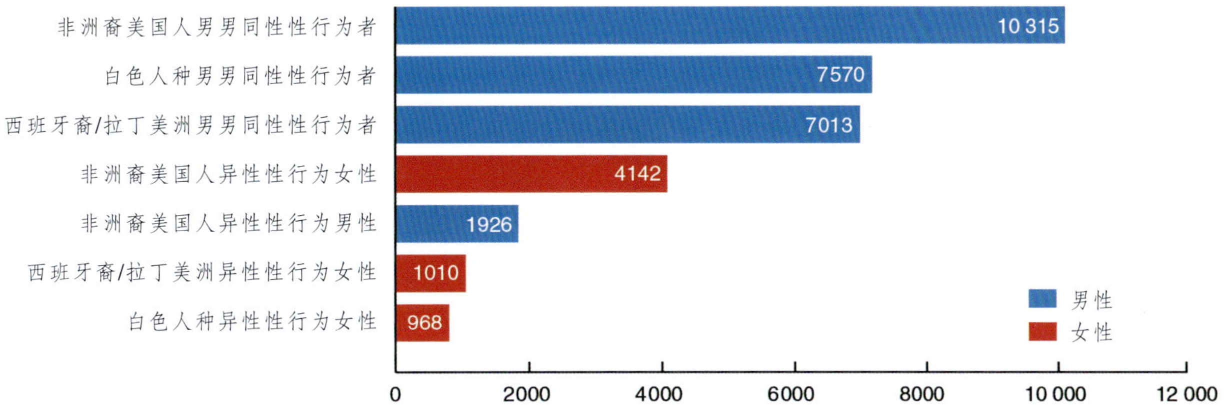

Source: CDC. Diagnoses of HIV infectic
Subpopulations representing 2% or less of HIV diagnoses are not reflected in this chart Abbreviation: MSM, men who have sex with men.Centers for Disease Control and Prevention
https://www.cdcgov/hiv/statistics/overview/ataglance.html

图 36.3 2016 年美国受影响最严重的亚群体的新发 HIV 感染诊断。注：占 HIV 诊断总数的 2%或更少的亚群体未反映在该图表中。(From CDC. Diagnoses of HIV infection in the United States and dependent areas, 2015. HIV Surveillance Report 2016;27.)

2.图 36.4 描述了 HIV 复制周期的各个阶段。

3.糖蛋白(GP)-120 是病毒包膜蛋白，与靶细胞膜上的 CD4 受体结合，使病毒衣壳通过内吞作用进入细胞。

4.病毒 RNA 与反转录酶一同释放到宿主细胞中，反转录酶将 RNA 复制到病毒 DNA 中。利用整合酶将其转运到细胞核并整合到宿主细胞的基因组中。

5.整合后的病毒 DNA 可能休眠或被转录转化为新病毒 RNA。其中，有些病毒 RNA 的功能是新病毒基因组的拷贝和一些被翻译成 HIV 的蛋白质，这些蛋白质包装病毒基因组产生新病毒体。

6.新病毒体被运送到宿主细胞的细胞膜上，并与细胞膜一起出芽，使病毒从细胞中释放出来。

7. HIV 可以通过两种不同的途径在体内传播：第 1 种为无细胞传播，病毒通过血液或细胞外液传播，并在偶然相遇时感染另一宿主细胞；第 2 种为细胞-细胞传播，病毒通过从一个细胞到另一个细胞直接传播。后者是更有效的传播机制。

8.有新证据表明，肠道微生物群可能在 HIV 发病机制中发挥作用。约 60%的 CD4+T 细胞在肠相关淋巴组织中被发现。众所周知，HIV 感染改变了肠道微生物群的组成，并且认为这种失调可能通过许多潜在的机制介导某些疾病过程来发挥直接作用。

HIV 感染的过程及免疫应答

1.初次感染后，个体会产生高水平的易感 CD4+T 细胞，但无病毒特异性免疫应答；因此，初始病毒复制迅速，血浆病毒 RNA 水平(病毒载量)很高(图36.5)。

2.在最初的几周内，病毒传播的风险最高，病毒载量达到峰值。这对个体具有重要的临床意义，个体往往不知道自己被感染了。

3. HIV 最重要的免疫应答是出现病毒特异性 CD8+细胞毒性 T 细胞，病毒载量开始下降。

4.在没有治疗的情况下，个体将在感染后 6 个月内达到稳定的病毒载量(病毒设定值)(图 36.5)，这种病毒载量与病毒特异性 CD8+T 细胞的水平相关。

5.此时，CD4+计数恢复到参考范围内水平(略低于感染前)。

6.产生针对该病毒的特异性抗体；然而，其对病毒的免疫控制似乎并不重要。

传播

1.性传播

(1)全球范围内，异性传播占感染的 80%以上，因为全球大部分的 HIV 感染都发生在撒哈拉以南的非洲地区，异性传播是迄今为止最常见的途径。

(2)在撒哈拉以南的非洲以外地区，HIV 在男性

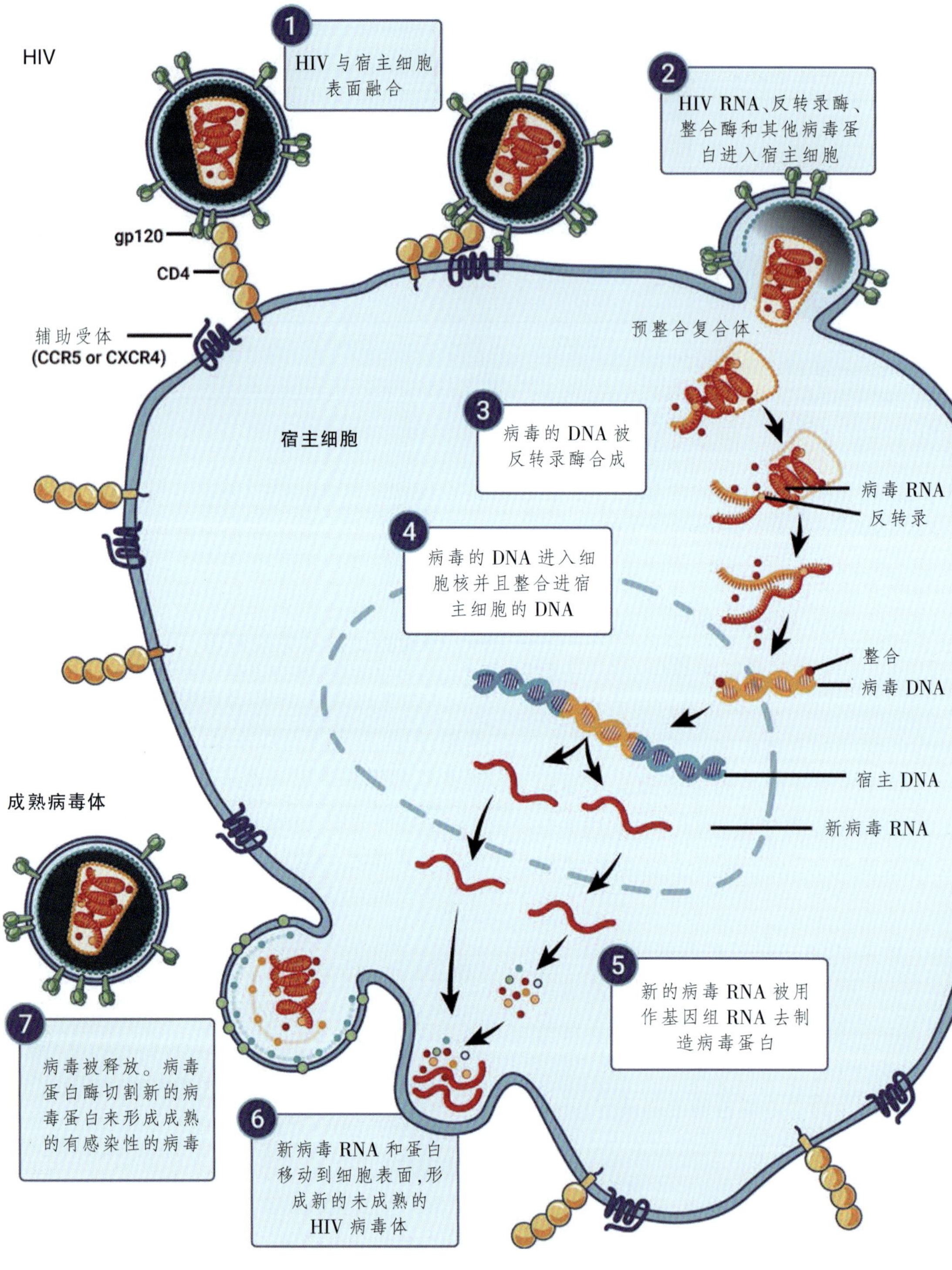

图 36.4 HIV 的复制周期。(From National Institute of Allergy and Infectious Diseases. HIV replication cycle. https://www.niaid.nih.gov/diseases-conditions/hiv-replication-cycle.)

中更为流行，男男性行为者感染 HIV 的可能性是其他男性的 19 倍。

(3)可能导致传播效率升高的风险因素

1)高病毒载量(最重要)。

2)暴露于其他性传播疾病感染(STI)(特别是那些会引起生殖器溃疡的感染)。

3)特定的性行为，如多个性伴侣、毒品影响下的性行为、不使用避孕套，以及性行为的方式——肛交风险最高(表 36.1)。

4)男性包皮环切术降低了传播的风险。

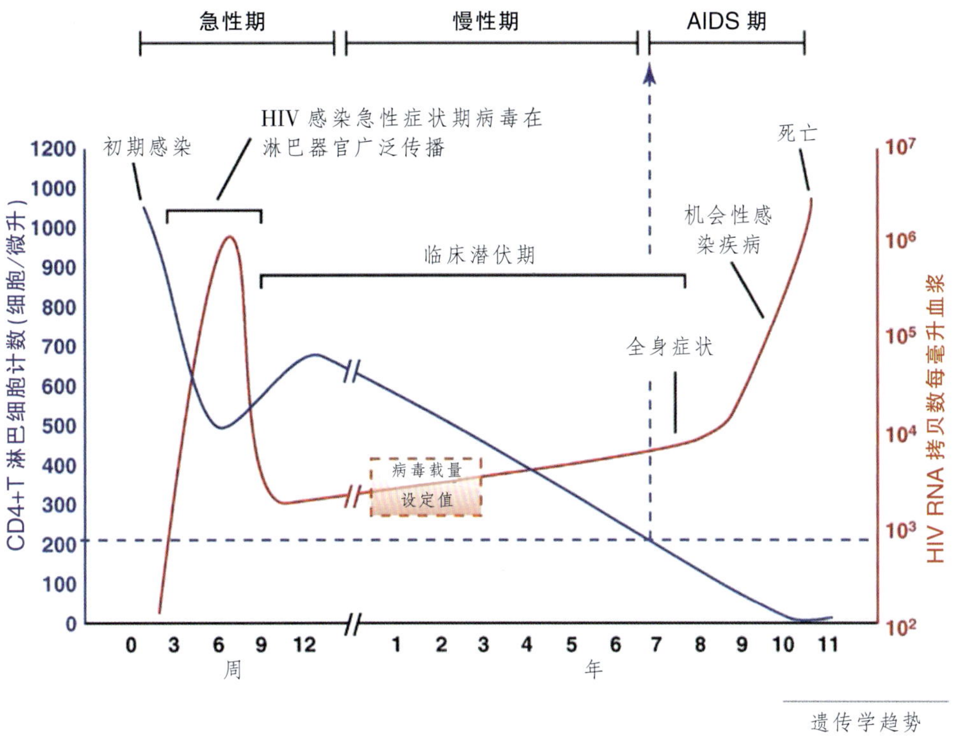

图 36.5 HIV-1 型感染的典型过程。(From Ping An and Winkler CA. Host genes associated with HIV/AIDS: advances in gene discovery. Trends Genet. 2010;26:119-131.)

2.经血传播

在撒哈拉以南的非洲以外地区，注射毒品的使用约占艾 HIV 感染的 30%。

3.母婴传播

(1)每年母婴传播造成 200 多万感染 HIV 的婴儿死亡,其中的大多数患者在撒哈拉以南的非洲。

(2)传播可以发生在子宫内、出生时或母乳喂养。

(3)使用抗反转录病毒药物几乎可以消除这种风险;然而,全世界很少有感染 HIV 的女性(25%或更少)能够获得适当的治疗。

(4)尽管存在着巨大的障碍,但在妊娠期间、分娩时和哺乳期间采用抗反转录病毒治疗，已使资源有限地区妊娠女性的母婴传播显著减少。

(5)在资源丰富的地区,这一下降幅度更大。例如,在美国,由于妊娠女性接受 HIV 检测、尽可能进行剖宫产、避免母乳喂养和获得抗反转录病毒治疗等一系列措施，垂直传播已降至 2%以下(图 36.6)。

表 36.1 按暴露途径估计感染 HIV 的行为风险[a]

暴露途径	每 100 次接触 HIV 暴露的风险
血液交换	90
共用注射吸毒针	0.67
经皮穿刺针	0.3
接受性肛交	0.5
接受性阴茎-阴道性交	0.1
插入式肛交	0.065
插入性阴茎-阴道性交	0.05
接受性口交	0.01
插入式口交	0.005
母婴传播(无母乳喂养)	30
母乳喂养 18 个月	15

[a] 性接触传播风险的估计假定没有使用避孕套。

Source: Smith DK, Grohskopf LA, Black RJ, et al. Antiretroviral post exposure prophylaxis after sexual, injection-drug use, or other nonoccupational exposure to HIV in the United States: recommendations from the U.S. Department of Health and Human Services. MMWR Recomm Rep. 2005;54(RR-2):1-20; and Kourtis AP, Lee FK, Abrams EJ, Jamieson DJ, Bulterys M. Mother-to-child transmission of HIV-1: timing and implications for prevention. Lancet Infect Dis. 2007;6(11):726-732.

急性/早期 HIV 感染

时间过程

1.如果急性感染时出现症状,通常在感染后 2~4 周出现(尽管可以观察到较长的潜伏期)。

2.症状出现的时间、严重程度和持续时间的增加与不良预后可能有相关性。

3.血清转化(针对 HIV 抗原的可检测抗体的产生)在 10~24 周内发生,病毒载量下降到设定值。

临床表现

1.约 30%的急性 HIV 感染者无症状。

2.症状类似于巨细胞病毒、EBV 或弓形虫引起的感染性单核细胞增多症。

3.当出现症状时,具有多样性和非特异性。潜在表现包括:

(1)全身症状:发热、不适、肌痛、盗汗、体重下降。

(2)淋巴结肿大,特别是毛细血管、颈部和枕部。持续性全身淋巴结肿大(PGL)是指至少两个区域的淋巴结肿大持续至少 3 个月。

(3)口咽部:喉咙痛、皮肤黏膜溃疡疼痛。

(4)皮肤:泛发性皮疹很常见。

(5)胃肠道症状:恶心、腹泻、厌食、体重下降。

(6)神经症状:头痛很常见。偶尔产生更严重的神经系统表现,如无菌性脑膜炎、急性炎症脱髓鞘性多发性神经病或多发性单神经炎。

4.发现症状很重要,可为早期诊断 HIV 提供机会。早期识别就可以早期治疗,降低疾病进展和病毒传播的风险。

长期非进展性 HIV 感染

1.少数 HIV 感染者保持较高的 CD4+ T 细胞计数和相对较低的病毒载量,而且治疗方法尚不成熟。

2.长期无进展者(LTNP)被定义为 CD4+ T 细胞计数仍>500 个细胞/微升细胞的 HIV 感染者且病毒载量<5000 个拷贝数/毫升至少持续 8 年,且未开始抗反转录病毒治疗。

3.这一群体占 HIV 感染者的 1%~5%。

4.一些长期无进展者保持 CD4+ T 细胞计数>500 个细胞/微升且病毒载量<5000 个拷贝数/毫升长达 10~15 年。

5.长期无进展者与未感染 HIV 的人相比,HIV 感染的非感染性并发症(如心血管疾病)的风险仍然较高。

6.一小部分长期无进展者被称为“精英控制者”。在不开始抗反转录病毒治疗的情况下,保持检测不出病毒载量(即血浆 HIV RNA 保持<50 个拷贝数/毫升)。

7.宿主、遗传和病毒因素的综合作用被认为与 HIV 感染的进展速度,以及是否会表现出长期的不

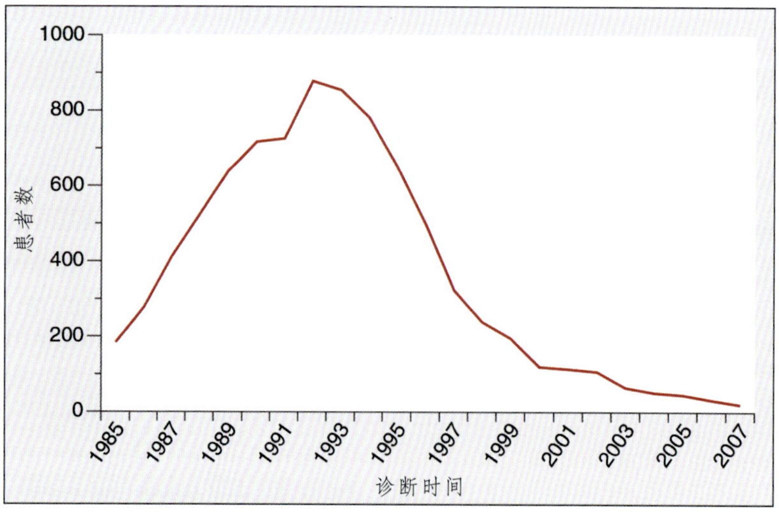

图 36.6 1985—2007 年,美国按诊断年份分布的围生期 AIDS 患者的估计数量。(Courtesy DHAP,CDC,Pediatric HIV Surveillance.)

进展有关。

诊断

检测时机

1. HIV 检测应向任何去医疗机构就诊的进入鉴别诊断阶段(见急性 HIV 感染一节)的 HIV 感染者(包括急性感染),或对任何有 HIV 感染风险的患者(见传播部分)提供和推荐。

2.建议在诊所、产前服务、终止妊娠服务、药物依赖项目,以及针对任何被诊断为肺结核、乙型肝炎、丙型肝炎或淋巴瘤患者的医疗服务中进行普遍的 HIV 检测。

诊断性检测

1.图 36.7 展示了与急性 HIV 感染相关的血清学进展。这一过程被划分为 6 大阶段,即 Fiebig Ⅰ~Ⅵ,有助于解释 HIV 感染的诊断方法。

2.目前推荐的一线检测是第四代检测,即 HIV-1/HIV-2 抗体及 p24 抗原(病毒的衣壳蛋白)的ELISA 检测。

3.由于 p24 抗原先于 HIV 抗体被发现(见图 36.7),第四代检测比仅检测 HIV 抗体(第三代检测)能更早检测出 HIV 感染。

4.第四代检测将在最初接触 HIV 的 4 周内检测出大多数 HIV 感染者。初次检测为阴性的个体应在 12 周左右进行重复检测,以排除 HIV 感染。

5.检测呈阳性的个体应接受 HIV-1/HIV-2 抗体分化试验的确证检测。如果是阴性或不确定,应进行 HIV RNA 检测(图 36.8)。

6. HIV RNA 分析(病毒载量)通常不建议作为筛查检测。

7.快检(POCT)也是可行的,即可以在数分钟内从指尖或口腔拭子样本中得出结果。然而,与第四代检测方法相比,这些方法的敏感性和特异性都有所降低,这种方法一般用于临床中立即获得 HIV 检测结果的情况下,所有的快检之后都应该再行标准化的第四代检测。

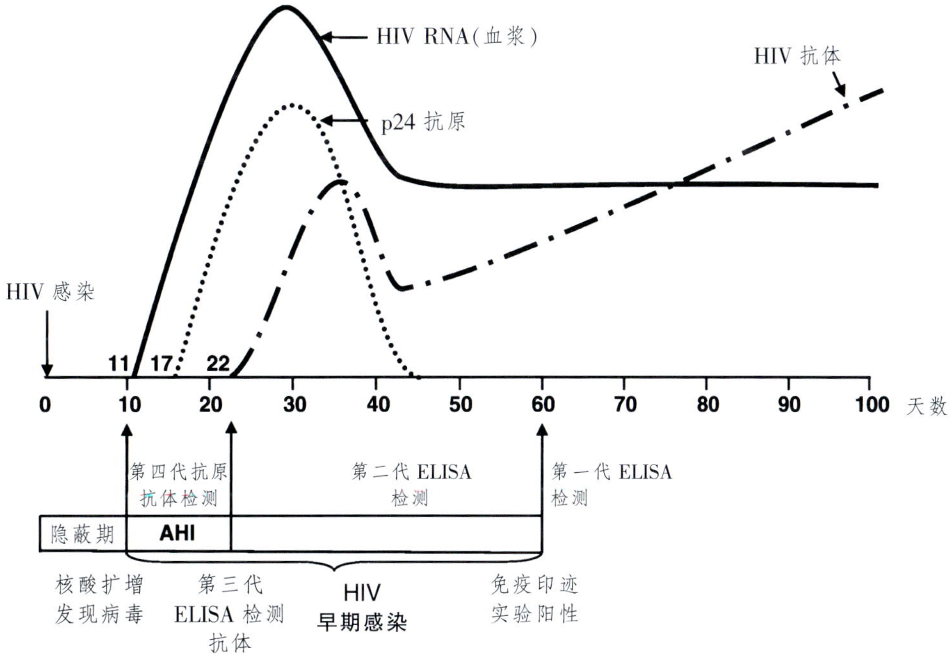

图 36.7 急性 HIV 的病毒学和血清学过程,感染的不同阶段被称为 Fiebig 6 大阶段。在第 3~8 天出现的病毒 RNA 代表第一阶段(Ⅰ期)。随后 p24 抗原在第 7~14 天呈阳性(Ⅱ期)。抗 HIV-IgM 出现在 10~17 天(Ⅲ期)。模糊的免疫印迹在 15~23 天形成(Ⅳ期)。在 47~130 天(Ⅴ期)内,建立了 p24 核心和 env 抗体(但无 p31/32 整合酶抗体)的确认模式,随后是抗 p31/32(Ⅵ期)。(From Patel P, et al. for the CDC AHI Study Group. Rapid HIV screening: missed opportunities for HIV diagnosis and prevention. J Clin Virol. 2012;54:42-44.)

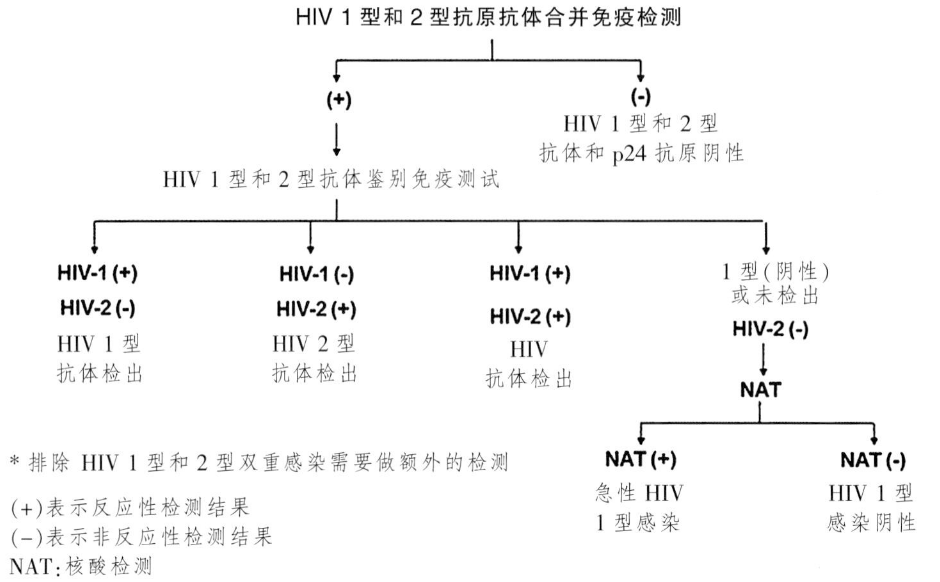

图 36.8 美国推荐的 HIV 检测方法。如果第四代试验呈阳性,则应分别进行 HIV-1 或 HIV-2 抗体确证检测。如果是阴性或不确定，应进行 HIV RNA（病毒载量）检测。(From Smith C,McFarland E. Update on pediatric human immunodeficiency virus infection. Adv Pediatr. 2016;63(1):147-171.)

预防

许多策略有助于防止 HIV 的传播，这些策略的重点是 HIV 传播的各种风险因素和机制。

1.性传播

(1)全面的性教育,鼓励减少性伴侣数量。

(2)持续使用避孕套。

(3)男性包皮环切术是减少男女 HIV 传播的有效方法。

(4)治疗和预防性传播疾病。

2.经血传播

(1)为静脉注射吸毒者提供针头交换方案,以及综合性戒毒治疗有助于降低 HIV 经血液传播的风险。

(2)血液制品和捐赠者筛查可降低输血相关传播感染的风险。

3.母婴传播

(1)母婴检测与母婴感染的有效控制。

(2)对于感染 HIV 的母亲,产前、妊娠期、分娩和新生儿期应接受抗反转录病毒治疗。

(3)感染 HIV 的母亲应尽量避免母乳喂养,除非在当地条件下不可行、不可持续或不安全。

4.对感染者的预防和干预

(1)有效的早期抗反转录病毒治疗是最有效的预防 HIV 从已知感染者身上传播的机制。

(2)应该对已知感染 HIV 的患者进行高危行为和性传播感染的筛查，并提供降低风险的服务咨询及合作伙伴咨询和转介服务。

5.暴露前后预防

暴露前后预防是预防 HIV 感染的有效手段,将在第 38 章详细讨论。

(陈沄渟 译 傅更锋 校)

第 37 章

HIV 的非感染性并发症

Latesha E. Elopre, James Henry Willig, Greer Burkholder, Bernadette Johnson, Aadia Rana
Edgar Turner Overton

神经系统并发症

1. HIV 感染相关的神经认知障碍(HAND 综合征)包括记忆力、专注力、注意力和运动技能的改变,这些改变不能归因于某一特定原因。在感染早期,HIV RNA 存在于脑脊液中,即使在病毒抑制后仍可能存在。这种持续的免疫反应可能是造成一系列神经认知障碍的原因。在神经心理学的测试、性能和功能等方面会造成三个层次的损伤,包括:无症状神经认知障碍、轻度神经认知障碍和 HIV 相关痴呆。

(1)流行病学:在开始抗反转录病毒治疗(ART)后,HIV 相关痴呆并不普遍;较轻程度的神经认知水平疾病更常见。风险因素包括年龄>50 岁和患有代谢综合征。

(2)临床表现:一般来说,HIV 相关痴呆随着时间的推移,相关症状会存在变化,包括认知缺陷、行为和情绪变化及相关运动症状。在轻度神经认知障碍中,患者主诉是记忆问题和处理信息的速度普遍减慢。总的来说,认知缺陷可以被描述为精神发育迟缓,高级执行功能受损,导致执行工具性日常活动能力下降。情绪障碍表现为从冷漠到坦率的精神疾病和幻觉。运动信号通常导致运动迟缓,但在生理上表现为反射亢进、额叶松解征和运动障碍。

(3)通过排除法进行诊断,检查可发现神经认知障碍。检查应包括对进行性多灶性白质脑病、恶性肿瘤、营养缺乏(维生素 B_{12} 缺乏)、内分泌紊乱(甲状腺或肾上腺功能障碍)、药物滥用、精神障碍或其他痴呆综合征的评估。在影像学表现方面,HIV 相关痴呆患者可出现脑萎缩。在 MRI 中,T2 加权图像上的对称性脑室周围高信号病变较为典型。在未接受抗反转录病毒治疗的患者中,非特异性脑脊液表现可能包括蛋白和脑脊液 HIV RNA 升高。

2.中枢神经系统病毒逃逸综合征一般在抗反转录病毒治疗后病毒抑制的患者出现神经认知症状时发生,此时,HIV 在中枢神经系统进行复制。大多数患者的脑脊液均产生了病毒耐药性。

治疗通常包括启动抗反转录病毒治疗。临床医生应避免使用依法韦仑。对于存在中枢神经系统逃逸综合征的患者,必须评估脑脊液 HIV RNA 的耐药性,然后根据脑脊液特征选择合适的抗反转录病毒治疗方案。

3.远端对称性周围神经病变(DSPN)是一种对称的、双侧感觉和反射减弱的病变模式,通常始于足趾,主要分布于下肢。

(1)流行病学:通常见于晚期疾病患者(CD4+ T 细胞计数<200 个细胞/微升和 HIV RNA 水平>104 个拷贝数/毫升),年龄>50 岁,存在代谢综合征和药物滥用。一直以来它也与旧的核苷反转录酶抑制剂(例如,去羟嘧啶和司坦夫定)有关。其他与远端对称性周围神经病变相关的药物包括氨苯砜、异烟肼、乙胺丁醇、奈韦拉平、沙利度胺和长春新碱。目前对于合并感染丙型肝炎的患者,其作用尚未达成共识。

(2)临床表现包括下腹麻木和四肢刺痛。体格检查可能会出现感官消退和下肢深部肌腱反射减少。上肢的症状一般继发于药物毒性。

(3)根据病史和体格检查结果做出诊断。如果报告有明显的缺陷，则需要进一步的神经传导研究或肌电图(EMG)来评估其他病因。

(4)治疗包括启动抗反转录病毒治疗和对症治疗。

4.血管性脊髓病是胸椎侧柱和后柱空泡化继而导致痉挛性截瘫、感觉丧失和尿失禁。这种情况与维生素 B_{12} 缺乏引起的脊髓病非常相似。

5.脑血管疾病在 HIV 感染者中更为常见，一般由慢性炎症继发感染和某些抗反转录病毒疗法所致；然而，这两方面的支持数据都非常少。HIV 相关血管病变由 HIV 感染引起，HIV 相关的心功能不全导致心脏栓塞和凝血障碍都可能导致缺血。HIV 相关血小板减少症(下文讨论)和(或)血管病也可能导致出血。现有证据表明，ART 的使用也可能由于内皮毒性和血管功能障碍而增加卒中风险。

皮肤病表现

1.急性 HIV 皮疹是一种典型的非瘙痒性皮疹，累及上躯干、近端肢体，并可能累及手掌和足底。在多达 50%的急性感染患者中可以看到。其通常在 1~2 周内消退(图 37.1)。

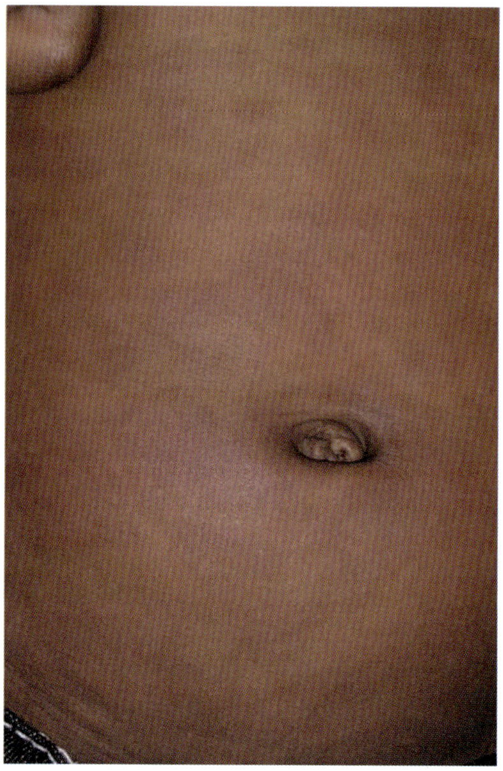

图 37.1 急性 HIV 皮疹：红斑、水肿性斑。(From Ramdial PK, Grayson W. Human immunodeficiency virus (HIV) and acquired immunodeficiency syndrome (AIDS)-associated cutaneous diseases. In：Calonje JE, Brenn T, eds. McKee's Pathology of the Skin. 4th ed. Elsevier; 2012.)

2.脂溢性皮炎在晚期 PLWH 的发病初期可能很严重，这种疾病非常常见。一般表现为皮质和面中部皮疹(图 37.2)。

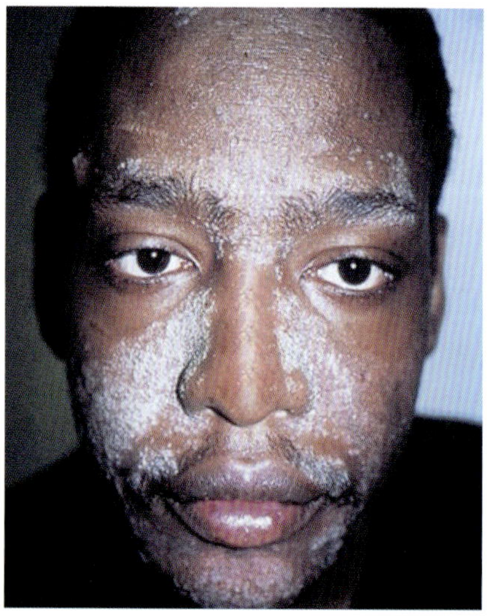

图 37.2 脂溢性皮炎。(Courtesy William D. James, MD)

(1)流行病学：脂溢性皮炎见于多达 50%的晚期 HIV 感染者。

(2)临床表现：浅粉色斑块和蜡质鳞片的皮炎通常累及面部眉毛和鼻唇沟，也可能更广泛且严重，涉及上胸、腋下和腹股沟(肌腱间区)。少见或存在轻微瘙痒，与疾病的严重程度无关。

(3)发病机制通常不同于马拉色菌感染。

(4)治疗与一般人群无区别，包括使用温和的局部类固醇、焦油洗发剂和局部真菌霜(如克霉唑或酮康唑)，以抗炎治疗为主。

3.嗜酸性毛囊炎通常见于晚期疾病患者，是一种毛囊性丘疹或脓疱的瘙痒性皮疹，主要位于皮质、面部、颈部和上胸部(图 37.3)。

(1)流行病学：嗜酸性毛囊炎没有性别差异，而且从开始抗反转录病毒治疗后就不常见了。

(2)发病机制：由于感染(细菌、糠孢子酵母或蠕形螨)或自身皮脂细胞的免疫反应。

(3)临床表现包括皮脂腺较多部位的复发性、瘙

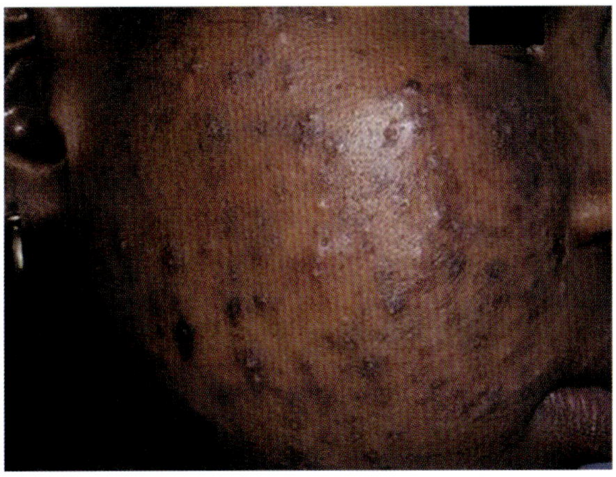

图 37.3　HIV 嗜酸性毛囊炎。面部出现许多红斑丘疹。可见脱色、脱色、色素沉着和瘢痕。(From Motswaledi M, Hendrick Visser W. The spectrum of HIV–associated infective and inflammatory dermatoses in pigmented skin. Dermatol Clin. 2014; https://doi.org/10.1016/j.det.2013.12.006.)

痒性、红色滤泡性丘疹和罕见脓疱(直径为 3~5mm)。实验室检查可能显示外周嗜酸性粒细胞增多和 IgE 水平升高。

(4)诊断是通过皮肤穿刺活检。

(5)治疗包括启动抗反转录病毒治疗(可以缓解绝大多数患者的症状)和使用局部皮质类固醇和口服抗组胺药物。

4.银屑病在 PLWH 中更常见,具有类似银色斑块样外观,在伸肌表面分布更广,并可能累及手掌、足底、腋下和腹股沟,伴有相关关节炎。治疗与一般人群无区别,可能包括使用有效的局部类固醇、紫外线照射(含或不含焦油)、免疫抑制剂(如甲氧曲酸)和维 A 酸。

5.晚期患者可能出现干燥病或严重的皮肤干燥。在晚期疾病中,皮肤增厚会导致后天性鱼鳞病。其分布广泛,但主要是在前下震颤。风险因素包括过度沐浴,治疗包括使用润肤剂和局部皮质类固醇。

6. TMP–SMZ 的药物反应在 HIV 感染者中更为常见。典型的药物反应可能在预防或治疗肺孢子虫肺炎开始后 1~2 周出现,表现为从腹股沟和压力区开始的斑丘疹/麻疹样荨麻疹,随后全身扩散。然而,更严重的表现可能包括剥脱性红皮病、固定性药疹、多形红斑和中毒性表皮坏死松解症。

7.卡波西肉瘤(见“恶性肿瘤”章节)。

内分泌疾病

1.肾上腺功能障碍可导致电解质紊乱、高血压或低血压及性激素的变化。然而,大多数患者是无症状的。以低血压和危重疾病为表现的晚期疾病患者可能需要进行评估。检查应包括标准的促肾上腺皮质激素刺激试验,高促肾上腺皮质激素水平表明原发性肾上腺功能不全是由潜在的感染浸润肾上腺所致。类固醇的使用应与一般人群相同。

(1)库欣综合征患者可给予利托那韦和鼻腔吸入氟替卡松。

(2)导致肾上腺功能障碍的感染和癌症及其他疾病,可能包括但不限于:CMV 感染、新生隐球菌感染、MAC 感染、肺结核、弓形虫病、浆体增生、肺孢子虫肺炎、组织胞浆菌、卡波西肉瘤和淋巴瘤。

2.甲状腺功能不全在 HIV 感染者中很常见,但没有足够的证据建议进行常规筛查,且大多数是无症状的。患有晚期疾病的人更有可能诊断为甲状腺功能减退,亚临床甲状腺功能减退是最常见的异常。亚临床甲状腺功能减退尤其是在服用司坦夫定[早期的核苷反转录酶抑制剂(NRTI)]的患者中更常见。Grave 病为抗反转录病毒治疗开始后 1~2 年免疫重建的结果。甲状腺机能减退和甲状腺功能亢进的治疗与一般人群无区别。

3.性腺功能障碍在感染 HIV 的患者中也很常见。

(1)男性性腺功能障碍可以是原发性的(睾丸疾病)或继发性(下丘脑或脑垂体功能障碍)的。脂肪营养不良综合征(如下所述)也可能是一个病因,该病的发病率自启动抗反转录病毒治疗后有所下降。

(2)实验室检查中血清睾酮水平低为典型特征,与晚期疾病相关,合并感染丙型肝炎的患者可服用蛋白酶抑制剂(PI)。

(3)临床特征可能包括疲劳、性欲下降、勃起功能障碍、肌肉萎缩、体重减轻和体毛脱落。

(4)诊断方法是检测 8~10h 的睾酮水平,然后对低水平的睾丸素进行游离睾酮测定。然后检查促黄体生成素和促卵泡生成素,以确定病因是原发性(水平升高)还是继发性(正常或低水平)。

(5)原发性性腺功能减退的检查应包括催乳素

水平、铁和其他反映垂体前叶功能障碍激素的评估。

(6)继发性性腺功能减退的检查应包括阴囊超声以检查机会性感染。

启动抗反转录病毒治疗可以减缓性腺衰退,如果没有明显改善,那么可以考虑睾酮替代治疗。

4.感染 HIV 的患者可出现胰腺功能障碍,表现为急性胰腺炎、糖尿病和(或)胰岛素抵抗。

(1)急性胰腺炎可能是由于单纯感染了 HIV。然而,从既往治疗来看,是由于患者使用了早期抗反转录病毒治疗方法(例如,戊二胺)和早期的肺孢子虫肺炎治疗方案(特别是双达诺宁)。

(2)糖尿病和胰岛素抵抗与一些抗反转录病毒治疗方案有关,包括 PI 和早期的方案,如司坦夫定和印地那韦。然而,单纯由 HIV 感染引起的慢性炎症也可能对胰岛素抵抗的发生起重要作用。

5. PLWH 由于钙和维生素 D 摄入不足、吸烟和低睾酮水平导致的骨矿物质功能障碍均可能导致最终的骨质减少和骨质疏松症,影响因素包括:

(1)维生素 D 缺乏症的总体报告各不相同,患病率高于一般人群。

(2)HIV 感染与促炎细胞因子增加破骨细胞活性而导致的骨密度降低相关。

(3)抗反转录病毒治疗暴露,尤其是富马酸替诺福韦酯(TDF)。与替诺福韦-阿拉芬酰胺(TAF)的相关性不强。

6.高钙血症和骨代谢增加可能是由单纯 HIV 感染、肉芽肿形成或恶性肿瘤的机会性感染引起的。在使用 TDF 的患者中,甲状旁腺素(PTH)的水平较高,反之亦然,较低水平的 25-羟基维生素 D 水平也可能有影响。TDF 的使用也与 Fanconi 综合征(下文讨论)有关,可导致低磷血症,从而导致骨软化。最后,依法韦仑与维生素 D 缺乏有关。

(1)建议所有感染 HIV 的绝经后女性和>50 岁的男性采用双 X 射线吸收扫描(DXA)进行筛查。

(2)骨质减少和骨质疏松症的治疗包括:通过检查睾酮水平、PTH、促甲状腺激素(TSH)、25-羟基维生素 D 和 24 小时尿钙来评估其他病因。否则,治疗方法不尽相同,如有需要,可补充钙和维生素 D,以及进行骨质疏松症患者的双磷酸酯治疗。对于诊断为低骨密度的患者,也建议停用 TDF。

7.骨坏死在感染 HIV 的患者中更常见,典型表现为髋关节缺血性坏死;所有关节均可能受到感染。病因是继发于骨循环不足所导致的单侧关节疼痛。通过关节 MRI 进行诊断,建议进行手术修复。风险因素包括白细胞减少、CD4+计数<200 个细胞/微升、既往骨坏死、既往骨折并伴有 AIDS 相关疾病。

8. AIDS 消耗综合征在伴有晚期疾病的 PLWH 中仍然很常见,体重减轻仍然是死亡率的预测因素。定义为体重减轻超过 3 个月的 10%以上的体重,不成比例的瘦体重减轻和身体脂肪的损失。高甘油三酯血症通常出现在实验室检查结果中。启动抗反转录病毒治疗也很重要。

9.在抗反转录病毒治疗开始之前,HIV 脂肪营养不良综合征更为常见。一系列的症状包括严重的消瘦和胆固醇水平下降,有多种表型。

(1)脂肪萎缩主要与使用早期的抗反转录病毒药物有关,尤其是司坦夫定和齐多夫定。同时使用其他类型的核苷类反转录酶抑制剂(即依法韦仑、瑞尔皮韦和蛋白酶抑制剂)也可能增加脂肪萎缩的风险。

1)临床表现包括皮下脂肪的丢失,主要为面部[颊部和(或)颞部脂肪垫]、手臂、下肢、腹部和(或)臀部。肌肉组织通常不受影响(图 37.4)。

2)通过体格检查进行诊断。

3)治疗包括转变抗反转录病毒治疗的方法。一些研究表明,在糖尿病患者中使用噻唑烷二酮是有益的。

(2)任何抗反转录病毒治疗都可能导致一定程度的脂肪堆积。最初在蛋白酶抑制剂治疗中常见,但现在已不常见。

1)临床表现包括内脏脂肪过多,脂肪与正常的皮下脂肪一起导致脂肪增多,增加腹围。脂肪堆积也可能发生在背颈区(即"水牛驼峰")、躯干和上胸部周围。这也可以在内脏器官如肝脏中看到。

2)诊断基于体格检查(男性腹围>102cm,女性腹围>88cm)。

3)治疗包括饮食、运动和 2 型糖尿病的治疗。二甲双胍是首选药物,除非患者同时存在脂肪萎缩,二甲双胍会加重病情。

(3)糖脂代谢异常与脂肪萎缩和脂肪堆积有关。

1)发病机制:脂联素水平下降见于外周脂肪萎

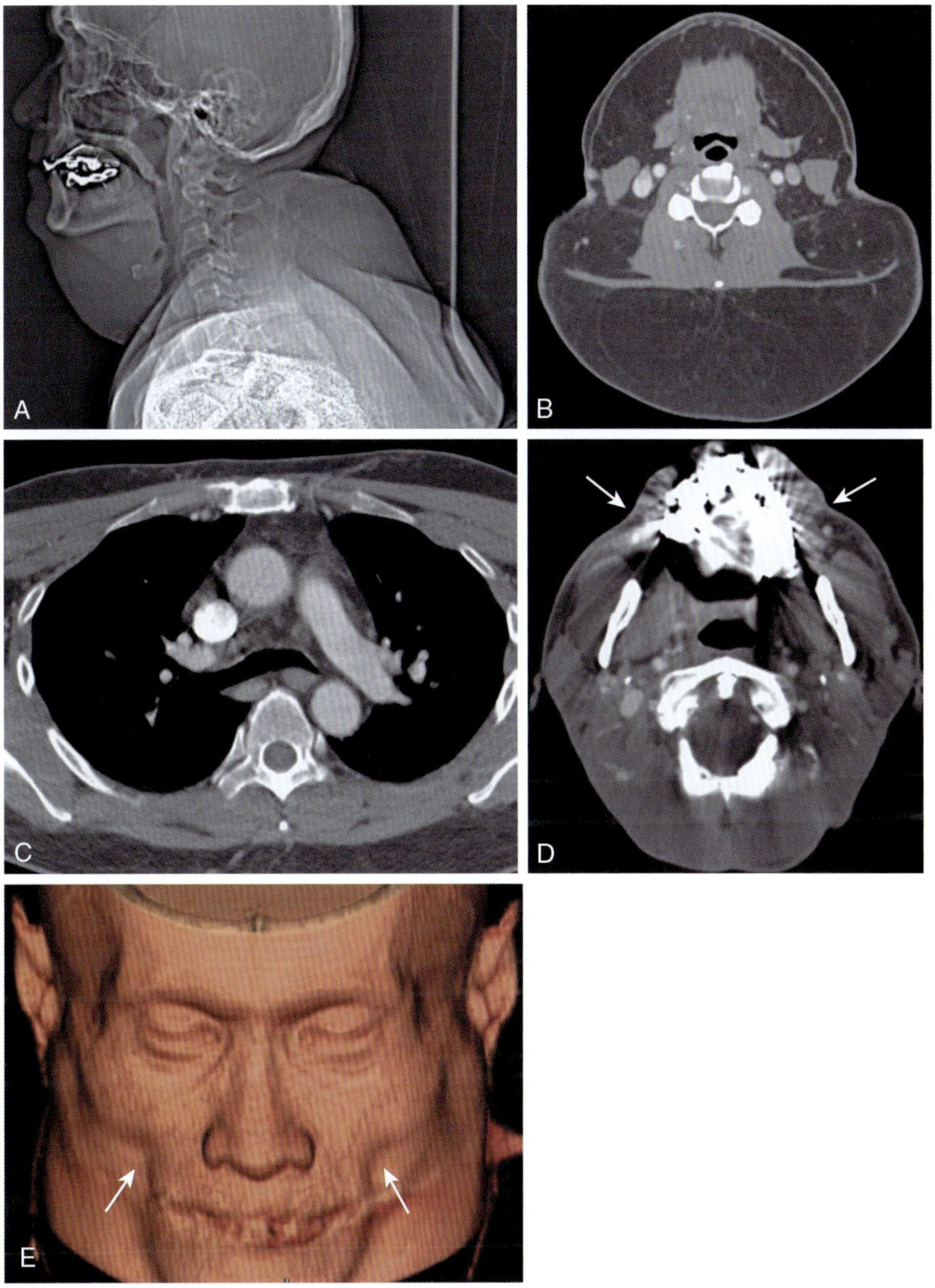

图 37.4 (A)侧位定位片显示 HIV 脂肪营养不良患者特有的颈背隆起和颈前组织突起。中颈轴位 CT 图像(B)显示突出的脂肪对邻近肌肉组织有明显的占位效应;然而,脂肪量明显与胸壁所见不成比例(C)。同一位患者的面部特征为 HIV 脂肪萎缩,轴位增强 CT(D)及面部的表面渲染图像(E)可见局灶性颧骨皮肤凹陷(箭头所示)。(From Delman BN, Weissman JL, Som PM. Skin and soft-tissue lesions. In: Som PM, Curtin HD. Head and Neck Imaging. Elsevier; 2011.)

缩或脂肪堆积的 PLWH。这与胰岛素抵抗型 2 型糖尿病有关。

2)血脂异常也与 PLWH 中的脂肪堆积有关,特别是甘油三酯升高和高密度脂蛋白降低。

血液学表现

1.贫血是晚期 HIV 感染患者最常见的血液学异常,并与死亡率增高有关。非感染性原因包括胃肠道出血、营养缺乏、恶性肿瘤，以及由于HIV感染导致的红细胞生成减少。同时，许多机会性感染可导致晚期疾病患者贫血。

(1)缺铁性贫血可引起小细胞贫血、肠道吸收不良、口服吸收不良。

(2)正常红细胞性贫血可能由慢性感染导致，如细小病毒B19和鸟分枝杆菌病。

溶血性贫血的红细胞也可能是正常的[如抗体介导的血栓性血小板减少性紫癜(TTP)、脾功能亢进和葡萄糖6-噬菌体缺乏症患者的药物毒性]。

(3)大细胞性贫血最常见的是由于骨髓抑制引起的药物副作用，尤其是齐多夫定(历史上曾被用作黏附性标志物)、司坦夫定和拉米夫定报告的病例。营养不良患者的其他病因包括甲状腺功能不全、维生素B_{12}和叶酸缺乏，应一并进行评估。

1)诊断应包括铁监测，了解铁蛋白可能因HIV感染而略有升高，会掩盖耗尽的铁储备。铁的监测通常与贫血所致的慢性病(血清铁降低、总铁结合能力降低、铁蛋白正常或升高)保持一致。如果采用骨髓抽吸术，可见正常细胞骨髓。

2)治疗取决于潜在的病因及初治患者是否开始抗反转录病毒治疗。

(4)中性粒细胞减少是指中性粒细胞绝对计数(ANC)<1500个细胞/微升，而且在被诊断为HIV感染的患者中也很常见。

1)病因可能是抗反转录病毒治疗药物和治疗机会性感染的药物，如齐多夫定、TMP-SMX、更昔洛韦和羟基脲。也可能是由于骨髓浸润所致的机会性感染(另外讨论)、病毒性感染(如细小病毒B12和EBV)和恶性肿瘤。HIV感染也可能影响正常的造血功能。

2)治疗应包括开始抗反转录病毒治疗(不包括齐多夫定)、停用相关药物、治疗可能的感染或恶性肿瘤。粒细胞集落刺激因子应仅用于因严重中性粒细胞减少而可能引起细菌感染的高危患者。

2.血小板减少症是PLWH中非常常见的疾病，随着疾病的进展，在患者中出现的频率也越来越高。分不同程度和不同病因。

(1)HIV相关性血小板减少症的表现与免疫性血小板减少性紫癜(ITP)相似。

(2)非感染性病因包括：①血小板生成减少；②血小板存活率降低。机会性感染、恶性肿瘤、药物(如肝素)和其他合并症(如肝硬化)也可能导致血小板减少。

(3)血小板生成减少是由于巨核细胞感染HIV，导致血小板在骨髓中生成减少。

(4)抗血小板抗体的存在降低了血小板的存活率，因为IgG与血小板糖蛋白复合物Ⅱb/Ⅲa和HIV包膜糖蛋白(GP 120/120)的交叉反应性。

1)临床表现包括实验室评估的血小板减少，但与免疫性血小板减少性紫癜不同，脾大也可能出现在体格检查中。

2)诊断需要排除其他病因。

3)治疗包括启动抗反转录病毒治疗和其他对症治疗。如果血小板减少在术后无改善，且患者出现症状并有治疗指征，可以考虑其他疗法，包括使用类固醇、静脉注射免疫球蛋白和抗-D免疫球蛋白。在难治性病例中，其他的治疗方法也有成功报道，包括达普松、干扰素、长春新碱和脾切除术。

(5)HIV感染者的血栓性血小板减少性紫癜在启动抗反转录病毒治疗前常见，在抗反转录病毒治疗后则较为罕见，仅发生于疾病晚期。同时与合并感染丙型肝炎有关。

1)病因尚未明确，病例研究显示只有一小部分PLWH出现TTP或溶血性尿毒综合征(HUS)，融合素-α水平同时也会下降。另一种解释可能是HIV感染内皮细胞导致血管性血友病因子释放和金属蛋白酶13清除。

2)临床表现与一般人群相同，通常为血小板减少症、微血管病性溶血性贫血(伴有分裂细胞)、终末器官损伤(典型的肾损伤)、乳酸脱氢酶升高。

3)临床诊断包括检查其他病因，如志贺毒素感染产生微生物(大肠杆菌或志贺氏菌属)。

4)目前的治疗方法包括启动抗反转录病毒治疗和针对血栓性血小板减少性紫癜的血浆置换。

3.凝血异常在HIV感染患者中也很常见，常常发展为血栓。

静脉血栓形成多见于>45岁的HIV感染者、晚期疾病(低CD4+计数和高病毒载量)、急性住院、有其他疾病或恶性肿瘤。病因可能包括：

1)存在抗磷脂抗体。

2)蛋白质 C 和 S 缺乏。

肾脏并发症

1.HIV 相关肾病(HIVAN)是节段性肾小球硬化的一种塌陷形式，在血清转化后和整个疾病进展过程中都可以看到，但在晚期疾病患者中更常见。

(1)病因可能是由于 HIV 直接感染肾脏上皮细胞或其他宿主因素导致易感性增加。

(2)流行病学:HIVAN 在非裔美国人中更常见，随着抗反转录病毒治疗的兴起发病率有所下降。

(3)临床表现包括肾病范围的蛋白尿(但程度较轻)和肾功能迅速下降，大多数患者进展为终末期肾病，需要透析。其他相关表现可能包括下肢水肿和高血压。

(4)通过肾活检诊断。

(5)治疗包括启动抗反转录病毒治疗和可能启动血管紧张素转换酶抑制剂(ACE)或血管紧张素Ⅱ受体阻滞剂(ARB)治疗。患者也应该被转诊至肾脏科进行慢性肾脏疾病的治疗。

2.免疫复合物介导的肾小球肾炎在 HIV 住院患者中已有报道，可通过肾活检代替 HIV 相关肾病诊断，包括膜性肾病、膜增生性和系膜增生性肾小球肾炎、“狼疮样”增生性肾炎肾小球肾炎、IgA 肾病和肾脏 HIV 免疫复合物疾病(HIVICK)。虽然是非特异性的，但在 PLWH 中常见的病理表现为肾小球塌陷(即毛细血管的整体塌陷)。塌陷性肾小球疾病的其他感染性病因包括细小病毒 B19 和巨细胞病毒感染。

3. Fanconi 综合征是一种原发性肾小管酸中毒，由原发性肾小管的广泛功能障碍引起，导致低钾血症和低磷血症，包括肾和磷钾消耗、肾葡萄糖尿(即使血糖正常)、肾氨基酸尿和肾小管蛋白尿。在PLWH中有报道使用 TDF 后发病。低钾血症也可导致继发性横纹肌溶解症。

4.急性肾损伤在启动抗反转录病毒治疗后发病率有所下降。老年患者伴其他并发症，如糖尿病、慢性肾病和肝病都是风险因素。在晚期疾病患者中，其可能与脓毒症相关，可导致急性肾小管坏死。许多抗反转录病毒药物也可通过肾脏清除，从而导致急性肾损伤(AKI)，包括蛋白酶抑制剂(如吲哚那韦和阿他扎那韦)和 TDF。这些并发症可以通过采用含有TAF(TDF 前药)的新方案来避免。

5.与一般人群相比，慢性肾病在感染 HIV 人群中更常见。风险因素包括合并感染丙型肝炎、CD4+细胞计数减少，以及糖尿病和高血压等其他合并症。除了常见的合并症外，病因还可能包括 HIV 相关肾病、合并感染丙型肝炎引起的肾小球肾炎和免疫复合物介导的肾小球肾炎。

心血管并发症

1.在开始抗反转录病毒治疗后，心血管疾病在老年患者中已成为非常普遍的问题，卒中、心肌梗死(MI)和心源性猝死的风险增加。风险因素包括抗反转录病毒治疗、传统的心血管风险因素(血脂异常、高血压、糖尿病和吸烟)及 HIV 感染。

(1)抗反转录病毒治疗与 MI 有关，但是一些研究也表明病毒抑制与心肌梗死风险降低有关，特别是抗反转录病毒治疗的中断与心血管疾病有关。

(2)蛋白酶抑制剂，尤其是洛匹那韦-利托那韦和印地那韦，已被证明与心血管并发症有关。

(3)阿巴卡韦与心肌梗死风险增加有关。

(4)抗反转录病毒治疗可以保持更好的血脂水平，药物包括整合酶抑制剂瑞比韦和一线核苷反转录酶抑制剂，如替诺福韦和恩曲他滨，其尚未显示出对血脂有不利影响。

(5)高血压在 HIV 感染者中也更常见。可能的原因是使用抗反转录病毒治疗>5 年，但尚未确定具体的抗反转录病毒治疗方案。其他常见的合并症也会增加心血管疾病的患病风险，包括吸烟、药物滥用、糖尿病和高脂血症。

2.局灶性心肌炎在 PLWH 的尸检中已有报道。现有资料显示，既往存在心肌炎的 MRI 表现，然而，患者通常无症状。

3. AIDS 相关心肌炎不是 HIV 感染者的常见疾病，即使在抗反转录病毒治疗兴起前也是如此。但当出现时，临床表现和治疗与一般人群相似。

4.心包炎在抗反转录病毒治疗兴起前是很常见的晚期疾病。临床体征与症状与心包积液一致，大多数患者无症状。病因通常是感染性的,可能是由于细菌感染、肿瘤和真菌感染。通常建议心包穿刺或活检进行诊断,治疗方法因病因而异。

肺部并发症

1. COPD 在有吸烟史的 PLWH 中更为常见。其通常出现在较年轻的患者中,在非裔美国人中更为普遍。可能的病因包括 HIV 感染引起的慢性炎症及抗反转录病毒治疗。

(1)临床表现和未感染 HIV 的患者相同。

(2)诊断依据肺活量测定,结果显示第一秒用力呼气量、所有呼气量和一秒率比值降低。

(3)治疗与一般人群也相同。

2. HIV 感染相关肺动脉高压在感染 HIV 人群中更常见,且随着年龄增加风险也增加。尽管进行了治疗,但通常在确诊后 1~2 年内发展为心力衰竭。

(1)发病机制:原发性肺动脉高压被认为是由 HIV-1 型感染引起的肺动脉树中外膜、细胞外基质和丛状病变等血管改变引起的。然而,继发性肺动脉高压可能是由其他合并症,如 COPD、间质性肺疾病、微栓塞药物使用、原发性高血压、慢性血栓栓塞、心脏瓣膜病所致。

(2)临床表现包括妊娠期呼吸困难、疲劳、心绞痛、晕厥前期或晕厥及周围水肿。

(3)通过心导管测量肺动脉压、心排血量和左心室充盈压进行诊断。其他表现可能包括心脏肥大伴胸部 X 线片显示中心肺动脉增大、超声心动图右轴偏移和动脉血气降低。

(4)治疗通常包括依前列烯醇、吸入前列环素、吸入伊洛前列素、波生坦和西地那非,以及启动抗反转录病毒治疗。较高的 CD4+细胞计数与较长的生存期相关。

(5)非特异性间质性肺炎(NIP)主要见于晚期 PLWH(CD4+计数<200 个细胞/微升)。在无症状的患者中也可发现与肺炎一致的组织病理学结果。

(6)流行病学:非特异性间质性肺炎的病因尚未明确,考虑到其可以在无症状人群中被发现,因此,患病率不明。

(7)临床表现包括咳嗽、发热和呼吸急促。胸部 X 线片和 CT 扫描可能正常或显示弥漫性间质浸润。

(8)需要排除其他病原体进行诊断。活检通常显示淋巴细胞聚集。

(9)治疗包括启动抗反转录病毒治疗和对症治疗。

3.淋巴细胞性间质性肺炎(LIP)与 HIV 感染和自身免疫性疾病有关。

(1)临床表现常包括弥漫性淋巴结肿大、外周血 CD8 T 淋巴细胞增多和儿童杵状指。胸片的影像学表现从正常到弥漫性肺泡、结节或间质浸润。

(2)诊断是基于排除病原体的活检。典型的淋巴细胞浸润和浆细胞。隔膜浸润可区分非特异性间质性肺炎和淋巴细胞性间质性肺炎。

(3)治疗为启动抗反转录病毒治疗,一般症状会有所缓解。

4.隐源性机化性肺炎(COP)典型特征是出现急性或亚急性流感样症状。影像学表现主要为双侧混浊,但也有结节或线状混浊。CD8+T 淋巴细胞、泡沫状巨噬细胞和肺泡灌洗液中可见中性粒细胞、嗜酸性粒细胞和肥大细胞轻度增多,表现为肺泡炎。在这种情况下,除了启动抗反转录病毒治疗外,还需要使用类固醇治疗。

胃肠道表现

1.在开始抗反转录病毒治疗后,HIV 感染相关性腹泻没有明确的感染性病因,常见的病因可能是:

(1)抗反转录病毒治疗相关腹泻多与使用传统蛋白酶抑制剂有关。即使使用固定剂量的复方制剂,单剂量抗反转录病毒治疗,在临床试验中腹泻的发病率为 8%~22%。然而,大多数患者在 8~12 周后副作用有所改善。

(2)理论上的病因包括肠上皮屏障受损和肠氯离子分泌改变引起的分泌性腹泻。

(3)HIV 肠病由 HIV 感染肠上皮细胞引起,导致胃肠黏膜丧失和通透性增加。此外,肠道传输时间加快可能由 HIV 直接损害肠道的自主神经所致。

(4)如果患者产生严重的免疫抑制,诊断应该从评估腹泻的感染性病因开始。

(5)非感染性腹泻的治疗通常涉及饮食改变和

对症治疗。对于无改善的患者,可能需要改变抗反转录病毒治疗方案。

2. PLWH 的口腔溃疡非常常见,但其病因不明。溃疡边界清楚,边缘有红斑,并随着应激而加重。通常会疼痛几周,只有当溃疡持续或不典型时,才需要进一步的活检以排除组织胞浆菌病或恶性肿瘤等。治疗通常是局部使用类固醇联合口服镇痛药物,对于整个胃肠道的广泛溃疡,可能需要口服全身性类固醇。

3.唾液腺疾病和口干症可伴或不伴唾液腺肿大,通常也累及腮腺。肿大可能由囊肿引起,但在组织病理学上常可见淋巴细胞浸润过程(与 Sjögren 综合征中 CD4+细胞占主导作用不同)。典型的治疗包括刺激唾液腺。

弥漫性间质淋巴细胞增多综合征(DILS):以 CD8+T 细胞浸润为特征的多器官病变,可表现为双侧腮腺肿大。但其也可能影响其他多个器官系统,主要表现为肺浸润性淋巴细胞性间质性肺炎,其他可能受影响的器官系统包括神经系统、肝脏、肾脏和消化道。

治疗包括启动抗反转录病毒治疗,如果无效则需要使用类固醇。

4. HIV 感染相关的非感染性胆道疾病包括非结石性胆囊炎与 AIDS 胆管病。

(1)非结石性胆囊炎多见于晚期疾病患者;然而,其通常与巨细胞病毒或隐孢子虫感染有关。

(2)AIDS 胆管病导致肝内外胆管扩张,表现为右上腹疼痛、巩膜黄疸和碱性磷酸酶升高。感染性病因在 50%的患者中并不常见,但发现时可能包括隐孢子虫病、微孢子虫病和巨细胞病毒感染。

恶性肿瘤

1.卡波西肉瘤(KS)是一种与 HHV-8 感染有关的紫红色低分化动脉瘤,在一般人群中少见,常局限于下肢。在感染 HIV 的患者中,此类皮肤癌具有很强的攻击性和侵袭性,包括晚期的胃肠道和呼吸道器官受累。然而,自抗反转录病毒治疗问世以来,患者预后良好、生存率高、疾病负担下降。

(1)流行病学:在一般人群中,KS 最常见于地中海或中欧/东欧血统的老年男性。然而,对于 PLWH 来说,KS 被认为是一种“AIDS 典型疾病”,通常见于晚期疾病的患者。

(2)临床表现:典型表现为皮肤病;然而,晚期疾病也可能存在皮肤外受累。

(3)皮肤病表现为红色或紫色的斑、丘疹或结节,大小不等,直径可达数厘米。

(4)皮肤外受累可能是呼吸系统、黏膜或胃肠道,往往需要数月至数年。然而,也有其他内脏受累的病例报道。

1)口腔受累最常见于腭部或牙龈,见于 1/3 患有 KS 的 PLWH。

2)当出现呼吸系统受累时,胸部 X 线片和胸部 CT 可能显示支气管血管周围存在结节、实变或弥漫性浸润,也可能是正常的(图 37.5),其症状可能包括咯血、气短、发热、咳嗽或胸痛。

3)胃肠道受累可能发生在没有皮肤损伤的情况下。胃肠道受累的症状可能包括梗阻、腹痛、体重减轻和腹泻。内镜检查可发现胃肠道存在出血性病变。

(5)通过组织活检可以诊断。影像学评估通常是不必要的,除非有提示性症状或相关实验室检查结果异常。内脏器官功能的初步评价包括粪便隐血检测和胸部 X 线检查。

(6)治疗一般包括启动抗反转录病毒治疗。随着抗反转录病毒治疗的启动,IRIS 可能在 2~8 周内发生,使症状恶化。如果有证据表明疾病进展迅速,并伴有内脏或呼吸系统受累,则可采用脂质体阿霉素或脂质体柔红霉素进行化疗。

2.多中心性 Castleman 病(MCD)是一种淋巴增生性疾病,其特征是与 HIV 和 HHV-8 感染及其他恶性肿瘤(包括合并 KS)有关的血管滤泡淋巴结增生。多中心性 Castleman 病表现为全身症状,包括发热、疲劳、全身淋巴结肿大、肝大、脾大和全血细胞减少。

(1)流行病学:自开始抗反转录病毒治疗后,该病在 PLWH 中的发病率有所增加。其在年龄较大(中位年龄为 50~65 岁)、CD4+计数最低值>200 个细胞/微升、非白人男性中更为常见。

(2)诊断基于肺部活检。

(3)治疗系统性疾病通常需要使用皮质类固醇。也可根据疾病的程度选择化疗、免疫治疗和放疗。当

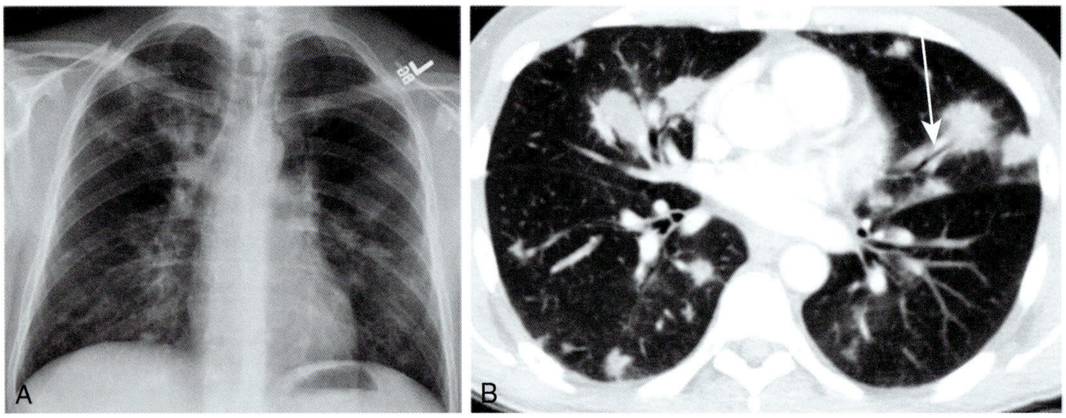

图 37.5 HIV 感染者体内的卡西波肉瘤。(A)胸片显示双侧肺门周斑片状影,边界不清;(B)同一患者的轴位 CT 图像显示多个双侧结节分布在支气管血管周围,其中一些结节可见空气支气管影(箭头所示)。(From Natcheva H. Pulmonary disease in the immunocompromised patient. In:Shepard J-AO. Thoracic Imaging: The Requisites. Elsevier; 2019.)

然,治疗的金标准包括利妥昔单抗。

3.非霍奇金淋巴瘤(NHL)被认为是 AIDS 相关性疾病,自引入抗反转录病毒治疗以来,其总发病率有所下降。通常与 HHV-8 和(或)EBV 感染伴随发生。与免疫活性宿主的弥漫性大 B 细胞淋巴瘤相比,BCL-2 的激活通常不明显。其他受影响的基因包括 P53 突变、BCL-6 失调和 c-MYC 过度表达。原发性肺淋巴瘤预后较差。

(1)流行病学:非霍奇金淋巴瘤的风险因素包括 CD4+计数<100 个细胞/微升、HIV 载量高、有家族史、未接受抗反转录病毒治疗。此外,同时感染 HIV 和乙型或丙型肝炎的患者更有可能被诊断为非霍奇金淋巴瘤。具有 CCR5-32 缺失的 PLWH 更易于被诊断。

(2)肺部受累患者的临床表现可能包括呼吸急促、咳嗽、胸痛和 B 症状(发热、体重减轻和盗汗)。

在无原发性肺部受累的患者中,实验室检查结果包括白细胞减少、贫血、血小板减少、LDH 升高。

(3)诊断需要进行组织活检,通常是通过支气管镜或经皮穿刺活检。

(4)原发性和继发性肺非霍奇金淋巴瘤的治疗方法相同。化疗方案通常包括环磷酰胺、阿霉素、长春新碱和泼尼松(CHOP)或 CHOP+美罗华(CHOP-R),同时开始抗反转录病毒治疗。

4.原发性渗出性淋巴瘤是一种罕见的非霍奇金淋巴瘤,仅发生在 PLWH 中,同时也与 HHV-8 有关。这种淋巴瘤生长在体腔(胸膜、心包和腹膜),是与肿瘤无关的淋巴瘤性渗出物。根据胸膜液的细胞学诊断。与非霍奇金淋巴瘤相比,其缺乏 BCL-2、BCL-6、RAS 和 P53 基因的突变。该病死亡率很高。

5. AIDS 相关淋巴瘤通常发生在晚期疾病患者中,通常包括:

(1)弥漫性大 B 细胞淋巴瘤:由表达 pan-B 细胞抗原的大的非典型淋巴组织组成的肿瘤。

(2)伯基特淋巴瘤:呈"星形",单形、中等大小的多核细胞内有突出的胞浆空泡。

(3)浆细胞性淋巴瘤:罕见的淋巴瘤,通常出现在口腔内,由 HHV-8 感染引起。其恶性强,预后较差。

(4)霍奇金淋巴瘤非常常见,典型的定义包括小淋巴细胞、嗜酸性粒细胞、中性粒细胞、组织细胞和浆细胞中的 Reed-Sternberg 细胞(图 37.6)。

6.原发性中枢神经系统淋巴瘤也被认为是 AIDS 相关性疾病。原发性中枢神经系统淋巴瘤可能出现意识模糊、记忆力减退、局灶性神经功能缺损、癫痫发作及 B 症状。颅脑 CT 或 MRI 显示单发或多发肿块,多发性病变多见,这与弓形虫脑炎不同。病变也可能呈环形强化及不规则或斑片状强化。与弓形虫脑炎的差别也包括更大的尺寸(通常>4cm)和不同的位置(通常不存在于后颅窝)。

(1)流行病学:中枢神经系统淋巴瘤的总发病率随着抗反转录病毒治疗的应用而下降。中枢神经系统淋巴瘤也更常见于 HIV 感染的晚期疾病患者(CD4+ T 细胞计数<200 个细胞/微升)。其预后生存

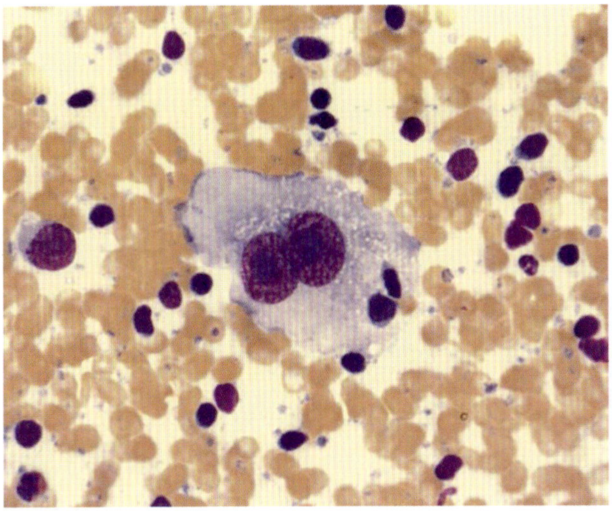

图 37.6　霍奇金淋巴瘤的淋巴结。注意放大的视野中 Reed-Sternberg 型双核淋巴细胞，背景为混合淋巴细胞群(MGG)。(From Skoog L, Tani E. Lymph nodes. In: Gray W, Kocjan G. Diagnostic Cytoathology. 3rd ed. Elsevier; 2010.)

率不同,如果接受有效治疗可达 44 个月。

(2)诊断取决于是否存在占位性病变。如果存在,则禁止行腰椎穿刺。立体定向脑活检是诊断的金标准。然而,如果血清学检测显示既往感染过肺孢子虫,且患者没有使用 TMP-SMX 进行预防,则可以考虑对肺孢子虫病进行经验性治疗。如果不存在占位,则应收集脑脊液进行细胞学检查，但只对 15%的病例有帮助。

(3)治疗通常包括使用大剂量的氨甲蝶呤。目前各方对其他化疗方案的看法各不相同，对其他疗法也没有基于证据的共识。

7.宫颈癌是 AIDS 相关性疾病。

(1)流行病学:宫颈上皮内瘤变(CIN)在 HIV 感染的女性中常见,进展为癌症的风险也高。疾病晚期的女性患病率更高,同时也更容易感染高危型的 HPV。

(2)病因学:由于感染 HIV 可引起免疫抑制,HPV 感染常不能被排除。

(3)筛查:对于子宫切除术后的女性,是否需要巴氏涂片并未达成业内共识。

(4)30 岁以下女性:宫颈细胞学筛查是必要的。建议在开始护理时(即基线检查时)和每 12 个月筛查一次，持续 3 年。如果在这段时间内结果保持正常,则随访间隔为每 3 年一次。

1)非典型鳞状细胞(ASCUS)HPV 检测阳性,阴道镜检查应在 6~12 个月内进行重复细胞学检查。

2)低级别鳞状上皮病变(LSIL)或更高级别的病变,应该进行阴道镜检查。

(5)≥30 岁的女性:无论是否联合检测 HPV 都要进行宫颈细胞学检查,应在基线检查时进行;如果结果正常,则应在 12 个月时检查 1 次,连续 3 年。然后,如上所述,每 3 年进行一次随访。

1) ASCUS HPV 检测阳性,同上管理。

2) LSIL 或更高级别的病变,同上管理。

3)如果与宫颈细胞学联合检测:

- 共同试验阴性:每 3 年进行一次宫颈癌筛查。
- 细胞学阴性,HPV 阳性:在 1 年内重复联合检测(基因型 16 或 16/18 者行阴道镜检查)。如果 1 年后出现异常,则应进行阴道镜检查。

(6)预防与治疗:对于阴道镜检查、活检显示 CIN Ⅱ/Ⅲ或持续 CIN Ⅰ的女性，消融和切除是可接受的治疗方法。如果消融后复发,则可接受冷冻手术、锥形活检或电环切除术(LEEP)切除。

(7)开始抗反转录病毒治疗与 CIN 的消退有关。

(8)如果发现浸润性癌,手术切除、化疗和放疗都是治疗的主要手段。

8.肛门癌在报告肛交的 HIV 感染者中非常常见,尤其是男男性行为者。但肛门癌的进展是 HIV 独立发挥作用还是 HPV 发挥作用仍未知。然而,存在晚期疾病的重度免疫抑制患者更有可能发生肛门上皮内病变(AIN)进而发展为肛门癌。

(1)临床表现通常包括瘙痒、直肠出血或分泌物及里急后重;然而,大多数患者无症状。

(2)筛查:关于筛查指南,目前还没有达成共识,但美国感染性疾病协会建议对以下风险人群进行细胞学筛查:男男性行为者、有肛交史或宫颈巴氏涂片异常的女性及生殖器疣患者。

(3)预防与治疗:对于任何结果异常的患者,应考虑转诊进行高分辨率直肠镜检。

(4)治疗根据大小和严重程度而有所不同:

1)小病灶(基底<1cm^2):局部使用三氯乙酸和咪喹莫特治疗。肛门内注射咪喹莫特也可用于治疗SIL。

2)较大病灶:可采用红外线凝固和肛门镜引导下病灶消融。

3)浸润性癌症包括化疗、放疗和切除。

9.与普通人群相比,肺癌在 HIV 感染的人群中更为常见。最常见的肺癌类型是腺癌,其他类型也包括小细胞癌、非小细胞癌和支气管肺泡癌。

(1)流行病学:与一般人群相比,确诊为肺癌的 PLWH 年龄通常较轻,男性较女性更常见。吸烟仍然是一个重要的风险因素,患者的 CD4+细胞计数<500个细胞/微升也是风险因素。肺癌的死亡率在 PLWH 中较高。

(2)临床表现可能包括慢性咳嗽、体重下降、呼吸急促和(或)胸痛。

(3)胸部影像学检查与肺癌类型一致,通常即可诊断。因此,存在结节或弥漫性浸润、肺门或纵隔淋巴结病变或胸腔积液的不同模式。组织学诊断需要活检。

(4)PLWH 肺癌的治疗方法和普通患者没有区别,由肺癌的类型和诊断时的分期决定。

常见 HIV 相关疾病概述

表 37.1 列出了与 PLWH 免疫缺陷相关的常见非感染性疾病。

表 37.1 免疫缺陷程度和常见的 HIV 相关疾病

免疫缺陷程度	常见的 HIV 相关疾病
重度(CD4+<200 个细胞/微升)	癌症
	肺癌
	卡波西肉瘤
	非霍奇金淋巴瘤
	原发性中枢神经系统淋巴瘤
	宫颈癌
	肺部并发症
	非特异性间质性肺炎
	淋巴细胞性间质性肺炎
	COPD
	肺动脉高压
	抗反转录病毒诱导的呼吸系统疾病
	神经系统并发症
	HIV 相关痴呆
	远端对称性周围神经病变
	血管性脊髓病
	内分泌系统并发症
	肾上腺功能障碍
	甲状腺功能减退
	男性性腺功能障碍
	艾滋病消耗综合征
	皮肤病
	脂溢性皮炎
	嗜酸性毛囊炎
	银屑病
	血液系统并发症
	血小板减少症
	艾滋病病毒相关性血小板减少症(任何 CD4+水平均可见)
	艾滋病病毒感染性血栓性血小板减少紫癜
	肾脏系统并发症
	HIVAN(任何 CD4+水平都可见)
	CKD(任何 CD4+水平都可见)
	胃肠道并发症
	艾滋病胆管病
中度(CD4+ 200~500)	癌症
	肺癌
	多中心性 Castleman 病
	神经系统并发症
	HAND
正常(CD4+>500)	癌症
	多中心性 Castleman 病
	神经系统并发症
	中枢神经系统病毒逃逸综合征
	内分泌系统并发症
	代谢综合征

CKD:慢性肾病;COPD:慢性阻塞性肺病;HAND:HIV 相关神经认知障碍;HIVAN:HIV 相关肾病。

(陈沄渟 译 傅更锋 校)

推荐阅读

1. Khoury MN, Tan CS, Peaslee M, Koralnik IJ. CSF viral escape in a patient with HIV-associated neurocognitive disorder. *J Neurovirol.* 2013;19(4):402–405.
2. Benjamin LA, Bryer A, Emsley HCA, Khoo S, Solomon T, Connor MD. HIV infection and stroke: current perspectives and future directions. *Lancet Neurol.* 2012;11(10):878–890.
3. Kibirige D, Ssekitoleko R. Endocrine and metabolic abnormalities among HIV-infected patients: a current review. *Int J STD AIDS.* 2013;24(8):603–611.
4. Warriner AH, Burkholder GA, Overton ET. HIV-related metabolic comorbidities in the current ART era. *Infect Dis Clin North Am.* 2014;28(3):457–476.
5. Yoong D, Naccarato M, Gough K. Extensive bruising and elevated rivaroxaban plasma concentration in a patient receiving cobicistat-boosted elvitegravir [published online March 1, 2017]. *Ann Pharmacother.* 2017;51(10):931–932.
6. Brecher ME, Hay SN, Park YA. Is it HIV TTP or HIV-associated thrombotic microangiopathy? *J Clin Apheresis.* 2008;23(6):186–190.
7. Clay PG, Crutchley RD. Noninfectious diarrhea in HIV Seropositive individuals: a review of prevalence rates, etiology, and management in the era of combination antiretroviral therapy. *Infect Dis Ther.* 2014;3(2):103–122.
8. Ghrenassia E, Martis N, Boyer J, Burel-Vandenbos F, Mekinian A, Coppo P. The diffuse infiltrative lymphocytosis syndrome (DILS). A comprehensive review. *J Autoimmun.* 2015;59:19–25.
9. Benifield T. *Clinical Respiratory Medicine.* 4th ed. Elsevier; 2012.
10. Letendre SL, Ellis RJ, Everall I, Ances B, Bharti A, McCutchan JA. Neurologic complications of HIV disease and their treatment. *Topics HIV Med.* 2009;17(2):46–56.

第 38 章

抗反转录病毒治疗

Jane A. O'Halloran

抗反转录病毒药物

1.目前,约有 30 种药物可用于 HIV 1 型的治疗,尽管多数药物已不再使用。

2.除了可比司他(药代动力学增强剂),其余抗反转录病毒治疗药物分为 6 大类(表 38.1)。

3.每种抗反转录病毒治疗药物均作用于 HIV 复制的特殊阶段(表 38.1)。

核苷类/核苷酸类反转录酶抑制剂

推荐药物

替诺福韦

作为核苷酸类似物,目前有两种前体药物可用:

1.替诺福韦二吡呋酯(TDF)

(1)相关不良反应有肾功能不全、Fanconi 综合征、近端肾小管病。

(2)骨密度减低、骨软化。

2.替诺福韦艾拉酚胺(TAF)

(1)口服剂量下,较 TDF 在细胞内药物浓度更高,但在血浆中浓度低且较少暴露于肾脏、骨骼及其他器官。

(2)可代替 TDF 用于 HIV 和 HBV 的治疗。目前孕产妇人群中相关使用信息不充分。

(3)对于肌酐清除率<30mL/min 的患者不推荐使用。

(4)在 HIV 合并 HBV 感染者中非持续性服用 TDF 或 TAF 将导致急性严重性肝炎病毒激增。

拉米夫定(3TC)/恩曲他滨(FTC)

1.两种药物临床上可互换,因此,不应同时开具相关处方。

2.毒性较小。FTC 可导致皮肤色素过度沉着。

3.在 HIV 合并 HBV 感染者中非持续性服用拉米夫定或恩曲他滨将导致急性严重性肝炎病毒激增。

其他药物

阿巴卡韦(ABC)

1. PLWH 的 CD4+计数>200 个细胞/微升且 HIV RNA<10^5 个拷贝数/毫升,应联用度鲁特韦。

2.过敏反应包括皮疹、发热、呼吸道症状、胃肠道症状或全身症状。

3.在 PLWH 中人类白细胞抗原 B*5701 阳性者使用风险增加。

4.有些研究中有增加心肌梗死的相关报道。

齐多夫定(AZT)

1.在 PLWH 初治患者中不推荐使用,除非是初治孕产妇患者。

2.骨髓抑制包括中性粒细胞减少症和大红细胞性贫血,而非血小板减少症。

3.血脂异常、胰岛素抵抗、糖尿病。

4.肌肉病变。

非核苷类反转录抑制剂(NNRTI)

推荐药物

在 PLWH 的初治患者中不再作为一线药物使用。对于整合酶抑制剂或者蛋白酶抑制剂不适用的患者可作为替代药物。

表 38.1　不同抗反转录病毒治疗药物的特性

	作用原理	药物代谢	毒性分级
趋化因子受体激动剂	依附于细胞表面 CCR5 受体，预防 HIV 菌株黏附 CCR5 受体或通过该受体进入机体细胞(图 38.1)	通过细胞色素 P450 超家族中的 CYP3A4 代谢	Maraviroc 是唯一一款毒性小的药物
融合抑制剂	与跨膜蛋白 gp41 结合，防止病毒粒子与细胞融合(图 38.1)	异化病毒的氨基酸组成	恩夫韦肽是唯一在注射部位产生反应的药物
核苷类反转录酶抑制剂	正常核苷类或核苷酸类结构性类似物，通过与反转录酶结合能够中止 HIV DNA 的合成(图 38.1)	包含多种药物 阿巴卡韦：酒精脱氢酶和葡糖苷酸转录酶代谢 替诺福韦二吡呋酯/拉米夫定/恩曲他滨：肾脏代谢 替诺福韦–艾拉酚胺：通过 P 型糖蛋白、组织蛋白酶 A 代谢 无细胞色素 P450 底物，不通过细胞色素 P450 诱导或抑制	乳酸血症、肝脏脂肪性变、脂肪萎缩
非核苷类反转录酶抑制剂	非竞争性结合反转录酶和封闭病毒 DNA 的聚合效应(图 38.1)	通过细胞色素 P3A4 代谢；也可被细胞色素 P450 通路抑制或激活	可引起皮疹、史蒂文斯约翰逊综合征或中毒性表皮坏死松解症
整合酶反转录抑制剂(INSTI)	与 HIV 整合酶结合，封闭 HIV 的前 DNA 与宿主细胞整合进而抑制 HIV 催化片段的转录(图 38.1)	尿苷二磷酸葡萄糖醛酸转移酶 1A1 介导的葡萄糖醛酸化 埃替拉韦(比多替拉韦分子量小)也通过细胞色素 P3A4 代谢	耐受性好，极少产生抑郁和自杀倾向
蛋白酶抑制剂	与 HIV 蛋白酶结合阻止病毒包装(图 38.1)	通过细胞色素 P3A4 代谢；也是该通路的抑制剂	血脂异常、高血糖症、胰岛素抵抗、脂肪代谢障碍

其他药物

依非韦伦

1.神经系统症状发生率>50%，包括多梦、头晕、嗜睡、失眠、幻觉、抑郁和自杀倾向。

2.动物实验中有致畸效应。现有在册记录的孕产妇中并未发现增加致畸效应风险。妊娠女性如果正在服用依非韦伦并且病毒已经得到抑制应继续坚持服用依非韦伦。

利匹韦林(RPV)

1.在 CD4+ T 细胞计数>200 个细胞/微升和 HIV RNA<10^5 个拷贝数/毫升的 PLWH 中使用。

2.一餐需摄入约 400 千卡热量(否则蛋白乳化不充分)。

3.在酸性环境中才能吸收；不推荐与质子泵抑制剂同时使用；H2 受体拮抗剂应该在服用该药物前 12h 或服用该药物后 4h 使用。

4.神经系统副作用(症状比依非韦伦轻)，可导致 QT 间期延长。

多拉韦林(DOR)

1.与其他抗病毒药物联合使用或者与替诺福韦二吡呋酯和拉米夫定制成复合制剂使用才有效。

2.相较于与其他非核苷类反转录酶抑制剂联用，单用多拉韦林不会发生药物间相关作用，并且可以与食物一起服用或单独服用。

3.与依非韦伦相比，极少发生中枢神经系统副作

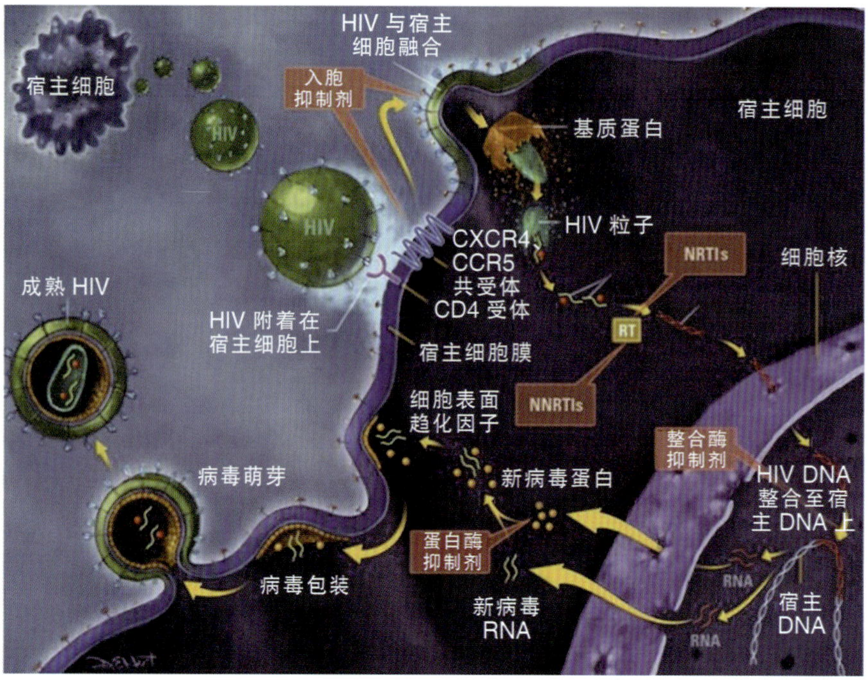

图 38.1 HIV 的生命周期:HIV 的膜蛋白 120 与 CD4+ T 细胞表面受体 CCR5 结合,或不太常见地与 CXCR4 共受体结合,是 HIV 生命周期的第一步，该结合能够使病毒进入宿主细胞。与细胞表面趋化因子受体结合后,HIV 的膜蛋白 120/41 发生构象上的变化,导致一个发夹样结构形成,该结构能够促进细胞膜与病毒粒子的融合。一旦进入细胞质,病毒的 RNA 运用病毒编码的反转录酶进行反转录形成双链 DNA 结构,并被转运到核内。一旦进入核内,在病毒整合酶作用下,病毒双链 DNA 整合至宿主染色体 DNA 中。新合成的病毒 RNA 随着结构蛋白和酶一起包装成病毒粒子。病毒粒子之后被释放到细胞外环境中。最终有感染性的病毒粒子需要结构蛋白被 HIV 蛋白酶切割。(Courtesy of David H. Spach, MD, University of Washington.)

用,具有很好的脂溶性。

整合酶抑制剂

推荐药物

雷特格韦(RAL)

1.最初只需一天服用两次。目前建议每天服用一次(每日一次的剂量不建议在孕产妇及服用利福平的患者中使用)。

2.存在肌酸激酶升高、肌无力、横纹肌溶解等不良反应。

度鲁特韦(DTG)

1.与雷特格韦或埃替拉韦相比,较难产生耐药性。

2.如果之前存在整合酶抑制剂耐药,要求一天服用两次。

3.多价阳离子(包括 Ca^{2+}、Fe^{2+}、Zn^{2+},以及含有这些离子的抗酸药)能降低该药的有效性,在给药时间上要特别注意。

4.应该避免在有妊娠意愿的女性中使用,如果已经使用，在有生育潜力的初产妇中需确保进行适当的计划生育,因为服用度鲁特韦的孕产妇中,婴儿神经管畸形的发生率持续增加。

双特格拉维(BIC)

1.每天使用一次,不需要增加次数。

2.像度鲁特韦一样,具有很强的耐药性屏障,对大多数整合酶抑制剂的耐药性变体具有活性。

3.通过肝脏的 CYP3A4 和尿苷二磷酸葡萄糖醛酸转移酶 1A1 系统代谢消除。

其他药物

埃替拉韦(ETG)

1.仅在固定剂量下与其他药物联合使用才有效。

2.需药代动力学增强剂或促进剂,目前与可比司他制成联合制剂使用。注意药物之间的相互作用。

蛋白酶抑制剂

推荐使用利比司他或可比司他加强蛋白酶抑制剂的效果。

推荐药物

达芦那韦(DRV)

含有磺胺类药物 50%的结构，但磺胺类过敏的 PLWH 可以使用。皮疹发生率为 10%。据报道，曾发生多形性红斑、史蒂文斯-约翰逊综合征或中毒性表皮坏死松解症。

其他药物

阿扎那韦(ATV)

1.肾结石、胆结石、PR 延长。

2.间接性高胆红血素血症的临床症状不明显，但 PLWH 在容貌方面难以接受。

3.人体处于酸性环境才能吸收；不推荐与蛋白酶抑制剂联用。

4.可能不使用激动剂比使用激动剂更好；但与替诺福韦联用必须使用激动剂。

入胞抑制剂(非常规使用)

趋化因子受体类似物

马拉维罗克(MVC)

1.目前是此类唯一的药物，在具有双重/混合或 CXCR4 嗜性的 HIV 1 型感染者中不推荐使用。

2.整体耐受性良好。

融合抑制剂

恩夫韦地(T20)

日前唯一可用的融合抑制剂。仅限于每天两次注射使用。

不常使用的抗反转录病毒药物

表 38.2 为不经常使用的抗反转录病毒治疗药物的副作用。

抗反转录病毒治疗的内容、时机和原因

HIV 感染管理指南，尤其是抗反转录病毒治疗不断地变化。实时更新的指南能从以下网址获得：https://aidsinfo.nih.gov/guidelines 或 https://www.iasusa.org/guidelines。

抗反转录病毒治疗的时机

1.推荐所有的 HIV 感染者(不考虑 CD4+ T 淋巴细胞含量)进行抗反转录病毒治疗以降低发病率和死亡率，同时也能防止 HIV 传播。

2.评估 PLWH 开始抗反转录病毒治疗的及时性与教育感染者一旦开始治疗就应持续性治疗同样重要，这样能够最低限度地减少抗反转录病毒治疗耐药性的进展。

抗反转录病毒治疗的内容(表 38.3)

当选择抗反转录病毒治疗方案时，有一系列因素需要考虑，包括：

1.有效性。

2.耐药基线特征。

3.机体耐受性。

4.长期药物毒性。

5.药物间相互作用。

6.便利性(药品负担、剂量及频率)。

7.合并感染 HBV。

治疗失败的原因

抗反转录病毒治疗方案失败的原因总结在表 38.4 中。

改变治疗方案的时机

1.病毒学失败(无法达到或维持 HIV RNA<200 个拷贝数/毫升)。

(1)当 PLMH 正在服用失败的方案或停药 4 周内，需要进行耐药性检测。

表 38.2　不经常使用的抗反转录病毒药物的副作用

抗反转录病毒药物	缩写	相关副作用
核苷类反转录酶抑制剂		
地达诺新	DDI	胰腺炎、周围神经病
司坦夫定	d4T	脂肪代谢障碍、周围神经病、乳酸中毒、胰腺炎
齐多夫定	AZT	贫血、肌肉病变、脂肪代谢障碍
非核苷类反转录酶抑制剂		
地拉夫定	DLV	每天 3 次
依曲韦林	ETR	皮疹；仅用于实验性治疗
奈韦拉平[a]	NPV	肝毒性(CD4+计数女性>250 个细胞/微升，男性>400 个细胞/微升)
蛋白酶抑制剂		
膦沙那韦	FPV	史蒂文斯-约翰逊综合征
茚地那韦	IDV	肾结石
洛匹那韦/利托那韦	LPV/r	腹泻
奈非那韦[a]	NFV	在中度及重度肝脏疾病中易产生肝毒性，仅抑制蛋白酶抑制剂
沙奎那韦[a]	SQV	心律失常
替拉那韦[a]	TPV	颅内出血、肝毒性
入胞抑制剂		
恩夫韦地(融合抑制剂)	T20	注射部位反应
马拉韦罗(CCR5 类似物)	MVC	肝毒性先于严重皮疹或系统性过敏反应

[a] 低病毒活性。

(2)新的治疗方案应该至少包含 2 种活性药物，最好是 3 种。

(3)不建议在失败的方案中增加一种新药。

2.在病毒已经得到抑制但 CD4+T 淋巴细胞恢复差的 PLWH 中强化抗反转录病毒治疗或改变抗反转录病毒治疗方案并无益处。

抗反转录病毒治疗的耐药性

1.在美国，5%~15%的 PLWH 的基线耐药检测中发现传播性耐药，非核苷类反转录酶抑制剂耐药突变是最常见的突变。

2.基于目前的流行耐药情况，指南推荐对所有即将开始抗反转录病毒治疗的 PLWH 开展常规的蛋白酶抑制剂和反转录酶突变位点检测。只有在对整合酶抑制剂耐药性病毒传播高度关注的情况下，才建议对整合酶抑制剂的突变进行评估。

3.只有复制的病毒才能产生耐药性。当 PLWH开始抗反转录病毒治疗时，病毒开始复制，产生足够数量的关键耐药突变需要克服药物产生的抗 HIV 的活性，通常被称为耐药性的“遗传屏障”。

4.突变命名由一个数字和两个字母组成：

野生型氨基酸 ⟶ M184V ⟵ 突变型氨基酸

↓

密码子位置

5.在没有药物选择压力的情况下，先前选择的突变可能消失或“存档”，当抗反转录病毒治疗开始后才变得明显。

6.深度测序能够识别那些少见或者仅在低病毒载量下存在的耐药性突变。

耐药突变检测

1.基因型耐药检测

(1)寻找与特定 HIV 药物相关的病毒基因突变。

(2)在第一次和第二次病毒学治疗失败后有效。

(3)需要解释。HIV 耐药性数据库可协助解释：https://hivdb.stanford.edu/。

(4)比表型耐药检测更便宜，更容易进行。

表 38.3 初始抗反转录病毒治疗患者的基本方案

大多数 PLWH 的推荐初始治疗方案
整合酶抑制剂加 2 个核苷类反转录酶抑制剂
双特格拉维/替诺福韦艾拉酚胺/恩曲他滨
度鲁特韦/阿巴卡韦/拉米夫定
度鲁特韦加替诺福韦二吡呋酯/恩曲他滨或替诺福韦艾拉酚胺/恩曲他滨
雷特格韦加替诺福韦二吡呋酯/恩曲他滨或替诺福韦艾拉酚胺/恩曲他滨
在某些临床情况下推荐的初始治疗方案
加强的蛋白酶抑制剂加 2 个核苷类反转录酶抑制剂(增加激动达芦那韦较增加激动阿扎那韦好)
达芦那韦/可比司他或达芦那韦/利托那韦加替诺福韦二吡呋酯/恩曲他滨或替诺福韦艾拉酚胺/恩曲他滨
阿扎那韦/可比司他或阿扎那韦/利托那韦加替诺福韦二吡呋酯/恩曲他滨或替诺福韦艾拉酚胺/恩曲他滨
达芦那韦/可比司他或达芦那韦/利托那韦加阿巴卡韦/拉米夫定(仅人类白细胞抗原-B*5701 阴性)
非核苷类反转录酶抑制剂加 2 个核苷类反转录酶抑制剂
多拉韦林加替诺福韦二吡呋酯/拉米夫定或多拉韦林加替诺福韦二吡呋酯/恩曲他滨
依非韦伦/替诺福韦二吡呋酯/恩曲他滨或依非韦伦加替诺福韦艾拉酚胺/恩曲他滨
利匹韦林/替诺福韦二吡呋酯/恩曲他滨或利匹韦林/替诺福韦艾拉酚胺/恩曲他滨 (如果 HIV RNA<10^5 个拷贝数/毫升和CD4+T淋巴细胞>200 个细胞/微升)
整合酶抑制剂加 2 个核苷类反转录酶抑制剂
雷特格韦加阿巴卡韦/拉米夫定(仅人类白细胞抗原 B*5701 阴性)
埃替拉韦/可比司他/替诺福韦二吡呋酯/恩曲他滨或埃替拉韦/可比司他/替诺福韦艾拉酚胺/恩曲他滨
当阿巴卡韦、替诺福韦艾拉酚胺或替诺福韦二吡呋酯不能使用时的治疗方案
度鲁特韦加拉米夫定
多拉韦林/利托那韦加雷特格韦每天 2 次(如果 HIV RNA<100 000 个拷贝数/毫升和 CD4+T 淋巴细胞>200 个细胞/微升)
多拉韦林/利托那韦加拉米夫定

Source: Adapted from US DHHS guidelines. Last Updated October 25, 2018.

2.表型耐药检测

(1)在存在抗反转录病毒治疗的情况下测量病毒复制。

(2)可能对治疗经验丰富且基因型检测发现携带多重耐药突变的 PLWH 的治疗更具有指导意义。

(3)比基因型耐药监测昂贵。

表 38.5 提供有关特定突变的更多信息。

药物间相互作用

表 38.6 概述了常见的抗反转录病毒药物间相互作用,图 38.2 展示了其药代动力学机制。

1.药代动力学促进剂(催化剂)

(1)"催化"是用一种药物来抑制代谢抗反转录病毒治疗药物的酶。

(2)目前有两个激动剂可用:利托那韦,一种低剂量使用的蛋白酶抑制剂(病毒抑制不充分);可比司他,该药物没有抗病毒活性。

(3)两种药物是潜在的 CYP3A4 的抑制剂;但其对其他细胞色素酶和葡萄糖醛酸转移酶有不同作用,也对药物转运产生影响。因此,所有利托那韦相关的相互作用不能外推至可比司他。

特别注意事项

暴露前预防(PrEP)

1.在潜在的 HIV 感染前采取抗反转录病毒治疗可防止感染。

2.建议作为众多措施的一部分,以防止存在潜在

表 38.4 治疗失败的原因

抗反转录病毒治疗方案相关因素
病毒效力不足
药代动力学受损,如吸收不良
药物间相互作用
特定饮食要求
低遗传耐药性障碍
HIV 相关因素
治疗前更高的 HIV RNA 水平
先前存在的耐药性
基于向性的药剂对病毒的无活性
合并 HIV-2 型感染
既往治疗失败
患者相关因素
因药物不良反应而产生的耐受性
药品经济负担
服药频率
获得 HIV 相关关怀和抗反转录病毒治疗途径
心理因素
物质滥用和精神健康障碍

感染风险的性活跃成年人和静脉注射毒品者感染HIV。

3.在暴露前预防开始之前,需进行 HIV 阴性状态的记录和急性感染的评估。

4.还建议对肾功能和乙型肝炎情况进行基线评估。

5.性行为发生前后或发生后每天口服 TDF/恩曲他滨。

6.建议在暴露前预防实施期间定期进行 HIV 和性传播疾病检测。在服用 TDF/恩曲他滨期间每 6 个月监测一次肾功能。

7.其他用于暴露前预防的口服抗反转录病毒药物,包括替诺福韦-艾拉酚胺、长效注射抗病毒药物、微生物杀菌剂和目前正在评估审查中的抗反转录病毒外用制剂。

暴露后预防(PEP)

非职业暴露

1.从已知 HIV 阳性来源获得的高风险暴露(性途径或共用针具),在暴露出现的 72h 内。

2.来自不明 HIV 状态来源的高风险暴露必须进行个体化评估。

3.包含三种抗病毒药物的治疗方案需连续服用 28 天。

(1)首选方案:TDF/恩曲他滨加雷特格韦或度鲁特韦。

(2)替代方案:TDF/恩曲他滨加达芦那韦/利托那韦。

职业暴露

1.对暴露进行评估,包括体液类型(有传播风险的血液或血迹液体或生殖器分泌物)、体液量,以及暴露时间。

2.如果暴露源是 HIV 阴性的,暴露后的预防并不强制要求,除非担心急性感染。

3.接触 HIV、HBV 和 HCV 的医护人员应检测血清基线。

4.抗反转录病毒治疗应尽快开始。

5.包含 3 种抗病毒药物的治疗方案需连续服用 28 天。

6.首选方案:TDF/恩曲他滨加雷特格韦或度鲁特韦。

7.应对暴露者在基线、6 周、12 周和 4 个月时采用第四代 HIV-Ag/Ab 联合免疫分析检测法检测 HIV 感染情况。如果阴性,检测应该延长至 6 个月。

急性 HIV 感染

1.急性 HIV 感染推荐抗反转录病毒治疗,以减轻症状和降低传播风险。

2.到目前为止,关于急性 HIV 患者 ART 启动的长期临床、病毒学或免疫学益处的可用数据有限。

3.根据标准指南选择治疗方案。如果基线基因型不可用,则应启动基于蛋白酶抑制剂或度鲁特韦的方案。

妊娠女性的抗反转录病毒治疗

1.建议所有妊娠女性预防 HIV 的母婴传播。

2.那些耐受性良好、完全抑制性的抗反转录病毒治疗方案(包括基于依非韦伦的治疗方案)的产前女性应继续其现有的治疗方案。

表 38.5　值得注意的突变位点

突变位点	针对性耐药	评价
核苷类反转录酶抑制剂		
TAMS(胸苷类似物突变)	齐多夫定	对所有核苷类反转录酶抑制剂敏感性下降
1 型: M41L、L210W、T215F/Y 2 型: D67N、K70R、K219Q/E	司坦夫定	1 型胸苷类似物突变对 TDF、去羟肌苷和阿巴卡韦的影响较 2 型胸苷类似物突变大
M184V/I	拉米夫定	对拉米夫定和恩曲他滨高度耐药
	恩曲他滨	对阿巴卡韦的药物敏感性下降
		对 TDF 和齐多夫定的药物敏感性上升
K65R	TDF	对 TDF 高度耐药
	阿巴卡韦	对阿巴卡韦、去羟肌苷和司坦夫定的药物敏感性下降
	去羟肌苷	对齐多夫定药物敏感性上升
	拉米夫定少见	
T69 插入型	去羟肌苷	对 TDF、阿巴卡韦、去羟肌苷和胸苷类似物高度耐药
	司坦夫定	对拉米夫定和恩曲他滨的药物敏感性降低
Q151M	去羟肌苷	对阿巴卡韦、去羟肌苷和胸苷类似物高度耐药
	齐多夫定	对拉米夫定和恩曲他滨的药物敏感性降低
		对 TDF 低水平耐药
L74V	阿巴卡韦	对去羟肌苷高度耐药
	去羟肌苷	对阿巴卡韦药物敏感性下降
		对 TDF 和齐多夫定药物敏感性上升
非核苷类反转录病毒抑制剂		
K103N	依非韦伦	对依非韦伦和奈韦拉平高度抑制
	奈韦拉平	瑞匹韦林和依曲韦林依旧保持药物敏感性
Y181C	奈韦拉平	对奈韦拉平高度抑制
		对依非韦伦、瑞匹韦林、依曲韦林(所有非核苷类反转录病毒抑制剂都受影响)的药物敏感性下降
E138K	瑞匹韦林	对瑞匹韦林药物敏感性下降,与 K101E 突变位点联合,能导致含有瑞匹韦林的治疗方案失败
整合酶抑制剂		
Q148R	雷特格韦	对雷特格韦、埃替拉韦高度抑制
	埃替拉韦	如使用,确保使用杜鲁特韦每天 2 次
N155H		对雷特格韦、埃替拉韦高度抑制
		与 Q148R 突变位点联合出现,对杜鲁特韦和双特格拉维的药物敏感性下降
蛋白酶抑制剂(抑制通常由累积的突变引起,而非点突变引起)		
I50L	阿扎那韦	对阿扎那韦高度抑制
		对其他类型蛋白酶抑制剂药物敏感性升高

3.对未经治疗的 HIV 感染者或 HIV RNA >500个拷贝数/毫升的感染者应进行耐药性检测。

4.在未经治疗的 HIV 感染女性患者中,开始ART方案建议由两个核苷类反转录酶抑制剂和一个蛋白酶抑制剂或整合酶抑制剂组成。

首选药物包括:

表 38.6 常见抗反转录病毒药物间相互作用

他汀类	
辛伐他汀或洛伐他汀不要与蛋白酶抑制剂合用	
阿托伐他汀	从最低的可能剂量开始服用
匹伐他汀	无须调整剂量，但应监测副作用
普伐他汀	不依赖细胞色素3A4代谢。避免和达芦那韦/利托那韦联用
瑞舒伐他汀	从最低的他汀类可能剂量开始服用
抗抑郁药/抗焦虑药	
应适当监测药物反应和滴度	
苯二氮䓬类	蛋白酶抑制剂可增加苯二氮䓬类的血药浓度，应小心使用
安非他酮	蛋白酶抑制剂和依非韦伦可降低血药浓度，可比司他可能增加血药浓度，监测机体反应
舍曲林	蛋白酶抑制剂和依非韦伦可降低血药浓度，可比司他可能增加血药浓度，监测机体反应
抗酸类药物	
阿扎那韦和利匹韦林需要酸性环境才能被吸收	
质子泵抑制剂类药物	不推荐阿扎那韦和利匹韦林与其联用
H2受体拮抗剂	服用阿扎那韦或利匹韦林>10h后服用H2受体拮抗剂
抗惊厥药	
苯妥英钠	蛋白酶抑制剂可降低血药浓度。考虑替代抗惊厥药物
卡马西平	与蛋白酶抑制剂联合使用增加卡马西平的血药浓度并降低蛋白酶抑制剂的血药浓度
苯巴比妥	蛋白酶抑制剂的血药浓度持续下降
拉莫三嗪	与蛋白酶抑制剂联用可降低血药浓度。滴定测量拉莫三嗪剂量效应
抗真菌药物(唑类)	
唑类药物与蛋白酶抑制剂和非核苷类反转录酶抑制剂之间有显著的相互作用关系	
伊曲康唑	伊曲康唑与蛋白酶抑制剂或可比司他联合使用可能导致伊曲康唑或蛋白酶抑制剂的血药浓度增加，应该监测伊曲康唑的血药浓度来调整药物剂量
泊沙康唑	泊沙康唑可增加阿扎那韦血药浓度，应监测副作用
伏立康唑	伏立康唑的血药浓度随着阿扎那韦使用而下降。伏立康唑禁止与标准剂量的依非韦伦联用
板蓝根	数据较少。与蛋白酶抑制剂和非核苷类反转录酶抑制剂之间存在潜在相互作用
吸入性、鼻内和关节内类固醇	
患医源性库欣综合征风险	
氟替卡松-布地奈德-莫米松	禁与利托那韦增强蛋白酶抑制剂和可比司他联用
曲安奈德	禁与利托那韦增强蛋白酶抑制剂和可比司他联用
抗分枝杆菌	
利福霉素是P型蛋白颗粒的诱导剂。替诺福韦-艾拉酚胺不能作为P型蛋白颗粒的底物	
利福平/利福喷汀	禁止与含有蛋白酶抑制剂、埃替拉韦/可比司他的治疗方案联用，马拉维罗克、度鲁特韦和雷特格韦要求每天2倍的剂量。除依非韦伦外，其他非核苷类反转录酶抑制剂禁用。在接受依非韦伦治疗的患者中密切监控HIV RNA拷贝数
利福布汀	如果与蛋白酶抑制剂联用，减少利福布汀使用剂量。如果与非核苷类反转录酶抑制剂联用，增加利福布汀使用剂量。避免与埃替拉韦/可比司他联用，与雷特格韦和度鲁特韦联用，剂量无须调整
激素类避孕药	
炔雌醇炔诺酮	
左炔诺孕酮	如果口服避孕药含有至少35μg的炔雌醇，蛋白酶抑制剂的激动剂应该避免使用，即使可以使用阿扎那韦

(待续)

表 38.6(续)

其他种类药物	
美沙酮	蛋白酶抑制剂可降低美沙酮的血药浓度,如有必要需进行血清滴度监测
草药制剂	圣约翰草可降低蛋白酶抑制剂的血药浓度,不应两者同时服用
多价阳离子制剂	多价阳离子制剂药物应该在服用整合酶抑制剂之前 2h 或者之后 6h 服用
磷酸二酯酶 5 型抑制剂	与蛋白酶抑制剂联用可增加血药浓度,初始服用剂量尽量小并监测副作用发生情况

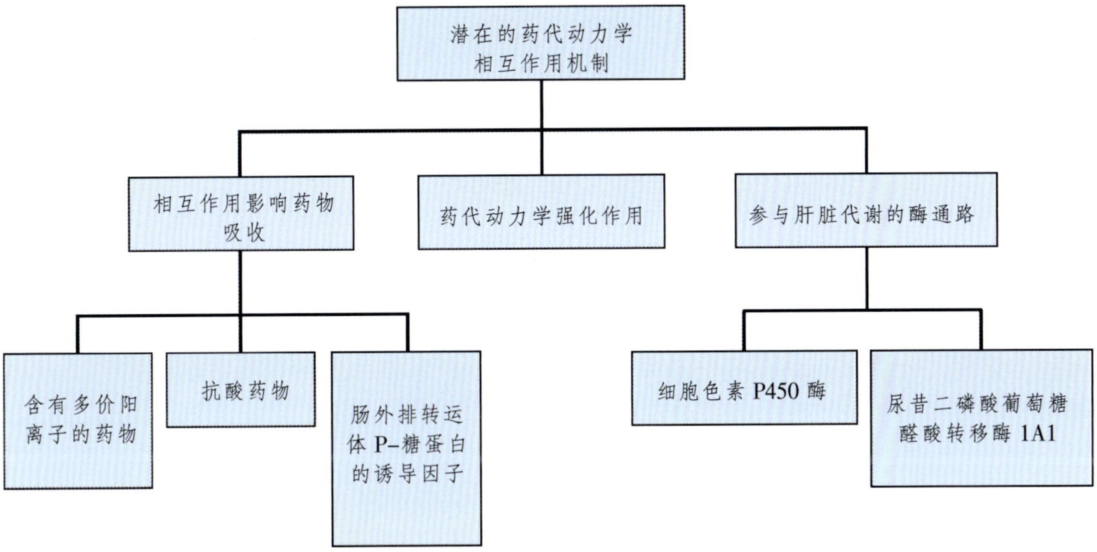

图 38.2 潜在的药代动力学相互作用机制。

(1)核苷类反转录酶抑制剂:阿巴卡韦、TDF、拉米夫定或恩曲他滨。替诺福韦-艾拉酚胺相关数据不充分。

(2)蛋白酶抑制剂:推荐利托那韦加增强型阿扎那韦或达芦那韦;奈非那韦可作为替代药物。因为在孕产妇中没有相关数据,应避免使用可比司他。

(3)整合酶抑制剂:雷特格韦,每天 2 次。在孕产妇中,度鲁特韦作为指南推荐的替代药物使用;但是,最新数据表明妊娠女性中服用度鲁特韦增加了胎儿神经管畸形的发病率,这促使监管部门在 2018 年 5 月正在考虑建议 HIV 感染女性妊娠期避免服用度鲁特韦,并确保在已知妊娠前已经服用度鲁特韦的女性中适当开展的计划生育。

5.在即将生产的 HIV 女性感染者中如果 HIV RNA >1000 个拷贝数/毫升,应静脉注射齐多夫定,但如果妊娠期间 HIV RNA≤1000 个拷贝数/毫升且已经接受抗反转录病毒治疗的女性,不推荐静脉注射齐多夫定。

6.对于分娩前 HIV RNA>1000 个拷贝数/毫升的女性,建议在妊娠 38 周时安排剖宫产。

HIV-肺结核合并感染

1. HIV 合并感染并不改变肺结核治疗的推荐方案;但是需要考虑药物间相互作用。

2.在 HIV 感染合并肺结核感染的人群中,抗反转录病毒治疗时机依赖于 CD4+T 淋巴细胞水平。

(1)在 CD4+T 淋巴细胞计数<50 个细胞/微升的人群中,在开始肺结核治疗的 2 周内开始抗反转录病毒治疗。

(2)在 CD4+T 淋巴细胞计数>50 个细胞/微升的人群中,推迟至 8~12 周开始抗反转录病毒治疗。

3.抗反转录病毒治疗和肺结核治疗在患有免疫

重建炎症综合征情况下应该继续进行。

HIV-乙型肝炎合并感染

1.当考虑对 HIV 进行治疗时,应该建立一个充分治疗这两种病毒的方案。最佳的乙型肝炎治疗应该包括两种活性药物,而 HIV 需要三种活性药物治疗。

2.抗反转录病毒治疗药物含有抗 HBV 活性的药物包括:拉米夫定、恩曲他滨和替诺福韦(包括替诺福韦二吡呋酯和替诺福韦-艾拉酚胺)。

3. HBV 治疗药物恩替卡韦对 HIV 有一定的抑制作用。恩替卡韦单药治疗 HIV 和 HBV 合并感染可引起拉米夫定/恩曲他滨耐药性增加,应予以避免。

HIV-丙型肝炎合并感染(表 38.7)

1. HIV/HCV 合并感染人群应与 HCV 单纯感染人群一样进行治疗和再治疗。

2.评估 HCV 治疗和抗反转录病毒治疗药物间的相互作用十分必要。

HIV 2 型感染

1.在 HIV-2 中没有关于抗反转录病毒治疗最佳时机的研究;但是一致认为治疗应该在临床进展前开始。

2.本质上对非核苷类反转录酶抑制剂和恩夫韦地耐药。

表 38.7 常用抗反转录病毒治疗与丙型肝炎首选治疗的适用性

	雷迪帕韦/索非布韦	索非布韦/维帕他韦	艾尔巴韦/格作匹韦	格拉卡匹韦/哌仑他韦	索非布韦/维帕他韦/伏西瑞韦
阿巴卡韦	√	√	√	√	√
拉米夫定	√	√	√	√	√
恩曲他滨	√	√	√	√	√
TDF	√ 监测 TDF 的毒性	√ 监测 TDF 的毒性	√	√	√ 监测 TDF 的毒性
替诺福韦-艾拉酚胺	√	√	√	√	√
阿扎那韦/利托那韦或阿扎那韦/可比司他	√*	√*	×	×	×
达芦那韦			×	×	√*
依非韦伦	√*	×	×	×	×
利匹韦林		√	√	√	√
雷特格韦	√	√	√	√	√
度鲁特韦	√*	√	√	√	√
埃替拉韦/可比司他	× 不与 TDF 联用 可与替诺福韦-艾拉酚胺联用	√*	×	√*	√*

* 如果与 TDF 联用,需监测 TDF 的毒性。

(史灵恩 译 傅更锋 校)

第 39 章

HIV 引起的机会性感染

James Cutrell, Anand Athavale

定义

AIDS：HIV 感染的晚期阶段被定义为 CD4 计数<200 个细胞/微升（CD4%<14%）或者在 HIV 感染的基础上被诊断为 AIDS 相关疾病（框 39.1）。

HIV 相关机会性感染（OI）：在 PLWH 中，由于存在免疫抑制使一些感染更容易出现或更严重，称为 HIV 相关机会性感染。

IRIS：感染 HIV 的患者在免疫重建过程中出现的临床表现，主要表现为在开始抗反转录病毒治疗后经历更严重的 HIV 相关机会性感染，或者出现以前从未被诊断的机会性感染。

一级预防：在出现 HIV 相关机会性感染之前采取预防措施防止机会性感染出现。

二级预防：在开始紧急抗反转录病毒治疗后为了预防机会性感染而采取的治疗措施或长期维持治疗。

流行病学

1.未经治疗的 HIV 感染的主要特征是随着 CD4 计数的下降而出现进行性免疫抑制，进而增加机会性感染的风险。

2.在广泛使用联合抗反转录病毒治疗前，机会性感染是 HIV 相关发病率和死亡率升高的主要原因。

3.在 20 世纪 90 年代早期，运用化学药物和疫苗接种可更好地对机会性感染进行诊断和管理，能够提高 HIV 感染者的生存率。

4.从 1996 年开始，联合抗反转录病毒治疗的广泛使用进一步降低了 HIV 感染者机会性感染的发病率和死亡率。

5.即使抗反转录病毒的治疗疗效显著，在美国三类人群中，机会性感染持续导致较高的发病率和死亡率。

（1）人们不了解自身的感染状况（占美国所有

框 39.1　在成人或青少年中筛查 AIDS 相关疾病

1.支气管、食管、气管或肺部念珠菌病
2.浸润性宫颈癌
3.播散性或肺外球虫病
4.肺外隐球菌病
5.慢性肠道隐孢子菌病（>1 个月）
6.慢性肠道囊虫病（>1 个月）
7.巨细胞病毒、视网膜炎、肺炎或胃肠道疾病
8.单纯疱疹病毒、慢性溃疡（>1 个月）、肺炎、食管炎
9.播散性或肺外组织胞浆菌病
10.卡波西肉瘤
11.伯基特型淋巴瘤、免疫母细胞型淋巴瘤或原发性中枢神经系统型淋巴瘤
12.任何部位的结核分枝杆菌感染、肺部结核、播散性肺结核或肺外结核
13.播散性或肺外鸟分枝杆菌复合体或堪萨斯分枝杆菌感染
14.其他或未知种类的播散性或肺外分枝杆菌感染
15.吉罗维肺孢子菌肺炎
16.肺炎复发
17.进行性多灶性白质脑病
18.复发性沙门氏菌脓毒症
19.脑弓形虫病
20. HIV 消瘦综合征
21. HIV 相关脑病

PLWH 的 25%),使其更容易发生机会性感染。

(2)携带 HIV 的患者抗反转录病毒治疗或预防性抗微生物感染治疗的依从性较差。

(3)携带 HIV 的患者在进行抗反转录病毒治疗后被判定为病毒学或者免疫学治疗失败。

6.机会性感染以原发感染或者激活潜伏感染的形式出现。

7.发展成特定机会性感染的关键性决定因素是机体的免疫状况(主要基于 CD4 计数)。

(1)肺结核、细菌性肺炎、带状疱疹、口腔念珠菌感染、KS 和淋巴瘤甚至出现在 CD4>200 个细胞/微升的患者中。

(2)肺孢子菌肺炎、进行性多灶性白质脑病(PML)和食管念珠菌病通常出现在 CD4<200 个细胞/微升。

(3)脑弓形虫病、隐球菌病和粟粒性肺结核通常出现在 CD4<100 个细胞/微升的人群中。

(4)播散性 MAC 与 CMV 性脉络膜视网膜炎通常出现在 CD4<50 个细胞/微升的患者中。

诊断

1.考虑到机会性感染在 AIDS 患者中广泛存在,必须积极进行微生物学或组织病理学诊断, 以指导靶向治疗的同时限制毒性。

2.重要的是,PLWH 可能同时出现多种机会性感染。另外,必须同时考虑到 PLWH 进展为社区或医院获得性非机会性感染或非感染性相关疾病。

3.通过患者既往史[关注抗反转录病毒治疗和化学药物预防性治疗的依从性、现阶段 CD4 水平、HIV 病毒载量、病毒载量变化趋势、既往的机会性感染情况、所处地理位置、暴露史(例如,性行为史、旅居史、环境暴露史等)]和体格检查(关注眼底、皮肤、黏膜、肛门生殖器、淋巴结和神经学检查)往往能够为机会性感染的诊断提供最初的线索。

4.系统性方法可确保鉴别诊断和检查捕获最可能的病因。图 39.1 提供了基于临床症状进行诊断的方法。

5.组织病理学和组织或骨髓穿刺活检培养在疑似播散性机会性感染或血液学受累的患者中具有诊断价值。

治疗

1.常见的机会性感染的具体治疗建议如下。

2.虽然追求病因诊断,但是根据患者的临床表现(如脓毒症、脑膜炎)或高预测性的特异性诊断(如患者有吞咽困难、鹅口疮和 CD4<50 个细胞/微升)进行经验性治疗可能是必要的。

3.在机会性感染的治疗中,应关注药物毒性的叠加效应、耐受性和与抗反转录病毒治疗药物间相关作用,以及其他需要特别关注的问题。指南中全面的药物相互作用和不良反应表有指导意义,也可以咨询 HIV 方面的专家。

4.重要的药代动力学/药效学考虑因素包括基于体重的剂量、肾脏和肝脏剂量调整、药物吸收和代谢。

5.避免机会性感染复发的关键是启动和维持为恢复免疫功能而进行的有效的抗反转录病毒治疗。

6.急性机会性感染者的抗反转录病毒治疗时机:一般来讲, 有急性机会性感染且没有进行过抗反转录病毒治疗的患者应该在 2 周内开始抗反转录病毒治疗,此建议在一项 AIDS 患者的临床试验研究(A5164)中被证明有利于提高感染者的生存率(肺结核除外)。

(1)没有进行有效治疗的机会性感染患者(如隐孢子菌病、微孢子菌病和进行性多灶性脑病)应尽快开始抗反转录病毒治疗以促进免疫重建。

(2)中枢神经系统中发生机会性感染的患者,(如肺结核或隐球菌性脑膜炎)应延迟进行抗反转录病毒治疗,因为严重的免疫重建炎症综合征有造成颅内压升高的风险。

(3)非脑膜肺结核感染:在 CD4<50 个细胞/微升的肺结核 HIV 双重感染者中, 抗反转录病毒治疗开始时间应在抗肺结核治疗开始的 2 周内进行; 而在 CD4>50 个细胞/微升的肺结核 HIV 双重感染者中,抗反转录病毒治疗开始时间应为开始抗肺结核治疗的 8 周内。

(4)必须进行包括药物不良反应、药代动力学和患者持续进行抗反转录病毒治疗意愿的临床评估。

7.对于伴有急性机会性感染且已经开始抗反转录病毒治疗的患者,除非药物吸收、不良反应或药物

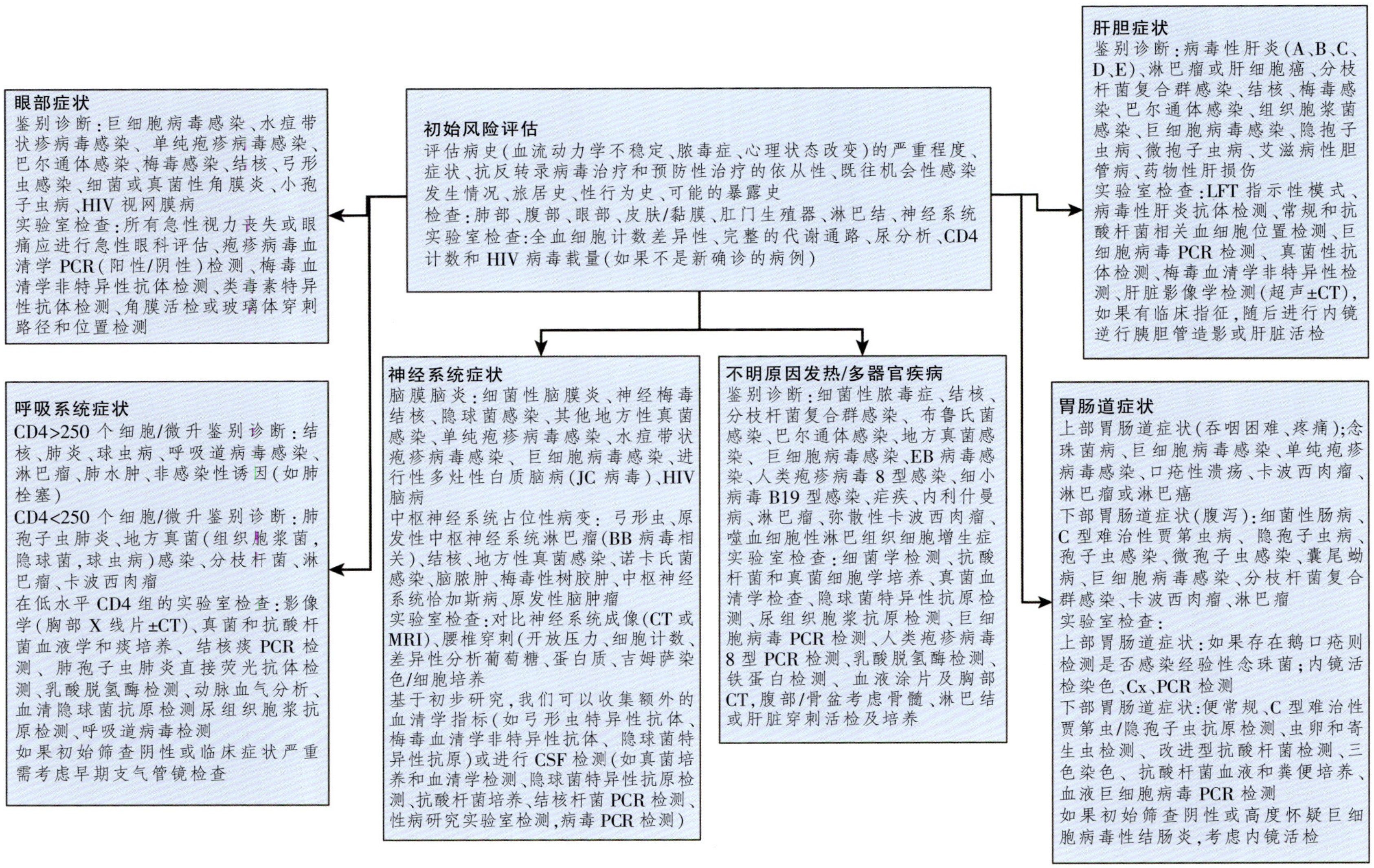

图 39.1 HIV 感染者疑似机会性感染的系统性分析方法。

间相互作用影响急性机会性感染的治疗，否则抗反转录病毒治疗不需要停止。

预防

1.预防HIV相关机会性感染的最重要策略是早期诊断和在出现明显免疫抑制前开始抗反转录病毒治疗。

2.具有里程碑意义的START试验明确提出：与CD4<350个细胞/微升开始抗反转录病毒治疗相比，不考虑CD4计数直接开始抗反转录病毒治疗能够显著减少患者死亡，严重AIDS相关或无关疾病的发生率为75%，而这些疾病主要由预防AIDS相关的机会性感染和恶性肿瘤引起。

3.抗微生物预防性治疗无论是作为一级预防（预防机会性感染发生）或作为二级预防（预防机会性感染再次发生）都是一种非常有效的辅助预防策略，与预防机会性感染的指南一致（表39.1）。

4.适当的免疫接种应遵循特定的HIV标准疫苗接种时间表。重要的是，减毒活疫苗（麻疹、腮腺炎、风疹、水痘和带状疱疹）不适合CD4<200个细胞/微升的感染者接种。

5.在指南中，预防性咨询也应该考虑性暴露史、注射毒品史、环境暴露史、宠物、食物和水相关暴露史，以及旅居史等情况。

表39.1 机会性感染的常见一级预防措施

机会性感染	一级预防指征	药物	间断性预防
肺孢子菌肺炎	CD4<200个细胞/微升 或CD4%<14% 或口咽念珠菌病	口服TMP-SMX DS或SS，每天1次 替代方案[a]： 口服TMP-SMX DS，每周3次 口服氨苯砜100mg，每天1次 口服阿托瓦库内1500mg，每天1次 雾化喷他脒通过雾化器300mg，每天1次	CD4>200个细胞/微升持续3个月
弓形虫病	弓形虫特异性免疫球蛋白（IgG）阳性且CD4<100个细胞/微升	口服TMP-SMX DS，每天1次 替代方案： 口服氨苯砜200mg加乙胺嘧啶75mg加亚叶酸25mg，每周1次 口服阿托瓦库内1500mg加乙胺嘧啶25mg加亚叶酸10mg，每天1次	CD4>200个细胞/微升持续3个月
肺结核分枝杆菌感染（即治疗潜伏性肺结核感染）	无活动性肺结核但潜伏肺结核筛查阳性，或密切接触者感染肺结核（不考虑筛查结果）	口服异烟肼300mg加吡哆醇25~50mg，每天1次 替代方案： 口服异烟肼900mg，每周2次（通过DOT）加吡哆醇25~50mg，每天1次 口服利福喷汀（以体重定剂量）加异烟肼900mg加吡哆醇50mg，每周1次[b]	完成潜伏性感染治疗

TMP-SMX DS or SS：甲氧苄啶-磺胺甲恶唑双倍或单倍剂量；DOT：直接观察疗法。

[a] 弓形虫血清阳性的患者应接受抗两种病原体的肺孢子菌肺炎预防，而那些正在接受弓形虫病治疗的患者不需要额外的PCP预防。

[b] 利福喷汀为基础的方案只能用于依非韦仑或雷替格拉韦为基础的方案联合阿巴卡韦/拉米夫定或TDF/恩曲他滨。

主要机会性感染概述

真菌性感染

肺孢子菌肺炎(见第 27 章 423 页)

概述及临床表现

1.肺孢子菌肺炎是由无处不在的肺孢子菌通过新感染或潜伏感染所引起的。

2.抗反转录病毒治疗和化学性药物预防前，约80%进展至 AIDS 阶段的 HIV 感染者出现肺孢子菌肺炎。

3.发病率已显著下降但仍旧是最常见的机会性感染之一。

4.风险因素：CD4<200 个细胞/微升、口腔念珠菌病史或肺孢子菌肺炎病史。

5.临床表现：亚急性呼吸困难、发热、干咳和胸膜性胸痛。

6.检查显示运动性氧饱和度降低和弥漫性干啰音。

诊断

1.胸部 X 线片表现从正常到典型的双侧蝶形毛玻璃间质浸润(图 39.2)。非典型表现包括结节、水疱、囊肿或不对称性疾病，但胸腔积液或空洞不常见。

2.在 PLWH 中出现自发性气胸应高度怀疑肺孢子菌肺炎。

3.高分辨率 CT 显示即使在正常的胸部 X 线检查下也会出现磨玻璃样病变。

4.乳酸脱氢酶>5g/L 是常见但非典型性表现。

5.检测并记录低氧血症程度，肺泡动脉氧梯度的动脉血气检测对患者的分型及是否需要辅助类固醇治疗很重要。

6.最终诊断需要用银、吉姆萨或 DFA 对呼吸道标本进行染色，并对生物体进行显微镜观察(图39.3)。痰标本的敏感性仅为 60%，而支气管镜检查和支气管肺泡灌洗或经支气管活检的敏感性>90%。

7. 1,3-β-D-葡聚糖在肺孢子菌肺炎中升高，但非特异性，因此，阳性检测结果参考意义不大，但阴性检测结果有很高的阴性预测价值。

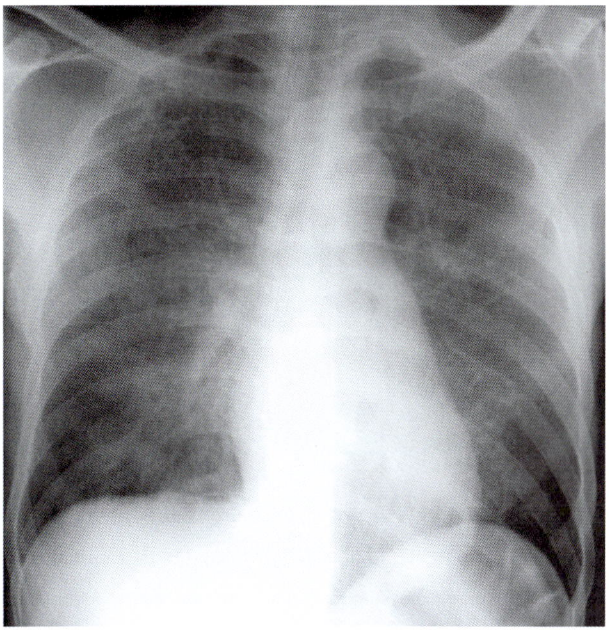

图 39.2　胸部 X 线片显示肺孢子菌肺炎导致弥漫性双侧肺门周围浸润。(Courtesy Dr. Joel E. Fishman, University of Miami.)

治疗和预防

1.一线治疗药物是 TMP-SMX，需治疗 21 天。根据严重程度列出治疗建议详见表 39.2。

2.辅助性皮质类固醇治疗被推荐用于室内空气氧分压<70mmHg 或肺泡动脉氧梯度≥35mmHg 的患者。

3.肺孢子菌肺炎临床症状改善中位数时间为 6~8 天，超过该时间应该考虑治疗失败并调整治疗方案。

4.葡萄糖-6-磷酸脱氢酶缺乏症应在使用氨苯砜或伯氨喹替代方案前排除，因为存在溶血性贫血的风险。

5.需要入住 ICU 和机械通气的患者死亡率高达60%。

6.在诊断为肺孢子菌肺炎且尚未开始抗反转录病毒治疗的患者中，抗反转录病毒治疗应在两周内开始。

7.一级预防标准见表 39.1。类似方案的二级预防应无限期给予或直到 CD4>200 个细胞/微升并持续 3 个月以上。

8.分枝杆菌复合群感染的常规预防在 CD4<50 个细胞/微升且已启动抗反转录病毒治疗的患者中不再

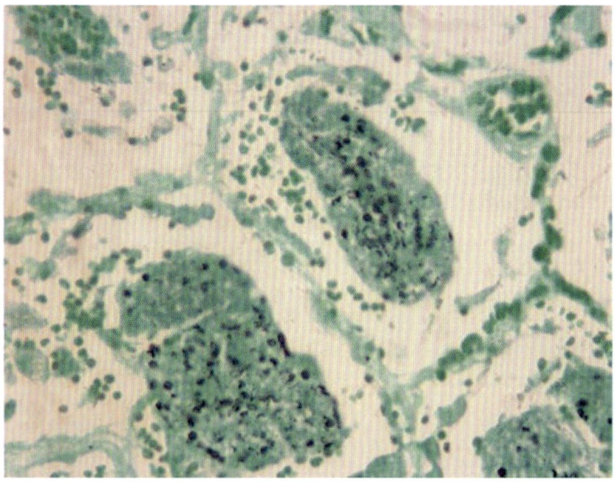

图 39.3 肺组织活检吉姆萨染色显示的杰氏肺囊虫。(From Harris K, Maroun R, Chalhoub M, Elsayegh D. Unusual presentation of pneumocystis pneumonia in an immunocompetent patient diagnosed by open lung biopsy. Heart Lung Circ. 2012;21(4):221-224. © 2011 Australian and New Zealand Society of Cardiac and Thoracic Surgeons and the Cardiac Society of Australia and New Zealand.)

推荐。

隐球菌病(见第 27 章 419 页)

概述和临床表现

1.在世界范围内,隐球菌病是 PLWH 最常见的全身性真菌感染疾病。

2.新生隐球菌是最常见的物种而盖伊隐球菌见于太平洋西北部和澳大利亚。

3.在抗反转录病毒治疗出现前,5%~8%的PLMH发展为播散性隐球菌病,现其发病率已经大幅下降。

4.多数出现在 CD4<100 个细胞/微升的 HIV 感染者中;其他风险因素包括暴露于鸟类排泄物,尽管鸟类排泄物在环境中无处不在。

5.临床表现:亚急性脑膜脑炎伴发热、头痛、嗜睡、精神状态进行性改变。脑膜炎仅见于少数 HIV 感染者。

6.播散性疾病可累及任何对疾病有偏好的器官,如肺、皮肤(类似软体动物的脐状病变;图 39.4)、骨骼和前列腺。PLWH 的中枢神经系统受累必须排除所有非典型性表现。

诊断

1.腰椎穿刺(LP)的脑脊液分析典型表现为蛋白质升高、低于正常的血糖水平、淋巴细胞增多。脑脊液细胞计数低或正常是预后不良的标志。

2.应测量开放压力(OP),60%~80%的病例≥25mmHg。OP 升高需要连续进行大容量(25~30mL)的脑脊液引流以减少 ICP 升高引起的并发症。其他措施,如类固醇、甘露醇或乙酰唑胺的治疗则无效。

3.诊断金标准是隐球菌脑脊液培养呈阳性。

4.在 PLWH 中通过胶乳凝集法或侧流法检测血

表 39.2 肺孢子菌肺炎的治疗方案

疾病严重程度	最佳疗法	替代疗法
轻度到中度肺孢子菌肺炎(可口服,室温下氧分压>70mmHg)	口服 TMP-SMX 双倍剂量两片,每 8h 1 次	口服伯氨喹 30mg,每天 1 次加克林霉素 450mg,每 6h 1 次 口服阿托瓦库内 750mg,每天 1 次
中度到重度肺孢子菌肺炎(急性起病,不可口服,室温下氧分压>70mmHg 或肺泡动脉氧梯度≥35mmHg)	静脉注射 TMP-SMX (每剂 5mg/kg 甲氧苄啶当量)每 6~8h 1 次,一旦临床症状改善转为口服	静脉注射喷他脒 4mg/kg,每天 1 次(滴注>60 min) 口服伯氨喹 30mg,每天 1 次加静脉注射克林霉素 600mg,每 6h 1 次

补充说明:

1.所有治疗持续 21 天,之后开始二级预防直到 CD4>200 个细胞/微升并持续 3 个月以上。

2.皮质类固醇治疗的适应证包括室温下氧分压<70mmHg 或肺泡动脉氧梯度>35mmHg。泼尼松剂量梯度:40mg,每天 2 次,口服 5 天,之后 40mg,每天 1 次,口服 5 天,之后 20mg,每天 1 次,口服 11 天。

3.静脉注射喷他脒会引起严重的副作用,包括胰腺炎、肾毒性、低血糖、低血压和心律失常。

TMP-SMX,甲氧苄啶-磺胺甲噁唑。

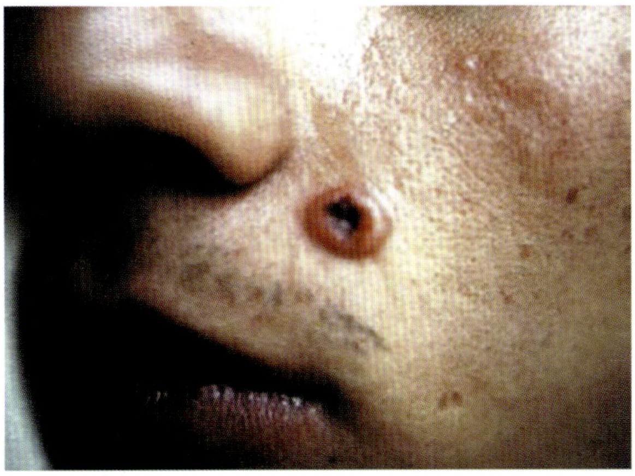

图 39.4　继发于新生隐球菌的结节性脐状皮肤病变。(From Negroni R. Disseminated cryptococcosis with a nodular ulcerated skin lesion in an AIDS patient. Clin Dermatol. 2012;30(6):599–609.)

清或脑脊液中的隐球菌抗原具有高敏感性和特异性,可用于快速筛查和诊断。

治疗和预防

1.脑膜炎和其他肺外部位的治疗分为 3 个阶段:诱导期(2 周)、巩固期(8 周)和维持治疗期(至少 12 个月)。

(1)诱导期:既往虽然使用过两性霉素 B 脱氧胆酸盐(静脉注射 0.7~1.0mg/kg,每天 1 次)进行治疗,越来越多的证据表明,两性霉素 B 的脂质制剂同样有效,而且肾毒性较低。经典的治疗方案是两性霉素 B 脂质体[3~4mg/(kg·d)静脉注射]加 5–氟胞嘧啶(5–FC)100mg/(kg·d),分 4 次口服,至少持续 2 周,直到临床症状改善且持续腰椎穿刺脑脊液培养阴性。

(2)添加 5–氟胞嘧啶可更快地对脑脊液进行灭菌并减少复发,但需要药物监测以避免骨髓毒性(给药后 2h 的峰值<100μg/mL)。

(3)对于两性霉素 B 不耐受的患者,可选择联合氟康唑 400~800mg 加 5–氟胞嘧啶诱导 4~6 周。

(4)巩固期:氟康唑 400mg,每天 1 次,连续使用 8 周为佳。

(5)维持治疗期:氟康唑 200mg,每天 1 次,至少使用 1 年,并且无限期持续或直至抗反转录病毒治疗>3 个月患者的 CD4>100 个细胞/微升且未检测到 HIV 病毒载量。

2.其他肺外或严重的肺隐球菌病应进行治疗,如脑膜炎;轻度至中度孤立性肺动脉瘤应口服氟康唑 400mg,每天 1 次至少持续 12 个月。

3.在隐球菌性脑膜炎患者中,抗反转录病毒治疗开始的时间存在争议,但指南建议在服用抗真菌药物 2~10 周内开始抗反转录病毒治疗并密切监测免疫重建炎症综合征。

4.由于疾病流行率低,一级预防在美国并不推荐,一些专家建议使用血清铬银含量检测,在新诊断的 CD4<100 个细胞/微升的 HIV 感染者中筛查无症状感染者。

5.阳性筛查结果则提示进行真菌血培养和脑脊液检测,如果血培养和脑脊液检测结果也呈阳性则需要进行脑膜炎治疗。如果脑脊液检测呈阴性,无症状抗原血症患者每天需口服氟康唑 400mg,直至CD4>100 个细胞/微升并持续 3 个月以上。

念珠菌病(见第 27 章 425 页)

概述和临床表现

1.口咽念珠菌病是 PLWH 中最常见的机会性感染,而且是关键的免疫抑制指标(这类感染者通常 CD4<200 个细胞/微升)。

2.白色念珠菌是世界上最常见的菌种,但念珠菌的种类也正在增加,尤其是使用过抗真菌药物的患者。

3.临床表现:口咽念珠菌病(鹅口疮)表现为白色、黏膜或上腭出现容易刮除的乳状斑块状病变。食管炎表现为胸骨后烧灼或吞咽困难。

4.感染 HIV 的女性会有严重的复发性外阴及阴道念珠菌病。

诊断

1.口咽念珠菌病由临床表现和刮除黏膜的特征进行诊断,区别于口腔毛状白斑。

2.食管炎可以通过经验性治疗或经内镜诊断。组织病理学和真菌培养可用于非典型病例或怀疑有抗真菌耐药性病例的诊断。

治疗及预防

1.口服氟康唑 200mg 负荷剂量。然后,口服100mg,每天 1 次,连用 7~14 天,是口咽念珠菌病的一线治疗方案。局部抗真菌药物是替代疗法,但对严重的真菌感染或晚期 AIDS 患者效果较差。

2.口服氟康唑 400mg 负荷剂量。然后,口服200mg,每天 1 次,连用 14~21 天,在食管炎的治疗中更有效。对氟康唑难治的病例可使用不同的唑类药物(伏立康唑或泊沙康唑)或静脉注射棘白菌素治疗。

3.治疗失败的患者需要评估其他食管炎病原体,如巨细胞病毒或单纯疱疹病毒。

4.并不推荐进行一级预防。

球孢子菌病

概述和临床表现

1.感染来自土栖二型真菌,粗球孢子菌和波萨达斯球孢子菌。

2.大多数感染具有地方性特征,主要集中在美国西南部、墨西哥和拉丁美洲的其他地区。

3.风险因素:CD4<250 个细胞/微升、妊娠、大接种量暴露。

4.临床表现:在 CD4 计数较高的 PLWH 中常出现局部性肺炎、弥漫性肺病或播散性疾病(皮肤、骨骼或中枢神经系统易受累)。

5.无症状患者的球孢子菌病血清学指标可能升高。

诊断

1.可通过培养或组织病理学特征确诊。

2.更常通过血清学检测和临床特征表现对疑似病例进行诊断。

3.脑膜炎患者脑脊液中补体结合免疫球蛋白(IgG)检测通常呈阳性。球孢子菌血清或尿抗原检测可用于播散性疾病的诊断。

治疗及预防

1.口服唑类药物是治疗局灶性肺炎或轻度疾病的首选,两性霉素 B 制剂优先用于严重或播散性疾病,临床症状改善后降为唑类药物的维持治疗。

2.球孢子菌性脑膜炎需要专业治疗,除进行全身治疗外,脑积水患者可能需要脑脊液分流或鞘内抗真菌药物的治疗。

3.轻度感染的二级预防可在抗反转录病毒治疗>1 年且 CD4>250 个细胞/微升的患者中停止。

4.与其他真菌病不同,严重真菌病或脑膜球孢子菌病由于复发率很高,无论 CD4 水平如何,都需要终身进行二级预防。

5.虽然不建议进行一级预防,但生活在流行地区的感染者如果血清学检测呈阳性且 CD4<250 个细胞/微升,建议每天口服氟康唑 400mg 治疗直至免疫重建完成。

组织胞浆菌病

概述和临床表现

1.由二型真菌组织胞浆菌引起,流行于美国中南部和俄亥俄州及密西西比河谷地区。

2.在抗反转录病毒药物治疗前,流行地区的发病率高达 5%。

3.疾病可发生于原发性感染或潜伏性感染再激活,通常在 CD4<100 个细胞/微升的 PLWH 中发生。

4.临床表现:50%的进行性播散性组织胞浆菌病(PDH)患者会出现发热、系统综合征、肝大、脾大和肺部症状。

5.不常导致皮肤、胃肠道或中枢神经系统受累(亚急性脑膜炎或脑肿块)或伴有急性呼吸窘迫综合征和(或)肾上腺功能不全的感染性休克。

6.在高 CD4 水平的 PLWH 中,可能发生孤立性或慢性肺部疾病。

诊断

1.进行性播散性组织胞浆菌病患者体内乳酸脱氢酶显著升高(>6g/L)或血清铁蛋白显著升高,但无特异性。

2.需要从血液、骨髓、组织或呼吸道培养物中分离出组织胞浆菌的荚膜来确诊。组织病理学显示存在 2~4μm 芽孢内酵母。

3.在伴有孤立性肺部疾病及免疫功能正常的 PLWH 中,血清学检测有效。

4.从 AIDS 患者的血液或尿液中检测组织胞浆菌抗原敏感性较高,但与其他二型真菌存在交叉反应。

治疗及预防

1.严重型进行性播散性组织胞浆菌病患者的首选治疗方案是静脉注射脂质体诱导两性霉素 B 3mg/(kg·d),连续使用 2 周,然后,口服伊曲康唑

200mg，每天 2 次，至少持续 12 个月。非严重型播散性或孤立性肺组织胞浆菌病患者可口服伊曲康唑治疗。

2.必须监测伊曲康唑的血药浓度，伊曲康唑+羟基伊曲康唑的血药浓度必须>1μg/mL 才能达到治疗效果。

3.伊曲康唑的二级预防应持续到满足以下所有条件：

(1)至少进行 1 年的抗真菌治疗。

(2)真菌血培养阴性和组织胞浆菌血清抗原<2 个单位。

(3)在抗反转录病毒治疗>6 个月的患者中 CD4 >150 个细胞/微升。

4.因为组织胞浆菌病患者的免疫重建炎症综合征少见，所以抗反转录病毒治疗应尽快开始。

5.每天口服伊曲康唑 200mg，以下情况可作为一级预防方案：PLWH 的 CD4<150 个细胞/微升且具有较高的职业暴露风险或生活在组织胞浆菌病高流行地区。

滑石菌病(原称青霉病)

1.由二型真菌马尔尼菲塔拉诺霉引起(原名马尔尼菲青霉菌)。

2.美国少见，但在东南亚地区(泰国、越南、中国)发生机会性感染的 AIDS 患者中常见。

3.临床表现：播散性多器官疾病与组织胞浆菌病类似，伴特征性皮肤损害和肝脏受累，血清碱性磷酸酶明显升高。

4.治疗包括：使用两性霉素 B 脂质体治疗 2 周，随后口服伊曲康唑直至免疫功能重建完成。

5.伊曲康唑作为一级预防方案，其适用人群为：PLWH 的 CD4<100 个细胞/微升，并居住或长期探访该病的高流行地区。

细菌性感染

结核分枝杆菌

概述和临床表现

1.结核病的详述见第 32 章。

2.结核病是全球 AIIDS 相关发病和死亡的主要原因。

3.感染主要发生在吸入带有结核分枝杆菌的气溶胶飞沫后，但免疫系统通常能控制显性感染，进而造成潜伏感染。

4.活动性结核病在原发感染期间或潜伏感染再激活后出现临床进展。

5.未经治疗的 HIV 患者每年再激活的风险为 3%~16%，这与结核杆菌潜伏但未感染的 HIV 患者终身风险大致相同。

6.在美国，结核病感染的主要风险因素是出生或居住在美国境外。

7. CD4 计数较低的 PLWH，以及新诊断为 HIV 感染者或诊断为结核杆菌潜伏感染后第 1 年的患者，转化为活动性结核病的风险最高。

8.临床表现：根据患者的免疫状态而有所不同。CD4>350 个细胞/微升的 PLWH 表现为典型上叶空洞性肺病，伴有发热和身体症状。

9. CD4<200 个细胞/微升的 PLWH 表现为肺下叶疾病，无空洞，更常见的是可累及任何器官的肺外结核。最常见的肺外部位是淋巴结、泌尿生殖道、骨髓和中枢神经系统。

诊断

1.初步评估应包括胸部 X 线检查，即使没有肺部症状，如怀疑是肺结核也应进行胸部 X 线检查。然而，正常的 X 线检查并不能排除活动性结核。

2.应在所有有症状的患者或有肺外结核的患者中进行痰 AFB 涂片和培养，即使高达 50%的 PLWH 具有涂片阴性结核。

3.建议至少对一份痰液行结核分枝杆菌 NAAT，因为，此方法比痰 AFB 涂片更敏感，并且能够快速识别结核病，尤其是在涂片阳性疾病中。

4.痰 AFB 涂片染色和培养应在血液、其他组织或其他临床可能涉及部位的体液中进行。

5.培养仍然是药物敏感性试验的重要工具，用以指导治疗和减少耐药结核病的传播。

治疗和预防

1.在适当的标本采集后，对于有提示性临床和影像学表现的患者,可能需要进行经验性抗结核病治疗。

2.结核病治疗的详细内容,请参见第32章。一般来说,PLWH的结核病治疗与HIV阴性的治疗方案相同,最初使用异烟肼、利福霉素、乙胺丁醇和吡嗪酰胺4种药物联合治疗,若为药物敏感的结核病,则使用异烟肼和利福霉素2种药物治疗。

3.不同种类的抗反转录病毒治疗药物和抗分枝杆菌药物之间存在严重的药物相互作用,特别是利福霉素,因此,通常需要参考治疗指南或听从治疗专家的建议。

4. HIV相关结核病的首选联合治疗方案包括依非韦伦和2种核苷(肽)类似物的抗反转录病毒治疗;该抗反转录病毒治疗方案可与含利福平的结核病方案一起使用,具有良好的疗效和较低的严重不良反应发生率。

5.替代性抗反转录病毒治疗方案包括基于雷替拉韦或多卢替拉韦的抗反转录病毒疗法,如与含利福平的结核病方案一起使用,可能需要增加剂量。

6.当需要基于蛋白酶抑制剂或非核苷类反转录酶抑制剂的抗反转录病毒疗法时,由于利福平强效的CYP3A诱导作用,可降低两种抗反转录病毒治疗药物的浓度,因此,可在结核病方案中使用利福平。

7.以下药物禁止与利福平联用:利匹韦林、依他韦林和依韦替拉韦钴司他;替诺福韦-艾拉酚胺不应与任何利福霉素联合使用。

8.对于HIV合并感染,建议采用直接观察治疗方案,每周连续5~7天。

9.药物敏感性结核病的治疗时间因疾病部位而异:分为肺部(6个月,如2个月后培养呈阳性,则延长至9个月)、肺外骨或关节(6~9个月)、中枢神经系统(9~12个月)和肺外(6个月)。

10.结核-免疫重建炎性综合征,无论是矛盾型还是暴露型,都很常见,在中重度病例中可用非甾体抗炎药或皮质类固醇治疗,同时排除其他恶化因素,如结核病耐药性或依从性差。

11.抗反转录抗病毒治疗的开始时间如上所述。

12.结核潜伏感染:所有PLWH在诊断时和每年都需要进行结核潜伏感染筛查,如结果呈阳性[定义为γ-干扰素释放试验阳性(在HIV感染者中首选)或硬结>5mm的结核菌素皮肤试验],则应进行治疗(见表39.1)。

鸟型分枝杆菌

概述和临床表现

1.播散性鸟型分枝杆菌,多数为鸟分枝杆菌,可导致CD4<50个细胞/微升的PLWH的多器官疾病。

2.在抗反转录病毒治疗或化学预防之前,播散性鸟型分枝杆菌感染的发生率为20%~40%。

3.临床表现:在未进行抗反转录病毒治疗的AIDS患者中,鸟型分枝杆菌感染表现为发热、盗汗、体重减轻、慢性腹泻并伴有肝大、脾大和弥漫性淋巴结病。

4. CD4计数较高或免疫重建良好的PLWH表现为局部疾病,包括淋巴结炎、肺炎、骨髓炎、软组织脓肿或中枢神经系统疾病。也常出现免疫重建炎性综合征。

诊断

1.常见的实验室异常包括细胞减少和碱性磷酸酶升高。

2.最终诊断需要相应的临床症状和血液、骨髓或正常无菌组织的阳性培养物,这可能需要数周才能生长。一旦出现足够的扩增,特异性DNA探针可将鸟型分枝杆菌与其他分枝杆菌区分开来。

治疗与预防

1.一线治疗是联合使用克拉霉素500mg,每天2次,加上乙胺丁醇15mg/kg(按每千克体重计算),至少持续12个月。若因药物相互作用或不耐受无法使用克拉霉素,则可用每天500~600mg的阿奇霉素取代。更多详细信息,详见第33章。

2.严重病例可考虑使用第3种药物(利福平每天300mg),但会增加潜在的药物毒性和相互作用。

3.应在分枝杆菌治疗后的前2周尽快开始抗反转录病毒治疗。

4.播散性鸟型分枝杆菌感染会引起中度至重度免疫重建炎性综合征,可采用非甾体抗炎药或皮质类固醇治疗。

5.方案和停药标准详见表 39.1。

6.药物预防可在鸟型分枝杆菌感染治疗至少持续 12 个月且 CD4>100 个细胞/微升持续 6 个月后停止。

梅毒

1.关于梅毒的详细介绍,见第 21 章。

2.虽然 HIV 可能会改变梅毒的自然史或临床表现,但诊断和管理原则与普通人群相似。

3.在 PLWH 中,原发性梅毒可能表现为不典型的硬下疳或更快地进展为二期梅毒。

4.神经梅毒可能发生在任何梅毒阶段,但更可能在 PLWH 中表现出神经系统症状。所有有神经系统体征或症状的 PLWH,无论分期如何,都需要进行脑脊液评估。

5.脑脊液性病研究实验室(VDRL)检测具有高度特异性,但不敏感,因此,阴性检测不能排除神经梅毒,尤其是在脑脊液细胞计数和蛋白质异常的情况下。

6.在 CD4<350 个细胞/微升且快速血浆反应素环状卡片试验(RPR)滴度≥1:32 的所有 PLWH 中,目前不推荐使用腰椎穿刺进行评估,因其与无症状患者的临床结果改善无关。

巴尔通体病

概述和临床表现

1.巴尔通体杆菌属可在免疫功能受损的宿主中引起猫抓病、战壕热、心内膜炎、细菌性血管瘤病(BA)和细菌性肝炎。

2.亨赛莱巴尔通体病与猫密切接触有关,而昆塔纳巴尔通体病与流浪生活和存在体虱有关。

3.细菌性血管瘤病可由任何一种巴尔通体杆菌引起,主要见于 AIDS 患者(CD4<50 个细胞/微升)。

4.细菌性血管瘤病引起血管增生性皮肤病变(图 39.5),临床上与卡波西肉瘤无法区分。细菌性血管瘤病可能扩散到远处器官,包括骨骼、淋巴结、骨髓、胃肠道和中枢神经系统。

5.肝脊膜病导致肝脏和脾脏出现血管瘤样肿块。

6.巴尔通体病也是 AIDS 患者不明原因发热和心内膜炎培养呈阴性的主要原因。

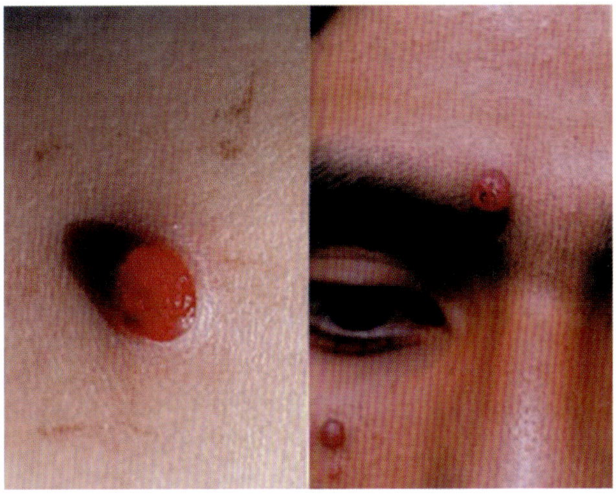

图 39.5 继发于巴尔通菌病的红斑结节性皮肤病变。(From Maguiña C,Guerra H,Ventosilla P,et al. Bartonellosis. Clin Dermatol. 2009;27(3):271-280.)

诊断

诊断通常需要对感染的活组织进行 Warthin-Starry 染色,或对采集的活组织在 EDTA 抗凝血中进行培养。

治疗及预防

1.一线治疗包括使用红霉素或多西环素至少治疗 3 个月。阿奇霉素或克拉霉素是替代方案。有关治疗的更多详细信息,见第 31 章。

2.严重或中枢神经系统巴尔通体病应首先静脉注射多西环素治疗,伴或不伴加利福霉素治疗。

3.二级预防的完整治疗应持续至少 3 个月,或 CD4>200 个细胞/微升至少维持 6 个月。

细菌性肠道感染

1. PLWH 革兰阴性肠道感染的发生率比正常人高 10 倍,AIDS 患者的风险最高。

2.最常见的病原体包括非伤寒沙门氏菌、志贺氏菌、弯曲杆菌、腹泻性大肠杆菌和艰难梭菌。

3.复发性沙门氏菌菌血症是一种 AIDS 相关疾病。

4.临床表现:自限性肠胃炎、长期痢疾或伴有肠外感染的菌血症。

5.诊断:所有腹泻和发热的 PLWH 都应进行常规粪便培养、艰难梭菌检测和血培养(见图 39.1)。

6.治疗:临床上,对于严重或发热性腹泻的 PLWH,可行经验性氟喹诺酮治疗,应考虑该地区最近的旅行和肠道抗生素耐药性。第三代 IV 型头孢菌素是替代品。

7.病原体导向治疗与普通人群相似,尽管患有菌血症或转移性并发症的 AIDS 患者可能需要更长的持续时间。

8.基于有限的支持性证据,可考虑对复发性沙门氏菌菌血症的 PLWH 进行二级预防。

马红球菌

1.尽管细菌性肺炎在 PLWH 中发生的频率更高,且与 CD4 无关,但某些不常见的病原体更容易感染 AIDS 患者。

2.马红球菌是一种革兰阳性分枝丝状杆状菌,可引起 AIDS 患者产生空洞性肺部病变(图 39.6)或脓肿。其还可能通过血液扩散至肺外部位。

3.虽然有报道称其与接触马或其他牲畜有关,但只有约 1/3 的患者主诉有这种接触。

4.治疗:抗生素与大环内酯类或氟喹诺酮类和至少一种其他活性剂联合使用至少 2 个月。

5.抗反转录病毒治疗改善免疫状态是治疗的重要辅助手段。

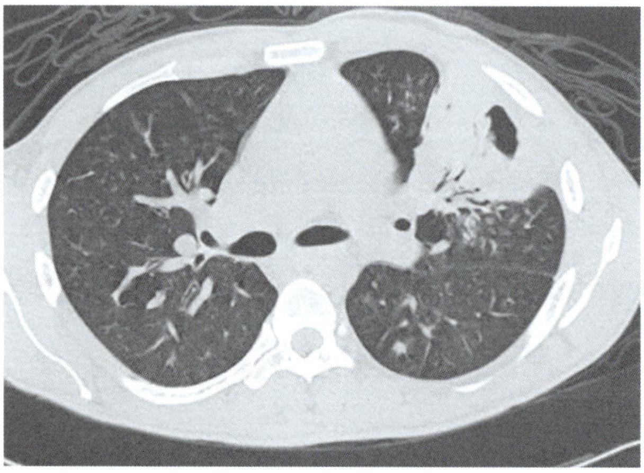

图 39.6 马红球菌引起的肺实变和舌部空洞。(From Sax PE, Ard KL. Pulmonary manifestations of human immunodeficiency virus infection. In: Bennett JE, Dolin R, Blaser MJ, eds. Mandell, Douglas, and Bennett's Principles and Practice of Infectious Diseases. Updated 8th ed. Elsevier; 2015.)

原生动物感染

弓形虫病

概述和临床表现

1.弓形虫脑炎(TE)由原生动物弓形虫的再激活引起,发生在 CD4 计数<100 个细胞/微升的 PLWH中,是 AIDS 患者中枢神经系统占位性病变的最常见原因。

2.在抗反转录病毒治疗开始之前,弓形虫血清阳性且未采取化学预防措施的 AIDS 患者的年发病率为 33%。

3.所有 PLWH 应在诊断时进行弓形虫血清阳性筛查,并建议在血清阴性时避免接触。

4.临床表现:发热、头痛、癫痫发作和中枢神经系统占位性病变引起的局灶性缺陷。虽然较为罕见,可传播到其他器官,包括心脏、肺或眼睛。

诊断

1.神经影像学与 CT 或 MRI 的对比通常显示皮质或基底节灰质多发性环状强化病变(图 39.7)。

2.环状强化脑病变的初步鉴别诊断为原发性中枢神经系统淋巴瘤,尽管还有其他可能的诊断(见图 39.1)。

3. PLWH 和弓形虫脑炎对抗弓形虫 IgG 抗体几乎一致呈血清阳性,因此,IgG 阴性诊断此类疾病的可能性很小,但并非不可能。

4. PET 或 SPECT 可能有助于区分 TE 和原发性中枢神经系统淋巴瘤。

5.如果可行,可对弓形虫感染的患者进行腰椎穿刺,然后对脑脊液进行 PCR 检测,该方法具有非常高的特异性(>95%),但敏感性较差(50%),尤其是在治疗开始后。

6.最终诊断需要立体定向脑活检,并在组织中显示弓形虫速殖子或囊肿及 PCR 检测呈阳性(图39.8)。

7.通常对弓形虫血清阳性的 AIDS 患者进行弓形虫脑炎的经验性治疗,该患者具有相应的临床症

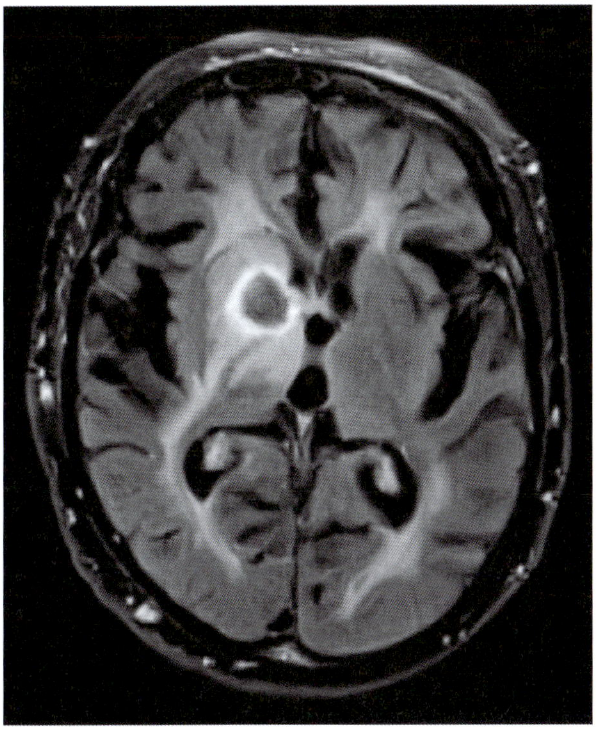

图 39.7 右前壳核病变的弓形虫环状强化的 MRI，伴有血管源性水肿和占位效应。[From Greenway M, Sacco KA, Burton MC. Deep: cerebral toxoplasmosis. Am J Med. 2017; 130 (7): 802-804.]

状和神经影像学表现，14 天内无客观临床症状和影像学表现的患者将进行脑活检。

治疗及预防

1.弓形虫脑炎的一线和替代治疗方案详见表 39.3。

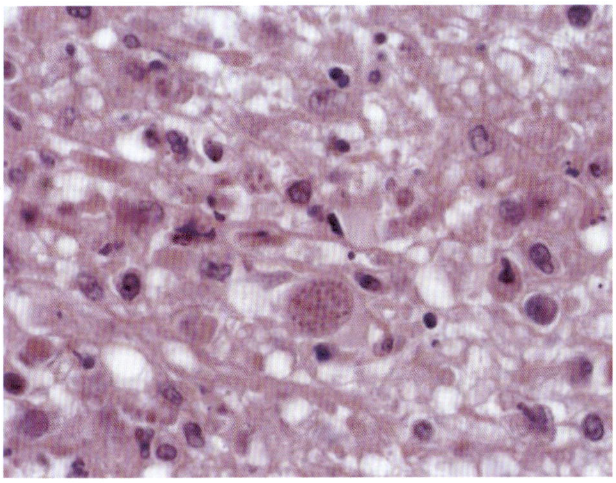

图 39.8 脑活检发现弓形虫囊肿(HE 染色，×1000)。(From Protozoal infections. In: Procop G, Pritt B, eds. Pathology of Infectious Diseases. Elsevier; 2015.)

2.对于有癫痫病史的患者，可辅助使用皮质类固醇以治疗明显的脑水肿或占位效应，并同时使用抗惊厥药物。

3.指南建议仅根据专家意见在弓形虫脑炎诊断后 2~3 周内开始抗反转录病毒治疗。

4.所有弓形虫血清阳性且 CD4 计数 <100 个细胞/微升的 PLWH，应接受一级预防方案，停药标准详见表 39.1。

5.应延长维持治疗时间，直到弓形虫脑炎治疗完成、临床症状消退且 CD4>200 个细胞/微升持续 6 个月。

6.预防：应建议血清阴性患者避免通过食入生肉或贝类和摄入猫粪便中脱落的卵囊传播。

隐孢子菌病

概述和临床表现

1.由原生动物寄生虫隐孢子菌引起的慢性腹泻(直径 4~6μm；图 39.9)，其中最常感染人类的病原体是细小隐孢子菌。

2.在具有免疫活性的宿主中引起自身限制性疾病，但在 CD4<100 个细胞/微升的 PLWH 中，由于电解质异常和消耗而引起危及生命的慢性腹泻。

3.临床表现：霍乱样腹泻、恶心、呕吐、腹痛和体重减轻。暴发性肠外疾病包括硬化性胆管炎和胰腺炎，可能并发于 CD4 计数<50 个细胞/微升的 PLWH 的长期疾病。

诊断

1.实验室检查经常显示慢性腹泻引起的电解质异常和胆汁淤积性肝功能异常。

2.超声检查可显示胆囊增厚或胆道扩张。

3.粪便中的免疫荧光染色、抗原检测或 PCR 检测可用于诊断。

治疗和预防

1.由于目前还不存在已被证实的隐孢子菌病治疗方法，因此，必须立即启动抗反转录病毒治疗以实现免疫重建。

2.补充水分和电解质的支持性护理是治疗的基

表 39.3 弓形虫病的治疗方案

疾病阶段	首选疗法	替代疗法
急性感染(至少治疗6周,如未完全响应则需延长治疗时间)	乙胺嘧啶200mg剂量方案如下: 如体重<60kg,乙胺嘧啶50mg,每天1次+磺胺嘧啶1000mg,每6h 1次+醛氢叶酸10~25mg,每天1次 如体重>60kg,乙胺嘧啶75mg,每天1次+磺胺嘧啶1500mg,每6h 1次+醛氢叶酸10~25mg,每天1次 静脉注射或口服克林霉素600mg作为替代方案,如患者磺胺嘧啶不耐受	乙胺嘧啶(体重参见首选疗法)+醛氢叶酸10~25mg,每天1次+阿托伐醌1500mg,每天2次 TMP-SMX(甲氧苄啶5mg/kg和磺胺甲噁唑25mg/kg)静脉注射或口服,每天2次
慢性维持性治疗(直至完全清除且CD4>200个细胞/微升持续6个月)	乙胺嘧啶25~50mg,每天1次+磺胺嘧啶2000~4000mg,每天(分2~4次)+醛氢叶酸10~25mg,每天1次	克林霉素600mg,每8h 1次+乙胺嘧啶25~50mg,每天1次+醛氢叶酸,10~25mg,每天1次 TMP-SMX双效合剂,每天1粒或每天2次,托瓦奎尼750~1500mg,每天2次

其他建议:

1.如果乙胺嘧啶无法获取或延迟获取,则可使用TMP-SMX代替乙胺嘧啶-磺胺嘧啶。

2.皮质类固醇用于存在显著占位效应或脑水肿的患者,抗惊厥药用于有癫痫病史的患者。

3.对磺胺类过敏的患者应进行磺胺类脱敏治疗。

TMP-SMX,甲氧苄啶-磺胺甲噁唑。

础。硝唑嗪试验可能会提供一些益处,但仅与开始抗反转录病毒疗法相结合。

3.如没有有效的化学预防,建议在出现严重免疫抑制前尽早开始抗反转录病毒治疗,并采取行为措施减少接触。

微孢子菌病

1.由与真菌有关的原生生物引起,这些人畜共患的水传播病原体是腹泻病原体中最小的(直径为1~5μm)。

2. PLWH的(CD4<100个细胞/微升)两个重要致病菌属。

(1)毕氏肠微孢子菌属:90%的肠道疾病和胆管疾病是由微孢子菌病引起的。

(2)脑炎原虫属:兔脑炎微孢子菌属(Cuniculi)和海伦脑炎微孢子菌属(Hellem)可引起肺部和中枢神经系统的播散性疾病,海伦脑炎微孢子菌属也可引起角结膜炎。肠杆属通常会引起慢性腹泻。

3.诊断:可进行组织活检、角膜刮片或粪便的显微镜检查及改良三色染色。金标准包括活检组织的透射电子显微镜检查。

4.治疗:建议口服阿苯达唑400mg,每天2次,持续2~4周,毕氏肠微孢子菌属引起的疾病除外。该物种的治疗方法是TDF或其合成类似物TNP-470,在美国尚不可用。

5.所有微孢子菌病患者应尽快接受抗反转录病毒治疗,以促进免疫重建。

囊孢子菌病

1.由贝氏囊孢子菌引起的水源性或食源性疾病(旧称等孢子菌),会导致慢性腹泻和消瘦,临床表现类似于PLWH的隐孢子菌病(CD4<50个细胞/微升)。

2.全世界范围内可见,但在热带和亚热带地区更为常见。

3.诊断:薄壁椭圆形卵囊(22~23μm×10~19μm)的粪便改良抗酸杆菌染色(见图39.9)。

4.治疗:TMP-SMX双效合剂每次1粒,每天2次,连服10天,随后进行二级预防直至CD4>200个细胞/微升。

5. TMP-SMX既能预防肺孢子菌肺炎也能为囊

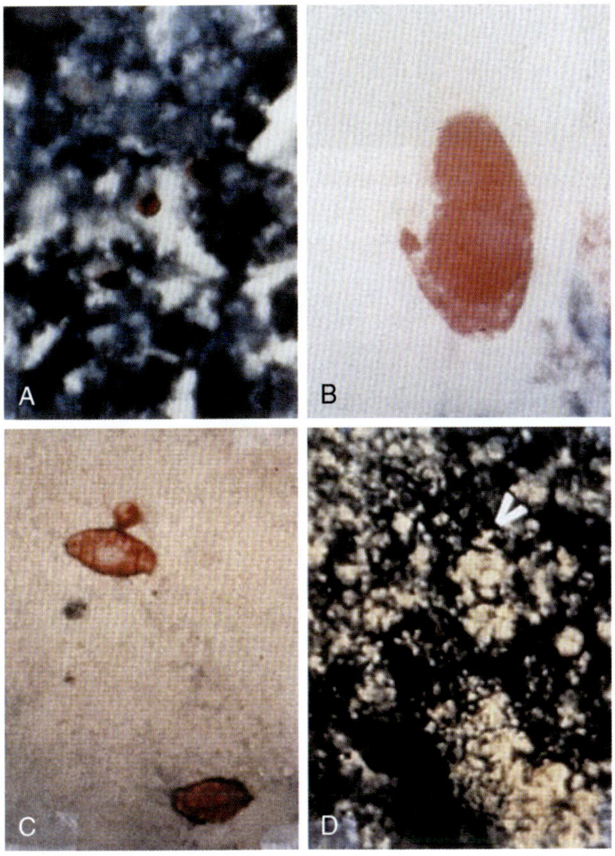

图 39.9　抗酸性原生动物和其他引起 AIDS 腹泻的原因。(A)粪便样本中的抗酸性隐孢子菌;(B)腹泻患者粪便中的抗酸性贝氏囊孢子菌;(C)合并腹泻的 PLWH 的贝氏囊孢子菌和隐孢子菌;(D)PLWH 的腹泻患者粪便中的抗酸鸟分枝杆菌细胞。(Panel A from Guerrant RL, Bobak DA. Bacterial and protozoal gastroenteritis. N Engl J Med. 1991;325:327. © 1991 Massachusetts Medical Society. All rights reserved. Panels B and C courtesy of Drs Rosemary Soave and Medelein Boncy; panel D courtesy Dr Cynthia Sears.)

孢子菌病提供额外保护。

环孢子菌病

1. AIDS 患者可长期感染水源性或食源性腹泻疾病。由耐酸性环孢子菌引起。

2.全球分布,但通常来自拉丁美洲、印度和东南亚。

3.诊断:粪便 AFB 染色显示卵囊形态(直径 8~10μm)。

4.治疗:口服 TMP-SMX 双效合剂每次 1 粒,1 天 2 次,连服 14 天,然后使用 TMP-SMX 双效合剂进行二级预防,每周 3 次。

其他原生动物感染

1.尽管不是美国大部分地区特有性疾病,但在 AIDS 流行的国家,一些重要的全球性原生动物或寄生虫感染造成了严重的疾病负担。这些感染包括:

(1)疟疾。

(2)利什曼病。

(3)查加斯病(美国锥虫病)。

2. HIV 相关的临床医生应该意识到,从流行国家返回的旅行者或移民可能会出现这些病原体的急性感染或潜在再激活。

3.指南介绍了 PLWH 中这些感染的临床表现和治疗方法。

病毒感染

巨细胞病毒(CMV)

概述和临床表现

1.巨细胞病毒是一种双链 DNA 疱疹病毒,可导致 PLWH 中的播散性或局限性终末器官疾病(通常 CD4<50 个细胞/微升)。

2.巨细胞病毒感染通常通过再激活发生,通过 PCR 检测的高巨细胞病毒血症与死亡或患终末器官疾病的风险有关。

3.临床表现:巨细胞病毒血症可能是无症状的,表现为发热性巨细胞病毒综合征,或者可能影响下文进一步讨论的一个或多个终末器官(眼、中枢神经系统、胃肠道疾病、肝炎)。

诊断

1.巨细胞病毒脉络膜视网膜炎:HIV 最常见的巨细胞病毒感染表现,表现为视力下降、"飞蚊症"或 AIDS 患者的视力丧失。血浆巨细胞病毒 PCR 检测可能为阴性,但眼底检查显示特征性的绒毛状黄白色视网膜病变,伴有血管周围渗出物和出血("炒鸡蛋和番茄酱"外观)。

2.巨细胞病毒神经系统疾病:表现为室周脑炎(图39.10)、多发性单神经炎或多神经根病。通常通过

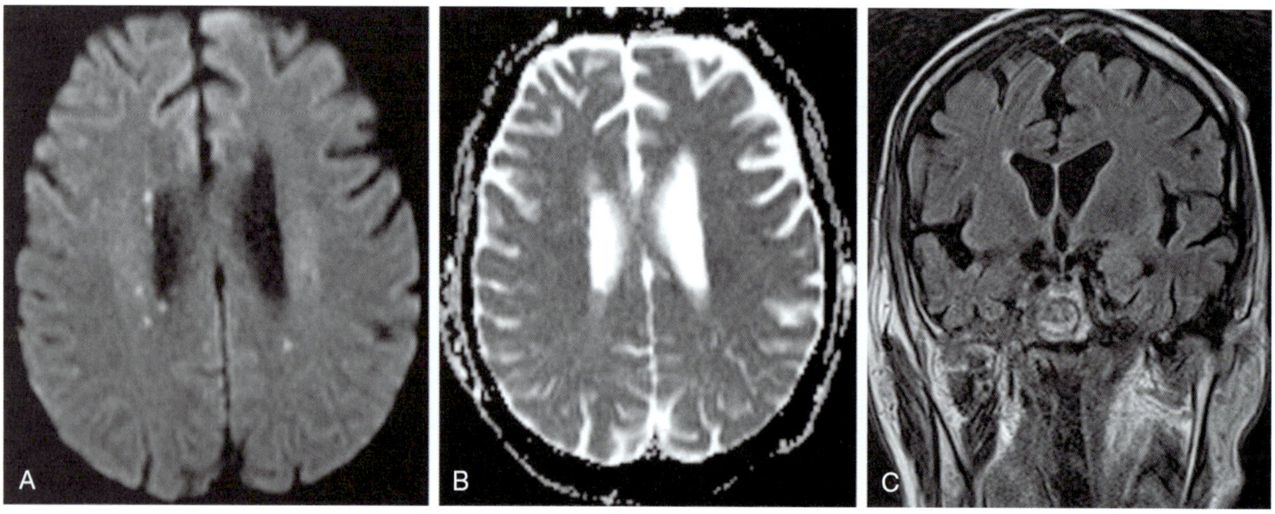

图39.10 巨细胞病毒脑室周围脑炎患者的脑部MRI。轴向弥散加权(DWI)(A)和表观弥散系数(ADC)(B)图像显示室管膜下和室周多发限制性弥散病变。(C)冠状液体衰减反转恢复(FLAIR)图像显示沿两侧脑室壁存在细小曲线状高信号病变。[From Renard T, Daumas-Duport B, Auffray-Calvier E, et al. Cytomegalovirus encephalitis: Undescribed diffusion-weighted imaging characteristics. Original aspects of cases extracted from a retrospective study, and from literature review. J Neuroradiol. 2016;43(6):371-377.]

神经系统检查、脑部和脊髓MRI、阳性的巨细胞病毒PCR检测和脑脊液或外周神经活检染色来诊断。

3.巨细胞病毒胃肠道疾病:结肠炎占巨细胞病毒终末器官疾病的5%~10%,表现为发热、腹泻、腹痛,甚至穿孔。由于血浆PCR检测可能呈阴性,经结肠镜活检的特征性“猫头鹰眼”巨细胞病毒包涵体进行诊断。食管炎需要上消化道内镜检查和活检进行诊断。

4.巨细胞病毒性肺炎:与移植受者不同,真正的巨细胞病毒性肺炎在HIV中较为罕见。通常需要肺活检,通过组织病理学才能进行诊断,因为呼吸道标本中的巨细胞病毒PCR通常呈阳性,但不是真正的致病性特征。

治疗和预防

1.巨细胞病毒脉络膜视网膜炎的治疗取决于病变的位置、严重程度、免疫状态及治疗的依从性,应与经验丰富的眼科医生讨论后进行个性化治疗。

2.对于视力损伤性病变,治疗方案为玻璃体内注射更昔洛韦或膦甲酸酯(最多4剂),另外口服缬更昔洛韦900mg,每天2次,持续14~21天。然后,每天口服缬更昔洛韦进行维持治疗。静脉注射抗巨细胞病毒药物是缬更昔洛韦的替代治疗。

(1)对于周围病变,口服缬更昔洛韦3~6个月,而非静脉注射。

(2)免疫重建性葡萄膜炎(IRU)可能需要临时性眼周或全身使用类固醇。

3.对于已证实的胃肠道疾病或严格诊断的肺炎,静脉注射更昔洛韦至少21天,一旦口腔改善和耐受,可过渡为口服缬更昔洛韦治疗。

4.经证实的神经系统疾病在优化抗病毒治疗的同时,使用Ⅳ型更昔洛韦和Ⅳ型膦甲酸钠联合治疗。

5.在所有巨细胞病毒脉络膜视网膜炎患者中持续使用缬更昔洛韦,直到出现以下情况:

(1)巨细胞病毒感染治疗至少3~6个月。

(2)所有视网膜病变消除,并由眼科医生证实。

(3)抗反转录病毒疗法治疗3~6个月,CD4>100个细胞/微升。

6.所有CD4<50个细胞/微升的PLWH都需要1年2次的巨细胞病毒视网膜炎筛查。

HSV

概述和临床表现

1.关于生殖器单纯疱疹病毒感染的详细信息,见第21章。

2. HSV 1型和HSV 2型是两种经常从黏膜表面脱落的双链DNA疱疹病毒。

3.约70%的PLWH的HSV 2型呈血清阳性,95%

的 HSV 1 型或 HSV 2 型呈血清阳性。

4. HSV 2 型增加了 HIV 的感染风险，并增加了合并感染患者血液和生殖器分泌物中的 HIV RNA。

5.临床表现：口唇疱疹(主要为 HSV 1 型)和生殖器疱疹(主要为 HSV 2 型)是最常见的表现。HSV 也会导致男男性行为者的直肠炎。

6.非黏膜表现包括单纯疱疹病毒性角膜炎、脑炎、食管炎、肝炎或播散性疾病，较为罕见，但也可能发生在 AIDS 患者中。

7.单纯疱疹病毒性视网膜炎表现为急性视网膜坏死(ARN)，伴快速进行性视力丧失。

诊断

1.黏膜病变的诊断包括单纯疱疹病毒型特异性 DNA PCR 检测和受影响病变的病毒培养。来自包括血液和脑脊液在内的其他体液的 HSV DNA PCR 检测可诊断非黏膜性疾病。

2.特异性血清学检测在无症状患者中最有效，可针对传播给性伴侣的风险提供咨询。

治疗和预防

1.口服阿昔洛韦、伐昔洛韦或泛昔洛韦治疗口唇和生殖器 HSV 5~10 天，应进行间歇性治疗。慢性抑制性治疗可考虑用于频繁复发患者或减少传播。

2.严重的皮肤黏膜 HSV 病变和所有形式的播散性 HSV 感染应首先静脉注射阿昔洛韦治疗。

3.如 HSV 感染的黏膜病变未能在 7~10 天内消退，应注意是否为阿昔洛韦耐药性 HSV，可通过敏感性测试进行确认。IV 膦甲酸酯是治疗耐药 HSV 感染的首选药物。

4.不建议对 HSV 感染进行一级预防，但应鼓励使用屏障保护，以减少对血清阴性伴侣的性传播。

VZV

概述和临床表现

1. VZV 可引起原发性水痘感染和潜伏性带状疱疹再激活。

2.与年龄匹配的对照组相比，PLWH 的带状疱疹发病率高 15 倍。

3. VZV 再激活可发生于任何 CD4 计数水平的患者，但多数并发症和播散性疾病发生在 CD4<200 个细胞/微升时。

4.临床表现：原发性水痘感染(水痘)具有特征性的病毒性皮疹，但可在 PLWH 中传播并具有较高的发病率。带状疱疹可能表现为典型的带状疱疹发作，但也可能多发或播散。

5. VZV 再激活涉及的主要器官是中枢神经系统。VZV 相关的神经系统并发症包括中枢神经系统血管炎、脑室炎、脊髓炎、无菌性脑膜炎、视神经炎、脑神经麻痹和局灶性脑干病变。

6.在 HIV 感染者中，VZV 的 3 种眼部并发症值得关注。

(1)眼炎性带状疱疹：沿三叉神经 V1 的再激活，可导致角膜炎和视网膜炎。

(2)ARN：前葡萄膜炎、视网膜血管炎和视盘乳头炎为特征性坏死性视网膜病变。这可能发生在任何 CD4 计数水平的患者中，由 VZV、HSV 或巨细胞病毒感染引起。

7.进行性视网膜外坏死(PORN)：是仅由水痘带状疱疹病毒引起的坏死性视网膜病变，见于 CD4<100 个细胞/微升的 PLWH。视网膜显示快速聚集的多灶性坏死病变，但与急性视网膜坏死不同，只有轻微的镜质炎或血管炎。进行性视网膜外坏死和急性视网膜坏死都会导致高视力丧失率。

诊断

1.临床上可诊断出典型的水痘或带状疱疹。非典型病变应从新鲜病变处进行拭子或活检，以进行病毒 PCR 检测或培养。

2.来自其他体液和组织的组织病理学诊断或PCR 检测有助于诊断水痘带状疱疹病毒的内脏播散。

治疗和预防

1.无并发症的水痘感染口服伐昔洛韦、泛昔洛韦或阿昔洛韦治疗 5~7 天；局部皮肤带状疱疹以相同方式治疗 7~10 天。

2.原发性感染或再激活的广泛性皮肤或播散性疾病应静脉注射阿昔洛韦进行治疗。

3.急性视网膜坏死需要静脉注射阿昔洛韦 10mg/kg,

每8h 1次，持续10~14天。然后，口服伐昔洛韦6周，并在眼科医生的指导下进行积极的全身治疗。

4.进行性视网膜外坏死的最佳治疗仍不明确，但可在经验丰富的眼科医生指导下，静脉注射和玻璃体内注射更昔洛韦和膦甲酸联合治疗，以及开始ART的优化，尽管预后视力情况仍然很差。

5.在与活动性水痘或带状疱疹患者密切接触后，可尽快对易感的PLWH进行水痘-带状疱疹免疫球蛋白(VariZIG)预防治疗。

6.水痘减毒活疫苗对CD4>200个细胞/微升的PLWH是安全的。

HHV-8

1. HHV-8是卡波西肉瘤、原发性渗出性淋巴瘤(PEL)和MCD的病原体。卡波西肉瘤在下文的HIV相关恶性肿瘤进行讨论。

2. HHV-8在普通人群中的血清阳性率为1%~5%，但男男性行为人群的血清阳性率为20%~70%。

3.卡波西肉瘤和原发性渗出性淋巴瘤通常发生在CD4<200个细胞/微升的PLWH中，而MCD可发生在任何CD4计数水平的患者中。

4.临床表现：原发性渗出性淋巴瘤是一种罕见的AIDS相关淋巴瘤，表现为胸膜、心包或腹腔积液，而不是离散的肿块。

5. MCD是一种淋巴增生性疾病，表现为发热、全身症状、全身淋巴结肿大、肝大、脾大，并可因IL-6介导的细胞因子风暴而发展为多器官衰竭。卡波西肉瘤通常与MCD共存。

6.诊断：原发性渗出性淋巴瘤通过液体细胞学诊断，显示高级别恶性淋巴细胞，HHV-8免疫组织化学染色呈阳性。通过活检组织的组织学和免疫细胞标志物诊断MCD。

7.治疗：对于原发性渗出性淋巴瘤，总体预后较差，治疗经验有限，因此，应将患者转诊至临床试验。所有PLWH都应该接受抗反转录病毒治疗，通常与淋巴瘤的化疗方案联合使用。

8.对于MCD患者，如可行，应将患者转诊至临床试验；除此之外，静脉注射利妥昔单抗联合更昔洛韦加依托泊苷化疗，以及抗反转录病毒疗法的联合治疗已显示出早期前景。

进行性多灶性白质脑病(PML)

概述和临床表现

1.由JC多瘤病毒引起的机会性中枢神经系统感染，会导致深白质脱髓鞘。

2.在抗反转录病毒治疗开始前，进行性多灶性白质脑病在3%~7%的AIDS患者中发展，并且普遍为致命性的。

3.随着抗反转录病毒治疗的发展，进行性多灶性白质脑病的发病率大幅下降，但仍然是一种恐怖的疾病。

4.疾病主要发生在CD4<200个细胞/微升的PLWH中，但也可能发生在CD4计数较高的PLWH或使用其他免疫抑制剂(如那他珠单抗或利妥昔单抗)的PLWH中。

5.临床表现：由于脱髓鞘病变，在数周至数月内出现局灶性神经功能缺损(轻瘫、视力或言语缺陷)；癫痫发作发生在20%的病例中。

诊断

1.并存的临床表现和神经MRI显示离散的白质病变，这些病变在T1加权序列中强化且呈低信号，在T2加权序列及流体衰减反演恢复序列上呈高信号(图39.11)。

2. MR波谱成像和扩散加权成像有助于区分进行性多灶性白质脑病和其他病变。

3. JC多瘤病毒的脑脊液的PCR检测在未进行抗反转录病毒治疗的PLWH中具有约80%的敏感性和95%的特异性，而在进行抗反转录病毒治疗的PLWH中敏感性较低。在非典型病例中，需要进行脑活检来确诊。

治疗及预防

1.目前，还没有针对JC多瘤病毒或进行性多灶性白质脑病的特效治疗方法。

2.强烈建议立即开始抗反转录病毒治疗，减少或停止其他免疫抑制可能是有用的。

3.已经测试了其他靶向疗法(如西多福韦、阿糖胞苷、5HT2a血清素受体阻滞剂)，但没有一种显示

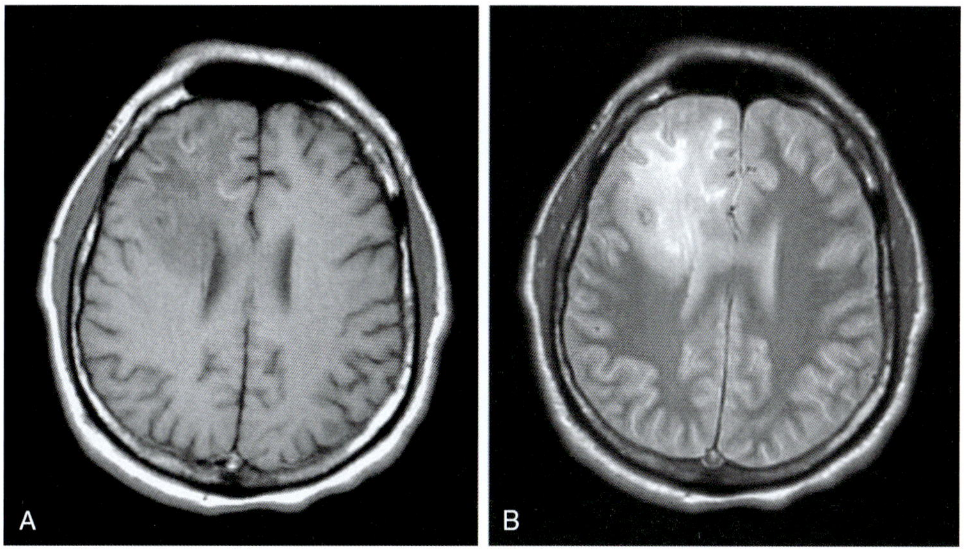

图 39.11 进行性多灶性白质脑病的 MRI 显示，在无强化的 T1 加权序列上呈低信号(A)，而在 T2 加权序列上呈高信号(B)。[From Boren EJ, Cheema GS, Naguwa SM, et al. The emergence of progressive multifocal leukoencephalopathy (PML) in rheumatic diseases. J Autoimmun. 2008;30(1-2):90-98.]

出一致的临床益处。

细小病毒 B19

1.细小病毒 B19 是一种 DNA 红细胞病毒，可引起儿童传染性红斑(第五种疾病)，并通过呼吸道、血液或垂直传播。

2.尽管在免疫功能强大的宿主中只会引起自身局限性发热性疾病，伴有皮疹或关节痛，但 AIDS 患者的慢性感染会导致纯红细胞再生障碍，伴有严重贫血和网织红细胞计数减少。

3.诊断：由于血清学检测对免疫抑制患者无效，细小病毒 DNA PCR 检测可用于诊断。

4.治疗：患有细小病毒 B19 相关纯红细胞再生障碍的 PLWH 应静脉注射免疫球蛋白治疗，每天 1~2g/kg，持续 2~5 天，复发时每 4 周 1 次静脉注射低剂量维持性免疫球蛋白进行治疗。

HBV

1.关于 HBV 的详细信息，见第 22 章。

2. HBV 是一种 DNA 病毒，是世界范围内肝病的主要病因，约 10%的 PLWH 患有慢性肝炎。

3.与 HIV 一样，HBV 可通过性接触、血源性暴露或母婴垂直传播。进展为慢性 HBV 感染的风险因感染年龄而异(母婴传播最高)。

4.与单一感染相比，HIV/HBV 合并感染导致更高的 HBV DNA 水平并加速肝病的进展。

5.诊断：所有 PLWH 都应进行慢性 HBV 筛查。初步血清学检测包括乙型肝炎表面抗原(HBsAg)、核心抗体(抗-HBc 总抗体)和表面抗体(抗-hBsb)。

6.慢性 HBV 定义为持续 6 个月以上的乙型肝炎表面抗原阳性。慢性 HBV 患者应进一步检测乙型肝炎 e 抗原(HBeAg)、e 抗原抗体(抗-HBe)和 HBV DNA 水平。

7.单独的乙型肝炎核心抗体(抗-HBc)阳性，在 PLWH 中更常见，可能表明检测呈假阳性、既往感染后抗-HBs 丢失、隐匿性慢性 HBV 感染或 HBsAg 滴度无法检测。不建议进行常规 HBV DNA 检测，但建议接种 HBV 疫苗。

8.治疗：所有同时感染 HIV/HBV 的患者，无论 CD4 计数或 HBV 载量如何，都应接受抗两种病毒的抗反转录病毒治疗。优选的抗反转录病毒治疗方案包含两种抗 HBV 的活性药物，分别是TDF 或以 TAF 为基础的抗反转录酶治疗方案。

9.如不能使用含 TDF 方案，则应将恩替卡韦加入完全抑制性抗反转录病毒治疗方案中。

10.重要的是，由于耐药发生率较高，不建议单用恩曲他滨或拉米夫定治疗 HBV 感染。

11.治疗后的监测应包括：每 3~6 个月进行一次

ALT和HBV DNA检测,以评估疗效。乙型肝炎表面抗原的持续丢失被认为是完全缓解,但很少发生(每年<1%)。

12. HBV感染暴发:可能会出现血清转氨酶急性升高或急性肝炎临床症状,可能由几种情况引起,必须仔细区分,包括:

(1)乙型肝炎病毒-免疫重建相关炎性反应或免疫重建的再激活,通常在开始抗反转录病毒治疗后的6~12周发生。

(2)停止或不坚持使用HBV活性的抗反转录病毒治疗药物。

(3)出现HBV耐药。

(4)抗病毒治疗或其他药物(包括酒精)引起的药物性肝损伤。

(5)急性肝炎的其他传染性原因(例如,急性甲型、丙型、丁型或戊型肝炎;巨细胞病毒、单纯疱疹病毒感染)。

13.预防:所有无慢性HBV感染或无免疫记录的(抗-HBsAb<10IU/mL)的PLWH都应该接种疫苗,尽管CD4计数较低的PLWH可能反应较差,需要重新接种更高的剂量。

14.长期随访:患有慢性HBV感染的PLWH,包括肝硬化和其他高危人群,需要每6~12个月行肝脏超声以监测肝细胞癌。由于HIV会增加患HCC的风险,一些专家建议对所有>40岁感染HBV的PLWH行肝细胞癌筛查。

HCV

1.有关HCV的详细信息,见第22章。

2. HCV是一种单链核糖核酸病毒,全球流行率约为3%,在美国约有350万慢性感染者。

3. HIV和HCV均可通过经皮接触血液或血液制品、性交或母婴途径传播。

4.由于这些共同的传播途径,美国20%~30%的PLWH共同感染了HCV。

5.所有PLWH在诊断时都应接受常规HCV筛查,如有持续暴露风险,则应每年进行1次。

6. HIV感染是HCV进展的重要风险因素,在合并感染患者中,纤维化、失代偿性肝病以及肝脏相关发病率和死亡率较高。CD4计数<200个细胞/微升与较高的肝病进展率和肝细胞癌相关。

7.临床表现:多数患者在肝硬化发展前都无症状,此时可能会出现慢性肝病的并发症。HCV感染的肝外表现包括混合性冷球蛋白血症血管炎、膜性肾小球肾炎和迟发性皮肤卟啉病。

8.诊断:通过高灵敏度的免疫测定法进行初步筛选,以检测血液中的丙型肝炎病毒抗体(抗-HCV)。然后在所有血清阳性患者或临床上对HCV感染高度怀疑的患者定量检测血浆HCV RNA水平。

9. HCV存在7种基因型,患者的HCV基因型对治疗具有重要意义。

10.治疗:HIV/HCV合并感染的总体目标、治疗方案和监测与HCV单独感染相似。鉴于直接作用性抗病毒药物(DAA)的发展和治疗指南的快速演变,临床医生应参考最新的HCV治疗指南以获取最新建议(http://www.hcvguidelines.org)。

11.重要的是,由于药物相互作用,HCV感染的治疗可能需要调整患者的抗反转录病毒治疗方案。

12.预防:由于不存在有效的丙型肝炎疫苗或暴露后预防措施,预防措施包括减少注射毒品或高危性行为。

13.长期随访:在成功治愈HCV感染(持续病毒学应答)后,建议患者避免其他肝脏损伤(酒精、肝毒性药物、HBV感染),并继续监测是否有持续的高危行为导致HCV再次感染。

14.潜在肝硬化患者还需要每6~12个月行肝脏超声筛查肝细胞癌,并监测慢性肝病的并发症。

HPV

1. HPV是一种常见的性传播病毒感染,可导致宫颈癌,是全球女性第四常见的癌症。其也是口腔和生殖器疣及肛门、外阴和一些口咽鳞状细胞癌的病原体。

2. PLWH感染HPV的风险更高,CD4计数与宫颈癌症风险有直接关系。侵袭性子宫颈癌是HIV感染女性的AIDS相关疾病。

3.有100多种不同的HPV血清型,但HPV血清16型和18型占宫颈癌的多数,而血清6型和11型导致90%的良性生殖器疣。

4.建议所有女性通过巴氏涂片和HPV联合检测

进行宫颈癌筛查，但与普通人群相比，PLWH 筛查间隔的频率和强度略有不同。

5. FDA 批准的 3 种 HPV 疫苗（二价、四价和九价）已被证明可预防 HPV 16 型和 HPV 18 型感染及癌前病变。四价和九价疫苗还可预防由 HPV 6 型和 HPV 11 型感染引起的生殖器疣。

6. 目前，免疫接种计划建议所有 PLWH，包括男性和女性的成人和青少年，应在 26 岁之前接种 3 剂系列的 HPV 疫苗。

HIV 相关恶性肿瘤

卡波西肉瘤（KS）

1. 由 HHV-8 引起，也被称为 KS 相关疱疹病毒。

2. 最常见的 HIV 相关恶性肿瘤，主要见于男男性行为人群。

3. 临床表现：皮肤或黏膜（尤其是口腔内）上的多灶性紫色结节（图 39.12）。CD4 计数较高的患者出现局限性皮肤病，而播散性病变常见于 AIDS 患者的淋巴管、肺部或胃肠道受累。

4. 诊断：活检显示特征性梭形细胞螺旋和异常血管增生，HHV-8 型免疫组织化学染色呈阳性。

5. 治疗：因疾病的部位和程度而异。局部治疗包括局限性疾病的放疗、冷冻治疗或病灶内化疗，而内脏或晚期 KS 首选全身化疗。

6. 所有患有 KS 的 PLWH 应尽快开始抗反转录病毒治疗，因为单独的免疫恢复可能导致病变消退。

NHL

1. 一组异质性恶性肿瘤，通常起源于 B 细胞，可在广泛变化的 CD4 计数下发生。通常与致癌病毒有关，如 EBV 或 HHV-8。

2. 中高级非霍奇金淋巴瘤是一种 AIDS 相关疾病，发病率是普通人群的 200 倍。

3. 临床表现：全身性 B 症状（发热、体重减轻、盗汗），淋巴结肿大常见，但也常见于骨髓、胃肠道、肝脏或中枢神经系统。

4. 治疗：使用标准的全身化疗方案，但如果可能，抗反转录病毒治疗对免疫恢复至关重要。

原发性中枢神经系统淋巴瘤（PCNSL）

1. 中枢神经系统原发性 B 细胞淋巴瘤最常见于 PLWH（CD4<50 细胞/微升），几乎普遍与 EBV 相关。

2. 临床表现：全身性症状，伴有局灶性或非局灶性神经系统症状，如意识模糊、嗜睡、偏瘫或癫痫

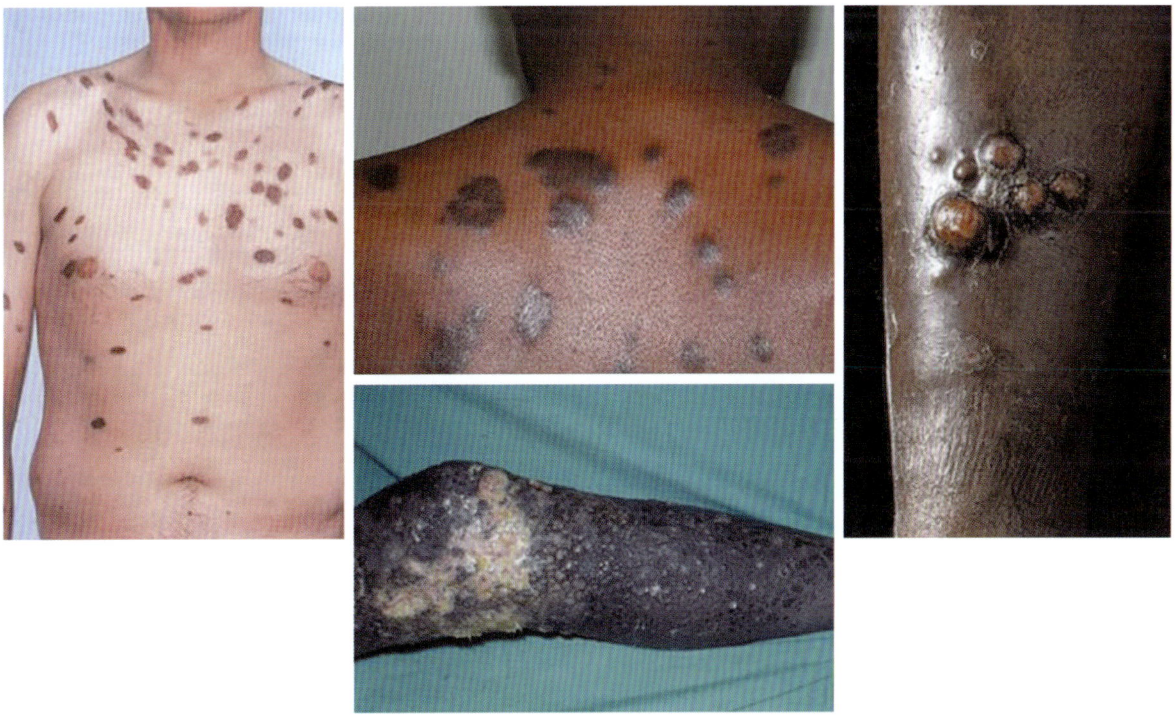

图 39.12　卡波西肉瘤皮肤病变。[From Williams J, Bower M. AIDS-related malignant disease. Medicine. 2013;41(8):430-434.]

发作。

3.诊断:颅脑MRI显示单环或多环强化的占位性病变提示患者合并有AIDS。由于主要的鉴别诊断是脑弓形虫病，经常进行抗弓形虫血清学检测和弓形虫的经验性治疗。

4.脑脊液中EBV DNA PCR检测和SPECT可能有助于区分原发性中枢神经系统淋巴瘤与其他病因,但疑似病例中可能仍然需要进行脑活检。

5.最佳治疗仍有待确定,但全脑放射和类固醇及早期开始抗反转录病毒治疗是当前治疗的主要方案。

免疫重建炎性综合征(IRIS)

1. PLWH的抗反转录病毒治疗开始后,免疫重建引起机会性感染临床表现恶化和炎症增强的相关症状,有以下两种形式:

(1)矛盾的免疫重建炎性综合征:尽管有效的微生物学治疗成功，但已知的机会性感染恶化或复发(最常见于分枝杆菌或隐球菌感染)。

(2)免疫重建炎性综合征复现:通过抗反转录病毒治疗后,免疫恢复"揭开"先前隐性机会性感染的症状。

2.免疫重建炎性综合征出现的可能性和严重程度与抗反转录病毒治疗开始前CD4计数的最低点,以及抗反转录病毒治疗开始后病毒抑制和CD4的恢复程度相关。

3.免疫重建炎性综合征没有通用的诊断标准;然而,一般情况下,免疫重建炎性综合征应满足以下大部分或全部要求:

(1)对抗反转录病毒治疗的阳性病毒学和免疫恢复反应,通常从CD4计数<100个细胞/微升开始。

(2)机会性感染的体征或症状的临床恶化与炎症反应一致,而不是由耐药性、不良药物反应、叠加感染及因不依从或吸收不良而导致的药物水平不足来解释。

(3)抗反转录病毒治疗开始与临床恶化发作之间的时间相关性。

4.与免疫重建炎性综合征相关的最常见病原体包括结核分枝杆菌、分枝杆菌复合群、肺孢子菌肺炎、隐球菌、巨细胞病毒、JC病毒(进行性多灶性白质脑病)、HBV和HHV-8。

(1)分枝杆菌免疫重建炎性综合征(结核分枝杆菌或分枝杆菌复合群)通常涉及肺部或肺外部位的复发性发热、体重减轻和炎症反应恶化,典型的是淋巴结炎。

(2)肺孢子菌肺炎免疫重建炎性综合征在常规使用皮质类固醇治疗重度疾病时不太常见,但表现为反复发热、咳嗽、缺氧和肺部浸润,与初次感染相似。

(3)隐球菌免疫重建炎性综合征表现为复发性脑膜脑炎和颅内压升高,但腰椎穿刺研究显示,开放压力和脑脊液白细胞显著增多，而脑脊液培养物通常保持无菌。

(4)眼部巨细胞病毒免疫重建炎性综合征,亦称为免疫恢复性葡萄膜炎，在眼底检查中表现为眼部症状恶化和强烈的炎症反应。

5.进行性多灶性白质脑病免疫重建炎性综合征不同于典型的进行性多灶性白质脑病,其病变进展更快,并表现出占位效应、水肿和增强后强化。

6.免疫重建炎性综合征的治疗:除严重或危及生命的后遗症需要停止治疗外(如颅内压升高),免疫重建炎性综合征患者通常应继续进行抗反转录病毒治疗。NSAID或皮质类固醇可减轻中度至重度免疫重建炎性综合征的症状。

(史灵恩 译 傅更锋 校)

推荐阅读

1. Centers for Disease Control and Prevention. Appendix A: AIDS-defining conditions. *MMWR Morbid Mortal Wkly Rep*. 2008;57(RR-10):9.
2. Panel on Opportunistic Infections in HIV-Infected Adults and Adolescents. Guidelines for the prevention and treatment of opportunistic infections in HIV-infected adults and adolescents: recommendations from the Centers for Disease Control and Prevention, the National Institutes of Health, and the HIV Medicine Association of the Infectious Diseases Society of America. http://aidsinfo.nih.gov/contentfiles/lvguidelines/adult_oi.pdf.
3. Panel on Antiretroviral Guidelines for Adults and Adolescents. Guidelines for the use of antiretroviral agents in adults and adolescents living with HIV. Department of Health and Human Services. http://www.aidsinfo.nih.gov/ContentFiles/AdultandAdolescentGL.pdf.
4. Zolopa A, Andersen J, Powderly W, et al. Early antiretroviral therapy reduces AIDS progression/death in individuals with acute opportunistic infections: a multicenter randomized strategy trial. *PloS ONE*. 2009;4(5):e5575.
5. INSIGHT START Study. Lundgren JD, Babiker AG, Gordin F, Emery S, Grund B, et al. Initiation of antiretroviral therapy in early asymptomatic HIV infection. *NN Engl J Med*. 2015;373(9):795–807.

第 40 章

肿瘤患者的感染和免疫抑制治疗

Andrea J. Zimmer, Alison G. Freifeld

发热性中性粒细胞减少症(FN)

1.通常发生在细胞毒性化疗之后。

2.非特异性靶向细胞增殖导致附带损伤。

(1)由骨髓毒性引起的骨髓抑制。

(2)口腔、肠道和呼吸道(屏障破坏)的黏膜表面受损。

定义

1.体温≥38.3℃或≥38.0℃持续 1h。

2.在发热时,ANC≤500 个中性粒细胞/微升或<1000 个中性粒细胞/升,预计在接下来的 48h 内降至≤500 个中性粒细胞/升。

FN 发展的风险

1.第一个周期的化疗。

2.先前化疗周期中发生 FN。

3.恶性肿瘤类型

(1)血液系统恶性肿瘤(HM)的风险最高:急性髓系白血病(AML)、急性淋巴细胞白血病(ALL)、骨髓增生异常综合征(MDS)、淋巴瘤、多发性骨髓瘤。

(2)实体瘤的 FN 风险>20%。

1)膀胱癌、肾癌。

2)乳腺癌、卵巢癌、睾丸癌。

3)黑色素瘤。

4)肉瘤。

5)小细胞肺癌。

(3)高疾病负担会增加 FN 的发生率。

(4)骨髓受累。

(5)化疗方案

1)高剂量方案。

2)治疗目的。

4.并发症

(1)年龄>65 岁。

(2)肝或肾功能障碍。

(3)近期手术。

(4)既往化疗或放疗。

FN 引起的并发症

1.多国癌症支持治疗协会评分(MASCC):对FN患者的发病率和死亡率风险进行分级。

2.评分≥21 分被认为是低风险,<21 分被认为是高风险(表 40.1)。

3.严重的并发症包括:

(1)需要血管加压药支持的低血压。

(2)需要机械通气。

(3)脓毒症。

(4)死亡。

感染风险

1.与中性粒细胞减少症的深度(ANC<100 个中性粒细胞/微升)和持续时间相关。

2.预期中性粒细胞减少<7 天的患者为低风险。

实体瘤患者。

3.预期出现 7~10 天中性粒细胞减少症的患者为中度风险。

(1)淋巴瘤。

(2)多发性骨髓瘤。

(3)慢性淋巴细胞白血病(CLL)。

表 40.1 MASCC 预测模型的逻辑方程评分

特征	积分
疾病负担	
无症状或症状轻微	5
中度症状	3
无低血压	5
无慢性阻塞性肺疾病	4
血液癌症中的实体瘤或既往无真菌感染	4
门诊情况	3
无脱水	3
年龄<60 岁	2
阈值:评分 ≥21 分(最多 26 分)可预测的严重并发症<5%	

From Klasterksy J, Awada A, Paesmans M, Aoun M. Febrile neutropenia: a critical review of the initial management. Crit Rev Oncol Hematol. 2011;78(3):185-194.

(4)自体造血干细胞移植(HSCT)。

4.预计中性粒细胞减少>10 天的患者为高风险。

(1)急性白血病。

(2)异基因造血干细胞移植。

FN 的病因

仅在约 50%的 FN 患者中确定有感染性病因。

(1)10%~20%有菌血症。

(2)20%~30%有临床记录的感染(即肺炎、结肠炎、皮肤/软组织感染)。

检查

1.完整的病史和体格检查(H&P),包括既往感染史和社会史。

2.血培养:至少 2 组,最好是每个导管腔 1 个,外周 1 个。

3.全血细胞计数、完全代谢检测。

4.尿液分析和尿培养(如果有症状或其他临床问题)。

5.胸部 X 线片±痰培养或呼吸道病毒检测以检查呼吸道症状。

6.艰难梭菌检测,用于检测腹泻的肠道病原体。

7.腹部或直肠疼痛需行腹部 CT 或超声。

8.有 CNS 症状需行颅脑 CT 或 MRI 与腰椎穿刺。

9.鼻窦或眶周疼痛,需行鼻窦 CT 或眼眶 MRI 结合耳鼻喉、眼科评估。

10.怀疑存在皮肤病变时,抽吸或活检组织以进行病理检查、革兰染色及培养。

抗菌预防

1.细菌:在许多中心用于中危和高危患者。

(1)针对肠道革兰阴性菌(GNR),通常与左氧氟沙星或其他氟喹诺酮类药物一起使用。

(2)降低 FN 和感染率(在某些研究中),但对死亡率无改善。

(3)与抗生素耐药性增加有关,尤其是大肠杆菌中的氟喹诺酮耐药性。

(4)由于耐药性的增加,一些机构不再使用预防措施。

2.真菌:常见于中高危患者。

(1)在中度风险和 ALL[由于其他唑类药物与长春新碱(ALL 患者中常用方案)之间存在显著的相互作用]患者中,氟康唑或米卡芬净常用于预防念珠菌。

(2)高危患者中,通常采用伏立康唑、泊沙康唑、米卡芬净预防念珠菌和霉菌。

(3)中性粒细胞减少持续时间延长(>10~14 天)。

(4)高剂量类固醇的使用。

(5)AML 或 MDS。

3.病毒:用于中高危患者或有 HSV 再激活病史患者的积极治疗。

针对 HSV 和 VZV 使用阿昔洛韦、泛昔洛韦、伐昔洛韦。

经验性治疗

1.经验性使用广谱抗生素,包括抗假单胞菌覆盖率,基于机构易感性症状和个体的既往感染。

(1)低危患者(高 MASCC 评分,实体瘤)可以考虑口服抗生素。不推荐用于接受氟喹诺酮类药物预防的患者。

1)环丙沙星+ 阿莫西林/克拉维酸盐。

2)莫西沙星。

3)左氧氟沙星。

(2)高风险患者(低 MASCC 评分)通常接受静脉输注 β-内酰胺类抗生素进行单药治疗。

1)头孢吡肟。

2)哌拉西林/他唑巴坦。

3)美罗培南。

4)亚胺培南/西司他丁。

5)头孢他啶;对革兰阳性菌的疗效较差。

扩大初始经验性治疗的指征

1.考虑在血流动力学不稳定或存在耐药菌的患者中增加使用氨基糖苷类、多黏菌素 B 或氟喹诺酮类药物(若近期未用于预防)以覆盖双重革兰阴性菌。

根据患者既往的感染和易感性及机构抗菌谱量身定制治疗方案。

2.考虑为腹痛或腹泻患者选择具有厌氧作用的药物。

3.除以下适应证外,经验性添加万古霉素没有益处:

(1)软组织或导管部位感染。

(2)血培养革兰阳性菌呈阳性,等待鉴定和药敏试验。

(3)已知有 MRSA 或头孢菌素抗性链球菌定植。

(4)血流动力学不稳定或休克,等待培养结果。

(5)对 β-内酰胺过敏,选择与氨曲南联合使用。

对初始治疗的优化

1.以临床和微生物学数据为指导。

(1)应根据敏感性数据修改治疗方法,以适当覆盖已确定的病原体。

(2)扩大对失代偿患者的覆盖范围。

(3)其他情况稳定的患者持续发热并不表示需要改用其他抗生素。

(4)如果万古霉素或其他革兰阳性菌覆盖是凭经验开始的,若没有发现革兰阳性菌感染,则在 48h 后停止用药。

(5)如果广谱抗生素治疗 4~7 天后仍然发热,则应扩大影像学检查范围,并考虑使用经验性抗真菌药物治疗。

(6)如果未发现感染,可在 ANC 恢复至≥500 后停用抗生素。

血流感染

1.可能是预防性使用抗生素和留置导管的原因,革兰阳性球菌(GPC)现在至少占 50%。

(1)凝固酶阴性葡萄球菌。

(2)金黄色葡萄球菌(包括 MRSA)。

(3)肠球菌属(包括 VRE)

1)VRE 需要使用达托霉素或利奈唑胺进行治疗。

2)VRE 定植存在全身感染的风险;在等待已知定植或既往感染患者的培养数据时考虑经验性治疗。

(4)草绿色组链球菌

1)与口腔黏膜炎有关,可导致中性粒细胞减少症患者出现严重的脓毒症和(或)肺炎并伴有急性呼吸窘迫综合征;临床上看起来像革兰阴性杆菌 (GNR)脓毒症。

2)可能突破氟喹诺酮的预防。

3)青霉素和头孢菌素耐药性已被关注(提示为血流动力学不稳定的或已知定殖患者的经验性万古霉素治疗的适应证)。

(5)肺炎链球菌。

2. GNR 的发病率和死亡率高于 GPC;最常见的来源是肠道易位。从历史上看,GNR 更为常见,但发病率受预防用药的影响。

(1)大肠杆菌。

(2)克雷伯菌属。

(3)肠杆菌属。

(4)铜绿假单胞菌

约占感染的 5%,但与更高的发病率和死亡率相关,尤其是在延迟治疗中。

(5)柠檬酸杆菌属。

(6)寡养单胞菌。

(7)包括 ESBL 或碳青霉烯酶在内的多药耐药 GNR 正变得越来越普遍,因此,关注机构抗生素特征很重要。

3.厌氧菌:很少分离得到,但最常见的来源是肠道易位。

4.念珠菌也相当少见,可能是由使用唑类药物预防所致。

5.当由金黄色葡萄球菌、假单胞菌、狭养单胞菌和念珠菌属引起的中心管相关血流感染(CLABSI)时,应拔除导管(另见第 14 章)。

中性粒细胞减少性结肠炎

1.也称为盲肠炎,通常影响回盲部(图 40.1)。

2.发生在细胞毒性化疗后,可能是由于中性粒细胞长期减少使肠内生物侵入和移位肠壁,从而导致黏膜内层受损。

3.症状

(1)腹痛、绞痛:通常是右下腹。

(2)发热。

(3)腹泻。

(4)便血。

4.检查

(1)腹部/骨盆 CT,口服和静脉注射造影剂。

(2)血培养。

(3)艰难梭菌测试。

5.并发症

(1)脓毒症,尤其是肠道微生物易位到血液中。

(2)肠坏死和穿孔。

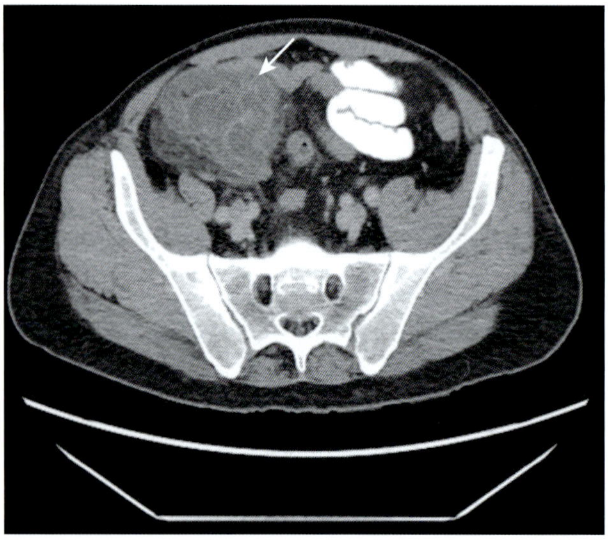

图 40.1 斑疹伤寒。

(3)死亡率高,在一些报告中高达 50%。

6.管理

(1)使用广谱抗生素,包括覆盖铜绿假单胞菌、肠道革兰阴性菌和厌氧菌。

(2)首选方案包括:

1)哌拉西林-他唑巴坦。

2)头孢吡肟+甲硝唑(也可凭经验治疗艰难梭菌感染)。

3)美罗培南或亚胺培南-西司他丁。

(3)如果持续发热 72h 或血流动力学不稳定,考虑添加抗真菌药物。

(4)抗菌治疗应持续至中性粒细胞计数和临床恢复。

(5)静脉输液。

(6)严重病例应禁食处理。

(7)密切观察和频繁检查。

(8)手术

1)尽量避免或延迟显著的中性粒细胞减少和血小板减少。

2)在穿孔或临床恶化时可能是必要的。

肺炎

1.检查

(1)血和痰培养(中性粒细胞减少症患者即使在肺炎的情况下也可能无法产生痰液)。

(2)胸部 X 线片(中性粒细胞减少时浸润可能很轻微,随着 ANC 的恢复而恶化)或胸部 CT(更敏感)。

(3)尿液军团菌和肺炎球菌抗原测试。

(4)呼吸道病原体分子的洗鼻液检查。

(5)BAL 后考虑支气管镜检查,尤其是弥漫性浸润、对初始经验性治疗无反应或无法产生痰液样本的患者中。

(6)霉菌感染高危患者,血清±BAL 半乳甘露聚糖和(或)1,3 β-D-葡聚糖检查(长期中性粒细胞减少症患者包括血液系统恶性肿瘤或 HSCT)。

2.管理

除非确定病毒或其他病因,基于最初的表现和检查,建议对细菌性肺炎进行经验性治疗。

(1)经验性治疗包括抗假单胞菌的 β-内酰胺药物+

吸入用氟喹诺酮或阿奇霉素。应以患者既往的菌落培养数据和机构抗菌谱为指导(见第 13 章)。

(2)治疗应根据检查和培养数据量身定制,但如果患者病情恶化或未能改善,则应进行进一步的诊断并升级治疗以覆盖耐药微生物和(或)可能的真菌病原体。

病因

1.细菌

(1)典型表现是急性发作,伴发热、咳痰和局灶性浸润(尽管后两者在中性粒细胞减少时可能不明显)。

(2)在<7 天的中性粒细胞减少症患者中最可能的病因是:

1)肠杆菌科(大肠杆菌、克雷伯菌等)。

2)假单胞菌。

3)金黄色葡萄球菌。

4)草绿色链球菌。

(3)通常发生在细胞毒性化疗诱导的黏膜炎后。

(4)可能导致 ARDS 或严重的脓毒症。

(5)非典型细菌,尤其是社区获得性细菌(支原体、军团菌、衣原体);可能导致干咳和弥漫性浸润的非典型表现。

2.病毒

(1)通常表现为急性发作性呼吸困难、干咳±发热(几乎总是出现在流感中)和弥漫性双侧浸润。

(2)关注社区中传播的呼吸道病毒。

(3)冬季月份

1)流感病毒 A、B

• 应使用神经氨酸酶抑制剂(通常是奥司他韦)进行治疗,对于免疫功能严重受损的患者,考虑将持续时间延长至 10 天。

• 静脉注射帕拉米韦是另一种治疗选择。

2)RSV

• 对于急性白血病或 HSCT 接受者,可以考虑口服或吸入利巴韦林治疗。

• 注意:吸入制剂价格昂贵且技术上难以管理,因此,许多中心不再使用。

3)人类偏肺病毒。

4)冠状病毒(更常见的是引起上呼吸道疾病)。

(4)夏季月份

1)鼻病毒(更常见的是引起上呼吸道疾病)。

2)副流感病毒。

(5)全年

1)腺病毒(Adv);细胞免疫受损患者有更严重的表现,包括造血干细胞移植受者。

在严重感染中经常使用西多福韦治疗(等待布西多福韦上市)。

2)CMV 肺炎在异体 HSCT 人群之外并不常见,但在接受阿仑单抗或其他淋巴细胞清除药物治疗的患者中偶尔会发生。

• 通常具有高血清病毒载量。

• 如果病理学上免疫组织化显示病毒包涵体的细胞病变效应,则可以确诊。

3.真菌(见第 27 和第 29 章)

(1)对于长期(>10~14 天)、严重的中性粒细胞减少症(ANC <500)且初始抗生素治疗未见改善的患者,应考虑存在霉菌感染(见下文)。

(2)杰氏肺囊虫通常发生在细胞免疫受损的患者中。

1)临床表现通常为亚急性,伴有干咳、呼吸困难和缺氧;通常比 HIV 感染和 PJP 的患者更严重。

2)典型的影像学检查结果是双侧弥漫性磨玻璃影。

3)无法培养;通常通过 BAL 细胞学进行诊断。

4)1,3 β-D-葡聚糖水平将非常高。

5)使用高剂量 TMP-SMX(5mg/kg TMP q8)进行治疗,并且根据 HIV 人群推断的数据,严重缺氧下通常采用皮质类固醇治疗(室内空气中 PaO_2<70mmHg)。

(3)隐球菌通常发生在细胞免疫功能受损的患者中。

1)表现从无症状到咳嗽和发热。

2)可能出现肺结节或实变。

3)可通过呼吸道培养、病理学或血清隐球菌抗原进行诊断。

4)还应评估患者是否存在播散性或 CNS 感染。

5)仅轻度肺部感染可用氟康唑治疗;严重的、全身性或 CNS 感染应首先使用脂质体两性霉素 B 和氟胞嘧啶进行治疗。

非感染性病因

1.弥漫性肺泡出血(DAH):发生在恶性血液肿瘤患者中。

(1)风险包括近期化疗(导致黏膜损伤)和长期血小板减少。

(2)使用高剂量类固醇、血小板输注和逆转凝血治疗。

2.药物性肺炎

(1)多种化疗药物会导致肺损伤,特别是:

1)博莱霉素。

2)吉西他滨。

3)表皮生长因子受体(EGFR)酪氨酸激酶抑制剂(TKI)。

4)Bcr-Abl 酪氨酸激酶抑制剂:伊马替尼、达沙替尼。

可引起胸腔积液。

5)PD-L1 抑制剂:帕博利珠单抗、纳武单抗。

(2)抗菌剂

达托霉素可引起嗜酸性粒细胞性肺炎。

3.放射性肺炎

(1)根据照射开始的时间(照射后数小时到数月)引起的一系列表现。

(2)经常使用类固醇治疗。

4.肺水肿。

5.恶性肿瘤

(1)AML 中的髓样肉瘤表现为占位性病变。

(2)肿瘤的淋巴结扩散常导致弥漫性多灶性浸润。

(3)转移性实体瘤通常会导致结节。

侵袭性霉菌感染

1.最高风险的肿瘤人群是由于中性粒细胞减少症和(或)中性粒细胞功能障碍而患有活动性 AML 或 MDS 的患者。其他高危人群包括患有长期中性粒细胞计数减少(>10 天)和(或)接受长期类固醇治疗的血液系统恶性肿瘤患者(即 ALL)、异基因造血干细胞移植受者,尤其是延迟移植或移植物抗宿主病(GVHD)患者。

2.曲霉菌病

(1)曲霉菌是肿瘤人群中侵袭性霉菌感染的最常见病原体。

(2)通常肺部是感染的主要部位,但也已知会引起鼻窦炎。

(3)放射成像通常是检查的第一步。

(4)经典的胸部 CT 检查结果包括:

1)占位性实变。

2)肺结节。

3)晕征(被磨玻璃阴影包围的实心浸润)(图 40.2)。

4)空洞性病变。

5)新月征(中性粒细胞恢复后常见)。

(5)受累组织活检是首选的诊断方式,但由于血小板减少,通常不是很好的选择。

1)病理学显示有分隔的锐角分枝菌丝,但其他曲霉样霉菌也可以具有这种外观。

2)需要培养或 PCR 检测来确定霉菌的种类。

(6)其他诊断测试仅具有 50%~70% 的敏感性。

1)呼吸道真菌培养(BAL >痰液)。

2)检测来自血清或 BAL 液的半乳甘露聚糖;除毛霉菌病外,其他霉菌液可呈阳性。

3)1,3 β-D-葡聚糖(Fungitell 试剂盒);在其他真菌感染中可能呈阳性,包括 PJP 和念珠菌,但在毛

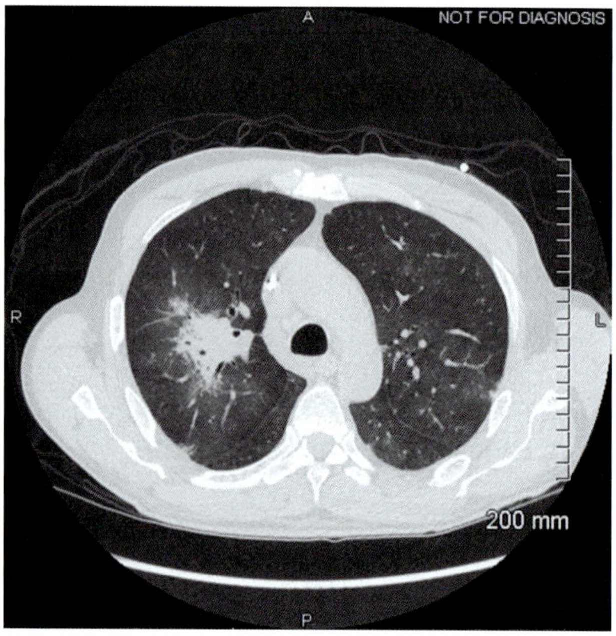

图 40.2 晕征。

霉菌病中呈阴性。

4)直接在组织上进行分子检测也是一种新方式，但尚未正式建议其使用。

3.治疗

(1)霉菌活性三唑类药物为一线药物(伏立康唑、泊沙康唑、艾沙康唑)。

(2)脂质体两性霉素 B 或棘白菌素是挽救治疗的选择。

(3)对于适合手术伴易于清创的局部疾病患者，可以考虑手术。

(4)潜在免疫缺陷的恢复。

4.毛霉菌病(接合菌病)

(1)包括根霉属、毛霉属、根毛霉属、犁头霉属和杉木霉属。

(2)最常见的表现是鼻-眶-脑感染，但也会影响肺和其他器官/组织。

(3)除了活动性疾病和长期严重的中性粒细胞减少症外，不受控制的糖尿病、铁过载或去铁胺治疗也是毛霉菌病的风险因素。

(4)放射成像通常是检查的第一步。

(5)肺部感染

胸部 CT 表现无特异性，可能包括：

- 占位性实变。
- 肺结节。
- 空洞性病变。
- 反相晕征(磨玻璃样阴影被实心浸润包围)(图 40.3)。

(6)鼻-眶-脑感染

1)鼻窦 CT 检查结果可能表明鼻窦炎或骨侵蚀，在严重的情况下会延伸至大脑或眼眶。

2)需要对健康组织进行紧急和积极的手术清创。

3)耳鼻喉科用鼻内镜直接评估可能对诊断不确定的患者有帮助。

4)受累组织活检是首选的诊断方法。

病理学证实为毛霉菌病特有的少间隔(或无间隔)直角分支样的带状菌丝。

5)半乳甘露聚糖和 1,3 β-D-葡聚糖(Fungitell试剂盒)在毛霉菌病中呈阴性，但在约 50%的患者中呈阳性。

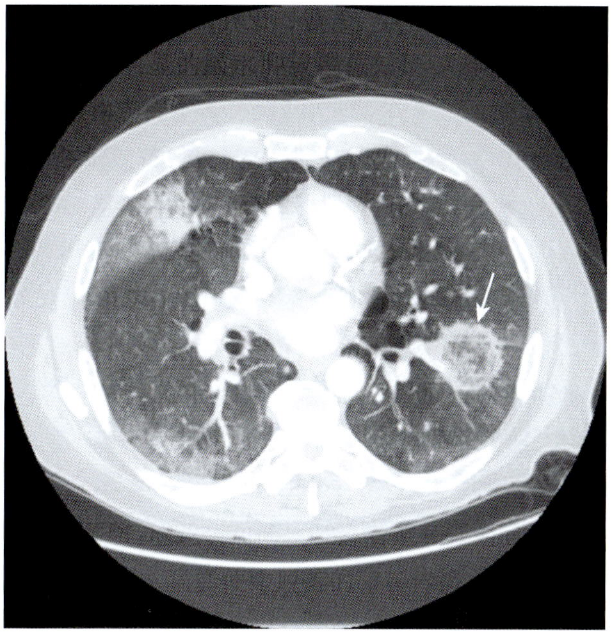

图 40.3　反相晕征。

治疗

1.除了积极的手术清创外，两性霉素 B 脂质体是一线治疗的首选。

2.泊沙康唑或艾沙康唑常被用于降血压或挽救性治疗(伏立康唑和伊曲康唑对毛霉菌病没有活性)。

3.基础状况的恢复也是必需的。

由于检测的敏感性和特异性欠佳，霉菌感染难以诊断。给出这些定义有利于帮助诊断。

4.检查

需要通过无菌部位(即血液、脑脊液、胸腔积液)的培养来恢复霉菌，或在组织病理学或细胞病理学上证明侵袭性菌丝与组织损伤有关。

5.可能的方法

(1)取决于宿主因素、临床标准和真菌学标准。

(2)宿主因素

1)近期或者持续性的中性粒细胞减少且中性粒细胞绝对计数<500 持续 10 天以上。

2)同种异体造血干细胞移植受者。

3)长期高剂量皮质类固醇治疗(每天至少 0.3mg/kg)>3 周。

4)用损害 T 细胞功能的药物治疗。

(3)临床标准

1)影像学表现包括肺结节伴或不伴晕征或反相晕征、空洞或肺中的空气新月征、鼻窦炎或中枢神经系统病变。

2)支气管镜检查显示气管支气管炎。

(4)真菌学标准

1)通过培养从非无菌来源(包括痰液、BAL液窦)中培养出致病霉菌。

2)使用半乳甘露聚糖或1,3 β-D-葡聚糖进行阳性抗原测试(两者在毛霉菌病中均为阴性)。

6.可能的方法

在缺乏真菌学标准的情况下，取决于宿主因素和临床标准。

血液系统恶性肿瘤患者特有的感染风险

1. CLL

由淋巴细胞功能障碍引起的疾病本身导致的固有体液和细胞免疫缺陷。

2.低丙种球蛋白血症

(1)IgG水平低于400或频繁感染的患者需要静脉注射丙种球蛋白。

(2)补体水平下降。

(3)中性粒细胞和单核细胞缺乏或功能障碍。

(4)受CLL及其治疗影响的感染风险。

1)典型的细菌感染，特别是涉及上呼吸道和下呼吸道。

2)呼吸系统的病毒感染。

3)隐球菌感染。

4)肺孢子虫感染。

3. AML和MDS

(1)有长期的中性粒细胞减少和中性粒细胞功能障碍。

(2)细菌和真菌(霉菌)感染的风险增加。

(3)难治性或复发性疾病的患者风险最高。

(4)需要高强度化疗才能缓解的疾病。

1)导致长期和严重的中性粒细胞减少症。

2)黏膜表面损伤。

其他化疗药物相关感染

1.氟达拉滨(嘌呤类似物)

(1)氟化腺嘌呤类似物具有淋巴毒性，尤其是影响CD4细胞。

(2)用于治疗各种血液系统的恶性肿瘤，包括CLL和HSCT前的预处理，通常与其他化疗药物联合使用。

(3)导致严重的、长期的淋巴细胞减少。

(4)当与其他免疫抑制剂或化疗药物联合使用时，感染风险增加。

1)肺孢子虫：使用TMP-SMX进行预防。

2)疱疹病毒(HSV、VZV、CMV)：使用阿昔洛韦进行预防。

3)李斯特氏菌。

2.硼替佐米(蛋白酶体抑制剂)

(1)治疗多发性骨髓瘤、淋巴瘤和淀粉样变性。

(2)感染风险

1)疱疹病毒(HSV和VZV)：通常使用阿昔洛韦进行抗病毒预防。

2)李斯特氏菌。

3)弓形虫。

免疫抑制剂相关感染

淋巴细胞清除药物

1.阿仑单抗(Campath，Lemtrada)

(1)单克隆抗体，靶向CD52，消耗T细胞和B细胞。

(2)用于治疗多发性硬化症及B细胞和T细胞白血病，以及SOT中的诱导免疫抑制，作为同种异体造血干细胞移植、治疗移植排斥或GVHD预处理方案的一部分。

(3)增加的感染风险

1)疱疹病毒，尤其是巨细胞病毒：有风险的患者通常会接受预防或优先监测。

2)EBV感染/移植后淋巴增殖性疾病(PTLD)。

3)BK 病毒。

4)进行性多灶性白质脑病。

5)肺孢子虫病：应在最后一次给药后 6~12 个月内接受预防治疗。

6)隐球菌病。

7)地方性真菌(组织胞浆菌、芽生菌、球孢子菌)。

2.利妥昔单抗(Rituxan)

(1)靶向 CD20 的单克隆抗体。

(2)用于 B 细胞恶性肿瘤、PTLD、体液排斥、慢性 GVHD、类风湿关节炎(RA)和其他自身免疫性疾病的治疗。

(3)可引起严重的皮肤黏膜反应，如 Stevens-Johnson 综合征或中毒性表皮坏死松解症(TEN)。

(4)影响免疫系统对疫苗接种的免疫应答。

(5)感染风险

1)乙肝病毒再激活：所有患者应在开始治疗前进行筛查，并在治疗期间进行监测。

2)进行性多灶性脑白质病。

3)肺孢子虫同时合并某些疾病或与其他疗法同时使用时。

建议患有慢性淋巴细胞性白血病、伴多血管炎(GPA)的肉芽肿病和显微镜下多血管炎(MPA)的患者进行预防治疗。

3.抗胸腺细胞球蛋白(ATG，thymoglobulin，Atgam)

(1)多靶点的 T 细胞清除药物，尤其是 CD3 靶点。

(2)最常用于 SOT 的诱导免疫抑制、异体造血干细胞移植的部分预处理方案、移植排斥或 GVHD 的治疗。

(3)损害 B 细胞、T 细胞和 NK 细胞的功能。

(4)导致淋巴细胞减少(通常为 3~12 个月)。

(5)影响对接种疫苗的免疫应答。

(6)感染风险

1)疱疹病毒，尤其是巨细胞病毒：有风险的患者通常会接受预防或优先监测。

2)EBV 感染/PTLD。

3)BK 病毒。

4)肺孢子虫病：应在最后一次给药后 6~12 个月内接受预防治疗。

5)隐球菌病。

6)地方性真菌(例如，组织胞浆菌、芽生菌、球孢子菌)。

类固醇

1.多种抗炎作用。

2.抑制白细胞迁移和中性粒细胞、淋巴细胞和单核细胞的功能。

3.与其他免疫抑制剂联合使用时，效果会增强。

4.较高的剂量和较长的持续时间会增加感染的风险。

(1)细菌性

1)TB 再激活。

2)其他典型微生物。

(2)疱疹病毒再激活(HSV、VZV)。

(3)真菌

1)念珠菌。

2)肺孢子虫病：推荐使用泼尼松或等同物>20mg，进行持续>2 周的预防。

3)地方性的真菌。

4)霉菌感染(不太常见，除了在 GVHD 患者中)。

细胞因子阻断

1. TNF 抑制剂：戈利木单抗、英夫利西单抗、阿达木单抗(长效>>塞托利珠单抗、依他奈西普)。

2.用于自身免疫性疾病，包括类风湿关节炎、炎性肠病(IBD)和银屑病关节炎。

3.患淋巴瘤和其他恶性肿瘤的风险增加。

4.坏死性肉芽肿。

5.感染的风险，特别是当细胞内微生物与其他免疫抑制剂联合使用时，风险会增加。

(1)分枝杆菌

1)NTM。

2)TB

- 结核病筛查，排除活动性结核病。
- 开始治疗前，先治疗潜伏性结核病。

(2)真菌

1)曲霉属。

2)地方性疾病(组织血浆、芽肿、球虫)。

3)肺孢子虫。

4)隐球菌属。

5)念珠菌。

(3)病毒

1)乙型肝炎病毒:在开始用药前筛查所有患者,并在治疗期间进行监测。

2)疱疹病毒(特别是VZV、HSV)。

(4)细菌

1)李斯特氏菌。

2)军团菌(黑框警告)。

3)诺卡氏菌属。

4)沙门氏菌属。

5)金黄色葡萄球菌关节感染。

(5)寄生虫

1)利什曼虫。

2)疟疾。

3)巴贝虫。

4)类圆线虫。

白细胞介素受体拮抗剂

1. IL-1抑制剂:阿那白滞素、卡那津单抗、列洛西普。

(1)阻止B细胞和T细胞的活化、发热反应和细胞因子活化。

(2)用于治疗类风湿关节炎和其他炎性疾病。

(3)可能导致中性粒细胞减少,增加患恶性肿瘤的风险,包括淋巴瘤。

(4)感染风险

TB再激活:在开始治疗前,测试和治疗潜伏性结核病。

2.IL-2抑制剂:巴西利亚单抗(同时服用)、达利珠单抗。

(1)抗CD25单克隆抗体,阻断IL-2受体。

(2)阻止B、T和NK细胞的增殖、分化和活化。

(3)用于SOT的诱导免疫抑制和治疗急性GVHD。

(4)效果通常可持续3个月。

(5)感染的风险低于其他诱导免疫抑制剂:疱疹病毒的再激活。

3. IL-6抑制剂:托珠单抗。

(1)防止发热、急性相位反应和细胞因子的产生。

(2)用于治疗由嵌合抗原受体T细胞治疗(CART细胞)、RA和巨细胞动脉炎引起的细胞因子释放综合征。

(3)感染风险

1)TB再激活:在开始用药前检测结核病并开始潜伏性结核病治疗。

2)真菌

- 念珠菌。
- 曲霉菌。
- 肺囊虫。
- 地方性真菌病。

3)病毒:疱疹病毒的再激活。

T细胞共刺激阻滞:阿巴西普、贝拉塔塞普

1.通过阻断抗原呈递细胞(APC)和T细胞之间的CD28相互作用来抑制T细胞的激活。

2.增加了患恶性肿瘤的风险,包括淋巴瘤、肺癌和皮肤癌。

3.同时接受免疫抑制剂治疗的患者感染风险增加,特别是TNF抑制剂。

(1)贝拉塔西普用于预防SOT中的排斥反应(通常与其他免疫抑制剂联合使用,这可能会提升感染率)。

1)移植后淋巴细胞增殖性疾病。

2)进行性多病灶脑白质病。

3)疱疹病毒的再激活:CMV预防建议>3个月。

4)肺孢子虫:建议进行预防治疗。

5)TB再激活。

6)乙型肝炎再激活。

(2)抗风湿性关节炎或银屑病性关节炎。

1)TB再激活。

2)乙型肝炎再激活。

黏附阻滞:纳塔利单抗、吠陀利单抗

1.抗整合素单克隆抗体,抑制T细胞迁移。

2.用于多发性硬化症(MS)和IBD。

3.与超敏反应相关,包括过敏反应。

4.感染风险。

补体抑制剂:厄瓜多尔利珠单抗

1.结合C5并抑制末端复合物C5b9的人源化单克隆抗体。

2.用于非典型溶血性尿毒症综合征和阵发性夜间血红蛋白尿症。

3.感染的风险,特别是被包裹的细菌。

(1)严重的脑膜炎球菌性感染。

(2)应在治疗前至少两周接种脑膜炎球菌疫苗。

(3)肺炎链球菌。

(4)流感嗜血杆菌属

(王宏伟 黄志强 译 蒲文渊 校)

推荐阅读

1. Freifeld AG, Bow EJ, Sepkowitz KA, et al. Clinical practice guideline for the use of antimicrobial agents in neutropenic patients with cancer: 2010 update by the Infectious Diseases Society of America. *Clin Infect Dis*. 2011;52(4):e56–e93.
2. Baden LR, Swaminathan S, Angarone M, et al. Prevention and treatment of cancer-related infections, Version 2.2016, NCCN clinical practice guidelines in oncology. *J Natl Compr Canc Netw*. 2016;14(7):882–913.
3. Averbuch D, Orasch C, Cordonnier C, et al. European guidelines for empirical antibacterial therapy for febrile neutropenic patients in the era of growing resistance: summary of the 2011 4th European Conference on Infections in Leukemia. *Haematologica*. 2013;98(12):1826–1835.
4. Winthrop K, Mariette K, Silva JT, et al. ESCMID Study Group for Infections in Compromised Hosts (ESGICH) Consensus Document on the safety of targeted and biological therapies: an infectious diseases perspective. *Clin Microbiol Infect*. 2018;24(suppl 2):S21–S40.
5. Klasterksy J, Awada A, Paesmans M, Aoun M. Febrile neutropenia: a critical review of the initial management. *Crit Rev Oncol Hematol*. 2011;78(3):185–194.

第 41 章 实体器官移植受者的感染

Carlos A.Q. Santos，Ige A. George

引言

感染是导致实体器官移植受者发病和死亡的主要原因之一。感染的早期和特异性诊断及适当和及时的治疗对获得良好的临床结果至关重要。

实体器官移植人群中感染性疾病的管理包括。

1.感染风险评估。

2.器官捐赠者和接受者的筛查。

3.预防性抗感染的管理和疫苗接种。

4.及时诊断和管理感染并发症。

感染风险评估

1.风险评估应明确内容

(1)任何当前和既往的免疫抑制疗法。

(2)皮肤黏膜屏障完整性，如是否存在导管或引流管。

(3)中性粒细胞减少症或淋巴细胞减少症。

(4)潜在的免疫缺陷。

(5)代谢性疾病，如尿毒症、营养不良、糖尿病或肝硬化。

(6)病毒合并感染，如 CMV、HBV 或 HCV。

2.更大的感染风险因素

(1)用淋巴细胞清除药物进行诱导治疗。

(2)高剂量皮质类固醇治疗或血浆置换术。

(3)高排斥风险、早期移植排斥或移植物功能障碍。

(4)手术并发症，如吻合口瘘、出血、伤口感染或伤口愈合不良。

3.较低的感染风险因素

(1)免疫耐受。

(2)良好的人类白细胞抗原(HLA)匹配。

(3)技术上成功的手术和良好的同种异体移植功能。

(4)适当的抗感染预防和疫苗接种。

捐献者和接受者筛查

用于筛查捐献者和接受者的常用血清学检测

1.常见的检测项目

(1)HIV 抗体。

(2)HSV IgG 抗体。

(3)CMV IgG 抗体。

(4)HCV 抗体。

(5)HBsAg。

(6)乙型肝炎病毒核心抗体(HBcAb IgM 和 IgG 或总核心抗体)。

(7)HBsAb。

(8)RPR。

(9)弓形虫 IgG 抗体。

(10)EBV 抗体(EBV VCA IgG 和 IgM)。

(11)VZV 抗体。

2.其他检测项目

(1)IGRA 检测潜伏性结核感染。

(2)类圆线虫血清学检测(针对来自流行地区的接受者)。

(3)球孢子菌血清学检测(针对来自流行地区的

接受者)。

(4)破伤风、白喉、麻疹、腮腺炎和肺炎球菌滴度的血清学检测作为移植前免疫的辅助检测手段(在某些中心)。

3.注意:任何患有病因不明的潜在脑炎或脑膜炎捐献者,鉴于其存在未确诊的病毒、细菌、分枝杆菌或真菌感染的可能性,不应考虑进行器官捐赠。

血清学筛查结果的建议

移植前血清学筛查结果的建议见表 41.1。

HIV

1.如果捐献者抗体筛查呈阳性,而接受者是 HIV 阴性,则不能接受该器官进行移植。

表 41.1 移植前筛查结果的建议

病原体	捐献者抗体	接受者抗体	对于移植的建议	讨论
人类免疫缺陷病毒(HIV)	阳性	阴性	拒绝捐献者	
	阴性	阳性	如果 HIV 得到很好的控制,则继续	
	阳性	阳性	不进行移植	研究中
巨细胞病毒(CMV)	阳性或阴性	阳性	进行移植	CMV 防治指南见表 41.2
	阳性	阴性	可以移植,但风险较高	
EB 病毒	阳性或阴性	阳性	进行移植	
	阳性	阴性	可以移植,但风险较高	
弓形虫	阳性或阴性	阳性	进行移植	甲氧苄啶-磺胺甲噁唑防治
	阳性	阴性	可以移植,但风险较高	
丙型肝炎病毒	阳性	阳性	可以移植?	为患者预留
	阳性	阴性	不进行移植	研究中
梅毒	阳性	阳性或阴性	可以移植	青霉素治疗
乙型肝炎病毒	乙型肝炎病毒表面抗体阳性	阳性或阴性	可以移植	
	乙型肝炎病毒表面抗原阳性	阳性或阴性	不进行移植	
	乙型肝炎病毒核心抗体阳性	乙型肝炎病毒表面抗体阴性	可以移植	拉米夫定预防
	乙型肝炎病毒核心抗体阳性	乙型肝炎病毒表面抗体阳性	可以移植	监测
结核杆菌		干扰素-γ 释放试验阳性	进行移植	异烟肼治疗
类圆线虫		阳性	进行移植	伊维菌素治疗
球孢子菌		阳性	进行移植	氟康唑治疗
中枢神经系统病毒(例如,淋巴细胞脉络丛脑膜炎病毒、狂犬病毒、西尼罗病毒)	临床怀疑感染		不进行移植	

2.如果捐献者抗体筛查为阴性,而接受者为HIV阳性,则可以进行器官移植;对HIV感染者进行移植的标准要求是CD4计数>200个细胞/微升、无法检测到病毒载量,以及无PML或晚期隐孢子虫病等无法治愈的机会性感染;既往存在的机会性感染,如肺孢子菌或隐球菌,只要治愈或控制良好,都是允许的。

3.如果捐献者抗体筛查呈阳性,而接受者呈HIV阳性,则不能进行器官移植;然而,正在进行"HOPE in Action"研究(HOPE即美国《HIV器官政策公平法案》),评估这种方法的有效性和安全性以增加捐献者库。

CMV

1. CMV疾病与同种异体移植物丢失和死亡的风险增加有关,应该加以预防。

2. CMV感染和疾病的最大风险因素是从血清阳性捐献者到血清阴性接受者(D+/R-)的器官移植,其次是血清阳性接受者(R+)(表41.2)。

3.如果接受者血清CMV呈阳性,则需要使用缬更昔洛韦进行预防性治疗或在检测到无症状CMV血症时进行抢先治疗。

4.如果捐献者为血清CMV阳性而接受者为血清CMV阴性,则患者处于感染CMV疾病的高风险,首选预防性使用缬更昔洛韦至少6个月。

5.如果捐献者和接受者均为血清CMV阴性,则患者在移植后患CMV疾病的风险极低,无须进行特定的预防性抗CMV治疗。

EBV

1.与PTLD相关。

2.如果捐献者为血清EBV阳性而接受者为血清EBV阴性,那么患者患PTLD的风险更高;这更常见于儿科移植接受者;尽管阿昔洛韦和更昔洛韦在体外具有抗病毒作用,但没有特异性的预防性抗EBV治疗作用。

弓形虫

1.在实体器官移植接受者中存在罕见的机会性感染;多见于心脏移植患者。

2.如果捐献者为血清弓形虫阳性而接受者为血清弓形虫阴性,则患病风险较高。

3. TMP-SMX具有抗弓形虫活性,可用作预防性治疗。

4.阿托伐醌可用作不耐受TMP-SMX患者的二线预防性治疗手段。

HCV

1.如果接受者慢性HCV感染,患者可以接受来自血清HCV阳性捐献者的器官;但结果可能会更差,这种移植应该留给病情最严重的患者。

2.如果捐献者为血清HCV阳性而接受者为血清HCV阴性,则不能移植该器官。

梅毒

捐献者RPR阳性也可用于器官移植。移植后,接

表41.2 巨细胞病毒(CMV)预防策略

风险类别	建议
捐献者CMV阳性/接受者CMV阴性	预防作为首选 • 每天口服缬更昔洛韦至少持续6个月,肺移植接受者则须延长至12个月 抢先治疗作为备选 • 每周进行核酸检测持续3个月,然后口服缬更昔洛韦,一旦检测到CMV感染,更昔洛韦静脉注射至少21天,然后反复进行CMV核酸检测直至阴性
接受者CMV阳性	预防作为首选 • 缬更昔洛韦持续治疗3个月 抢先治疗作为备选(同上)
捐献者CMV阴性/接受者CMV阴性	无须进行特别的CMV预防性治疗 • 口服阿昔洛韦持续治疗3个月,预防单纯疱疹病毒感染

受者应使用苄星青霉素 G 预防感染。

HBV

1.如果捐献者对 HBV 疫苗免疫，则可以接受该器官。

2.如果捐献者长期感染 HBV，则不能使用该器官。

3.如果捐献者的乙肝核心抗体呈血清阳性，而接受者对 HBV 没有免疫力，移植后需要预防性使用拉米夫定。

4.如果捐献者的乙肝核心抗体呈血清阳性，而接受者具有疫苗免疫力，患者需要每 3 个月监测一次乙肝病毒复制情况，并且可能需要在移植后预防性使用拉米夫定。

5.如果捐献者乙型肝炎核心抗体血清阳性且接受者具有天然免疫力，则患者不需要预防性使用拉米夫定，但需要每 3 个月监测一次乙肝病毒复制情况。

结核分枝杆菌

1.如果接受者患有潜伏性结核病，则需要使用异烟肼治疗 9 个月；如果移植前不能耐受，可以在移植后进行潜伏性结核病治疗。

2.如果捐献者患有潜伏性肺结核并且将参与活体器官捐献，那么在移植前应使用异烟肼治疗至少 6 个月。

3.如果经常出现不确定的IGRA 结果，结核病的风险分层需要有个体化方案。

粪类圆线虫

1.移植后可能导致过度感染综合征。

2.热带地区流行，也存在于美国东南部。

3.如果血清类圆线虫呈阳性，建议在移植前 1 周给予两剂伊维菌素。

粗球孢子菌

1.移植后可导致的严重性感染。

2.应对来自美国西南部和墨西哥沙漠地区的患者进行筛查。

3.如果血清球孢子菌呈阳性，则需要进行氟康唑预防治疗。

罕见的捐献者感染及典型表现

1.淋巴脉络丛脑膜炎病毒(LCMV)：脑炎、多器官衰竭。

2.狂犬病：脑炎、未报告的蝙蝠咬伤。

3.克氏锥虫：不明原因发热、心肌炎。

4.棘阿米巴：脑炎。

5.巴拉姆西亚阿米巴：脑炎。

6.西尼罗河病毒(WNV)：脑膜脑炎、弛缓性麻痹。

7.隐球菌：移植失败、脑膜脑炎、皮肤和软组织感染。

疫苗接种

移植后和终末期器官疾病期间的免疫应答普遍较差；如果有可能，应在移植前提供免疫接种(表41.3 和表 41.4)；移植后不能接种减毒疫苗。

感染并发症的及时诊断和处理

移植后感染的时间线

移植后<4 周

1.肺炎

(1)诊断常常和非感染性肺疾病相混淆，如肺水肿或药物性肺炎。

(2)经验性抗菌治疗应覆盖厌氧菌，因为误吸是常见原因。

(3)支气管肺泡灌洗可能有助于确定病原微生物。

2.血行感染

拔管的指征包括：持续菌血症>72h、血流动力学受损、出现转移性疾病(例如：化脓性肺栓塞、硬膜外脓肿)、心内膜炎、隧道感染，以及金黄色葡萄球菌、铜绿假单胞菌、多重耐药菌、分枝杆菌、真菌感染。

3.尿路感染

(1)肾移植接受者尤其应重视。

(2)肠杆菌科仍是最常见的致病菌，但预防性

表 41.3 常规成人疫苗

疫苗	种类	推荐移植前接种	推荐移植后接种	监测疫苗滴度
流感	灭活	是	是	否
	减毒	否	否	否
乙肝	灭活	是	是	是
甲肝	灭活	是	是	是
破伤风	灭活	是	是	否
百日咳	灭活	是	是	否
纽莫法(Pneumovax)	灭活	是	是	是
13 价肺炎疫苗(PCV13)	灭活	是	是	是
脑膜炎疫苗(Menactra)	灭活	是	是	否
狂犬病	灭活	是	是	否
人乳头瘤病毒	灭活	是	是	否
活性水痘疫苗(Varivax)	减毒	是	否	否
带状疱疹疫苗(Zostavax)	减毒	是	否	否
重组带状疱疹疫苗(Shingrix)	灭活	是	是	否
天花	减毒	否	否	否

表 41.4 旅行疫苗

疫苗	种类	推荐移植前接种	推荐移植后接种	监测疫苗滴度
霍乱弧菌	灭活	是	是	否
	减毒	是	否	否
黄热病	减毒	是	否	否
日本脑炎	灭活	是	是	否
伤寒沙门氏菌静脉注射、肌内注射	灭活	是	是	否
伤寒沙门氏菌口服	减毒	是	否	否

TMP-SMX 的广泛使用导致肠球菌属感染增加。

4.手术部位感染

(1)肝移植接受者手术部位的胆汁引流预示着存在吻合口瘘。肝动脉血栓形成(1%~2%)(胆管仅由肝动脉供血)可导致非吻合性胆道狭窄和肝脓肿。

(2)肾移植后肾周积液(淋巴囊肿)偶尔会受到感染，输尿管膀胱造口术渗漏导致的感染性尿道瘤是另一种并发症。

(3)心肺移植手术并发症包括纵隔炎和胸膜腔感染。肝移植后的并发症如图 41.1 所示。

5.艰难梭菌结肠炎

(1)常见于移植后使用抗生素的患者。

(2)不明原因的白细胞增多和无腹泻发热可能代表麻痹性肠梗阻和伴随的艰难梭菌结肠炎。

(3)捐献者来源的感染。

(4)疑似在移植后 1~2 个月内发生的早发性感染,具有非典型表现。

(5)考虑存在未确诊的病毒、细菌、分枝杆菌或真菌感染的可能性,患有潜在病因不明的脑炎或脑膜炎的患者不应进行器官捐献;也存在例外情况,得到适当治疗的细菌性脑膜炎患者(移植前 24~48h 的有效治疗);接受患有细菌性脑膜炎的器官的接受者通常在移植后需接受 2 周的抗生素治疗。

(6)重要信息包括居住或前往流行地区(如球孢子菌病、肺结核)、供体暴露(啮齿动物——淋巴脉络丛脑膜炎病毒、蚊子——西尼罗病毒)、器官移植(心脏——恰加斯病)和筛查试验的有效性(如克氏锥虫筛查试验缺乏敏感性)。

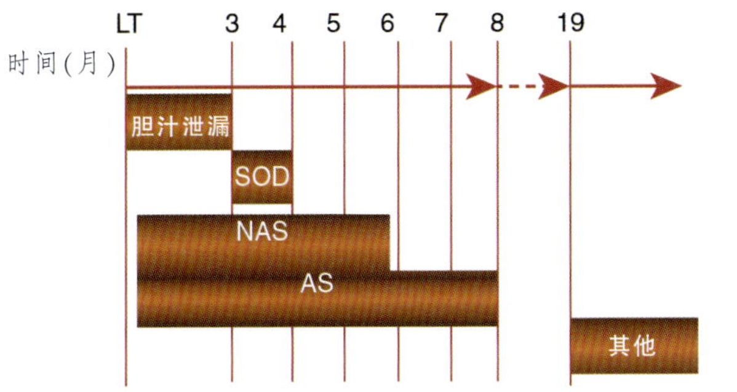

图 41.1　肝移植后并发症的时间线。肝移植(LT);胆汁泄漏;Oddi 括约肌功能障碍(SOD);非吻合口狭窄(NAS);吻合口狭窄(AS);其他包括胆结石、胆泥、胆管铸型。(Modified from Ayoub WS, Esquivel CO, Martin P. Biliary complications following liver transplantation. Dig Dis Sci. 2010;55(6):1540-1546.)

6.受者源性感染

(1)源于微生物定植。

(2)曲霉属和假单胞菌属在自然气道中定植,因此,肺移植接受者尤其需要关注。

(3)可能需要使用抗感染药物进行预防治疗。

移植后 1~6 个月

1.结核分枝杆菌(见第 32 章)

(1)异烟肼、利福平和吡嗪酰胺具有肝毒性,可能对肝移植接受者造成影响。

(2)吡嗪酰胺的肝毒性最强。

(3)利福平与早发性胆汁淤积性肝炎有关,并会增强钙调神经磷酸酶抑制剂的代谢。

(4)异烟肼会导致迟发性肝炎。

2.粪类圆线虫(见第 35 章)

(1)移植受者可能会出现类圆线虫过度感染综合征(图 41.2)。

(2)伊维菌素是首选治疗方法。

(3)在热带地区的居民中尤为常见;然而,也存在于美国东南部。

3. BK 多瘤病毒

(1)引起 BK 病毒肾病并会导致同种异体肾移植失败和丢失。

(2)移植后应每月进行血液中 BK 病毒的核酸检测;如果呈阳性,则应预先减少免疫抑制治疗。

(3)BK 病毒尿是非特异性的,并不一定预示着 BK 病毒肾病。

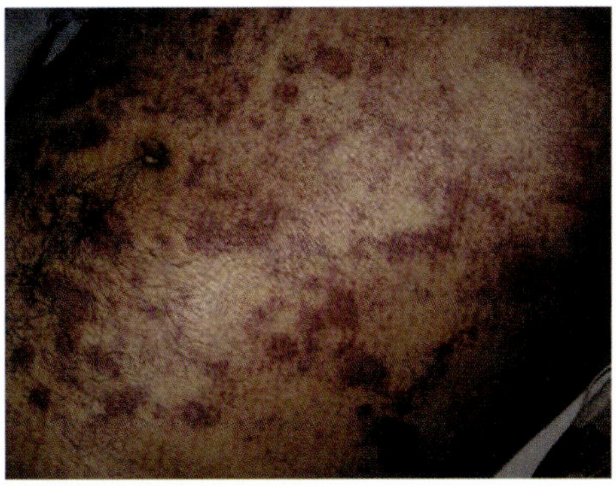

图 41.2　播散性类圆线虫过度感染综合征的患者下肢出现紫癜和点状皮疹。(From Basile A, Simzar S, Bentow J, et al. Disseminated Strongyloides stercoralis: hyperinfection during medical immunosuppression. J Am Acad Dermatol. 2010;63(5):896-902. Copyright © 2009 American Academy of Dermatology, Inc.)

4.艰难梭菌结肠炎

(1)在大量使用抗生素时期尤为常见。

(2)丙型肝炎病毒(见第 22 章)。

(3)几乎总是在肝移植后发生,但不是移植的禁忌证,因为其他适应证的肝移植结果并不差。

(4)移植前或移植后直接使用抗病毒药物可成功治疗 HCV。

5.呼吸道病毒感染

(1)可造成严重的移植后感染。

(2)包括流感、副流感、呼吸道合胞病毒、腺病毒、鼻病毒和人偏肺病毒。

6.新型隐球菌(见第 27 章)

(1)罕见但致命;移植后常有非典型表现。非脑膜表现更为常见,包括肺炎以及皮肤和软组织感染(图 41.3)。

(2)脂质体两性霉素 B 和 5-氟胞嘧啶用于诱导治疗,氟康唑用于巩固和维持治疗。

(3)氟康唑抑制钙调神经磷酸酶抑制剂的代谢,因此,需要密切监测其水平(见第 7 章)。

(4)颅内压监测很重要,但经常被忽视。

7.无预防措施

(1)杰氏肺囊虫(TMP-SMX)。

(2)疱疹病毒(阿昔洛韦)。

(3)水痘-带状疱疹病毒(阿昔洛韦)。

(4)巨细胞病毒(缬更昔洛韦)。

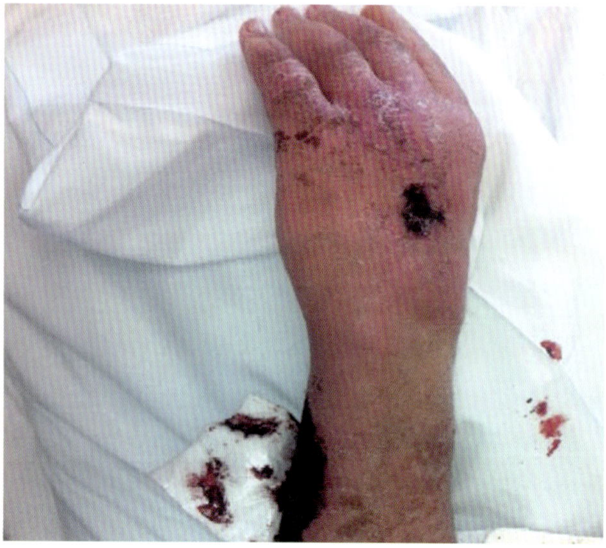

图 41.3 肾移植接受者的播散性隐球菌病表现为蜂窝织炎伴焦痂。

(5)EB 病毒(没有经过验证的抗病毒疗法;阿昔洛韦和更昔洛韦具有体外活性)。

(6)乙型肝炎病毒(恩替卡韦、替诺福韦或拉米夫定)。

移植后>6个月

1.尿路感染

(1)环丙沙星和 TMP-SMX 是首选药物。

(2)无症状的菌尿无须治疗。

2.社区获得性肺炎

(1)注意抗生素和免疫抑制药物的相互作用。

(2)通常可以使用 β-内酰胺类药物、万古霉素、阿奇霉素、克林霉素和环丙沙星。

(3)避免使用红霉素和克拉霉素,因为其会降低他克莫司、西罗莫司和环孢素的代谢。

3.曲霉菌、毛霉菌、其他霉菌(见第 29 章)

(1)伏立康唑是曲霉菌病的首选治疗药物;可以考虑与棘白菌素联合来治疗严重疾病;伏立康唑会损害钙调神经磷酸酶抑制剂的代谢。

(2)脂质体两性霉素 B 是毛霉菌病的首选治疗药物;艾沙康唑作为备选。

4.晚期病毒感染

(1)巨细胞病毒病可能在预防停止后发生;通常表现为巨细胞病毒综合征或组织侵袭性胃肠病。

(2)HBV 或 HCV 再激活可导致复发性肝硬化。

(3)呼吸道病毒感染可能在移植后晚期发生。

(4)JC 多瘤病毒可表现为进行性多灶性白质脑病。

特定感染或临床综合征

细菌感染

1.早期感染取决于移植的器官及与手术和住院相关的并发症。

2.常见来源包括肾移植接受者的泌尿系统疾病、肝移植接受者的腹部和胆道感染(尤其是 Roux-en-Y 胆总管空肠吻合术、胆汁泄漏和长时间手术)、心肺移植接受者的肺炎,以及胰腺移植接受者的泌尿系统疾病和手术部位感染。

3.侵袭性肺炎链球菌感染的风险比在免疫活性宿主中观察到的风险高 12 倍;表现包括肺炎、菌血症、腹膜炎和脑膜炎。

4.李斯特氏菌是一种革兰阳性杆菌,可表现为菌血症;即使没有明显的脑膜炎特征,菌血症患者也应进行脑脊液检查;如果在脊髓液、小脑和脑干中报告了“类白喉菌”,则怀疑李斯特氏菌感染;使用氨苄西林联合或不联合庆大霉素治疗 3~6 周。

5.诺卡氏菌属革兰阳性菌,部分抗酸;常表现为肺部和皮肤结节;鉴于其易感染脑实质,影像学评估脑脓肿是必要的;TMP-SMX 是首选治疗方法。

病毒感染

巨细胞病毒

1.倾向于侵入同种异体移植物;与急性和慢性移植物损伤及移植物排斥风险增加有关。

2.最常见的巨细胞病毒病特征是发热、不适、白细胞减少和血小板减少的单核细胞增多综合征,并伴有可检测的病毒血症。

3.组织浸润性疾病通常表现为肝炎、肺炎或结肠炎;很少表现为脑炎、视网膜炎或肾上腺炎;巨细胞病毒结肠炎可能不会伴随病毒血症,应通过活检进行诊断。

4.需要静脉注射更昔洛韦治疗,直至症状消退且无法检测到病毒血症(通常为 2~4 周)。

5.口服缬更昔洛韦治疗是轻度至中度巨细胞病毒病的合理备选方案。

6.如果治疗 2 周后没有临床或病毒学反应，则可能存在更昔洛韦耐药；替代治疗包括膦甲酸或西多福韦；UL97 基因突变赋予病毒更昔洛韦耐药性而 UL54 基因突变赋予病毒更昔洛韦、西多福韦和膦甲酸耐药性。

EBV 和 PTLD

1. PTLD 通常发生在移植后的第一年。

2. PTLD 的风险因素包括原发性 EBV 感染、年轻、巨细胞病毒感染或疾病，以及接受抗淋巴细胞抗体。

3.小肠和肺移植患者的风险最高，发病率高达 32%，而肾移植接受者的风险最低，发病率为 1%~2%。

4.可表现为伴有发热和淋巴结肿大的单核细胞增多综合征，或内脏器官弥漫性多形性 B 细胞浸润，随后出现单核细胞增多症样发作；也可能累及中枢神经系统和移植器官。

5.治疗要求减少轻症患者的免疫抑制，重症患者使用利妥昔单抗联合或不联合化疗；抗病毒药物则无效。

BKV 和 BKVN

1.原发性 BKV 感染通常无症状，一般发生在 10 岁之前，潜伏感染通常发生在尿上皮细胞和肾脏细胞中。

2. BKVN 通常无症状，表现为肾移植接受者血清肌酐无原因的上升；高达 10%的肾移植患者可能受到影响；通常发生在移植后的第一年。

3. 1/3 具有高水平 BK 病毒尿的肾移植患者进展为病毒血症和肾病。

4.通过肾脏组织病理学确诊；病毒尿对肾病诊断的特异性较差，但具有较高的阴性预测价值；几乎所有 BKVN 患者的尿液和血浆中均检测到 BKV DNA（图 41.4）。

5.治疗需要减少免疫抑制剂的使用，来氟米特或西多福韦抗病毒治疗已与减少的免疫抑制剂联合使用，但证据有限。

6.骨髓移植患者的 BKV 表现显著不同。

腺病毒

1.腺病毒通常引起上呼吸道或下呼吸道感染，但也可导致移植接受者的结膜炎、肝炎、肠炎和出血性膀胱炎。

2.在肝移植接受者中，腺病毒可引起肝炎。在肺移植接受者中，其可能导致流感样疾病、坏死性肺炎或慢性变化，如闭塞性毛细支气管炎。肾移植接受者可发生出血性膀胱炎和肾移植肾病。

3.利用 PCR 检测确诊，通过病毒定量可以预测临床反应和预后，而组织病理学检查仍然是诊断的金标准。

4.在两个或两个以上部位检测腺病毒可预测疾病的播散性。

5.无症状病毒血症很常见（6.5%~22.5%），不建议常规筛查腺病毒 DNA 血症。

6.治疗方案包括西多福韦，或较新的脂质缀合衍生物布罗福韦酯（CMX001）和静脉注射免疫球蛋白。如果可能，减轻免疫抑制至关重要。

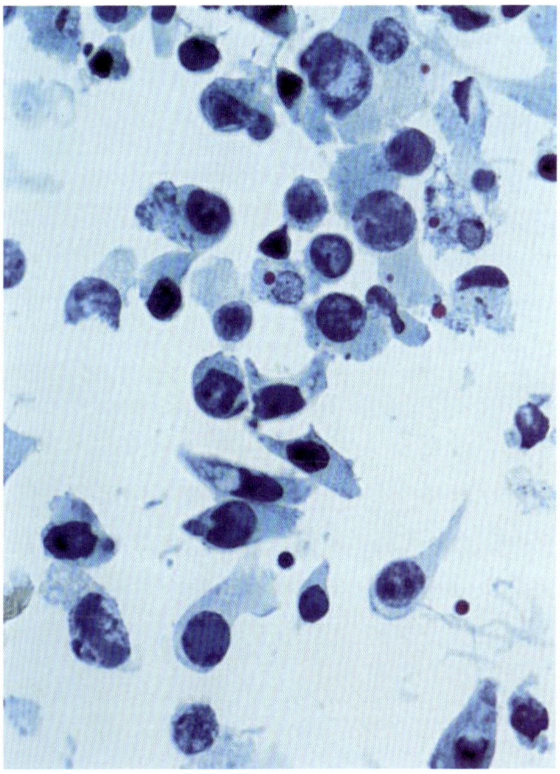

图 41.4　新鲜尿液中的诱变细胞——高核退化上皮细胞：胞浆比显示外周染色质凝结，核内见磨玻璃样病毒包涵体（巴氏染色）。[From Chantziantoniou N, Joudeh A, Hamed R, Al-Abbadi M. Significance, cytomorphology of decoy cells in polyomavirus-associated nephropathy.J AmSoc Cytopathol.2016;5(2):71–85.]

侵袭性真菌感染(IFI)

1. IFI的类型取决于移植的器官,并受医疗风险因素和手术复杂性的影响。

2.侵袭性念珠菌病是移植接受者最常见的IFI,占50%以上;通常发生在移植的前3个月。

(1)肝移植受体再次移植、手术时间延长、肾衰竭、高输血需求(>40个单位)、胆道空肠吻合术、术前念珠菌定植等会增加风险。

(2)如果存在上述两种或两种以上的风险因素,建议氟康唑预防使用4周。

(3)侵袭性曲霉菌病的风险因素是重复移植、曲霉菌在移植前后1年内的定植、阿仑妥珠单抗或胸腺球蛋白的诱导;肺移植接受者特有的风险因素包括同种异体排斥反应和增强的免疫抑制、早期气道局部缺血和脆弱吻合口部位,以及闭塞性毛细支气管炎;心脏移植接受者特有的风险因素是既往侵袭性曲霉菌病和巨细胞病毒病。

(4)肝和肺移植接受者患隐球菌病的风险更高;临床表现通常不太典型(肺炎、皮肤和软组织感染),与HIV患者相比,可能导致延误诊断和预后不佳。

弓形虫病(详见第34章)

1.弓形虫感染在世界各地都有发生,但在法国、拉丁美洲热带地区和撒哈拉以南的非洲等流行地区的患者中更为常见。

2.心脏移植期间供体心肌的潜伏感染是供体相关传播感染的最常见途径。

3.接受血清学阳性供者器官的血清阴性心脏移植患者在没有预防的情况下,有57%~75%的风险发生症状性感染。

4.临床表现包括发热、心肌炎、淋巴结病、脉络膜视网膜炎和肺炎;通常在移植后3个月内出现;肺部疾病可能无法与肺孢子虫肺炎区分,但在支气管肺泡灌洗液中可发现速殖弓形虫。

5.治疗药物包括磺胺嘧啶和乙胺嘧啶。

类圆线虫病

1.该病为热带和亚热带所特有;包括美国东南部在内的温带地区均有报道。

2.感染可能来自捐献者或潜在疾病的再激活;HTLV-1合并感染是风险因素。

3.过度感染综合征的死亡率接近50%,播散性感染的死亡率接近70%。

4.疑似来自美国东南部或其他流行地区的患者,表现为脓毒症、多器官(主要是肺部和胃肠道)受累和革兰阴性肠道菌血症;没有嗜酸性粒细胞增多并不能排除受体或供体患病。

5.治疗药物选择伊维菌素。

临床综合征

发热病灶不明

1.移植后早期(<1个月)

手术部位感染、导管相关性感染、医院获得性感染和可疑的捐献者来源的感染。

2.移植后晚期(>1个月)

(1)病毒:巨细胞病毒、HHV-6、腺病毒、细小病毒、EB病毒。

(2)细菌:常规考虑结核杆菌、NTM、诺卡氏菌、埃立克氏菌。

(3)真菌:隐球菌病、地方性真菌病、五氯酚、曲霉菌病。

(4)寄生虫:弓形虫病、圆线虫病。

脑膜炎/脑炎

1.细菌:李斯特氏菌、肺炎球菌、流感嗜血杆菌、梅毒、分枝杆菌和诺卡氏菌。

2.病毒:巨细胞病毒、HSV、VZV、西尼罗河病毒、肠病毒。

3.真菌:隐球菌、球虫、组织胞浆菌、念珠菌。

4.供体来源:西尼罗河病毒、沙粒病毒淋巴细胞脉络丛脑膜炎病毒、阿米巴虫、狂犬病毒。

5.非感染性:药物诱导(TMP-SMX),由于钙调磷酸酶抑制剂(CNI)导致的后部可逆性脑病综合征(PRES)。

局灶性脑脓肿或占位性病变

1.细菌:脓毒性栓塞、副脑膜病灶侵袭(革兰阳性菌、阴性菌和厌氧菌)、诺卡氏菌、结核杆菌、李斯特氏菌和放线菌。

2.真菌:曲霉属真菌、毛霉菌、隐球菌。

3.弓形虫、神经囊尾蚴病、中枢神经系统PTLD。

(1)MRI显示合并脑白质病变的亚急性认知能

力下降。

(2)PML:亚急性运动、感觉、视觉或认知能力下降。脑脊液 JC 多瘤病毒DNA PCR 检测呈阳性。

4.其他。

肺炎

1.社区获得性:肺炎球菌、嗜血杆菌、军团杆菌、支原体、呼吸道病毒。

2.院内获得性:革兰阴性杆菌、MRSA。

3.条件致病菌

(1)真菌:曲霉菌、PJP、隐球菌、地方性真菌。

(2)病毒性:巨细胞病毒、腺病毒、HSV、VZV。

(3)细菌:结核病、其他分枝杆菌、诺卡氏菌、弓形虫。

(4)非感染性原因:PTLD、西罗莫司过敏性肺炎、圆形肺不张。

肠炎/结肠炎

1.细菌:沙门氏菌、志贺氏菌、弯曲杆菌、李斯特氏菌、艰难梭菌。

2.病毒:诺如病毒、腺病毒、CMV、EBV(PTLD)。

3.寄生虫:内阿米巴原虫、鞭毛虫、圆线虫。

4.其他:Roux-en-Y(肝移植)术后细菌过度生长。

肝炎

1.病毒性:HBV、HCV、CMV、HSV、VZV、腺病毒和 HHV-6。

2.其他:部分播散性细菌、分枝杆菌或真菌感染。

3.非感染性:排斥反应、肝移植时移植物缺血、药物性肝损伤。

皮肤和软组织

1.蜂窝织炎:葡萄球菌、链球菌、偶有革兰阴性菌。持续性损伤中考虑分枝杆菌病、隐球菌病和组织胞浆菌病。

2.丘疹结节性病变:播散性真菌(念珠菌、隐球菌、组织胞浆菌)感染、诺卡氏菌和非典型分枝杆菌感染。

3.水疱/结痂病变:HSV、VZV、葡萄球菌、链球菌。

4.焦痂/囊肿/坏死病变:假单胞菌、脑膜炎球菌、曲霉菌、毛霉菌、血管内脓毒性感染、休克和 DIC。

其他要点

SOT 中的感染性疾病模拟(见第 48 章)

1. PRES 是一种罕见的 CNI 的神经副作用,患者表现为癫痫发作和意识混乱,可以模仿脑炎。

2. GVHD 是 SOT 后一种罕见但致命的并发症,通常在移植的前 8 周出现皮疹、腹泻和全血细胞减少等症状。诊断基于临床和组织学证据,支持嵌合研究显示供者的骨髓或血液中的 HLA 等位基因。

药物相互作用

1.抗生素可与常用的免疫抑制剂产生明显的相互作用;CIN(如他克莫司和环孢霉素)和 mTOR 抑制剂(如西罗莫司)均通过细胞色素 CYP3A4 系统代谢。

2.除阿奇霉素和唑类抗真菌药物(伊曲康唑和泊沙康唑>伏立康唑,氟康唑)外,所有大环内酯类抗生素都是中至强度 CYP3A4 抑制剂, 可引起血清免疫抑制剂浓度的显著升高。

3.利福霉素是 CYP3A4 的强诱导剂,可显著降低血浆免疫抑制剂水平。

免疫抑制药物的副作用

1.他克莫司:肌酐升高、高血压、PKES。

2.霉酚酸:白细胞减少、口腔溃疡。

3.西罗莫司:伤口愈合不良、肺炎。

4.埃库利珠单抗(用于预防肾移植受者的抗体介导的排斥反应和非典型溶血性尿毒症综合征):易于引起脑膜炎球菌脓毒症和其他包膜细菌感染;患者应在治疗开始时接受预防性抗生素和脑膜炎球菌疫苗接种。

(王宏伟 黄志强 译 蒲文渊 校)

推荐阅读

1. Fischer SA, Lu K, Practice ASTIDCo. Screening of donor and recipient in solid organ transplantation. *Am J Transplant.* 2013;13(suppl 4):9–21.
2. Santos CA, Brennan DC, Chapman WC, Fraser VJ, Olsen MA.

Delayed-onset cytomegalovirus disease coded during hospital readmission in a multicenter, retrospective cohort of liver transplant recipients. *Liver Transplant.* 2015;21(5):581–590.
3. Ayoub WS, Esquivel CO, Martin P. Biliary complications following liver transplantation. *Dig Dis Sci.* 2010;55(6):1540–1546.
4. George IA, Santos CAQ, Olsen MA, Powderly WG. Epidemiology of cryptococcosis and cryptococcal meningitis in a large retrospective cohort of patients after solid organ transplantation. *Open Forum Infect Dis.* 2017;4(1):ofx004.
5. Origuen J, Lopez-Medrano F, Fernandez-Ruiz M, et al. Should asymptomatic bacteriuria be systematically treated in kidney transplant recipients? Results from a randomized controlled trial. *Am J Transplant.* 2016;16(10):2943–2953.
6. Kumar D, Humar A, Plevneshi A, et al. Invasive pneumococcal disease in solid organ transplant recipients – 10-year prospective population surveillance. *Am J Transplant.* 2007;7(5):1209–1214.
7. Humar A, Kumar D, Mazzulli T, et al. A surveillance study of adenovirus infection in adult solid organ transplant recipients. *Am J Transplant.* 2005;5(10):2555–2559.

第 42 章
骨髓移植受者的感染

Jade Le, Adrienne D. Workman

定义

1.造血细胞移植(hematopoietic cell transplantation,HCT):从骨髓、外周血或脐带中收集干细胞,重建免疫系统,为造血提供新的来源。

2.同种异体移植(allogeneic transplantation,Allo HCT):干细胞来源于除自己以外的捐赠者,有血缘关系或无血缘关系配对。

3.自体造血细胞移植(autologous transplantation,Auto HCT):干细胞来源于自身。

4.调理疗法(conditioning regimen):为干细胞移植做准备的治疗方案。包括化疗、放疗或单克隆抗体治疗。

5.移植(engraftment):将移植物组织植入宿主体内。

6.移植物抗宿主病(graft versus host disease,GVHD):捐赠者的干细胞攻击受者的正常组织,包括免疫系统、皮肤、肝脏、肺、肠道等。

7.中性粒细胞减少性发热(neutropenic fever):温度>38℃,中性粒细胞绝对计数<500 个细胞/立方毫米。

8.中性粒细胞减少症(neutropenia):循环中的中性粒细胞减少。

9.重度中性粒细胞减少症(severe neutropenia):绝对中性粒细胞计数<500 个细胞/立方毫米。

流行病学

HCT 是恶性肿瘤、骨髓衰竭、重度免疫缺陷、一些实体肿瘤和少数自身免疫性疾病患者的一种治疗选择。HCT 将造血干细胞(包括来自外周血、骨髓或脐带血)静脉注射给造血和免疫系统已被破坏或改变的受体,最终将这些移植细胞植入体内。

HCT 患者感染的风险取决于许多因素。

潜在的疾病进展

风险:免疫缺陷[例如,重度联合免疫缺陷症(SCID)]>>白血病/淋巴瘤/慢性肉芽肿病>>实体瘤。

调理疗法

1.免疫抑制和细胞毒性化疗±放疗。

2.骨髓清除与降低强度(又称非骨髓清除或“微型”移植)取决于造血/免疫系统的消融程度。

清髓方案→大部分移植后早期感染,与 GVHD 移植后晚期感染风险相似。

3.生物制剂抗胸腺细胞球蛋白(ATG)可消除 T 细胞,具有极强的免疫抑制作用,抗淋巴抗体如阿仑单抗和利妥昔单抗也是如此。

4.全身照射引起黏膜炎→细菌通过肠壁易位。

捐赠资源/移植类型

自体或异体供体来源,外周血干细胞与脐带血移植。

1.脐带血移植(UCB)

(1)长期中性粒细胞减少(由于低剂量的干细胞)→细菌和真菌感染的风险增加。

(2)缺乏抗原特异性记忆 T 细胞→病毒和其他机会性感染增加。

(3)减少 GVHD。

2.外周血干细胞移植(PBSC)

由于移植比UCB更快，导致短期的中性粒细胞减少,但慢性GVHD(cGVHD)更多。

3.自体HCT

(1)感染风险低于异基因HCT。

(2)免疫重建比同种异体HCT更快。

4.异基因移植

(1)更多的HLA不匹配→更多的获得性免疫抑制→免疫重建延迟,植入时间延长,移植物抗宿主病风险增加，以及与T细胞免疫缺陷相关的感染风险增加,如肺孢子虫肺炎(PCP)、CMV、EB病毒相关性移植后淋巴细胞增殖性疾病(EBV-PTLD)、真菌感染。

(2)移植和免疫重建比自体或同基因HCT时间更长→感染风险增加。

5.同基因HCT,是将干细胞从一个同卵双胞胎转移到另一个。

感染风险低于异基因HCT,类似于自体HCT。

GVHD的存在

1. HCT后最重要的死亡原因是感染并发症。

2.影响40%~80%的异基因HCT接受者。

3.以下原因易引起感染：

(1)消化道破坏→黏膜炎→细菌易位。

(2)体液/细胞免疫的改变→延迟的免疫重建。

(3)功能性脾功能低下和接种反应差→肺炎球菌感染、真菌感染和巨细胞病毒再活化。

(4)通过免疫抑制剂[环孢霉素、甲氨蝶呤、皮质类固醇、霉酚酸酯(MMF)或他克莫司]预防GVHD。HCT后6~12个月→机会性感染的风险增加。

(5)高剂量糖皮质激素或其他免疫抑制方案治疗急性GVHD→真菌感染和病毒再活化的风险增加。

移植前接触史

一些医学中心可能有以下筛查试验。

(1)CMV血清学。

(2)HSV血清学。

(3)VZV血清学。

(4)EBV血清学。

(5)乙肝清学。

(6)丙肝抗体。

(7)弓形虫血清学。

(8)结核菌素皮肤试验(TST,又名PPD)或干扰素释放试验(Quantiferon-Gold或TB-spot)。

(9)HIV-1/2抗原/抗体。

(10)人类T淋巴细胞病毒(HTLV)Ⅰ/Ⅱ血清学。

移植后期

移植后期=免疫抑制程度。

1.植入前

高风险患者特点：

(1)年龄>40岁。

(2)HCT之前。

(3)潜在状况:急性髓系白血病(AML)、再生障碍性贫血或非首次缓解的恶性肿瘤。

(4)免疫抑制程度

1)异基因HCT>>自体HCT。

2)抗胸腺细胞球蛋白(ATG)。

3)甲氨蝶呤:导致黏膜损伤增加,中性粒细胞植入时间延长→真菌和疱疹病毒感染的风险增加。

(5)暴露于CMV、HSV、EBV、VZV。

(6)黏膜炎→细菌易位→肠道革兰阴性菌及革兰阳性菌感染。

(7)使用中心静脉导管→增加革兰阳性菌菌血症的风险。

(8)骨髓条件。

(9)长期中性粒细胞减少→细菌、病毒和真菌(念珠菌、早期曲霉菌)感染的风险增加。

低风险患者特点：

(1)慢性粒细胞白血病(CML)的慢性阶段。

(2)年龄<19岁。

(3)非骨髓破坏性的调理疗法。

2.移植

移植类型及HLA相似性程度：

(1)高风险

1)异基因不相关匹配HCT,异基因相关不匹配HCT。

2)巨细胞病毒再活化。

(2)低风险:同种异体相关匹配 HCT、自体 HCT。

(3)其他风险因素

1)输注 CD34<2.0×10^6/kg:这些是最原始的干细胞。为了稳定长期移植输注的有核细胞的常用剂量大约为 2.0×10^8/kg。低质量将导致移植推迟。

2)T 细胞消耗(ATG):引起移植物排斥反应、中性粒细胞减少性感染、疱疹病毒和侵袭性真菌感染的风险更高。

3.移植后

高危因素:

(1)CD4<200/μL。

(2)糖皮质激素>1mg/(kg·d)。

(3)接触 CMV、HIV、HHV-6 和 HHV-7。

(4)CMV 再感染会增加侵袭性曲霉病的风险。

(5)存在 2~4 级 GVHD。

(6)移植失败。

(7)皮肤破损。

(8)器官功能障碍:严重的黏膜炎、肾衰竭、肝功能不全、肺功能不全。

(9)病原体接触:重新感染 CMV、HSV、EBV 和 VZV。

(10)医疗环境:医院感染风险,如 MRSA、耐万古霉素肠球菌(VRE)、梭状芽孢杆菌性结肠炎和其他耐多药微生物(MDRO)。

预防

在移植后的不同时期,对高危病原体缺乏适当的预防措施会增加感染的风险。需要注意,每个医疗机构选用的预防性抗生素/抗病毒药物和预防持续时间不同。

1.细菌感染

当绝对中性粒细胞计数(ANC)<<500/mm³ 时,预防性使用抗生素(氟喹诺酮类)直至中性粒细胞恢复。

(1)自体造血干细胞移植:持续时间为 14~30 天。

(2)异基因造血干细胞移植:持续时间为 30~90天。

由于中性粒细胞减少的持续时间延长,异基因 HCT 接受者的预防持续时间更长。

(3)降低死亡率。

(4)防止革兰阴性菌(肠杆菌科和非乳糖发酵革兰阴性菌,如假单胞菌属、寡养单胞菌属和不动杆菌属),以及一些革兰阳性菌(绿色链球菌)。

(5)对 MRSA 或凝固酶阴性葡萄球菌或 VRE 的预防无效。

2.病毒感染

常见单纯疱疹病毒再感染;血清阳性接受者的 80%。

(1)预防:阿昔洛韦/伐昔洛韦。

1)涵盖 VZV。

2)用于 HSV 或 VZV 血清阳性患者。

3)自体造血干细胞移植:预防可能在 HCT 后长达 1 年。

4)异基因造血干细胞移植:免疫抑制期间的预防在 GVHD 的情况下可能延长。

CMV 血清阳性捐赠者供给 CMV 血清阴性 HCT 受者中有 20%~40%的 CMV 再感染; 高达 80%的 CMV 血清阳性 HCT 受者 CMV 发生再感染。

(1)根据移植中心的协议,考虑对 CMV 血清阳性的高危患者进行 CMV 预防。

1)移植后普遍预防:高危患者造血干细胞移植后使用缬更昔洛韦预防。

有学者担忧,使用缬更昔洛韦可能延长中性粒细胞减少症的持续时间。

2)预先治疗:对高危患者进行每周或每两周 1次的 CMV 的 PCR 监测, 并在发现阳性时开始静脉注射更昔洛韦/静脉膦甲酸的 CMV 治疗, 或给予治疗剂量的缬更昔洛韦。

更多的迟发性 CMV 疾病采用此策略。

(2)接受者 CMV IgG+ 感染的风险最高。

1)D-/R+>D+/R+>>D+/R->D-/R-。

2)对 CMV R-患者使用 CMV 血清阴性血液制品。

(3)CMV 预防:因生物利用度较高,采用口服缬更昔洛韦。

由于存在延长中性粒细胞减少持续时间的风险,一些医学中心不建议使用缬更昔洛韦。

(4)FDA 于 2017 年 11 月批准,每天 1 次口服 240mg 莱特莫韦,用于预防异基因 HCT 的成人 CMV 血清阳性受者的 CMV 感染和疾病。

3.真菌感染

念珠菌血症随着黏膜炎、中性粒细胞减少症而增加。

(1)预防:氟康唑。

(2)通常发现在自体造血干细胞移植。

(3)持续时间:通常直到 ANC>500/mm^3(15~30 天)。

迟发性曲霉菌或其他真菌感染(毛霉菌病、镰刀菌病、赛多孢子菌病等)。在异基因 HCT 中的风险最高。

(1)预防:伏立康唑、泊沙康唑。如果不能耐受唑类药物,一些中心会使用棘白菌素。

(2)持续时间:如果中性粒细胞减少,+cGVHD 或低 CD4 计数,至少持续 75 天或更长时间。

4.杰氏肺囊虫肺炎

(1)继发于类固醇、免疫抑制剂的高风险。

(2)预防:TMP-SMX。

注意:可能会延长中性粒细胞减少症,因此一些中心每月使用雾化喷他脒,但可能会发生严重的肺囊虫感染。

(3)其他替代品:氨苯砜(如果 G6PD 正常)或阿托伐醌。

(4)自体 HCT:持续时间直到+180 天或直到CD4 >200/μL。

(5)异基因 HCT:持续时间直到+180 天或直到 CD4 >200/μL,关闭免疫抑制,无 cGVHD。

造血干细胞移植后感染

根据移植前或移植后的时间段对感染风险进行分层(图 42.1)。

移植前:移植时(0 天)到第 30 天

1.与白细胞减少症相关,有中性粒细胞减少症和淋巴细胞减少症的风险。总体风险,感染类型,以及与化疗所致中性粒细胞减少患者相似的感染微生物。

2.中性粒细胞减少症。

3. <30%的时间确定来源。

细菌

1.菌血症最常见的并发症

(1)大约是 20%的中性粒细胞减少症患者感染的原因。

(2)风险因素:CVC、黏膜炎。

(3)重度中性粒细胞减少症或长期中性粒细胞减少症>7 天的风险更高。

(4)革兰阳性菌>革兰阴性菌。

2.革兰阳性菌

(1)风险因素:中性粒细胞减少症、CVC、黏膜炎。

(2)金黄色葡萄球菌。

(3)表皮葡萄球菌或凝固酶阴性葡萄球菌,最常在血流感染中被分离出,尤其是 CVC 患者。

(4)口咽或胃肠道病原体:化脓性链球菌、草绿色链球菌、粪肠球菌、口腔卫生不良患者口中分离出的肠球菌、黏膜炎或 HSV 引起的口腔溃疡。

(5)在 CVC 患者中分离出的棒状杆菌。

3.革兰阴性菌

(1)肠杆菌科和非乳糖发酵菌是中性粒细胞减少症 HCT 患者中次要分离的细菌病原体。

(2)风险因素:中性粒细胞减少症、黏膜炎、GVHD 和 CVC 的存在。

(3)发生显著的发病率和死亡率,尤其是继发于假单胞菌。

(4)大肠杆菌、克雷伯杆菌。

(5)出现耐药病原体:铜绿假单胞菌、嗜麦芽窄食单胞菌和鲍曼不动杆菌。

4.厌氧细菌:罕见,但会在口腔黏膜炎、直肠周围或腹腔内感染的情况下发生。

真菌

1.念珠菌

(1)风险因素:中性粒细胞减少症、化疗或GVHD 引起的黏膜炎、留置导管、使用广谱抗生素或皮质类固醇导致的过度生长。

(2)预防:氟康唑;然而,氟康唑耐药念珠菌如克柔念珠菌、光滑念珠菌值得关注。

(3)诊断:血液或其他组织的培养。组织病理学活检。β-D-葡聚糖抗原测定可检测 β-D 葡聚糖(存在于真菌细胞壁中),但对念珠菌没有特异性。

2.迟发性曲霉菌不常见(5%)。

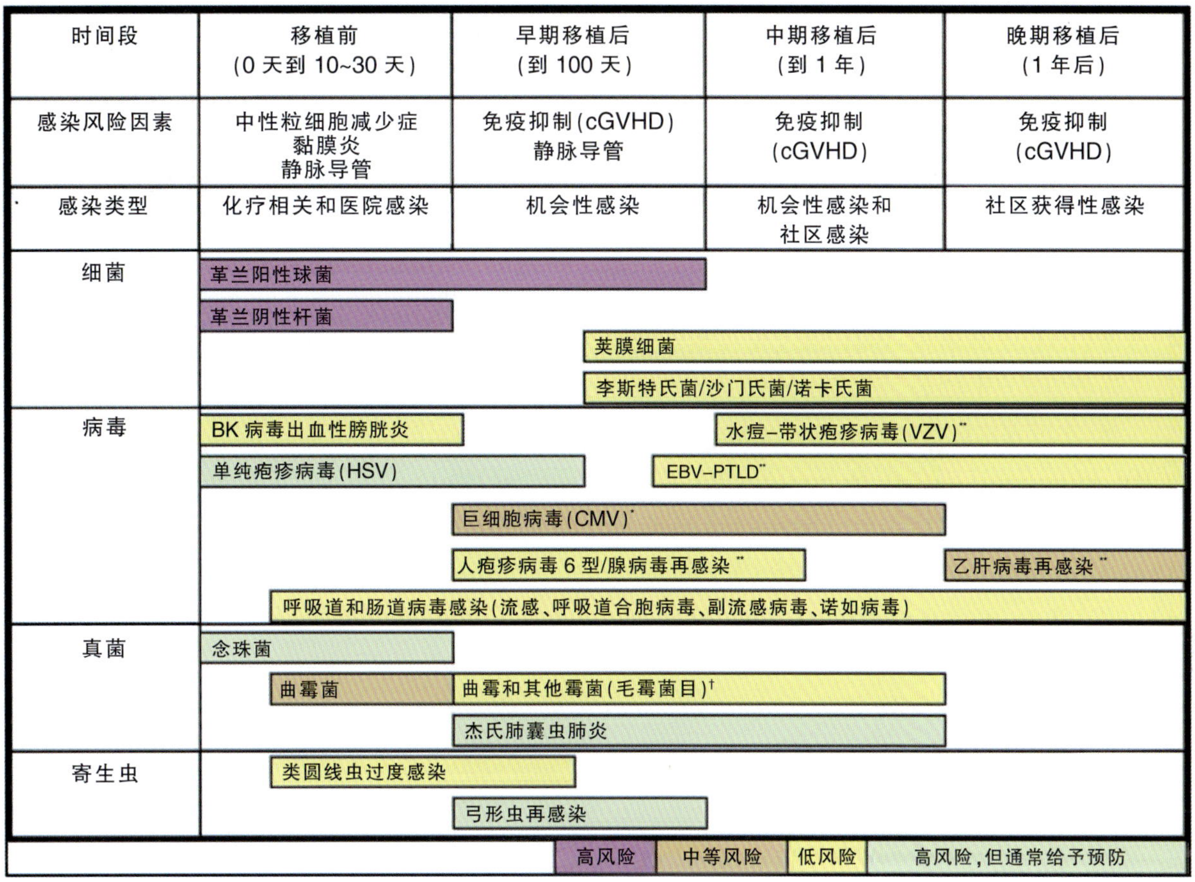

图 42.1　造血细胞移植后的感染。[From O'Shea DT, Humar A. Life threatening infections in transplant recipients. Crit Care Clin. 2013;29(4):953–973.]

病毒

单纯疱疹病毒:

(1)80%的血清反应阳性患者出现再感染(如果采取预防措施,则为 5%)。

(2)临床:口咽部溃疡、食管溃疡或肛周溃疡。很少有脑炎、肝炎或贝尔麻痹。

(3)诊断:病毒培养、HSV DFA、HSV PCR。

(4)预防:阿昔洛韦/伐昔洛韦。

早期移植后:第 31~100 天

通常与 GVHD 相关。

细菌

细菌感染:革兰阳性(肠球菌,凝固酶阴性葡萄球菌)或肠道革兰阴性菌。

风险因素:留置 CVC、GVHD 引起的黏膜炎。

病毒

HSV 再感染,类似于移植前的时期。

巨细胞病毒

1.有 20%~40%的 CMV 血清阳性 HCT 受者重新感染,但由于预防策略,CMV 疾病正在减少。

2.再感染取决于受体(R)和供体(D)的血清状态/R+>D+/R+>>D+/R-> D-/R-。

风险因素:急性或慢性、GVHD、淋巴细胞减少、使用高剂量皮质类固醇、T 细胞耗竭、供体不匹配或无关、CMV 血清阳性受体的脐带移植、使用阿仑单抗。

3. CMV 是一种免疫调节病毒→易患其他细菌和真菌感染。

4. CMV 间接影响:再感染与移植相关死亡率增加和总体存活率降低、GVHD 发生率增加、细菌和真菌感染导致的死亡率增加有关。

5.临床:CMV 感染(发热+ CMV 病毒血症)与 CMV

疾病(肺炎、肠炎、骨髓抑制和罕见的视网膜炎)。

(1)CMV 肺炎:患者可能出现发热、呼吸困难、干咳、缺氧。

1)胸部 X 线片/CT 可能显示间质浸润(图 42.2)。

2)最严重的表现,死亡率高达 50%。

3)由于抢先治疗策略的广泛使用,更常见于晚期疾病。

4)诊断:BAL 或肺活检+CMV 通过免疫组织化学染色或病毒培养(图 42.2)。

5)注意:在没有临床症状的情况下,BAL 标本中存在 CMV PCR 不能证明 CMV 肺炎,因为 CMV 肺脱落在 HCT 中很常见;约 60%可能发展为 CMV 肺炎。但是,BAL 中的 CMV PCR 阴性可以排除 CMV 肺炎。

(2)CMV 肠炎:最常见的表现(占 CMV 疾病的 70%~80%),并且可能影响胃肠道的任何部分。

1)内镜检查:可能看到溃疡延伸到黏膜下层。

很难在视觉上与 GVHD 或腺病毒区分开来。

可能导致肠穿孔。

2)诊断依赖于活检样本的 CMV+免疫组织化学染色。

3)注意 CMV 肠炎患者血清中的 CMV PCR 可能为阴性(在排除 CMV 肠炎方面不可信)。

(3)CMV 视网膜炎:非常罕见,与 AIDS 患者不同。

常见的现象是视力模糊、飞蚊症。至眼科咨询。

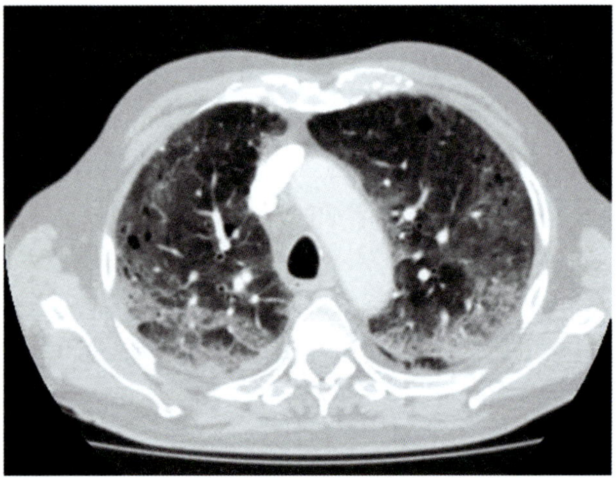

图 42.2 主要为弥漫性玻璃样混浊:CMV 肺部感染。[From Bommart S, Bourdin A, Makinson A, et al. Infectious chest complications in haematological malignancies. *Diagnost Intervent Imaging*. 2013;94(2):193–201.]

(4)CMV 肝炎很少见,但对于发热、转氨酶升高和血清 CMV PCR 阳性的患者应予以怀疑。

6.诊断:HCT 后每周应考虑进行定量 CMV PCR 检测,无论是否进行预防,因为在存在 GVHD 的情况下筛查至少 100 天或更长时间。

7.预防:如果 CMV 血清阴性,使用 CMV 安全的血液制品(去白细胞),可以考虑缬更昔洛韦或莱特莫韦预防。

8.治疗:静滴更昔洛韦/口服缬更昔洛韦±CMV 免疫球蛋白。

(1)由 UL97 或 UL54 基因突变引起的 CMV 抗性可用膦甲酸或西多福韦治疗。

(2)高达 15%的患者出现耐药性,尤其是高危患者。

(3)如果在适当的抗 CMV 治疗 2 周后 CMV 病毒血症未能改善,或者如果在长期抗 CMV 治疗期间发生 CMV 终末器官疾病,则怀疑 CMV 耐药。

(4)送血样进行抗性的 CMV 基因型分析,如果可能,可以改用膦甲酸并减少免疫抑制。

(5)UL97 突变赋予更昔洛韦/缬更昔洛韦耐药性。

1)如果更昔洛韦 EC50(即 M460V、H530Q、A594V、L595S、C603W 和 L595F)>5 倍,继续使用膦甲酸单药治疗,并考虑添加来氟米特(辅助治疗和后续维持治疗)。

2)如果<5 倍 GCV EC50(M460I、C592G、L595W),并且确认没有 CMV 疾病,可以恢复更昔洛韦并增加剂量 2 倍至 7.5~10mg/kg,每天 2 次(根据肾功能调整),并考虑 1/2 剂量的膦甲酸(90mg/kg,每 24 小时静脉注射 1次)。

3)存在 CMV 疾病继续使用膦甲酸,并考虑添加来氟米特(辅助治疗,随后作为维持治疗)。

(6)UL54 突变:取决于当前的治疗(表 42.1)。

水痘-带状疱疹病毒

1.临床:局部带状疱疹(带状疱疹)、播散性带状疱疹、出血性肺炎、肝炎、腹痛、脑炎和视网膜坏死。

VZV 的传播与 GVHD 有很强的关联性。

2.诊断:病毒培养、VZV DFA、VZV PCR。

3.预防:口服阿昔洛韦/伐昔洛韦。

4.治疗:严重疾病静脉注射阿昔洛韦。

EB 病毒

1.大多数 EBV 的再感染是亚临床感染。

2.风险因素:来自 EBV 血清阳性供者的 EBV 血清阴性血清受体是最重要的风险因素;治疗移植物抗宿主病,不匹配的移植受者和 UCB,用 ATG 治疗,或者接受 T 细胞去除移植物。

EBV-PTLD 是在持续高 EBV 病毒载量的情况下出现的一系列淋巴增生(高级别 B 细胞淋巴瘤)(表42.2)。

3.临床表现

(1)急性原发性 EBV 感染(单核细胞增多症)。

(2)疾病谱变化并依赖于病理学鉴定。

(3)有限的结节病变(65%~80% 存在结外疾病:胃肠道、肝脏、肺受累最多,中枢神经系统、皮肤是其他受影响部位)。

(4)胃肠道表现:胃肠道出血、体重减轻、低白蛋白、肠梗阻、肠穿孔。通常具有侵袭性。切除治疗可提供更好的预后。

(5)肺部表现:胸腔积液、肺结节。

(6)CNS 表现:改变精神状态,在 CNS 肿块病变中出现局灶性神经功能缺损。预后极差。

(7)播散性疾病(尤其是 HCT 受者):移植后早期(几个月内)伴有发热、淋巴增生和多器官衰竭,经常累及中枢神经系统 → 预后极差。

(8)晚期 EBV-PTLD(HCT 后 1 年后):老年患者,通常为结外(CNS/头颈/肠)肿块,表现与非霍奇金淋巴瘤相似,全身症状较少,尽管病程超过 70%,可能进展缓慢但仍可致死。

注意,一些晚期 PTLD 可能是 EBV 阴性。

(9)罕见:EBV 相关的噬血细胞综合征,最常见于原发性 EBV 感染。

4.诊断:高度怀疑+EBV PCR 血清+病理学,与 PTLD 一致。

表 42.2 UL54 突变及其对 CMV 感染治疗的影响

早期病变[a]
浆细胞增生
传染性单核细胞增多症样病变
多态 PTLD
单形性 PTLD(根据它们相似的淋巴瘤进行分类)
B 细胞肿瘤
弥漫性大 B 细胞淋巴瘤
伯基特淋巴瘤
浆细胞骨髓瘤
浆细胞瘤样病变
T 细胞肿瘤
外周 T 细胞淋巴瘤,NOS
肝/脾 T 细胞淋巴瘤
其他[b]
经典霍奇金淋巴瘤样 PTLD

CMV,巨细胞病毒;PTLD,移植后淋巴增殖性疾病;NOS,未特别说明。

[a] 移植后的一些肿块样病变可能有修饰滤泡增生或其他明显但非 IM 样淋巴增生的形态学表现。

[b] 移植受者中出现的惰性小 B 细胞淋巴瘤不包括在 PTLD 中。

From Post-transplant lymphoproliferative disorders. In: Swerdlow SH, Campo E, Harris NL, et al., eds. WHO Classification of Tumors of Haematopoietic and Lymphoid Tissues. 4th ed. Geneva: WHO Press; 2008:343-4.

5.预防

(1)用 EBV PCR 监测高危患者。EBV 病毒血症并不能预测 PTLD,并且没有 EBV 病毒血症也不能排除 PTLD。

(2)阿昔洛韦/伐昔洛韦或更昔洛韦/缬更昔洛韦对常规抗病毒预防没有作用。

(3)如果可行,按照机构方案减少免疫抑制。

(4)现有证据不支持 HCT 接受者预防性静脉注射免疫球蛋白(IVIG)或 CMV-IG。

(5)利妥昔单抗可用作抢先治疗的方法之一。

表 42.1 UL54 突变及其对 CMV 感染治疗的影响

	更昔洛韦	西多福韦	膦甲酸钠
UL54 突变	更昔洛韦与西多福交叉耐药(罕见膦甲酸交叉耐药)	西多福耐药和更昔洛韦交叉耐药(罕见膦甲酸交叉耐药)	膦甲酸钠耐药(罕见更昔洛韦/西多福交叉耐药)

Adapted from Drew WL. Cytomegalovirus resistance testing: pitfalls and problems for the clinician. Clin Infect Dis. 2010;50(5):733-6.

6.治疗

(1)减少免疫抑制是治疗的基础。

(2)利妥昔单抗可能对患者有益。

(3)根据临床表现,化疗加利妥昔单抗、手术或放疗。

(4)抗病毒药物(更昔洛韦/阿昔洛韦)的作用不确定。

(5)IVIG 的作用不确定。

(6)一些医疗中心提供 EBV 特异性细胞毒性 T 细胞疗法。

HHV-6、HHV-7 和 HHV-8

1. HHV-6

(1)高达 46% 的 HCT 受者发生再感染,尤其是 UCB 移植;多数病例是无症状的,没有临床意义。

(2)与脑膜脑炎、骨髓抑制、间质性肺炎、皮疹、GVHD、血小板减少症和移植后急性边缘性脑炎(PALE)相关(图 42.3)。

(3)诊断:血液 HHV-6 PCR。

(4)治疗:更昔洛韦或膦甲酸,但成功率不一。

2. HHV-7:目前与临床综合征无关联。

3. HHV-8:与 HCT 中卡波西肉瘤的发展有关,但很少见。

BK 病毒

1.临床:出血性膀胱炎,但不是肾移植受者所见的 BK 诱发的肾病(参见第 41 章)。

2.诊断:尿液和血液的 BK 病毒 PCR。

3.治疗:减少免疫抑制,西多福韦。

细小病毒 B19

1.与肾移植者相比,HCT 后感染的发生率很少。

2.临床:贫血/血小板减少症/白细胞减少症,流感样症状,很少有肝炎、心肌炎、肺炎、塌陷性肾小球病、中枢神经系统血管炎、噬血细胞性淋巴组织细胞增生症。

(1)怀疑患有难治性贫血的患者,尤其是网织红

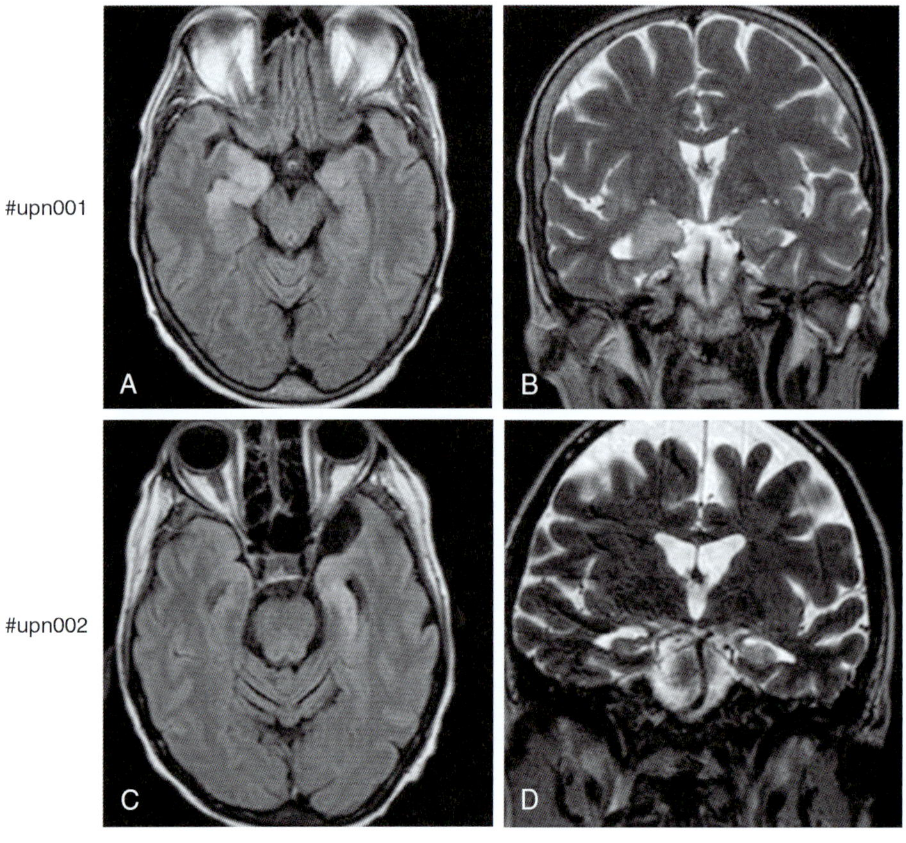

图 42.3 急性边缘系统脑炎。2 例患者(upn001 和 upn002)的 MRI 结果。(A,C)T2 加权流体衰减反转恢复 MRI 的轴位图像显示边缘系统(岛叶和海马区)中的不对称高信号。(B,D)同一患者的 T2 加权 MRI 冠状位切片。[From Greco R, Crucitti L, Noviello M, et al. Human herpesvirus 6 infection following haploidentical transplantation: immune recovery and outcome. Biol Blood Marrow Transplant. 2016;22(12);2250–2255.]

细胞计数低、相关的白细胞减少症/血小板减少症对常规治疗没有反应的患者。

(2)HCT 后的患者可能会出现 GVHD 样皮疹。

3.诊断:细小病毒 B19 PCR、细小病毒血清学、骨髓检查(巨大的原核母细胞、红细胞再生障碍、PCR +),如果出现皮疹(使用细小病毒 PCR 进行皮肤活检)。

4.治疗:IVIG。

真菌

念珠菌(参见第 27 章)

1.中性粒细胞恢复时出现内脏或肝脾念珠菌病→多处肝/脾微脓肿。

2.治疗:氟康唑、棘白菌素或脂质体两性霉素 B 治疗耐药念珠菌。

曲霉病(参见第 29 章)

1.最常见的侵袭性真菌感染,自从使用氟康唑预防以来,在 HCT 接受者中的发生率为 4%~15%。

2.感染通过将孢子吸入呼吸道→鼻窦和肺部感染(肺结节、真菌球、浸润)、传播→皮肤结节、脑脓肿。

如怀疑对抗生素无反应的发热性中性粒细胞减少症。胸部 CT 可能显示具有晕征、空气半月影、树芽征的肺结节(图 42.4 和图 42.5)。

3.感染发生在移植后的特定时间点:在慢性 GVHD 治疗期间,2~3 周出现第 1 高峰,3~4 个月出现第 2 高峰,晚期出现第 3 高峰。

4.风险因素:长期中性粒细胞减少是重要的风险因素之一,包括慢性 GVHD、高龄、医院附近施工、CMV、呼吸道病毒感染和多发性骨髓瘤。

5.诊断:呼吸道样本或组织样本的真菌培养、组织病理学+分离的窄分支菌丝霉菌和曲霉半乳甘露聚糖测定(曲霉细胞壁中的抗原)(图 42.6)。

6.治疗:伏立康唑,或联合棘白菌素、艾沙康唑、泊沙康唑或脂质体两性霉素。请注意,唑类与中性粒细胞的恢复相结合,是治疗侵袭性曲霉病的最有效方法。

移植后晚期:>100 天直到正常免疫(HCT 后 18~36 个月)

1.自体 HCT 的风险持续存在:6~12 个月。

2.异基因 HCT 的风险持续存在:12~24 个月。

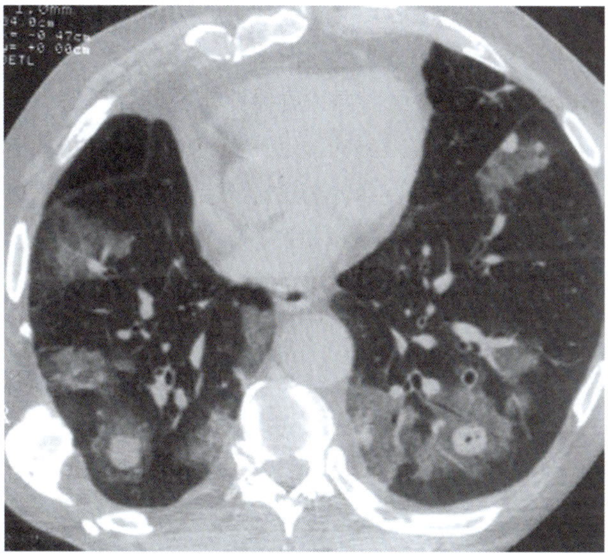

图 42.5 侵袭性曲霉病,多结节形式。光晕征。[From Bommart S, Bourdin A, Makinson A, et al. Infectious chest complications in haematological malignancies. Diagnost Intervent Imaging. 2013;94(2):193-201.]

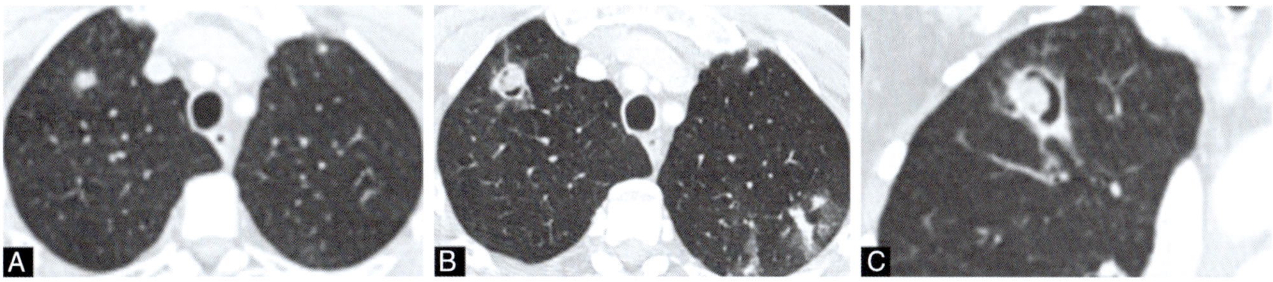

图 42.4 (A)白血病患者的轴位 CT 图像显示右上叶结节被轻度玻璃衰减包围。(B,C) 3 周后获得的轴位和冠状位 CT 图像显示一个“空气半月征”标志围绕着局灶性混浊。此特征与曲霉病相似,但与曲霉病的血管侵袭中的坏死肺碎片有关。[From Chabi ML, Goracci A, Roche N, et al. Pulmonary aspergillosis. Diagnost Intervent Imaging. 2015;96(5):435-442.]

3. cGVHD 延迟免疫恢复。

(1)使用免疫抑制剂治疗 cGVHD→淋巴细胞和巨噬细胞功能障碍,抗体功能异常。

(2)UCB 和无关供体移植损害免疫恢复→晚期感染。

细菌

荚膜细菌

1.肺炎链球菌、流感嗜血杆菌、脑膜炎奈瑟菌。

2.临床表现:中耳炎、鼻窦炎、支气管炎、肺炎。

3.风险因素:cGVHD→功能性无脾、基础疾病引起的无脾。

4.危及生命的败血症。

5.预防:cGVHD 患者接种肺炎球菌疫苗和青霉素、大环内酯或氟喹诺酮类抗生素。

胞内寄生菌

1.军团菌感染罕见:引起肺炎或肺结节。

2.李斯特氏菌单核细胞增生感染罕见:引起脑膜炎、菌血症。

丝状细菌

1. 诺卡氏菌感染很少见, 但风险会随着 GVHD 增加。

(1)临床表现:肺炎或肺结节、脑脓肿(图 42.7 至图 42.9)。注意,任何肺诺卡氏菌感染患者,都需要进行脑部影像学检查(CT 或 MRI)以排除易进展至中枢神经系统疾病的脑脓肿。

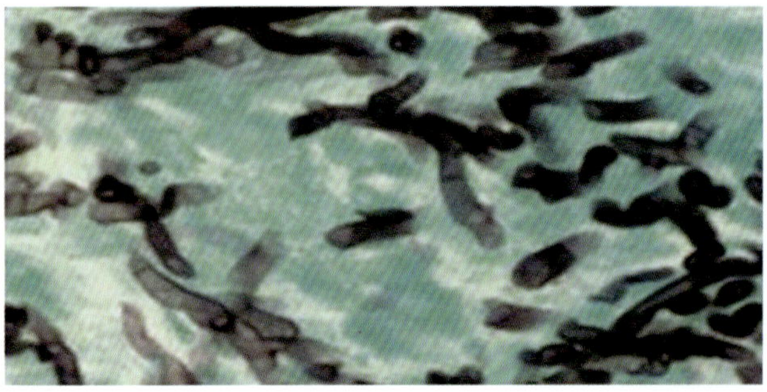

图 42.6 侵袭性曲霉病。肺组织切片。真菌(分枝、分隔菌丝)与曲霉在形态上相似,可通过 GMS 染色鉴定。[From Qualter E, Satwani P, Ricci A, et al. A comparison of bronchoalveolar lavage versus lung biopsy in pediatric recipients after stem cell transplantation. Biol Blood Marrow Transplant. 2014;20(8):1229-1237.]

(2)预防:TMP-SMX 提供了一些保障。

(3)治疗:可能需要除磺胺治疗外的外科清创术±头孢菌素、碳青霉烯或氨基糖苷类抗生素以达到协同治疗。

2.分枝杆菌(详见第 32 章和第 33 章)

(1)罕见,但问题在于菌种的鉴定可能需要数周时间;治疗困难,没有统一的用药方案。

(2)快速生长分枝杆菌:CVC 出口部位感染、菌血症(黏液分枝杆菌)或肺炎相关的脓肿分枝杆菌、龟分枝杆菌和偶发分枝杆菌。

(3)诊断:抗酸杆菌(AFB)培养物、分枝杆菌 DNA 探针可用于某些菌种。

(4)结核分枝杆菌是高流行地区(或国家)的重点关注病原体。

(5)通过结块素皮肤测试或干扰素伽马释放实验筛查(IGRA)。

(6)预防:伊索尼亚齐德(INH)+皮里多辛。

(7)长期分枝杆菌感染(6~12 个月)的治疗取决于感染的类型和部位/严重程度, 其中一些感染需要手术切除。

病毒

1.主要是呼吸道感染。

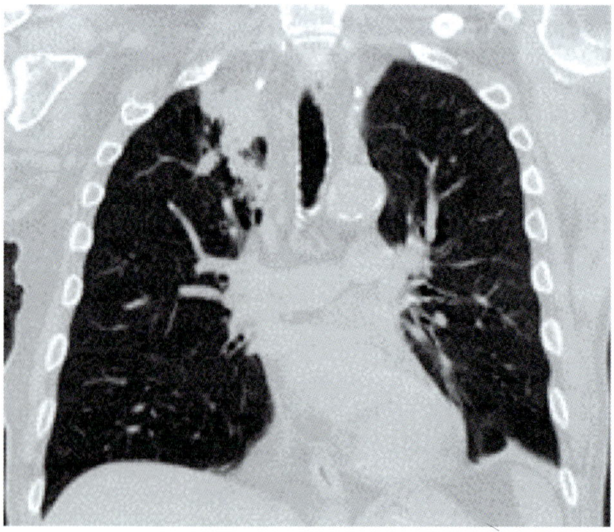

图 42.7 侵袭性诺卡病。上叶肿块的冠状位增强胸部 CT。[From Lee LE, Blyth DM, Barsoumian AE, et al. Invasive nocardiosis in patients intolerant to trimethoprim/sulfamethoxazole after allogeneic stem cell transplantation. Biol Blood Marrow Transplant. 2016;22(3):S168-S169.]

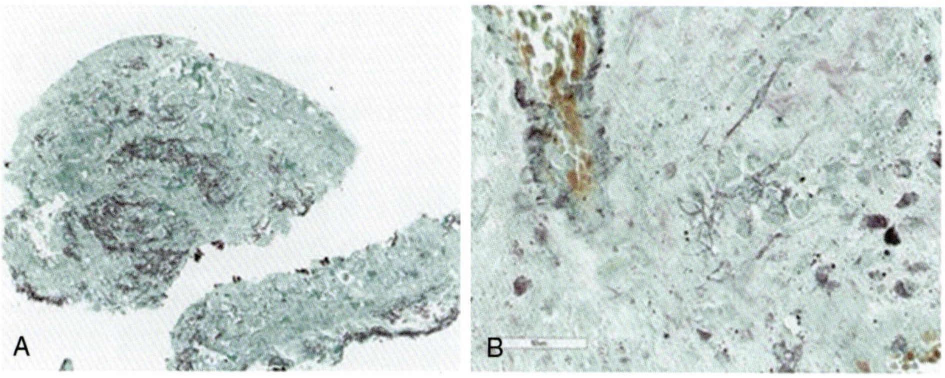

图 42.8 侵袭性诺卡病。肺部 HE 染色(A)和大腿活检(B)显示混合炎症和出血。GMS 染色显示出丝状细菌在形态上与培养的诺卡氏菌属一致 (×400)。[From Lee LE, Blyth DM, Barsoumian AE, et al., Invasive nocardiosis in patients intolerant to trimethoprim/sulfamethoxazole after allogeneic stem cell transplantation. Biol Blood Marrow Transplant. 2016;22(3):S168-S169.]

2.流感病毒、副流感病毒、呼吸道合胞病毒(RSV)、鼻病毒、腺病毒、冠状病毒和最近发现的偏肺病毒和博卡病毒都是 HCT 患者移植后 3 个月内致病的重点病原体。

3.主要在冬天;然而,副流感全年都导致感染。

4.临床表现:上呼吸道症状→肺炎→呼吸系统衰竭和死亡。

5.淋巴细胞减少会促进感染从上呼吸道感染发展到下呼吸道感染。

6.患者易继发细菌或真菌感染。

7.诊断方式从病毒 DFA 到 PCR 检测各不相同,

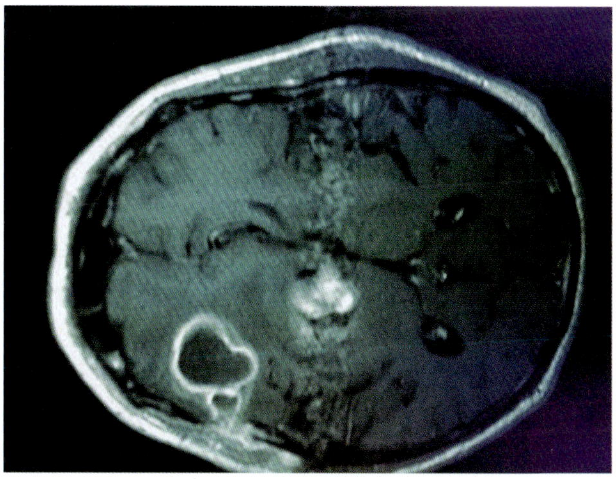

图 42.9 MRI 显示诺卡氏菌感染形成环形强化脓肿。[From Farran Y, Antony S. Nocardia abscessus-related intracranial aneurysm of the internal carotid artery with associated brain abscess: A case report and review of the literature. J Infect Publ Health. 2016;9(3):358-361.]

治疗方案因病毒而异。

8.治疗方法:抗病毒药物,可能对某些呼吸道病原体有效。如果可行,也可减少免疫抑制。

(1)流感:奥司他韦、扎那米韦(吸入)或帕拉米韦(IV)。

(2)RSV:可采用利巴韦林(静滴、雾化,或口服),并与帕利珠单抗(单克隆抗体)、类固醇、丙种球蛋白等联合用药。用药流程在不同医疗中心有一定差异。没有证据表明利巴韦林的雾化给药优于口服;同时雾化的利巴韦林价格更贵,并且对医护人员有一定毒性。

(3)副流感病毒:DAS181 是一种新型抗病毒药物,用于治疗在移植受体中出现的副流感病毒。

(4)腺病毒:西多福韦。

(5)偏肺病毒:可以考虑利巴韦林,或联合 IVIG。

9.预防感染:严格遵守正确的手部卫生和咳嗽,家庭成员和流感亲密接触者及时接种疫苗。

腺病毒

1.风险因素:GVHD、淋巴细胞减少、接受不相关捐赠者的受体或 UCB 移植。

2.临床表现:出血性膀胱炎、肺炎、肠炎、肝炎和肾炎。

3.诊断:腺病毒 DFA、腺病毒 PCR 或血液病毒培养,尿液、粪便、痰或组织。

4.治疗:虽然可能使用西多福韦,但目前没有确切有效的治疗方式。

其他病毒感染

在没有给予抗病毒治疗的 GVHD 患者中可能会

发生 VZV 和 CMV 再激活。

真菌

雅氏肺孢子虫(参见第 27 章)

1.原杰氏肺囊虫。现在被确定为一种真菌。

2.引起肺炎。

3.诊断:痰液或呼吸样本肺孢子虫 DFA 检测。肺孢子虫 PCR 并不普及。葡聚糖试验检测肺孢子菌。

4.预防:TMP-SMX、氨苯砜、阿托瓦酮,或吸入喷他脒。

5.治疗:TMP-SMX(强烈推荐),克林霉素+伯氨喹,静脉注射喷他脒。

非曲霉菌感染(参见第 29 章)

镰刀菌、塞多孢子菌、根霉、毛霉、链格孢等。

(1)在欧洲更普遍。

(2)当给予 HCT 受者经验性伏立康唑预防时常出现。

(3)引起类似于曲霉的临床症状。

(4)镰刀菌:扩散的珠镰刀菌素血液培养阳性并有皮肤病变,偶尔伴有眼内炎(图 42.10)。

(5)毛霉或根霉:侵袭性真菌性鼻窦炎、脑脓肿和肺炎,通常需要手术切除和添加抗真菌药物,如脂质体两性霉素或泊沙康唑。中性粒细胞的恢复是治疗成功的必要条件。

(6)诊断:细胞培养、组织病理学。具有广角分枝、无隔菌丝的典型特点(图 42.11)。

(7)治疗方法:根据药敏试验,可采用脂质体两性霉素和唑类药物,如异沙康唑或泊沙康唑。棘白菌素 B 往往不能发挥作用。

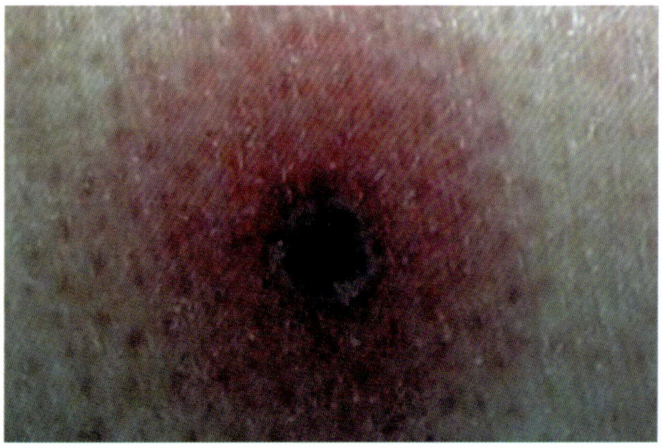

图 42.10 镰刀菌引起的皮肤损伤。[From Jossi M, Ambrosioni J, Macedo -Vinas M, Garbino J. Invasive fusariosis with prolonged fungemia in a patient with acute lymphoblastic leukemia: case report and review of the literature. Int J Infect Dis. 2010;10(4):e354–e356.]

二型真菌(参见第 28 章)

1.球孢子菌病、组织胞浆菌病和芽孢菌病。

2.在 HCT 受者中,甚至在高发病的地区,再激活的疾病或新的感染罕见。

3.诊断:真菌血清学,或尿液抗原检测,真菌培养。

4.治疗:对于严重感染,首先脂质体两性霉素±氟胞嘧啶,其次是伊曲康唑。

非念珠菌的酵母

1.新型隐球菌:可能是由使用氟康唑药物作为预防引起,在 HCT 受体中很少引起感染(如脑膜炎)。

2.厚皮病马拉色菌:与导管相关真菌,尽早移除导管,并使用抗真菌药。

寄生虫

1.在美国,大多数 HCT 后的寄生虫感染是由于其他再激活疾病。

2.虽然只是 2%~7%的 HCT 受者会出现,但是弓形虫依然是最常见的寄生虫感染。

(1)风险因素:GVHD 抑制细胞介导的免疫、ATG、UCB 移植,以及不匹配的移植。

(2)HCT 后 2~8 周为最高风险期。

(3)临床表现:脑炎、发热、肺炎、心肌炎。

(4)诊断:组织培养中发现寄生虫,以及弓形虫 PCR 阳性。

(5)治疗:TMP-SMX 可以用来预防弓形虫病。

3. 见于报告的 HCT 患者中的其他寄生虫感染,如南美锥虫病、疟疾、粪类圆线虫病、贾第鞭毛虫病、隐孢子虫病、血吸虫病、支睾吸虫感染、棘阿米巴和滴虫脑膜脑炎。

感染:总结

对于在 HCT 后可能遇到的感染类型进行总结(表 42.3)。

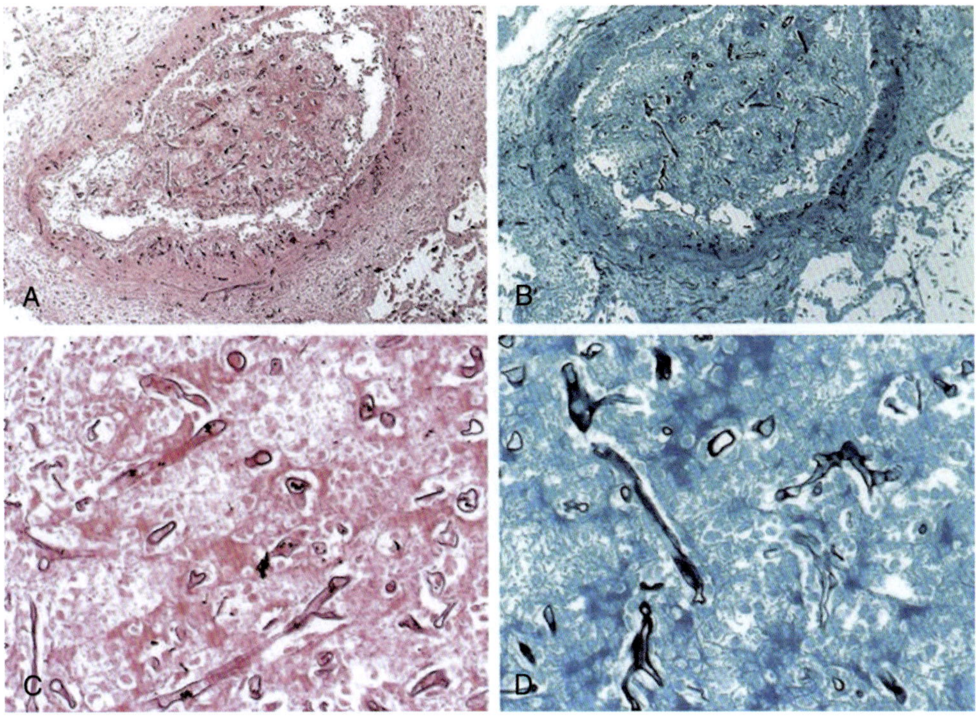

图 42.11 (A,B)伴有管腔内的感染血栓的血管侵袭性毛霉菌感染。(A)HE 染色(×200)。(B)六胺银染色(×200)。(C,D)高倍镜下菌丝的高倍形态:直角分枝的无隔、带状菌丝。切面上可见菌丝的“泡状”外观。(C)HE 染色(×600)。(D)甲胺银染色剂(×600)。[From Lekakis J, Lawson A, Prante J, et al. Fatal Rhizopus pneumonia in allogeneic stem cell transplant patients despite posaconazole prophylaxis: two cases and review of the literature. Biol Blood Marrow Transplant. 2009;15(8):991-995.]

临床表现

1.发热通常是 HCT 术后感染的最常见临床表现;不过,有些患者可能由于存在免疫抑制,不会出现高热。粒细胞减少性发热是一种临床突发疾病,如果出现,需要立即对病情进行评估。

2.检查将取决于是否有相关的症状,以及感染的部位。除发热外,是否还有肺、胃肠或神经系统症状?患者是否使用了适当的抗生素?

3.初始检查应包括:

(1)血液培养×2(均为外抽,单独培养)。

(2)仔细的体格检查,着重关注 CVE 是否有出口部位感染的征象,口腔检查是否有严重的黏膜炎,皮肤检查是否有侵袭性真菌感染的征象, 肺部检查是否有咽鼓炎或肺炎征象, 以及腹部检查是否有肠炎的征象。

(3)如果怀疑肺部感染,尤其是患者在使用广谱抗生素后仍发热,应做胸部 CT。

(4)尿检和尿培养,特别是对于排尿困难的患者。

(5)患者在没有抗真菌药物预防性给药的背景下,如果出现长期中性粒细胞减少,则考虑葡聚糖检测,或考虑经验性抗真菌。

(6)根据植入前或植入后的感染时间、预防药物和特定感染的临床假设, 要求进行额外的感染检查或放射检查。

1)发热性中性粒细胞减少的评估(图 42.12)。

2)HCT 中呼吸道症状(表 42.4)和腹泻(表 42.5)的感染性和非感染性原因的鉴别诊断必须结合移植前或移植后感染的时间。

患有肺炎的 HCT 接受者的治疗方法

1.用于发热、咳嗽、气短、咯血、胸痛患者。

2. 2/3 的 HCT 后肺炎具有传染性。

3.最常见的感染。

诊断

1.CT 成像是必不可少的;相较 CXR 有更高的敏

表 42.3 HCT 后遇到的感染类型

	阶段		
	移植前	移植后早期	移植后晚期
宿主防御能力下降的风险因素	中性粒细胞减少症 黏膜炎 淋巴细胞减少症 中性粒细胞减少症 低丙种球蛋白血症	淋巴细胞减少症 低丙种球蛋白血症 细胞介导的免疫力下降	细胞介导的免疫力下降
病原体的类型			
细菌	革兰阳性菌 革兰阴性菌	革兰阳性菌 革兰阴性菌	包膜细菌 诺卡氏菌
病毒	HSV、呼吸道病毒		
真菌	念珠菌	曲霉、肺孢子菌、霉菌	CMV、VZV、EBV、呼吸道病毒 HHV-6、HHV-7

Modified from Wingard JR, Hsu J, Hiemenz JW. Hematopoietic stem cell transplantation: an overview of infection risks and epidemiology. Infect Dis Clin North Am. 2010;24:257.

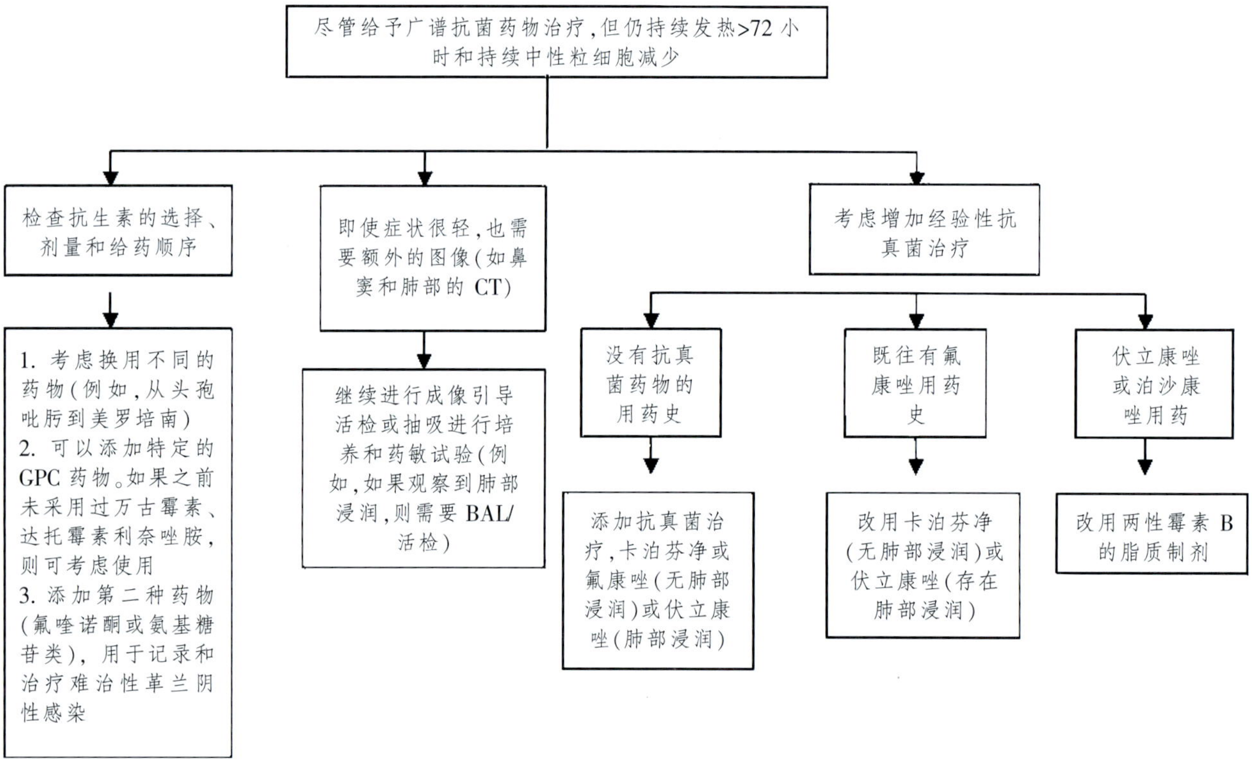

图 42.12 发热性中性粒细胞减少的评估。[From Rizvi SA, Sohail MR. Neutropenic fever. Hosp Med Clin. 2014;3(2):e218–e234.]

感性和特异性。

2.进行血液/痰培养，检查曲霉菌半乳甘露聚糖，采集呼吸道鼻拭子 PCR。

3.如果移植受者有下呼吸道感染，应在可行的情况下进行 BAL 或 CT 引导下活检。

鉴别诊断(表 42.4)

1.社区获得性

(1)呼吸道病毒：流感病毒、呼吸道合胞病毒、副流感病毒、偏肺病毒、腺病毒、鼻病毒。

(2)细菌性肺炎:肺炎链球菌、军团杆菌。

2.院内

(1)插管时间延长和呼吸机相关肺炎(VAP):假单胞菌、MRSA、克雷伯菌、不动杆菌、狭窄营养单胞菌。

(2)静脉导管相关继发性肺炎感染:MRSA、凝固酶阴性葡萄球菌、大肠杆菌、假单胞菌和其他革兰阴性病原体、念珠菌。

3.环境暴露

(1)土壤:曲霉、诺卡氏菌、毛霉病。

(2)水:假单胞菌、军团菌。

4.传播

供体来源传播:结核、隐球菌、圆线虫。

5.再激活

(1)病毒:CMV、HSV、细小病毒、HHV-6、HTLV-1/2。

(2)寄生虫:弓形体病、圆线虫病。

(3)分枝杆菌。

(4)真菌类:隐球菌病、组织胞浆菌病、球虫菌病。

6.非传染性

(1)肺栓子。

(2)急性呼吸窘迫综合征。

(3)血性牙槽炎。

(4)植入综合征:通常发生在移植术后 5 天内。出现发热±皮疹、肺炎、高胆红素血症、腹泻,考虑 CT。治疗可采用短期高剂量的类固醇。

(5)GVHD 的闭塞性毛细支气管炎。

治疗

快速给予适当的治疗至关重要。

(1)经验性抗生素取决于 MRSA、假单胞菌等风险因素,以及局部抗菌谱。

(2)根据影像学结果和是否存在巨细胞病毒、流感等风险因素,考虑采用抗病毒药物。

(3)减少免疫抑制(如果可行)可能至关重要:EBV-PTLD、呼吸道病毒感染、圆线虫病高度传染综合征。

伴有腹泻的 HCT 患者的治疗方法

1.感染原因发生率<15%。

2.在病史中确定是否有发热、腹痛和腹泻(腹泻量大、带血、量小但频繁),恶心/呕吐?是否有旅行或食物接触史?仔细检查药物列表(霉酚酸酯)。是否发生了 GVHD 或其他器官系统中是否有出现 GVHD 症状的风险?

表 42.4 感染性和非感染性呼吸道症状原因的鉴别诊断

浸润类型	来源	移植前	移植后早期	移植后晚期
局部	非感染性	PE		
		化疗产生的微结节		
	感染性	细菌性肺炎	细菌性肺炎	细菌性肺炎
		曲霉、霉菌	曲霉、霉菌或诺卡氏菌	曲霉、霉菌或诺卡氏菌
扩散	非感染性	ARDS	特发性间质性	闭塞性细支气管炎或闭塞性细支气管炎
		CHF	肺炎	伴机化性肺炎
		液体超负荷	出血性肺泡炎	
		出血性肺泡炎		
	感染性	呼吸道病毒	CMV	CMV
			呼吸道病毒	呼吸道病毒
			PCP	PCP
			腺病毒	腺病毒

ARDS,急性呼吸窘迫综合征;CHF,充血性心力衰竭;CMV,巨细胞病毒;PCP,杰氏肺囊虫肺炎;PE,肺栓塞。

Modified from Wingard JR, Hsu J, Hiemenz JW. Hematopoietic stem cell transplantation: an overview of infection risks and epidemiology. Infect Dis Clin North Am. 2010; 24:257.

3.粪便检查可能没有结果或可能需要时间(取决于是否可以进行 PCR 和培养测定法)。

鉴别诊断(表 42.5)

细菌

1.艰难梭菌是进行 HTC 后一种常见的细菌,特别是对于接受广谱抗生素治疗的患者。

2.中性粒细胞减少性小肠结肠炎:败血症。通常为右侧。表现为发热、恶心、呕吐、右侧疼痛、休克。CT 显示肠壁增厚。治疗方法是肠休息,广谱抗生素,如果怀疑穿孔或临床恶化,需要考虑手术。

3.罕见:肠分枝杆菌、气单胞菌,以及肠出血性大肠杆菌。

病毒

1. CMV>>>HSV。

2.诺如病毒、星状病毒、轮状病毒、柯萨奇病毒。

3.腺病毒:肠炎、肝炎、出血性膀胱炎、肺炎。

4. EBV-PTLD:患者可出现水样或带血腹泻。

真菌

真菌于肠道过度生长(念珠菌)。

寄生虫

1.隐孢子虫(如 GVHD)。

2.类圆线虫属。

3.贾第鞭毛虫、等孢子虫、人囊虫。

非传染性的

1.移植后腹泻的最常见原因。

2.药物

(1)镁盐。

(2)促进药物或药物的作用(大环内酯、他克莫司、西罗莫司)。

(3)霉酚酸酯黏膜毒性,是引起腹泻的常见原因。

(4)GVHD:引起大量水样腹泻的一种常见原因,包括蛋白质丢失、持续的恶心/呕吐、腹痛、肠梗阻、胃肠道出血。

(5)清髓引起的黏膜损伤。

1)>13.2Gy 全身照射。

2)阿糖胞苷。

3)高剂量美法仑。

4)移植后黏膜损伤可持续 20~30 天。

诊断

1.需要进行粪便艰难梭菌检测(PCR 可能过于敏感检测定殖)、粪便卵和寄生虫筛选、粪便培养、粪便诺如病毒检测 (首选 PCR 检测)、CMV PCR 血清、粪便贾第虫抗原检测,如果可行,多重胃肠检查可能会有帮助。

2.拍摄腹部/骨盆 CT 确定感染区域:小肠,结肠。是否有肠炎、脓肿、瘘管等。

3.如果可行,考虑 GI 咨询内镜检查。

治疗

视诊断结果而定。

(1)艰难梭菌:口服万古霉素或非达霉素。

(2)腺病毒: 西多福韦。

(3)类圆线虫属:伊维菌素。

(4)诺如病毒:硝唑胺,口服 IVIG。如果条件允许,可减少免疫抑制和采用支持治疗。并关注在 HCT 受体中维持时间延长的症状。

表 42.5 感染性腹泻和非感染性腹泻的原因

移植前	移植早期	移植晚期
黏膜损伤的预处理方案	GVHD	cGVHD
窦性梗阻综合征		EBV-PTLD
粒细胞减少性小肠结肠炎	梭状芽孢杆菌小肠结肠炎	梭状芽孢杆菌小肠结肠炎
梭状芽孢杆菌小肠结肠炎	CMV	CMV
肠病毒	腺病毒、肠病毒	腺病毒、肠病毒

GVHD,移植物抗宿主病;cGVHD,慢性移植物抗宿主病;EBV-PTLD,EB 病毒相关性移植后淋巴细胞增殖性疾病;CMV,巨细胞病毒。

Modified from Wingard JR, Hsu J, Hiemenz JW. Hematopoietic stem cell transplantation: an overview of infection risks and epidemiology. Infect Dis Clin North Am. 2010; 24:257.

表 42.6 HCT 受者中枢神经系统感染的局灶性病变与脑膜炎的病因

局灶性病变	脑膜炎/脑膜脑炎
曲霉属真菌	隐球菌
接合菌	疱疹病毒 HHV-6>>CMV>VZV
暗色真菌	多瘤病毒(JC、BK)
诺卡氏菌属	西尼罗河病毒
弓形虫	其他病毒(腺病毒、麻疹、细小病毒)
EBV-PTLD	李斯特氏菌
PRES	变形虫

HHV-6,人乳头瘤病毒 6 型;CMV,巨细胞病毒;VZV,水痘带状疱疹病毒;EBV-PTLD,EB 病毒相关性移植后淋巴细胞增殖性疾病。

From Bowden RA, Ljungman P, Snydman DR. Transplant Infections, 3rd ed. Lippincott, Williams and Wilkins/Wolters Kluwer; 2010. Courtesy DR Snydman.

对于伴中枢神经系统疾病 HCT 患者的治疗

1.患者可能出现癫痫发作、精神状态改变、局灶性神经功能缺陷、头痛,伴或不伴有发热。

2.脑成像(头部 CT 或头部 MRI)至关重要。

3.腰椎穿刺(LP)(尽量检查开放压力):检测差异细胞计数,蛋白质,葡萄糖,革兰染色和培养,并根据于风险因素和 LP 特点,检查隐球菌抗原,CMV PCR、EBV PCR、HHV-6 PCR、VZV PCR、HSV PCR、弓形虫 PCR。

4.最终可能需要进行脑活检(如果存在中枢神经系统病变)。

5. HCT 的发病率为 2%~15%,但死亡率很高(36%~67%)。

无关的异基因移植 39%>相关的异基因移植 21%>自体移植 11%。

鉴别诊断

有传染性

1.真菌病原体(曲霉菌)是 HCT 中枢神经系统感染最常见的原因(高达 70%)。

2.弓形虫环状病变。

3.诺卡氏菌环状病变。

4. HHV-6 相关性脑炎(癫痫)>>CMV>VZV。

5.多瘤病毒(JC、BK)。

6. EBV-脑炎或 PTLD(中枢神经系统肿块病变)。

7.李斯特氏菌属。

8.链球菌属。

9.脑脓肿:口腔菌群。

10.阿米巴肉芽肿性脑炎:棘阿米巴或巴氏阿米巴原虫。

非传染性

1.代谢性脑部疾病。

2.药物不良反应或副作用。

3.全身照射(>1200cGy)相关脑病(不超过移植后 100 天)。

4.继发于钙调神经磷酸酶抑制剂的后部可逆性脑病综合征(PRES)。

5.白消安:癫痫、韦尼克样脑病。

6.移植物抗宿主病。

治疗

取决于鉴别(和诊断)。

HCT 受者皮肤病灶的治疗方法

1.皮肤病是 HCT 后常见的疾病:表现为传染性(75%的移植受者)或非传染性。

2.常规的皮肤病学筛查是必不可少的,对于中性粒细胞减少的新发皮肤病变的患者,需要进行皮肤病学咨询,并进行活检和培养评估。

3.诊断依赖于活检和培养:根据临床表现(皮肤结节与蜂窝织炎)进行细菌、真菌、抗酸杆菌和诺卡氏菌培养。

鉴别诊断

细菌(中性粒细胞减少期)

1.外科伤口感染。

2.医院导管相关:抗甲氧西林金黄色葡萄球菌。

3.革兰阳性:葡萄球菌、链球菌。

4.少发性坏死性筋膜炎(尤其是儿科)。

5.非结核分枝杆菌(通常为皮肤结节):罕见(HCT 中占 0.5%),通常发生在 HCT 早期。可与中心静脉导管感染相关,以快速生长分枝杆菌为主。

6.诺卡氏菌(引流菌丝瘤,皮肤/皮下结节,脓肿或带有孢子丝菌的蜂窝织炎),非常罕见,在HCT中占0.3%,平均时间为HCT后7个月。

真菌

1. 2%~15%的HCT患者与中性粒细胞减少症密切相关。导致显著的发病率和死亡率。

2.隐球菌:原发感染,或继发播散→皮下脓肿,结节,溃疡,蜂窝织炎→坏死性筋膜炎(抗生素无效)。

3.弥散性念珠菌病:斑丘疹性皮肤病灶。

4.曲霉菌病:结节、脓肿、溃疡→坏死、紫癜和中央焦痂。

5.毛霉菌病:罕见,但中性粒细胞长期减少是一个风险因素。进展迅速的坏死焦痂是线索之一。如果不进行手术清创可能致命。

6.组织胞浆菌病:非常罕见,触痛性结节或斑块样蜂窝织炎。通常仅次于传播。

病毒

1. HSV:如有预防则罕见发生。口腔疱疹性病变,生殖器HSV病变:表层疼痛性溃疡。

2. CMV:罕见于HCT,通常在HCT病毒感染后的2个月内。局部溃疡(肛周、生殖器),很少出现发疹性斑丘疹。

3. VZV:早期,6个月内。带状疱疹复发更常见,很少发生传播(5%)。

4. HHV-6:罕见。发热+皮疹。

寄生虫

1.在HCT中罕见;在国外更常见。

2.利什曼病:结节→溃疡。

3.拟圆线虫属:臀部/下肢斑丘疹/荨麻疹。

非传染性的

1.皮肤肿瘤。

2.皮肤GVHD。

3.类固醇痤疮。

4.西罗莫司和迟发性伤口愈合。

HCT受者转氨酶升高的治疗方法

1.可以验证HSV、CMV、乙肝和丙肝的血清状态。

2.确定患者是否曾出国旅行,是否有患甲型/乙型肝炎的风险。

3.检查药物清单,因为药物是引起转氨酶升高的常见原因。

4.考虑肝脏超声或者腹部/骨盆CT。

5.最终诊断可能需要肝活检。

鉴别诊断

病毒

1. CMV。

2. HSV。

3. VZV。

4. HHV-6。

5. EV:嗜血淋巴组织细胞增生症。

6.腺病毒。

7.乙肝:如果没有免疫,则重新激活或感染。

8.丙肝。

真菌

念珠菌:考虑在中性粒细胞恢复期间发热/转氨酶升高患者的肝脏(内脏)念珠菌病。

非传染性的

1. GVHD。

2.药物引起的肝毒性:抗生素、抗真菌药物(唑类)、环孢素、他克莫司(升高胆红素)、全胃肠外营养(TPN)。

3.静脉闭塞性疾病(又称肝窦阻塞综合征)的发病率为5%~50%。

4.铁超载:30%~60%的同种异体移植受者。

治疗

取决于诊断结果。尽量减少或清除肝毒素。

(王宏伟 黄志强 译 蒲文渊 校)

推荐阅读

1. Bowden RA, Ljungman P, Snydman DR. *Transplant Infections.* 3rd ed. Lippincott, Williams and Wilkins/Wolters Kluwer; 2010.
2. Ljungman P. Respiratory virus infections in stem cell transplant patients: the European experience. *Biol Blood Marrow Transplant.* 2001;7:5S–7S.
3. Tomblyn M, Chiller T, Einsele H, et al. Guidelines for preventing infectious complications among hematopoietic cell transplant recipients: a global perspective. *Bone Marrow Transplant.* 2009;15:1143–1238.
4. De La Rosa GR, Champlin RE, Kontoyiannis DP. Risk factors

for the development of invasive fungal infections in allogeneic blood and marrow transplant recipients. *Transplant Infect Dis.* 2002;4:3–9.

5. Bodey GP. Infections associated with malignancy. In: Gorbach SL, Bartlett JG, Blacklow NR, eds. *Infectious Diseases.* 3rd ed. Philadelphia: Lippincott Williams & Wilkins; 2004:1106–1111.
6. O'Shea DT, Humar A. Life-threatening infections in transplant recipients. *Crit Care Clin.* 2013;29(4):953–973.
7. Rizvi SA, Sohail MR. Neutropenic fever. *Hosp Med Clin.* 2014;3(2):e218–e234.
8. Wingard JR, Hsu J, Hiemenz JW. Hematopoietic stem cell transplantation: an overview of infection risks and epidemiology. *Infect Dis Clin North Am.* 2010;24:257.
9. Zinner SH. Treatment and prevention of infections in immunocompromised hosts. In: Gorbach SL, Bartlett JG, Blacklow NR, eds. *Infectious Diseases.* 3rd ed. Philadelphia: Lippincott Williams & Wilkins; 2004:1141–1150.
10. Guidelines for preventing opportunistic infections among hematopoietic stem cell patients. *CDC MMWR.* 2000/49(RR10);1–128. https://www.cdc.gov/mmwr/preview/mmwrhtml/rr4910a1.htm.
11. Mannick J, Ellison RT. Infections associated with bone marrow transplantation. In: Gorbach SL, Bartlett JG, Blacklow NR, eds. *Infectious Diseases.* 3rd ed. Philadelphia: Lippincott Williams & Wilkins; 2004:1123–1128.

第 43 章 原发性免疫缺陷疾病

Blachy J. Dávila Saldaña. Carlos R. Ferreira Lopez

定义

1.免疫缺陷疾病是一种由基因突变引起的先天疾病,其中部分免疫系统缺失或不能正常发挥作用。

2.已经记载了超过 350 个这样的缺陷,多数发现于过去的 15 年中。

3.白细胞缺陷会导致反复感染和免疫监控不良。这是导致癌症易感性综合征(特别是淋巴瘤)的部分原因。

4.免疫功能低下会导致对自我和非自我的辨别能力丧失。这使患者易患自身免疫、过敏和自身炎症。

5.出现症状通常是继发于免疫系统内的特定功能缺失。

6."典型"(完全没有功能) 缺陷在生命早期就存在。非典型(畸形、部分功能)突变可能出现在童年后期甚至成年期。这两种突变比之前认为的要普遍,但总体来说是罕见的。

引言

1.流行病学:极其罕见。总体而言,每 10 万例患者中有 30~50 例患有某种原发性免疫缺陷(PID)。B 细胞缺陷仍然是最常见的(表 43.1)。

2.表现为感染易感性增加(表 43.2)。

T 细胞缺陷

重症联合免疫缺陷(SCID)

1.最常见的是严重 PID(1/60 000 活产)。

2.完全或大部分 T 细胞缺失,起不到保护作用。

3.实验室定义的典型 SCID:T 细胞绝对计数 <300μL,T 细胞对有丝分裂原无反应(与对照组相比反应<10%)

4. 亚效等位基因性 SCID 是指, 与对照组相比,CD3+T 细胞数量随年龄递减(或数量正常但多样性

表 43.1 免疫缺陷的典型表现

	T 细胞缺陷	B 细胞缺陷	吞噬细胞缺陷	补体缺陷
主要问题	细胞免疫	抗体	吞噬功能失调	调理素作用,细胞溶菌作用
表现在年龄上	婴儿期(<6 个月,典型)	6~12 月(母体 ab 减弱后)	2 岁前	童年 (调理素作用)到成年(终末端补体)
最常见的细菌	真菌、原虫(疱疹病毒科、肺囊虫属、念珠菌属、隐球菌属、组织浆菌属)	有荚膜的细菌(葡萄球菌属、肺炎链球菌属、流感嗜血杆菌属)	过氧化氢酶阳性细菌+真菌(葡萄球菌属、沙雷曲霉菌属、诺卡氏菌属)	细菌(奈瑟菌属、链球菌属)
最常受影响的器官	系统性的,发育不良(FTT)	呼吸道(鼻窦炎、肺炎)、胃肠道(腹泻)	皮肤、肠胃、泌尿生殖系统、牙齿	中枢神经系统(脑膜炎)

表 43.2 特定感染的易感性增加

感染	条件	遗传表征	表现形式
分枝杆菌	缺乏白细胞介素-12	AR	分枝杆菌、结核分枝杆菌和沙门氏菌播散性感染
	缺乏白细胞介素-23	AR	
	缺乏干扰素-γ受体	AR/AD	
侵袭性念珠菌病	缺乏 CARD9	AR	家族性念珠菌病
慢性黏膜皮肤念珠菌病(CMC)	缺乏白细胞介素-17	AR	CMC 影响皮肤、头皮、黏膜或指甲;有时是由葡萄球菌引起的皮肤感染
	自身免疫性多发性内分泌病-念珠菌感染-外胚层营养不良综合征(APECED)	AR/AD	CMC、肾上腺皮质功能衰竭症、甲状旁腺功能减退、干骺端发育不良
隐孢子虫属	缺乏白细胞介素-21 受体	AR	
EBV	缺乏 TTK	AR	慢性 EBV 病毒血症、EBV 相关淋巴增生性疾病、γ球蛋白异常血症
	缺乏 MAGT1	XL	
	缺乏 STK4	AR	
	缺乏 CD27	AR	
	缺乏 冠蛋白-1A	AR	
HPV	流行病学	AR	播散性的扁平疣状丘疹,潜在恶性
	缺乏 CXCR4[疣、低丙种球蛋白血症、免疫缺陷、骨髓白血病(WHIM)综合征]	AD	骨髓硬化(骨髓中中性粒细胞滞留)、低丙种球蛋白血症、疣
	缺乏 DOCK8	AR	超免疫球蛋白 E,嗜酸性粒细胞增多,严重的病毒性皮肤感染。复发性葡萄球菌感染,缺乏结缔组织或骨骼受累
	缺乏 GATA2	AD	单核细胞减少和 NK 细胞缺乏、骨髓发育不良、易患 HPV、真菌和分枝杆菌感染、淋巴水肿、肺泡蛋白沉积症
HSV	缺乏 Toll 样受体 3	AD	疱疹脑炎,不完全外显性
	半胱氨酸天冬蛋白激酶 8	AR	黏膜与皮肤的 HSV
奈瑟菌属	缺乏终末补体	共显性的	复发性侵袭性奈瑟菌感染
致病乙酸细菌 青紫色素杆菌 蜃楼弗朗西斯菌 洋葱伯克霍尔德菌 诺卡氏菌(非高剂量类固醇) 烟曲霉(非中性粒细胞减少症患者)	CGD	XL,AR	由这些过氧化氢酶阳性菌引起的严重感染,高度怀疑是 CGD

AR,常染色体隐性;AD,常染色体显性;CGD,慢性肉芽肿病;HPV,人乳头瘤病毒;HSV,单纯疱疹病毒;NK,自然杀伤细胞;XL,X 连锁。

减少),同时伴随<30% T 细胞功能下降。

Omenn 综合征(红皮病、脱屑、伴有嗜酸性粒细胞增多的器官肿大可作为临床诊断手段，可由几个 SCID 基因的亚效等位基因突变引起，但最常见的是与 *RAG1/RAG2* 缺陷相关。

5.除非给予及时有效的治疗,否则在生命早期就可能致命。

6.许多遗传缺陷导致 SCID。

7. B 细胞和自然杀伤细胞(NK)可能存在,也可能不存在,这取决于遗传缺陷的类型。亚效等位基因缺陷也可能导致异常的 T 细胞产生。因此,有正常的淋巴细胞绝对计数(ALC)不能排除 SCID。

8.无论是否存在 B 细胞,B 细胞都需要 T 细胞激活才能发挥作用。所以所有 SCID 患者都有功能性 B 细胞缺陷。

9. >90%的美国人口接受了新生儿 SCID 筛查(TREC 检测)。

TREC=T 细胞受体重排删除环。T 细胞受体发育的标志。在产生正常数量的 T 细胞受体的情况下,不筛查免疫缺陷,但对典型和亚效形式的 SCID 敏感性>99%。

Wiskott-Aldrich 综合征(WAS)

1.流行病学:新生儿发病率 4/1 000 000。

2.由于 WAS 蛋白(WASP)的突变。

3.在所有造血细胞中表达。

4.对细胞流动性、细胞间相互作用和血小板功能很重要。相互作用的缺陷导致 T 细胞功能不佳。

5.显著的三联征:血小板减少(伴有 MPV 减少)、湿疹(图 43.1)、反复感染。

6.易患恶性肿瘤和自身免疫性疾病。

7.亚效等位基因突变导致 X-连锁血小板减少症(XLT)。典型突变导致 WAS。

8.自身免疫和(或)恶性肿瘤是典型的 WAS 的诊断,并与生命早期发病率和死亡率的增加有关。

9. WASP 阴性患者的平均死亡年龄为 6~8 岁。

10.如果只是部分表达可使生存率改善,但发病率仍较高(出血、感染)。

CD40 配体缺陷

1.高免疫球蛋白(Ig)M 综合征最常见的病因。

2. X-连锁 (大多数其他的高 IgM 综合征为常染色体隐性遗传);主要在活化的 CD4+T 细胞上表达。

3. CD40 是 B 细胞生存、生长和分化的关键(CD40 在所有 B 细胞上面表达)。

4.由于无法转换类型,实验室检测标准是高 IgM(但也可能正常),低/缺失 IgG、IgA、IgE。缺乏特异性 IgG 产生。

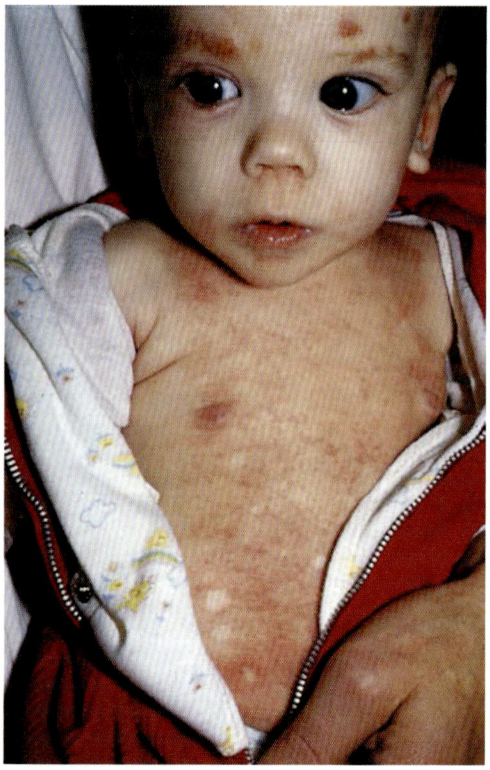

图 43.1 Wiskott-Aldrich 综合征患儿湿疹。(From Chong H, Green T, Larkin A. Allergy and Immunology. In Zitelli B, McIntire S, Nowalk AJ, eds. Zitelli and Davis' Atlas of Pediatric Physical Diagnosis. Elsevier; 2018.)

5.虽然 CD4+计数正常,但它们没有功能。因此表现为 CD4+缺乏症。

6.因为细胞没有被激活增殖,这些患者体内缺乏生发中心,所以没有淋巴结病。这与高 IgM 的常染色体隐性表达不同,高 IgM 可能有过多的淋巴结病,因为缺陷在下游。

7.最常见的表现是杰氏肺囊虫肺炎(参见第 27 章)。其他常见的感染包括隐孢子虫(参见第 34 章)和隐球菌(参见第 27 章)。

8.胃肠道疾病(腹泻、肝功能障碍)是常见的发病原因。肝脏受累通常与较高的死亡风险相关。

9.高风险的恶性肿瘤,特别是淋巴瘤和肝癌。

GATA2 缺乏

1.发病年龄从青少年到成年后期(平均发病年龄为 20 岁)。

2.血液学检查包括 B 细胞和 NK 细胞减少,单核细胞减少症(>80%),偶尔出现 CD4+T 细胞减少和中性粒细胞减少症(50%)。

3.最常见的感染报道是病毒性的(难治疗、严重的 HPV)和传染性的非结核分枝杆菌。EBV 病毒血症和 HSV 暴发也常有报道。

4.与抗体阴性的肺泡蛋白沉积症(PAP)相关。

5.血液恶性肿瘤(骨髓增生异常综合征/急性骨髓性白血病)使患者有高易感性。

6.感觉神经性听力损失和淋巴水肿也很常见。

噬血细胞性淋巴组织细胞增多症(HLH)

1.自身炎症引起的反应过程。

2.由于不能清除激发病原体而导致抗原呈递细胞和细胞毒性细胞的长期过度活化,引发无法控制的全身性过度炎症。

3.重度的炎症是由于抗原递呈细胞引起的高细胞因子血症(即细胞因子风暴)。

4.通常患者符合 9 项标准中的 5 项时即可确诊。

(1)发热。

(2)脾大。

(3)血细胞减少症(Hgb<9g/dL,Plt<100×10^9/L,ANC<1000×10^9/L)。

(4)高甘油三酯(>265mg/dL)。

(5)低纤维蛋白原(<150mg/dL)。

(6)高铁蛋白(>500μg/L)。

(7)高可溶性 IL-2 受体(>2400U/mL),T 细胞活化的标志。

(8)NK 细胞活性低或缺失。

(9)病理上体现为噬红细胞作用。

5.其他不属于标准的常见关联:伴有肝脾大的转氨酶显著性升高。

6.家族性 HLH 的所有已知遗传原因都是由于 T 细胞和 NK 细胞的细胞毒性功能问题。

7.最常见的“诱因”包括病毒(EBV、疱疹病毒科)、细菌和真菌感染。

8.非家族性 HLH,或继发性 HLH,可发生于高炎症状态,尽管缺乏基因突变。最常见的关联包括恶性肿瘤和不受控制的自身免疫性疾病。后者也可称为巨噬细胞活化综合征(MAS)。

B 细胞缺陷

缺乏 IgG

1.最常见的原发性免疫缺陷,特别是在高加索人中。

2.发病率高,每 500 例高加索人中就有 1 例患病。

3.一般来说,可能是最轻度的遗传免疫缺陷。

4.定义为血液和分泌物中检测不到 IgA 水平,但无其他免疫球蛋白缺陷。

5.多数受影响的人并没有患病。

6. 25%~50%的就诊患者会有反复感染,特别是涉及黏膜表面的感染(耳部感染、鼻窦炎、支气管炎、肺炎)。

7.也可能出现胃肠道症状和慢性腹泻。

8.自身免疫性疾病在寻求医疗帮助的患者中更为常见(发病率为 20%~30%)。

9.过敏在这个亚群中可能更常见。

10.没有特定的治疗方法;可能需要针对复发性感染定制抗生素。

X 连锁无丙种球蛋白血症

1.第一例该病被描述为原发性免疫缺陷病。

2.病因:缺乏位于 X 染色体上的布鲁顿酪氨酸激酶(BTK)。

3.蛋白质的缺乏会导致 B 细胞数量大量减少,以及血清免疫球蛋白缺失。

4.细菌性呼吸道和胃肠道感染最常见的表现:流感、金黄色葡萄球菌、肺炎链球菌。

5.慢性肠道病毒感染是一大隐患,可能导致脑膜脑炎。

6.经常观察到单关节关节炎。通常不是由细菌引起的,对大剂量丙种球蛋白治疗有反应。

常见变异性免疫缺陷症(CVID)

1.非常普遍(1/25 000),主要发生在成年人中。

2.特征:血清免疫球蛋白水平低、特异性抗体反应减弱。

3.必须排除低丙种球蛋白血症的明确原因(药物诱导、感染、恶性肿瘤等)。这些比 CVID 更常见。

4.少部分人也有轻微的 T 细胞缺陷。

5.可能为遗传,但大多数情况下原因不明。一些新的基因缺陷已经确定了这些患者的亚群。

6.目前主要表现为呼吸道和胃肠道反复感染。

7.自身免疫性疾病的一个亚组,包括炎性肠病、肉芽肿形成和内分泌疾病。与那些只有抗体缺陷的患者相比，自身免疫通常预后不良。

8.一些 CVID 患者，特别是那些有自身免疫表现的患者，患癌症（主要是淋巴瘤）的风险更高。

吞噬细胞缺陷症

慢性肉芽肿病(CGD)

1.缺少烟酰胺腺嘌呤二核苷酸磷酸(NADPH)氧化酶。

2.不能产生超氧阴离子。

3.经 DHR（双氢罗丹明）试验确诊。

4.发病率：(4~5)/100 万。

5. X 连锁(*CYBB*)是最常见和最严重的。

6.无确诊：在 10 岁之前是最致命的。

7.确诊并采取适当预防措施：

(1)X 连锁：平均预期寿命为 20~25 岁。

(2)AR：30~40 年。

8.未清除的病原体周围的发炎组织形成肉芽肿。

9.最常见的是胃肠道疾病（与结肠炎、炎性肠病类似）(图 43.2)。

10.真菌（主要是曲霉菌）污染是无处不在的，也是最常见的死亡原因。

11. CGD 实质：由罕见的过氧化氢酶阳性生物体（颗粒状芽孢杆菌、紫罗兰杆菌、交链孢杆菌）引起的脓毒症。

12.其他吞噬细胞缺陷如表 43.3 所示。

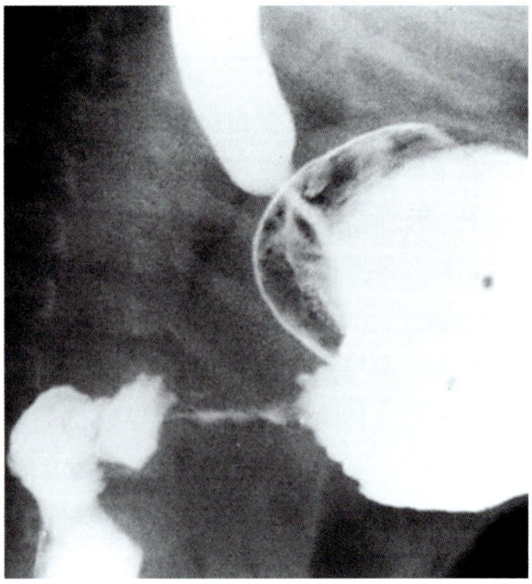

图 43.2 慢性肉芽肿性疾病患者继发于肉芽肿形成的胃窦狭窄。(From Chong H, Green T, Larkin A. Allergy and Immunology. In Zitelli B, McIntire S, Nowalk AJ, eds. Zitelli and Davis' Atlas of Pediatric Physical Diagnosis. Elsevier; 2018.)

补体缺陷症

1.遗传性补体缺陷是极其罕见的，最大概率是每 10 万人中约有 25 人。

2.补体途径蛋白缺乏的患者容易反复发生鼻窦肺部感染、菌血症和（或）脑膜炎。

3.最常见的病原体是荚膜细菌，如肺炎链球菌、b 型流感嗜血杆菌和脑膜炎奈瑟菌。

4.考虑对所有年龄段反复感染奈瑟菌的患者，以及有很强的奈瑟菌感染家族史的患者进行筛查。

表 43.3 其他吞噬细胞缺陷

类型	遗传性	发病年龄	表现形式
重型先天性中性粒细胞减少症	AD	不确定，但通常在儿童期发生	严重中性粒细胞减少，周期性中性粒细胞减少，伴有中性粒细胞减少性感染（细菌、真菌）。MDS/白血病易感性高
X 连锁中性粒细胞减少症(LXN)	AR	儿童期	Wiskott 基因(WAS)功能突变。阻碍骨髓成熟
Shwachman-Diamond 综合征	AR	0~18 岁	中性粒细胞减少，全血细胞减少，食欲缺乏，骨骼肌萎缩
白细胞黏附缺陷症(LAD)	AR	婴儿期	迟发性脐带分离、脐炎、牙龈炎、牙周炎、无脓性细菌/真菌黏膜感染（图 43.3 和图 43.4）

AD，常染色体显性遗传；ARE，常染色体隐性遗传；MDS，骨髓增生异常综合征。

5.这些感染可能是反复性的，但临床上是轻到中度的。

6.当免疫系统的其他部分正常时，也可认为是反复化脓性感染。

7.很多患者，特别是那些经典途径前期成分缺乏的患者，容易发展为系统性红斑狼疮(SLE)。

8.部分补体调节蛋白缺陷(H 因子、I 因子等)容易导致患者患非典型溶血性尿毒症综合征(aHUS)。

叶酸代谢缺陷症

遗传性叶酸吸收不良

1.质子耦联叶酸转运体缺陷。

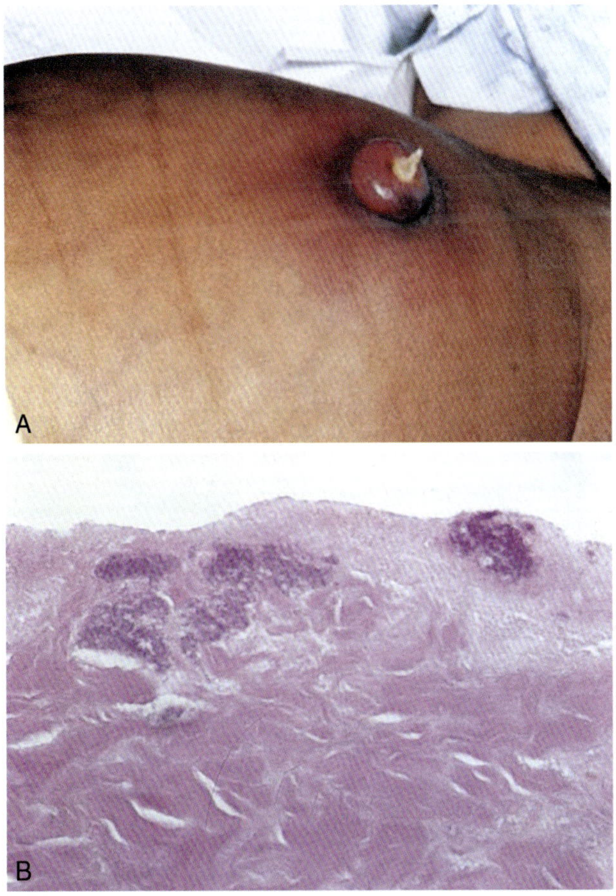

图 43.3 (A)伴有白细胞黏附缺陷的新生儿脐炎(LAD)类型 1。(B)头皮脓肿 HE 染色未见炎性浸润，但有细菌(嗜碱性)浸润。(From Chong H, Green T, Larkin A. Allergy and Immunology. In Zitelli B, McIntire S, Nowalk AJ, eds. Zitelli and Davis' Atlas of Pediatric Physical Diagnosis. Elsevier;2018.)

2.肠道对叶酸的吸收减少，并通过血脑屏障摄取叶酸。

3.主要表现为巨幼红细胞性贫血。

4.随后的全血细胞减少会导致 T 细胞淋巴细胞减少，导致类 SCID 感染(最常见的是肺孢子虫)。

5.还有低丙种球蛋白血症。

6.其他症状包括腹泻、口腔黏膜炎、发育迟缓和频发癫痫。

7.诊断：血清和脑脊液叶酸浓度过低。

8.注射亚叶酸治疗。

避免使用叶酸，因其会干扰叶酸的主动转运。

亚甲基四氢叶酸脱氢酶(MTHFD1)缺乏症

1.重症联合免疫缺陷病(SCID)。

2.巨幼细胞性贫血。

3.一些患者患有不典型溶血性尿毒症综合征。

4.血清叶酸水平正常，但总同型半胱氨酸增加。

高 IgE(Job)综合征

1. *STAT3* 基因突变引起的常染色体显性遗传。

2.新生儿嗜酸性脓疱病继发湿疹样皮炎。

3.“不发热的”皮肤脓肿缺乏炎性反应。

4.肺部感染后形成气囊肿(图 43.5)。

5. IgE 水平升高和嗜酸性粒细胞增多症。

6.非免疫特征，如乳牙迟发退去、脊柱侧凸、微创骨折、关节松弛、鼻宽增大等(图 43.5、图 43.6 和表43.4)。

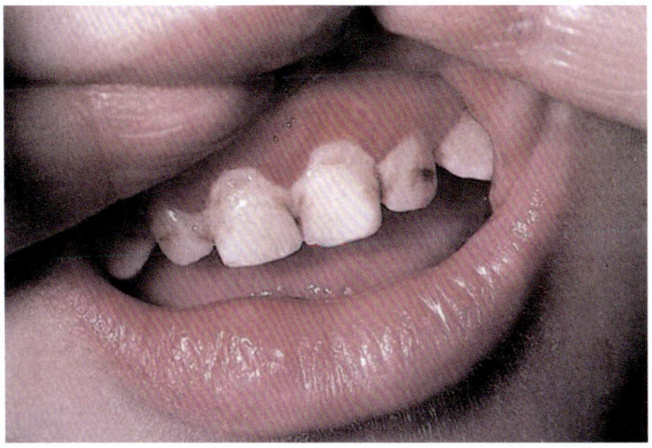

图 43.4 LAD1 型患者的牙周炎和牙龈炎。(From Uzel G, Holland SM. Phagocyte deficiencies. In Rich R, Fleisher T, Shearer W, et al., eds. Clinical Immunology. Saunders, 2013.)

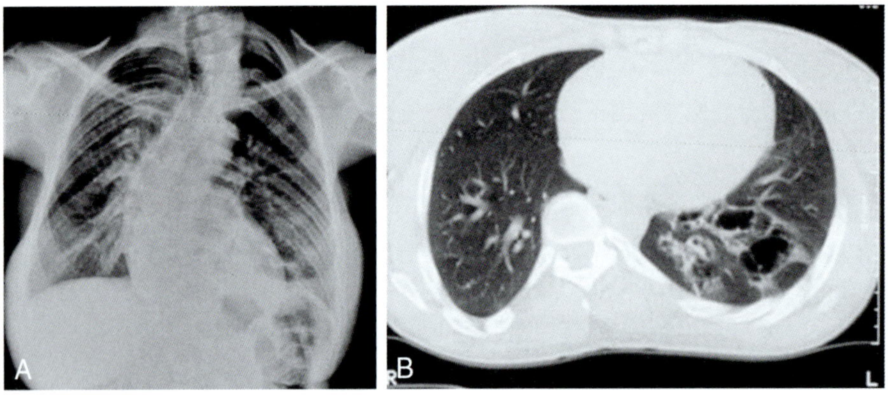

图 43.5 高 IgE 综合征患者的脊柱侧凸(A)和多发性气囊(B)。(From Uzel G, Holland SM. Phagocyte deficiencies. In Rich R, Fleisher T, Shearer W, et al., eds. Clinical Immunology. Saunders, 2013.)

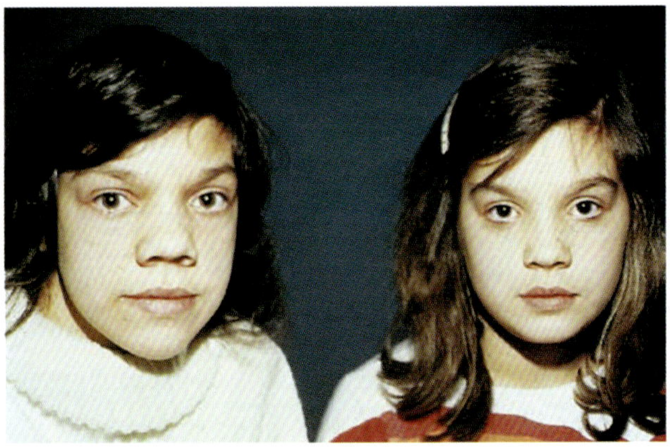

图 43.6 患有高 IgE 综合征的女孩(图左),宽鼻梁、宽鼻底、眼睛间距大、突起,图右为其未患病的妹妹。(From Chong H, Green T, Larkin A. Allergy and Immunology. In Zitelli B, McIntire S, Nowalk AJ, eds. Zitelli and Davis' Atlas of Pediatric Physical Diagnosis. Elsevier; 2018.)

附加说明

免疫缺陷样综合征也存在,并可能出现在成年期(表 43.4)。

评估

病史和体格检查结果提示缺陷

1. T 细胞缺陷:早期发育不良、皮疹、腹泻、机会性感染。

2. B 细胞缺陷:母体抗体减弱后的呼吸道/胃肠道症状、肠道病毒脑膜脑炎、复发性鼻窦炎、复发性肺炎、支气管扩张。

3.吞噬细胞缺陷:无脓性蜂窝组织炎症、肉芽肿、炎性肠病(IBD)、肝脓肿、脐带延迟脱落。

4.补体缺陷:链球菌、奈瑟菌、类风湿疾病。

5.若怀疑 T 细胞缺陷:

(1)获取淋巴细胞亚群和外周血淋巴细胞计数(ALC)信息。

(2)如果年轻人 ALC 低,强烈考虑 SCID(此为免

表 43.4 成年期出现的免疫缺陷样综合征

类型	遗传性	发病年龄	表现形式
古德综合征	未知	40~70 岁	低丙种球蛋白血症伴胸腺瘤、严重机会性感染(CMV、PJP)
非典型溶血性尿毒症综合征(aHUS)	AD、AR、自身免疫	10~60 岁	发热伴溶血性贫血、血小板减少、肾衰竭
肺泡蛋白沉积症(PAP)	自身免疫	20~40 岁	抗 GM-CSF、隐球菌脑膜炎、诺卡氏菌、PAP
成人对分枝杆菌易感	自身免疫	30~60 岁	抗 IFN-γ、分枝杆菌、真菌、沙门氏菌、VZV 感染

AD,常染色体显性;AR,常染色体隐性;CMV,巨细胞病毒;GM-CSF,粒-巨噬细胞集落刺激因子;IFN,干扰素;PJP,支氏肺孢子虫肺炎;VZV,水痘-带状疱疹病毒。

疫学紧急情况）。

（3）如果 ALC 正常，评估 T 细胞功能（有丝分裂原、抗原）。

1）如果正常，考虑免疫系统其他缺陷。

2）如果异常，考虑其他 T 细胞缺陷（推荐免疫学咨询）。

6.若怀疑 B 细胞缺陷：

（1）获取淋巴细胞亚群和 ALC 信息。

（2）如果 ALC 低，可能是联合免疫缺陷，并考虑如上步骤，进一步评估 T 细胞缺陷。

（3）如果 ALC 正常，则获取 B 细胞数量：

1）如果幼年时 B 细胞数量/功能缺失，很可能是 XLA。

2）如果 B 细胞数量/功能异常，可考虑 XLA、高 IgM 综合征或 CVID（推荐免疫学咨询）。

（4）如果成年时期发病，考虑 CVID。

7.若怀疑吞噬缺陷：

（1）获取 CBC 和 ANC。

（2）如果 ANC 低，考虑周期性中性粒细胞减少症、自身免疫性中性粒细胞减少症和（或）转诊到血液学检查以考虑骨髓活检。

（3）如果 ANC 正常，可以考虑 CGD（DHR 猝发试验）、白细胞黏附缺陷（CD11/CD18 流式细胞术）。

8.考虑在复发性奈瑟菌感染中筛查补体缺陷，或者在免疫系统其他成分正常的情况下在复发性化脓性感染中筛查补体缺陷。

（1）CH50 是最好的筛查试验；经典缺陷会导致有无法检测到的数据。

（2）如果异常，考虑进行特异性补体检测。

治疗

常规治疗

1.预防

（1）预防肺孢子虫是所有 CD4 计数少（SCID）的 PID 或 CD4 计数正常（即 CD40L 缺乏）但 CD4 功能障碍的 PID 患者的常规治疗。

（2）针对念珠菌的抗真菌预防是 SCID 的常规治疗。

（3）对于 CGD 高危患者，建议进行更广泛的抗真菌预防，同时也要考虑长期的、非良性的中性粒细胞减少症。

（4）CGD 患者还需要抗菌预防（通常使用 TMP-SMZ）和干扰素（已被证明可以降低感染频率和严重程度）。

（5）对于重度 T 细胞缺陷患者，绝不能使用活疫苗。

（6）补充免疫球蛋白是所有 B 细胞缺陷患者的常规治疗。

（7）注意：B 细胞在重度 T 细胞缺陷患者中由于缺乏激活而不能发挥功能，因此所有重度 T 细胞缺陷患者也需要补充免疫球蛋白。

2. B 细胞缺陷的患者可能需要抗生素预防，特别是结构性损害（支气管扩张）的患者，或者尽管补充合适的免疫球蛋白但仍反复感染的患者。

3.有了预防措施能够提高存活率：

（1）B 细胞缺陷患者如果在器官损伤之前接受治疗，则其预期寿命可能恢复正常。

（2）中性粒细胞缺陷会提高存活率，但寿命仍然非常低（CGD 患者寿命平均为 30~40 年）。

（3）尽管采取预防措施，但如果没有确切的治疗，重度 T 细胞缺陷患者在患病的第一年仍有很高的死亡率（>90%）。

权威性治疗

1.异基因骨髓移植是所有重度 T 细胞缺陷（SCID、WAS、家族性 HLH）患者的标准治疗方案。

（1）死亡率与发病年龄和感染有关。如果在生命早期移植，并没有发生感染，存活率很高。

（2）SCID 新生儿筛查（目前在美国的 45 个州+哥伦比亚特区）有利于诊断和早期干预。

（3）B 细胞缺陷患者不推荐骨髓移植，因为静脉注射免疫球蛋白可以改善大多数问题。

（4）由于存活率显著下降，考虑将吞噬功能缺陷，特别是功能完全缺失的患者转诊至骨髓移植。

（5）移植的最大障碍是找到合适的捐赠者。这与种族关系密切（人数：高加索人>亚裔美国人>非裔美国人>混合血统），因为人类白细胞抗原（HLA）基因在不同种族之间聚集，而且绝大多数登记的捐赠者都是高加索人。

(6)感染预防和先进的支持性护理措施极大地提高了接受骨髓移植的患者的存活率。

(7)移植物抗宿主病和免疫抑制引起的感染可使移植患者发病率升高。那些供体不匹配的人发生这些并发症的风险更高。

2.基因治疗正在成为一种很有前景的新选择。

(1)目前已有几种疾病的试验,包括SCID、WAS和CGD的几种亚型,并可能在未来几年继续增多。

(2)最初的基因治疗试验因易导致白血病(与修饰基因相关的白血病)而受到阻碍。

(3)更好的病毒载体选择和DNA插入技术的改进大大降低了这种风险。

(4)治疗包括化疗,以植入自体转导细胞,但剂量通常低于BMT所需的剂量。

(王宏伟 黄志强 译 蒲文渊 校)

推荐阅读

1. Ochs HD, Smith E, Puck JM. *Primary Immunodeficiency Diseases.* 2nd ed. Oxford: Oxford University Press; 2007.
2. Buckley RH, Immune Deficiency Foundation. *Diagnostic and Clinical Care Guidelines for Primary Immunodeficiency Diseases.* 2nd ed. Towson, MD: Immune Deficiency Foundation; 2009.
3. Shearer WT, Dunn E, Luigi D, et al. Establishing diagnostic criteria for SCID, leaky SCID, and Omenn syndrome: the primary immune deficiency treatment consortium experience. *J Allerg Clin Immunol.* 2014;133(4):1092–1098.
4. Bousfiha AA, Jeddane L, Ailal F, et al. A phenotypic approach for IUIS PID classification and diagnosis: guidelines for clinicians at the bedside. *J Clin Immunol.* 2013;33:1078–1087.
5. Jordan MB, Allen CE, Weitzman S, et al. How I treat Hemophagocytic lymphohistiocytosis. *Blood.* 2011;118:4041–4052.

第 5 部分 专题

第 44 章 感染控制和预防

Justin F. Hayes, Rachael A. Lee

定义

1.标准化感染率(standardized infection ratio,SIR):用于在地方、州或国家层面随时间跟踪医院获得性感染(HAI)的统计数据。

(1)将每家医院的实际 HAI 数量与预测的感染数量进行比较。

(2)预测感染是根据 2015 年美国 HAI 汇总数据计算的,并用 HAI 发病率重要预测因素的变量针对每个场所进行了调整。

1)计算中心静脉导管相关血流感染(CLABSI)、导管相关尿路感染(CAUTI)、手术部位感染(SSI)、艰难梭菌感染 (CDI)、耐甲氧西林金黄色葡萄球菌(MRSA)和呼吸机相关感染事件(VAE)数量。

2)SIR>1.0 表示观察到的 HAI 比预测的多。

3)SIR<1.0 表示观察到的 HAI 比预测的少。

2.监测(surveillance):用于确定感染的流行率。

(1)识别疾病暴发。

(2)针对感染率和(或)抗生素耐药性较高的医院区域。

3.暴发(outbreak):当感染发生率显著高于该感染的流行率时确定。

4.垂直干预(vertical intervention):旨在减少单一病原体感染的感染预防方法。

例如,进行监测培养,以分离具有抗药性的病原体(如 MRSA)的患者。

5.横向干预(horizontal intervention):预防感染的方法,旨在减少由相同机制传播的所有病原体引起的感染。

例如,手部卫生。

暴发调查

1.暴发是指在特定地区或特定人群中发生的疾病病例多于预期。

具体示例,见表 44.1。

2.集群是在特定时间段内给定区域内病例的集合。

3.病例定义是一套规范的标准,用于决定个人是否应被归类为某一健康状况。

表 44.1 病原体和相关暴发示例

病原体	相关感染	来源
嘴突脐孢	真菌性脑膜炎	复合类固醇
黏质沙雷氏菌	手术伤口感染	丙泊酚
非典型分枝杆菌	手术伤口感染	加热器–冷却器单元
沙门氏菌属	肠胃炎、菌血症	鸡蛋、鸡肉
李斯特氏菌属	肠胃炎、菌血症、脑膜炎	软奶酪、乳制品、熟肉

例如，人（如年龄组、性别、职业）、地点（如地理位置、场所）、时间（如发病）、临床特征（如肺炎）、实验室检查（如培养、血清学）。

4.疫情曲线：直观展示疫情的规模和时间趋势。

类型

1.共源流行：人们在相对较短的时间内（陡峭的上升）暴露于同一来源。所有病例均发生在一个潜伏期内。

2.持续性共源流行：暴露时间延长，发生在多个潜伏期（曲线有一个平台而不是高峰）。

3.间歇性共源流行：随着时间的推移，病原体的暴露是零星的（不规则的锯齿状曲线）。

4.渐进性传播流行：在一个潜伏期（一系列逐渐升高的高峰期）随着病例数的增加而在人与人之间传播。

感染预防计划

1.其主要作用是降低医院获得性感染的风险，并促进职业安全文化。

2.职责

(1)监测。

(2)隔离。

(3)暴发调查。

(4)宣教。

(5)员工健康。

(6)监测和管理抗生素的使用和耐药趋势。

(7)制定政策和干预措施。

(8)环境卫生。

(9)协助质量改进和提升患者安全。

标准预防措施

1.基于这样的假定，即认识到任何患者都可能被可传播的微生物定植或感染。

2.在任何可能接触传染性物质时使用个人防护物品。

例如，做腰椎穿刺前佩戴外科口罩。

3.手部卫生、个人防护和安全针头操作适用于标准预防措施，也适用于所有患者。

手部卫生

1.预防院内病原体传播的最重要的方法。

2.已实施多种方法来提高依从性。

3.可通过手传播的生物有两类。

(1)常驻菌群：低毒力的病原体（如凝固酶阴性葡萄球菌）。

(2)暂存菌群：与HAI（如MRSA）相关的病原体。主要通过接触获得。

4.经常使用含酒精的洗手液洗手。

5.如果手有明显的脏污，或被艰难梭菌感染，建议使用肥皂和水洗手。

6.保持手部卫生建议。

(1)接触患者之前。

(2)进行无菌性操作之前。

(3)接触患者的体液后。

(4)接触患者之后。

(5)接触患者的周围环境后。

基于传播的预防措施

1.微生物的大小、它们在表面或空气中存活的时间，以及它们的传播方式各不相同。

例如，流感在物品表面存活1~2天，诺如病毒长达7天，艰难梭菌长达7个月。

2.基于传播的预防措施，适用于根据疑似或确诊的临床综合征、特定诊断，或被流行病学重点病原体定植或感染的患者。

3.与标准预防措施一起实施。

4.主要传播途径有3种：

(1)空气传播。

(2)飞沫传播。

(3)接触传播。

空气传播预防措施

1.旨在防止通过空气中的飞沫核（≤5mm）或携带传染性病原体的灰尘颗粒传播疾病。

2.这些飞沫核和颗粒可以远距离传播，并悬浮在空气中。

3.如果被易感宿主吸入，会导致感染。

4.采取空气传播预防措施的患者应被安置在负

压隔离病房。

5.所有进入房间的人都应佩戴 N95 口罩(在英国为 FFP3)。

6.限制患者在病房外的活动,以达到医疗需要;如有必要,患者应佩戴外科口罩,并遵守咳嗽礼仪。

7.需要经验性空气传播预防措施的临床综合征包括病因不明的水疱性皮疹、麻疹引起的皮疹或与结核病一致的症状。

8.建议采用表 44.2 所示的空气隔离措施。

飞沫传播预防措施

1.防止大颗粒飞沫的传播。

(1)由咳嗽、打喷嚏和说话产生。

(2)避免飞沫长时间悬浮在空中或传播(飞沫的传播距离可长达 2m)。

2.如果飞沫落在鼻子、嘴巴或眼睛的黏膜上,易感宿主可被感染。

3.患者需要在单人房间隔离,但无须在负压隔离病房。

4.进入房间的人员应佩戴外科口罩。

5.限制患者在病房外的活动,以达到医疗需要;如有必要,患者应佩戴外科口罩,并遵守咳嗽礼仪。

6.需要经验性飞沫预防措施的临床综合征包括脑膜炎和病毒性呼吸道感染。

7.推荐用于疑似或确诊感染的患者(表 44.3)。

接触传播预防措施

1.实施以防止通过直接和(或)间接接触将具有

表 44.2 空气传播隔离持续时间:按疾病分类的建议

中东呼吸综合征冠状病毒(MERS)	空气传播+接触,疾病持续期间
麻疹	出疹后 4 天[1]
猴痘	直到确诊并排除天花,直到皮损结痂才可接触
SARS	空气传播+飞沫+接触,直至发热消退后 10 天
天花	空气传播+接触,疾病持续期间[1]
结核病(肺和喉)	直到连续 3 次出现阴性涂片
水痘-带状疱疹(播散性)	空气传播+接触,直到病变干燥结痂[1]

[1]如果有免疫护理人员,易感的医护人员不应进入房间。

表 44.3 飞沫隔离持续时间:按疾病分类的建议

腺病毒(肺炎)	飞沫+接触,疾病持续期间
白喉(咽)	液滴直到停止抗菌治疗,且培养为阴性
A 组链球菌	开始有效治疗后 24 小时,如果存在皮肤损伤,请告知医生
b 型流感嗜血杆菌(会厌炎、肺炎和脑膜炎)	有效治疗后 24 小时
流感	治疗期间
腮腺炎	肿胀发生后 9 天
支原体肺炎	疾病持续期间
脑膜炎奈瑟菌(败血症、脑膜炎、肺炎)	直到开始有效治疗后 24 小时
细小病毒 B19	免疫功能低下患者的住院时间
百日咳	开始有效治疗后 5 天
脊髓灰质炎	疾病持续期间
鼻病毒	疾病持续期间
风疹	出疹后 7 天
病毒性出血热	飞沫+接触,疾病持续期间
鼠疫耶尔森菌(肺炎)	48 小时

流行病学意义的病原体从受感染或定植的患者传播给他人。

2.最好将患者安置在单人房间内。

3.医护人员进入房间时应穿上防护服并戴上手套。

4.离开房间前应脱掉防护服和手套,并进行手部卫生。

5.需要进行经验性接触隔离的临床综合征包括疑有感染原因的急性腹泻、幼儿病毒性呼吸道感染或无法包扎的引流伤口。

6.表44.4针对各类病原体列出了接触预防措施。

导尿管相关尿路感染(CAUTI)

1.急性护理机构中最常见的HAI之一,也是继发性菌血症的主要原因(参见第19章)。

2.占急诊医院报告感染病例的12%以上。

3.导尿持续时间是CAUTI的主要风险因素。

4.导尿管创伤和导尿管阻塞可能是CAUTI的诱发事件。

5. CAUTI的其他风险因素:

(1)女性。

(2)严重的基础疾病。

(3)年龄>50岁。

(4)在手术室外插入导尿管。

(5)糖尿病。

(6)肾功能不全。

预防机会

1.预防CAUTI最重要的干预措施是避免使用留置导尿管。

2.其他预防要点

(1)当不再需要时移除导尿管。

(2)正确地宣教。

(3)在无菌条件下插入导尿管。

(4)使用尽可能小的导尿管。

(5)坚持手部卫生。

(6)使用捆绑护理系统(bundle system of care)。

3.抗菌预防

针对耐药病原体的抗菌预防用药,减少菌尿的证据有限。

中心静脉导管相关血流感染(CLABSI)

1. CLABSI与住院时间延长,以及费用增加有关。

2. CLABSI被定义为实验室确诊的血流感染(BSI),其中在抽取血培养前中心导管已放置超过2个工作

表44.4 接触隔离持续时间:按疾病分类的建议

艰难梭菌	病程
先天性风疹	直到1岁
白喉(皮肤)	直到停止抗菌治疗和培养呈阴性
甲肝	>14岁,症状出现后1周
单纯疱疹,皮肤黏膜	直到病变结痂
人偏肺病毒	病程
虱子	直至有效治疗24小时
MDRO	
诺如病毒	症状消失后48小时
副流感	病程
脊髓灰质炎	病程
呼吸多核体病毒	病程
轮状病毒	病程
疥	24小时
葡萄球菌性烫伤样皮肤综合征	病程
牛痘	直至皮损结痂,结痂分离
水痘带状疱疹(仅限局部疾病)	直至病变结痂

MDRO,多重耐药菌。

日，前提是同一 BSI 与其他部位的感染无关。

3.主要风险因素

(1)插入要在最大无菌屏障以内。

(2)在原处更换导管位置。

(3)导尿管接头处有严重的皮肤定植。

(4)导尿管的持续时间超过 7 天。

预防

1.预防包(prevention bundles)的使用和实施已被证明是有效的。

2.对实施中心静脉导管(CVC)插入的医护人员进行培训，以及对已安装 CVC 的患者进行维护和护理，有助于降低 CLABSI 的发生率。

3.使用检查清单，确保医疗机构遵守感染预防措施。

4.建议避免股静脉导管插入术。

5.建议在插入 CVC 期间采取全面的无菌屏障预防措施。

6.通过导丝更换导尿管与感染风险增加有关。

7.基于氯己定的抗菌剂在单次应用后在皮肤表面产生持久的抗菌活性。

8.使用防腐剂和抗菌剂浸渍的导尿管。

适用于以下 3 种场景：

1)尽管遵守基本的 CLABSI 原则，但医院单位或患者群体的 CLABSI 率高于机构目标。

2)患者的静脉通路有限，且有复发性 CLABSI 病史。

3)患者有发生 CLABSI 严重后遗症的风险。

手术部位感染

1.手术部位感染(SSI)被认为是最常见和医疗花费高昂的 HAI 之一。

2.很大一部分感染是可以预防的。

3.根据感染深度对 SSI 分类。

(1)浅表切口感染

1)仅涉及皮肤和皮下组织。

2)通常可以在门诊进行治疗。

(2)深部切口感染

1)累及筋膜和(或)肌肉层。

2)可以进一步细分为初级(涉及初级切口)或二级(涉及二级切口)。

(3)器官/腔隙感染

涉及在手术过程中被打开或治疗的身体任何部位，不包括皮肤切口、筋膜或肌肉层。

4.具体风险因素见表 44.5。

预防

1.已经制定了预防 SSI 的指南。

2.预防指南侧重于正确脱毛、术后血糖控制及维持正常体温。

3.在手术室使用酒精类药物进行皮肤准备，除非有禁忌。

4.对肺功能正常、接受全身麻醉和气管内插管的患者，在手术期间和术后拔管后立即给予一小部分吸入氧。

5.宣教是医院内预防的关键。

抗菌预防

1.预防性抗生素应在切开前 1 小时内给药(万古霉素和氟喹诺酮类为 2 小时)。

2.剖宫产手术在皮肤切开前应给予抗生素治疗。

3.在手术室关闭手术切口后，不应使用额外的抗菌预防措施进行清洁型和清洁/污染型手术，即使留置引流管。

4.长期使用抗生素导致耐药性增加，感染艰难梭菌风险和急性肾损伤风险升高。

艰难梭菌感染

1.艰难梭菌是一种常见的医院病原体。

表 44.5 与 SSI 相关的内在和外在风险因素

与患者相关的内在风险因素	与手术相关的外在风险因素
年龄	擦洗液
手术放疗史	皮肤准备
地点	抗菌预防
既往皮肤病史	避免输血
感染	最大限度地减少手术时间和手术室交通
血糖控制	根据已发布的指南进行手术器械消毒
肥胖	
戒烟	
避免免疫抑制围术期用药	
低白蛋白血症	

2.艰难梭菌感染(CDI)是住院患者感染性腹泻的主要原因。

3. CDI 是指没有其他已知病因而发生临床显著腹泻或中毒性巨结肠病例:粪便样本产生艰难梭菌毒素阳性结果;内镜检查中看到假膜性结肠炎;组织病理学检查见假膜性结肠炎。

(1)社区发病(CO):见于入院后≤3 天的门诊病房。

(2)医疗机构发病(HO):见于入院后>3 天(即在第 4 天或之后)。

4. CDI 监测基于艰难梭菌毒素 A 和(或)B 或产毒素的实验室检测的阳性结果,通过培养或其他实验室方法在粪便标本中检测到艰难梭菌。

5.仅当患者出现腹泻症时才应进行检测。

6.推荐进行两步诊断测试(表 44.6):

(1)谷氨酸脱氢酶(GDH)+毒素。

(2)GDH+毒素,由 NAAT 诊断。

(3)NAAT+毒素。

7.手部清洁和环境消毒难以完全消除艰难梭菌孢子,因为孢子对酒精具有抗性。

应使用氯基试剂(至少 1000ppm 有效氯)。

8.全面的屏障预防措施和手部卫生是预防传播的有力干预措施。

9.如前所述,建议在腹泻缓解后 48 小时内继续采取接触预防措施。

10.抗菌药物管理与感染预防对于有效预防医疗机构的艰难梭菌感染至关重要。限制使用氟喹诺酮类等高危抗生素是一项成功的管理工作。

呼吸机相关肺炎

呼吸机相关肺炎(VAP)的发病率很难确定,因为监测定义多年来一直在变化。

表 44.6 艰难梭菌的诊断测试方法

测试	敏感性	特异性
产毒培养	高	低
NAAT	高	低/中
谷氨酸脱氢酶	高	低
细胞培养细胞毒性中和试验	高	高
毒素 A 和 B 酶免疫分析	低	中

(1)VAP 过去由临床、影像学和微生物学标准定义,但与组织学相比,这些标志既不敏感也不特异。

(2)美国疾病控制和预防中心(CDC)总结了呼吸机相关事件概述(框 44.1)。

克-雅病(CJD)

1.克-雅病的医源性传播在全球均有报道。

病例与使用受污染的人类生长激素、硬脑膜或角膜移植物有关;或使用了神经外科设备。

2.没有证据表明 CJD 通过密切接触在人与人之间传播。

(1)不需要隔离患者;标准预防措施已足够。

(2)身体分泌物和体液的风险较低。

3.组织分类

(1)高传染性组织(脑、脊髓、脑神经和眼)。

(2)中等传染性组织(脊髓神经节和嗅上皮)。

(3)低传染性组织(脑脊液、肾、肝、肺、淋巴结、脾、嗅上皮和胎盘)。

4. WHO 建议销毁与疑似或确诊 CJD 患者高传染性组织接触的耐热手术器械。

5.结合实际情况和成本/效益,具体参见 WHO 指南中的灭菌方法。

有效地消除污染对于降低 CJD 手术传播的风险至关重要。

(1)一次性器具应焚烧处理。

(2)表面和热敏可重复使用的仪器应用当量浓度为 2N 的氢氧化钠或未稀释的次氯酸钠消毒 1 小时,并用清水冲洗。

(3)在英国:用于确诊或疑似 CJD 患者的中度或

框 44.1 呼吸机相关事件概述

- 呼吸机相关疾病(VAC):稳定或改善期后氧合恶化。
- 感染相关的呼吸机相关疾病(IVAC):VAC 加温度或白细胞计数改变加新抗生素。
- 呼吸机相关性肺炎:IVAC 加阳性痰检/BAL 显微镜检查或培养。
- VAP 的死亡率因患者因素而异。
- 感染的主要途径是袖带周围的气管插管微量渗漏使人体吸入内源性或外源性微生物。
- 与宿主防御机制受损有关。
- VAP 的风险因素和预防工作已被确定(框 44.2)。

框 44.2　呼吸机相关性肺炎

风险因素
机械通气的前数天
　机械通气的总持续时间
预防
使用无创正压通气避免插管
　避免长时间镇静
　每天自主呼吸试验
　尽量减少气管插管上方的分泌物积聚
　将床头抬高 30°~45°

高度传染性组织的器械可以专门在同一例患者身上重复使用,其不得用于其他患者。

对 HAI 的监测

1.监测 HAI 是控制传染的关键;需进行检测来评估干预措施的影响。

2.基本要素

(1)标准化定义。

(2)识别高危患者群体。

(3)统计分析。

(4)将结果反馈给护理人员。

3.在美国,CDC 使用国家医疗安全网(NHSN),这是一种广泛使用的 HAI 跟踪系统。

报告包括国家和州的感染预防进展,如 CLABSI、CAUTI、选定的手术部位感染、医院发病的艰难梭菌感染,以及医院发病的 MRSA 菌血症和 MDRO。

4.在英国,英国公共卫生局对 HAI 患者实施了国家监测计划。

(1)强制监测

1)MSSA 和 MRSA 菌血症。

2)大肠杆菌、克雷伯菌和铜绿假单胞菌菌血症。

3)艰难梭菌感染。

4)骨科手术类别的手术部位感染。

(2)自愿监测

其他 13 种手术类别的手术部位感染,包括但不限于心脏手术、胃手术、脊柱手术。

5. 英国和美国都开展了间歇性 HAI 病源流行率调查。这些数据被用来确定 HAI 流行的趋势,并为国家防疫政策提供信息。

员工健康

1.感染预防项目与医院的员工健康服务密切合作。

2.处理与血源性病原体和其他传染性疾病暴露有关的问题。

3.员工健康确保他们能够胜任工作,并且免于感染传染性疾病。

4.应确保对潜伏结核病进行基线检测和定期检测,并提倡实行员工每年接种流感疫苗的制度(表 44.7)。

抗菌药物管理

1.现已有抗菌药物管理委员会(ASC),避免抗菌药物耐药性的出现,改善患者的预后,并降低成本。

2. CDC 为医院抗菌药物管理项目制定了 7 个核心要素:

(1)领导力承诺。

(2)问责制。

(3)药物专业知识。

(4)行动。

(5)追踪。

(6)报告。

(7)宣教。

3.实施方案关注处方前或处方后的用药。

4.这些方案可以是主动方式(即处方限制、预先授权)或被动方式(即教育、抗菌药物使用数据反馈)。

5.可以与 ASC 合作感染预防项目,利用有关抗菌药物耐药性增长趋势的数据, 为新的防疫政策和干预措施提供信息。

6.鼓励做进一步的工作来探明耐药菌株是从医院获得的还是从社区获得的。

表44.7 医护人员在病原体的暴露前、工作限制和暴露后指南

疾病	暴露前	工作限制	暴露后
乙肝	确定感染状态，建议所有医护人员接种疫苗	乙肝表面抗原（HBsAg）阳性： 如不进行易暴露的侵入性手术，则没有工作限制 在向专家评审小组寻求意见前，医护人员不应进行易暴露的侵入性手术	抗原：HBsAg+ 未接种疫苗的医护人员：HBIG 1，开始接种HB疫苗 已知的应答者：不治疗 已知的无应答者：HBIG 1，并开始重新接种 抗原：HBsAg- 未接种疫苗：HB系列 应答者：不治疗 无应答者：不治疗
流感	所有医护人员每年都应接种流感疫苗	如果生病休假，病假持续至不发热>24h	
麻疹	病史不再视为麻疹或腮腺炎的充分推定证据 实验室检查确诊可作为免疫证据	活跃期：皮疹出现后的4天休假 暴露后：首次暴露后5天至末次暴露后21天和（或）皮疹出现后的4天休假	参见第45章
腮腺炎	推荐所有无免疫证据医护人员接种2剂疫苗	活跃期：腮腺炎发作后的5天休假 暴露后：暴露后第12天~25天休假；无须要求有免疫证据者休假	不建议为暴露后预防接种疫苗
风疹	推荐所有无免疫证据的医护人员接种1剂疫苗	活跃期：皮疹出现后7天休假 暴露后：对于无免疫力者，首次暴露后7天至末次暴露后23天，或皮疹出现后的7天休假	暴露后预防性接种疫苗或输注免疫球蛋白均无效
百日咳	所有医护人员，无论年龄，只要之前未接种过疫苗，都应尽快接种单剂Tdap疫苗	活跃期：从卡他期开始至发作后第3周，或有效抗菌治疗后的5天休假 暴露后：抗菌药物治疗开始后5天，有症状者休假	关于医护人员接种Tdap疫苗进行暴露后预防的数据不详。如医护人员无防护措施，则对某些治疗室（如新生儿重症监护病房）患者有重大风险 其他医护人员应接受PEP或21天监测，并在出现症状时，接受治疗
水痘	免疫证明： • 2剂疫苗的文件 • 实验室检查免疫证据 • 水痘诊断病史	活跃期：在所有病变干燥或结痂前都应休假 暴露后：对于无免疫力者，除非在暴露后3~5天接种了第2剂疫苗，否则暂离岗位；或者，第8~21天	应每天监测已接种第2剂疫苗者 已接种第1剂疫苗者：在暴露后3~5天接种第2剂疫苗 未接种疫苗者：在暴露后5天内接种，但仍休假。建议妊娠女性或免疫低下者使用水痘免疫球蛋白（参见第20章和第45章）
带状疱疹		局部免疫活性：覆盖病灶，不对高危易感者进行护理，直至病灶结痂 散播性：在结痂前休假	同上

（待续）

表 44.7(续)

疾病	暴露前	工作限制	暴露后
球菌性脑膜炎	解剖学/功能性无脾或 HIV 或持续性补体成分缺乏者应接受 2 剂疫苗系类		无论疫苗接种状态如何,建议在人流密集场所进行无保护性接触(不戴口罩、气管插管/治疗)者预防性使用抗生素
肺结核	所有医护人员都应接受结核病基线筛查和个体结核病风险评估/症状评估,以及 TST 和 IGRA 如果测试为阴性且无禁忌证,在英国,会提供卡介苗接种	无	所有暴露人员均接受症状评估。对于肺结核试验为阴性者,进行 TST/IGRA。如果为阴性,在末次接触后 8~10 周重复进行肺结核试验
丙肝		如循环性 HCV 病毒负荷>1000 拷贝,应限制进行手术	在 6 周、3 个月、6 个月接受基线血清学检测
HIV		US:如果拷贝循环性 HIV 病毒载量>500 拷贝,不能再进行手术 UK:每毫升血浆病毒载量必须<200 拷贝,并且正在接受 cART 治疗;或成为精英控制者(精英控制者指先天艾滋病免疫者),能够执行易暴露性手术	

ART,抗反转录病毒疗法;cART,联合抗反转录疗法;HBIG,肝炎免疫球蛋白; IGRA,γ-干扰素释放试验;TST,结核菌素皮肤试验。

(谷文欣 译 鲍倡俊 校)

推荐阅读和参考文献

1. Lesson 6: Investigating an Outbreak, Section 2: STEPS of an Outbreak Investigation. http://www.cdc.gov/ophss/csels/dsepd/ss1978/lesson6/section2.html.
2. CDC. Guideline for Isolation Precautions: Preventing Transmission of Infectious Agents in Healthcare Settings; 2007. http://www.cdc.gov/infectioncontrol/pdf/guidelines/isolation-guidelines.pdf.
3. epic3: National Evidence-Based Guidelines for Preventing Healthcare-Associated Infections in NHS Hospitals in England. https://improvement.nhs.uk/resources/epic3-guidelines-preventing-healthcare-associated-infections/.
4. Immunization of Health-Care Personnel: Recommendations of the Advisory Committee on Immunization Practices (ACIP). https://www.cdc.gov/mmwr/preview/mmwrhtml/rr6007a1.htm.
5. CDC. Urinary tract infection (catheter-associated urinary tract infection [CAUTI] and non-catheter-associated urinary tract infection [UTI]) and other urinary system infection [USI]) events. https://www.cdc.gov/nhsn/pdfs/pscmanual/7psccauticurrent.pdf.
6. *Clostridium Difficile* Infection: How to Deal With the Problem. https://www.gov.uk/government/uploads/system/uploads/attachment_data/file/340851/Clostridium_difficile_infection_how_to_deal_with_the_problem.pdf.
7. Clinical Practice Guidelines for *Clostridium Difficile* Infection in Adults and Children: 2017 Update by IDSA and SHEA. https://doi.org/10.1093/cid/cix1085.
8. SHEA guideline for MANAGEMENT of healthcare workers who are infected with hepatitis B virus, hepatitis C virus, and/or human immunodeficiency virus. http://www.shea-online.org/images/guidelines/BBPathogen_GL.pdf.

第 45 章

成人免疫

Hema Sharma

定义

1.免疫接种(immunization):使身体产生针对传染性疾病免疫力的过程。

2.主动免疫(active immunization):宿主暴露于抗原后通过产生抗体获得免疫力。

3.被动免疫(passive immunization):给无免疫力的宿主输入抗体,使宿主获得免疫力。

4.疫苗(vaccine):可诱导产生针对某种疾病免疫力的一种生物制剂,通常含有类似于致病微生物的物质,一般为灭活或减毒的微生物、微生物的毒素,或其表面蛋白。

5.活减毒疫苗(live attenuated vaccine):含有毒力已减弱的活微生物。

6.灭活疫苗(inactivated vaccine):含有已被杀死的微生物。

7.亚单位疫苗(subunit vaccine):仅含有可刺激免疫系统的微生物抗原。

8.毒素疫苗(toxoid vaccine):含有灭活的微生物毒素。

9.结合疫苗(conjugate vaccine):将抗原性弱的抗原联合至抗原性强的抗原获得的免疫原性增强疫苗。

10. DNA 疫苗(DNA vaccine):含转基因 DNA的疫苗,在宿主细胞内可产生外源性抗原,激发免疫力。

11.重组载体疫苗(recombinant vector vaccine):将编码可激发免疫力的抗原 DNA 嵌入细菌或哺乳动物细胞,然后将产生的抗原进行纯化并制成疫苗。

成人疫苗

1.一般禁忌证:禁止给对疫苗或疫苗成分有过敏史的人群接种疫苗。

2.免疫程序:参考疫苗接种说明书中的免疫程序,不同疫苗制造商生产的疫苗类型和剂量可能不同。

卡介苗(BCG)接种

1.类型:活减毒疫苗。

源自牛属分枝杆菌。

2.免疫程序:三角肌皮内注射 1 剂次。

(1)如果结核菌素皮肤试验仍呈阴性,则可在接种后 2~3 个月再次接种。

(2)预期的不良反应是局部硬结,2 周后进展为局部病变,可能形成溃疡。几周到几个月愈合后留下一个小的、平坦的瘢痕。可能会出现淋巴结肿大(但直径<1cm)。

3.适应证

(1)美国:根据 CDC 的建议,一般不推荐接种 BCG。在特定的高危情况下予以考虑。

(2)英国:主要为<16 岁的儿童接种。

(3)成人(仅英国),仅推荐暴露于结核病的职业风险人群接种:

医护工作者、实验室工作者、兽医、监狱/养老院/流浪者收容所工作人员、难民和寻求避难者。

(4)年龄<35 周岁,结核菌素皮肤试验检测阴

性者。

4.禁忌证:有结核病病史,接种过 BCG,结核菌素皮肤试验结果,硬结直径>6mm,妊娠、免疫缺陷、HIV 感染者、膀胱癌患者。

5.疫苗效力

(1)预防儿童重症结核病的保护效力为 60%~80%,针对脑膜炎结核特别有效。

(2)在青少年和成人中,预防肺结核的保护效果不佳。

6.不良反应:持续的接种部位脓肿、化脓性局部淋巴结病、播散性 BCG 病(罕见)。

7. BCG 用于膀胱癌的治疗:BCG 可用于早期膀胱癌的膀胱内免疫治疗。BCG 接种可对肿瘤细胞产生直接的效应, 也可通过非特异性和特异性细胞介导的机制激活宿主的免疫反应,破坏肿瘤细胞。

B 型流感嗜血杆菌疫苗接种

1.类型:结合多糖疫苗,以联合疫苗(DTaP/IPV/Hib)或 Hib/MenC 的方式。

2.剂次:无脾患者接种 1 剂次,造血干细胞移植患者在移植后接种 3 剂次,每剂次间隔 1 个月,可能需要进行加强免疫。

3.适应证:临床高风险人群,如无脾或功能性无脾、镰状细胞贫血、需接受脾切除术或补体缺乏。

4.禁忌证:参照一般禁忌证。

甲肝疫苗接种

参见第 22 章。

1.类型

(1)疫苗:甲肝灭活疫苗可以单独接种,也可与重组乙肝疫苗联合接种。

(2)免疫球蛋白:人免疫球蛋白(HNIG)由非英国捐献者的血浆制成。

2.免疫程序

(1)疫苗:根据接种的疫苗和适应证,接种 2~3 剂次。

(2)HNIG 年龄:>10 岁者可每剂次肌内注射 5mg。

3.适应证

(1)临床风险人群:慢性肝炎患者、吸毒者、血友病患者、疫情中的甲肝接触者、男男性行为者、相关旅行者(前往甲肝中-高度流行或区域性流行的国家)。

(2)职业风险人群:甲肝实验室工作人员收容所工作人员,污水处理厂工作人员。

4.禁忌证:对鸡蛋过敏(根据疫苗类型,可查看说明书)。

5.特殊人群:在收养关系中,如被收养者来自甲肝中-高度流行国家,收养者应在被收养者到达前 60 天内接种疫苗。

6.甲肝暴露后的预防

家庭或性接触者(成人):

(1)暴露后 14 天内。

- 所有人接种甲肝疫苗。
- 年龄>60 岁的老年人、CD4 细胞计数<200 个细胞/微升的 HIV 感染者或其他免疫抑制患者还需注射 HNIG。

(2)暴露后 28 天内。

对于慢性肝炎患者或慢性乙肝/丙肝感染者,需接种 HNIG 和甲肝疫苗来减轻疾病症状。

(3)暴露后 8 周内。

家庭内密切接触者超过 1 人时需接种甲肝疫苗,以预防三级感染。

乙肝疫苗接种

参见第 22 章。

1.类型

(1)疫苗:甲肝病毒疫苗接种。单独接种,或者与甲肝病毒灭活疫苗联合接种,或者接种四价联合疫苗(DTaP/IPV/Hib/HepB)。在英国和美国,HBV 疫苗已纳入儿童免疫规划。

(2)免疫球蛋白:乙肝病毒免疫球蛋白(HBIG),由非英国捐献者的血浆制成。

2.免疫程序

(1)疫苗:第 0、1、6 个月接种 3 剂次(晚期肾衰竭患者为第 0、1、2 个月)。医护工作者需要在基础免疫后 5 年加强免疫。

(2)HBIG:肌内注射1剂次500IU。在高风险或未知风险的情况下暴露于乙肝病毒,HBIG可在疫苗诱导产生免疫之前快速提供保护。最好在暴露后24小时内与疫苗同时接种,如暴露超过1周可放弃注射。

3.适应证

临床风险人群:

1)性暴露:乙肝携带者的伴侣、多性伴侣者、男男性行为者、HIV感染者。

2)经皮肤/黏膜暴露于血液:吸毒者,乙肝携带者的家庭接触者,监狱犯人和监狱工作人员,医疗保健机构、社会福利机构工作人员,糖尿病患者,接受常规血液/血液制品的患者和护理人员,实验室工作人员。

3)慢性肝病患者:丙肝、肝硬化、脂肪肝、酒精肝、自身免疫性肝炎、谷丙转氨酶或谷草转氨酶水平高于正常值两倍以上者。

4)终末期肾衰竭患者:血压透析、腹膜透析。

5)前往乙肝中-高度流行地区的旅行者。

6)乙肝中-高度流行国家收养儿童的家庭,以及寄养者。

4.特殊人群

(1)乙肝病毒疫苗基础免疫后无应答者(抗HB<10mIU/mL)应首先重复接种疫苗。对于免疫失败的人群,暴露后应该接种HBIG和乙肝疫苗。

(2)对于终末期肾衰竭患者,疫苗的保护效力是下降的。疫苗接种后HB抗体滴度的快速下降与尿毒症有关。因此,终末期肾衰竭患者应定期检测抗体水平,如果抗HB抗体水平降至<10mIU/mL,则需要进行加强免疫。

5.暴露后预防(表45.1)

效力:

(1)在暴露后1周内开始接种,并单独接种多剂次HBIG:70%~75%。

(2)单独接种HBV:70%~75%。

(3)HBIG和HIBV联合接种:85%~95%。

带状疱疹疫苗接种

1.类型

(1)疫苗:用于预防水痘的水痘减毒活疫苗(VAR)和用于预防带状疱疹的带状疱疹减毒活疫苗。

(2)免疫球蛋白:水痘-带状疱疹免疫球蛋白(VZIG),由非英国捐献者的血浆制成。

2.免疫程序

(1)疫苗

1)水痘减毒活疫苗,间隔4~8周接种2剂次。

2)带状疱疹疫苗。接种1剂次。

(2)免疫球蛋白:暴露后10天内肌内注射1剂次。

3.适应证

(1)水痘疫苗

1)临床风险人群:免疫缺陷患者家庭中的易感接触者。

2)职业风险人群:易感的医护工作者、病毒实验室工作人员、传染性疾病机构的工作人员。

3)一般认为,有明确水痘或带状疱疹病史的人

表45.1 根据暴露类型和疫苗接种状态,非职业暴露于血液或含有血液体液者暴露后预防[a]指南

暴露类型	未接种过疫苗	接种过疫苗
暴露于乙肝		
经皮肤(叮咬或针刺)或黏膜暴露于HBsAg阳性的血液或体液	接种乙肝疫苗和HBIG	加强接种乙肝疫苗
与乙肝携带者有性行为或共用注射针头	接种乙肝疫苗和HBIG	加强接种乙肝疫苗
被乙肝患者性侵的受害者	接种乙肝疫苗和HBIG	加强接种乙肝疫苗
暴露于未知的乙肝状态		
被乙肝未知感染者性侵的受害者	接种乙肝疫苗	不需要治疗
经皮肤(叮咬或针刺)或黏膜暴露于来自乙肝未知感染者的有潜在感染性的血液或体液	接种乙肝疫苗	不需要治疗

[a] 应尽可能早地开始免疫预防,最好在暴露后24小时内。关于暴露后预防有效的最长间隔时间的研究是有限的,但经皮肤暴露间隔不能超过7天,经性暴露不超过14天。

来自CDC。预防乙肝病毒感染的暴露后预防。[MMWR Recomm Rep.2006;55(No.RR-16)]

群具有免疫力。

4)应该对水痘或带状疱疹病史不确定的人群进行血清学检测,为无抗 VZV 抗体者提供疫苗接种。

(2)带状疱疹疫苗

适用于>60 岁的成人(美国)或>70 岁的老年人(英国)。

4.禁忌证:淋巴瘤、白血病、接受全身免疫抑制治疗、CD4 细胞计数<200 个细胞/微升的 HIV 感染、妊娠。

5.特殊人群

(1)在最后 1 剂次疫苗接种后 1 个月内,女性应避免妊娠。

(2)HIV 感染者:CD4 细胞计数>200 个细胞/微升的无免疫力感染者,应间隔 3 个月接种 2 剂次水痘疫苗。

(3)接受免疫抑制治疗的患者应在治疗开始前至少 2 周接种带状疱疹疫苗。

6.暴露后预防

(1)对于以下 3 种情况的患者,推荐在暴露后 10 天内接种 VZIG:

是否是严重暴露于水痘或带状疱疹,通过指示病例的水痘–带状疱疹的类型来确定:①水痘、播散性带状疱疹;②免疫功能正常患者的疱疹;③免疫缺陷患者的局部带状疱疹(病毒传播能力更强)。

(2)与指示病例的出疹时间相关的暴露时间

1)水痘或播散性带状疱疹:出疹前 48 小时至皮损结痂。

2)局部带状疱疹:出疹当天到皮损结痂。

(3)接触的密切程度和持续时间:在同一房间中接触 15 分钟及以上,面对面接触,开放性病房里的患者。

(4)增加水痘风险的临床状况:免疫抑制、新生儿、妊娠。

(5)VZV 无免疫力(VZV IgG 抗体阴性)。

参见第 20 章。

HPV 疫苗接种

参见第 21 章和第 50 章。

针对感染所致 90%的肛门生殖器疣(HPV 基因型 6 和 11)、90%的宫颈癌(基因型 16、18、31、32、45、52、58)、90%的肛门癌(基因型 16 和 18),以及口咽癌、外阴癌和阴茎癌,这些疫苗可提供有效的保护。

1.疫苗类型:亚单位疫苗。

目前有二价(HPV 基因型 16 和 18)、四价(基因型 6、11、16、18)和九价(基因型 6、11、16、18、31、33、45、52、58)。

2.免疫程序:第 0、1~2 和 4~6 个月接种 3 剂次。

(1)目前的效力为 11~13 年。

(2)最早可以从 9 岁开始接种。

3.适应证

(1)年龄在 26 岁以下的非免疫女性和 21 岁以下的非免疫男性。

(2)临床风险人群:细胞介导或体液免疫缺陷、B 淋巴细胞抗体缺陷、T 淋巴细胞完全或部分缺陷、HIV 感染、恶性肿瘤、移植、自身免疫性疾病和接受免疫抑制治疗、45 岁以下的男男性行为者。

4.禁忌证:妊娠。

5.特殊人群:妊娠女性。如在首针疫苗接种后妊娠,推迟后续疫苗接种直到妊娠结束,在此期间不需要采取其他干预措施。

流行性感冒疫苗接种

参见第 13 章。

1.疫苗类型:灭活、重组和减毒活疫苗可用。

减毒活疫苗是冷适应性,所以病毒仅在较低温度的鼻道中复制,不能在身体的其他部位进行有效复制。

2.免疫程序:每年接种 1 剂次。

(1)基于每年全球的流行情况,WHO 分别推荐用于北半球和南半球疫苗株的型别。

(2)主要为三价疫苗(2A、1B)。另外,现在也提供四价疫苗(2A、2B)。

3.适应证

(1)所有>6 月龄的临床风险人群。

(2)2~17 岁和≥65 岁无疫苗接种禁忌证的人群。

4.临床风险人群:慢性肺/心脏/肝脏/神经系统/肾脏疾病、糖尿病、免疫抑制、无脾或功能性无脾、病态性肥胖(BMI>40kg/m^2)患者,或妊娠女性。

5.职业风险人群：医护人员和社会护理工作者、养老院护工、老年人或残疾人看护者。

6.禁忌证：减毒活流感疫苗的禁忌证包括患有严重的免疫缺陷疾病、白血病、淋巴瘤、细胞免疫缺陷、初次接受抗反转录病毒治疗的 HIV 感染，接受高剂量皮质类固醇或水杨酸治疗（局部治疗除外），以及严重哮喘或活动期哮喘。

7.效力：根据疫苗与流感流行株匹配的程度，疫苗的效力为 40%~60%。在每个流感季结束时，评估疫苗的保护效力。

8.特殊人群

(1)妊娠和哺乳期女性：在妊娠期，流感灭活疫苗是安全有效的。

(2)鸡蛋过敏患者可以接种不含卵清蛋白的流感疫苗，或者接种卵清蛋白<0.12μg/mL 的灭活疫苗，可以避免因过敏而接受强化治疗。

破伤风、白喉、无细胞百日咳和灭活脊髓灰质炎疫苗接种

1.疫苗类型

(1)免疫球蛋白(IgG)：被动免疫破伤风免疫球蛋白。

(2)疫苗：见表 45.2。

2.禁忌证：对新霉素、链霉素或多黏菌素 B 过敏。

3.免疫程序

(1)未接种或未完成基础免疫的成人：接种 3 剂次 DTaP/IPV 疫苗。第 1 针和第 2 针间隔 4 周，第 3 针在第 2 针后 6~12 个月接种。

(2)其他情况：接种 1 剂次。

破伤风

适应证：

(1)未完成基础免疫。

(2)英国：一旦接种了 5 剂次，就无须再进行常规免疫。

(3)美国：推荐每 10 年加强免疫 1 次。

(4)静脉注射吸毒者(IDU)：患破伤风的风险更大；应加强防护；如果对感染的状态不确定，应进行加强免疫。

(5)旅行者：如果过去 10 年未接种疫苗，并前往无就近医疗机构的地区旅行，需进行加强免疫。

(6)伤口管理

1)破伤风易发情况包括伤口或烧伤：伴有脓毒症；手术治疗>6 小时；与土壤或粪便接触的坏死组织；含有异物；或者开放性骨折。

2)在受伤时接种破伤风疫苗可能不能及早产生足够的免疫力。但仍需完成免疫程序，以确保后续的免疫力。

3)破伤风免疫球蛋白可用于预防破伤风。

4)通常肌内注射 250IU 的破伤风免疫球蛋白。

5)如果受伤 24 小时内伤口被严重污染，须持续接种 500IU。

6)不需要用破伤风免疫球蛋白清理伤口。

白喉

适应证：

(1)未完成基础免疫。

(2)前往流行区或地方性流行地区的旅客，根据旅行和活动的性质，例如，与当地居民一起生活和

表 45.2 破伤风-白喉成分疫苗

疫苗	使用国家	破伤风毒素	白喉毒素	无细胞百日咳	灭活脊髓灰质炎病毒
Td	美国	+	+	–	–
Tdap	美国	+	+	+	–
Td/IPV	英国	低剂量	+	–	+
DTaP/IPV	英国	高剂量	+	+	+
DTaP/IPV	英国	低剂量	+	+	+

+，疫苗含有该成分；–，疫苗不含有该成分。

工作。

(3)职业风险人群:微生物实验室的工作人员、传染性疾病机构的工作人员。疫苗接种后 3 个月检查抗体水平,且每 10 年加强免疫 1 次。

百日咳

适应证:

(1)未完成基础免疫。

(2)妊娠女性应该接种 1 剂次含百日咳成分的疫苗,无论是否有百日咳疫苗接种史。妊娠 16~32 周时接种最为理想,以使胎儿获得最大保护,但也需要在胎儿出生后的 2 个月内接种疫苗, 以降低暴露于胎儿的风险。

脊髓灰质炎

适应证:

(1)未完成基础免疫。

(2)职业风险人群:微生物实验室的工作人员,定期处理可能含有脊髓灰质炎病毒粪便样本的工作人员应每 10 年加强免疫 1 次。

(3)前往流行区或地方性流行地区的旅客,根据旅行和活动的性质,例如,与当地居民一起生活和工作。如果之前疫苗接种超过了 10 年需进行加强免疫。

麻疹、腮腺炎和风疹疫苗接种

参见第 20 章和第 23 章。

1.疫苗类型:MMR 或麻疹免疫球蛋白(IVIG 或 HNIG)。

2.免疫程序

(1)MMR:至少间隔 4 周接种 2 剂次。

1)可与水痘带状疱疹疫苗同时接种或至少间隔 28 天接种, 否则可能会减弱第 2 个疫苗产生的免疫反应。

2)MMR 不应与黄热病疫苗在同一天接种,至少需间隔 4 周。

3)如果可能,MMR 应该推迟到接受血液制品后的 3 个月, 因为血液制品中可能含有大量抗麻疹病毒抗体。

4)结核菌素的皮肤试验应推迟到 MMR 接种后 4 周,因为 MMR 可能减小过敏反应。

(2)麻疹免疫原蛋白

1)应该在暴露后 6 天内接种。

2)源于非英国捐献者的血浆(由于存在可能感染克雅病新变异株的理论风险)。

3)可静脉注射 IVIG 或肌内注射 HNIG。

3.适应证

(1)临床风险人群:前往流行区的旅行者、哺乳期血清阴性的女性、在暴发地区与麻疹病患接触者。

(2)职业风险人群:医护工作者、大学生、囚犯或军人。

(3)未接种麻腮风疫苗的成人:

1)1980—1990 年出生:或许接种过麻疹和风疹疫苗,但未接种过腮腺炎疫苗,因此可以接种 MMR。

2)1970—1979 年出生:或许接种过麻疹疫苗,但未接种过腮腺炎和风疹疫苗。这些人群可能由于腮腺炎和风疹病毒暴露而发生自然免疫。如果这些人群存在被感染的风险, 应进行评估后决定是否接种 MMR。

3)1979 年前(英国)或 1957 年前(美国)出生:这些人群可能发生自然感染,当存在被感染的风险时可接种疫苗。

4.禁忌证:严重的免疫缺陷疾病、淋巴瘤、白血病、全身性免疫抑制、细胞免疫缺陷、妊娠女性、新霉素过敏、明胶过敏或最近 3 个月使用过血液制品。

5.特殊人群

HIV:CD4 细胞计数>200 个细胞/微升至少 6 个月, 对麻疹、腮腺炎或风疹无免疫的个体应该接种 MMR 疫苗。

6.暴露后预防

(1)接触麻疹病患的无免疫接触者,应该在暴露后 3 天内接种 MMR 疫苗,如果有 MMR 疫苗的禁忌证,应在暴露后 6 天内接种人免疫球蛋白。

(2)在风疹或腮腺炎暴发时,由于疫苗诱导的抗体反应需一定时间响应,故不能快速产生抗体来提供保护,因此应急接种 MMR 是无效的。

(3)对于已检测到麻疹抗体者,人免疫球蛋白可能不会提供额外的保护。人免疫球蛋白仅限于已知无麻疹抗体或者可能为阴性者。

(4)妊娠女性和免疫抑制人群应该考虑免疫球蛋白(肌内或静脉注射);所有被暴露的6个月龄婴儿应该肌内注射免疫球蛋白,因为母传抗体已衰减,或者可能干扰MMR疫苗的免疫反应。

脑膜炎球菌疫苗接种

1.疫苗类型

(1)结合疫苗,C群脑膜炎球菌和B型流感嗜血杆菌二价多糖结合疫苗(Hib/MenC),或A、C、W、Y群脑膜炎球菌四价多糖疫苗(MenACWY);重组多组分B群脑膜炎球菌疫苗(MenB-4C)或者(MenB-FHbp)。

(2)MenB-4C和MenB-FHbp不可以用其他脑膜炎球菌疫苗进行替代:应全程接种MenB-4C或者MenB-FHbp疫苗。

2.免疫程序

(1)英国

1)Hib/MenC 1剂次接种后1个月接种1剂次MenACWY。

2)至少间隔1个月接种2剂次MenB疫苗。

3)当前不推荐加强免疫,加强免疫的时间尚未确定。

(2)美国

1)接种1剂次MenACWY,或者至少间隔两个月接种2剂次MenACWY,此外,每5年加强免疫1次。

2)至少间隔1个月接种2剂次MenB-4C或者按照第0、1~2个月和6个月免疫程序接种3剂次MenB-FHbp。

3.适应证

(1)成人一般情况下不需要接种,即使未完成基础免疫。

1)在英国,25岁以下的成人可接种1剂次Men ACWY。

2)在美国,23岁以下的成人可接种1剂次MenB。

(2)临床风险人群:无脾或功能性无脾、补体疾病、接受厄利株单抗治疗(抑制末端补体通路的单克隆抗体)、镰状细胞性贫血、感染。

(3)前往脑膜炎(MenACWY)地方性流行或流行国家的旅行者。

(4)前往沙特阿拉伯朝圣和工作的人员,其签证需要MenACWY接种证明。

(5)职业风险人群:实验室工作人员、入伍新兵、大学新生。

4.特殊人群

(1)接受选择性脾切除或厄利株单抗治疗的患者应在手术或治疗前2周接种MenACWY和MenB疫苗。

(2)HIV

1)在英国,BHIVA推荐感染HIV的成人应遵循疫苗接种的一般适应证。然而,免疫程序有改变,建议间隔2个月接种2剂次MenACWY以增加免疫原性,如果存在持续风险需每隔5年进行加强免疫。

2)在美国,所有感染HIV的成人都应该接种MenACWY疫苗;目前还没有推荐该人群接种MenB疫苗。

5.暴露后预防

(1)如果之前的脑膜炎球菌疫苗接种已超过1年,任何年龄段的所有密切接触者应接种MenACWY和Hib/MenC疫苗。

(2)目前,英国不推荐指示病例(即原发病例)的密切接触者接种MenB疫苗。

(3)不应因脑膜炎球菌疫苗接种而推迟抗生素的药物预防,抗生素预防是最重要的干预。

(4)妊娠女性接种疫苗的风险尚不清楚,如果存在脑膜炎球菌感染的风险,可以考虑接种。

肺炎球菌疫苗接种

1.疫苗类型

(1)肺炎结合疫苗(PCV13),以及肺炎多糖疫苗(PPSV23)。

(2)两种疫苗均含有荚膜多糖;PCV13中荚膜多糖与蛋白相结合以增加在幼龄儿童中的免疫原性。

(3)PCV13和PPSV23不应同时接种。

1)应先接种PCV13。PPSV23应间隔至少2个月再接种。

2)如果先接种PPSV23,PCV13应间隔至少1年后接种(存在血清特异性低反应的理论风险)。

2.免疫程序:英国和美国的免疫程序存在明显的

差异。

(1)美国

1)PCV13:推荐接种 1 剂次。

- <65 岁且有潜在易患肺炎球菌疾病的人群。
- ≥65 岁人群。

2)PPSV23

- >65 岁接种 1 剂次；在 PCV13 免疫后至少 2 个月。
- 存在风险的 19~64 岁成人应接种 1 剂次 PPSV23。
- 推荐一些风险人群进行加强免疫(最多接种 3 剂次 PPSV23)。
- 2 剂次 PPSV23 的间隔时间应≥5 年。

(2)英国

1)存在风险的 19~64 岁成人应该接种 1 剂次 PPSV23。

- 对于大多数人,不需要加强免疫。
- 脾功能障碍或慢性肾病患者应每 5 年加强接种 PPSV23。

2)严重的免疫缺陷患者也应接种 1 剂次 PCV13,最好是在 PPSV23 接种前。

- 骨髓移植、急性或慢性白血病、多发性骨髓瘤、遗传性免疫疾病。

3)对于 65 岁及以上人群,如果未接种肺炎球菌疫苗,应接种 1 剂次 PPSV23。

3.适应证:见表 45.3。

4.保护效力

(1)PPC13：预防侵袭性肺炎的保护效力约为 75%,针对疫苗株血清型感染所致肺炎的保护效力约为 45%。

(2)PPSV23:预防疫苗株血清型感染所致侵袭性肺炎的保护效力为 50%~80%。

(3)表 45.4 显示临床风险人群的推荐免疫程序。

5.特殊人群

(1)选择性脾切除术:最好在手术前 4~6 周接种疫苗,最迟在手术前 2 周;否则,如果不能提前接种疫苗,则应推迟到手术后至少 2 周。

(2)化疗或放疗:治疗前 2 周接种疫苗或者推迟到治疗后 3 个月。

表 45.3 肺炎球菌疫苗接种适应证

临床风险人群	潜在的疾病
免疫功能正常–慢性疾病	嗜酒
	慢性心脏/肝脏/肺部疾病
	吸烟
	糖尿病
免疫功能正常–结构异常	耳蜗植入
	脑脊液漏（包括外伤或神经外科手术所致的渗漏，以及所有的脑脊髓液分流术）
无脾	先天或获得性无脾
	脾切除术
	镰状细胞贫血病/其他血红蛋白病
	30%的乳糜泻患者存在脾功能不全(与接触谷蛋白的时间长短相关)
免疫缺陷	先天性或获得性免疫缺陷
	B/T 淋巴细胞或补体吞噬障碍(不包括慢性肉芽肿疾病)
	HIV
	恶性肿瘤
	白血病、淋巴瘤、霍奇金病、广泛性恶性肿瘤和多发性骨髓瘤
	肾病
	慢性肾衰竭(CKD4/5)、肾病综合征、肾透析
	医源性免疫抑制
	实体器官移植受者,长期接受全身性皮质类固醇和放疗的患者
执业风险人群	暴露于金属烟雾的焊工或工人

CKD,慢性肾病。

(3)白血病患者:PCV13 可在化疗后 6 个月接种。

(4)骨髓移植患者:PCV13 可在化疗后 9~12 个月接种。

(5)无脾或功能性无脾、慢性肾病:每 5 年接种 1次。

免疫接种建议概要

对于临床风险人群成人免疫接种程序的建议,见表 45.4。

表45.4 临床风险人群的推荐免疫程序

疫苗	妊娠女性	免疫抑制（不包括HIV）	HIV CD4+计数（个细胞/微升）		无脾、脾功能不全、补体缺陷	慢性或晚期肾病	慢性肝病	糖尿病	HCW	MSM
			<200	>200						
BCG	X	X	X	X	X	√	√	√	√	√
Hib	√	√	√	√	√	√	√	√	√	√
HepA	√	√	√	√	√	√	√	√	√	√
HepB	√	√	√	√	√	√	√	√	√	√
HZV	X	X	X	√	√	√	√	√	√	√
HPV	X	√	√	√	√	√	√	√	√	√
流感	√	√	√	√	√	√	√	√	√	√
MMR	X	X	X	√	√	√	√	√	√	√
MenACWY	√	√	√	√	√	√	√	√	√	√
MenB	*	√	√	√	√	√	√	√	√	√
PCV13/PPSV23	√	√	√	√	√	√	√	√	√	√
DTaP/IPV	√	√	√	√	√	√	√	√	√	√
VAR	X	X	X	√	√	√	√	√	√	√

X，禁忌证；√，根据年龄或临床风险分类，可安全接种；*，见脑膜炎球菌疫苗接种章节相关内容。

HCW，医护工作者；MSM，男男性行为者。

（金鹏飞 译/校）

推荐阅读

1. Public Health England. The Green Book. https://www.gov.uk-/government/collections/immunisation-against-infectious-disease-the-green-book#the-green-book.
2. Centers for Disease Control and Prevention. *Recommended Adult Immunization Schedule for Ages 19 Years or Older*, United States. 2019. https://www.cdc.gov/vaccines/schedules/hcp/adult.html.

第 46 章 旅行医学的一般原则

German Henostroza, Martin Rodriguez

旅行前咨询

对旅行者展开评估时,应考虑如下因素。

风险评估

1.病史:包括当前的医疗状况、药物、免疫状态、最新免疫接种记录、过敏、妊娠/母乳喂养、节育方法和近期妊娠计划。

2.具体行程:访问国家、地区(农村与城市)、出发日期(理想情况下出发前 4~6 周进行评估)、停留时间、探访亲友、单次探访还是多次探访、海拔高度。

3.旅行活动:探险旅行、徒步旅行、夜间接触昆虫、医疗或援助任务、众人聚会、饮食习惯、出现新的性伴侣的可能性、外出时是否能获得医疗服务(例如,透析)。

4.住宿:留宿在亲友家、入住乡村小屋或酒店、是否有空调。

5.旅行者的风险承受能力:冒险型旅行者还是规避风险型旅行者。

官方干预措施

疫苗接种

参见表 46.1。

1.更新常规适龄疫苗,包括所有儿童和青少年疫苗。

(1)破伤风、白喉、百日咳、脊髓灰质炎、麻腮风(或麻疹、腮腺炎和风疹病史)、肺炎球菌、乙肝、流感。

(2)仅限美国:VZV(或病史)。

(3)仅限英国:脑膜炎球菌 B 和 C。

2.根据免疫抑制、慢性病等合并症更新常规疫苗:乙型流感嗜血杆菌(HiB)、肺炎球菌多糖疫苗、B 型和 ACWY 型脑膜炎球菌、甲肝、乙肝。

3.常规旅行疫苗接种:甲肝、伤寒。

4.行程特定的旅行相关疫苗

(1)根据疫苗种类给予初次接种或加强接种。

(2)如时间允许,在出发前完成全程接种。

(3)黄热病、日本脑炎、乙肝病毒、狂犬病、脊髓灰质炎、ACWY 型脑膜炎球菌、霍乱、登革热、蜱传脑炎(最后两种在美国不可用)。

(4)即将出发人群考虑加速接种计划(乙肝、乙型脑炎)。

5.注意禁忌证(即某些免疫功能低下人群避免接种活疫苗)。

特殊疫苗问题

黄热病

1.黄热病(YF)疫苗是一种在鸡蛋中培养的减毒活疫苗。

2.单剂次接种可使 95%~100%的接种者获得保护性免疫力。

3.如果与麻腮风疫苗同时接种,则接种效果不理想。应相隔 28 天。

4.应在前往流行地区至少 10 天前接种。

5.原发性或获得性免疫缺陷旅行者、患有胸腺疾病、鸡蛋过敏的旅行者禁用。

表 46.1 旅行前评估考虑接种的疫苗

疫苗	接种计划	保护周期	目的地推荐接种
在美国可以获取			
霍乱(减毒活疫苗)	1 剂次	3~6 个月	霍乱正在暴发的区域
甲肝	2 剂次:第 0、6 个月	>20 年	全球
乙肝	3 剂次:第 0 天、1 个月、6 个月	>30 年	全球,取决于活动范围和停留时长
流感			
重组疫苗	每年	1 年	全球、季度性
四价(减毒活疫苗)	每年	1 年	全球、季度性
日本脑炎	2 剂次:第 0、28 天	1 剂次后 1~2 年,1~2 年内接种加强针可提供超过 6 年保护期	亚洲国家和部分西太平洋地区
麻腮风(减毒活疫苗)	2 剂次:第 0、28 天	2 剂次后终身免疫	全球
脑膜炎球菌病	1 剂次	3~5 年	非洲脑膜炎球菌带
脊髓灰质炎	1 剂次(如果在小学期间按程序接种)	如完成小学期间接种，以及 18 岁的加强针,则终身免疫	去往高风险国家(阿富汗、巴基斯坦、几内亚、老挝、马达加斯加、尼日利亚、沙特)的朝觐者或援建者/难民医护人员
狂犬病	3 剂次:第 0、7、21~28 天		在高风险国家(非洲、亚洲、中南美洲)长期停留的旅行者。在没有狂犬病免疫球蛋白(RIG) 供应且存在显著户外暴露可能(职业性或冒险)的短期停留旅行者
百日咳、白喉和破伤风	1 剂次(如果在小学期间按程序接种)	10 年，高风险旅行者为 5 年(冒险旅行、易出现伤口、缺乏必要的医疗救护)	全球
伤寒			
细菌细胞壁多糖疫苗	1 剂次	2~3 年	全球
减毒活菌疫苗	4 胶囊:每隔 1 天服用 1 次	5 年	全球
黄热病(减毒活疫苗)	1 剂次	终生(2016 年 7 月 11 日后)。一些国家可能要求每隔 10 年或根据疫情暴发情况再接种	南美洲、非洲
在美国无法获取			
登革热	1 剂次		
蜱传脑炎	3 剂次:第 0 天、1~3 个月、5~12 个月	3 年	欧洲和亚洲的部分区域，包括法国东部至日本北部，从俄罗斯北部至阿尔巴尼亚

并发症

1.疫苗相关脑炎

(1)9 个月以下的婴儿。

(2)风险与年龄成反比。

(3)不建议对 6 个月以下的婴儿接种黄热病疫苗。

2.黄热病疫苗相关神经疾病(YEL-AND)

(1)接种疫苗后 4~23 天出现发热和头痛症状。

(2)可能进展为精神错乱、局灶性神经功能缺陷、吉兰-巴雷综合征或昏迷。

(3)60 岁以上首次接种疫苗者的发病率增加。

(4)预计将完全恢复。

3.黄热病疫苗相关内脏萎缩性疾病(YEL-AVD)

(1)接种疫苗后 2~7 天发病。

(2)发热和多器官衰竭。

(3)60%以上的报告病例死亡。

(4)60 岁以上人群发病率增加,70 岁以上人群发病率更高。

(5)仅发生在第一次注射疫苗后。

疟疾预防

1.如行程中存在疟疾感染的风险,则需进行预防。

2.根据行程、患者的医疗状况和副作用耐受性进行个性化调整。

(1)针对所有疟疾地区的所有疟疾类型:阿托伐醌/氯胍。

1)替代药物(所有疟疾类型):甲福喹、多西环素。

2)敏感的疟疾地区使用氯喹。

3.对于在间日疟或卵形疟地区的长期暴露,可考虑使用伯氨喹进行终末预防 (结束旅行后 2 周),以根除休眠体。

4.注意药物相互作用。

旅客腹泻

1.宣教:潜在风险和控制风险的方法(水、膳食)。

(1)水果去皮;避免食用沙拉和生蔬菜。

(2)饮水:煮沸的、瓶装的、净化过的水或碳酸饮料;检查是否密封。

(3)避免使用冰块。

(4)在私人家庭中用餐的风险比在餐馆用餐的风险小;街头商贩的食物风险较高。

2.口服补液。

3.洛哌丁胺。

4.水杨酸铋(作为预防措施)

(1)降低旅行者腹泻的发病率。

(2)如对水杨酸盐过敏则禁止使用。

(3)干扰多西环素的吸收。

5.抗生素自我治疗(单次剂量即足够)

(1)阿奇霉素。

(2)环丙沙星或左旋氟沙星。

(3)利福昔明。

(4)仅在高风险时考虑抗生素预防(即免疫受损和高风险的疾病——建议使用利福昔明)。

患者的旅行前教育:针对旅行目标区域

1.媒介传播疾病:对去往目标区域的旅行者开展健康教育,预防登革热、基孔肯雅热、寨卡热、非洲昏睡病、日本脑炎、血吸虫病、利什曼病、立克次体病(如非洲蜱咬热)。重点是尽量避免昆虫叮咬。

2.其他旅行疾病

(1)肺结核和呼吸道感染:如果很可能接触活动性肺结核(TB)患者,则在旅行前(医疗任务旅行、孤儿院、医护人员) 建议进行结核菌素/γ 干扰素释放(PPD/IGRA)试验,并在旅行后 3 个月重复试验。

(2)性传播感染:HIV、梅毒、衣原体、淋病、乙肝、疱疹病毒。

(3)接触淡水和泥浆:钩端螺旋体病(全球)、类鼻疽病(特别是东南亚)、血吸虫病(非洲、东南亚、美洲部分地区)。

(4)血凝块:深静脉血栓/静脉血栓与缺乏活动有关,高风险人群采取预防措施(渐进式压力袜),建议在飞行时进行下肢锻炼, 每 3~4 小时在飞机内走动或站立 1 次。如果服用避孕药或有深静脉血栓病史,则应避免服用安眠药。

(5)高原反应:当快速上升到海拔 2500 米以上时,低剂量乙酰唑胺是最佳选择,但要嘱咐旅行者在上升前 24 小时开始使用, 以及提醒潜在的副作用(麻痹、排尿增多、味觉变化)。

(6)狂犬病和动物相关疾病。

(7)蛇、蜘蛛、蝎子、海洋生物咬伤。

3.旅行期间的医疗护理

医疗工具包:绷带、消毒软膏、皮肤胶、温度计、退热药、抗真菌药膏、咳嗽/感冒药、避孕套、防晒剂和驱虫剂(暴露的皮肤使用>30%的 DEET 或皮卡定,衣物可考虑喷洒氯菊酯)。

4.将所有药品装在处方瓶中。

5.将所患疾病、过敏症和当前药物，以及相应的剂量列清单。

6.获得可靠的医疗旅行保险。

7.收集当地领事馆的信息（根据旅行者的国籍），以备不时之需。

有特殊健康需求的旅行者

患有糖尿病的旅行者

1.糖尿病管理

（1）在旅行时应更加频繁地监测血糖。

（2）应保护胰岛素不受温度变化的影响：使用保温袋/容器；不要进入飞机货舱，否则可能会结冰。

（3）建议旅行者避免在国外获取胰岛素，因为差异可能很大。

（4）监测设备可能受到环境因素的影响，如湿度、温度和海拔高度。

2.疫苗：常规免疫，包括慢性疾病患者的肺炎球菌和流感疫苗。

3.疟疾：选择疟疾预防药物时应检查药物相互作用和对肾功能的影响。

妊娠期间旅行

参见第20章。

对于无并发症的妊娠，妊娠<36周，商业航空旅行被认为是安全的；对于多胎妊娠，需妊娠<32周。

1.寨卡综合征

（1）患先天性寨卡综合征的风险。

（2）妊娠女性应推迟前往寨卡流行区的非必要旅行，直到结束妊娠。

2.疟疾

（1）高达50%的DEET被认为是安全的。

（2）与未妊娠女性相比，妊娠女性感染疟疾后发展为严重疟疾和死亡的风险增加。

（3）由于胎盘中的寄生虫隔离，诊断可能更加困难。

（4）氯喹和氯胍在整个妊娠期服用都是安全的（服用5mg叶酸）。

（5）多西环素通常在妊娠期间禁用。

（6）甲氟喹可用于第二和第三妊娠期；如果评估了风险/效益，可以在妊娠早期谨慎使用。

（7）未确定妊娠期间阿托伐喹酮/氯胍的安全性。不建议使用，但在实际临床中可能会考虑在第二和第三妊娠期使用。

3.疫苗

（1）如有必要，可接种灭活疫苗。

（2）通常尽量避免使用活疫苗；如果疾病风险较高，应进行仔细的风险/效益评估。

4.妊娠会增加静脉血栓栓塞的风险。

对于超过4小时的旅行：

（1）穿上合适的压力袜。

（2）定期进行活动。

（3）如果有其他风险因素，可考虑低分子肝素预防。

5.食物和水的卫生

（1）如果感染戊肝、李斯特氏菌病、弓形虫病，有出现严重并发症的风险。

（2）妊娠期不建议使用环丙沙星和洛哌丁胺。

免疫抑制状态下的旅行

处于免疫抑制状态下的旅行者在旅行中感染严重疾病的风险更大；他们还可能发生潜在病情加重或恶化的情况。

1.建议在充分披露病史的情况下购买综合旅行保险。

2.条件

（1）接受骨骼移植的患者（治疗完成后12个月；若出现移植物抗宿主病则持续时间更长）。

（2）化疗和放疗。

（3）HIV患者，则要看具体CD4计数和疾病进程。

（4）接受免疫抑制治疗的实体器官移植受者。

（5）原发性免疫缺陷综合征。

（6）贫血症。

（7）慢性疾病，以及那些服用免疫抑制药物的患者。

3.注意记录完整的用药史，包括每隔几周/几个月才使用1次的药物。

4.疫苗

(1)可以接种灭活疫苗,但可能没有效果。

(2)通常禁止使用活疫苗,特别是在严重免疫抑制的情况下,因病毒株复制有可能导致严重或致命感染;

(3)例如,结核(卡介苗)、口服伤寒疫苗、麻腮风疫苗、鼻腔内流感疫苗、VZV、黄热病疫苗、带状疱疹疫苗和轮状病毒疫苗。

(4)应建议严重免疫抑制的旅行者避免前往黄热病风险地区,因为该疫苗对该类人群是禁忌;如有需要,医生可出具医学豁免书。

(5)公共卫生指导,例如,查询 CDC 或英国公共卫生部(PHE)的相关指南。

(6)接受骨髓移植的患者应考虑重新接种所有标准疫苗,因为可能会丢失了天然或免疫衍生的保护性抗体。

5.疟疾和其他感染

(1)严重感染疟疾、恰加斯病、内脏利什曼病的风险更大。

(2)仔细检查药物相互作用。

(3)应考虑呼吸道真菌感染,并避免危险活动,如洞穴探险,避免接触蝙蝠或鸟粪。

旅行后评估

对可能患有旅行相关疾病的患者的评估应包括以下内容:

1.疾病的严重程度:始终评估是否有危及生命的感染、疟疾、脑膜炎、严重呼吸综合征、出血热;对于以上疾病都需要立即采取行动,并可能需要公共卫生部门的参与。

2.旅行行程和旅行时间:对鉴别诊断极为重要;了解前往的地点/地区有助于临床医生排除感染,从而避免不必要的检测。从疟疾流行国家返回的旅行者出现发热需立即接受评估。

3.发病时间:大多数旅行相关感染的潜伏期较短;患病旅行者通常会在返回后 1 个月内就诊。有些感染可能在旅行结束数月或数年后出现。

4.既往病史和药物治疗。

5.旅行前

(1)旅行特定免疫接种:旅行前接种的所有疫苗。在回国旅行者中,最常见的疫苗可预防疾病是肠热病(伤寒和副伤寒)、病毒性肝炎和流感。

(2)疟疾预防依从性:药物处方和治疗完成。

6.旅行者暴露因素

(1)住宿:是有空调设施还是农村露营? 是否有蚊帐?

(2)防虫措施:用 DEET>30%或其他有效驱虫喷剂,使用蚊帐。

(3)饮用水源:瓶装水(过滤、煮沸)还是自来水;是否在饮料中加冰。

(4)食物摄入:旅行期间食用生蔬菜/沙拉或生食品(生肉、海鲜/贝类/鱼)、未经巴氏消毒的产品。

(5)昆虫/节肢动物咬伤。

(6)动物咬伤和抓伤。

(7)体液暴露(文身、性行为)。

(8)活动,如狩猎、洞穴探险、接触淡水(游泳、漂流)。

(9)在医院或难民营工作。

为了明确合适的诊断,在返程旅客中采用系统性方法进行诊断是非常重要的,可以缩小病因。常见的临床表现包括发热、腹泻和皮肤病。

返回后 10 天内发热

1.具有非特异性症状的发热:登革热、寨卡热、基孔肯雅热、立克次体病(恙虫病、斑点热、非洲蜱咬热)、钩端螺旋体病、病毒性出血热。

2.中枢神经系统受累的发热:脑膜炎球菌性脑膜炎、虫媒病毒性脑炎(日本脑炎、蜱传脑炎)、嗜酸性粒细胞性脑膜炎(即血管圆线虫病)。

3.伴有呼吸道症状的发热:流感、细菌性或病毒性肺炎、组织胞浆菌病、球孢子菌病、军团菌病、土拉菌病、肺鼠疫、中东呼吸综合征冠状病毒(MERS–CoV)、SARS、禽流感。

4.发热和皮疹:登革热、基孔肯雅热、寨卡热、麻疹、水痘、斑点热、莱姆病。

10~21 天的发热

1.细菌性:肠热病(伤寒和副伤寒)、钩端螺旋体病、布鲁氏菌病、Q 热。

2.真菌:组织胞浆菌病、球孢子菌病。

3.病毒性:CMV、EBV、HIV、VHF。

4.寄生虫:疟疾、非洲锥虫病(罗得西亚锥虫)、急性恰加斯病。

21 天后发热

1.细菌性:布鲁氏菌病、结核病。

2.真菌:组织胞浆菌病、芽生菌病。

3.病毒性:HIV,病毒性甲、乙、丙、丁、戊型肝炎,狂犬病。

4.寄生虫:疟疾、阿米巴肝脓肿、非洲锥虫病(冈比亚锥虫)、内脏利什曼病,急性血吸虫病。

归国旅客出现腹泻的情况

1.多数旅行者腹泻是细菌性、自限性的(<14 天)。

(1)多数致病菌为产肠毒素大肠杆菌(ETEC)。

(2)志贺氏菌、弯曲杆菌、沙门氏菌、气单胞菌、邻单胞菌和非霍乱弧菌也可能导致感染。

2. >90%的病例发生在旅行中的前两周。

3. 1%的病例需要住院治疗。

4.长期腹泻疾病可能提示有免疫抑制,连续感染其他病原体或原生动物寄生虫。

考虑贾第鞭毛虫、隐孢子虫、环孢菌属和溶组织内阿米巴。

5.出血性腹泻:考虑志贺氏菌、沙门氏菌、阿米巴痢疾。

归国旅客出现皮肤症状的情况

表 46.2 列出了常见皮疹和皮损。

与旅行相关的皮肤状况评估还应包括以下几点。

(1)位置:对比暴露与未暴露的皮肤区域。

(2)接触史:淡水、海洋、昆虫、动物或人类接触。

(3)相关症状:发热、疼痛、瘙痒。

(4)旅行地点和旅行持续时间。

(5)发病时间:旅行期间或之后。

归国旅客出现嗜酸性粒细胞增多症

嗜酸性粒细胞增多症,定义为外周血嗜酸性粒细胞计数>0.45×10^9/L,在回国旅客中偶尔可见。表 46.3 提供了鉴别诊断。

表 46.2 归国旅客出现皮肤损伤的情况

线性	皮肤幼虫移行症(钩虫属)	缓慢进展的瘙痒性蛇皮病变
	幼虫游走症	由于粪类圆线虫丝状幼虫的皮肤迁移,出现快速进展的荨麻疹线性病变
	植物日光性皮炎	由于天然补骨脂素(柠檬汁接触皮肤)与紫外线相互作用引起的非感染性病变
黄斑变性	广泛的	考虑药物反应
	局部的	考虑体癣或花斑癣
	麻风	色素减退黄斑病变伴感觉减退或周围神经增大
斑丘疹	伴发热	虫媒病毒:登革热、基孔肯雅热、麻疹、风疹、细小病毒
		EB 病毒、巨细胞病毒、HIV、梅毒
		病毒性出血热
		立克次体感染
结节状	皮肤细菌感染(葡萄球菌/链球菌)	可能在虫咬之后出现;脓皮病、脓疱病、脓肿形成、丹毒、蜂窝织炎、淋巴管炎或溃疡
	颚口线虫病	迁移性脂膜炎在东南亚常见,在非洲和拉丁美洲不常见
	蝇蛆病	非洲(盾波蝇)或拉丁美洲(人肤蝇)引起的疼痛性疖状病变
	沙蚤病(钻潜蚤)	有中央黑斑的结节性苍白皮下病变

(待续)

表 46.2(续)

丘疹	虫咬常见	由于臭虫和跳蚤叮咬引起的成群丘疹
	地方性真菌病	组织胞浆菌病、青霉病
	盘尾丝虫病(撒哈拉以南非洲)	全身性瘙痒性丘疹
	疥疮	区域或全身性瘙痒性丘疹
溃疡性	炭疽病	坏死性溃疡伴周围水肿
	布鲁里溃疡(溃疡分枝杆菌)	坏死性溃疡伴边缘下陷
	下疳	罗得西亚布氏锥虫:在采采蝇叮咬后 48 小时发病;瘙痒、疼痛的红色/紫色结节,直径 2~5cm,溃疡,伴有周围水肿和相关淋巴结肿大
	皮肤利什曼病	慢性,通常无痛性溃疡,除非重复感染,暴露的皮肤边缘呈堆积状;患者为前往高风险地区(包括美洲、地中海、中东、亚洲和非洲部分地区)的旅行者
	立克次体感染,如非洲蜱叮咬热或恙虫病	焦痂:昆虫叮咬部位形成黑色、结痂的病灶
	溃疡性土拉菌病	接触部位出现丘疹并伴有发热;发展为水疱和脓疱,然后溃烂。压痛,伴有疼痛性淋巴结炎

表 46.3 归国旅客出现嗜酸性粒细胞增多症状的情况

症状:嗜酸性粒细胞感染伴……	感染
发热/呼吸道症状	急性血吸虫病
	球孢子菌或副球孢子菌感染
	由蛔虫、钩虫或类圆线虫引起的 Löeffler 综合征
	肺吸虫病
	由班氏吴策线虫或马来丝虫引起的热带肺嗜酸性粒细胞增多症
	由弓形虫引起的内脏幼虫移行症
胃肠道症状	蛔虫病
	钩虫病(十二指肠钩虫和美洲钩虫)
	血吸虫病(曼氏血吸虫和日本血吸虫)
	类圆线虫病
	绦虫病(猪带绦虫和牛带绦虫)
	旋毛虫病
右上象限疼痛	片形吸虫病
	肝吸虫病(华支睾吸虫和后睾吸虫)
	肝包虫病
神经系统症状	球孢子虫病(免疫抑制患者的慢性脑膜炎)
	由管圆线虫或棘颚口线虫引起的嗜酸细胞性脑膜炎
	由猪带绦虫引起的脑囊虫病
皮肤改变	颚口线虫病(间歇-瘙痒-水肿性皮下肿胀)
	罗阿丝虫病(丝虫肿块)
	淋巴丝虫病(淋巴结炎和水肿)
	盘尾丝虫病(弥漫性瘙痒性皮炎)
	类圆线虫病(幼虫移行)

(黄昊頔 译/校)

第 47 章

生物制剂感染

Joanna Peters

背景

恶意使用生物制剂来控制、伤害和试图摧毁一个地区是一种现代威胁。在 2001 年 9 月 11 日的“双子塔袭击”事件之后，美国疾病控制与预防中心(CDC)建议加强对不寻常疾病的报告和可能因生物制剂导致的病例的监测。“9·11”事件后的数天,在纽约和佛罗里达出现了 22 例吸入和皮肤炭疽病例,最终导致 5 人死亡。

对综合征的认识

生物制剂所致感染的第一个临床病例可能不被通报,也不被提供给当地医疗机构。因此,所有的医生都需要了解各类生物制剂的症状，并考虑它们之间的差异(表 47.1)。

生物制剂的分类

CDC 将各种生物制剂分为不同的类别(表47.2),具体取决于：

(1)传播的能力。

(2)遗传性。

(3)潜在危害。

(4)释放后对公共卫生和社会的影响。

对于高级别病原体，涉及生物制剂事件的管理更为复杂,需要 CDC 的应急响应和全面讨论。

A 类微生物

A 类微生物是指可能被用作生物制剂，并对公众构成最高威胁的病原体,共有 6 种。

炭疽

参见第 31 章。

流行病学

1.炭疽是一种人畜共患病。

(1)炭疽芽孢杆菌的孢子自然存在于环境中。

(2)感染发生在放养的绵羊、牛和山羊中,感染途径为摄入土壤的孢子。

2.人类感染多因接触受感染动物或动物产品。

(1)多数人类自然感染发生于皮肤,孢子接触到皮肤上的小伤口。

(2)因吸入孢子或摄入受污染的肉类而感染。

(3)继发性皮肤感染可在接触原发皮肤后发生,但没有由吸入性病例传染给他人的报告。

3.潜伏期(IP)通常为 24 小时至 7 天,但注入性疾病在 48 小时内发生。

炭疽作为生物制剂

1.孢子可大面积散布,并可休眠多年。

耐高温、压力变化、酸碱环境、电离辐射。

2.自然存在于土壤中,来源范围广。

孢子易于生产和储存。

3.可雾化,传播方式多样。

因此,炭疽孢子作为生物制剂最有可能导致吸入和皮肤病。

4.疾病表型严重,死亡率高。

由于与流感相似,难以早期诊断吸入性炭疽。

临床特征

炭疽根据传播途径有 4 种主要表现形式,以吸入

表 47.1 鉴别诊断中需特殊关注的症状和生物制剂感染

症状	需特殊关注的生物制剂感染	鉴别诊断
发热、休克±出血	病毒性出血热	脑膜炎
	炭疽	葡萄球菌/链球菌败血症/中毒性休克综合征
	产志贺毒素的大肠杆菌感染	
	土拉菌病	革兰阴性细菌性败血症
	鼻疽	
	类鼻疽	
发热和皮疹	天花	麻疹
		腮腺炎
		风疹
		细小病毒 B19
		猩红热
		水痘–带状疱疹
		病毒性出血热
		触染性软疣
		猴痘
		手足口病
发热和皮肤病变	皮肤性炭疽	蜂窝织炎
	土拉菌病	脓疱病
	腺鼠疫	羊痘
	类鼻疽	牛痘
	鼻疽	性病淋巴肉芽肿/软下疳
		蜱/蜘蛛咬伤
发热和胸部症状	吸入性炭疽/肺炭疽	大叶性肺炎
		COPD 恶化
		非典型肺炎
	鼠疫	脓胸
	土拉菌病	肺结核
	类鼻疽	SARS
	蓖麻毒素中毒	
	鼻疽	
神经体征	肉毒中毒症	脑卒中
		吉兰–巴雷综合征
		脊髓灰质炎
		横贯性脊髓炎
		重症肌无力
		有机磷中毒

和皮肤接触为主。

吸入

1.吸入孢子后不久,流感样症状出现,如发热、肌痛、头痛、呕吐/恶心,然后咳嗽,48 小时后出现严重的呼吸急促。

常会发生呼吸衰竭。

2.典型的 X 线片显示为纵隔增宽(由于淋巴结扩散和出血性纵隔炎)和胸腔积液。

肺实质外观可能表现正常。

表 47.2 生物制剂分类

分类	传染	传播	发病率	死亡率	其他	举例
A	高	高	高	高	有特别的处理要求	炭疽 肉毒杆菌毒素中毒 鼠疫 天花 土拉菌病 病毒性出血热
B	中等	低	中等	低		布鲁氏菌病 产气荚膜梭菌毒素 食品安全威胁(沙门氏菌、志贺氏菌、大肠杆菌 O157) 鼻疽病 类鼻疽 鹦鹉热 Q 热 蓖麻毒素中毒 葡萄球菌肠毒素 B 斑疹伤寒 病毒性脑炎甲病毒感染 水污染
C	高(潜在性)	高(潜在性)	高(潜在性)	高(潜在性)	基于可用性的潜在威胁	新出现的传染病,如尼帕病毒和汉坦病毒

3.成熟孢子随后通过血液传播,伴随严重的全身性症状。

4.必须考虑脑膜炎和脑实质感染(≤50%的患者)。

皮肤接触

1.发生接触的皮肤有局部损伤。

通常在头、脖子、手和前臂。

2.病变由发痒隆起发展为丘疹,然后形成囊泡,病变周围有明显的水肿,几天后中央出现黑色焦痂(图 47.1)。

(1)肿胀通常与皮肤损伤本身的大小不相称,而且无痛。

(2)局部淋巴结病变较为常见。

也有胃肠道和入血形式,但相对少见(参见第31章)。

应急处置

1.患者常去急诊科就诊。

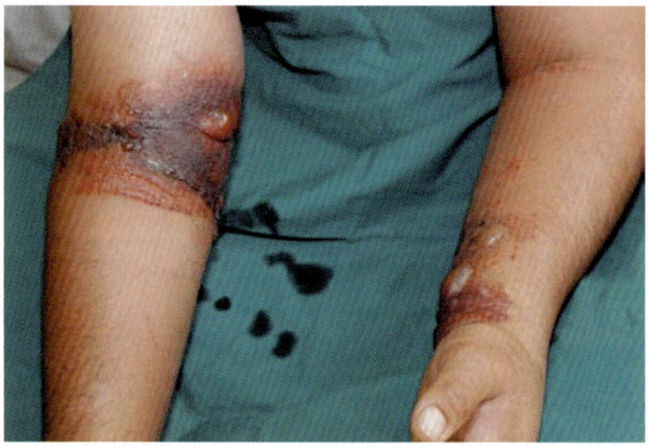

图 47.1 皮肤炭疽伴出血性水疱及周围水肿。[From Doganay M, Metan G, Alp E. A review of cutaneous anthrax and its outcome. J Infect Publ Health. 2010;3(3):98–105.]

2.认识和评估疾病的潜在形式和传播风险因素(如邮政工作者、军事或政治人员)是早期识别和调查的关键。

3. CDC 强调:若出现一种炭疽特异性症状,或出现两种以上非特异性风险因素,应立即上报 CDC。

4.从病例传播给医护人员的风险较低,因为具有空气传播能力的是孢子,而不是细菌菌体。

5.收集患者样本进行诊断时,应采用 IPC(感染、预防和控制)预防措施,如手套、长袍和口罩。

6.无须隔离患者。

诊断

1.炭疽是由革兰阳性不动芽孢杆菌引起的。

2.它是生物安全三级病原体,需要在经批准的实验室中处理。

3.血液培养、鼻拭子、呼吸道样本、脑脊液和皮肤拭子可在标准培养基上培养。

4.应采集凝集血和 EDTA 抗凝血进行血清学鉴定和 PCR。

5.恢复期样本 IgG 滴度较急性期升高 4 倍具有诊断意义。

6.应进行皮肤活检,因为在缺乏阳性培养的情况下,组织学检查和 PCR 可确诊。

7.革兰染色和菌菌落外观具有典型特征(图47.2 和图 47.3)。

8.其他有助于诊断的常规检查:全血计数(高 WCC)、肾功能和肝功能、动脉血气(缺氧)、胸部 X 线片/CT(淋巴结病变、胸腔积液)。

治疗

1.疑似全身性炭疽或脑膜炎:联合应用喹诺酮+β-内酰胺+蛋白合成抑制剂。

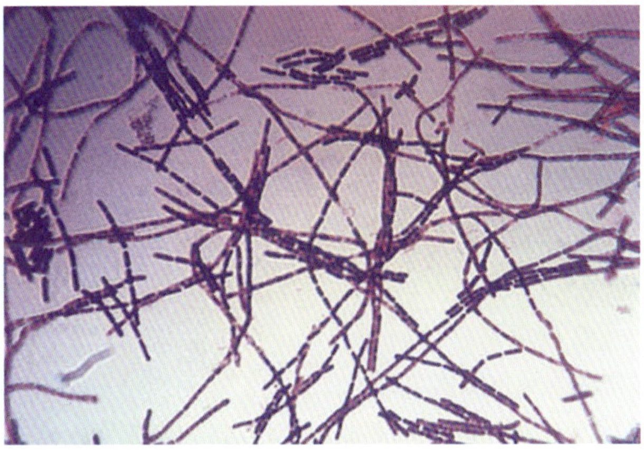

图 47.2　炭疽芽孢杆菌经革兰染色，显示排列成链状的巨大革兰阳性杆菌。(Courtesy Centers for Disease Control and Prevention Public Health Image Library.)

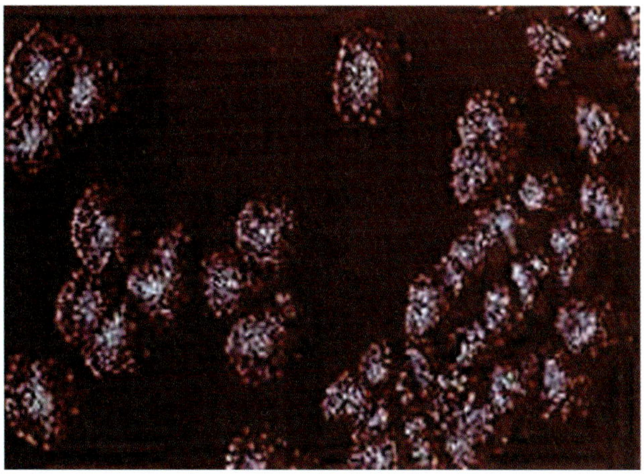

图 47.3　炭疽芽孢杆菌在血琼脂上的菌落呈灰色/白色,"美杜莎头"状。(From Hall GS, Woods GL. Medical bacteriology. In: McPherson RA, Pincus MR, eds. Henry's Clinical Diagnosis and Management by Laboratory Methods. 23rd ed. Elsevier; 2017.)

(1)例如,环丙沙星 400mg TDS IV+美罗培南 2g TDS IV+利奈唑胺 600mg BD IV。

(2)由于 β-内酰胺耐药性的不确定性,以及需要中枢神经系统渗透性。

(3)如果脑膜炎已被排除在外,可以停止使用 β-内酰胺类药物。

2.吸入性炭疽或全身性炭疽也推荐用抗毒素疗法。

(1)抗毒素中和细胞外毒素;预防捆绑和转移。

(2)可使用重组或炭疽免疫球蛋白。

(3)虽然相关数据有限,但提示联合抗菌/抗毒素治疗可提高生存率。

(4)潜在的益处大于潜在的风险。

(5)如果供应因大规模伤亡而受到限制,抗毒素疗法应优先考虑用于那些对抗生素没有反应或病情较严重的人。

3.无全身性不适的皮肤病:可使用环丙沙星或多西环素。

4.治疗时间:全身疾病最长 3 周,与生物制剂感染有关的皮肤病最长 60 天。

5.如果发现培养的分离株对青霉素敏感,则可以使用大剂量青霉素或口服阿莫西林代替喹诺酮治疗。

公共卫生管理和暴露后预防

1.一旦发现疑似病例,应立即通知公共卫生官员，因为这可能表明有人有意释放这些微生物，预计会有更多病例出现。

2.经验性预防方案：口服环丙沙星或多西环素最多3个月。

由于孢子可能在初次接触后留在肺部，因而持续时间较长。

3.炭疽暴露后疫苗可用于那些有急性反应的人。

肉毒中毒

流行病学

1.肉毒中毒是由肉毒杆菌引起的，肉毒杆菌是一种由革兰阳性孢子形成的厌氧菌。

(1)孢子生活在土壤和海洋中。

(2)可能污染食品生产过程并感染伤口。

(3)疾病是由肉毒杆菌毒素引起的，这是一种强效神经毒素。

(4)毒素可雾化或直接进入食物和水。

1)吸入型肉毒杆菌中毒不是自然形式。

2)通过常见的水处理过程，如氯化或煮沸，可以灭活毒素。

2.潜伏期长度取决于曝光路径。

(1)吸入：1~3天。

(2)食源性毒素：6小时至8天。

(3)摄入孢子：未知。

3.没有人际传播。

肉毒杆菌毒素作为生物制剂

1.肉毒杆菌毒素可以雾化，有可能广泛传播并导致大量病例。

2.也可能污染食物或饮用水的供应。

可以是孢子或毒素。

3.严重的疾病表型，如不能迅速识别，死亡率高。

4.可能在环境中存在。

5.这些病例需要长期护理，如果暴发，会对医疗系统造成巨大的压力。

临床特征

1.急性对称性弛缓性麻痹，伴有明显的延髓性麻痹。

(1)无论感染途径如何，所有形式都有一个共同的疾病途径。

(2)疾病显著表现为不发热和没有感觉障碍。

2.症状包括吞咽困难、说话困难和复视。

3.表现为中枢性上睑下垂、面部无力、构音障碍、复视和发音困难。

4.胃肠道症状可能使食源性疾病复杂化。

5.呼吸肌肉麻痹可能导致死亡。

6.疾病快速进展时可能迅速出现后期症状，特别是当吸入高浓度毒素时。

> **临床经验**
>
> 由对称的、严重的双侧脑神经体征发展为下行弛缓性麻痹、呼吸衰竭和自主神经不稳定是肉毒中毒的特征。

应急处置

1.需由传染病医师和神经病学医师进行适当的讨论以确定诊断。

2.必须立即通知公共卫生部门。

3.不需要隔离患者。

如果怀疑患者接触了气溶胶，则必须脱掉患者的衣服，给患者淋浴并立即消毒，以防患者或其他人进一步被传染。

4.评估潜在的风险因素和职业暴露很重要。

5.应收集血清样本和其他样本(视疾病性质而定)、伤口拭子、呼吸道分泌物。

6.进行中枢神经系统成像并获取脑脊液样本，以寻找其他病因。

诊断

1.最初基于临床病史和检查，然后由实验室检验确认。

2.可以从急性病例的血清中检测到抗毒素抗体(在检测到抗毒素之前)。

3.肉毒杆菌可从粪便、伤口或食物中培养。

在血琼脂上，肉毒杆菌具有革兰菌的特征和菌落外观(图47.4)。

4.可在参考实验室对血清、粪便或食物进行直接

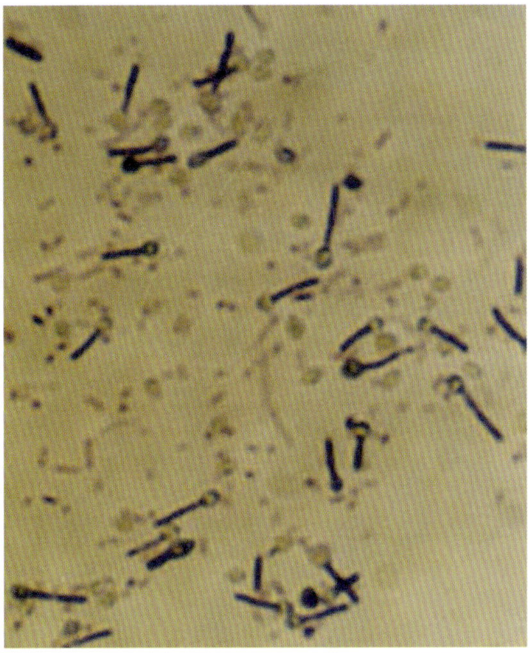

图 47.4　革兰染色显示带有末端孢子的革兰阳性巨大杆菌。[From Thwaites CL. Botulism and tetanus. Medicine. 2014;42(1):11-13.]

毒素检测。

治疗

1.一旦怀疑诊断,必须在提取血清样本后立即给患者进行抗毒素治疗。需在疾病确诊之前进行,这是预防疾病进展和死亡的关键。

2.支持性治疗至关重要。

3.患者从发病之初就应该在重症监护环境中接受护理,并监测肺活量减少和高碳酸血症。

4.在等待神经恢复期间,可能需要长时间的机械通气。

5.继发性感染很常见,应按照医院指南进行治疗。

公共卫生管理和暴露后预防

1.实验室工作人员定期接种类毒素疫苗。

2.接触者无须采取预防措施。

肺鼠疫

参见第 31 章。

流行病学

鼠疫是由鼠疫耶尔森菌引起的人畜共患疾病。跳蚤将疾病从啮齿动物(天然宿主)传播给人类。全世界每年仍有数千例自然发生的病例,尤其是在马达加斯加、亚洲部分地区,还有美国西部等地区。

1.被感染性的跳蚤叮咬可导致黑死病;吸入这种微生物会引起肺鼠疫。

2.任何一种形式感染都可能导致败血症鼠疫。

3.可发生肺鼠疫的人际传播。

4.通常认为,其他形式的疾病不具有传染性。

5.职业风险因素:流行地区的实验室工作人员、动物捕捉者或猎人。

6.潜伏期长度取决于疾病形式。

(1)腺鼠疫为 2~8 天。

(2)肺鼠疫为 2~4 天。

鼠疫作为生物制剂

1.严重疾病表型:如不及早治疗,将会死亡。

2.人际传播导致继发性病例。

3.可作为生物制剂,每年多起病例。

临床特征

黑死病

感染性跳蚤叮咬在腹股沟、颈部或腋窝,可导致发热和淋巴结肿胀(参见第 31 章)。

肺鼠疫

1.突然表现为非特异性症状,如发热、出汗、乏力、头痛,然后逐渐出现呼吸急促、痰血、胸痛的特征性表现。

2.病情迅速发展为 ARDS 和呼吸衰竭,如果不进行抗生素治疗,可迅速致命。

3.出现败血症鼠疫是从腺鼠疫和肺鼠疫阶段发展的一个特征。该阶段的标志包括弥散性血管内凝血、休克和广泛紫癜。

应急处置/隔离措施

1.将患者置于较偏僻的房间,并实施隔离和空气传播预防措施。

2.通知疾控中心,并与传染病组联系。

3.抗生素治疗开始后隔离 72 小时。

4.取血培养样本、痰液、淋巴结抽吸物、支气管冲洗和血清样本。

诊断

1.应在生物安全二级实验室中处理样本。

2.革兰染色可显示革兰阴性短杆菌，双极染色呈单链或短链排列。

3.应用血琼脂或肉汤培养基培养(图47.5)。

4.该菌对培养基不挑剔，但生长缓慢。

5.经典的双相态，“别针”样形态在传统培养基中可能更加明显。

6. 48小时后，血琼脂上的菌落体积缩小，呈灰色/白色/黄色，表面不规则。

7.正规的鉴定通常在CDC实验室进行。

(1)PCR或免疫荧光抗体也可用于鉴定培养阴性样本或死后样本。

(2)用急性和恢复期样本进行耶尔森菌的血清学反应也是可行的。

(3)肺部的放射学表现包括多叶实变和双侧胸腔积液。

治疗

1.初始治疗：庆大霉素和环丙沙星静脉注射，至少2周。

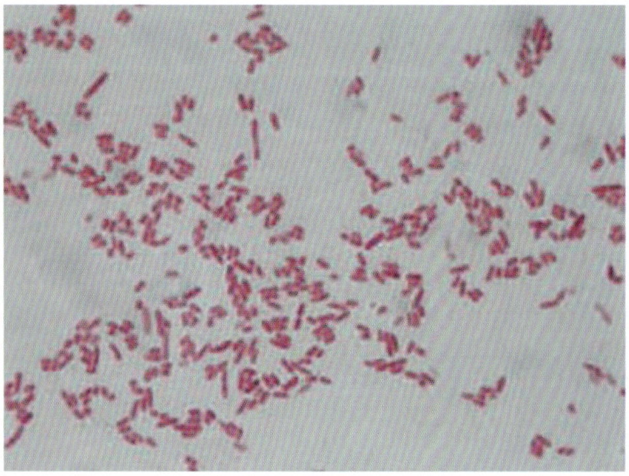

图47.5 鼠疫耶尔森菌在选择性培养基上生长，并进行革兰染色。(From Drancourt M. Plague. In：Magill AJ，Hill DR，Solomon T, Ryan E, eds. Hunter's Tropical Medicine and Emerging Infectious Diseases. 9th ed. Elsevier; 2013.)

2. 口服环丙沙星用于轻度疾病或临床改善时使用。

公共卫生管理和暴露后预防

1.对卫生保健人员、实验室工作人员和肺鼠疫病例的密切接触者，在接触后7天内给予环丙沙星或多西环素。

2.暴露后尚无可接种疫苗。

天花

流行病学

1.在全球疫苗接种运动之后，WHO于1980年宣布根除了天花。美国上一次暴发这种疾病是在1949年。美国和俄罗斯各有一间实验室安全地保存着天花病毒。

2.天花是由天花病毒引起的，天花病毒是痘病毒科正痘病毒属的一种。

3.通过空气飞沫或直接接触小水疱、呼吸道分泌物传播。常发生人际传染，平均传染率为25%。

天花是一种人类疾病，不会影响其他动物。

4.在极端年龄时，死亡率会增加。

5.感染期是从发病发热开始到最后痂脱离皮肤。

6.潜伏期为10~16天。

天花作为生物制剂

1.传染性强，可能继发大量病例。

2.人际传播。

3.没有免疫力的未接种疫苗人群。

4.没有已知的有效治疗方法。

5.严重疾病，死亡率25%。

临床特征

1.短暂的先兆症状(3天)，伴有突然发热、严重身体疼痛、头痛、不适和呕吐，随后出现口腔溃疡，继而出现面部、身体和四肢的皮疹(3天)。

2.皮疹由广泛性红斑发展为黄斑丘疹，进而发展为水疱，然后是脓疱。

长期影响包括面部严重瘢痕和失明。

临床经验

• 特征性的深而硬的脓疱特别影响四肢和面部，然后结痂并愈合(10 天)(图 47.6)。

• 结痂需要 6 天左右才能脱落。

• 相比之下，水痘在四肢相对较少；全身水痘水疱同时生长，表面易结痂和愈合(图 47.7)。

应急管理/隔离措施

1.如有疑似，应尽快将患者隔离在单人间，并要求其戴上外科口罩。

2.应采取屏障和呼吸预防措施，隔离患者的交通工具和使用区域。

3.由于该病毒可通过污染物传播，与患者环境相关的被褥和床单易被感染，必须小心处理并焚烧。

4.应尽快通知疾病预防控制中心，指导进一步管理。

诊断

1.临床诊断是关键，应采集水疱液和病毒咽拭子进行核酸扩增检测。

2.样品必须在生物安全四级的实验室中处理。

3. CDC 已经制定了主要和次要的诊断标准，以区分天花和其他病原，并将发热、水疱性皮疹疾病作为天花的风险标志。

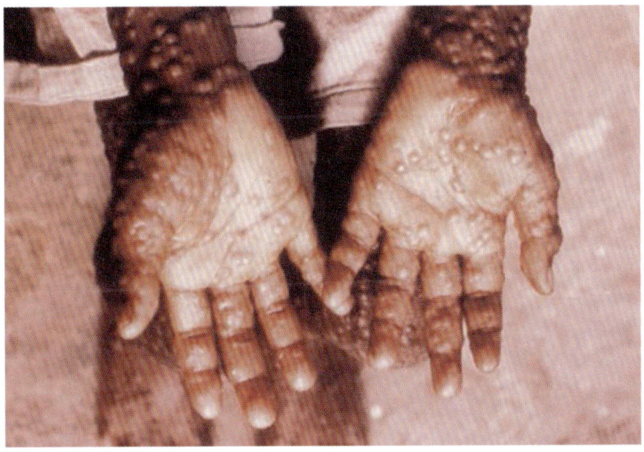

图 47.6 手部天花病变。面部和四肢特别容易出现深而硬的水疱。(Courtesy Centers for Disease Control and Prevention Public Health Image Library. ID#:5163. Photograph taken in 1972 by Dr. Paul B. Dean.)

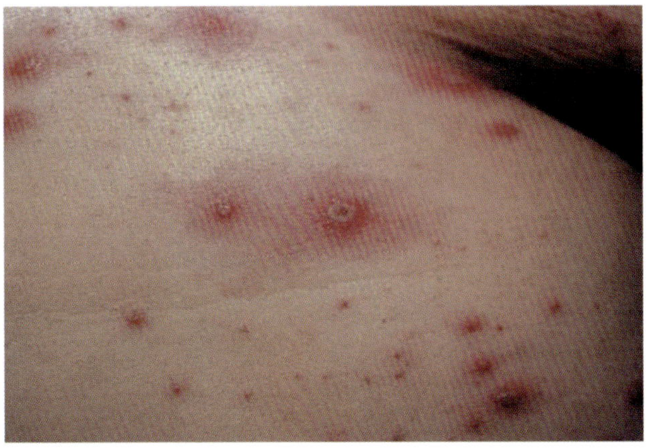

图 47.7 躯干上水痘水疱变成脓疱。在不同发育阶段有病变特征性的浅表性、“荷包蛋”样脓疱。

4.主要标准

(1)严重前驱症状伴高热会提前 1~4 天。

(2)深、硬、边界清楚的囊泡/水疱。

(3)所有囊泡处于发育的同一阶段。

治疗

1.目前还没有有效的抗病毒治疗方法。

2.一些抗病毒药物对天花有体外活性，已知可在体内安全使用，可在出现病例时使用。

3.西多福韦/特考韦瑞(CDC 有储备)。

4.治疗包括支持性护理，尤其注意补充体液流失和防止继发性细菌感染。

公共卫生管理和暴露后预防

1.天花疫苗是由活牛痘病毒制成的，这是另一种痘病毒，会导致轻症疾病。

2.接触后应尽快接种疫苗，以预防或减轻感染的严重程度。

(1)越早有效越好(理想情况下≤3 天)。

(2)在接触后 4~7 天也应接种。

3.在有意释放事件中，将采用“环接种”，即对确诊病例的接触者和接触者的接触者接种疫苗。

该方法在根除天花运动中取得了良好效果。

4.天花疫苗

(1)>95%的病例在初次接种后产生了中和抗体。

(2)在接种疫苗后会出现水疱和脓疱(阳性疫苗反应)。

(3)现已知会产生副作用,或轻或重。

1)1/3轻微症状需要患者请假休息。

2)死亡、进行性牛痘、全身性牛痘、疫苗后脑炎和接种性湿疹。

兔热病

参见第31章。

(1)由土拉菌引起。

(2)20世纪60年代末由美国军方储存。

(3)潜伏期可能为3~5天(范围为1~14天)。

兔热病作为生物制剂

特点:极具传染性(感染剂量仅需10个有机体);可雾化;如果不治疗,死亡率很高;最初的症状非特异性,所以经常在首次出现时被误诊。

另外:不能人传人。

治疗

氨基糖苷类(链霉素或庆大霉素);替代药物有多西环素或环丙沙星;预防复发需要10~14天。

公共卫生管理和暴露后预防

1.早期接触多西环素或环丙沙星14天;否则建议前往发热门诊就诊。

2.暂无接触后疫苗。

3.无须对患者进行隔离。

4.比较明显的实验室获得性感染风险。

对可能产生气溶胶的培养物的操作应在生物安全三级实验室中进行。

病毒性出血热

参见第3章。

1. RNA病毒的不同种类。

2.埃博拉病毒、马尔堡病毒、拉沙热、沙粒病毒(如朱宁病毒)和克里米亚-刚果出血热病毒可发生人际自然传播。

病毒性出血热作为生物制剂

特点:高传染性;高发病率和死亡率;缺乏有效的疗法或疫苗接种;能以气溶胶形式发生大范围传播。

另外,感染者不会通过空气传播;常规感染控制足以阻止传播;难以获得,加上在环境中不稳定,生产用于生物制剂的气溶胶具有挑战性,不太可能。

B类微生物

贝纳柯克斯体(Q热)

参见第31章。

1.主要通过吸入受感染的灰尘/飞沫/气溶胶传播。

2.潜伏期为18~21天。

3.无须隔离患者。

柯克斯体作为生物制剂

特点:受污染的气溶胶可能扩散数千米。

另外:人际传播罕见;死亡率<1%;治疗使用多西环素。

鼻疽病

流行病学

1.由类鼻疽伯克霍尔德菌引起。

2.人畜共患病:主要引起马、驴或骡子发病。

3.不存在于自然环境中。

4.低剂量感染;所有人都易感。

5.通过接触破损的皮肤或黏膜传播;或吸入。

6.潜伏期可变——如是吸入,可能短至1~2天。

临床特征

1.可能是无症状感染或危及生命。

2.气管支气管树溃疡性坏死伴局部(颈部和纵隔)淋巴结病变。

3.呼吸道感染,如肺炎、肺脓肿、积液或粟粒性感染。

4.菌血症伴多发性弥散性脓肿,如脓疱性皮肤病变。

应急管理/隔离预防措施

1.不具有较强的人际传染性。

2.如需接触体液采取标准预防措施就足够了。

诊断

1.可使用血、渗出液或脓标本进行类鼻疽伯克霍尔德菌的分离培养。

2.标准培养基分离培养。

3.可能被误鉴定为假单胞菌。

治疗

1.针对类鼻疽伯克霍尔德菌的经验治疗。

2.初期强化治疗:头孢他啶、美罗培南或亚胺培南。

3.根除疗法:TMP-SMX 或阿莫西林-克拉维酸。需要几个月的时间来防止复发。

暴露后的预防措施

1.尚无疫苗可用。

2.疗效尚未确定。

3.推荐药物为 TMP-SMX 或阿莫西林-克拉维酸。

鹦鹉热

1.由鹦鹉衣原体引起。

2.常由吸入禽类的干燥分泌物或粪便感染。

3.潜伏期为 1~4 周。

鹦鹉衣原体作为生物制剂

特点:未经治疗的死亡率为 15%~20%;易制作;常以气溶胶形式传播。

另外:治疗使用多西环素;合适的治疗后死亡率<1%;没有人传人。

治疗

1.使用多西环素可有效治疗。

2.存在复发;在退热 10~14 天后可能复发。

3.无须暴露后治疗。

流行性斑疹伤寒(虱传播)

1.由普氏立克次体引起,在第一次世界大战期间和之后造成了 3000 万例斑疹伤寒病例,300 万人因此而死亡。

2.通常为虱传播。

3.因气溶胶散播引起的实验室获得性感染。

4.潜伏期为 7~14 天。

流行性斑疹伤寒作为生物制剂

特点:在自然环境中稳定,可能通过气溶胶传播,感染剂量低,相关发病率和死亡率高(未经治疗的病例死亡率为 40%)。

另外:难以制作;如没有虱子媒介,人类宿主之间不会继续传播;有多种药物可有效治疗。

临床特诊

1.突然发病,引起发热、头痛、乏力、严重肌痛及呼吸急促。

(1)5~6 天后出现皮疹。

(2)常引起意识模糊或困倦。

2.可能会在几十年后复发(Brill-Zinsser 病)。复发通常不严重,但也有可能再次引起复发。

治疗

1.一线用药:多西环素。

2.其他选择:氯霉素。

3.治疗通常 48 小时内反应良好;如果无效,考虑其他诊断方法。

(谈忠鸣　洪捷　译　谈忠鸣　校)

推荐阅读与参考文献

1. Health Protection Agency. *CBRN Incidents: Clinical Management and Health Protection.* Biological Agents: Syndromes and Differential Diagnosis. V3.0; 2008. https://tinyurl.com/y6ttlewe.
2. Update: Investigation of anthrax associated with intentional exposure and interim public health guidelines, October 2001. *MMWR Weekly.* 2001;50(41):889–893.
3. Madad J. Bioterrorism: an emerging global health threat. *J Bioterrorism Biodefense.* 2014;5:1.
4. Biosafety in Microbiological and Biomedical Laboratories (BMBL). 5th ed. HHS Publication No. (CDC) 21-1112 Revised December 2009.
5. C.D.C. Emergency. Preparedness and Response. https://emergency.cdc.gov/bioterrorism/index.asp.
6. Public Health England. Guidance: unusual illness: investigation and management of outbreaks and incidents. https://tinyurl.com/y6426yjb.
7. World Health Organization. Public health response to biological and chemical weapons – WHO Guidance. Annex 3: Biological agents. http://www.who.int/csr/delibepidemics/annex3.pdf.

第 48 章 类似感染性疾病的综合征

Chris Kosmidis, Gerome Escota

引言

1.某些非感染性疾病可能会出现提示感染的症状或体征,如发热、寒战、出汗或淋巴结肿大。实验室检查结果可能包括白细胞计数升高和炎症标志物升高。

2.在做出诊断之前可能导致不必要的抗生素使用和住院时间延长。

3.类似于感染的病症由多种原因引起,包括血管炎、自身炎症、肿瘤、药物诱导或病因不明。

4.根据临床症状的主要特征来考虑这些综合征也是有用的。

发热为主要特征

系统性红斑狼疮(SLE)和其他自身免疫性疾病

1.与血管炎性疾病一起,SLE 和其他自身免疫性疾病被称为“伟大的模仿者”,其症状几乎可以伪装成任何疾病病种;常在很长一段时间内被误诊;肿瘤性疾病(特别是淋巴瘤)、肺结核、梅毒和布鲁氏菌病也有相同的名称。

2.最终被诊断为风湿病的不明原因发热(FUO),患者常反复咨询传染病医师。

3.对这类疾病的全面讨论超出了本书的范围,但表 48.1 提供了关于自身免疫性疾病检测的详细信息,有助于诊断。

血管炎

巨细胞动脉炎(大血管炎)

1. FUO 最常见的风湿病病因。

2.如患者年龄>50 岁,且伴有 FUO、头痛、视力障碍、贫血、ESR 高、下颌跛行,考虑此病。

3.需要广泛的感染检查,包括心内膜炎。

4.高效的检查还包括颞动脉活检和 PET/CT。

5.活检阳性率约为 40%;临床检查阳性率增加,如压痛、颞动脉搏动消失或颞动脉扩大。

川崎综合征(中血管炎)

1.全球均有发病。

(1)亚裔发病较多。

(2)大多数<5 岁。

2.诊断:发热至少 5 天以及符合以下 5 条临床标准中的任何 4 条(典型的川崎病)。

(1)双侧结膜充血。

(2)唇和口腔黏膜红斑伴草莓舌(图 48.1A)。

(3)皮疹(多形性)。

(4)颈部淋巴结肿大。

(5)手脚水肿和红斑,进而脱皮(图 48.1B)。

3.发热但符合标准<4 个者为不完全川崎病。

4.文献报道的成人川崎病<100 例;成年人往往更常出现颈部淋巴结肿大、肝脏酶升高、关节痛;他们往往患冠状动脉瘤的概率较低。

5.可能与麻疹、腺病毒、EBV、猩红热等儿童传

表 48.1 与自身免疫性疾病相关的自身抗体

自身抗体	自身免疫病	特征
ANA	SLE>>>系统性硬化症、干燥综合征、混合性结缔组织病	敏感性强但特异性差
抗-双链 DNA	SLE	特异性强
抗-Smith	SLE	特异性很强(>99%)
抗-U1-RNP	混合性结缔组织病	
抗-Ro/SSA,抗-La/SSB	干燥综合征	
类风湿因子	类风湿关节炎	丙肝中可能呈假阳性
抗环瓜氨酸肽	类风湿关节炎	阴性类风湿因子患者可能阳性
抗 Scl-70 和抗着丝粒	系统性硬化症	
抗组蛋白	药物诱导的狼疮	
抗-Jo-1	肌炎、抗合成酶综合征	
c-ANCA(抗蛋白酶-3)	肉芽肿合并多血管炎(见下文)	
p-ANCA(抗髓过氧化物酶)	嗜酸性粒细胞肉芽肿伴多血管炎(见下文)	

ANA,抗核抗体;ANCA,抗中性粒细胞胞质抗体。

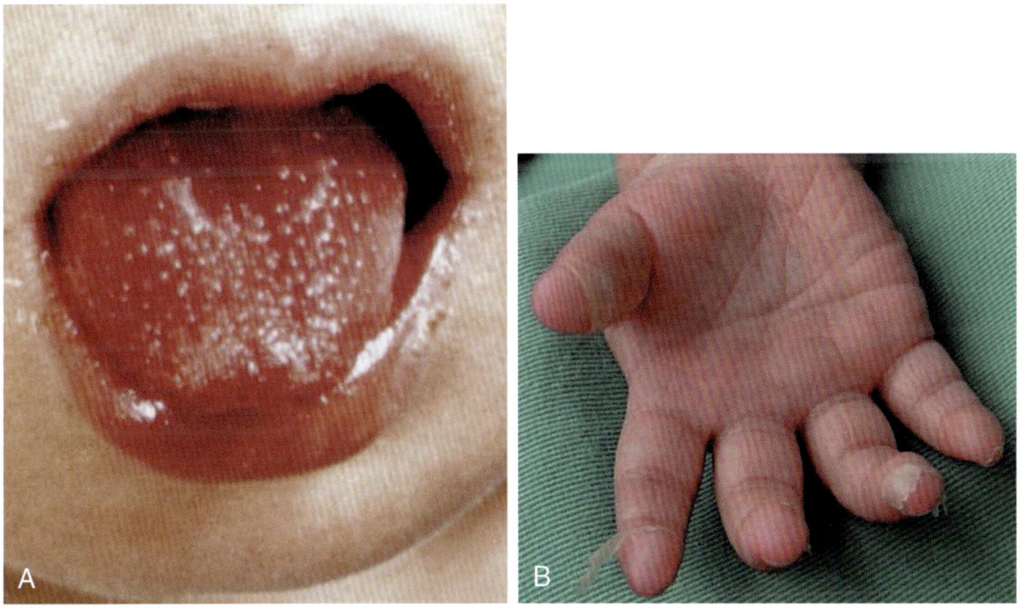

图 48.1 川崎病的临床表现。(A)草莓舌和(B)手指脱皮。(From Kato H. kawasaki disease. In:Crawford MH,Marco JP,Paulus WJ,eds. Cardiology. 3rd ed. Elsevier;2010.)

染性皮疹相混淆;也类似于中毒性休克综合征、链球菌猩红热。

6.治疗:高剂量静脉注射免疫球蛋白加阿司匹林。

7. 25%的冠状动脉瘤未经治疗，及时治疗可降至 5%。

8.巨噬细胞活化综合征是另一种罕见的并发症。

其他血管炎

Takayasu 动脉炎(大血管炎)

患者表现为发热、关节痛/肌痛、四肢跛行、脉搏微弱和血压测量值不稳。

结节性多动脉炎(中血管炎)

1.患者出现发热、周围神经病变、关节痛/肌痛、腹痛、皮肤病(结节、溃疡、明显的紫癜)。

2.还以多器官缺血为特征(表现为腹痛的胃肠道缺血、肠出血/穿孔、皮肤缺血;肾功能不全性缺血;脑卒中样表现);类似感染性心内膜炎伴脓毒性栓塞的症状。

3.一个经典的发现是肠系膜/肾动脉造显示多发性动脉瘤和不规则动脉收缩;类似真菌性动脉瘤。

肉芽肿合并多血管炎(GPA)

1.又称作韦格纳肉芽肿病;小血管、ANCA 阳性血管炎。

2.患者出现发热和其他全身症状、上呼吸道疾病(鼻窦炎、流鼻涕、鼻溃疡、马鞍形鼻畸形)、下呼吸道疾病(气管狭窄、慢性肺炎)和肾脏表现(肾小球肾炎)。

3.活检时肉芽肿可见(有时坏死),因此类似其他传染性肉芽肿性疾病(例如,分枝杆菌和真菌感染)。

嗜酸性肉芽肿伴多血管炎(EGPA)

1.又称作变应性内芽肿血管炎(Churg-Strauss 综合征),小血管、ANCA 阳性血管炎。

2.患者出现发热、外周血嗜酸性粒细胞增多和因嗜酸性粒细胞器官浸润引起的症状(慢性肺炎、嗜酸性粒细胞胃肠炎、肾小球肾炎、心力衰竭)。

3.在出现发热(标志着疾病的血管炎阶段)之前,患者有长期难治性哮喘病史。

4.在活检中,也可观察到肉芽肿。

白塞(Behçet)综合征

1.复发性和疼痛性口腔/生殖器溃疡(类似于 HSV 感染)。

2.患者可能出现发热和其他全身症状。

3.患者有特征性的过敏反应[皮肤损伤(如针刺)后 48 小时发生的丘疹或脓疱反应]。

4.还可能成为慢性/急性脑膜炎和脑炎的传染性病因(神经性白塞病)。

IgA 血管炎(变应性紫癜)

1.多数病例年龄<20 岁。

2.下肢(或其他承受压力的区域)皮疹[可触及(明显)的紫癜]、关节炎/关节痛、反复腹痛(可能很严重,可能发生肠套叠)、肾小球肾炎。

3.睾丸疼痛常见(类似于传染性附睾炎)。

复发性多软骨炎

1.虽然在理论上未归类为血管炎,但可伴随发生血管炎或类似地表现为血管炎。

2.与耳部感染相似的耳部反复受累(疼痛、压痛、发红,但耳垂不受影响)。

3.类似于 GPA,可表现为复发性上呼吸道疾病。

4.可能不明原因地发热。

肿瘤性疾病

淋巴瘤

1.可能类似于结核性淋巴结炎,甚至有典型的发热、出汗和体重减轻三联征。

2.淋巴结细针抽吸可能不足以排除淋巴瘤;可能需要通过切除活检进行组织诊断。

3. Pel-Ebstein 热(持续数周的周期性、规律性高热发作)是霍奇金淋巴瘤患者的典型症状,尽管它也可能发生在其他感染和不明原因发热中。

肾细胞癌

1.可表现为间歇性发热(20%)、出汗、体重减轻。

2.检查:腹部 CT 和组织学病理切片;可能需要肾脏切取以进行诊断。

白血病

1.骨髓增生异常疾病、多发性骨髓瘤和骨髓性白血病可能出现(伴)发热。

2.白血病的外周白细胞计数正常或偏低。

3.骨髓活检诊断。

心房黏液瘤

不常见，但 1/3 的病例有发热。超声心动图诊断。

自身炎性疾病

这些疾病是由先天免疫系统的异常激活引起的。它们与自身免疫病不同，因为不依赖抗原，并且涉及炎症机制而不是适应性免疫反应。多数患者表现为反复发热和全身炎症，但一些临床特征可能占主导地位，如皮疹或淋巴结肿大。可根据这些表型对异质性更大的疾病进行分类。

遗传性周期性发热综合征

1.除了家族性地中海热和周期性发热伴阿弗他口炎、咽炎和腺炎，其他类型罕见。

2.反复发热，通常在儿童时期出现，但约有 10% 从 30 岁以后开始。

3.秋水仙碱、类固醇或 IL–2 阻断剂的试验性治疗通常是有效的。基因检测可提供帮助。

4.如果不治疗，可能导致继发性淀粉样变性。

5.鉴别诊断因素包括：

(1)症状的持续时间和周期性。

(2)种族和家族史。

(3)相关的临床特征。

(4)见表 48.2。

家族性地中海热(FMF)

1.较常见的周期性发热综合征；发热，伴随浆膜炎、滑膜炎和(或)皮疹。

2.常染色体隐性遗传(以及发热)。

3.土耳其、亚美尼亚、犹太和阿拉伯血统的人患病率较高。此外，流行于意大利南部、希腊、北非。土耳其人的发病率为 1/1000，西班牙裔犹太人为 1/250。

4.幼儿即可发病，但多数病例的发病年龄为 20 岁。

5.临床特征

(1)发热持续 1~3 天。

(2)检查时可发现腹膜炎性腹痛(可能需要手术)和胸膜炎性疼痛。

(3)皮疹，表现为下肢典型的丹毒样红斑。

(4)单关节大关节(关节)炎。

6.可能因压力或月经周期诱发。

7.对预防性秋水仙碱有特征性反应，秋水仙碱在高流行地区用作诊断标准。使用秋水仙碱可预防淀粉样变性。

肿瘤坏死因子受体相关周期性综合征(TRAPS)

1.也称为家族性休眠热。

2.常染色体显性遗传，外显率不完全。

3.任何种族都可能受到影响。

4.出现在 4 岁左右，但 10%出现在 30 岁之后。

5.发热持续 5 天至 2 周；可能连续。

6.常见眼部受累(眶周水肿、结膜炎)，也可见游走性皮疹、肌痛和腹痛、大关节炎。

7.对高剂量类固醇有反应，用 IL–1 抑制剂维持。

甲羟戊酸激酶缺乏症(高 IgD 综合征、HIDS)

1.常染色体隐性遗传。

2.通常出现在出生后第一年。可以通过接种疫苗触发。

3.发热持续 3~7 天。腹痛、呕吐、腹泻、斑丘疹。90%的病例有可触及的淋巴结肿大，通常在颈部。

表 48.2　遗传性周期性发热综合征的比较

	遗传性	触发因素	发作时长	皮肤	特征
FMF	隐性	压力，月经周期	1~3 天	丹毒样	浆膜炎
TRAPS	显性	—	>7 天	游走性皮疹	眶周水肿
HIDS	隐性	疫苗接种	4~6 天	红斑性黄斑皮疹	颈部淋巴结肿大
CAPS	显性	寒冷	连续的	荨麻疹	结膜炎
PFAPA	多基因性	无，或定期发生	3~6 天	口疮性溃疡	随时间推移减轻

CAPS，cryopyrin 相关周期性综合征；FMF，家族性地中海热；HIDS，高 IgD 综合征；PFAPA，周期性发热、口疮性口炎、咽炎、腺炎；TRAPS，肿瘤坏死因子受体相关周期性综合征。

4. IgD 升高，通常还有 IgA 水平升高。

Cryopyrin 相关周期性综合征(CAPS)

1.常染色体显性遗传。

2.最轻微的形式也称为家族性感冒自身炎症综合征，暴露于寒冷环境后，会出现短暂的发热、眼睛发红和荨麻疹性皮疹。

3.严重的新生儿发病可引起脑膜炎、听力损失。

4. IL-1 抑制有效。

周期性发热伴阿弗他口炎、咽炎和腺炎(PFAPA 综合征)

1.相对常见。发病年龄为 2~3 岁。

2.临床表现与自身炎症综合征相似，但尚未发现遗传缺陷。

3.症状持续 3~6 天，每 3~4 周定期复发 1 次。

4.对类固醇快速反应。

5.通常症状会随着时间的推移而减轻，患者生长发育正常。

6.需要排除周期性中性粒细胞减少症。

发热和皮疹

成人 Still 病

1.全球均有发病；多为年轻成人(3/4 患者在 35 岁之前起病)。

2.罕见的、消长(性)的疾病。

3.每天高热的峰值超过 39°C。

典型表现为每天高热(每天重复出现峰值)或每天 2 次高热(每天有 2 次峰值)。

4.咽喉痛。

5.渐褪去的“鲑鱼”样粉红色皮疹(通常伴随发热高峰出现)(图 48.2)。

6.关节炎、关节痛、肌痛。

7.颈部淋巴结肿大。

8.肝大，肝酶升高。

9.极高铁蛋白水平(>5 倍正常上限)(框 48.1)。

10.模式识别和排除诊断；无特异性诊断试验。

11.鉴别诊断可能包括细小病毒 B19、病毒性肝炎、HIV、菌血症或心内膜炎。

12. 1/3 的病例发展为慢性关节炎。

13.初始治疗：NSAID 或类固醇。可以添加甲氨蝶呤。

14.严重病情可能危及生命。难治性病情可能需要生物制剂(IL-1 或 IL-6 抑制剂)。

施尼茨勒综合征

1.老年人居多，通常≥60 岁。

框 48.1 极高铁蛋白水平，鉴别诊断

对于 FUO 和极高铁蛋白水平(尤其是≥2000μg/L)的患者，需考虑以下事项：

1.成人 Still 病(病情较轻)

2.噬血细胞综合征(病情较重)

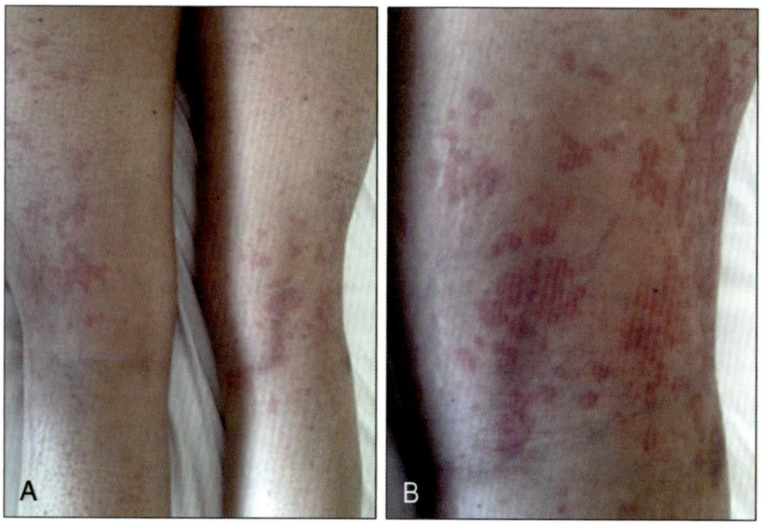

图 48.2 成人 Still 病。皮疹影响四肢(A)，(B)呈典型的“鲑鱼”样粉红色。

2.获得性综合征，由 IgM 副蛋白引起，但反应机制尚不清楚。

3.每日发热、慢性荨麻疹、影像检查发现骨质增生、淋巴结病。

4.多数对 IL-1 抑制剂反应良好。

5. 15%的病例发展为血液系统恶性肿瘤。

Sweet 综合征(急性发热性中性粒细胞皮肤病)

1.疼痛性皮肤结节的突然发作(图 48.3)。

2.特发性、副肿瘤性或药物诱导性(通常由 G-CSF 引起)。

3.鉴别诊断包括细菌、真菌或分枝杆菌皮肤感染。

4.可能导致 G-CSF 发热、眼部受累和白细胞增多。

5.可能发生变应性反应(在皮肤损伤部位出现病变)。

6.活检和对类固醇的显著反应可证实诊断。

7.可能在接受 G-CSF 后出现。

嗜酸性粒细胞增多和全身症状性药物反应(DRESS)

1.一种药物反应，罕见，但可能危及生命。

(1)发热(38~40℃)。

(2)皮疹(迅速发展为弥漫性和融合性红斑；超过 50%的体表面积受累；50%的病例出现面部水肿)(图 48.4)。

(3)嗜酸性粒细胞增多(某些病例无此现象)；出现非典型淋巴细胞。

(4)淋巴结病(弥漫性、压痛)。

(5)肝脏和肾脏受累。

2.在使用药物后 2~6 周发病。

(1)抗癫痫药(也称为抗惊厥变应综合征)和磺胺类药物是最常见的原因。

(2)即使停止使用致病药物，也可能复发。

3.与疱疹家族病毒(尤其是 EBV、HHV-6，以其有时作为严重 DRESS 标志的 HHV-7)的重新激活有关。

4.治疗：停用有问题的药物；全身性类固醇治疗有器官受累的 DRESS。

5.通常在 6~9 周内恢复，但可能以系列性的复发持续数月。

急性全身发疹性脓疱病(AGEP)

1.急性发作的针头大小的非囊泡性无菌脓疱，伴有发热；周围皮肤通常(出现)水肿和红斑(图 48.5)。

2.药物(如氨基青霉素、大环内酯类、喹诺酮类、四环素类、地尔硫䓬)是常见的刺激剂；也可能由蜘蛛咬伤或感染(如支原体、细小病毒 B19)引起。

3.诊断：临床和组织病理学。

4.治疗：停用有问题的药物(多于 2 周后)缓解；不建议(使用)全身性类固醇。

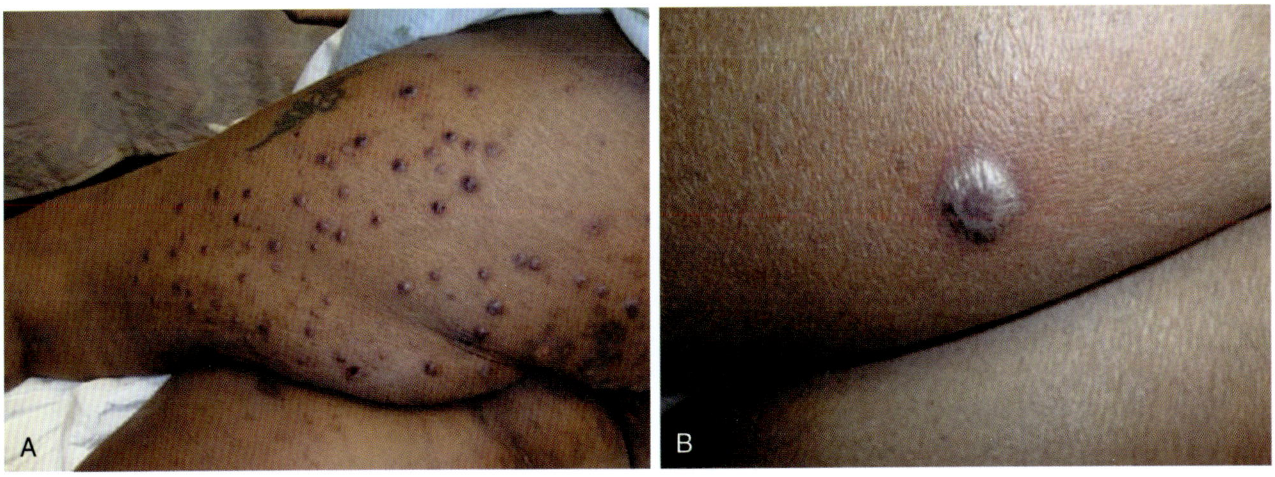

图 48.3　Sweet 综合征的特征性皮肤病变。观察到有多个柔软的红斑丘疹，具有明显的乳头状外观，分布在双侧上肢和双侧下肢。[From Ilias Basha H, Towfiq B, Krznarich TS. Sweet's syndrome as a dermatological manifestation of underlying coronary artery disease. J Cardiol Cases. 2012;6(1):e8-e12.]

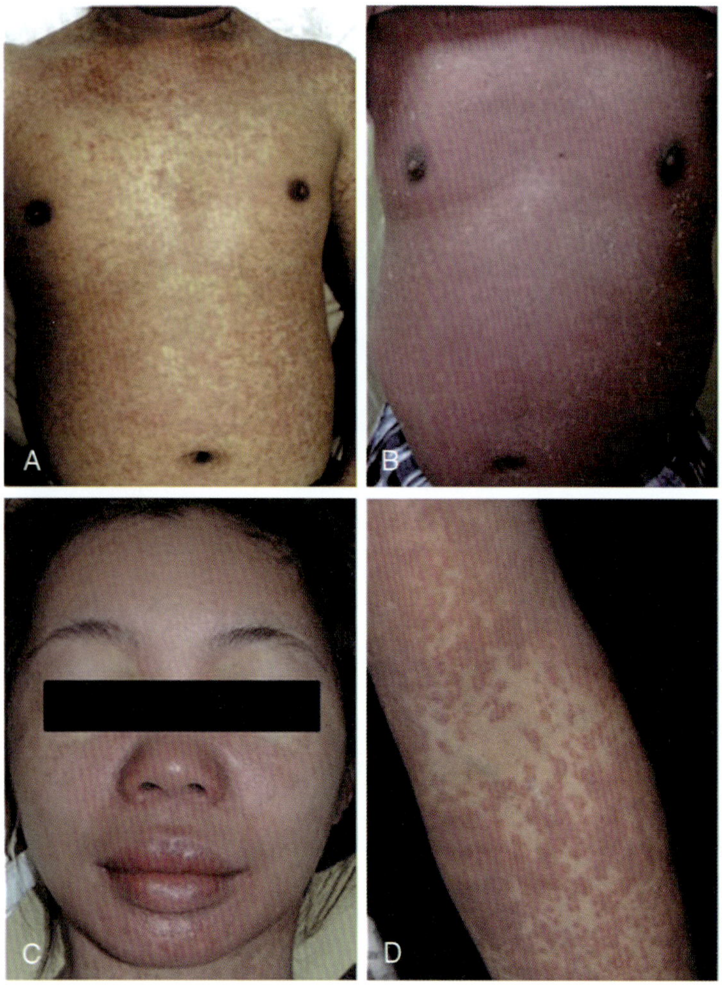

图 48.4 DRESS/DIHS 的临床表现。(A)DRESS 的皮疹通常以非特异性麻疹样疹开始,与其他较不严重的药物反应不易区分,但随后可发展为(B)全身浸润性甚至剥脱性皮炎(红皮病)。DRESS 典型的皮肤损伤是(C)面部水肿及(D)融合和浸润性斑块。[From Chen YC,Cho YTs,Chang CY et al. Drug reaction with eosinophilia and systemic symptoms:a drug-induced hypersensitivity syndrome with variable clinical features. Dermatologica Sinica. 2013;31(4):196-204.]

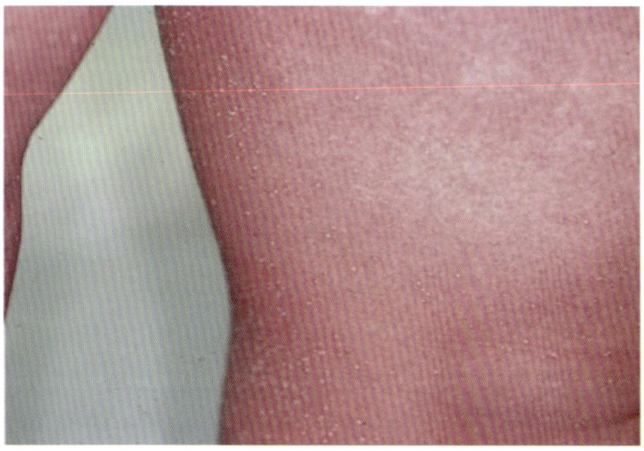

图 48.5 急性泛发性发疹性脓疱病。注意,非囊泡性脓疱病变,如针尖般大小,周围皮肤出现红斑。(From Brinster NK,Liu V,Diwan A,Hafeez MD,McKee P. Dermatology:High-Yield Pathology. Elsevier;2011.)

冯·宗布施急性脓疱性银屑病

1.该病为脓疱性银屑病的一种罕见亚型。

2.与 AGEP 有非常相似的表现,伴随发热和其他全身症状,红斑性皮肤突发脓疱。

3.当微小的脓疱合并时,会出现"脓液湖"。

4. 30%~70%的患者有其他形式的银屑病病史(通常是斑块状银屑病)。

5.停用全身或局部类固醇可能导致疾病。

6.其他(诱发)因素:妊娠(于妊娠女性,此病叫作脓疱样脓疱病)、免疫调节剂、抗菌剂(如阿莫西林、特比萘芬)。

隐斜蛛咬伤中毒

1.隐斜蛛咬伤后可出现全身症状(发热、恶心、呕吐、肌痛、不适感)。

2.继发于隐斜蛛毒液鞘磷脂酶 D,后者激活补体并激发中性粒细胞趋化性。

(1)严重表现:急性溶血性贫血、DIC、横纹肌溶解症。

(2)一般在检查时可发现隐斜蛛咬伤中毒症状和坏死/非坏死性皮肤病变(全身症状的严重程度与咬伤范围无关);需要注意患者可能忘记蜘蛛咬伤或在附近看到蜘蛛(在这种情况下,保持高度怀疑)(图 48.6)。

3.支持性治疗

(1)氨苯砜对治疗叮咬坏死无效,应避免使用。

(2)不推荐早期手术清创。

(3)抗蛇毒血清(在美国暂未上市)用于治疗严重的隐斜蛛咬伤中毒。

复发性结节性非化脓性脂膜炎

1.这是一个广义术语,包括与全身症状(包括发热)相关的深部结节和急性、亚急性斑块病变;活检常显示小叶性脂膜炎。

2.不应再使用该术语;旧有文献中复发性结节性非化脓性脂膜炎病例已被重新分类为特定的疾病(如胰腺脂膜炎、淋巴瘤脂膜炎、α-1-抗胰蛋白酶脂膜炎等)。

3.可能类似于多种传染病,如蜂窝织炎、全身性真菌和分枝杆菌感染、麻风病(麻风反应)。

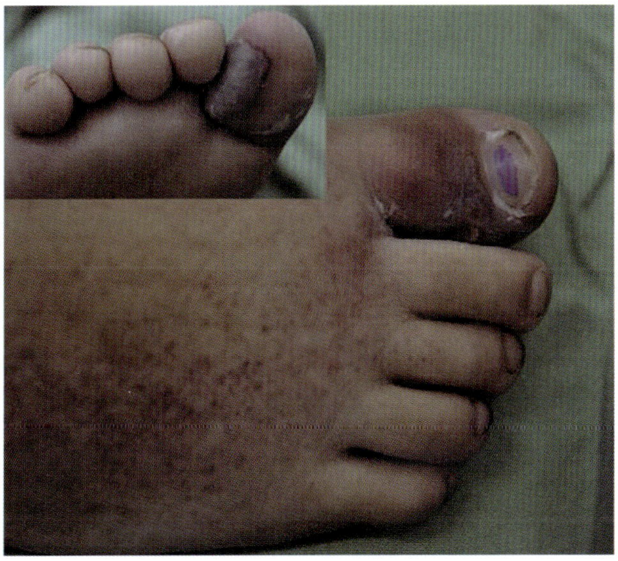

图 48.6　隐斜蛛咬伤中毒。患者右脚出现点状皮疹,右大趾出现皮肤坏死性病变,伴有肿胀、发红,坏死区周围有红斑晕,典型的毒液重力扩散。[From Levin C, Rozemman D, Sakran W, et al. Severe thrombocytopenia and dermonecrosis after Loxosceles spider bite in a 3-year-old child. J Pediatr. 2013;163(4):1228-28.e1.]

血清病综合征

1.Ⅲ型超敏反应的典型疾病。

2.体内引入有害物质(抗微生物毒素,如马抗狂犬病、疫苗、单克隆抗体、抗生素,特别是头孢克洛、磺胺和青霉素)几天后出现的发热、皮疹和多关节痛/多关节炎三联征。

3.其他原因:昆虫叮咬、蜜蜂叮咬、与循环免疫复合物相关的感染源(例如,急性乙肝感染、感染性心内膜炎)。

4.累及掌指关节、腕、膝和肩的对称性关节炎。

5.治疗:停用问题药物;严重时全身使用类固醇。

发热、肌肉僵硬、精神状态改变

血清素综合征

1.发生于:①5-羟色胺能药物和单胺氧化酶抑制剂之间的相互作用;②5-羟色胺能药物过量;③同时使用多种 5-羟色胺能药物。

2. <24 小时即发病。

3.临床特征(非常类似于神经阻滞剂恶性综合征,框 48.2):

(1)精神状态改变(如困惑、焦虑、烦躁、兴奋)。

(2)自主神经表现(如发热、心动过速、呼吸急

框 48.2　血清素综合征和抗神经阻滞剂恶性综合征的临床特征

双方共性

- 发热(或体温过高)、精神状态改变、伴肌酸酐激酶升高的强直、白细胞增多、代谢性酸中毒、AST 和 ALT 升高

特有特征

- 血清素综合征:震颤、反射亢进、肌阵挛常见
- 神经阻滞剂恶性综合征:震颤、反射亢进、肌阵挛罕见;反射减弱和运动迟缓常见

促、高血压、出汗、胃肠道症状)。

(3)神经肌肉活动过度(如震颤、反射亢进、强直、阵挛)。

(4)可能会出现白细胞增多症和DIC。

4.支持性治疗,疾病随着问题药物的移除通常是自限性的;在严重和难治性病例中使用赛庚啶。

神经阻滞剂恶性综合征

1.神经阻滞剂引起的紧张症可能是致命的。

(1)通常在开始服用问题性药物后2周内发病,但具有特殊性。

(2)涉及的药物:神经阻滞剂(如氟哌啶醇、氯丙嗪、利培酮、奥氮平)和止吐药(如甲氧氯普胺、异丙嗪)。

(3)也可能在帕金森病停止/改变治疗后出现。

2.临床特征(发病1~3天后),与血清素综合征非常相似,见框48.2:

(1)精神状态改变(缄默症、昏迷)。

(2)自主神经功能障碍(发热、心动过速、高血压、呼吸急促)。

(3)强直。

(4)肌酐激酶(CK)升高,>4倍正常上限。

(5)白细胞增多症常见。

3.治疗:支持性药物,也使用溴隐亭和丹曲林。

恶性高热

1. 也表现为体温过高、伴肌酐酸激酶升高的僵硬、代谢性酸中毒。

2.发生于接受挥发性麻醉剂(如氟烷)或琥珀胆碱的易感个体。

3.治疗:支持性药物,丹曲林。

抗胆碱能中毒

1.乙酰胆碱阻断了中枢性和外周毒蕈碱受体。

2.临床特征

(1)发热、潮红、无汗症、无反应性瞳孔扩大、精神状态改变、尿潴留、心动过速。

(2)未表现出强直,但抗胆碱能药物过量可能被误诊为血清素综合征、抗精神病药物恶性综合征或恶性高热。

3.许多药物过量可能导致该综合征,例如,茄属植物、阿托品及相关药物、解痉药、抗帕金森病药物、局部散瞳剂、抗组胺药(如氯苯那敏)、抗精神病药(如氯氮平)。

发热和细胞减少症

噬血细胞性淋巴组织细胞增生症(HLH)

1.一种可能危及生命的疾病,表现为过度免疫激活和伴有组织破坏性的炎症。

2.可能是单次发作或反复发作。

3.病原体通常是病毒(尤其是EBV),但其他感染也会导致HLH(如组织胞浆菌、埃立克体、结核、细小病毒B19和其他病原体)。

4.通常类似于不明原因性、伴多器官衰竭的严重脓毒症、急性肝炎、急性脑炎/脑膜炎。

5.诊断标准(应满足8个标准中的5个)

(1)发热。

(2)脾大。

(3)血细胞减少症(血红蛋白<90g/L,血小板<100 000/μL,绝对中性粒细胞计数<1000μL)。

(4)高甘油三酯血症(空腹甘油三酯>14.7mmol/L)和(或)低纤维蛋白原血症(纤维蛋白原<0.15g/L)。

(5)肝脏、淋巴结、脾脏或骨髓活检显示噬血细胞现象(此组织病理学发现本身不足以诊断HLH)。

(6)自然杀伤细胞活性低或缺失。

(7)高可溶性CD25。

(8)铁蛋白>500ng/mL(通常更高;见框48.1)。

6.治疗:使用依托泊苷、地塞米松,±鞘内注射甲氨蝶呤;难治性病例采取干细胞移植。

血栓性血小板减少性紫癜(TTP)

1.由于ADAMTS13(一种使血管性血友病因子失活的蛋白酶)的功能下降而发生;血栓性微血管病的结果(即小血管中存在富含血小板的栓塞)。

2.典型临床表现为发热、微血管病性溶血性贫血[血涂片上的裂片状红细胞(图48.7),框48.3]、血小板减少、肾脏异常和神经系统表现(癫痫、脑卒中、昏迷、精神状态改变)五联征。

3.但由于早期诊断和治疗，现在很少见到五联征；现在最常见的表现是微血管病性贫血、血小板减少症、神经和肾脏表现；50%的病例会有正常的肌酐；发热较少见，明显的肾衰竭罕见。

4. HIV 感染和自身免疫性疾病的人容易患上 TTP。

5.治疗：血浆置换和类固醇。

类肺炎

器质性肺炎

1.表现为咳嗽、轻度呼吸困难、发热和持续数周的体重减轻。

2.中度白细胞增多和 C 反应蛋白升高。

3.症状与传染性肺炎的症状无法区分。常见诊断线索是对抗生素缺乏反应。

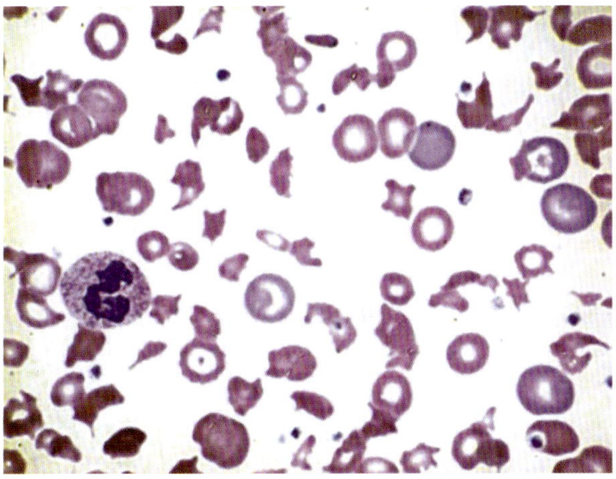

图 48.7　微血管病性溶血性贫血中的裂片状红细胞(外周涂片)。(From Hudnall SD. Haematology：A Pathophysiologic Approach. Elsevier；2012.)

框 48.3　有裂片状红细胞的微血管病性溶血性贫血的原因

分裂细胞是微血管病性溶血性贫血（即 Coombs 阴性血管内溶血、低结合珠蛋白、间接高胆红素血症、高 LDH）的标志

原因

- 血栓性血小板减少性紫癜
- 弥散性血管内溶血
- 溶血性尿毒症综合征
- 机械心脏瓣膜缺陷
- 灾难性抗磷脂抗体综合征(见下文)

4.多数病例是原因不明的，但常与诊断结缔组织疾病或药物不良反应有关。

5.肺活检确定诊断：以肺泡内肉芽组织出芽为特征。

6.使用皮质类固醇有效。

急性间质性肺炎(哈曼·里奇综合征)

1.具有代表性的急性、暴发性和进行性的特发性间质性肺炎，较罕见。

2.在呼吸功能迅速恶化之前出现 1~2 周的前驱疾病，表现为咳嗽、发热和进行性呼吸困难。

3.鉴别诊断包括快速进展的感染性肺炎、变应性肺炎、药物性肺泡损伤、放射性肺炎、嗜酸性粒细胞性肺炎。

4.诊断：急性呼吸窘迫综合征，在无上述刺激物的情况下，肺活检显示弥漫性肺泡损伤。

5.治疗：支持性药物、大剂量类固醇。

变应性肺炎

1.类似于急性、亚急性和慢性形式的传染性肺炎。

2.类似于真菌性肺炎和分枝杆菌肺炎，肺活检常显示肉芽肿(然而，与呈干酪样的感染性肉芽肿相比，变应性肺炎总是呈非干酪样)。

3.触发因素：发霉的干草(由真菌引起的；“农民肺”)、与水/通风相关的(由鸟分枝杆菌复合体引起的“热水浴缸肺”)、鸟类排泄物(“鸟类爱好者的肺”)、棉纺厂灰尘(白热病或“棕色肺”)。

4.诊断：已知且持续的暴露[与真正的传染性肺炎症状在几天内逐渐发展不同，暴露时突然出现体征和症状(无前驱症状)]。支气管肺泡灌洗(BAL)可以证明淋巴细胞占多数且 CD4/CD8 比率低，活检显示非干酪性肉芽肿，吸入激发(试验)。

5.治疗：停止接触有害物质、支持性药物、类固醇类药物。

如果在避免接触和类固醇治疗后症状持续存在，鸟分枝杆菌复合物相关的变应性肺炎可能需要抗分枝杆菌药物。

达托霉素诱导性嗜酸性粒细胞肺炎

(1)使用达托霉素时出现的发热和呼吸困难综

合征。

(2)中位发病的持续时间为2~3周,症状的发作与剂量无关。

(3)外周嗜酸性粒细胞增多症很常见(80%),但不是诊断所必需的,BAL通常显示>25%的嗜酸性粒细胞。

(4)治疗:停用达托霉素,对情况严重者辅助类固醇,1~7天后得到改善。

(5)任何在接受达托霉素治疗期间出现呼吸道症状的患者均应接受治疗(请注意,鉴于达托霉素仅覆盖革兰阳性菌,并且药物会被肺表面活性物质大幅灭活,因此也可能发生严重的细菌性肺炎)。

淋巴结病

结节病

1.多系统肉芽肿病,病因不明。

2.以非干酪样肉芽肿为特征。

3.共同特征=肺门淋巴结肿大,肺浸润(图48.8),眼睛、皮肤和关节病变。

4.临床上,在没有肺外发现的情况下,表现为肺门或纵隔淋巴结肿大的结节病很难鉴别分枝杆菌感染、淋巴瘤和真菌感染。

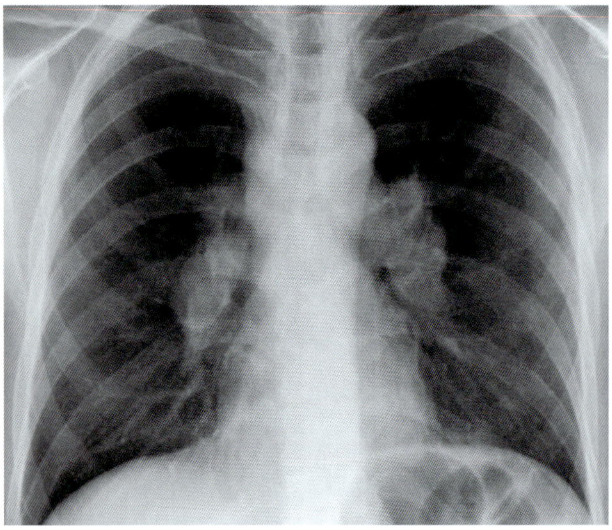

图48.8 结节病。(From Hansell DM, Lynch DA, McAdams HP, Banker AA. Mediastinal and aortic disease. In: Imaging of Diseases of the Chest. Elsevier; 2010.)

5.在考虑使用类固醇之前,因诊断的不确定性,故可能需使用结核病的经验性治疗。

菊池病

1.病因不明,通常认为是由于T细胞和组织细胞对传染性微生物的反应。

2.表现为发热(通常为低度,35%)和颈部淋巴结肿大(100%),通常见于年轻女性(多为亚裔女性;高加索人和其他种族也可能受到显著影响)。

3.鉴别可能包括弓形虫病、单核细胞增多症或结核病。

4.有时会与SLE重叠(一些患者会随着时间的推移发展为SLE)。

5.通过切片活检(显示组织学特征)进行诊断(将显示坏死和显著的组织细胞浸润)。

6.治疗:类固醇。

胃肠道综合征

炎性肠病(IBD)

1.回肠和盲肠的IBD可能与结核病相似。

2.远端疾病可以类似于性传播感染,如淋病奈瑟菌病、LGV或HSV。

3. IBD的急性表现可能类似于沙门氏菌、志贺氏菌、弯曲杆菌、耶尔森菌、CMV感染或阿米巴病。

蜂窝织炎类似征

Wells病(嗜酸性蜂窝织炎)

1.特征是出现类似于感染性蜂窝织炎的红斑和肿胀(图48.9),可能疼痛或瘙痒,也可见水疱、大疱、丘疹、结节。

2.发热、不适、关节痛很常见。

3.对抗生素无反应。

4.一条有用的线索是存在外周嗜酸性粒细胞增多症,大约出现在2/3的病例中。

5.活检显示嗜酸性粒细胞浸润。

6.治疗:类固醇(口服>局部)。

7.注意:舒尔曼病是另一种仅累及筋膜(嗜酸性

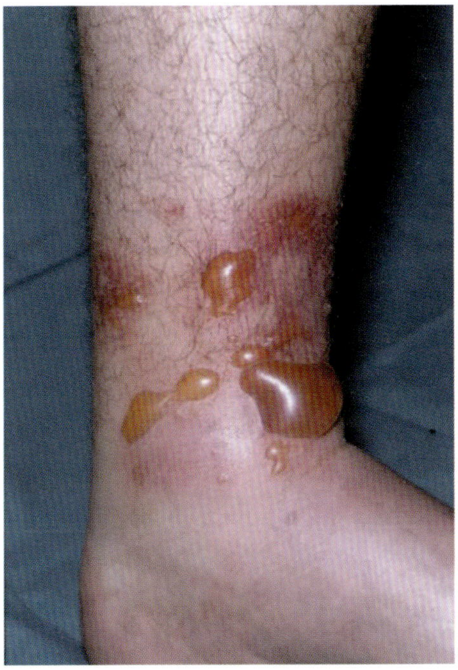

图 48.9　威尔斯病。注意可能被误诊为蜂窝织炎的水疱和红斑。(From Alwan W, Benton E, Coulson I. Wells syndrome. In: Lebwohl MG, Heymann WR, Berth -Jones J, Coulson IH, eds. Treatment of Skin Disease: Comprehensive Therapeutic Strategies. 5th ed. Elsevier; 2018.)

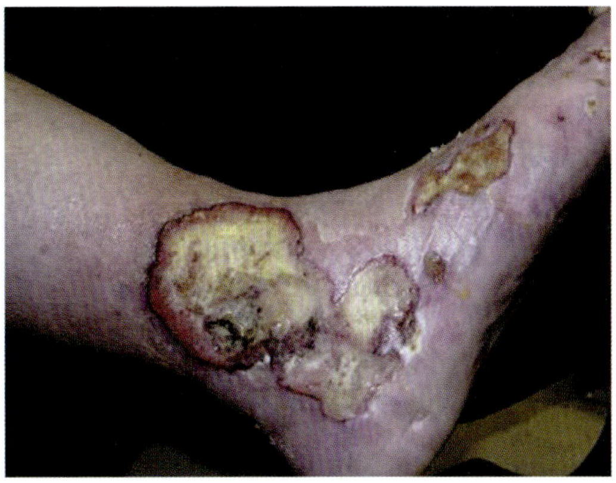

图 48.10　坏疽性脓皮病。溃疡迅速进展，边缘受损，底部化脓。[From Callen JP, Jackson JM. Pyoderma gangrenosum: an update. Rheum Dis Clin North Am. 2007;3(4):787-802.]

框 48.4　变应反应性的原因

- 斯威特综合征
- 坏疽性脓皮病
- 白塞综合征(皮肤损伤)

注意：其在皮肤活检中都表现出中性粒细胞性皮肤病

筋膜炎)的嗜酸性皮肤病，不伴有发热或全身症状，急性或亚急性表现为四肢对称性肿胀。

坏疽性脓皮病

1.以脓疱为特征，脓疱迅速发展并形成溃疡(图 48.10)；病变是疼痛性的，患者可能发热。

(1)以变应反应性为特征(即病变通常出现在外周静脉注射部位、穿刺/手术伤口等创伤部位)(框 48.4)。

(2)与炎性肠病、血液系统恶性肿瘤、炎症性关节炎和其他自身免疫性疾病密切相关。

(3)诊断：皮肤活检显示中性粒细胞性皮肤病(即在没有感染的情况下所有皮肤层均出现强烈的中性粒细胞浸润)，多种细菌/真菌/分枝杆菌培养呈阴性。

2.在某些遗传条件下可能出现其他表现。

(1)PAPA 综合征：化脓性关节炎、坏疽性脓皮病、痤疮。

(2)PAPASH 综合征：化脓性关节炎、坏疽性脓皮病、痤疮、化脓性汗腺炎。

3.治疗：手术清创，但仅用于坏死病变(由于过敏反应性病变，手术后病变往往会变加恶化)；全身性类固醇。

红斑性肢痛症

1.以间歇性发红、发热和疼痛为特征，通常发生在下肢远端(图 48.11)。

2.环境温度升高和运动是已知的诱发因素，患者自诉用冷水淋浴冷却该区域可缓解症状。

3.多为间歇性的，但可能持续数天至数月。

4.通常与骨髓增殖性疾病相关。

5.治疗：无法治愈，多采用支持治疗以缓解症状，治疗基础疾病。

骨髓炎类似征

慢性复发性多灶性骨髓炎(CRMO)

1.发病机制尚不完全清楚的炎症疾病。

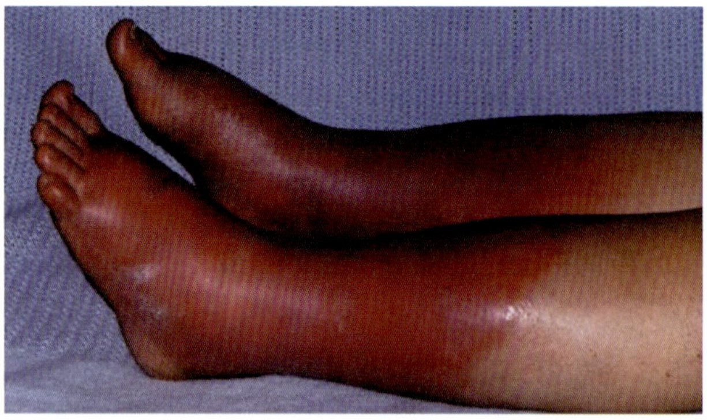

图 48.11 红斑性肢痛症表现。(From Mørk C,Kvernebo K. Erythromelalgia. In:Lebwohl MG,Heymann WR,Berth-Jones J,Coulson IH,eds. Treatment of Skin Disease:Comprehensive Therapeutic Strategies. 5th ed. Elsevier;2018.)

2.最常见于儿童和青少年,但也见于成人。

3.顾名思义,它的特点是在数月至数年的过程中与发热相关的骨痛反复发作，患者在发作间隙通常无症状。

4.通常,涉及两个以上的非相邻部位/骨骼,但也有例外。

5.与炎症标志物升高有关;MRI 显示提示骨髓炎的特征;细菌培养阴性。

6.对抗生素无反应。

7.常见的受累部位是长骨的干骺端区域(例如,胫骨远端、股骨、锁骨、下颌骨、脊柱)。

8.诊断:排除感染,MRI、放射性核素骨扫描,病理显示非特异性炎症。

9.治疗:支持治疗,用非甾体抗炎药控制疼痛,偶尔使用类固醇。

滑膜炎、痤疮、脓疱病、骨质增生、骨炎(SAPHO)综合征

1.自身炎症,确切机制尚不清楚,但认为与遗传因素和免疫失调有关。

2.与 CRMO 不同,主要影响 30~50 岁的成年人。

3.与 CRMO 一样,主要表现之一是复发性骨痛,炎症标志物升高±发热;影像学显示滑膜炎、骨炎和骨质增生(晚期表现;骨过度生长和硬化)。

4.皮肤病变通常为痤疮样和不同程度的脓疱病,皮肤活检常显示中性粒细胞性皮肤病。

5.“牛头”征(图 48.12):放射性核素骨扫描显示经典的双侧和对称性胸锁骨摄入增加。

6.治疗:支持性药物、非甾体抗炎药、甲氨蝶呤、免疫调节剂。

其他感染性疾病类似征

抗 NMDA 受体脑炎

1.类似于急性/亚急性病毒性脑炎。

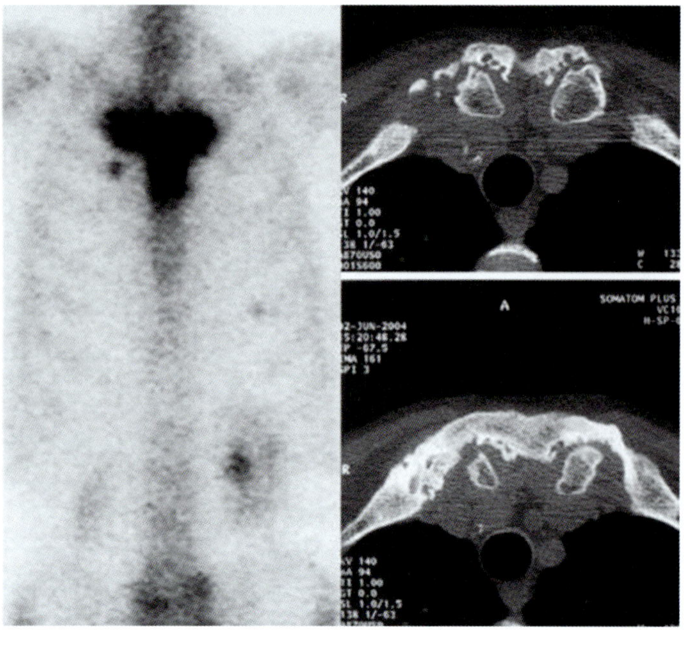

图 48.12 “牛头”征。放射性核素骨显像示左胸锁区域示踪剂摄取的特征性“牛头”模式;轴位 CT 图像显示两个胸锁区域的侵蚀性变化，并伴有右侧胸锁区域的骨质增生。(From Depasquale R,Kumar N,Lalam RK,et al. SAPHO:what radiologists should know. Clin Radiol. 2012;67:195-206.)

2.相对常见的疾病,在加州脑炎项目(最大的脑炎流行病学队列研究)中,抗 NMDA 受体脑炎与病毒病因学,同为导致脑炎的原因。

3.多见于年轻女性,其中 50%的病例伴有单侧或双侧卵巢畸胎瘤;老年女性也可能受到影响,但只有 10%有明显的肿瘤;其他种类的肿瘤也有报道。

4.自身免疫性脑炎的特点

(1)自主神经功能障碍(发热、体温过高、血压和心率波动)。

(2)显著的精神症状(例如,行为古怪、言语混乱、激动/焦虑、幻觉)。

(3)反常的运动障碍(例如,肌张力障碍、紧张症、强直、反张)、回声症、缄默、记忆力减退。

(4)脑病发作。

5. CSF 以淋巴细胞为主的细胞增多症。

6.脑部 MRI 和 EEG 是非特异性的,通常正常。

7.诊断:血清或脑脊液中存在抗 NMDA 受体抗体的证明。

8.治疗:切除发现的肿瘤;类固醇和其他免疫抑制剂。

灾难性抗磷脂抗体综合征

1.发生在已知患抗磷脂抗体综合征的患者或无已知疾病的患者中。

2.特征:至少 3 个器官系统血栓性梗死快速进展,并伴有全身体征和症状(白细胞增多、发热、炎症标志物升高)。

3.该病类似于血栓性血小板减少性紫癜和弥散性血管内凝血,还有一项特征是微血管病性溶血性贫血(即外周血涂片上可见的分裂细胞)(框 48.3)。

4.还可类似于严重脓毒症、多器官功能障碍综合征、急性感染性心内膜炎、血管炎。

5.诊断:排除弥散性血管内凝血、血栓性血小板减少性紫癜;活检或成像显示多处梗死;抗磷脂抗体阳性(例如,狼疮抗凝物、抗心磷脂抗体、抗 β_2 糖蛋白 1 抗体)。

IgG4 相关疾病

1.该类疾病较新,以前被认为是独立病种,但现在包含越来越多种疾病和表现。

2.以淋巴浆细胞为主、富含 IgG4 的细胞群导致器官功能障碍,表现为多器官系统的增殖性肿瘤样浸润。

3.类似于感染的常见综合征

(1)胸主动脉或腹主动脉炎(图 48.13)。

(2)肺部 IgG4 相关疾病,如间质性肺炎。

(3)慢性硬脑膜炎。

(4)弥漫性淋巴结病。

(5)唾液腺增大。

(6)其他:皮肤表现、前列腺炎、缩窄性心包炎、中线破坏性病变。

4.需进行慢性分枝杆菌(尤其是结核病)和真菌感染的鉴别诊断。

5.诊断:血清 IgG4 通常升高;活检显示富含 IgG4 的浆细胞。

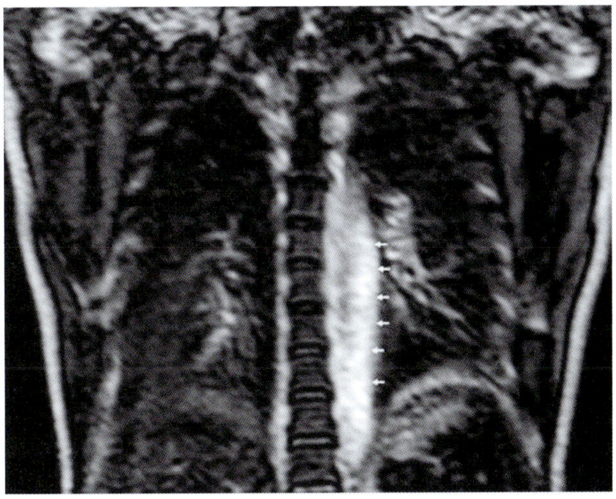

图 48.13 硬化性主动脉周围炎,表现为高信号的胸主动脉周围肿块,此为 IgG4 相关心血管受累患者的晚期钆增强 T1 成像评估。(From Mavrogeni S, Markousis-Mavrogenis G, Kolovou G. IgG4-related cardiovascular disease: the emerging role of cardiovascular imaging. Eur J Radiol. 2017;86:169-175.)

(谷文欣 译 鲍倡俊 校)

第 49 章 生物统计学

Margaret A. Olsen

引言

基本统计学概念和方法在传染病学乃至所有医学研究中都是必不可少的。本章将重点概述传染病研究中常用的研究设计，讨论分类资料和连续型资料的二变量分析统计检验、多变量模型的开发策略，以及诊断试验实施特点。本章仅对基本概念和方法做简要介绍，计划分析数据从而发表研究的学者仍需学习更加深入的统计学方法。以下的一些内容可能在考试中并不涉及，但这些在医者的职业生涯中对医学理解、数据解读是十分重要的。本章也包括适合作为试题资料的内容。

定义

1.发病率(incidence)：在某段时间内，某疾病的新发病例数/具有发病风险的人口数。

2.患病率(prevalence)：某疾病的病例数/总人口数。

3.变量类型(types of variables)

(1)因变量(dependent)：结局变量。

(2)自变量(independent)：风险因素、暴露因素等。

(3)无序变量(nominal)：无法进行排序的分类变量(如性别)。

(4)有序变量(ordinal)：可以进行排序的分类变量，无须等差(如 Glasgow 昏迷评分)。

(5)连续型变量(continuous)：可测量的数值型变量，在某个特定范围内数值没有限制(如身高、体重、肌酐指数等)。

4.独立样本(independent sample)：样本间互相独立，即相互间不受影响。配对设计资料为非独立样本。

5.参数检验(parametric test)：基于数据正态分布假设的检验。检验的参数为平均值，假设其能够正确度量中心趋势。如果不正确，那么需要使用非参数检验，即数据类型不遵循特定分布。

6.统计错误(error)和统计效能(power)

(1)1 类错误：统计推断拒绝零假设，但实际零假设成立。在多数情况下，我们将 1 类错误的概率设置为不超过 5%，即检验水准 $\alpha=0.05$。

(2)2 类错误：统计推断不拒绝零假设，但实际零假设不成立。犯 2 类错误的概率为 β。

(3)统计效能：当统计推断拒绝零假设，且实际零假设也不成立的概率，等价于 $1-\beta$。也可以定义为检测到确实存在的统计学差异的概率。多数研究认为统计效能达到 0.80 是充分的。如果在一项研究中，在统计效能<0.80 的情况下得到不具有统计学差异的结论，那么这项结论并不可靠。

7.混杂因素(confounder)：一个额外的 B 因素扭曲了结局变量和暴露因素 A 的关联性。混杂因素，即 B 因素既与结局变量有关联，也与暴露因素 A 有关联。

针对传染病的一般研究设计

横断面研究

1.同时评估暴露和结局。

2.由于无法建立时间顺序，故无法确定因果关系。

案例

全国健康与营养调查(National Heath and Nutrition Examination Survery)。用于识别筛检人群中耐甲氧西林金黄色葡萄球菌(MRSA)定植风险因素。

生态学研究

1.在群体数据中比较暴露和结局。

2.是最弱的一种研究设计。

3.从群体数据中无法做出基于个体的推论。

4.无法确定因果关系。

5.无法控制潜在的混杂因素。

案例

1.地区性传播疾病发病率与安全套销售情况的对比。

2.各州香烟消费税与牙周炎患病率的对比。

3.不同抗生素消费量人群的抗生素耐药感染患病率的对比。

病例对照研究

1.总是回顾性研究。

2.将病例组和未患病的对照组进行比较。

(1)最佳情形:病例与对照匹配比为 1:4 时,统计效能最大。

(2)为避免信息偏倚,病例组与对照组的信息必须以同一种方式进行收集。

(3)对照组必须在产生病例的源人群中选择,即对照组也有可能成为一组病例。

3.比值比用于测量暴露与疾病间的关联。

4.优势:对罕见病来说是高效的设计。

5.劣势

(1)由于潜在风险因素的资料收集是在确认疾病后,故可能存在回忆偏倚。

(2)因缺少总体的信息,故无法计算发病率。

案例

1.脊柱手术后,将手术部位感染(SSI)病例与未感染者进行比较,以确定 SSI 的风险因素。

2.在医院食堂进食后发生胃肠炎的患者与同一时间段在医院食堂进食的未感染者样本进行比较。

队列研究

1.前瞻性队列研究是观察性研究中最有力的研究设计。

(1)经典设计涉及选择所有具有特定暴露的个体,与没有暴露的个体进行比较。

(2)也可以是纳入一组特定人群,如:

1)Framingham 研究。

2)Olmstead 县居民队列。

3)在预先确定的时间内对个体进行随访,以观察结果发展。

2.前瞻性队列优势

(1)明确暴露和结果之间的时间关系。

(2)能计算疾病的发病率。

3.相对风险度可用于衡量暴露与疾病间的关联。

在某些队列研究中仍计算比值比。只有结局十分罕见时(通常为<10%),比值比才能替代相对危险度。

4.也可以回顾性进行。

案例

1.前瞻性:从 1984 年开始的,对 7000 例以上男性进行的多中心 AIDS 队列研究,调查同性恋或双性恋群体的 HIV 或 AIDS 的流行病学(http://aidscohortstudy.org)。

2.回顾性:以 1990—2005 年在 A 中心接受肺移植的所有患者为队列,研究非结核分枝杆菌感染的发病率和风险因素。

随机对照试验

1.随机对照试验(RCT)是最为有力的研究设计,建立了因果关系。

(1)符合要求的受试者被随机分配到不同治疗组(如治疗法 A 与 B、治疗法 A 与安慰剂)。

最优的设计是在接受治疗时实现调查者和参与者的双盲。

(2)假设设计和样本量足够,经测量和未经测量的混杂因素在组间均匀分布。

2.可以计算人群治疗的平均效果,即有资格接受治疗的参与者接受治疗会发生什么。

3. RCT 的结果具有最强的内部效度(准确确定研究中的组间差异)。

外部效度(结论推广至全人群的一般性)可能较弱,尤其是采用严格的纳入标准时。

4. RCT 应遵循临床试验报告规范(CONSORT)指南。

针对独立样本的统计检验方法

针对分类变量和连续性变量的统计学检验方法(表 49.1)

1.分类变量基本的统计检验方法有卡方(χ^2)检验、Fisher 精确检验、logistic 回归。

2.尽可能连续地收集连续性数据,以避免信息丢失。提供最大的分析灵活性。

3.在开始分析前检查所有变量的频数。

(1)缺失数据:理解为什么缺失,并尽可能进行修正。

1)如果确实缺失,可能需要进行填补。

2)离群值:尽可能修正。

(2)对无序或有序资料,如果类别分段较多,可以合并类别项进行分析。

(3)检查 2×2 表(或多行、列的格表),确保表中的数据足够对比。

4.数据的可视化。

(1)分类资料:柱状图、饼图。

(2)连续型资料:箱式图、直方图、散点图。

统计检验方法

针对连续性变量的参数检验(表 49.2)

1.对连续性变量,统计模型的假设必须成立(如学生 t 检验须满足组间独立,在人群中呈正态分布,总体方差相同)。

2.匹配样本的对比检验

(1)最简单的方法是通过直方图直观对比。

(2)Kolmogorov-Smirnov 检验,十分依赖样本量,多用于大样本的检验。

3.参数、非参数检验方法。

4.因变量多为二分类变量(如是否感染、治疗是否有效)。

Logistic 回归

1.用于随访时间相等的二分类因变量。

2.近似原则:样本量为自变量的 10 倍。

案例

手术后 90 天内出现手术部位感染(SSI)作为因变量时,如果有 54 例 SSI,那么模型最多可包含 5 个自变量。

表 49.1 分类变量和连续性变量的统计学检验方法

自变量 X		因变量 Y	
		分类变量	连续性变量
	分类变量	χ^2、Fisher 精确检验、logistic 回归	学生 t 检验、单因素方差分析
	连续性变量	logistic 回归	散点图、Pearson 相关、线性回归

表 49.2 参数与非参数检验

变量类型	参数检验	非参数检验
无序变量	N/A	χ^2、Fisher 精确检验
有序变量	N/A	χ^2、Spearman 相关、Kruskal-Wallis 检验
连续性变量(2 分类)	Pearson 相关、标准 t 检验	Spearman 相关、Mann-Whitney U 检验
连续性变量(多分类)	单因素方差分析	Kruskal-Wallis 检验

Cox 比例风险回归模型

1.时间结局模型,用于随访时间不同的总体。

2.与 logistic 回归的近似原则相同。

3.截尾产生于失访、参与者退出或研究结束时。截尾不是由于失败事件,而是中途失访、信息不完全等。

(1)截尾时信息完全(如死亡、出现竞争性结局)时可能需要将截尾时间作为竞争性风险,分析特定原因的危害。

(2)竞争性结局举例:因变量为由感染导致的死亡时,由其他原因导致的死亡则为竞争性结局。

如何建立多变量模型

1.将所有自变量分别与因变量进行双变量分析。

2.纳入模型的自变量标准

(1)临床实践理论中对结局有影响的风险因素。

(2)在双变量分析中与结局相关的变量。

潜在的混杂因素不需要同时与结局和其他暴露因素都显著相关。因此,初始的多变量模型所纳入的潜在风险因素的阈值通常较高(α=0.1 或更高),以确保对混杂变量进行调整。

(3)在双变量分析中格子数较小(<5)的自变量不纳入。

(4)检查自变量的共线性。共线性较高的变量(如癌症与化疗)可能增加模型的不稳定性。

(5)运用临床知识选择共线性变量中最为相关的变量纳入模型。

案例:感染风险增加最有可能的原因是什么?是潜在的恶性肿瘤还是化疗?

3.纳入多变量模型的连续性变量

(1)纳入的连续性自变量应存在线性关系,即自变量每增加 1 个单位,比值比相应增加或减少 1 个单位。

(2)如果不符合线性关系,则必须确定连续性变量的不同建模策略(如样条曲线、转换为分类变量)。

4.使用逐步回归

(1)前进法:根据统计学检验结果每次增加 1 个变量,不考虑所有潜在的混杂变量。

(2)后退法:基于一组预先设定的标准纳入所有变量,每次移除 1 个变量。

(3)逐步回归属于较短视的做法,因为在任何一点上只向前或向后一步。使用时须谨慎,多从临床角度思考模型的建立。

5.底线:多变量模型必须有意义,否则一文不值。

诊断试验的评估

诊断试验的评估通常在考试问题中测试。

诊断试验的评估方法

1.诊断试验评价所需的数据(表 49.3)。

2.敏感性=试验诊断阳性/实际患病=a/(a+c)。

3.特异性=试验诊断阴性/实际未患病=d/(b+d)。

4.阳性预测值(PPV)=试验诊断为阳性者的患病概率=a/(a+b)。

5. PPV 是疾病患病率的函数,因此取决于进行检测的特定人群。

6.一项试验可能在高患病率人群中表现良好,但在低患病率人群中表现不佳。

(1)在低患病率人群中,假阳性结果可能比真阳性结果的数值高。

(2)某些感染性疾病使用两阶段检测(如 RPR 作为梅毒的筛查试验,用更特异的试验如 FTA-ABS 进行确认)。

7.阴性预测值(NPV)=试验诊断为阴性者的患病概率=d/(c+d)。

基于贝叶斯理论计算预测值

1.基于先验知识(即条件概率)计算事件概率。

2.如果疾病在人群中的患病率已知,可以与试验的敏感性和特异性一同使用来计算阳性和阴性预测值。

$$\text{PPV}=\frac{\text{敏感性}\times\text{患病率}}{(\text{敏感性}\times\text{患病率})+(1-\text{特异性})\times(1-\text{患病率})}$$

表 49.3 诊断试验所需数据

试验结果	患病	未患病
阳性	a	b
阴性	c	d

$$NPV=\frac{敏感性\times(1-患病率)}{(1-敏感性)\times患病率+特异性\times(1-患病率)}$$

3.假设你开发出一种新的衣原体诊断试验，其敏感性为 90%，特异性为 95%。你计划在衣原体患病率为 2%的妊娠女性中使用这种测试。结合以下信息：

(1)根据贝叶斯定理，该人群中新检测的 PPV=0.27，即试验阳性者中实际衣原体感染者为 27%。

(2)然而，如果在衣原体感染率为 20%的性病门诊中使用该试验，PPV=0.82，即试验阳性者中实际衣原体感染者为 82%。

(3)根据 Bayes 定理，衣原体感染率较高的情况下，PPV 比低患病率组高，试验效果更好。

似然比(LR)与诊断试验

1.阳性似然比=真阳性率/假阳性率=敏感性/(1-特异性)

阳性似然比指与未患病的人相比，患病者试验呈阳性的可能性。应为阳性 LR>1，因为试验结果阳性者应比阴性者患病的可能性更大。

2.阴性似然比=假阴性率/真阴性率=(1-敏感性)/特异性

阴性似然比指与未患病的人相比，患病者试验呈阴性的可能性。应为阴性 LR<1，因为试验结果呈阴性者应比呈阳性者患病的可能性小。

受试者工作特征曲线(ROC)与诊断试验

1.ROC 曲线的 y 轴为敏感性，x 轴为 1-特异性(即假阳性率)(图 49.1)

2.用于确定阳性试验结果的诊断阈值(即临界点)，以便以最低的假阳性率优化敏感性。

3.整体解释：在 ROC 曲线图中给定一个点，该值表示在两个随机选择的个体中，患病者样本比未患病者样本具有更高的试验值。

Meta 分析

1.对多个研究进行统计分析，包括合并研究结果的方法。

2.计算研究的平均效应值。

3.由于结合了多个研究，识别效应的效能提高。

4.如果研究结果中存在异质性，需解决其中的关联。

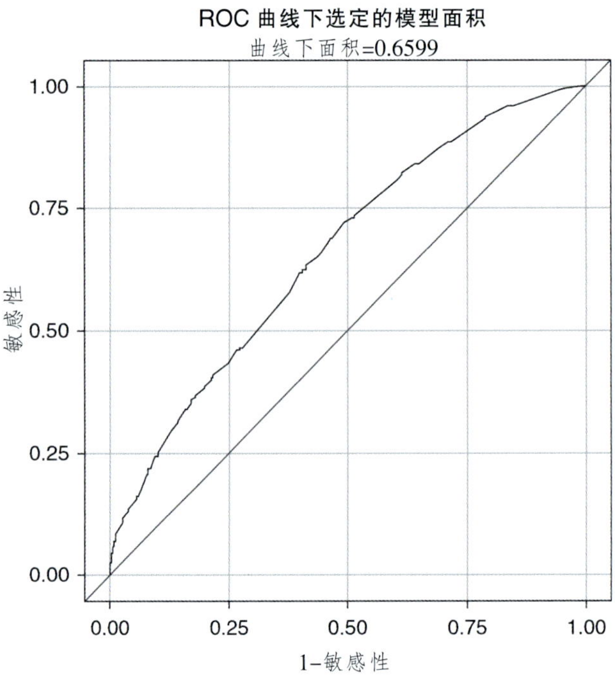

图 49.1 对特定模型的 ROC 曲线。

如果结果不一致，需确定个体研究中的偏倚风险。

5.囊括系统综述，以确定纳入分析的研究。

(1)系统综述的目的是识别所有与研究问题相关的信息。

(2)请图书管理员寻找所有相关的信息(包括其他语言)，已发表的和未发表的结果。

(3)由于发表偏倚，可能很难找到阴性结果的研究，即阳性结果更有可能被发表。

6.建议使用《系统评价与 Meta 分析优先报告条目》PRISMA 指南。

(金辉 译/校)

推荐阅读

1. Gordis L. *Epidemiology*. 5th ed. Philadelphia: Elsevier; 2014.
Excellent discussion of validity of diagnostic tests.
2. Rothman KJ, Greenland S, Lash TL. *Modern Epidemiology*. 3rd ed. Philadelphia: Lippincott Williams & Wilkins; 2008.
3. Hosmer DW, Lemeshow S, Sturdivant RX. *Applied Logistic Regression*. 3rd ed. Hoboken, NJ: John Wiley & Sons; 2013.
4. Moher D, Hopewell S, Schulz KF, et al. CONSORT 2010 explanation and elaboration: updated guidelines for reporting parallel group randomised trials. *BMJ*. 2010;340:c869.
5. Liberati A, Altman DG, Tetzlaff J, et al. The PRISMA statement for reporting systematic reviews and meta-analyses of studies that evaluate health care interventions: explanation and elaboration. *PLoS Med*. 2009;6:e1000100.

第 50 章

感染性皮肤病的常见表现

Ronnie M. Gravett, James Henry Willig

细菌性皮肤病

参见第 25 章。

脓疱病

浅表表皮感染，初期出现水疱，而后逐渐结痂（图 50.1）。

1.通常为瘙痒性脓疱性损伤。

2.主要由 A 组链球菌（GAS）引起。

3.大疱型脓疱疮是由金黄色葡萄球菌毒素（表皮剥脱性毒素 A/B）引起的。

4.使用耐青霉素酶青霉素、抗葡萄球菌头孢菌素治疗。

5.在社区高流行时也应使用抗 MRSA 药物治疗。

6.外用莫匹罗星或瑞他巴霉素软膏也可能有效。

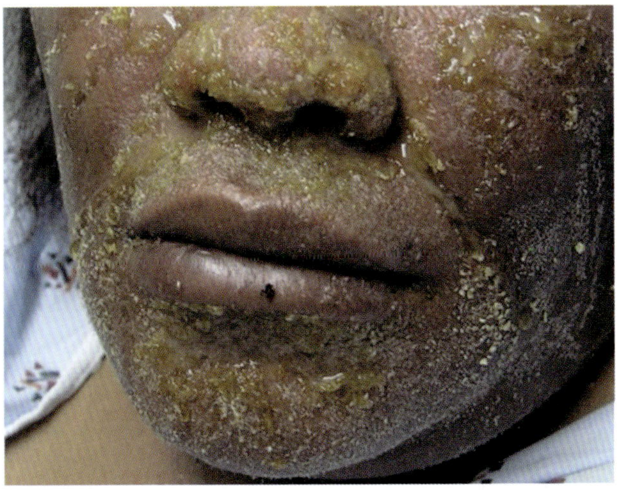

图 50.1 脓疱病。

深脓疱病

感染从表皮蔓延到真皮浅表层，导致结痂性溃疡比脓疱病更深。通常发生在下肢。

1.通常由 A 组链球菌引起。

2.治疗方法同脓疱病。

3.坏疽性脓皮病是菌血症和血管周围感染导致局部缺血的结果，典型者是由铜绿假单胞菌引起的（图 50.2），但其他细菌（如 MRSA）也可导致该病变。

4.血管侵入性霉菌可以引起类似的病变（如毛霉、曲霉、暗色霉菌等）（第 29 章）。

毛囊炎

毛囊周围有小脓疱性丘疹。

1.最为常见的是由金黄色葡萄球菌引起。

接触不洁净的水或浴缸时，需小心防范假单胞菌

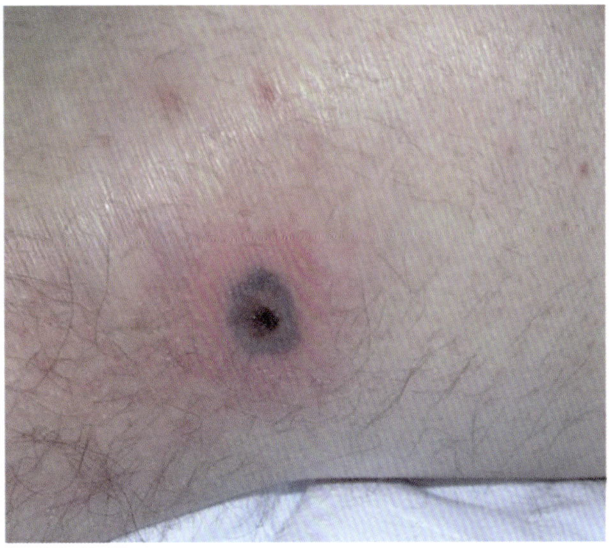

图 50.2 由铜绿假单胞菌引起的坏疽性脓皮病。

和气单胞菌("热水浴毛囊炎")。

2.使用局部抗生素(莫匹罗星)治疗。

疖、痈

疖是深入皮下组织的脓性结节性感染。疖(图50.3)合并形成更深更严重的感染,称为痈。

1.可能通过菌血症、远端病灶感染(例如,心内膜炎,椎间盘炎等)导致系统性损害。

2.主要病原体为金黄色葡萄球菌。

3.治疗首选脓液引流(痈肿可能需要手术)。如出现周围硬化、蜂窝织炎或有系统性损害的迹象,则使用抗葡萄球菌青霉素或用于MSSA的头孢菌素或MRSA制剂,如TMP-SMX、多西环素)。

坏死性软组织感染

细菌产生的蛋白水解酶促进感染向下延伸到更深的结构,引起坏死性筋膜炎和坏死性肌炎。

1.主要查体结果

(1)疼痛与体格检查结果不符,这是因为疼痛局部缺血、筋膜水肿压迫血管而引起了蜂窝织炎。

(2)快速进展的蜂窝织炎边缘。

(3)木质硬结。

2.与部位相关的不同名称

(1)会阴(Furnier坏疽):累及会阴及邻近区域。

(2)路德维咽峡炎:累及头颈部。

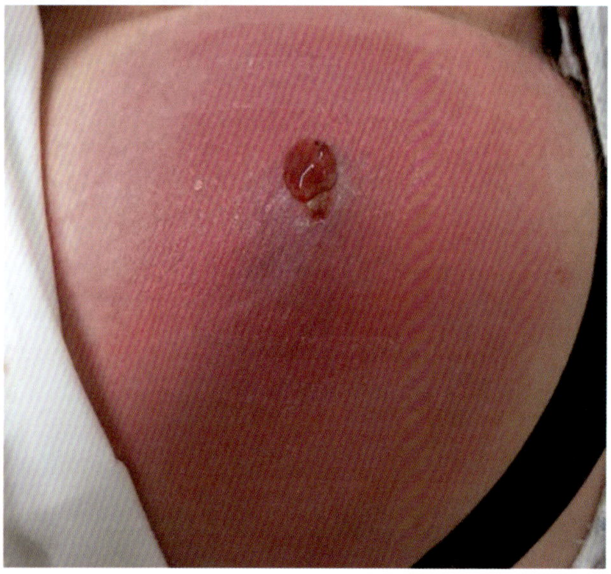

图50.3 渗出的疖。

3.诱发性病原体

(1)Ⅰ型:混合好氧菌和厌氧菌的多种微生物。

(2)Ⅱ型:A组链球菌、气单胞菌或创伤弧菌的单一微生物。

4.如有高度临床怀疑可以诊断,但最终需要对软组织手术探查诊断。

细菌培养可能有助于识别致病菌,但不应延误手术治疗。

5.治疗以手术为主。

(1)应使用广泛的经验性抗生素,目的是覆盖革兰阳性菌,主要是链球菌和葡萄球菌(包括MRSA),以及革兰阴性菌和厌氧菌。

(2)克林霉素可能有助于减少毒素。

6.坏死性蜂窝织炎(图50.4):逐渐开始疼痛、肿胀,皮肤颜色变暗并出现渗出。感染仍停留在筋膜和肌肉的表面。在实体器官移植受者中,隐球菌蜂窝织炎可发生坏死。

7. Meleney协同性坏疽:罕见的术后感染,是局限于浅表筋膜的无痛性溃疡,扩张缓慢(通常由金黄色葡萄球菌和嗜微氧链球菌引起)。

皮肤炭疽(毛癣病)

参见第31章。

表现为无触痛的焦痂,并伴有水肿(可显著表现为恶性水肿)。

1.由炭疽杆菌引起。

2.常见于农业劳动者、牛羊饲养员,以及动物毛

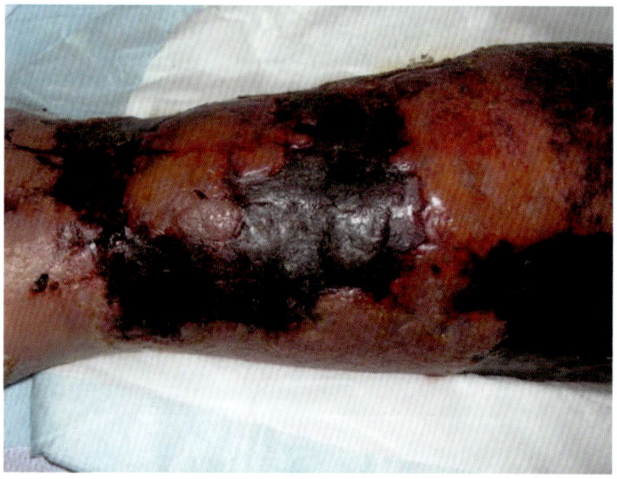

图50.4 实体器官移植受者的坏死性隐球菌蜂窝织炎。

皮处理者。

3.局部淋巴结病变有触痛感。

4.临床可诊断,皮肤样本直接革兰染色或吉姆沙染色可支持诊断。

5. ELISA 血清学分析只能回顾性使用。

6.使用环丙沙星、多西环素或左氧氟沙星治疗。在炭疽病的治疗中,考虑到吸入孢子和发生系统累及,建议延长治疗时间,最长可达 60 天。

7.皮肤病变可进展为全身性疾病。

棒状杆菌属

棒状杆菌可以引起"三合一"(腑毛癣、红癣、角化凹陷)皮肤模式。

1.腋毛藓:腋窝毛囊有黄褐色凝固物。

2.红癣:潮湿闭塞,细小棒状杆菌在间擦部位和足部角质层中增殖。

(1)临床上,这些部位与皮肤癣菌和真菌感染难以区分,但在伍德灯下面,受影响部位显示珊瑚红色荧光。

(2)如患者在检查前淋浴,洗掉病原体产生的粪卟啉Ⅲ,则检查结果可能呈假阴性。

(3)肥胖、免疫抑制和糖尿病患者易感。

局部使用或口服红霉素治疗。

3.角化凹陷:足部有臭味,足底角化过度,有小凹痕。

4.与出汗增加有关(细菌大量增殖,释放破坏角质层的蛋白酶)。

5.病原体包括棒状杆菌、坐皮肤球菌和放线菌。

6.治疗方法是保持双足干燥,使用外用型抗生素(克林霉素、红霉素或莫匹罗星)。

环状红斑

参见第 15 章。

1.风湿热的 5 种表现之一。

2.无痛、不痒、短暂的环状病变,蔓延于躯干和四肢。

3.匍行样,红色边缘的外侧隆起,内侧弥漫性红斑。

4.通常不累及面部。

5.罕见于成人。

游走性红斑

参见第 24 章。

1.由未经治疗的疏螺旋体感染引起。

2.在 70%~80%的感染者中发生。

3.蜱虫叮咬部位的病变会在 3~30 天内扩大。

落基山斑疹热(RMSF)

参见第 30 章。

由立克次体引起,由受感染的蜱叮咬传播。

典型的皮疹出现在疾病的第 3~5 天(图 50.5)。

(1)90%的患者会出现皮疹。

(2)起病延迟或无皮疹可能延误诊断。

(3)从手腕和足踝开始,然后蔓延;可能包括手掌和足底(后期)。

(4)最初分散的斑状病变逐渐成为瘀斑状。

(5)4%的皮肤坏死或坏疽由立克次体直接损害微循环所致。

(6)皮疹消退,残留色素沉着。

梅毒螺旋体

参见第 21 章。

一期梅毒

1.典型模式为暴露部位的单发无痛性硬下疳,潜伏期为 3 周。

(1)细菌再感染可使病变疼痛。

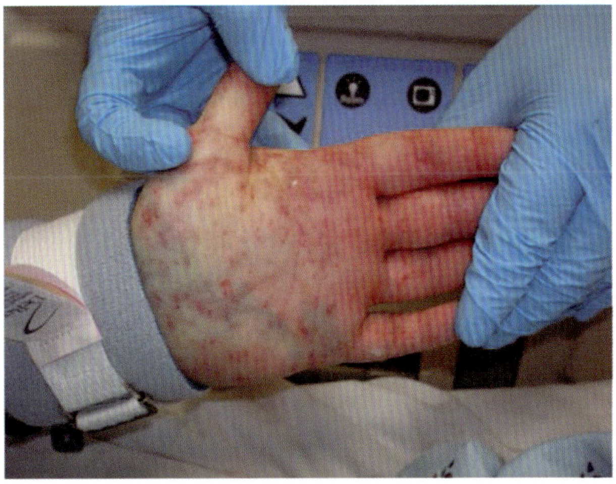

图 50.5　落基山斑疹热,由立克次体引起。

(2)免疫抑制的宿主可能出现多个病变(图 50.6)。

(3)硬下疳通常伴有局部淋巴结病变。

(4)如不进行治疗,病变会在 3~6 周内自行愈合,但这不是“治愈”,而是即将进入二期梅毒。

二期梅毒

1.原发性硬下疳 3~10 周后,血行和淋巴扩散导致多种皮肤表现。

2.典型的模式是泛发的非瘙痒性鳞状丘疹(图 50.7)。

(1)累及手掌和足底(图 50.8)。

(2)脱发,斑片状脱发被描述为“虫蛀状头颅”(图 50.9)。

(3)黏膜病变包括口腔病变[黏膜斑块、如融合可形成匍行的“蜗牛道”溃疡、白斑样病变、口炎(图 50.10)等]和扁平湿疣(溃疡,灰色斑块)。

(4)脓溢性皮肤角化病或手掌/足底皮肤增厚(图 50.11)(也见于反应性关节炎)。

3.恶性梅毒(主要与 HIV 有关)是一种二期梅毒罕见的表现,包括全身性丘疹、结节、脓疱或溃疡,覆盖有厚痂(图 50.12)。

4.非特异性全身性症状可伴随任何一类梅毒,表

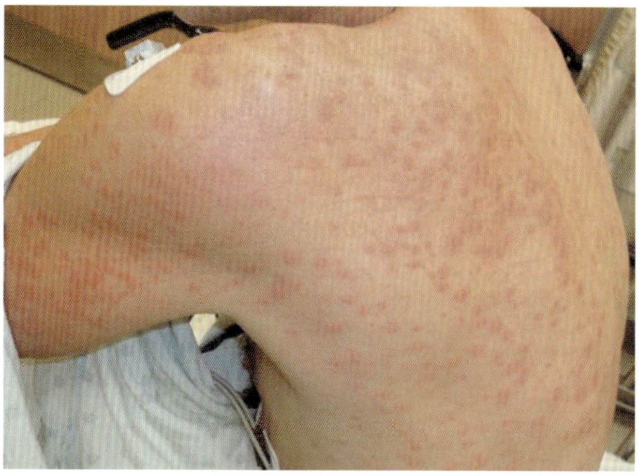

图 50.7 二期梅毒疹。

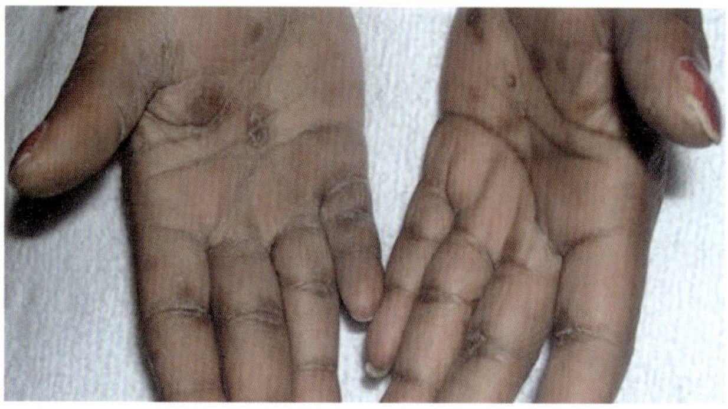

图 50.8 二期梅毒疹累及手掌和足底;硬币状病变。

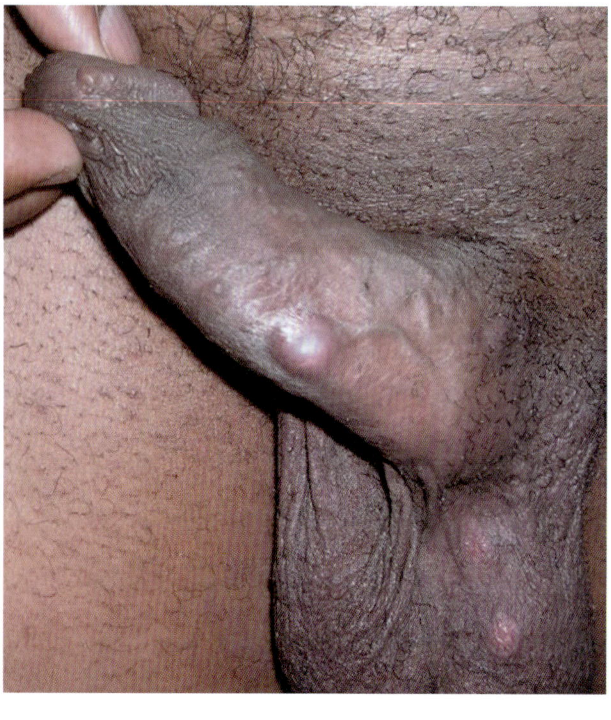

图 50.6 HIV 感染者的初发梅毒伴多发病变。

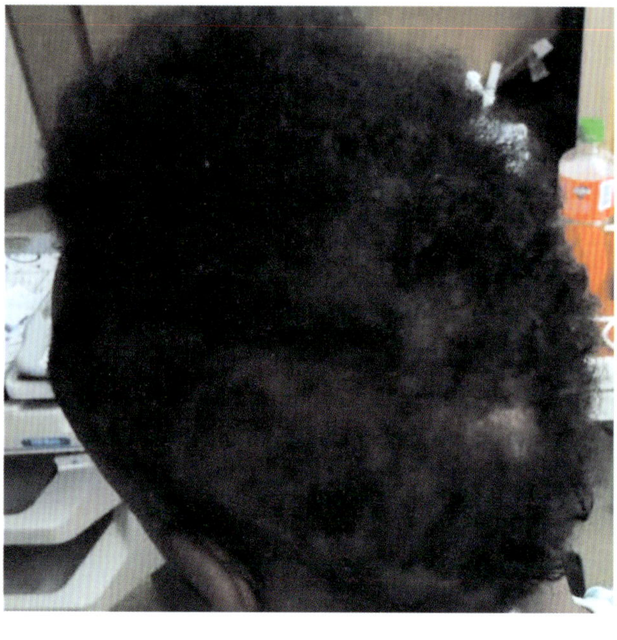

图 50.9 梅毒并发虫蛀状脱发。

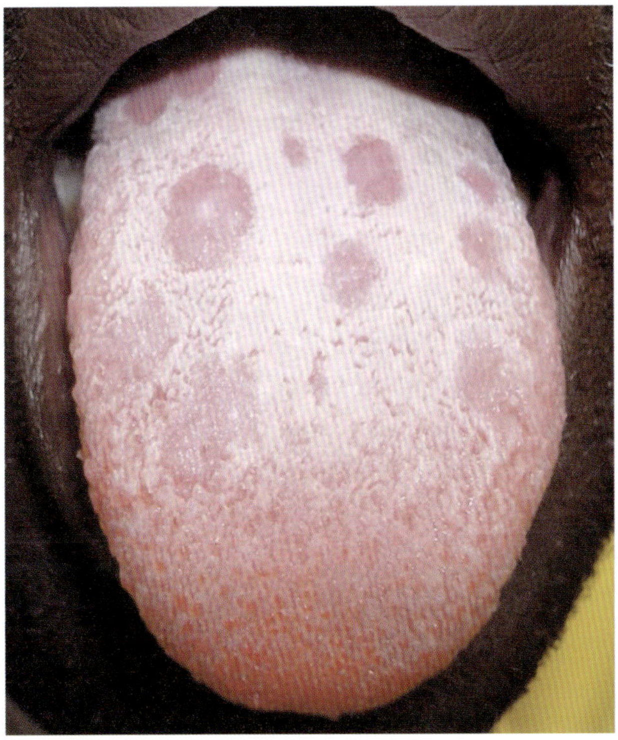

图 50.10 二期梅毒口腔病变。

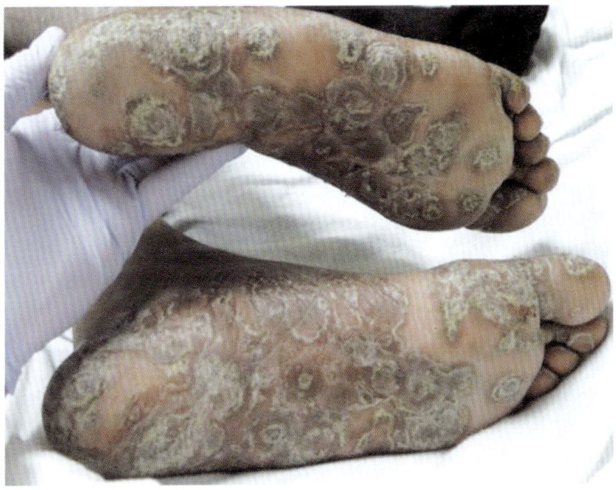

图 50.11 梅毒性脓溢性皮肤角化病，也见于反应性关节炎。

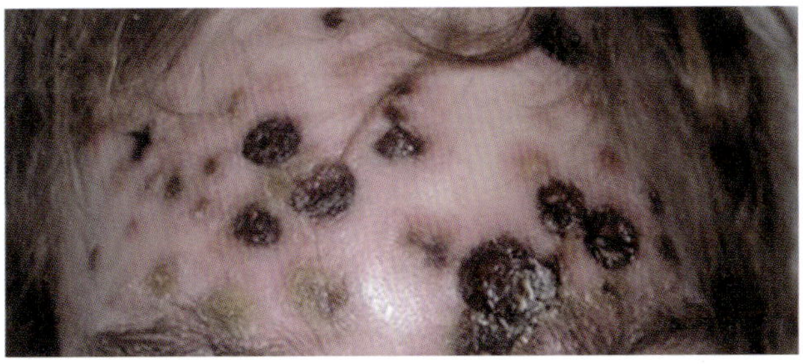

图 50.12 恶性梅毒病变。

现为发热、体重减轻、不适、淋巴结病、肌痛等。

5. 二期梅毒症状通常在 3~12 周后自行消退；但不是康复，而是再次出现——复发或三期梅毒，有中枢神经系统、心脏、骨骼或其他系统累及。

分枝杆菌性皮肤疾病

参见第 33 章。

布鲁里溃疡

溃疡分枝杆菌引起的大型皮肤溃疡。

1.该病是第三大最常见的分枝杆菌感染(仅次于结核病和麻风病)。

2.在热带地区更常见，尤其是西非(以乌干达布鲁里地区命名)，但也见于拉丁美洲、澳大利亚和亚太地区。

3.传播方式尚不完全清楚，但有人认为与积水有关，在澳大利亚可能通过蚊子传播。

4.发病机制：溃疡分枝杆菌产生的菌内酯毒素导致组织坏死和溃疡，以及局部宿主免疫应答下调。

5.最初表现为无痛结节，多见于四肢，持续数周至数月，逐渐发展为边缘严重受损的标志性溃疡。

(1)病变明显是无痛的。

(2)通常无全身性疾病，除非伤口继发感染。

6.骨髓炎可发展为浅表病变深入骨髓。

WHO 分类如下：

1) Ⅰ类：单发结节或丘疹或溃疡，≤5cm。

2) Ⅱ类：单个斑块或溃疡，5~15cm。

3) Ⅲ类：单个斑块或溃疡，≥15cm，>1 处病变，或病变累及关节、骨骼或其他关键区域，如面部或生殖器。

7.流行病学暴露和检查辅助诊断。损伤边缘刮擦的 AFB 染色、组织病理学的 PCR 和培养(溃疡边缘脓性分泌物拭子)有助于确诊。

8.治疗方法因疾病分类而异。

(1)大多数方案包括利福平和链霉素的组合，有时可手术治疗。

(2)治疗时间不同，Ⅰ类治疗 4 周，有时可手术切除，而Ⅱ类和Ⅲ类治疗 8 周，有时可手术治疗。

(3)伤口护理对溃疡愈合至关重要。

麻风(Hansen 病)

麻风是由麻风分枝杆菌感染周围神经，出现多种皮肤损害的疾病。弥散型麻风分枝杆菌(M. lepromatosis)是在墨西哥东北部和北部发现的一种新菌种，临床表现相似。

1.主要流行于部分发展中国家。

2.通过呼吸道传播，但是绝大多数暴露于麻风分枝杆菌环境中的接触者并没有发生疾病。免疫缺陷和免疫抑制，以及老龄人群，似乎与疾病的发生存在相关性。九带犰狳与麻风的发生也有相关性。

3.不同疾病类型取决于宿主免疫反应和细菌载量。结核样型麻风患者的免疫反应较强，分枝杆菌载量相对较少，而瘤型麻风患者的免疫反应较弱，细菌载量较高。

4.临床表现的多样性与宿主的反应强度有关，可从单一的感觉减退或缺失的斑块，到泛发全身的斑块和偶尔的穿孔性病变。外周神经(尤其是尺神经、耳大神经和腓总神经)可能变粗、可触及。衰弱可能是晚期表现，四肢创伤可能是由神经病变所致。Ridley-Jopling 分类法将麻风分为以下类型。

(1)结核样型麻风(TT)：有分布在同一神经节段的单一或数个感觉减退，色素减退的斑疹，边缘可隆起。

(2)界线类偏结核样型麻风(BT)：多个斑疹，中央消退，部分可呈靶形，皮损数目较结核样型麻风多(图 50.13)。

(3)中间界线类麻风(BB)：多个斑疹和斑块，有“穿凿样”区域。

(4)界线类偏瘤型麻风(BL)：全身多处红斑、丘疹或结节样病变，边界不清晰。

(5)瘤型麻风(LL)：弥漫性斑疹或丘疹(图50.14)，有浸润感，全身皮肤增厚(图 50.15)，特征性累及面部和头皮，部分患者有脱发。还可累及鼻中隔、眉嵴或耳垂。还可发生菌血症或骨髓浸润的内脏受累。

5.皮损边缘、耳垂、肘部或膝盖(低温部位)皮肤切刮液涂片抗酸染色阳性可诊断。

6. TT 和 BT 型麻风治疗需使用氨苯砜和利福平治疗 12 个月。

7. BB、BL 和 LL 型麻风治疗需使用氨苯砜、利福平和氯法齐明治疗 24 个月。氯法齐明可导致皮肤变黑，特别是暴露在阳光照射下。

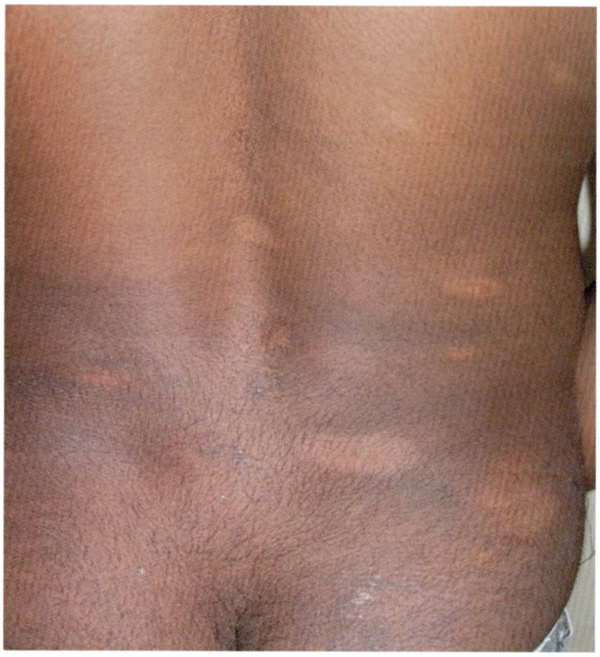

图 50.13 伴有色素减退和感觉缺失斑块的结核样型麻风病。

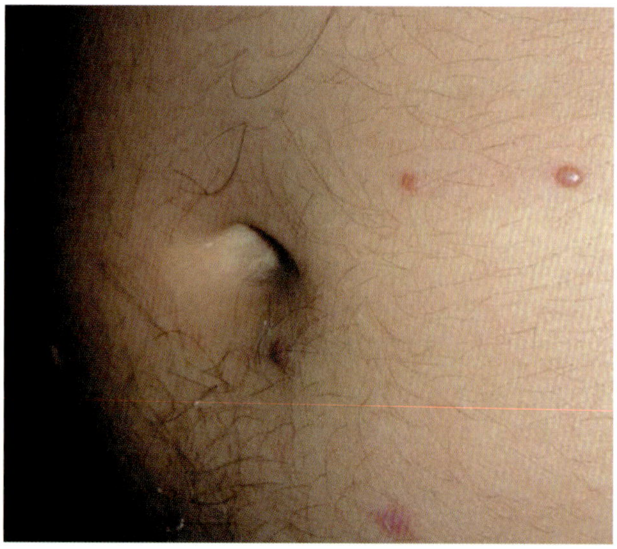

图 50.14 麻风病灶。

8.治疗前或治疗后均可发生麻风反应

(1)Ⅰ型麻风反应(又称逆向反应)：仅见于 BT、BB 和 BL，且与细胞免疫介导的宿主对病原体免疫反应的改变有关，可能导致分级的改变。症状包括现有皮损加重、疼痛或神经炎加重、水肿、出现皮肤溃疡。主要使用激素治疗。

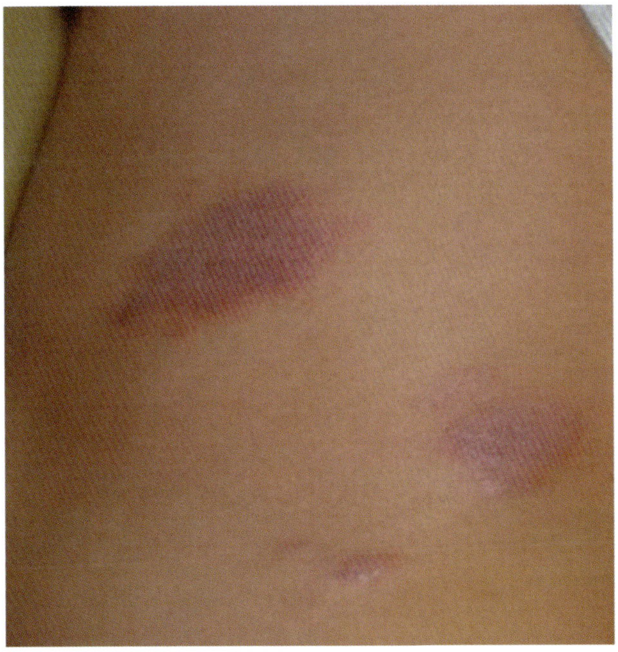

图 50.15　麻风病的皮肤浸润。

(2)Ⅱ型麻风反应(麻风结节性红斑):仅见于 BL 和 LL。通常表现为多个疼痛结节,可深达皮下,出现皮肤溃疡。激素也是主要治疗手段。

海鱼分枝杆菌感染

皮肤分枝杆菌感染引起可通过淋巴管传播的结节性病变。

1.最常见于四肢。

2.与水源接触有关,包括淡水、半咸水/海水和水族馆。

3.结节性皮损可发生溃疡性病变,可能有单个或多个通过淋巴管传播的病变(孢子丝菌病传播模式)。

4.组织培养和病变组织病理学活检可辅助诊断。PCR 也可能有帮助。

5.治疗方案主要基于病例报道,经克拉霉素、多西环素、利福平、TMP-SMX 治疗成功,治疗往往持续数周(8 周),甚至治疗时间延长至皮损缓解后数周。

快生长分枝杆菌

生长迅速的龟分枝杆菌(图 50.16)、脓肿分枝杆菌和偶发分枝杆菌可引起皮肤病。虽然不太常见,但发病率在增加。

1.足疗、文身、整形手术的暴露,免疫抑制的个体更容易受影响。

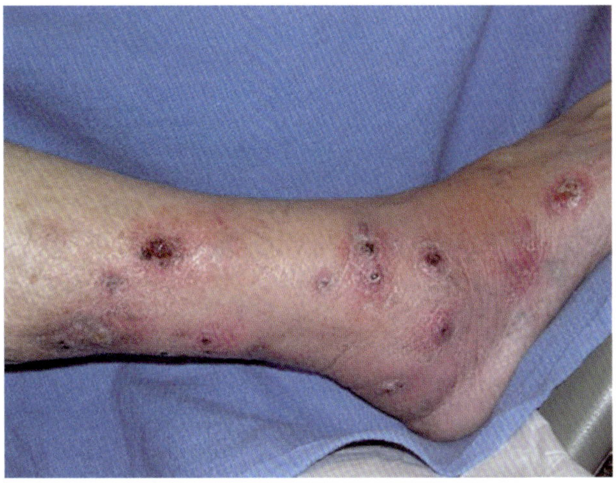

图 50.16　免疫缺陷宿主发生龟分枝杆菌感染。

2.主要表现为结节或疖肿性病变,但也可发展为慢性脓肿或引流窦道。

3.诊断是通过对病变进行活检、培养和组织病理学检查,PCR 也有帮助。

4.有多种治疗方案,主要依靠药敏试验。经验性治疗包括 TMP-SMX、多西环素或左氧氟沙星。克拉霉素可考虑用于龟分枝杆菌分离株,但因有诱导耐药的可能,故对偶发或脓肿分枝杆菌应尽量避免使用。治疗应持续数月,并可根据临床治疗反应延长。

真菌性皮肤病

参见第 27~29 章。

念珠菌性间擦疹

间擦疹是指在潮湿的环境中,对侧皮肤表面发生摩擦而引起的炎症状态。这种环境能够使念珠菌过度生长。

1.风险因素包括肥胖、频繁接触水、穿着过紧、免疫功能低下(糖尿病、AIDS、化疗等)和职业暴露于过多的水分和糖分环境中(调酒师、面包师、洗碗师等)。

2.临床上表现为红斑、疼痛性斑块,周围有散在红斑(卫星灶),最常累及腹股沟、腋下、乳房下区、腹部皱褶部。

3.诊断根据临床表现,KOH 涂片可有帮助。

4.治疗首先要避免接触风险因素,再结合局部抗真菌治疗。如患者局部治疗失败或有广泛、严重的疾病，则可以进行口服、全身治疗。

口腔念珠菌病

参见第11章。

白色假丝酵母菌是最常见的致病菌。

1.风险因素包括口干症（头颈部放疗或放疗后用药相关）、抗生素治疗、使用吸入皮质类固醇、糖尿病和免疫抑制（较低CD4计数的HIV感染/AIDS、接受免疫抑制治疗、白血病或其他恶性肿瘤等）。

2.可分为急性或慢性。

(1)最常见的表现是急性假膜性念珠菌病（鹅口疮）、口腔黏膜白色斑块（图50.17）。除去白色斑块后出现正常或有红斑的口腔黏膜。

(2)急性萎缩性（红斑）念珠菌病伴烧灼感。

(3)慢性斑块样念珠菌病多发生于吸烟者或>30岁的男性。

(4)可能是口角唇炎（口角糜烂）的病因。

3.在HIV感染者中，口腔念珠菌病可能需要与口腔毛状白斑（OHL）、良性EBV相关的白色斑块相鉴别，这些斑块通常位于舌侧缘，无法从黏附表面擦除（图50.18）。

4.治疗以局部（制霉菌素制剂）或全身（氟康唑）治疗为主。

指间糜烂

1.手部或足部指间念珠菌病，最可能发生在那些长期接触水源的人群（如洗衣工、洗碗工等）、肥胖和免疫抑制患者（如糖尿病）。

2.手指间有疼痛或瘙痒、圆形或椭圆形红斑及斑块，可能有卫星脓疱。经典皮损位于中指和无名指之间（第三指间）。

皮肤癣菌感染

参见第29章。

皮肤癣菌——毛癣菌、小孢子菌和表皮癣菌——引起头发、皮肤和指甲（角化组织）感染。

1.临床症状可因部位而异：头癣（头皮）、须癣（胡须，图50.19）、面癣（未被毛发覆盖的面部）、体癣（体癣）等。

2.接触感染者、其他感染部位或螨虫后被感染。

3.鳞屑、红斑、圆形斑块，中央消退，边缘向外蔓延。

(1)股癣（腹股沟处）

1)男性多于女性。

2)可因潮湿、肥胖而使病情加重。

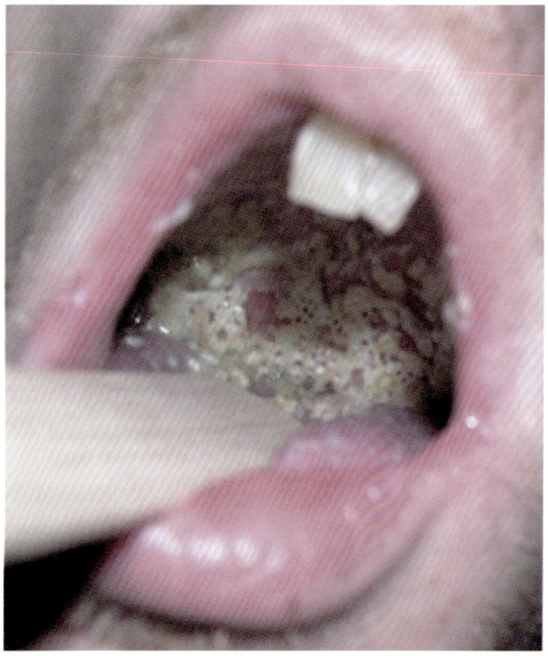

图50.17 AIDS患者口腔念珠菌病。

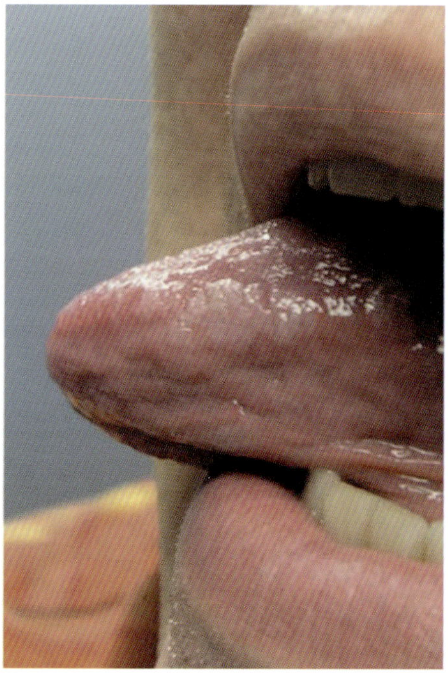

图50.18 AIDS患者口腔毛状黏膜白斑。

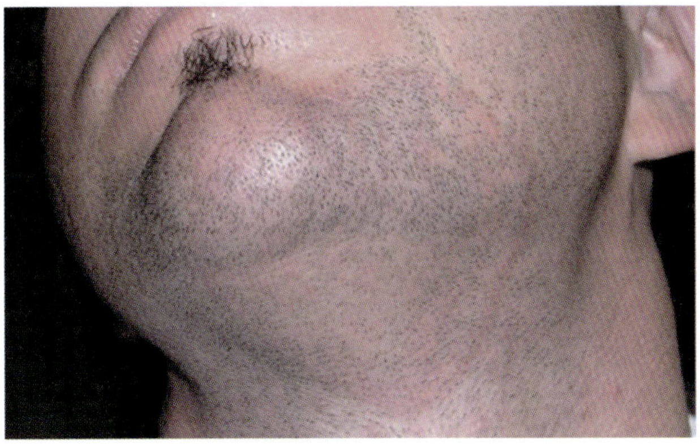

图 50.19　须癣。

3)腹股沟处皮肤潮红、边界锐利的瘙痒性斑块。

(2)足癣

1)年轻人常见,常接触淋浴或更衣室地板。

2)瘙痒、鳞屑糜烂、皮肤角化过度,炎症严重时可有水疱性病变。

3)双侧足癣伴有甲癣或手癣的疾病名称为"两足一手"综合征(图 50.20)。

(3)甲癣和甲真菌病

1)主要为皮肤癣菌感染,但甲真菌病可由念珠菌引起。风险因素包括年龄偏大、免疫功能低下、糖尿病等。

2)临床表现多样,但常有指趾甲变黄或变黑,增厚伴甲下角化过度。

3)远端侧缘甲下型、近端甲下型和白色浅表型甲真菌病变是与感染部位相关。后两种与免疫抑制如 AIDS 等有关。

(4)Majocchi 肉芽肿:一种皮肤癣菌侵入真皮的疾病,在免疫低下宿主中可见。在疑似金黄色葡萄球菌感染,而抗生素治疗不能缓解的皮损应高度怀疑。

4.诊断主要以临床表现为主,但可以通过 KOH 查到菌丝,可用真菌培养寻找病原微生物来辅助诊断。

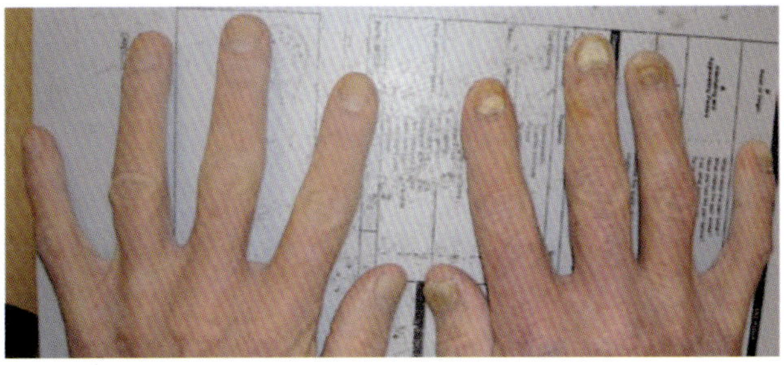

图 50.20　皮肤真菌感染指甲(甲癣)和"两足一手"综合征。

5.如临床上明显的皮肤癣菌感染对抗真菌药物无反应,则考虑红癣(微小棒状杆菌,见上文)。

着色芽生菌病

该病是由暗色孢科真菌引起的慢性、进行性感染,常见的种类为产色芽生菌属和克拉皮亚目。

1.最常见于热带和亚热带环境中,但在全世界范围内都有报道,特别是在免疫抑制的宿主中。

2.常因受伤后接触植物或土壤感染暗色孢科真菌。病程进展缓慢,达数月至数年。

3.临床表现多见,包括结节状、疣状、瘤状、瘢痕状和斑块(图 50.21)。

4.使用 KOH 处理皮肤刮屑或皮肤活检可发现"铜币状体"或"硬壳小体"。

5.病变较小数量较少时通常选用手术切除。较大或多发病灶需要全身治疗,通常选用伊曲康唑。特比萘芬也可选用。

双相型真菌感染

参见第 28 章。

球孢子菌病

1.该病常在原发感染的几周内发生。

2.只有少数(0.5%)免疫能力正常的个体发生肺

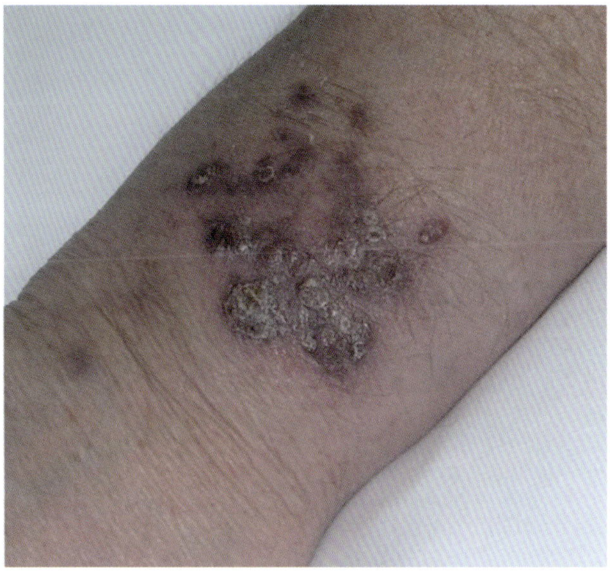

图 50.21　着色芽生菌病。

部以外的播散性感染。

3.细胞介导性免疫缺陷、使用肿瘤坏死因子 α 抑制剂，以及妊娠增加患病风险。

4.皮肤是常见的肺外感染病灶。各种病变包括溃疡、斑丘疹和皮下脓肿。可能发生在身体的任何部位。

皮肤芽生菌病

1.超过 70%的皮损来源于血行播散。

2.无痛性溃疡或皮肤不规则隆起、疣状皮损，均来源于皮下脓肿。

3.常见面部、手臂、颈部、头皮。

组织胞浆菌病

1.急性进行性播散性感染：严重免疫抑制的成年人，10%的病例有皮肤改变(斑丘疹、瘀点或瘀斑)，可能结痂。真菌可见于巨噬细胞内或细胞外，也可见于巨噬细胞浸润区域内。

2.慢性进行性播散：健康的成年人，50%有口咽部深在性无痛性溃疡，质硬，形状规则。

皮肤类球孢子菌病

1.牙龈、唇、舌或腭部出现疼痛性溃疡，病程超过数周甚至数月。

2.口、鼻周围的面部皮肤受累。

马尔尼菲青霉菌

1.播散性感染与细胞介导的免疫缺陷有关，特别是 CD4<100 个细胞/微升的 HIV 感染者。

2.皮肤病变占 70%，面部、胸部、四肢出现丘疹，可能有脐凹，类似软疣。

孢子丝菌病

1.多数疾病是由申克孢子丝菌引起的。

2.疾病通常局限于皮肤/皮下组织。

3.皮肤轻微损伤后接触受污染的土壤而感染。

4.亚急性/慢性病程。

5.接种部位原发病灶为丘疹结节，逐渐进展为溃疡。进一步，病变沿着淋巴管近端出现结节性淋巴管炎(图 50.22)。

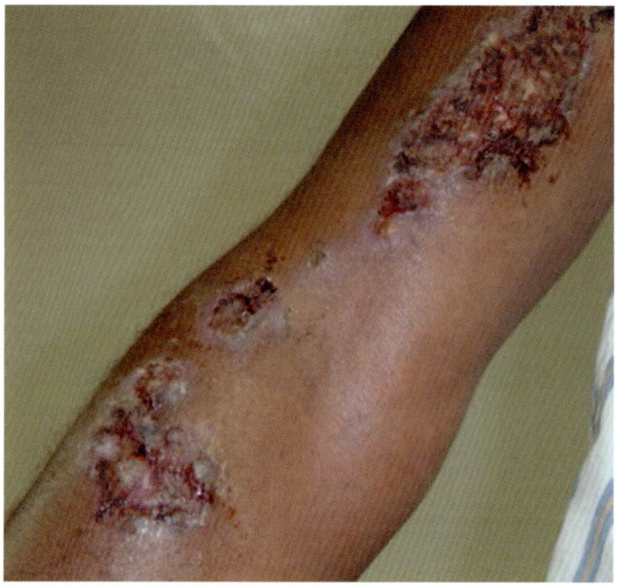

图 50.22 孢子丝菌病。

病毒性皮肤病

VZV

参见第 23 章和第 45 章。

水痘(原发性水痘病毒感染)

1.前驱症状为发热、乏力，随后出现水疱性皮疹，起初表现为斑疹，随后发展为丘疹、水疱、脓疱，结痂后脱落愈合。

2.皮损通常在不同阶段发展，因此，可有不同发展阶段的皮损共存。(天花与水痘主要的区别点在于天花的皮损发展阶段一致。)

3.细菌双重感染，如脓疱病及更深层皮肤及软组织感染，会使病情更复杂。

带状疱疹(水痘病毒再激活)

表现为皮肤某一区域的疼痛性水疱。

1.典型临床表现

(1)播散性带状疱疹：≥2 个不连续皮区或有内脏或神经受累。

(2)眼带状疱疹：为水痘-带状疱疹病毒再激活反应，水疱沿三叉神经分布。

1)超过 50%的病例直接侵犯眼部(角膜炎到视

网膜受累)，可损伤视力(图 50.23)。

2)累及视网膜会出现充血性结膜炎、哈钦森征(若鼻部出现水疱样皮疹提示皮损累及三叉神经鼻睫支)。

2.眼带状疱疹(Ramsay-Hunt 综合征)：合并同侧面瘫、耳痛及外耳道水疱的综合征。

HSV

摔跤手疱疹

水疱好发于四肢和面部，也可见于躯干。

摔跤手、拳击手和有肢体接触的运动员有较高发病风险。

疱疹性瘭疽

皮损好发于手指，更常见于首次暴露部位，如口腔黏膜或生殖器(图 50.24)。

卫生保健及牙科从业人员发病风险较高。

肛门生殖器单纯疱疹病毒感染

参见第 21 章。

疱疹性湿疹或卡波西水痘样疹

单纯疱疹病毒(通常指 1 型单纯疱疹病毒)播散至先前皮肤病受累皮区(如特应性皮炎、银屑病、烧伤、接触性皮炎等)。

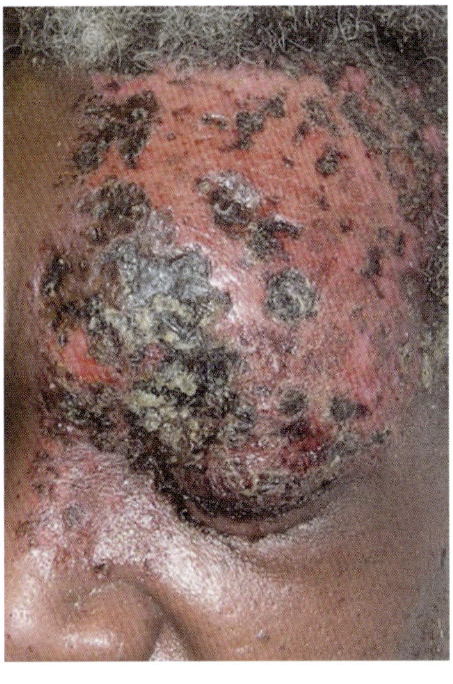

图 50.23　眼带状疱疹。

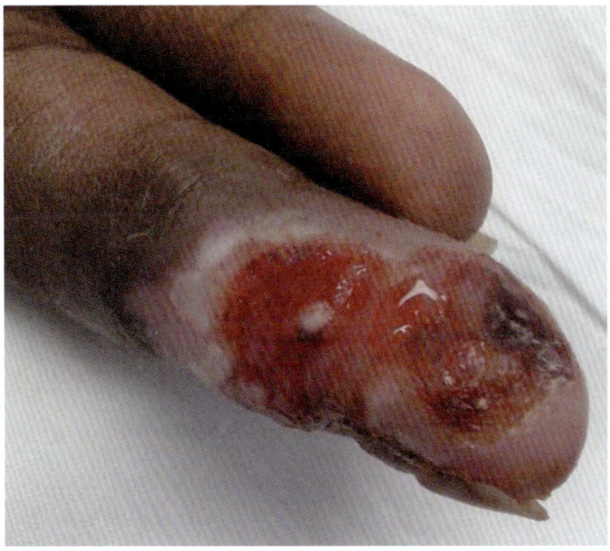

图 50.24　疱疹性瘭疽。

1.新发疼痛性皮损(小溃疡、水疱性脓疱，可呈簇状分布，呈脐窝状，甚至在红斑基础上形成血痂)覆盖在已存在的疾病皮损上(使皮损识别更加困难)(图 50.25)。

2.在免疫抑制宿主中，皮损迅速扩散，导致发病率及死亡率显著增高，这通常与病毒血症及细菌双重感染合并败血症相关。

播散性单纯疱疹病毒感染

表现为广泛分布的水疱、脓疱或糜烂(图50.26)。

抑制 HSV 需要细胞免疫。免疫力低下人群无细胞免疫，有皮损进一步播散并累及皮肤外器官风险(如急性重型肝炎、肺炎、食管炎、急性视网膜坏死等)

复发多形性红斑

HSV-1 暴发与复发多形性红斑相关。当患者用

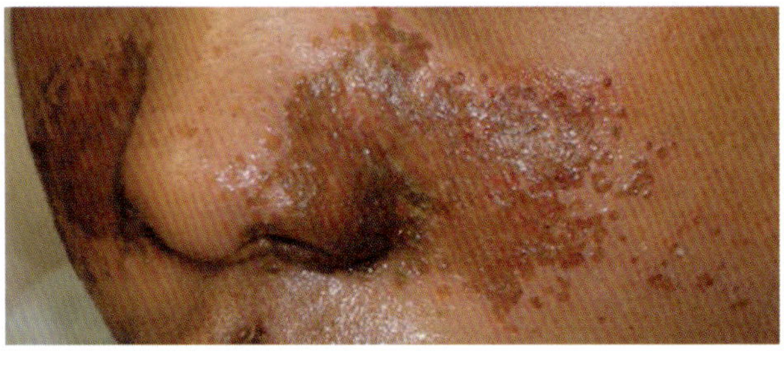

图 50.25　疱疹性湿疹或卡波西水痘样疹。

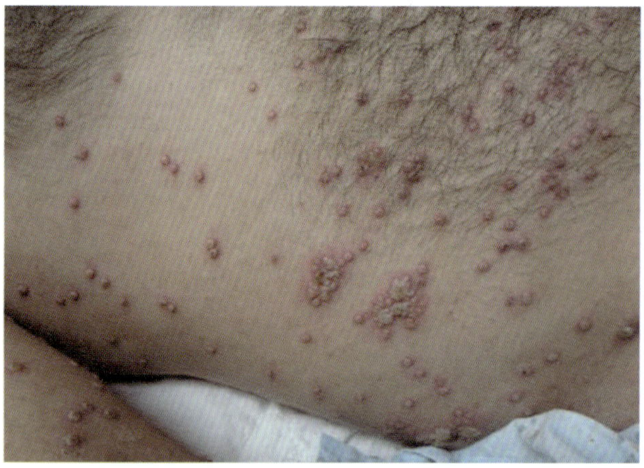

图 50.26 免疫抑制宿主的播散性单纯疱疹病毒感染。

手掀起口唇以示皮损，可见唇疱疹病变。

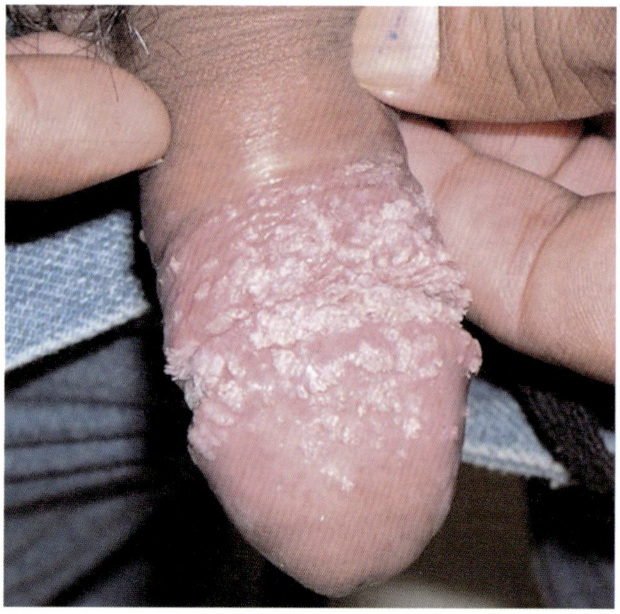

图 50.27 HIV 感染患者的阴茎 HPV 病变。

HPV

常见疣（寻常疣）

常表现为因 HPV-1、HPV-2、HPV-4 感染导致肉色角化过度丘疹。

1.去除皮损表面可见小黑点或小红点（代表毛细血管血栓）。也可表现为跖疣和扁平疣。

2.治疗：外用药（5-氟尿嘧啶、咪喹莫特）及直接破坏疣体（液氮冷冻、CO_2 激光治疗、电灼术等）。

生殖器疣（尖锐湿疣）（图 50.27 和图 50.28）

1.有 40 种以上的 HPV 亚型可感染生殖器。良性肛门生殖器疣主要由 HPV-6 和 HPV-11 感染所致（约 90%的皮损）。HPV（尤其是 HPV16 和 HPV18）在癌症也就是宫颈癌方面（几乎所有病例）的致病作用较强，还可能导致外阴/阴道癌、阴茎癌、肛门癌和口咽癌（舌、扁桃体、喉）。

2.治疗为破坏疣体（局部外用药或外科切除），与寻常疣治疗类似。

其他 HPV 相关皮肤病

1. Buschke-Lowenstein 巨大尖锐湿疣（GCBL）：罕见的局部破坏性肛门生殖器肿瘤。

皮损经过数年的发展，可从缓慢生长的疣状斑块进展成为菜花状肿物，患者可能没有不适感。

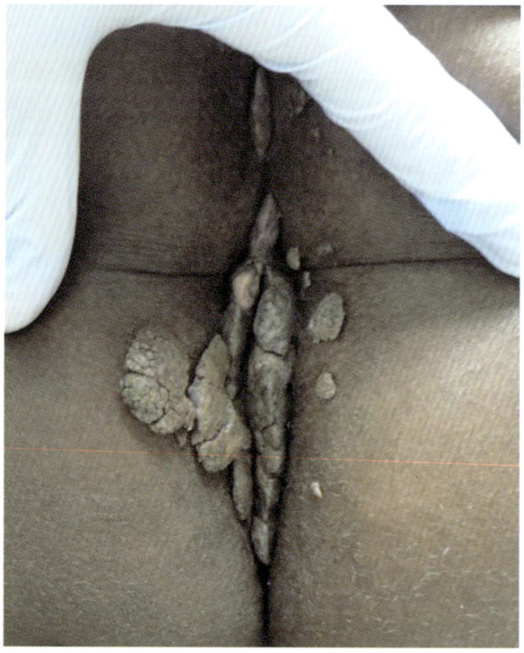

图 50.28 HIV 感染患者感染 HPV 后形成的直肠尖锐湿疣。

（1）侵袭性期可导致管道（如尿道、肛门直肠等）阻塞和狭窄、瘘管和其他并发症（图 50.29）。

（2）为了确诊，需深层活检鉴别寻常疣和 GCBL，后者可能被当作疣或分化良好的鳞状细胞癌（简称“鳞癌”）。

（3）多学科肿瘤管理包括化疗、放疗和外科消融术。

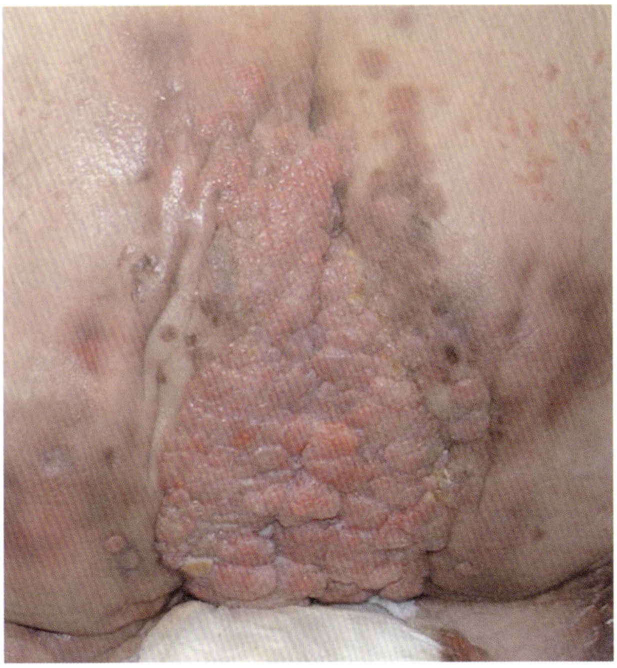

图 50.29　HPV 相关 Buschke-Lowenstein 巨大尖锐湿疣。

(4)尽管采取最佳治疗方案，但仍有可能复发。

2.鲍温样丘疹病：HPV 所致的原位低级别鳞癌(SCC)(通常由 HPV 亚型 16、18、32、33 感染所致)。

(1)累及生殖器及肛周皮肤。

(2)皮损表现为多个边界清晰，浅棕色至黑色的平顶苔藓样小斑丘疹。

(3)尖锐湿疣和原位鳞癌的过渡状态(凯拉增生性红斑是累及阴茎头或包皮的鲍恩病或原位鳞癌，表现为表面光滑或呈天鹅绒状的柔软红色斑块，可见浸润或渗出)。

3.表皮发育不良状疣：罕见的常染色体隐性遗传疾病，HPV 相关疣发生于儿童时期日晒皮肤表面，约 50%患者成年时期皮损发生恶变。

手足口病(HFMD)

参见第 23 章。

手足口病(HFMD)是一种以口腔皮损和同时累及手、足及其他部位的皮疹为特点的综合征(图 50.30)。

1.由肠道病毒尤其是柯萨奇病毒 A16 和肠道病毒 A71 感染导致。

(1)全世界流行，好发于婴儿和学龄前儿童。

(2)口腔皮疹：多个周围有红晕的小水疱，可破裂形成溃疡(见图 50.30A，B)。

1)主要发生于舌头和颊黏膜；可累及唇。

2)疼痛：儿童会诉说口腔疼痛或拒绝进食。

(3)皮损类型：混合性斑疹、斑丘疹和水疱样皮损。

1)通常不痛、不痒。

2)皮损多发部位：手(手掌)、足(包括足底)、臀

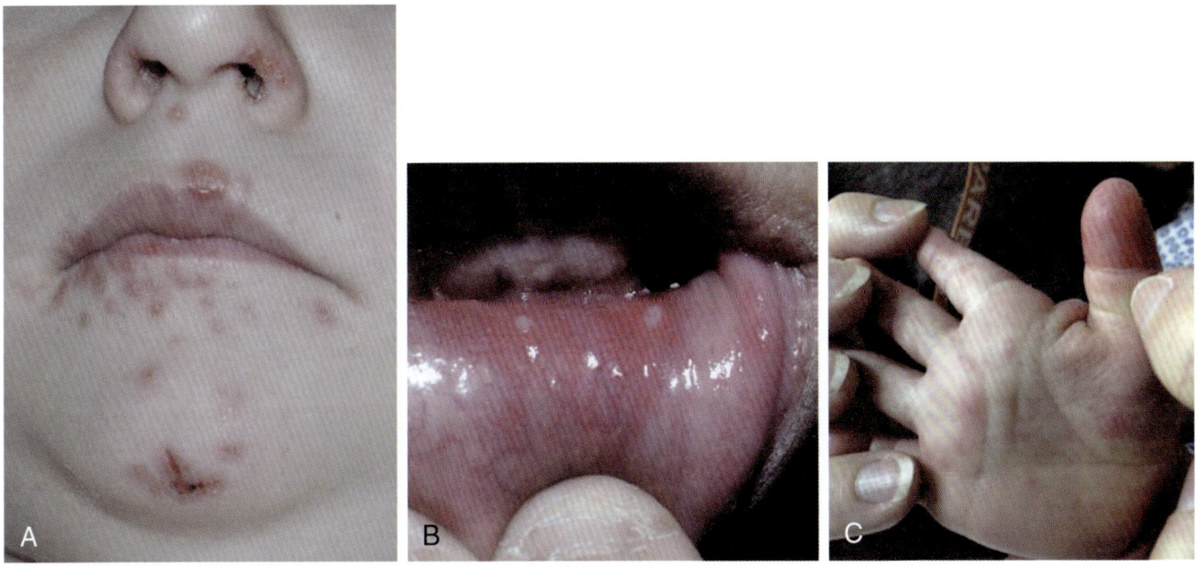

图 50.30　手足口病。(A)口唇水疱样皮损。(B)口腔溃疡。(C)手掌结节样皮损。(From Mancini AJ，Shani-Adir A，Sidbury R. Other viral diseases. In：Bolognia JL，Schaffer JV，Cerroni L，eds. Dermatology. 4th ed. Elsevier；2018.)

部、手臂及大腿(图 50.30C)。

3)3~4 天内皮损消退。

HIV/AIDS 相关性疾病表现

参见第 37 章和第 39 章。

卡波西肉瘤

参见第 39 章。

与人疱疹病毒 8(HHV-8)是一种血管内皮细胞恶性肿瘤(血管瘤),与卡波西肉瘤疱疹病毒(KSHV)相关。

1.根据其形态和组织差异可分为 4 型:

(1)AIDS 相关型(可确诊 AIDS 的疾病)。

(2)地方病型(常见于非洲)。

(3)与器官移植相关型(常与慢性免疫抑制相关)。

(4)经典型(累及地中海地区老年男性及犹太人的惰性疾病)。

2.使用糖皮质激素和患 AIDS 相关机会性感染可诱导卡波西肉瘤发生,甚至使病情恶化。

3.皮损是常见的临床表现。

(1)典型的卡波西肉瘤好发于下肢,但 AIDS 相关的卡波西肉瘤累及全身多个部位。

(2)肢体、面部、口腔黏膜和生殖器皮损颜色(深红色、棕色、紫色、粉红色)及形态(斑疹、斑块、结节、菜花状)各异(图 50.31)。

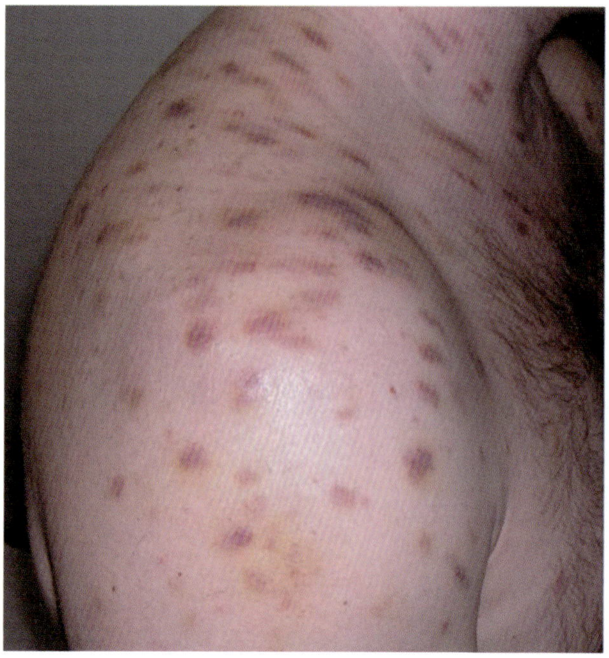

图 50.31 卡波西肉瘤。

(3)皮损不痛、不痒,也不会发生坏死。

(4)皮损分布区可出现淋巴结肿大(由阻塞性淋巴结病和卡波西肉瘤相关性致病细胞因子所致)。

4.内脏临床表现:几乎发生于所有脏器,其中最常见于口腔、胃肠道和呼吸系统。

(1)口腔卡波西肉瘤。

(2)约占卡波西肉瘤发病率的 1/3。

(3)通常由牙医最先发现。

(4)最常累及上腭,其次是牙龈(图 50.32)。

如口腔受累,须警惕胃肠道是否受累。

杆菌性血管瘤病(BA)

参见第 31 章和第 39 章。

病原体为汉赛巴尔通体(接触或搔抓猫获得)和昆塔纳巴尔通体(最常见于有体虱的流浪汉),好发于重度免疫抑制的 AIDS 患者。

1.血管瘤病(细菌刺激内皮细胞增生)皮损见于皮肤和多个内脏。

(1)肝脏:肝纤维化、脾炎。骨:皮损下疼痛性骨溶解病变,呼吸道、胃肠道、淋巴结。中枢神经系统病变不常见。

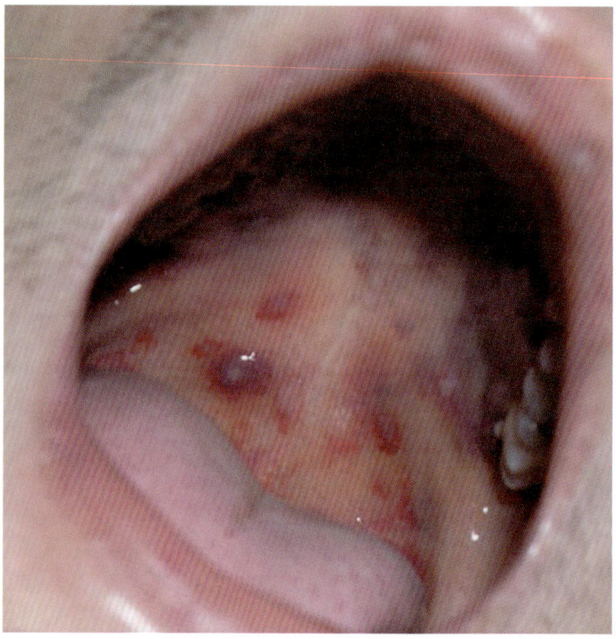

图 50.32 卡波西肉瘤口腔皮损特征。

(2)可导致菌血症(血培养难以分离),并发心内膜炎和不明原因的发热。

(3)与嗜血性淋巴组织细胞增生症(HLH)相关,这是一种由罕见的恶性炎症免疫反应所致的综合征,可能危及生命。

2.形成多种皮损,丘疹和斑块最常见(角化过度或蜂窝织炎)。也表现为可发生溃疡的皮下结节及大块赘状皮损。通常为单个或多个皮损(极少出现超过1000 个小皮损)。

(1)丘疹样皮损:需与结节状卡波西肉瘤、小叶毛细血管瘤(原称化脓性肉芽肿)、秘鲁疣(南美常见,病原体为杆状巴尔通体)鉴别诊断。

(2)斑块和结节样皮损:需与分枝杆菌和真菌感染(组织胞浆菌病、球孢子菌病、隐球菌病、孢子丝菌病)鉴别诊断。

3.诊断具有挑战性,需做系列性检查才可明确。

(1)血液和组织培养难以分离。改变样本收集方式(从儿童或成人分离管中提取血液样本)和培养技术(更换培养基以优化病原体生长)可增加成功分离病原体的概率。

(2)PCR 检测血液样本中的巴尔通体愈发重要,因为血清学试验(IFA 和 EIA)仅证明存在巴尔通体感染。

(3)组织病理学:可通过苏木精和伊红染色显示组织形态学改变(如小叶血管增生);通过 Warthin-Starry 染色法(显示小而暗染色的细菌)可在电子显微镜下观察到病原体。

4.经典治疗药物是多西环素或红霉素[单纯杆菌性血管瘤病的疗程为 3 个月;紫癜性肝炎和(或)骨髓炎为 4 个月;心内膜炎为多西环素 3 个月,前 14天加用庆大霉素]。值得注意的是,合并 AIDS 的 BA 患者最佳治疗时间尚不清楚。药物治疗期间,用药初期及每 6~8 周需复查巴尔通体 IgG 抗体滴度监测对治疗的反应(目标是抗体滴度下降至少 4 倍)。对于临床症状没有明显改善的患者,可适当延长疗程。对于完成 3 个月疗程后复发的患者可使用免疫抑制疗法(当 CD4+T 细胞>200 个细胞/微升持续 6 个月时停止用药)。

对于 HIV 携带者,在治疗巴尔通体感染之时即开始抗反转录病毒治疗。合并有中枢神经系统或眼科疾病的患者目前建议 ART 治疗推迟 2~4 周(以免增加该类患者免疫重建炎症综合征的发病率)。

嗜酸性毛囊炎(EF)(又称嗜酸性脓疱性毛囊炎)

目前病因不明,毛囊炎培养阴性。

1.包括:免疫抑制相关性 EF(常见于 HIV,也可见于移植后状态和血液系统恶性肿瘤)、婴儿型 EF(原因不明的无菌性脓疱,少见、有自限性)、Ofuji 病(正常皮肤上反复出现覆有毛囊性丘疹脓疱的红斑,常发生在免疫正常的人群,常见于男性,日本人多发,发病年龄高峰为 30 岁,吲哚美辛治疗有效)。

2.临床表现为强烈瘙痒的丘疹和脓疱。

(1)通常好发于皮脂腺丰富的部位(头皮、面部、躯干、上肢等)。

(2)瘙痒常伴抓痕。慢性瘙痒和搔抓可导致结节性瘙疹(严重瘙痒的光滑球状结节,色素沉着或呈紫色,病因不明,通常认为是由反复搔抓引起的)和色素沉着。

3.治疗主要是对症治疗(局部使用不同效价的糖皮质激素、抗组胺药、窄带 UVB 光疗法等)。AIDS 患者开始抗反转录病毒治疗。

其他的皮肤病与 AIDS 的关系

1.脂溢性皮炎在 AIDS 中分布更为广泛,可随着 ART 治疗而消退,也可作为 IRIS 的一部分发生病情恶化。

2.银屑病可能是 HIV 感染的表现之一,在新确诊的银屑病患者中应筛查 HIV。银屑病患者症状加重时也应怀疑新感染了 HIV。银屑病及其并发症(肢端关节炎等)在 HIV 中表现得更严重。

3.近侧甲下真菌病和白色表浅甲真菌病可提示未确诊的 HIV 感染。当看到这些病变而非常见的远端侧位甲真菌病时,注意筛查 HIV。

4.急性 HIV 感染可引起全身性、非特异性皮疹,典型的表现为粉红色至红色的小斑疹或丘疹。通常累及上胸、颈项部、面部和较少见的四肢区域。

寄生虫类皮肤病

皮肤利什曼病

1.皮肤病的疾病谱与寄生虫的致病力及宿主免疫反应的变异有关,这可能是某一物种的特征。

2.白蛉是传播媒介。

3.局限性皮肤利什曼病(LCL)

(1)皮肤有暴露部位。

(2)丘疹→结节→边缘硬化的无痛性溃疡(图50.34)。

4.复发性利什曼病(LR)

(1)少见;热带利什曼原虫感染。

(2)在愈合的瘢痕边缘形成新的丘疹。

(3)寄生虫数量较少也有强烈的组织学肉芽肿性免疫反应。

5.播散性皮肤利什曼病(DCL)

(1)少见。

(2)初始的局限性病变不形成溃疡。

(3)有无鞭毛体分布,尤其是面部和四肢伸侧。

(4)质软的结节或斑块。

(5)寄生虫感染量高、组织免疫反应轻。

皮肤蠕虫病

参见第35章。

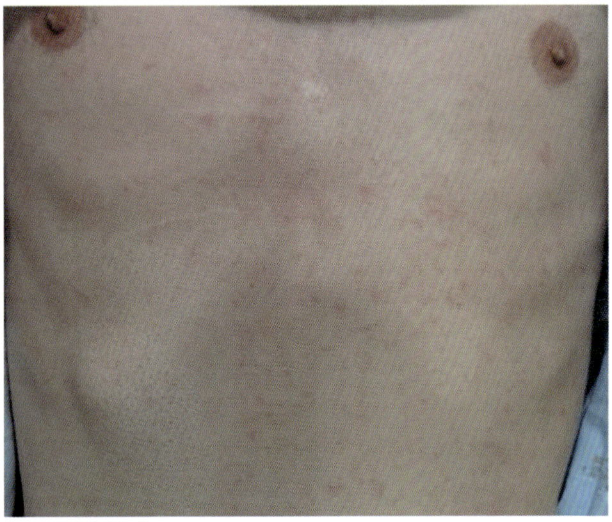

图 50.33 急性 HIV 皮疹。

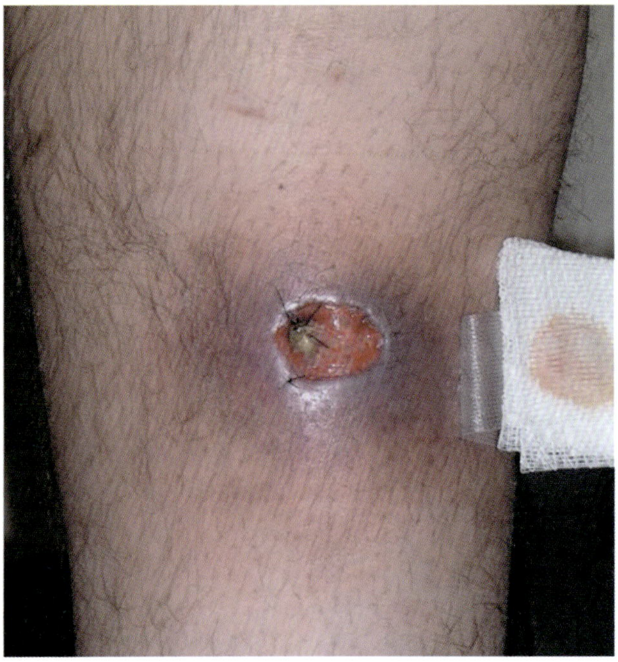

图 50.34 皮肤利什曼病溃疡。

皮肤幼虫移行症

1.匐行性的粉红色或红色皮疹,通常发生在直接与地面(尤其是沙地)接触的下肢上(图50.35)。通常很痒,但一般不痛。

2.由美洲和加勒比海地区的巴西钩虫幼虫引起。人类是终末宿主。这种生物主要分布在热带和亚热

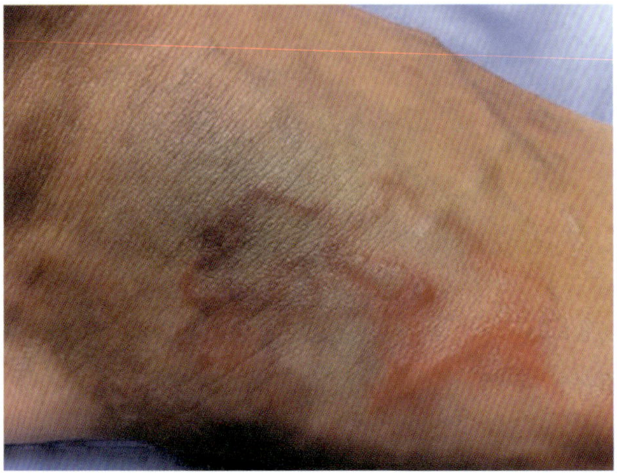

图 50.35 皮肤幼虫移行症。[From Kincaid L, Klowak M, Klowak S, Boggild AK. Management of imported cutaneous larva migrans: a case series and mini-review. Travel Med Infect Dis. 2015;13(5):382-387.]

带地区。

3.临床诊断,活检几乎阴性,因为病原体很少出现在活检部位。

4.可以适当推迟治疗时间,因为幼虫不会随着人类的生命周期生长,一定时间后会死亡。患者通常会在数周至数月后自愈。

5.如症状严重,可用甲苯达唑或伊维菌素治疗。

皮肤型游走性幼虫病

1.类圆线虫病的皮肤表现。

2.出现快速游走性红斑,可累及身体的任何部位,但由于幼虫经粪便排出,该红斑常出现在肛周。

3.通过粪便检查或血清学检查来检测幼虫。

4.可用伊维菌素治疗。

腭口线虫病

1.游走性红斑较皮肤型游走性幼虫病移动慢。

2.在食用未煮熟的鱼后可能感染颚口线虫幼虫而发病。幼虫可在人的皮肤和内脏等各种组织内游走。

3.常表现为复发性的红色包块和硬结,伴疼痛,可以数周迁移发作 1 次。

4.治疗方法:手术切除蠕虫或口服阿苯达唑或伊维菌素。

感染

疥疮

疥疮是由人疥螨感染导致的皮肤病, 该寄生虫有 8 只足。雌虫钻入宿主(人)的皮肤中产卵,宿主对疥螨和卵产生延迟的超敏反应。

1.通过皮肤直接接触患者,或触摸污染物传播,特别是床单、衣物等。

2.临床表现取决于宿主的免疫状态和疥螨感染量。患者的主要症状为严重的瘙痒,晚上更剧烈。

3.典型疥疮:发生在免疫功能正常的患者。通常仅有少量疥螨寄生。表现为沿着疥螨所挖孔道分布的伴有红斑的小丘疹,常有明显的抓痕。最常见于指间间隙、腕屈面和腰部,但全身皮肤都可出现皮损。

4.结痂性疥疮:通常与免疫功能低下有关(如 AIDS、HTLV-1 感染、淋巴瘤、糖尿病,或使用类固醇等)。可有无数只疥螨寄生。通常表现为厚痂覆盖的斑块(图 50.36),并感到瘙痒。可导致甲营养不良、脱发、红皮病等。常通过临床表现即可诊断,也可通过活检或刮片镜检找到螨类生物或虫卵辅助诊断。结痂型疥疮也称挪威疥疮。

5.典型疥疮的治疗:局部使用氯菊酯或口服伊维菌素 1 次,1~2 周后重复治疗。结痂型疥疮的治疗:氯氰菊酯和口服伊维菌素联合治疗数天。结痂型疥疮的接触者也需要隔离和治疗。

臭虫(温带臭虫)叮咬(图 50.37)

1.通常情况下,臭虫叮咬后,3~4 个病灶(臭虫的"早餐、午餐和晚餐")可紧密地排列成线状皮损。臭虫叮咬后皮肤的反应因人而异, 可从无反应到瘙痒性荨麻疹样丘疹,再到大的荨麻疹样风团。

2.治疗:使用局部类固醇和口服抗组胺药物对症治疗,1~2 周内可缓解。继发细菌感染时使用抗生素。

皮肤蝇蛆病

由蝇类幼虫引起的自限性皮肤炎症反应, 主要由双翅目的各种蝇属(如嗜人瘤蝇、通布蝇见于撒哈拉以南的非洲;人皮蝇、人肤蝇,见于美洲等地)产卵于人的皮肤和衣物上感染引起。

1.疖肿型(或丘疹型)蝇蛆病:在人肤蝇或通布蝇

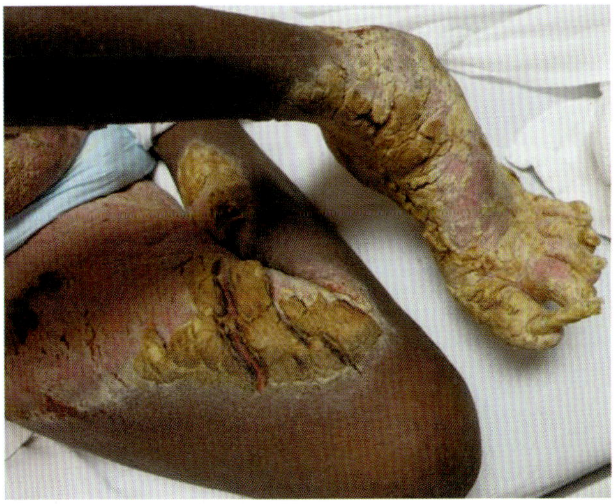

图 50.36 下肢和足部的结痂型疥疮。

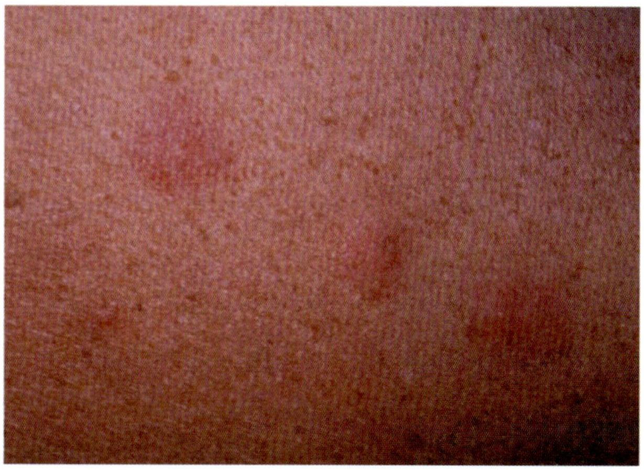

图 50.37 臭虫叮咬。(From Inflammatory papules. In: Marks JG, Miller JJ. Lookingbill and Marks' Principles of Dermatology. 6th ed. Elsevier; 2019.)

产卵于人体皮肤后，卵在真皮中发育成幼虫。初发病时为单个或多个小的红斑丘疹，后发展为中心有明显穿凿性小孔的疖肿。

2.伤口蝇蛆病(嗜人锥蝇、贝氏金蝇的幼虫)，在原有伤口有疼痛和出血的发展倾向。可见发热、寒战、白细胞增多和嗜酸性粒细胞增多。头部病变较危险，因幼虫喜钻孔习性，后期可导致失明和败血症等后遗症。

3.诊断应依据病史，包括接触史和临床检查。如损害处挤出幼虫可确诊。

4.治疗：可物理性地清除幼虫，并进行彻底处理，注意处理过程中保持虫体完整。

感染性疾病皮肤表现的总结

本章涵盖了临床实践和考试中涉及的主要的皮肤感染性疾病，主要依据是病原体的种类。也可通过特殊的皮肤表现深入探讨该类型的疾病。表 50.1 总结了皮损的常见表现，并对可能相关的感染进行了区分。

表 50.1 皮损表现和相关感染

皮损表现	相关感染
脐窝状丘疹	皮肤隐球菌病(图 50.38)
	组织胞浆菌病
	传染性软疣(图 50.39)
	马尔尼菲青霉菌
掌跖部感染相关病变	多形性红斑(暴发型 HSV 导致的复发型多形红斑)
	手足口病(柯萨奇病毒 A16 型、肠道病毒 71 型等)(见图 50.30)
	感染性心内膜炎相关病变(Osler 结节、Janeway 病变)(图 50.40)
	淋球菌(播散性淋球菌感染)
	脑膜炎奈瑟菌(图 50.41，脑膜炎球菌血症)
	落基山斑疹热(见图 50.5)
	梅毒螺旋体(二次梅毒)(见图 50.8)、出血性角化病(反应性关节炎、梅毒)(见图 50.11)
上行性淋巴管炎，又称孢子丝菌样扩散	皮肤利什曼病(见图 50.34)
	海洋分枝杆菌
	诺卡氏菌
	申克孢子丝菌(见图 50.22)
	系统性真菌病的表现(球孢子菌病、芽生菌病、组织胞浆菌病)
屈侧病变	念珠菌性间擦疹
	皮肤真菌
	红癣(微细棒状杆菌)
大面积皮肤溃疡	皮肤利什曼病(见图 50.34)
	溃疡分枝杆菌(布鲁里溃疡)
	坏疽性口炎(走马疳)(多种微生物混合感染引起，主要是厌氧菌，如坏死梭形杆菌)
	性传播疾病[HSV 感染，特别是免疫功能低下的患者；腹股沟肉芽肿/杜诺凡病(肉芽肿克雷伯菌引起)]

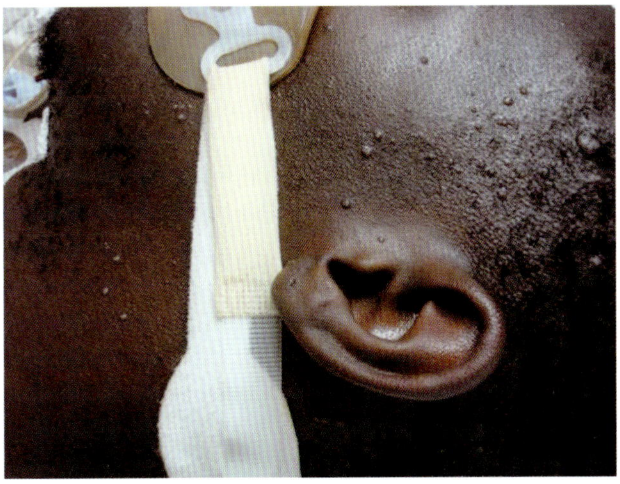

图 50.38 AIDS 患者气管插管后隐球菌病的皮损改变。

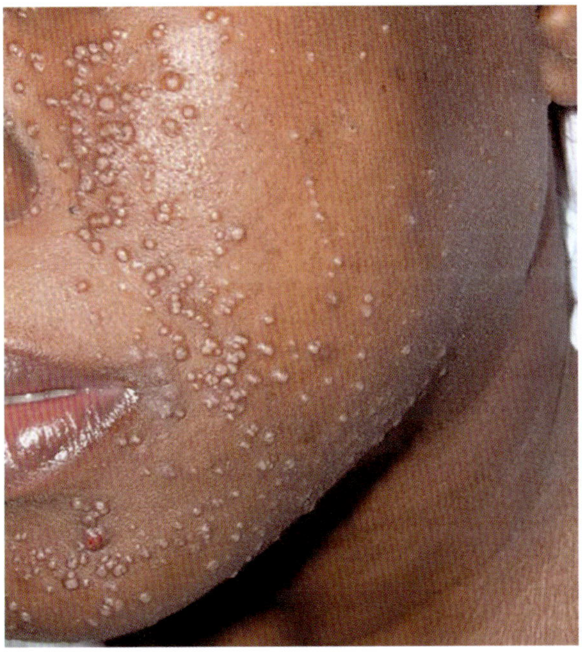

图 50.39 HIV 感染者的传染性软疣；CD4<100 个细胞/微升相关的面部病变。

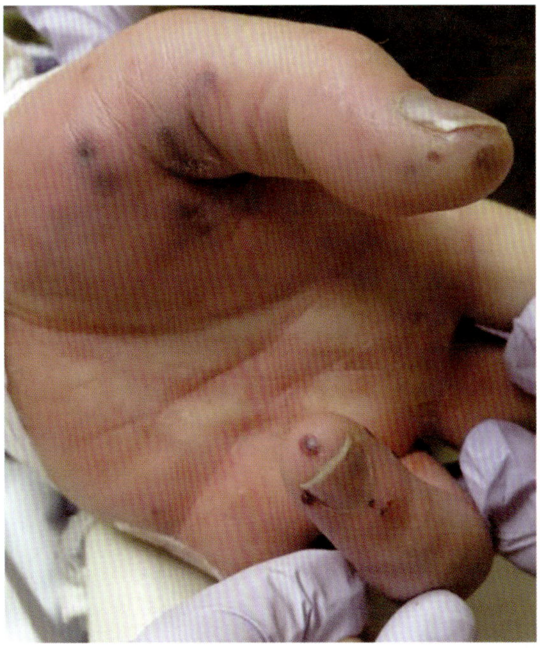

图 50.40 耐甲氧西林金黄色葡萄球菌相关感染性心内膜炎患者的 Osler 结节。

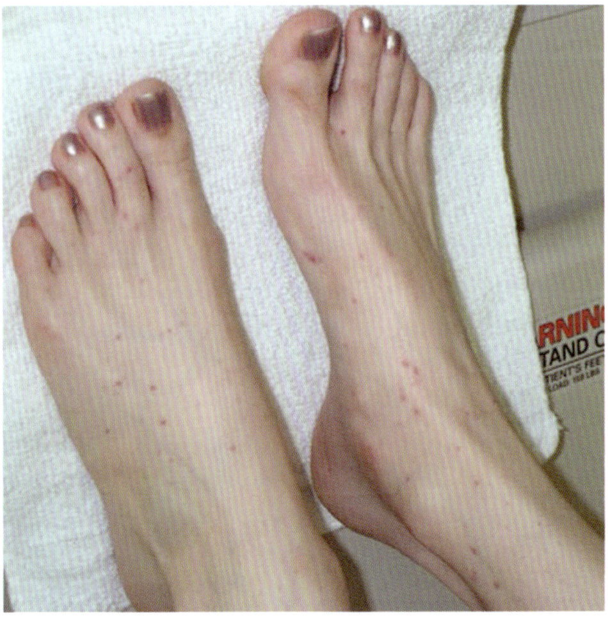

图 50.41 脑膜炎奈瑟菌感染相关的瘀点、瘀斑改变。

（潘淳 龙思宇 彭嘉怡 译 王洪生 校）

推荐阅读

1. DermNet NZ – All About the Skin. https://www.dermnetnz.org/.
2. Stevens DL, Bisno AL, Chambers HF, et al. Practice guidelines for the diagnosis and management of skin and soft tissue infections: 2014 Update by the Infectious Diseases Society of America. *Clin Infect Dis*. 2014;59(2):e10–52.
3. DPDx – Laboratory Identification of Parasites of Public Health Concern. Centers for Disease Control and Prevention. https://www.cdc.gov/dpdx/.
4. Mycoses Study Group Education and Research Consortium (MSGERC) Doctor Fungus. http://msgercdoctorfungus.com/.

第 51 章

感染性疾病记忆辅助

Carlos R. Mejia-Chew, Gerome Escota, Jane A. O'halloran

本章所总结的条目并不是判断疾病的唯一指标。它们只是线索，而不是特定感染性疾病的证据。我们在这里列出这些条目，旨在帮助读者了解资格考试中常出现的专业术语。

人畜共患病(A~Z)

Animal-associated infection	**P**lague 鼠疫
动物相关感染(快速鉴别诊断指南)	**A**nthrax 炭疽
"PATrick BBQs LeftoveRs"	**T**ularemia 兔热病
	Brucellosis 布鲁氏菌病
	Bartonellosis 巴尔通体病
	Q 热
	Leptospirosis 钩端螺旋体病
	Rat bite fever 鼠咬热
犰狳(Armadillo)	孢子丝菌(孢子丝菌病)
	麻风分枝杆菌(麻风病)
竹鼠(Bamboo rat)	马尔尼菲篮状菌(马尔尼菲青霉菌)
海狸(Beaver)	贾第鞭毛虫
蝙蝠(Bat)	荚膜组织胞浆菌
	狂犬病
鸟类(Bird)	鹦鹉衣原体(鹦鹉热)
猫(Cat)	汉赛巴尔通体(猫抓伤或咬伤)
	伯氏考克斯氏体(胎盘暴露)
	多杀性巴氏杆菌(咬伤)
	猫弓首蛔虫(猫粪便)
	弓形虫(猫粪便)
牛(Cattle)	流产布鲁杆菌(布鲁氏菌病)
	伯氏考克斯氏体(Q 热)
	牛分枝杆菌
	山羊分枝杆菌
	牛带绦虫(牛肉绦虫)
	朊病毒(克雅病变种)
花栗鼠(Chipmunk)	拉克罗斯病毒

(待续)

犬(Dog)	犬咬二氧化碳嗜纤维菌(犬咬伤)
	细粒棘球绦虫(犬粪便)
	中间葡萄球菌(犬咬伤)
	犬弓首蛔虫(犬粪便)
象(Elephant)	结核分枝杆菌
鱼类(Fish)	简单异尖线虫(生食)
(直接接触/受污染的水或生食)	华支睾吸虫(生食)
	泰国肝吸虫(生食)
	阔节裂头绦虫(生食)
	迟钝爱德华氏菌
	红斑丹毒丝菌
	棘颚口线虫(生食)
	海洋分枝杆菌(水族箱肉芽肿)
	海豚链球菌
跳蚤(Flea)	立克次体伤寒(鼠/地方性斑疹伤寒)
	鼠疫耶尔森菌(鼠疫)
飞鼠(Flying squirrel)	普氏立克次体(流行性斑疹伤寒)
蝇类(Flies)	旋盘尾丝虫(黑蝇)
	利什曼原虫属(沙蝇)
	杆状巴尔通体/奥罗亚热(沙蝇)
	布氏锥虫(舌蝇)
	罗阿丝虫(鹿蝇)
	蝇蛆病(蝇幼虫)
狐狸(Fox)	多房棘球绦虫
山羊(Goat)	羊种布鲁氏菌(布鲁菌氏病)
	伯氏考克斯氏体(Q 热)
仓鼠(Hamster)	淋巴细胞性脉络丛脑膜炎
马(Horse)	马红球菌
鬣蜥和其他爬行动物(Iguana and other reptile)	沙门氏菌属
豺狼(野生食肉动物和家犬)[Jackal (wild carnivore and domestic dog)]	狂犬病
袋鼠(Kangaroo)	伯氏考克斯氏体(Q 热)
水蛭(Leech)	嗜水气单胞菌
虱子(与无家可归和恶劣生活条件相关)[Lice (associated with homelessness, poor living condition)]	五日热巴尔通体(战壕热)
	回归热螺旋体(虱媒回归热)
	普氏立克次体(流行性发热)
猕猴(旧大陆猴)[Macaques (old world monkey)]	B 疱疹病毒
螨(Mite)	小蛛立克次体(立克次体痘)
	恙虫病东方体(恙虫病)
蚊(Mosquito)	基孔肯雅病毒
	登革热病毒
	黄热病病毒
	寨卡病毒
	疟原虫属

(待续)

	脑炎病毒(西尼罗河、圣路易斯、东方马、西方马、拉克罗斯、日本脑炎)
	班氏丝虫病(淋巴丝虫病)
牡蛎(Oyster)	副溶血弧菌
	创伤弧菌
鸽(及其粪便)[Pigeon(droppings)]	新型隐球菌
	荚膜组织胞浆菌
猪(Pig)	大肠杆菌
	猪布鲁氏菌病
	[猪]红斑丹毒丝菌
	戊型肝炎
	尼帕病毒(脑炎)
	猪带绦虫
	未煮熟的肉中摄入的包囊(猪肉绦虫)
	从粪便中摄取的卵(囊虫病)
家禽(Poultry)	弯曲杆菌属
	沙门氏菌属
草原犬(Prairie dog)	鼠疫耶尔森菌
	猴痘
鸭[Quack, quack (duck)]	鹦鹉衣原体(鹦鹉热)罕见
兔(Rabbit)	土拉弗朗西斯菌
浣熊(Raccoon)	浣熊拜林蛔线虫(浣熊贝蛔虫)
大鼠(Rat)	汉坦病毒
	拉萨热
	问号钩端螺旋体(钩端螺旋体病)
	淋巴细胞性脉络丛脑膜炎
	小螺菌(鼠咬热)
	念珠状链杆菌(鼠咬热)
	鼠疫耶尔森菌(鼠疫)
猎蝽(接吻虫)[Reduviid bug (kissing bug)]	克氏锥虫(美洲锥虫病)
海豹(Seal)	海豹分枝杆菌
绵羊(Sheep)	羊种布鲁氏菌(布鲁氏菌病)
	伯氏考克斯氏体(Q热)
	痘病毒(羊口疮)
松鼠(Squirrel)	博尔纳病毒
蜱(Tick)	立克次体(洛基山斑疹热)
犬蜱(变异革蜱)[Dog tick (Dermacentor variabilis)]	土拉弗朗西斯菌
鹿蜱(肩突硬蜱)(Ixodes scapularis)	嗜吞噬细胞无形体
孤星蜱(美洲钝眼蜱)[Lone Star tick (Amblyomma americanum)]	微小巴贝虫
	伯氏疏螺旋体
	宫本疏螺旋体
	波瓦森病毒
	怡菲埃里希氏体
	南方蜱相关的皮疹疾病

(待续)

	哈特兰病毒
	波本病毒
海龟(Turtle)	肉毒杆菌
	沙门菌属(和其他爬行动物一样)
海胆(一种多刺的海洋生物)[Urchins (a spiny marine creature)]	溶藻弧菌
田鼠(Vole)	田鼠分枝杆菌
野猪(Wild boar)	旋毛虫(旋毛虫病)
牦牛(Yak)	细粒棘球绦虫(棘球蚴囊)

食品相关

水生植物(如豆瓣菜)[Aquatic vegetation(e.g.,watercress)]	肝片吸虫(肝吸虫)
蜂蜜(Honey)	肉毒杆菌(婴儿肉毒中毒)
家庭罐装蔬菜(Home-canned vegetables)	肉毒杆菌
进口树莓(Imported raspberries)	环孢子虫
牡蛎(Oysters)	类志贺邻单胞杆菌
土豆或鸡蛋沙拉(Potato or egg salad)	金黄色葡萄球菌
花生酱(Peanut butter)	沙门氏菌属
	单核增生李斯特氏菌
生龙虾/螃蟹(Raw crayfish/crabs)	卫氏并殖吸虫或猫肺并殖吸虫
蛞蝓/蜗牛(Slugs/snails)	广州管圆线虫(鼠肺线虫)
	华支睾吸虫
米饭(不适当的烹煮)[Rice(improperly cooked)]	蜡样芽孢杆菌
软奶酪(Soft cheeses)	单核增生李斯特氏菌
生肉(Uncooked meat)	炭疽杆菌
	弯曲杆菌属(鸡)
	弓形虫
	旋毛虫(猪肉或野味)
	产志贺毒素大肠杆菌/肠出血性大肠杆菌(牛肉末)
	志贺氏菌属
	沙门氏菌属
未经高温消毒的牛奶/乳制品(Unpasteurized milk/dairy products)	布鲁氏菌属
	单核增生李斯特氏菌
	牛分枝杆菌
	新生儿脑炎
	弯曲杆菌
	沙门氏菌
	耶尔森菌
	布雷纳德腹泻(持续性腹泻,原因不明;偶尔暴发,食源性)
荸荠/竹子(Water chestnuts/bamboo)	布氏姜片吸虫(巨大肠内吸虫)

环境暴露

流产(Abortion)	索氏梭状芽孢杆菌
鸟粪/污染的土壤(Bird droppings/contaminated soil)	荚膜组织胞浆菌
桉树(Eucalyptus trees)	格特隐球菌
海洛因(黑焦油)[Heroin(black tar)]	索氏梭状芽孢杆菌(坏死性软组织感染)
	肉毒中毒
	破伤风
湿润的土壤(Moist soil)	皮炎芽生菌
覆盖物/植物碎屑(Mulch/plant debris)	曲霉属
稻田(Rice paddies)	马尔尼菲篮状菌
	日本脑炎
	血吸虫属
玫瑰园(Rose gardening)	申克孢子丝菌
半干旱/多尘地带(Semi-arid/dusty terrain)	粗球孢子菌
探矿/塌陷(Spelunking/caving)	荚膜组织胞浆菌
水相关软组织感染(Water-associated soft tissue infections)	紫色色杆菌
	产气单胞杆菌(半盐水)
	迟钝爱德华氏菌(鱼刺)
	红斑丹毒丝菌(渔夫的手)
	创伤弧菌(半盐水或盐水)
	海洋分枝杆菌(鱼缸)
温水(水上运动)[Warm water(aquatic sports)]	福氏耐格里阿米巴原虫
水上公园(Water parks)	微小隐孢子虫

“补充说明”

屠宰场工人[Abattoir (slaughterhouse)workers]	羊种布鲁氏菌
	伯氏考克斯氏体
兽皮(Animal hides)	炭疽杆菌(炭疽)
吸奶器(Breast pumps)	黏质沙雷氏菌
小屋/外屋(Cabins/outhouses)	汉坦病毒
	赫母斯-包柔螺旋体(蜱传回归热)
心脏外科(Cardiac surgery)	分枝杆菌嵌合体(受污染的加热器冷却器)
面部中央/鼻部病变(Central facial/nasal lesions)	**细菌**
	麻风(鞍鼻畸形)
	地方性密螺旋体感染(如品他病)
	先天梅毒(鞍鼻畸形)
	真菌
	副球孢子菌病
	球孢子菌病

(待续)

	霉菌感染
	芽生菌病
	寄生虫
	狒狒巴拉姆希阿米巴原虫
	皮肤黏膜利什曼病
	恶性肿瘤
	NK 细胞肿瘤
	自身免疫
	韦格纳肉芽肿(鞍鼻畸形)
	复发性多软骨炎(鞍鼻畸形)
	其他
	三叉神经营养综合征
在灌木丛上晾衣服(Clothing dried on bushes)	冻疮、蝇蛆病
隐形眼镜(Contact lenses)	棘阿米巴虫属
整容手术(Cosmetic surgery)	脓肿分枝杆菌
诺如病毒(Cruise ships)	诺如病毒
脐带残端分离延迟/卷烟纸状瘢痕(Delayed umbilical stump separation/cigarette paper scarring)	白细胞黏着缺陷 1 型(LAD-1)
热水池(Hot tubs)	铜绿假单胞菌(毛囊炎)
	非结核分枝杆菌(肺炎)
宫内节育器[Intrauterine devices(IUD)]	放线菌属
	A 群链球菌
钉子穿过鞋底(Nail through sole of trainer)	铜绿假单胞菌
溺水(Near drowning)	多育赛多孢
足疗(Pedicures)	快速生长的非结核分枝杆菌(RG-NTM)
牙髓切除术(小儿牙科手术)[Pulpectomy(pediatric dental procedures)]	脓肿分枝杆菌
饮用水冷却器/喷泉(Water coolers/fountains)	嗜肺军团菌
伤口裂开(Wound dehiscence)	慢性肉芽肿
再造整形技术(Reconstructive surgery)	梭菌属
乳牙滞留(Retained primary teeth)	高 IgE 综合征(约伯综合征)
牧羊人(Shepherds)	细粒棘球绦虫(棘球蚴囊)
	Orf
铁人三项/激流漂筏运动(Triathlon/white water rafting)	钩端螺旋体病

疾病相关

急性 T 细胞淋巴瘤(Acute T-cell lymphoma)	HTLV-1
溶血性贫血的再生障碍危象(Aplastic crisis in hemolytic anemia)	细小病毒 B19
膀胱癌(尿路上皮)[Bladder cancer(urothelial)]	埃及血吸虫
大疱性鼓膜炎(Bullous myringitis)	肺炎支原体
脑和肺脓肿(Brain and lung abscess)	诺卡氏菌属

(待续)

慢性肉芽肿(Chronic granulomatous disease)	曲霉属
	紫色色杆菌
	蜃楼弗兰西斯菌
	Granulibacter bethesdensis
	诺卡氏菌
胆管癌(Cholangiocarcinoma)	华支睾吸虫
结肠癌(Colon cancer)	解没食子酸链球菌(原名牛链球菌)
	败血梭状芽孢杆菌
补体缺陷(Complement deficiency)	脑膜炎奈瑟菌
囊肿性纤维化(Cystic fibrosis)	伯克霍尔德菌
糖尿病酮症酸中毒(Diabetic ketoacidosis)	根霉/毛霉属(毛霉病)
作为识别线索的吞咽困难(Dysphagia as an ID clue)	破伤风
	蜱麻痹
	HTLV-1
	肠道病毒71
	肉毒中毒
	吉兰-巴雷综合征
	西尼罗河病毒
	小儿麻痹症
耳淋巴细胞瘤(Ear lymphocytoma)	疏螺旋体病(莱姆病)
红癣(Erythrasma)	极小棒杆菌
necessitans脓胸(Empyema necessitans)	放线菌属
	结核分枝杆菌
嗜酸性脑膜炎(Eosinophilic meningitis)	广州管圆线虫
	浣熊拜林蛔线虫
	球孢子菌属
	颚口线虫属
	粪类圆线虫
焦痂(Eschar)	蜱传疾病(黑斑):
	美国:小蛛立克次体(立克次体痘)
	欧洲:康氏立克次体(南欧斑疹热)
	亚洲:恙虫病东方体(恙虫病)
	非洲:非洲立克次体(非洲蜱咬热)
	北亚:西伯利亚立克次体(北亚蜱斑疹伤寒)
	澳洲:澳洲立克次体(昆士兰蜱传斑疹伤寒)
	炭疽
	鼠咬热
	兔热病
	瘟疫
	坏疽性脓疱(继发于假单胞菌、镰刀菌等多种感染)
	别忘了蜘蛛咬伤!
	牛痘(进化的一部分)
妊娠期暴发性肝衰竭(Fulminant liver failure on pregnancy)	戊型肝炎

(待续)

革兰阴性脑膜炎(无神经外科手术史的患者)[Gram negative meningitis(in patients without a history of neurosurgical procedure)]	粪类圆线虫 高黏液肺炎克雷伯杆菌
出血性膀胱炎(Hemorrhagic cystitis)	腺病毒 BK 病毒
人类嗜 T 淋巴细胞病毒(Human T-lymphotropic virus)	粪类圆线虫
脾功能减退/脾切除(Hyposplenism/splenectomy)	微小巴贝虫 犬咬二氧化碳嗜纤维菌 流感嗜血杆菌 脑膜炎奈瑟菌 肺炎链球菌 沙门氏菌属
低丙种球蛋白血症(Hypogammaglobinemia)	支原体属
伊布替尼(Ibrutinib)	隐球菌属
铁超载综合征(Iron overload syndromes)	根霉/毛霉属(毛霉病) 创伤弧菌 嗜血分枝杆菌 鼠疫杆菌 气单胞菌属
刀刺性疼痛(Lancinating pain)	梅毒螺旋体(梅毒、脊髓痨)
莱米尔综合征(感染性血栓静脉炎)[Lemierre´s syndrome(septic thrombophlebitis)]	梭形杆菌属
吕弗勒综合征(Loeffler's syndrome)	蛔虫病 圆线虫病 钩虫
足分支菌病(Madura foot)	放线菌(细菌)或真菌
单菌性坏死性筋膜炎(Monomicrobial necrotizing fasciitis)	A 族乙型溶血性链球菌 气单胞菌属 创伤弧菌 新生隐球菌(免疫功能低下)
多发性骨髓瘤(Multiple myeloma)	肺炎链球菌
上行性麻痹(Paralysis, ascending)	吉兰-巴雷综合征 肠道病毒 D68 蜱麻痹 西尼罗河病毒
下行性麻痹(Paralysis, descending)	肉毒中毒
帕金森样疾病(Parkinson-like illness)	日本脑炎病毒
脊髓灰质炎样病毒(Polio-like illness)	西尼罗河病毒
产后中毒性休克综合征(Postpartum toxic shock syndrome)	索氏梭状芽孢杆菌
肺泡性蛋白沉积症(Pulmonary alveolar proteinosis)	诺卡氏菌
菱脑炎(共济失调/眼球震颤/脑神经麻痹)[Rhombencephalitis (ataxia/nystagmus/cranial nerve palsies)]	单核增生李斯特氏菌 肠道病毒 71
肩部化脓性关节炎(Septic arthritis of shoulder)	痤疮表皮菌(原名痤疮丙酸杆菌)
雪花性角膜炎(Snowflake keratitis)	盘尾丝虫
游泳者瘙痒(五大湖)[Swimmer's itch(Great Lakes)]	禽类血吸虫病
热带痉挛性截瘫(Tropical spastic paraparesis)	HTLV-1

临床提示

关节炎和皮疹综合征(Arthritis and rash syndrome)	急性风湿热
	亚急性细菌性心内膜炎
	慢性脑膜炎球菌血症
	鼠咬热
	回归热(虱子、蜱传)
	过敏性紫癜
	慢性细小病毒B19(以类风湿关节炎为主的关节病)
	麻风引起的麻风反应
双侧眶周水肿(Bilateral periorbital edema)	旋毛虫(旋毛虫病)
多肌痛风湿样症状,ESR和CRP正常或偏低(Polymyalgia rheumatic-like symptoms with normal or low ESR and CRP)	旋毛虫(旋毛虫病)
膀胱癌,卡介苗接种史(Bladder cancer,history of BCG vaccine)	播散性卡介苗感染
血性腹水/胸腔积液(Bloody ascites,pleural fluid)	卡波西肉瘤
	细菌性血管瘤病
	炭疽
牛颈+灰色咽假膜(Bull neck + gray pharyngeal pseudo membranes)	白喉杆菌(白喉)
小腿压痛(Calf tenderness)	钩端螺旋体病
结膜充血(Conjunctival suffusion)	钩端螺旋体病
眼底镜检查的"棉球"("Cotton balls" on funduscopy)	念珠菌属眼内炎
有比萨状边界的破坏性溃疡(Destructive ulcer with pizza-like borders)	利什曼病
无明确边界的破坏性溃疡(Destructive ulcer with undermining edges)	布鲁里溃疡(溃疡分枝杆菌)
坏疽性深脓疱病(Ecthyma gangrenosum)	铜绿假单胞菌
	血管侵入性霉菌(镰刀菌和曲霉属)
脑炎+弛缓性麻痹(Encephalitis + flaccid paralysis)	西尼罗河病毒
脑炎+尿路症状(Encephalitis + urinary symptoms)	圣路易斯脑炎
消失性皮疹(Evanescence rash)	成人斯蒂尔病
生殖器象皮病(esthiomene=扩张的女性生殖器;萨克斯管状阴茎)[Genital elephantiasis(esthiomene = enlarged female genitalia; saxophone penis)]	性病淋巴肉芽肿
手腱鞘炎(Hand tenosynovitis)	地分枝杆菌复合体
播散性淋球菌感染	
Hutchinson征(鼻尖水泡性病变)[Hutchinson´s sign(vesicular lesions tip of nose)]	眼部带状疱疹
心脏传导阻滞(Heart block)	莱姆病(美国)
	美洲锥虫病(南美)
在流行地区新发高钙血症(New onset hypercalcemia,in an endemic region)	HTLV-1
柯氏斑(Koplik spots)	麻疹
移行性脂膜炎(Migratory panniculitis)	颚口线虫病
罗阿丝虫(卡拉巴丝虫肿)	
虫蛀头(斑秃)[Moth eaten head(patchy alopecia)]	梅毒(继发性)

(待续)

低沉的声音(Muffled voice)	会厌炎
坏死性溃疡伴周围水肿(Necrotic ulcer with surrounding edema)	炭疽
鹰嘴滑囊炎,暴露于水后不愈合(Olecranon bursitis,nonhealing after water exposure)	皮肤原藻病
年轻脑病女性的卵巢畸胎瘤(Ovarian teratoma in a young encephalopathic female)	抗 NMDA 脑炎
手掌和(或)足底受累(Palms and/or soles involvement)	**药物** 史提芬强生综合征/中毒性表皮坏死溶解(SJS/TEN) **感染** • 梅毒 • 落基山斑点热(RMSF) • 脑膜炎球菌血症 • 柯萨奇病毒 A16(手足口病) • 细小病毒 B19(丘疹性紫癜手套袜综合征) • 单纯疱疹病毒(HSV)和支原体(多形红斑) • 假单胞菌属(手足热综合征) • 链球菌或葡萄球菌(中毒性休克综合征) • 感染性心内膜炎 **非感染性** • Bazex 综合征(胃肠道鳞状细胞癌) • 胼胝症 • 抗合成酶综合征(皮肌炎、机械手) • 手背中性粒细胞性皮肤病 • 川崎病 • 赖特综合征(脓溢性角化病)
疼痛性生殖器溃疡(Painful genital ulcer)	杜氏嗜血杆菌(软下疳) 单纯疱疹病毒(HSV)
无痛性生殖器溃疡(Painless genital ulcer)	梅毒 腹股沟肉芽肿(肉芽肿杆菌)
口/唇感觉异常(Paresthesia of mouth/lips)	麻痹性贝类中毒
腮腺炎+睾丸炎(Parotitis + orchitis)	腮腺炎
肺炎免疫功能低下的肺炎,尤指移植后(Pneumonia,immunocompromised,especially posttransplant "PANTT")	杰氏肺囊虫 曲霉(也可以考虑其他真菌:毛霉、暗色霉菌、隐球菌、荚膜组织胞浆菌、芽生菌、球孢子菌) 诺卡氏菌 弓形虫 结核(和非结核分枝杆菌)
耳前淋巴结病+结膜炎(Preauricular lymphadenopathy+conjunctivitis)	腺病毒
直肠炎(Proctitis)	性病淋巴肉芽肿
全身性脓疱疹(Pustular rash,generalized)	• 考虑使用 DDX 治疗水疱性皮疹,因为水疱也会表现出脓疱病(即单纯疱疹病毒、水痘-带状疱疹病毒、疱疹湿疹、柯萨奇病毒、埃可病毒、天花、猴痘、痘苗) **感染** 播散性淋球菌感染

(待续)

	慢性脑膜炎球菌血症(通常表现为反复发热、脓疱疹、关节痛/关节炎、头痛)
	莫拉氏菌菌血症
	肺结核(罕见,称为急性粟粒性皮肤结核,肺结核急性脓疱疹)
	非感染性
	AGEP
	DRESS
	白塞病
	泛发性脓疱性银屑病
复发性无菌性脑膜炎(Mollaret 脑膜炎)[Recurrent aseptic meningitis(Mollaret syndrome)]	单纯疱疹病毒 2 型
骶髂关节炎(Sacroiliitis)	布鲁氏菌属
咸痰(Salty sputum)	肺棘球蚴病
蛇行疹(Serpiginous rash)	皮肤幼虫移行症(巴西钩虫、美洲钩虫)
	幼虫(圆线虫病)
无家可归的患者胫骨疼痛/发热(Shin pain,fever in a homeless patient)	战壕热(五日热巴尔通体)
咽痛+砂纸疹(Sore throat + sand paper rash)	A 组链球菌(猩红热)
	溶血隐秘杆菌
咽痛+口臭(Sore throat + foul smelling breath)	奋尚咽峡炎(战壕口)
咽痛+口腔+手+足部水疱性病变(Sore throat + oral + hand + foot vesicular lesion)	柯萨奇病毒(手足口病)
咽痛+咽囊病变(Sore throat + pharyngeal vesicular lesion)	柯萨奇病毒(疱疹性咽峡炎)
孢子丝样病变(Sporotrichoid-like lesions)	申克孢子丝菌
	巴西诺卡氏菌
	海洋分枝杆菌
	巴西利什曼病
	土拉弗朗西斯菌
星状黄斑病(Stellate maculopathy)	巴尔通体神经视网膜炎
草莓颈(Strawberry cervix)	滴虫病
草莓舌(Strawberry tongue)	A 群链球菌
	川崎病
	葡萄球菌中毒性休克综合征
地方性的睾丸疼痛+背部/关节疼痛(Testicular pain + back/joint pains in endemic areas)	布鲁氏菌病
单侧眶周水肿(罗马尼亚征)[Unilateral periorbital edema(Romaia sign)]	美洲锥虫病
阴道 pH 值>4.5(Vaginal pH>4.5)	细菌性阴道炎
	滴虫
疣状皮疹,弥漫性(Warty-like rash,diffuse)	疣状表皮发育不良(HPV)
	疱疹性湿疹
	挪威疥疮
	蕈样肉芽肿
	朗格汉斯细胞组织细胞增生症

(待续)

疣状皮疹，局限性(Warty-like rash，localized)	疣样皮疹，局部人乳头瘤病毒(HPV)
	疣状皮肤结核
	着色芽生菌病
	芽生菌病
	荚膜组织胞浆菌杜波变种
	癌症
	副球孢子菌病

血液学提示

无鞭毛体	利什曼病
马耳他交叉(RBC)	巴贝虫病
中性粒细胞中的巨大蓝色颗粒	小儿先天性白细胞颗粒异常综合征
淋巴细胞类白血病反应	百日咳杆菌
	传染性单核细胞增多症
桑椹胚(中性粒细胞)	无形体病
桑椹胚(单核细胞)	埃利希氏体病
锥鞭毛体	锥虫病
带状滋养体	三日疟原虫
每个细胞有多个环状滋养体	恶性疟原虫
新月形配子体	恶性疟原虫
网织红细胞计数低和发热	细小病毒B19
红细胞中的薛夫纳小点	间日疟原虫/卵形疟原虫
血涂片阳性感染(My BoyFriend is ARAB)	Malaria 疟疾 Babesiosis 巴贝虫病 Filariasis 丝虫病 • 可观察到微丝蚴 American trypanosomiasis 美洲锥虫病 • 可观察到锥虫 Relapsing fever 回归热(蜱和虱子) • 可观察到螺旋菌 African trypanosomiasis 非洲锥虫病(昏睡病) • 可观察到锥虫 Bartonellosis 巴尔通体病 • 可观察到红细胞内的细菌 另外，有Ehrlichia 埃利希氏体和Anaplasma 无形体

微小诱因

革兰染色别针状	鼠疫耶尔森菌
	副溶血弧菌
	类鼻疽伯克霍尔德菌
	杜氏嗜血杆菌
	肉芽肿杆菌
耐弱酸	红球菌
	环孢子虫
	贝氏莫尼茨绦虫
	微小隐孢子虫
	米氏军团菌
	诺卡氏菌
	戈登氏菌属
	恙虫属
	迪茨氏菌属
革兰染色鱼群	杜氏嗜血杆菌
鲑鱼粉菌落	马红球菌
气味和细菌培养平板:	艰难梭菌
马粪	诺卡氏菌、伯克霍尔德菌
发霉的、泥土气息的、不洁的地下室	铜绿假单胞菌
葡萄或玉米饼	咽峡炎链球菌
奶油糖果或焦糖	啮蚀艾肯氏菌
独木舟状分生孢子	镰刀菌属
皮肤KOH涂片观察到"铜币"状	着色芽生菌病
有纤毛的原生动物	大肠杆菌
革兰阴性菌	普罗威登斯菌属(Providencia spp.)
葡萄糖发酵	肠道细菌(Enterobacter)
氧化酶阴性,乳糖发酵	大肠杆菌(Escherichia coli)
"PEEKS"	克雷伯杆菌(Klebsiella)
	沙雷氏菌(Serratia)
革兰阴性菌	志贺氏菌(Shigella)
葡萄糖发酵	耶尔森菌(Yersinia)
氧化酶阴性,非乳糖发酵	变形杆菌(Proteus)
"SHYPS"	沙门氏菌(Salmonella)
革兰阴性菌	巴斯德氏菌
葡萄糖发酵	弧菌
氧化酶阳性	气单胞菌
	邻单胞菌
革兰阴性菌	嗜麦芽窄食单胞菌(Stenotrophomonas maltophilia)
葡萄糖非发酵	鲍氏不动杆菌(Acinetobacter baumannii)
氧化酶阴性,非乳糖发酵	伯克霍尔德菌(Burkholderia cepacian)
"SAB"	

(待续)

革兰阴性菌	铜绿假单胞菌
葡萄糖非发酵	
氧化酶阳性,非乳糖发酵	
链球菌	A组链球菌(化脓链球菌)
β溶血	B组链球菌(无乳链球菌)
α溶血	C组链球菌(停乳链球菌)
	D组链球菌(牛链球菌)
	F组链球菌(米勒链球菌组)
	草绿色链球菌
	肺炎链球菌
革兰阳性杆菌,分支(也称为分枝丝状生物)	诺卡氏菌
	放线菌
	链霉菌
革兰阳性杆菌,需氧菌"CAREs for the LaB"	棒杆菌(Corynebacterium)
	隐秘杆菌(Arcanobacterium)
	红球菌(Rhodococcus)
	丹毒(Erysipelothrix)
	李斯特氏菌(Listeria)
	芽孢杆菌(Bacillus)
革兰阳性杆菌,厌氧菌	梭菌
	表皮细菌
	乳杆菌
革兰阴性球菌	莫拉氏菌
	耶尔森菌
	鲍特氏菌
	弗朗西斯菌
	布鲁氏菌
	巴斯氏菌
	生物(HACEK)
	嗜血杆菌属(Haemophilus spp.)
	聚杆菌属(Aggregatibacter spp.)
	心杆菌属(Cardiobacterium spp.)
	艾肯氏菌属(Eikenella)
	金氏菌属(Kingella spp.)
	军团菌
	不动杆菌

病理学提示

锐角分枝菌丝(45°)	曲霉属
宽基芽殖酵母(母子细胞)	皮炎芽生菌
雪茄状酵母	申克孢子丝菌
线索细胞	细菌性阴道炎
甜甜圈状肉芽肿	伯氏考克斯氏体
	EB病毒(EBV)
	巨细胞病毒
	药物过敏
	霍奇金淋巴瘤
花状细胞	HTLV-1
泡沫状巨噬细胞	鞭毛虫
淋巴结病,颈部;病理性组织细胞坏死	菊池病
麦克尔憩室疾病	软化斑
内格里体	狂犬病
前鞭毛体	利什曼原虫
	锥虫
轮舵状	副球孢子菌病
含孢子的内包囊	球孢子菌病
星状脓肿	性病淋巴肉芽肿(LGV)
	巴尔通体(Warthin-Starry斑)
硫黄颗粒	放线菌属
直角分枝菌丝(90°)	接合菌属
核内“猫头鹰眼”	巨细胞病毒

影像学提示

椎骨前-上端阶梯状糜烂(Pedro-Pons征)	布鲁氏菌属
熊爪状(肾脏CT扫描)	黄色肉芽肿性肾盂肾炎
HIV患者或其他免疫抑制患者小脑萎缩的体征和症状	JC病毒颗粒细胞神经病
食管(靠近结节)	侵袭性真菌感染(曲霉、毛霉)
	脓毒症栓塞
晕征(实变周围有磨玻璃样阴影)	曲霉病
半影征(T1脓肿腔的高密度内侧边缘;又名Brodie脓肿)	亚急性血行播散型骨髓炎(最常见的原因是金黄色葡萄球菌)
丘脑枕征(双侧高信号)	变异型克雅病(vCJD)
反晕征(磨玻璃不透明,周围有实变)	毛霉菌病
Splendore-Hoeppli现象	葡萄霉菌病
脑干脑炎	李斯特氏菌
拇指印征	会厌炎

疾病在世界各地的分布

巴西	黄热病
牙买加、日本	HTLV-1 相关疾病
沙特阿拉伯(伊斯兰教的朝圣活动)	脑膜炎球菌性脑膜炎
巴布亚新几内亚	库鲁病
印度	腹股沟肉芽肿
密克罗尼西亚	霍氏鲍特氏菌
澳大利亚北部	类鼻疽
夏威夷	钩端螺旋体病
非洲之角	卡氏分枝杆菌
美国西南部	球孢子菌病
马来西亚蒂奥曼岛	肉孢子虫
俄亥俄州和密西西比河流域	芽生真菌病
墨西哥湾	创伤弧菌
泰国/中国/越南	马尔尼菲篮状菌(原名青霉菌)
泰国/中国台湾地区	血管圆线虫病
海地	霍乱
也门	霍乱
马达加斯加	瘟疫
	着色芽生菌病
拉丁美洲	美洲锥虫病
西非	HIV-2
	拉萨热
约塞米蒂	汉坦病毒

其他复杂病症

两性霉素抗性	葡萄牙假丝酵母
	耳念珠菌(部分分离株)
	土曲霉
	镰刀菌(某些种类)
	多育赛多孢
	尖端赛多孢(部分)
	波氏假阿利什菌
	申克孢子丝菌
自身感染	圆线虫
	毛细线虫(Paracapillaria)
	膜壳绦虫
对万古霉素有内在抗性的肠球菌	鹑鸡肠球菌
	铅黄肠球菌

(待续)

能穿透完整皮肤的寄生虫	粪类圆线虫
	血吸虫属
	钩虫
耐万古霉素革兰阳性菌	乳酸杆菌属
	明串珠菌属
	丹毒丝菌
	痤疮丙酸杆菌
范科尼综合征氨基苷	替诺福韦酯
	西多福韦
辣味的鱼	鲭鱼(毒素)
牙齿感觉松动	雪卡毒素
脑脊液中看起来像“沙滩上的脚印”的细胞	HSV-2相关复发性脑膜炎(Mollaret脑膜炎)中的Mollaret细胞
生物战	天花
人传染人	鼠疫
非人生物传染人	病毒性出血热
	炭疽病
	肉毒杆菌
	兔热病
棒状杆菌皮肤病	红疹
	腋毛癣
	窝状角质松解
自由生活阿粑原虫	棘阿米巴原虫
	福氏耐格里阿米巴原虫
	狒狒巴拉姆希阿米巴原虫
	Sappinia pedata
内脏幼虫移行症	猫弓首蛔虫
	犬弓蛔虫
神经幼虫移行症	原肠贝氏蛔虫(浣熊贝蛔虫)
沃尔巴克氏菌	班氏吴策线
耐氯生物	隐孢子虫属
	蓝氏贾第鞭毛虫
	福氏耐格里阿米巴原虫
难治性非淋菌性尿道炎	生殖道支原体
粪便检查显示寄生虫幼虫(非成虫)	粪类圆线虫

抗菌药物相关不良事件

抗菌药	
氟喹诺酮类	肌腱炎
达托霉素	肌病/横纹肌溶解症
	嗜酸性肺炎
甲硝唑	周围神经病和脑病
	小脑毒性(MRI:齿状核对称性受累)

(待续)

万古霉素	红人综合征
	线状 IgA 皮炎(大疱性病变)
氨基苷类	神经肌肉阻滞(重症肌无力加重)
利奈唑胺	周围神经病
	视神经病变(不可逆)
	血小板减少/贫血
	乳酸中毒
头孢曲松	高胆红素血症
头孢吡肟	运动不能性发作
氯霉素	特异性再生障碍性贫血
四环素类	光敏感
米诺环素	前庭毒性
磺胺甲噁唑	结晶尿
甲氧苄啶	高钾血症
呋喃妥因	急性肺炎与肺纤维化
黏菌素	神经毒性
氨苯砜	高铁血红蛋白血症(G6PD 缺乏症)
抗真菌药	
伊曲康唑	心力衰竭(负性肌力)
伏立康唑	视幻觉
	骨膜炎(骨痛/碱性磷酸酶升高、氟中毒)
	皮肤癌
氟胞嘧啶	骨髓抑制
	结肠炎(穿孔)
两性霉素	输液时胸痛/背痛
抗分枝杆菌药	
环丝氨酸	神经毒性
氨苯吩嗪	皮肤/角膜变色
吡嗪酰胺	高尿酸血症(痛风)
乙胺丁醇	视神经病变
抗病毒药	
阿昔洛韦	结晶性肾病
奥司他韦	神经精神症状
磷甲酸钠	生殖器溃疡
帕拉米韦	剥脱性皮炎
抗反转录病毒药物	
阿巴卡韦	过敏综合征(HLA B-157)
阿扎那韦	肾结石
富马酸替诺福韦酯	范可尼综合征(近端小管性酸中毒)
抗寄生虫药	
甲氟喹	神经精神症状
奎宁	金鸡钠反应(耳鸣、耳聋、视觉障碍)和低血糖
伯氨喹	高铁血红蛋白血症和溶血性贫血(G6PD 缺乏症)
美拉胂醇	脑病

(待续)

乙胺嗪(DEC)	Mazzotti 反应(瘙痒、发热、关节痛)
乙胺嘧啶	骨髓抑制
巴龙霉素	耳蜗和前庭毒性

缩略语

具有诱导型 AmpC 的微生物("MY SPACE")	摩根氏菌(Morganella)
	耶尔森菌(Yersinia)
	沙雷氏菌(Serratia)
	假单胞菌/变形杆菌(吲哚阳性)[Pseudomonas/Proteus(indole positive)]
	普罗威登斯菌(Providencia)
	气单胞菌/不动杆菌(Aeromonas/Acinetobacter)
	柠檬酸杆菌(Citrobacter)
	肠杆菌(Enterobacter)
黏菌素治疗对其无效的微生物("PROMOS")	普罗威登斯菌/变形杆菌(Providencia/Proteus)
	摩根氏菌(Morganella)
	沙雷氏菌(Serratia)
多药耐药菌(ESKAPE)	屎肠球菌(Enterococcus faecium)
	金黄色葡萄球菌(Staphylococcus aureus)
	肺炎克雷伯杆菌(Klebsiella pneumoniae)
	鲍氏不动杆菌(Acinetobacter baumannii)
	铜绿假单胞菌(Pseudomonas aeruginosa)
	肠杆菌属(Enterobacter spp.)
产气微生物(CAKE)	梭菌属(Clostridium spp.)
	厌氧菌(Anaerobes)
	克雷伯杆菌属(Klebsiella spp.)
	大肠杆菌(Escherichia coli)
乳糖发酵肠杆菌科(PEEKS)	普罗威登斯菌属(Providencia spp.)
	肠杆菌属(Enterobacter spp.)
	大肠杆菌(Escherichia coli)
	克雷伯杆菌属(Klebsiella spp.)
	沙雷氏菌属(Serratia spp.)
暗色霉菌(ABCE)	链格孢(Alternaria)
	离蠕孢(Bipolaris)
	弯孢(Curvularia)
	明脐霉(Exserohilum)
加重重症肌无力的抗生素(FACE)	氟喹诺酮类(Fluoroquinolones)
	氨基苷类(Aminoglycosides)
	黏菌素/克林霉素(Colistin/Clindamycin)
	红霉素(Erythromycin)

(待续)

耳毒性相关抗生素(VAcuuM)	万古霉素(Vancomycin)
	氨基苷类(Aminoglycosides)
	大环内酯类(Macrolides)
结核病的风险因素(DITCHERS)	糖尿病(Diabetes)
	静脉用药/肠旁路术(Intravenous drug use/Intestinal bypass)
	肿瘤坏死因子-α 抑制剂(TNF-α inhibitors)
	持续的 CXR 异常(Consistent CXR abnormalities)
	HIV(或其他免疫抑制)[HIV(or other immunosuppression)]
	终末期肾病(End-stage renal disease)
	近期结核病感染(暴露)[Recent TB infection(exposure)]
	肺沉着病(Silicosis)
临床中需重视的螺旋体(SwiRLL)	梅毒(Syphilis)
	回归热(回归热包柔螺旋体)[Relapsing fever(Borrelia recurrentis)]
	钩端螺旋体病(Leptospirosis)
	莱姆病(Lyme disease)
需要空气隔离的病原体(TVM)	肺结核(Tuberculosis)
	水痘/播散性带状疱疹(Varicella/disseminated zoster)
	麻疹(Measles)
需预防飞沫传播的病原体("HI,My Mucous Requires Protection Please")	乙型流感嗜血杆菌[HiB(Haemophilus influenza B)]
	流感病毒(Influenza)
	支原体(Mycoplasma)
	腮腺炎/脑膜炎球菌(Mumps/Meningococcus)
	风疹(Rubella)
	百日咳(Pertussis)
	细小病毒 B19(Parvovirus B19)
Wiskott-Aldrich 综合征(TIE)	血小板减少(Thrombocytopenia)
	免疫缺陷(Immunodeficiency)
	湿疹(Eczema)
常见变异性免疫缺陷病(CVID)	癌症(淋巴瘤)[Cancer(lymphoma)]
	疫苗(无反应)[Vaccine(nonresponse)]
	感染(鼻窦-肺和胃肠道)[Infections(sino-pulmonary and gastrointestinal)]
	免疫球蛋白减少(Decreased immunoglobulins)

(于树悦 译/校)

第6部分 自我评估

自测题

1.患者，男，72岁，患有6个月的慢性咳嗽，偶尔盗汗和体重减轻。他患有糖尿病和高血压。他有60包-年的吸烟史(PPY)，偶尔饮酒。他住在密苏里州，是一名卡车司机，经常前往凤凰城、亚利桑那州和密歇根州。

检查：

CT胸部：右上肺叶结节、纵隔淋巴结病变。

PET：在肺结节和淋巴结病中的摄取增加。

结节活检组织学：GMS染色显示坏死性肉芽肿。

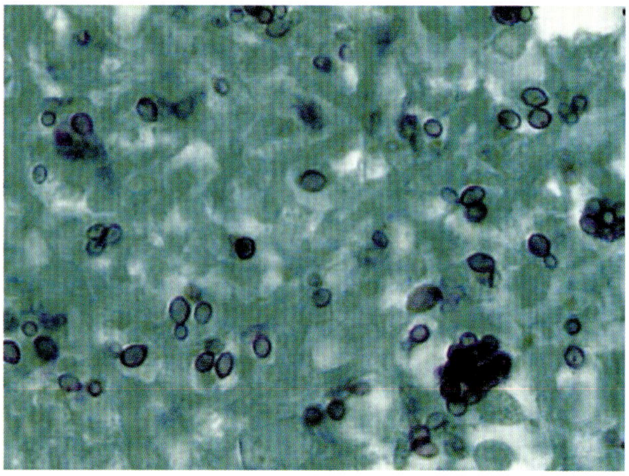

最有可能的诊断是什么?

A.曲霉病

B.芽生菌病

C.球孢子菌病

D.隐球菌病

E.组织胞浆菌病

2.患者，男21岁，新发阴茎病变。72小时前，他随机性地与一名女性使用乳胶避孕套进行了插入式的阴道性交和口交。他自诉目前无药物过敏，也无既往病史和过敏史。该患者是一名大学生，兼职化学实验室的工作。

检查发现，阴茎体和阴茎头布满红色斑块。

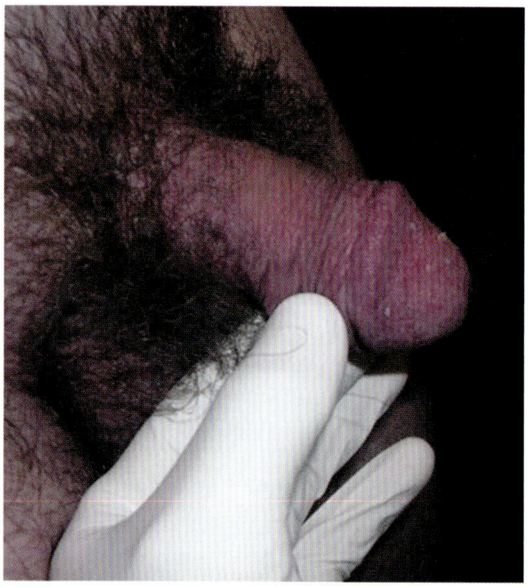

最有可能的诊断是什么？

A.生殖器疱疹

B. HIV

C.乳胶过敏

D.一期梅毒

E.银屑病

3.患者,男,47岁,高热1周,左腹股沟疼痛。该患者住在加利福尼亚州北部的一个农村地区。主诉在最近的一次徒步旅行中被蜱虫咬伤。几周前,在野外活动中,他多次接触啮齿动物和蜘蛛。无远途旅行史。

查体发现,他左下肢有一处病变,还有左侧腹股沟淋巴结肿大。

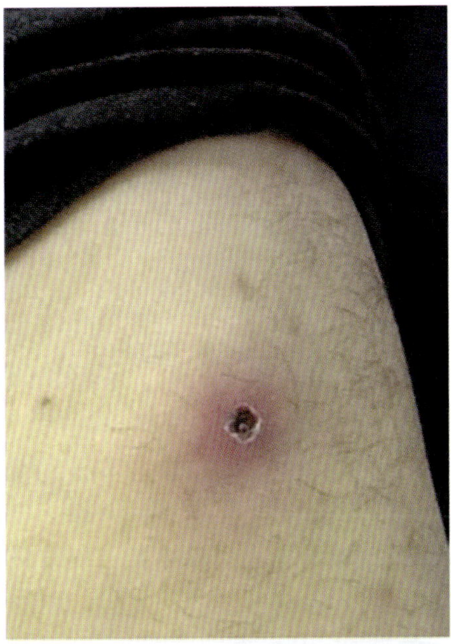

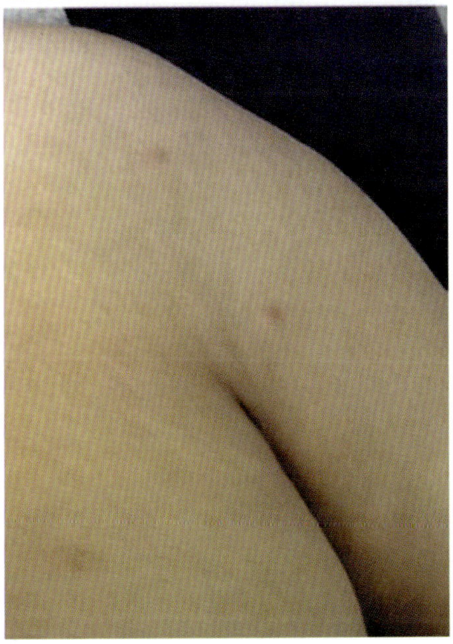

最有可能的病因是什么?

A.土拉热弗朗西斯菌

B.隐士蛛毒液(隐士蜘蛛咬伤)

C.康诺里立克次体

D.小螺菌

E.念珠状链杆菌

4.患者,男,72岁,因发热两天和腹痛加重而入院。自诉排便习惯无改变。既往病史包括口服降糖药控制的高血压和2型糖尿病。

检查时,其体温为38.8℃,血压为116/74mmHg,心率为每分钟94次。他右上腹疼痛,肠鸣音正常。

检查:

C-反应蛋白330mg/L(0~5)

白细胞总数24.1×10^9/L(4.0~11.0)

胆红素39μmol/L(0~21)

碱性磷酸酶450IU/L(40~129)

ALT93 IU/L(5~35)

腹部发现胆结石

他被诊断为急性胆囊炎。进行血液培养,开始静脉输液、静脉注射复合阿莫西拉夫和庆大霉素。

在接下来的24小时里,尽管接受了治疗,仍未好转,表现为血压下降,心动过速。反复检查发现,腹痛范围已扩大,肠鸣音保持正常,遂行紧急腹部X线检查。

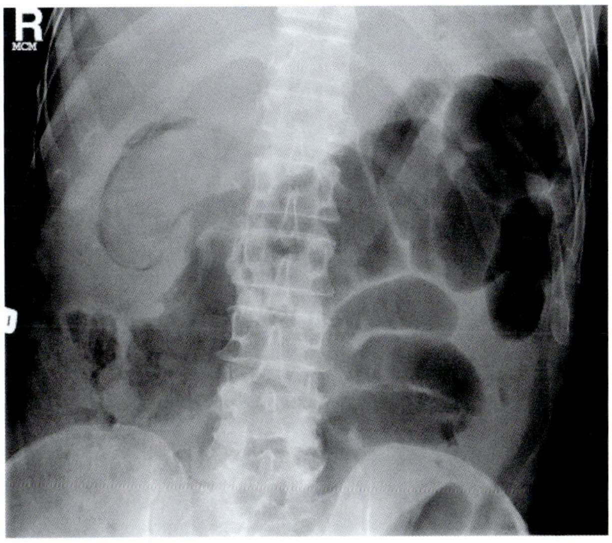

对这些发现,最有可能的解释是什么?

A.肺气肿性胆囊炎

B.胆囊穿孔

C.胆石性肠梗阻

D.抗生素治疗不足

E. Mirizzi 综合征

5.患者,男,40岁,出现中性粒细胞减少性发热和头痛。他在3周前接受了阿糖胞苷和柔红霉素的诱导治疗,此前他被诊断为急性髓系白血病。

他没有其他重要的既往病史。他不吸烟,偶尔喝酒。他在密苏里州当地的一家养鸡场工作。

检查时,他的体温为39.8C,心率110次/分,血压80/58mmHg,呼吸频率18次/分,2L时血氧饱和度为95%。右锁骨下霍恩中心静脉导管处有发红和压痛。肺部检查显示双侧基底部呼吸音降低,伴有明显的爆裂声。为其取出中心静脉导管,患者开始服用万古霉素和头孢吡肟。

检查:

中性粒细胞绝对计数300个细胞/微升

CXR:双基底瘢痕,无明显实变

CT:双侧轻度上颌窦炎

血液培养和导管尖端培养:酵母

血清搬入甘露聚糖:阴性

血清隐球菌抗原阳性,滴度1:64

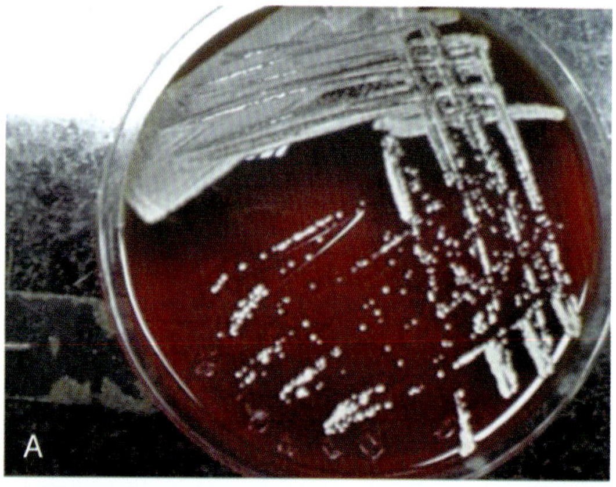

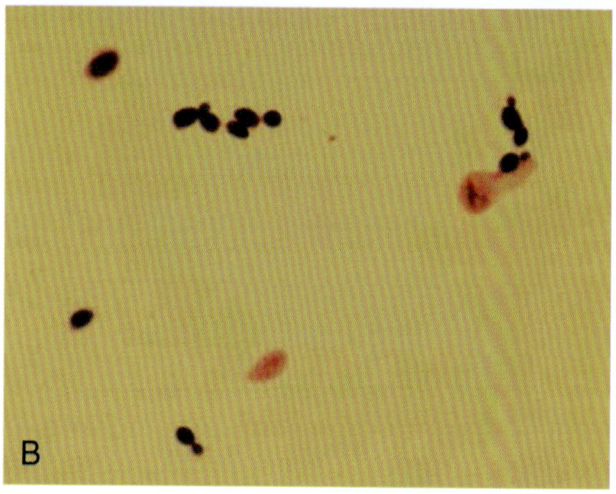

最有可能的致病微生物是什么?

A.念珠菌

B.新型隐球菌

C.荚膜组织胞浆菌

D.根霉菌

E.丝孢酵母菌

6.患者,男,54岁,间歇性发热>6周。自诉无其他症状。他在7天前拔了牙,并且正在接受血糖升高的检查。他每周饮酒0.28kg。6个月前,他从马来西亚回来,然后,在夏季与家人共同生活2个月。

检查时,他的体温为38.9℃,右上腹有轻微的腹部压痛。

检查:

白细胞总数 17.2×10^9/L

CRP 230mg/L

谷丙转氨酶152U/L

碱性磷酸酶341U/L

急症腹部USS显示肝右叶有一个大的病灶,与脓肿一致。未发现胆道病理学改变。他开始接受输液和静脉注射阿莫西林克拉维酸钾治疗。

血液培养:5天时没有生长。

培养肝脏抽吸液——血琼脂培养基(A)和麦康凯琼脂培养基(B)上有黏液状菌落。该生物体不与氧化酶或吲哚反应。

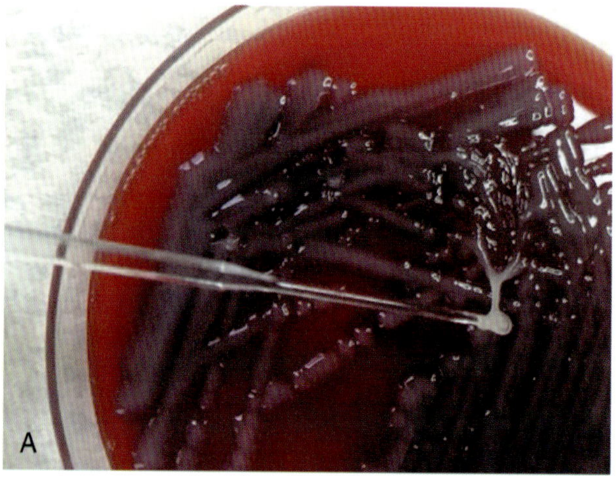

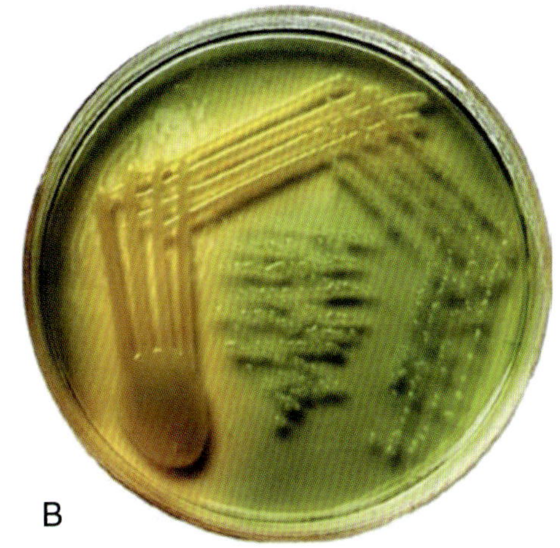

B

最有可能的致病生物体是哪种？

A.类鼻疽伯克霍尔德菌

B.溶组织内阿米巴

C.大肠杆菌

D.肺炎克雷伯菌

E.中间链球菌（米勒链球菌群）

7.患者，男，24岁，因严重呼吸急促被救护车送医。尽管有高流量氧气，他仍需立即插管治疗严重低氧血症。从他的表弟那里获得了一段病史信息。两周前，该患者从科罗拉多州回来，他帮助表弟翻修和清理了一座满是啮齿动物、蟑螂和白蚁的旧农舍。该患者喝了几次该农舍奶牛产出的牛奶。他的症状在旅行回来后几天开始，出现流感样症状。

迅速进展为干咳和严重呼吸困难。

到达医院时，他的生命体征为：体温39.1℃，血压60/40mmHg，心率120次/分，呼吸频率30次/分。

实验室检查：

总白细胞计数15×10^9/L（60%中性粒细胞含有大量未成熟细胞，15%的淋巴细胞含有大量非典型细胞）

血红蛋白11.2g/dL（红细胞比容64%）

血小板计数62 000/μL

AST 24U/L

ALT 25U/L

胆红素1mg/dL

eGFR>60mL/(min·$1.73m^2$)

胸部X线片如图所示。

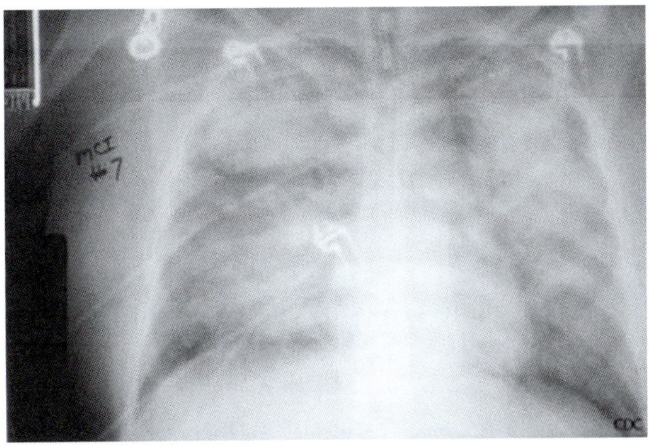

最有可能导致感染的病因是什么？

A.粗球孢子菌

B.汉坦病毒

C.流感病毒

D.牛分枝杆菌

E. PVL-金黄色葡萄球菌

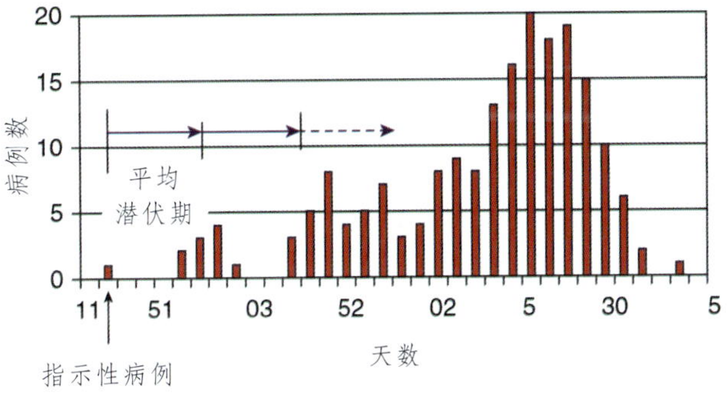

8.上图流行病曲线代表了哪种类型的疫情？

A.间歇性共源病

B.持续性共源病

C.共源病

D.间歇性暴发

E.渐进性传播病

9.患者，男，19岁，因持续3天的腹痛和发热而入院。他住在纽约市，最近去马来西亚探亲。他未进行旅行前咨询。

体检时，表现虚弱。血压为108/55mmHg，脉搏为114次/分，体温为40℃。他腹部压痛，休息时呼吸困难，需氧量增加。

检查：

血红蛋白水平8.3mmol/L

血小板计数 56×10^9/L

外周血白细胞 4.5×10^9 个细胞/微升

血液涂片显示以下情况，寄生虫血症为 3.8%

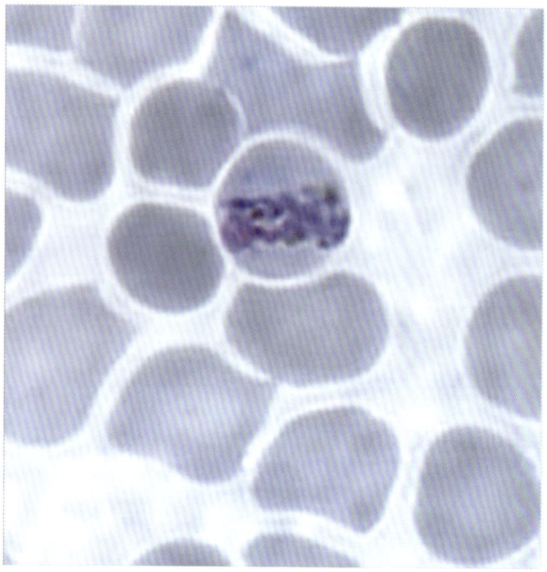

最可能的致病生物体是哪种?

A.恶性疟原虫

B.诺氏疟原虫

C.疟疾疟原虫

D.卵圆疟原虫

E.间日疟原虫

10.患者，男，25 岁，感到左膝疼痛、灼热、肿胀，腰痛伴双侧臀部疼痛和左足跟疼痛，病程 4 周。无外伤史。无发热或其他关节痛。几周前，他出现了排尿困难，不能顺畅排尿。

他与其他男性性交活跃，进行口交和无保护的肛交(插入式和接受式)。他最近没有做任何检查。

检查：

总白细胞计数 7.3×10^9/L

ESR 60mm/h

CRP 20mg/dL

关节吸引术

显微镜检查：未见晶体。白细胞计数 1000

革兰染色阴性

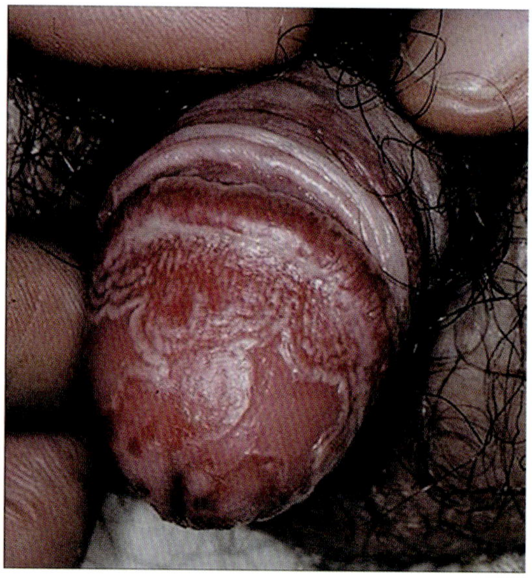

接下来，最合适的做法是什么？

A.咨询骨科医生进行关节镜冲洗

B.使用培养物和 P16 RNA(16S 核糖体 RNA)重复关节穿刺术

C.尿检淋球菌/衣原体核酸扩增试验

D.开始使用全身性的抗双球菌抗生素

E.以经验性疗法治疗二期梅毒

(鲍倡俊 译/校)

微信扫码

查看【自测题答案】

索 引